CONDUTAS NA
SALA DE EMERGÊNCIA

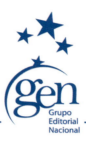

O GEN | Grupo Editorial Nacional – maior plataforma editorial brasileira no segmento científico, técnico e profissional – publica conteúdos nas áreas de ciências da saúde, exatas, humanas, jurídicas e sociais aplicadas, além de prover serviços direcionados à educação continuada e à preparação para concursos.

As editoras que integram o GEN, das mais respeitadas no mercado editorial, construíram catálogos inigualáveis, com obras decisivas para a formação acadêmica e o aperfeiçoamento de várias gerações de profissionais e estudantes, tendo se tornado sinônimo de qualidade e seriedade.

A missão do GEN e dos núcleos de conteúdo que o compõem é prover a melhor informação científica e distribuí-la de maneira flexível e conveniente, a preços justos, gerando benefícios e servindo a autores, docentes, livreiros, funcionários, colaboradores e acionistas.

Nosso comportamento ético incondicional e nossa responsabilidade social e ambiental são reforçados pela natureza educacional de nossa atividade e dão sustentabilidade ao crescimento contínuo e à rentabilidade do grupo.

CONDUTAS NA SALA DE EMERGÊNCIA

Autor organizador

Rômulo Augusto dos Santos

Especialista em Endocrinologia e Metabologia pela Sociedade Brasileira de Endocrinologia e Metabologia (SBEM).
Médico Assistente e Preceptor do Departamento de Clínica Médica do Hospital de Base e Faculdade de Medicina de São José do Rio Preto (FAMERP).
Médico Assistente do Serviço de Emergências Clínicas do Hospital de Base de São José do Rio Preto.

- O autor deste livro e a editora empenharam seus melhores esforços para assegurar que as informações e os procedimentos apresentados no texto estejam em acordo com os padrões aceitos à época da publicação, *e todos os dados foram atualizados pelo autor até a data do fechamento do livro*. Entretanto, tendo em conta a evolução das ciências, as atualizações legislativas, as mudanças regulamentares governamentais e o constante fluxo de novas informações sobre os temas que constam do livro, recomendamos enfaticamente que os leitores consultem sempre outras fontes fidedignas, de modo a se certificarem de que as informações contidas no texto estão corretas e de que não houve alterações nas recomendações ou na legislação regulamentadora.
- Data do fechamento do livro: 21/12/2021.
- O autor e a editora se empenharam para citar adequadamente e dar o devido crédito a todos os detentores de direitos autorais de qualquer material utilizado neste livro, dispondo-se a possíveis acertos posteriores caso, inadvertida e involuntariamente, a identificação de algum deles tenha sido omitida.
- **Atendimento ao cliente: (11) 5080-0751 | faleconosco@grupogen.com.br**
- Direitos exclusivos para a língua portuguesa
  Copyright © 2022 by
  EDITORA GUANABARA KOOGAN LTDA.
  Uma editora integrante do GEN | Grupo Editorial Nacional
  Travessa do Ouvidor, 11
  Rio de Janeiro – RJ – CEP 20040-040
  www.grupogen.com.br
- Reservados todos os direitos. É proibida a duplicação ou reprodução deste volume, no todo ou em parte, em quaisquer formas ou por quaisquer meios (eletrônico, mecânico, gravação, fotocópia, distribuição pela Internet ou outros), sem permissão, por escrito, da Editora Guanabara Koogan Ltda.
- Capa: Bruno Salles
- Imagem da capa: iStock (sudok – ID: 801333266; porpeller – ID: 499208859; ImageDB – ID: 491726248; praisaeng – ID: 508012091)
- Editoração eletrônica: Edel
- Ficha catalográfica

CIP-BRASIL. CATALOGAÇÃO NA PUBLICAÇÃO
SINDICATO NACIONAL DOS EDITORES DE LIVROS, RJ

S238c

    Santos, Rômulo Augusto dos
    Condutas na sala de emergência / autor organizador Rômulo Augusto dos Santos ; colaboradores Adalberto Menezes Lorga Filho ... [et al.]. - 1. ed. - Rio de Janeiro : Guanabara Koogan, 2022.
    1056 p. ; 21 cm.

    Inclui bibliografia e índice
    ISBN 9788527737753

    1. Medicina de emergência. 2. Medicina baseada em evidências. I. Lorga Filho, Adalberto Menezes. II. Título.

21-74543   CDD: 616.025
                                                     CDU: 616-083.98

Meri Gleice Rodrigues de Souza - Bibliotecária - CRB-7/6439

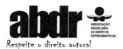

Colaboradores

Adalberto Menezes Lorga Filho
Doutor em Cardiologia pela Faculdade de Medicina da Universidade de São Paulo (FMUSP). Diretor do Serviço de Arritmia e Eletrofisiologia do Hospital de Base de São José do Rio Preto e do Instituto de Moléstias Cardiovasculares (IMC) de São José do Rio Preto.

Airton Hajime Sanomia
Especialista em Pneumologia pela Sociedade Brasileira de Pneumologia (SBP). Médico Assistente e Preceptor do Departamento de Pneumologia do Hospital de Base e Faculdade de Medicina de São José do Rio Preto (FAMERP) e da UTI Emergência do Hospital de Base de São José do Rio Preto. Médico Assistente em Pneumologia no Ambulatório de Especialidades (AME) de São José do Rio Preto.

Ariádine Augusta Maiante
Médica Assistente na Unidade de Emergência do Hospital das Clínicas da Faculdade de Medicina de Marília (HC-FAMEMA). Docente da Disciplina de Emergência na Faculdade de Medicina de Assis (FEMA).

Bruno Cardoso
Especialista em Nefrologia pela Sociedade Brasileira de Nefrologia (SBN). Médico Assistente e Preceptor do Departamento de Clínica Médica do Hospital de Base e Faculdade de Medicina de São José do Rio Preto (FAMERP). Médico Assistente do Serviço de Emergências Clínicas do Hospital de Base de São José do Rio Preto.

Bruno Peron Coelho da Rocha
Especialista em Cirurgia Geral e Membro Titular do Colégio Brasileiro de Cirurgiões (CBC) e da Associação Médica Brasileira (AMB). Membro Titular da Sociedade Brasileira de Atendimento Integral ao Politraumatizado (SBAIT). Médico Assistente e Preceptor do Departamento de Cirurgia Geral do Hospital de Base e Faculdade de Medicina de São José do Rio Preto (FAMERP).

Danilo Fernando Martin
Especialista em Cardiologia pela Sociedade Brasileira de Cardiologia (SBC). Médico Assistente e Preceptor do Departamento de Cardiologia do Hospital de Base e Faculdade de Medicina de São José do Rio Preto (FAMERP). Médico Assistente do Serviço de Emergências Clínicas do Hospital de Base de São José do Rio Preto.

Professor Colaborador do Departamento de Clínica Médica da Faculdade de Medicina de São José do Rio Preto (FAMERP). Médico Assistente da UTI Cardiológica do Hospital de Base de São José do Rio Preto.

Diego Ennes Gonzales
Especialista em Nefrologia pela Sociedade Brasileira de Nefrologia (SBN). Especialista em Clínica Médica pelo Hospital de Clínicas da Universidade Estadual de Campinas (HC-UNICAMP).

Eduardo Palmegiani
Especialista em Cardiologia pela Sociedade Brasileira de Cardiologia (SBC). Médico Assistente do Serviço de Arritmologia e Eletrofisiologia do Hospital de Base de São José do Rio Preto.

Elzo Thiago Brito Mattar
Especialista em Cardiologia pela Sociedade Brasileira de Cardiologia (SBC). Médico Assistente e Preceptor do Departamento de Cardiologia do Hospital de Base e Faculdade de Medicina de São José do Rio Preto (FAMERP). Médico Assistente do Serviço de Emergências Clínicas do Hospital de Base de São José do Rio Preto. Professor Colaborador do Departamento de Clínica Médica da Faculdade de Medicina de São José do Rio Preto (FAMERP).

Fábio de Nazaré Oliveira
Especialista em Neurologia e Doenças Neuromusculares pela Academia Brasileira de Neurologia (ABN). Médico Assistente e Preceptor do Departamento de Neurologia do Hospital de Base e Faculdade de Medicina de São José do Rio Preto (FAMERP). Médico Assistente do Serviço de Emergências Neurológicas do Hospital de Base de São José do Rio Preto. Coordenador da Residência de Neurologia da Faculdade de Medicina de São José do Rio Preto (FAMERP). Doutor em Ciências da Saúde pela Faculdade de Medicina de São José do Rio Preto (FAMERP).

Fabio Guirado Dias
Especialista em Endocrinologia e Metabologia pela Sociedade Brasileira de Endocrinologia e Metabologia (SBEM). Médico Assistente e Preceptor do Departamento de Clínica Médica do Hospital de Base e Faculdade de Medicina de São José do Rio Preto (FAMERP). Médico Assistente do Serviço de Emergências Clínicas do Hospital de Base de São José do Rio Preto. Pesquisador do Centro Integrado de Pesquisas (CIPE) do Hospital de Base de São José do Rio Preto.

Fabrício Castro de Borba
Especialista em Neurologia e Neurofisiologia pelo Hospital de Clínicas da Universidade Estadual de Campinas (HC-UNICAMP). Médico Assistente do Ambulatório de Doenças Neuromusculares e Neurogenética da Universidade Estadual de Campinas (UNICAMP).

Gilmar Felisberto Junior
Especialista em Cirurgia Torácica pela Faculdade de Medicina de Botucatu (UNESP). Médico Assistente Cirurgião Torácico do Hospital das Clínicas da Faculdade de Medicina de Marília (HC-FAMEMA).

Guilherme de Abreu Pereira
Médico Assistente do Departamento de Emergências Clínicas do Hospital das Clínicas da Faculdade de Medicina da Universidade de São Paulo (HC-FMUSP). Docente de Clínica Médica na Faculdade de Ciências Médicas da Santa Casa de São Paulo. Instrutor de ACLS do Centro de Simulação e Treinamento Dante Pazzanese.

Hamilton Rocha Júnior
Especialista em Medicina de Emergência pelo Hospital de Clínicas da Universidade Estadual de Campinas (HC-UNICAMP). Diretor Técnico do Departamento de Emergência do Hospital e Maternidade Madre Theodora (Campinas).

Hélio Bergantini Neto
Médico Residente da Disciplina de Cirurgia Geral do Hospital das Clínicas da Faculdade de Medicina da Universidade de São Paulo (HC-FMUSP).

Homaile Mascarin do Vale
Advogado e Diretor Jurídico do Sindicato dos Médicos de São José do Rio Preto e Região. Mestre e Doutorando em Responsabilidade Civil do Médico pela Faculdade de Medicina de São José do Rio Preto (FAMERP). Membro do Comitê de Ética da Universidade Estadual de São Paulo (UNESP/IBILCE). Coordenador da Pós-Graduação em Direito Médico do Centro Universitário de São José do Rio Preto (UNIRP).

Ingrid Emily Alencar Bento
Especialista em Infectologia pelo Hospital de Base e Faculdade de Medicina de São José do Rio Preto (FAMERP).

Joyce Gonçalves Berteli
Especialista em Cardiologia pela Santa Casa de Marília. Médica Assistente da Unidade de Emergência e da Unidade Coronariana do Hospital das Clínicas da Faculdade de Medicina de Marília (HC-FAMEMA). Docente da Disciplina de Emergência da Faculdade de Medicina de Assis (FEMA).

Julio Massao Ito Filho
Especialista em Cardiologia pela Sociedade Brasileira de Cardiologia (SBC). Médico Assistente da Emergência Cardiológica do Hospital Austa de São José do Rio Preto.

Lauro Celso Sideratos Gonçalves
Especialista em Neurologia pela Academia Brasileira de Neurologia (ABN). *Fellowship* em Transtornos do Movimento e Cognição pela Faculdade de Medicina de São José do Rio Preto (FAMERP).

Luana Fernandes Machado

Especialista em Medicina Intensiva pela Associação Brasileira de Medicina Intensiva (AMIB). Médica Assistente da UTI Geral do Hospital de Base de São José do Rio Preto e do Hospital Estadual João Paulo II. Preceptora da Residência de Medicina Intensiva da Faculdade de Medicina de São José do Rio Preto (FAMERP).

Luana Rocco Pereira Copi

Especialista em Dermatologia pela Sociedade Brasileira de Dermatologia (SBD). Docente da Disciplina de Dermatologia da Faculdade de Medicina Ceres (FACERES).

Lucas de Souza Rodero

Especialista em Pneumologia pela Sociedade Brasileira de Pneumologia (SBP). Médico Assistente e Preceptor do Departamento de Pneumologia do Hospital de Base e Faculdade de Medicina de São José do Rio Preto (FAMERP). Médico Assistente e Preceptor da UTI Emergência do Hospital de Base de São José do Rio Preto.

Lucas Scrocaro Gracioli

Especialista em Clínica Médica pelo Hospital de Base e Faculdade de Medicina de São José do Rio Preto (FAMERP). Médico Residente da Disciplina de Geriatria do Hospital de Base e Faculdade de Medicina de São José do Rio Preto (FAMERP).

Marconi Moreno Cedro Souza

Especialista em Gastroenterologia pela Fundação Brasileira de Gastroenterologia (FBG). Especialista em Endoscopia pela Sociedade Brasileira de Endoscopia Digestiva (SOBED). Diretor técnico do Grupo CDR.

Matheus Rodrigo Laurenti

Especialista em Neurocirurgia e Membro Titular da Sociedade Brasileira de Neurocirurgia e Associação Médica Brasileira (AMB). Médico Assistente e Preceptor do Departamento de Neurocirurgia do Hospital de Base e Faculdade de Medicina de São José do Rio Preto (FAMERP). Área de Atuação em Neurofisiologia Clínica pela Associação Médica Brasileira (AMB).

Neymar Elias de Oliveira

Especialista em Medicina Intensiva pela Associação Brasileira de Medicina Intensiva (AMIB). Médico Assistente da UTI Geral do Hospital de Base de São José do Rio Preto. Coordenador da UTI Geral do Hospital Estadual João Paulo II e da Casa de Saúde Santa Helena de São José do Rio Preto. Mestre em Ciências da Saúde pela Faculdade de Medicina de São José do Rio Preto (FAMERP).

Paola Beatriz Souza Ferrés

Especialista em Clínica Médica pelo Hospital de Base e Faculdade de Medicina de São José do Rio Preto (FAMERP). Médica Residente da Disciplina de Nefrologia do Hospital de Base e Faculdade de Medicina de São José do Rio Preto (FAMERP).

Renato Augusto Tambelli
Especialista em Medicina de Emergência pela Associação Brasileira de Medicina de Emergência (ABRAMEDE)/Associação Médica Brasileira (AMB). Membro da Sociedade Brasileira de Atendimento Integrado ao Trauma (SBAIT). Membro Associado da World Interactive Network Focused on Critical Ultrasound (WINFOCUS).

Renato Ferneda de Souza
Especialista em Infectologia pela Sociedade Brasileira de Infectologia (SBI). Mestre em Ciências da Saúde pela Faculdade de Medicina de São José do Rio Preto (FAMERP). Médico Assistente em Infectologia do Hospital Beneficência Portuguesa de São José do Rio Preto.

Ricardo Kriegler Azzolini
Especialista em Reumatologia pela Sociedade Brasileira de Reumatologia (SBR). Médico Preceptor da Residência de Clínica Médica do Hospital das Clínicas da Faculdade de Medicina de Marília (HC-FAMEMA).

Rudimilla Caroline dos Santos Viana
Especialista em Reumatologia pelo Hospital das Clínicas da Faculdade de Medicina de Marília (HC-FAMEMA). Especialista em Clínica Médica pelo Hospital da Providência de Apucarana-PR.

Tais Gaspar Ferreira
Especialista em Reumatologia pelo Hospital das Clínicas da Faculdade de Medicina de Marília (HC-FAMEMA). Especialista em Clínica Médica pela Santa Casa de Misericórdia de Araçatuba-SP.

Thalita Cristina de Mello Costa
Especialista em Hematologia pela Faculdade de Medicina de São José do Rio Preto (FAMERP). Especialista em Transplante de Medula Óssea pela Faculdade de Medicina de Ribeirão Preto da Universidade de São Paulo (FMRP-USP). Médica Assistente do Serviço de Transplante de Medula Óssea do Hospital das Clínicas da Faculdade de Medicina de Ribeirão Preto da Universidade de São Paulo (FMRP-USP). Preceptora da Residência de Transplante de Medula Óssea do Hospital das Clínicas da Faculdade de Medicina de Ribeirão Preto da Universidade de São Paulo (FMRP-USP).

Thiago Baccili Cury Megid
Especialista em Cardiologia pela Sociedade Brasileira de Cardiologia (SBC). Médico Assistente do Serviço de Arritmologia e Eletrofisiologia do Hospital de Base de São José do Rio Preto. Médico Assistente do Serviço de Emergências Clínicas do Hospital de Base de São José do Rio Preto.

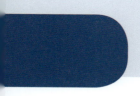

Dedicatória

Dedico este livro à minha esposa, Fernanda, e aos meus pais, Edilmar e Cássia, que estão na jornada me apoiando desde que este sonho era meramente um rascunho e eu mesmo questionava a sua realização. Escrever sobre Medicina é complexo, requer amor pela profissão, atualização constante, enorme responsabilidade e perseverança, características minhas que sempre foram lembradas e estimuladas por essas pessoas especiais em momentos de desânimo, tristeza ou dificuldade. Sem eles, eu realmente não teria conseguido.

Dr. Rômulo Augusto dos Santos

Agradecimentos

Ao longo da caminhada, tivemos obstáculos habituais, comuns em qualquer processo de escrita, e, durante a elaboração desta obra, diversos entraves muito complexos apareceram. Mesmo diante deles, o Grupo GEN sempre deu suporte integral ao projeto, por isso tenho por obrigação deixar aqui meu sincero e cordial agradecimento a todo o corpo editorial dessa adorável gigante do ramo acadêmico, que há décadas oferece literatura de qualidade na área da Saúde. Um destaque para a querida Dirce Laplaca, que me auxiliou e orientou de todas as formas possíveis e imagináveis, sempre otimista, com profissionalismo exemplar e, acima de tudo, com a competência e o carinho que o livro exigiu.

Ao meu colega Dr. Renato Tambelli e aos médicos convidados, que aceitaram o desafio de ajudar na busca pela excelência em diversos temas importantes para a conclusão dos capítulos.

Ao meu amigo Rafael Tomaz e a toda a equipe da Medicine Cursos, que abriram as portas para o contato com a editora. Reconheço que uma parte enorme disto se deve a essa parceria, e espero que assim se mantenha por muitos anos.

À instituição que me formou, Faculdade de Medicina de São José do Rio Preto (FAMERP), e ao maravilhoso Hospital de Base (FUNFARME) e seu corpo clínico, minha eterna gratidão e meu respeito por sempre apoiarem meu trabalho. No Hospital, tenho amigos, ex-residentes e professores, os quais fizeram desta obra única e que certamente influenciará condutas de muitos colegas pelas emergências do Brasil.

Meu honesto muito obrigado,

Dr. Rômulo Augusto dos Santos

Academia de Medicina
GUANABARA KOOGAN
www.academiademedicina.com.br

Atualize-se com o melhor conteúdo da área.

Conheça a **Academia de Medicina Guanabara Koogan**, portal online, que oferece conteúdo científico exclusivo, elaborado pelo GEN | Grupo Editorial Nacional, com a colaboração de renomados médicos do Brasil.

O portal conta com material diversificado, incluindo artigos, *podcasts*, vídeos e aulas, gravadas e ao vivo (*webinar*), tudo pensado com o objetivo de contribuir para a atualização profissional de médicos nas suas respectivas áreas de atuação.

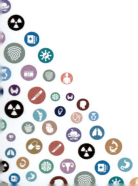

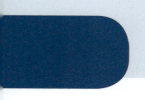

Apresentação

Formei-me em 2008 pela Faculdade de Medicina de São José do Rio Preto e sempre fui fascinado pelas emergências médicas. De maneira relativamente lúdica e, ao mesmo tempo, realista para um ainda estudante, eu tinha a impressão de que, para começar bem a carreira, era necessário ser um bom emergencista, dar ênfase ao estudo de cenários críticos, fazer a diferença na vida das pessoas em momentos decisivos, quando mais precisariam de mim. Ainda durante o internato, comecei a perceber que ter um bom conhecimento nessa área seria fundamental, afinal, eu sabia que durante muitos anos enfrentaria plantões, tanto para me aprimorar academicamente quanto para conseguir algum ganho financeiro, já que, como a maioria dos recém-formados, o trabalho começaria dentro das salas de emergência e nas unidades de pronto atendimento.

Desde então, a Medicina de Emergência cresceu exponencialmente em nosso país. Hoje podemos formar com qualidade, em diversas residências médicas, verdadeiros emergencistas, porém ainda há muito por fazer.

Há alguns anos, mais especificamente desde 2014, venho promovendo cursos na área e noto que a real busca do aluno ao procurar esse tipo de atualização são as *condutas na sala de emergência*. Obviamente, epidemiologia, fisiopatologia e outros pontos são muito importantes, mas a grande relevância, indubitavelmente, relaciona-se ao *diagnóstico* e, acima de tudo, à *terapêutica*!

A tomada de decisão em um ambiente de estresse extremo e cansaços físico e mental tem de ser a melhor possível, pois muitas vezes não há uma nova chance para acertarmos. Parece-me evidente que o médico da emergência deve ser um dos mais completos e preparados dentre todas as especialidades, aquele com menor margem para equívocos.

Nosso livro, desde o próprio título, foca a resolução do caso e a estabilização clínica dos pacientes nos mais diversos cenários, em que priorizamos as indicações racionais de exames laboratoriais e imaginológicos, doses e diluições de fármacos e, principalmente, ensinamos a pensar de maneira compartimentalizada, por meio de perguntas relevantes, para que o raciocínio não se perca ao se conduzir casos graves. Acredito que, sem essa sequência lógica e estruturada, corremos o risco de solicitar exames desnecessários, oneramos instituições e temos maior chance de não ajudar nosso paciente.

Todos os autores desta obra atuam de modo direto em prontos-socorros e unidades de terapia intensiva de grandes instituições, o que propicia uma linguagem prática de quem realmente vivencia o cotidiano de doentes críticos e os trata com grande *expertise*. Nossa revisão de literatura é detalhada, trazendo diretrizes atualizadas e as mais recentes condutas validadas para emergências no mundo.

Espero que todos gostem deste livro, o qual foi construído ao longo de 5 anos com muito amor e, sobretudo, foi sedimentado sobre o maior pilar que a excelência da nossa profissão impõe: a Medicina Baseada em Evidências.

Dr. Rômulo Augusto dos Santos

Sumário

Parte 1 Suporte Avançado de Vida e Manejo Inicial do Paciente Crítico, 1

Seção A Parada Cardiorrespiratória, 3

1 Manejo da Parada Cardiorrespiratória, 3
Rômulo Augusto dos Santos

Seção B Via Aérea, 19

2 Sedação e Analgesia para Procedimentos, 19
Rômulo Augusto dos Santos, Luana Fernandes Machado e Neymar Elias de Oliveira

3 Sequência Rápida de Intubação Orotraqueal, 33
Rômulo Augusto dos Santos

4 Via Aérea Difícil, 48
Rômulo Augusto dos Santos

Seção C Ventilação, 57

5 Ventilação Mecânica Invasiva na Sala de Emergência, 57
Rômulo Augusto dos Santos, Luana Fernandes Machado e Neymar Elias de Oliveira

Seção D Circulação, 72

6 Hipotensão e Choque: Uso de Fármacos Vasoativos, 72
Paola Beatriz Souza Ferrés e Rômulo Augusto dos Santos

7 Choque Hipovolêmico, 88
Rômulo Augusto dos Santos e Bruno Peron Coelho da Rocha

8 Sepse e Choque Séptico, 104
Luana Fernandes Machado e Rômulo Augusto dos Santos

Seção E Suporte Neurológico, 125

9 Rebaixamento do Nível de Consciência e Coma, 125
Rômulo Augusto dos Santos

10 Manejo Clínico da Hipertensão Intracraniana, 143
Rômulo Augusto dos Santos e Matheus Rodrigo Laurenti

Seção F Dor, 156

11 Manejo da Dor Refratária, 156
Rômulo Augusto dos Santos

Parte 2 Emergências Relacionadas com o Álcool, 169

12 Complicações Agudas Relacionadas com o Álcool, 171
Hélio Bergantini Neto e Rômulo Augusto dos Santos

Parte 3 Distúrbios Acidobásicos e Hidreletrolíticos, 199

13 Distúrbios Acidobásicos, 201
Fabio Guirado Dias e Rômulo Augusto dos Santos

14 Hiponatremia, 216
Rômulo Augusto dos Santos

15 Hipernatremia, 228
Rômulo Augusto dos Santos

16 Hipopotassemia, 236
Rômulo Augusto dos Santos

17 Hiperpotassemia, 246
Rômulo Augusto dos Santos

18 Hipocalcemia, 259
Rômulo Augusto dos Santos

19 Hipercalcemia, 270
Rômulo Augusto dos Santos

20 Hipomagnesemia, 283
Rômulo Augusto dos Santos

21 Hipofosfatemia, 292
Rômulo Augusto dos Santos

Parte 4 Emergências Neurológicas, 299

22 Crise Convulsiva e *Status Epilepticus, 301*
Lauro Celso Sideratos Gonçalves e Rômulo Augusto dos Santos

23 Cefaleias Primárias e Secundárias, 314
Rômulo Augusto dos Santos e Fábio de Nazaré Oliveira

24 Infecções Agudas do Sistema Nervoso Central, 327
Hamilton Rocha Júnior, Fabrício Castro de Borba e Renato Augusto Tambelli

25 Acidente Vascular Encefálico Isquêmico, 345
Rômulo Augusto dos Santos e Fábio de Nazaré Oliveira

26 Hemorragias Intraparenquimatosa e Subaracnóidea, 364
Rômulo Augusto dos Santos e Matheus Rodrigo Laurenti

27 Síndromes Vertiginosas Agudas, 382
Rômulo Augusto dos Santos e Fábio de Nazaré Oliveira

28 Paralisias Flácidas Agudas, 396
Fábio de Nazaré Oliveira e Rômulo Augusto dos Santos

Parte 5 Emergências Cardiovasculares, 405

Seção A Hipertensão Arterial Sistêmica e Insuficiência Cardíaca, 407

29 Emergências Hipertensivas, 407
Ariádine Augusta Maiante, Joyce Gonçalves Berteli, Renato Augusto Tambelli e Rômulo Augusto dos Santos

30 Insuficiência Cardíaca Aguda, 421
Elzo Thiago Brito Mattar e Rômulo Augusto dos Santos

Seção B Distúrbios do Ritmo Cardíaco, 449

31 Bradiarritmias e Marca-Passo, 449
Rômulo Augusto dos Santos e Julio Massao Ito Filho

32 Taquiarritmias e Cardioversão Elétrica, 462
Rômulo Augusto dos Santos e Julio Massao Ito Filho

33 Fibrilação Atrial, 479
Rômulo Augusto dos Santos, Thiago Baccili Cury Megid, Eduardo Palmegiani e Adalberto Menezes Lorga Filho

34 Síncope, 498
Danilo Fernando Martin e Rômulo Augusto dos Santos

Seção C Desconforto Torácico e Síndromes Coronarianas Agudas, 511

35 Embolia Pulmonar, 511
Lucas de Souza Rodero e Rômulo Augusto dos Santos

36 Síndrome Coronariana Aguda sem Supradesnivelamento do Segmento ST, 541
Elzo Thiago Brito Mattar e Rômulo Augusto dos Santos

37 Síndrome Coronariana Aguda com Supradesnivelamento do Segmento ST, 570
Rômulo Augusto dos Santos

Parte 6 Emergências Respiratórias, 595

38 Exacerbação da Asma e da Doença Pulmonar Obstrutiva Crônica, 597
Rômulo Augusto dos Santos, Lucas de Souza Rodero e Airton Hajime Sanomia

39 Pneumonia Adquirida na Comunidade, 613
Rômulo Augusto dos Santos, Lucas de Souza Rodero e Airton Hajime Sanomia

40 Derrames Pleurais, 625
Rômulo Augusto dos Santos e Guilherme de Abreu Pereira

41 Pneumotórax, 640
Gilmar Felisberto Junior e Renato Augusto Tambelli

xx Condutas na Sala de Emergência

Parte 7 Emergências com Manifestações Gastrintestinais, 649

42 Náuseas e Vômito, 651
Rômulo Augusto dos Santos

43 Diarreias Agudas, 664
Renato Ferneda de Souza, Ariádine Augusta Maiante, Joyce Gonçalves Berteli e Renato Augusto Tambelli

44 Pancreatite Aguda, 679
Rômulo Augusto dos Santos

45 Peritonite Bacteriana Espontânea, 697
Ariádine Augusta Maiante, Joyce Gonçalves Berteli e Renato Augusto Tambelli

46 Encefalopatia Hepática, 705
Marconi Moreno Cedro Souza e Rômulo Augusto dos Santos

47 Hemorragia Digestiva Alta, 715
Marconi Moreno Cedro Souza e Rômulo Augusto dos Santos

Parte 8 Emergências Onco-Hematológicas, 729

Seção A Oncologia, 731

48 Neutropenia Febril, 731
Rômulo Augusto dos Santos e Thalita Cristina de Mello Costa

49 Síndrome de Lise Tumoral, 743
Rômulo Augusto dos Santos e Thalita Cristina de Mello Costa

Seção B Hematologia, 755

50 Terapia Transfusional, 755
Rômulo Augusto dos Santos e Thalita Cristina de Mello Costa

51 Complicações Relacionadas com a Anticoagulação, 765
Rômulo Augusto dos Santos e Thalita Cristina de Mello Costa

52 Complicações Agudas da Doença Falciforme, 771
Rômulo Augusto dos Santos e Thalita Cristina de Mello Costa

53 Emergências nas Hemofilias A e B, 779
Rômulo Augusto dos Santos e Thalita Cristina de Mello Costa

Parte 9 Emergências Relacionadas com o Trato Urinário, 787

54 Infecções do Trato Urinário, 789
Ariádine Augusta Maiante, Joyce Gonçalves Berteli, Renato Augusto Tambelli e Bruno Cardoso

55 Rabdomiólise, 802
Rômulo Augusto dos Santos e Bruno Cardoso

56 Injúria Renal Aguda e Emergências Dialíticas, 811
Diego Ennes Gonzales e Renato Augusto Tambelli

Parte 10 Emergências com Manifestações Reumatológicas e Dermatológicas, 829

57 Crise Aguda de Gota, 831
Rudimila Caroline dos Santos Viana, Tais Gaspar Ferreira e Ricardo Kriegler Azzolini

58 Artrite Séptica, 840
Tais Gaspar Ferreira, Rudimila Caroline dos Santos Viana e Ricardo Krieger Azzolini

59 Reações Medicamentosas e Síndrome DRESS, 848
Luana Rocco Pereira Copi e Rômulo Augusto dos Santos

Parte 11 Emergências Endócrinas, 865

60 Hipoglicemia, 867
Rômulo Augusto dos Santos

61 Hiperglicemia na Emergência: Paciente em Estado Crítico, Cetoacidose Diabética e Estado Hiperosmolar Hiperglicêmico, 877
Rômulo Augusto dos Santos

62 Crise Tireotóxica e Estado Mixedematoso, 897
Rômulo Augusto dos Santos

63 Insuficiência Suprarrenal Aguda, 913
Rômulo Augusto dos Santos

Parte 12 Emergências na Síndrome da Imunodeficiência Adquirida, 925

64 SIDA e Emergências Respiratórias, 927
Renato Ferneda de Souza e Rômulo Augusto dos Santos

65 SIDA e Emergências Neurológicas, 942
Renato Ferneda de Souza e Rômulo Augusto dos Santos

Parte 13 Outras Emergências Infecciosas, 953

66 Covid-19, 955
Lucas Scrocaro Gracioli e Rômulo Augusto dos Santos

67 Erisipela e Celulite, 977
Luana Rocco Pereira Copi e Rômulo Augusto dos Santos

68 Endocardite Infecciosa, 990
Rômulo Augusto dos Santos e Fabio Guirado Dias

69 Dengue, 999
Ingrid Emily Alencar Bento e Rômulo Augusto dos Santos

Parte 14 Direito Médico Relacionado com a Emergência, 1013

70 Prevenção de Erro Médico na Sala de Emergência, 1015
Homaile Mascarin do Vale

Índice Alfabético, 1027

Parte 1

Suporte Avançado de Vida e Manejo Inicial do Paciente Crítico

Seção A Parada Cardiorrespiratória, 3
1 Manejo da Parada Cardiorrespiratória, 3

Seção B Via Aérea, 19
2 Sedação e Analgesia para Procedimentos, 19
3 Sequência Rápida de Intubação Orotraqueal, 33
4 Via Aérea Difícil, 48

Seção C Ventilação, 57
5 Ventilação Mecânica Invasiva na Sala de Emergência, 57

Seção D Circulação, 72
6 Hipotensão e Choque: Uso de Fármacos Vasoativos, 72
7 Choque Hipovolêmico, 88
8 Sepse e Choque Séptico, 104

Seção E Suporte Neurológico, 125
9 Rebaixamento do Nível de Consciência e Coma, 125
10 Manejo Clínico da Hipertensão Intracraniana, 143

Seção F Dor, 156
11 Manejo da Dor Refratária, 156

Seção A
Parada Cardiorrespiratória

1

Manejo da Parada Cardiorrespiratória

Rômulo Augusto dos Santos

Considerações importantes

- A medida mais importante em uma ressuscitação cardiopulmonar (RCP) é a desfibrilação precoce nos casos de ritmos chocáveis. Nesses casos, deve-se utilizar a carga máxima de cada aparelho, sendo os monofásicos em torno de 360 J e os bifásicos em torno de 200 J

- Durante a RCP, deve-se realizar a compressão torácica de maneira eficaz até a chegada do desfibrilador. A intubação orotraqueal (IOT) é secundária e deverá ser prioridade apenas nos pacientes em que a causa de parada cardiorrespiratória (PCR) for hipoxia ou acidose respiratória

- Antes da IOT, devem-se manter 30 compressões para 2 ventilações de resgate durante 5 ciclos. Após a IOT, devem-se sustentar 100 a 120 compressões por minuto em ciclos de 2 minutos. O profissional que estiver responsável pela via aérea deverá ventilar o paciente a cada 8 a 10 segundos (6 a 8 por minuto)

- O único vasopressor a ser utilizado em uma PCR é a epinefrina na dose de 1 mg (1 ampola) por via intravenosa (IV)/intraóssea (IO) em *bolus*. Nos ritmos de fibrilação ventricular (FV)/taquicardia ventricular (TV), deverá ser iniciada após o 1º choque; e no algoritmo de atividade elétrica sem pulso (AESP)/assistolia, imediatamente após o diagnóstico. Deverá ser administrada a cada 3 a 5 minutos (não há dose máxima permitida)

- A amiodarona é o principal antiarrítmico usado na condução da PCR e somente durante os ritmos chocáveis. Após o 3º choque, deve ser administrada na dose de 300 mg (2 ampolas) IV/IO em *bolus*. Uma nova dose de 150 mg (1 ampola) poderá ser perfundida após 3 a 5 minutos ou após o 5º choque

- A regra mnemônica 5H/5T deverá ser memorizada para possíveis tratamentos empíricos de acordo com as condições de AESP/assistolia. Investigar a causa da PCR nesses casos é o único tratamento efetivo

> - Nos casos de assistolia, não se pode esquecer de realizar o protocolo de linha isoelétrica, avaliando-se rapidamente as conexões dos cabos, o posicionamento de pás e eletrodos, bem como o ganho do aparelho
> - Durante a IOT, não se deve suspender a RCP. O socorrista poderá interromper a massagem cardíaca brevemente (no máximo por 10 segundos) apenas para checar o posicionamento do tubo orotraqueal.

◣Quais medidas iniciais em uma parada cardiorrespiratória?

Neste capítulo, serão abordados a parada cardiorrespiratória (PCR) intra-hospitalar e o suporte avançado de vida cardiovascular (*Advanced Cardiac Life Support* [ACLS]). No ACLS, incluem-se compressões torácicas e desfibrilação, bem como técnicas mais avançadas de manejo da PCR, como a via aérea avançada e o uso de fármacos por via intravenosa (IV) ou intraóssea (IO). Para que os processos sejam realizados de maneira efetiva, devem ser adotadas as seguintes ações:

- Identificar a PCR para início precoce da ressuscitação cardiopulmonar (RCP), atentando-se para os seguintes pontos:
  - Avaliação da responsividade
  - Determinação da ausência de respiração
  - Análise do pulso nas regiões carotídea ou femoral (no máximo 10 segundos)
- Iniciar imediatamente as compressões torácicas (Figura 1.1):
  - Intercalação de 2 ventilações a cada 30 compressões durante 2 minutos ou 5 ciclos, se a via aérea avançada ainda não estiver presente. Se a via aérea avançada estiver conectada, manter 100 a 120 manobras por minuto, com uma compressão mínima de 5 cm e máxima de 6 cm de profundidade
  - O socorrista não deverá se apoiar sobre o tórax do paciente, pois isso pode dificultar o retorno à posição de repouso, não promovendo o enchimento cardíaco adequado
  - O tempo sem compressões deverá ser o menor possível, sendo justificável por no máximo 10 segundos durante as trocas de socorristas para massagem, checagem de ritmo ou do posicionamento do tubo orotraqueal
- Verificar a pressão de perfusão coronariana (PPC), que está diretamente relacionada com o percentual de retorno da circulação espontânea. Conceito de fundamental importância para mostrar que a efetividade do choque (desfibrilação) depende de um miocárdio bem perfundido. A área de viabilidade elétrica passa a ser maior quanto maior a PPC

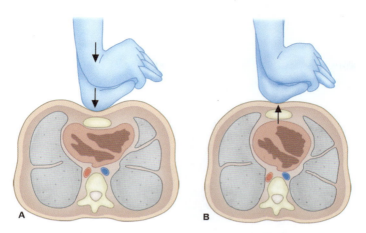

FIGURA 1.1 Manobras de reexpansão pulmonar. **A.** Compressão: aumento da pressão torácica; esvaziamento cardiopulmonar. **B.** Descompressão: redução da pressão torácica; reenchimento cardiopulmonar.

- Não promover a hiperventilação:
  - A PPC é maior quando se reduz a quantidade de ventilações de resgate, portanto é evidente que hiperventilar não apresenta benefício, provavelmente pela redução do retorno venoso em consequência do aumento da pressão intratorácica
- Executar a sequência C-A-B (compressões torácicas de alta qualidade, abertura das vias aéreas, ventilação), pois ela vem sendo mantida pelas diretrizes da American Heart Association (AHA) e se mostrou mais eficaz que outras abordagens.

> **Lembrete de conduta**
>
> Durante os primeiros minutos de uma RCP, compressões torácicas sem interrupção podem manter a troca gasosa adequada, assim, a inserção da via aérea avançada não deve retardar e nem prejudicar as compressões torácicas ou a desfibrilação.

▼ O que fazer primeiro: desfibrilação ou ressuscitação cardiopulmonar?

O médico deverá utilizar a desfibrilação sempre que possível. Em adultos sem monitoramento no momento da PCR ou quando não houver um desfibrilador externo automático (DEA), deve-se iniciar a RCP (Figura 1.2) e aplicar a desfibrilação,

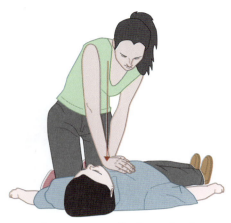

FIGURA 1.2 Depressão torácica na ressuscitação cardiopulmonar de alta qualidade.

se indicada, assim que possível (independentemente de completar ou não o ciclo de RCP). Não há evidência suficiente para recomendar atrasar o 1º choque para realização de RCP por mais alguns minutos. A interrupção da massagem cardíaca deverá ocorrer brevemente para o momento do choque, sendo imediatamente retomada, sem checagem de ritmo, por 2 minutos, para apenas então haver nova avaliação do monitor.

> **Lembrete de conduta**
>
> A desfibrilação deverá ser prioridade em qualquer ritmo chocável da PCR, antes mesmo da intubação orotraqueal (IOT), da administração de fármacos vasoativos ou da massagem cardíaca.

Quais os ritmos de uma parada cardiorrespiratória?

- Ritmos chocáveis ao eletrocardiograma (ECG):
  - Fibrilação ventricular (FV) (Figura 1.3): é o ritmo mais frequente nas PCR extra-hospitalares; com a taquicardia ventricular, é responsável por cerca de 80% dos ritmos iniciais de PCR
  - Taquicardia ventricular sem pulso (TVSP) (Figura 1.4): costuma degenerar rapidamente para FV. Em caso de pulso, mesmo filiforme, deve-se proceder à cardioversão elétrica sincronizada, não à desfibrilação, que é reservada apenas para a PCR.

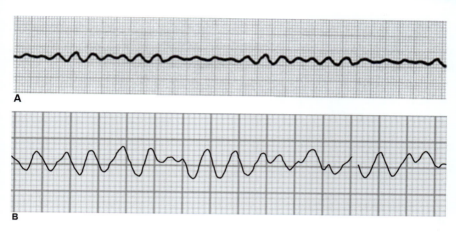

FIGURA 1.3 A e B. Fibrilação ventricular.

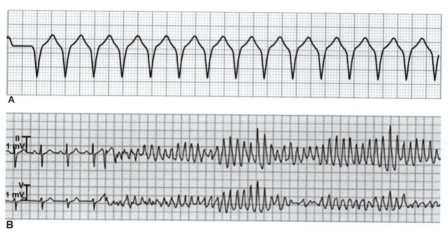

FIGURA 1.4 A. Taquicardia ventricular monomórfica sem pulso. **B.** Taquicardia ventricular polimórfica sem pulso.

- Ritmos não chocáveis ao ECG:
  - AESP (Figura 1.5): representa um grupo heterogêneo de ritmos organizados e semiorganizados, mas sem pulso palpável, que incluem idioventriculares, escapes ventriculares, idioventriculares pós-desfibrilação e bradissistólicos. O ritmo sinusal também pode ser AESP

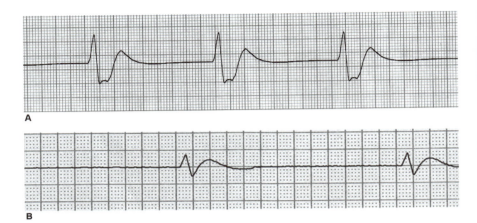

FIGURA 1.5 A e **B**. Atividade elétrica sem pulso.

- Assistolia (Figura 1.6): representa extensa isquemia miocárdica, decorrente de prolongados períodos de inadequada perfusão coronariana. A taxa de sobrevida de PCR em assistolia é sombria. Durante a tentativa de RCP, breves períodos de complexos organizados podem aparecer na tela do monitor, mas raramente a circulação espontânea é restabelecida.

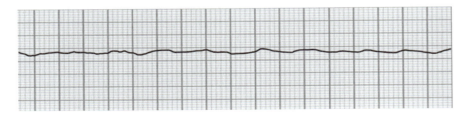

FIGURA 1.6 Assistolia.

Para confirmar o diagnóstico de assistolia, deve-se seguir o protocolo de linha reta. Seus passos são:
- Verificar se o monitor e o desfibrilador estão ligados
- Examinar todas as conexões (dispositivo – cabos, cabos – paciente, dispositivo – pás autoadesivas, pás – paciente)

Capítulo 1 • Manejo da Parada Cardiorrespiratória

- Confirmar se "ganho" ou "sensibilidade" estão selecionados no desfibrilador/monitor e:
  - Escolher "derivação", realizando uma rápida verificação do ritmo em cada derivação
  - Quando o monitor estiver no modo "pás", realizar uma rotação de 90° para verificar se há vetor de FV. A metodologia da colocação das pás do desfibrilador no paciente é:
    - Pá da borda esternal superior direita para borda superior esquerda
    - Pá do ápice esquerdo para a borda esternal inferior direita.

Lembrete de conduta

Após o primeiro choque, procede-se à RCP por 2 minutos, seguida de checagem de ritmo no monitor. Se a FV/TV persistir, executa-se novo choque de alta energia, seguido por RCP durante 2 minutos.

◥Qual a sequência de ressuscitação cardiopulmonar?

Fibrilação ventricular/taquicardia ventricular sem pulso

- Quando o monitoramento com desfibrilador manual revelar ritmo de FV/TV, a prioridade deve ser a desfibrilação precoce, por aumentar o sucesso do prognóstico
- Um socorrista carregará o desfibrilador e outro reiniciará as compressões torácicas, até o dispositivo estar pronto para desfibrilar
- Realiza-se prévio aviso para todos se afastarem e, imediatamente após o choque, as compressões torácicas devem ser reiniciadas, sendo mantidas continuamente por 2 minutos, ao fim dos quais todos devem distanciar-se do paciente para que o ritmo seja reavaliado em até 10 segundos. Deve-se lembrar que as fontes de oxigênio devem ser desconectadas durante a desfibrilação. A sequência é: choque → massagem por 2 minutos → checagem de pulso em até 10 segundos
- No desfibrilador bifásico, a energia do choque deve ser entre 120 e 200 J, conforme as orientações do fabricante. Se o socorrista desconhecer as orientações do fabricante, o choque deve ser administrado com a energia máxima disponível no aparelho. Choques subsequentes devem ocorrer com energia equivalente ou superior
- O posicionamento das pás durante o choque pode ser: anterolateral – projeção do ápice cardíaco e abaixo da clavícula direita; ou anteroposterior – menos utilizado

- Os fármacos utilizados na FV/TV são:
  - Epinefrina: 1 mg após o 1º choque, mantendo essa dosagem a cada 3 a 5 minutos (não há dose máxima)
  - Amiodarona: 300 mg após o 3º choque e 150 mg após o 5º choque (após esse momento não há mais indicação).

Na Figura 1.7 é apresentado um esquema de procedimento na RCP, quando houver FV ou TV sem pulso.

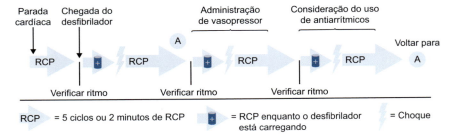

FIGURA 1.7 Conduta na fibrilação ventricular ou taquicardia ventricular sem pulso. RCP: ressuscitação cardiopulmonar.

Atividade elétrica sem pulso/assistolia

- Quando o monitoramento com desfibrilador manual revelar ritmo de AESP/assistolia, a prioridade deve ser a massagem cardíaca efetiva e a busca por uma possível causa da PCR
- Nesse caso, o fármaco usado é a epinefrina 1 mg, assim que se identifica o ritmo não chocável
- Devem-se averiguar as condições que ocasionaram a AESP/assistolia. Elas podem ser conhecidas como "5H" ou "5T", e serão descritas a seguir, assim como seu diagnóstico, controle ou intervenção. As "5H" são:
  - Hipovolemia:
    - ECG/monitor – antes da PCR: complexo QRS estreito com frequência cardíaca rápida
    - História, exames físico/laboratorial: sangramentos ou desidratação extrema com veias cervicais colabadas
    - Intervenção: infusão de volume (solução salina a 0,9% ou lactato de Ringer)
  - Hipoxia:
    - ECG/monitor – antes da PCR: complexo QRS largo com frequência cardíaca lenta

Capítulo 1 • Manejo da Parada Cardiorrespiratória

- ▫ História, exames físico/laboratorial: cianose, dificuldades no manejo da via aérea, gasometria arterial hipoxêmica, antecedentes de pneumopatia
- ▫ Intervenções: via aérea avançada e oxigenação
- ○ Hidrogênio (acidose):
  - ▫ ECG/monitor – antes da PCR: complexo QRS largo com menor amplitude e frequência cardíaca lenta
  - ▫ História, exames físico/laboratorial: diabetes melito, doença renal crônica com acidose persistente e uso de medicações (metformina, β-agonistas) e doença pulmonar obstrutiva crônica
  - ▫ Intervenções:
    - ♦ Acidose metabólica: bicarbonato de sódio a 8,4%, 1 a 2 mEq/kg IV em *bolus*
    - ♦ Acidose respiratória: IOT e ventilação
- ○ Hiper/hipo – distúrbios eletrolíticos:
  - ▫ Hiperpotassemia:
    - ♦ ECG/monitor – antes da PCR: ondas T apiculadas, ondas p achatadas, complexo QRS largo, ondas senoidais
    - ♦ História, exames físico/laboratorial: doença renal crônica, fístula dialítica, rabdomiólise, lise tumoral e medicações (inibidores de enzima conversora de angiotensina [IECA], bloqueadores de receptor de angiotensina, espironolactona, estatinas, outros)
    - ♦ Intervenções: 1) Gliconato de cálcio a 10%: 1 ampola IV em *bolus*; 2) Bicarbonato de sódio a 8,4%, 1 a 2 mEq/kg IV em *bolus*
  - ▫ Hipopotassemia, hipomagnesemia e hipocalcemia:
    - ♦ ECG/monitor – antes da PCR: ondas T achatadas, ondas U presentes, complexo QRS largo, intervalo QT longo previamente à PCR
    - ♦ História, exames físico/laboratorial: diarreia intensa, desidratação, uso de insulina intravenosa em doses altas, diureticoterapia, hipoparatireoidismo pós-tireoidectomia
    - ♦ Intervenções: 1) reposição de KCl a 19,1% – 1 ampola IV diluída em solução salina a 0,9%; 2) considerar acrescentar sulfato de magnésio a 10%, se constatado *torsade de pointes* e/ou etilismo; 3) gliconato de cálcio a 10% – 1 ampola IV em *bolus*
- ○ Hipotermia:
  - ▫ ECG/monitor – antes da PCR: ondas J ou de Osborn
  - ▫ História, exames físico/laboratorial: exposição prolongada ao frio ou afogamento
  - ▫ Intervenção: aquecimento com mantas térmicas ou lactato de Ringer aquecido

- As condições geradoras "5T" são:
  - Tensão no tórax – pneumotórax hipertensivo:
    - ECG/monitor – antes da PCR: complexo QRS estreito com frequência cardíaca lenta
    - História, exames físico/laboratorial: relato de procedimento torácico, distensão jugular, sons pulmonares assimétricos e dificuldade para ventilar
    - Intervenção: descompressão com agulha Jelco 14 no 5º espaço intercostal ipsolateral
  - Tamponamento cardíaco:
    - ECG/monitor – antes da PCR: complexo QRS estreito com frequência cardíaca rápida
    - História, exames físico/laboratorial: hipotireoidismo descompensado, colagenoses, distensão jugular e ausência de pulso sentido durante a RCP
    - Intervenção: descompressão com agulha – pericardiocentese (síndrome de Marfan)
  - Trombose coronariana (infarto agudo do miocárdio [IAM]):
    - ECG/monitor – antes da PCR: supra ou infradesnivelamento de segmento ST, inversão de ondas T
    - História, exames físico/laboratorial: doença arterial coronariana ou dor torácica com fatores de risco cardiovascular como hipertensão arterial sistêmica, diabetes melito, dislipidemia e tabagismo
    - Intervenções: fibrinolíticos ou angioplastia primária após RCP efetiva; não há evidência suficiente para usar trombolíticos durante a ressuscitação em casos de IAM
  - Tromboembolismo pulmonar:
    - ECG/monitor – antes da PCR: complexo QRS estreito com frequência cardíaca rápida
    - História, exames físico/laboratorial: cirurgia recente, antecedente de trombose venosa, uso de anticoncepcional, ausência de pulso durante a RCP
    - Intervenções: fibrinolíticos ou embolectomia após RCP efetiva. Alguns estudos sugerem que a utilização de alteplase 50 mg em *bolus* (1 minuto) seguida de heparina não fracionada de 2.000 a 5.000 UI em *bolus* durante a RCP pode ter benefício, porém esse manejo somente deverá ser realizado em casos de embolia pulmonar de grande monta confirmada ou de altíssima suspeição. Caso não se saiba a causa da PCR, esse procedimento jamais deverá ser adotado
  - Toxinas (por uso de tricíclicos, benzodiazepínicos, betabloqueadores, digitálicos, organofosforados, bloqueadores de canais de cálcio, barbitúricos):
    - ECG/monitor – antes da PCR: aumento do intervalo QT

- História, exames físico/laboratorial: tentativa de suicídio, exame neurológico da pupila
- Intervenções:
  - IOT e terapias de suporte como hemodiálise
  - Se intoxicação por tricíclicos: administrar bicarbonato de sódio a 8,4%, 1 a 2 mEq/kg IV em *bolus*.

Na Figura 1.8 é apresentado um esquema para tratamento de AESP/assistolia.

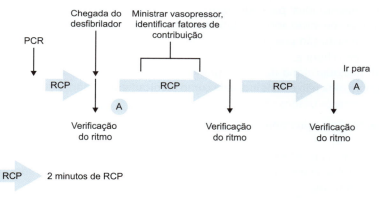

FIGURA 1.8 Conduta na atividade elétrica sem pulso/assistolia. PCR: parada cardiorrespiratória; RCP: ressuscitação cardiopulmonar.

Quais vias de acesso usar na ressuscitação cardiopulmonar?

- Via intravenosa
  - A via intravenosa periférica é preferida para administração de medicamentos e de fluido, a menos que a linha central esteja disponível
  - O acesso à linha central não é o mais indicado na maioria das tentativas de ressuscitação, pois pode causar interrupções no RCP e complicações durante a inserção. Colocar uma linha periférica não requer interrupção RCP
  - Se um fármaco for administrado por via periférica, adote as seguintes medidas:
    - Injete o medicamento em *bolus*
    - Lave o acesso com 20 mℓ de solução salina
    - Eleve o membro por 10 a 20 segundos para aumentar a liberação do fármaco para a circulação

- Via intraóssea
  - Fármacos e fluidos podem ser administrados de forma segura e eficaz durante a ressuscitação por via intraóssea, se o acesso intravenoso não estiver disponível
  - Essa via pode ser utilizada para todos os grupos etários, acessada em menos de 1 minuto, e pode apresentar uma absorção mais previsível do que a via endotraqueal.

Fármacos utilizados na parada cardiorrespiratória

O momento ideal para administrar o vasopressor não é definido, devendo-se considerar seu início após o estabelecimento do acesso venoso, mas sabe-se que essa administração precoce poderia otimizar o fluxo sanguíneo miocárdico antes do próximo choque.

Em qualquer ritmo de PCR, o primeiro fármaco a ser utilizado é a epinefrina. A vasopressina não é mais indicada como medicamento vasopressor na PCR.

Os fármacos usados são:

- Vasopressor: epinefrina: dose – 1 mg a cada 3 a 5 minutos; ampola – 1 mg IV em *bolus*
  - Caso haja persistência de FV ou TVSP, apesar da RCP, desfibrilação e vasopressor, indica-se um antiarrítmico, podendo este ser amiodarona ou lidocaína
- Antiarrítmicos:
  - Amiodarona: dose – *bolus* de 300 mg IV/IO; ampola – 150 mg (reduz a recorrência de FV/TV em 50% dos casos). Em seguida, considere mais 150 mg IV/IO uma única vez em 3 a 5 minutos
  - Lidocaína: dose – *bolus* de 1 a 1,5 mg/kg IV/IO; ampola – 20 mg/mℓ (5 mℓ). Em seguida, 0,5 a 0,75 mg/kg IV/IO em intervalos de 5 a 10 minutos, até a dose máxima de 3 mg/kg
  - Sulfato de magnésio a 10%: dose – 1 a 2 g IV/IO diluídos em 10 mℓ em *bolus*; ampola – 1 g em 10 mℓ
    - Somente para *torsade de pointes* associadas a um intervalo QT prolongado.

Na Figura 1.9 é apresentado um algoritmo completo para orientar o atendimento durante a PCR no adulto.

Lembrete de conduta

- ▶ A via de acesso pelo tubo endotraqueal não deve ser usada e desde 2015 está suspensa do algoritmo terapêutico de uma PCR.
- ▶ Note que as doses das medicações tanto por via intravenosa quanto intraóssea deverão ser iguais.

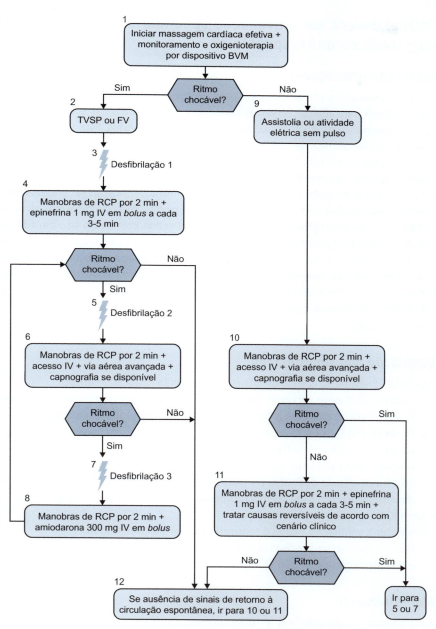

FIGURA 1.9 Conduta na parada cardiorrespiratória no adulto.

Qual deverá ser a avaliação secundária no manejo da parada cardiorrespiratória?

Intubação orotraqueal

- Não se estabeleceu o tempo ideal para proceder à IOT. A RCP não deve ser interrompida para realização da laringoscopia, apenas para IOT e checagem do posicionamento do dispositivo, por menos de 10 segundos. Essa checagem clínica inclui a ausculta de cinco pontos: epigastro (excluir intubação esofágica), base esquerda (excluir intubação seletiva à direita, mais provável), base direita e ápices direito e esquerdo (máximo de 10 segundos)
- Além dessa checagem com ausculta, indica-se uma verificação secundária com outros dispositivos: capnografia com forma de onda – método preferencial. A ultrassonografia *point of care* também pode ser utilizada, colocando-se o transdutor transversalmente sobre o pescoço do paciente, anteriorizado, em que se identifica com facilidade o tubo orotraqueal na posição adequada. A observação de névoa na cânula não deve ser utilizada como parâmetro, dada a baixa fidedignidade
- Após a obtenção de uma via aérea avançada, de sua confirmação e fixação, a RCP deve prosseguir com compressões contínuas e uma ventilação a cada 6 a 8 segundos.

Ventilação não sincronizada

- Sem IOT (ventilação com dispositivo bolsa–válvula–máscara – Ambu):
  - O dispositivo deve ser conectado a uma fonte de oxigênio, de modo a possibilitar a oferta de oxigênio a 100%, mantendo seu reservatório expandido
  - Durante a RCP, as ventilações são administradas alternadamente às compressões torácicas, em uma frequência de 30 compressões torácicas para duas ventilações, com cada ventilação durando em torno de 1 segundo
  - Não há evidência definitiva de diferença de prognóstico ou de sobrevivência da ventilação com BVM quando comparada com uso de via aérea avançada
- Com IOT:
  - Manter 1 ventilação a cada 6 segundos (10 ventilações/minuto)
  - Não há indicações precisas quanto a volume corrente, frequência respiratória e concentração de oxigênio.

Monitoramento

- Administração de oxigênio a 100%: necessária durante as manobras de RCP, com o objetivo de aumentar a oxi-hemoglobina arterial. Embora a exposição prolongada a 100% seja tóxica, não existem evidências definitivas sobre toxicidade com a exposição breve, como no cenário da RCP em adultos

- Capnografia: nas causas de PCR por hipoxemia, tem fundamental importância na reversão do quadro, visto que o capnógrafo mostra o bom posicionamento do TOT, evitando diagnósticos tardios de intubação esofágica. A elevação para níveis acima de 40 mmHg da pressão exalada de dióxido de carbono ($PETCO_2$) é sinal de intubação correta.

Lembrete de conduta

Para inserção de uma via aérea avançada, não deverá haver interrupção da RCP, podendo ser indicada conforme treinamento do médico emergencista. O uso de via aérea avançada deve ser considerado quando:

▸ Ventilação prolongada ou ineficaz

▸ Causas respiratórias de PCR.

Caso se opte por via aérea avançada, os dispositivos extraglóticos e o tubo orotraqueal têm mesma eficácia na PCR, e a escolha dependerá do nível de treinamento do médico.

Bibliografia

Aufderheide TP, Sigurdsson G, Pirrallo RG, Yannopoulos D, McKnite S, von Briesen C *et al*. Hyperventilation-induced hypotension during cardiopulmonary resuscitation. Circulation. 2004;109(16):1960-5.

Bernoche C, Timerman S, Polastri TF, Giannetti NS, Siqueira AWS, Piscopo A. Atualização da Diretriz de Ressuscitação Cardiopulmonar e Cuidados Cardiovasculares de Emergência da Sociedade Brasileira de Cardiologia. Arq Bras Cardiol. 2019;113(3):449-663.

Gonzalez MM, Timerman S, Gianotto-Oliveira R, Polastri TF, Canesin MF, Schimidt A *et al*. Sociedade Brasileira de Cardiologia. I Diretriz de Ressuscitação Cardiopulmonar e Cuidados Cardiovasculares de Emergência da Sociedade Brasileira de Cardiologia. Arq Bras Cardiol. 2013;101(2 Suppl 3):1-221.

Hupfl M, Selig HF, Nagele P. Chest-compression-only *versus* standard cardiopulmonary resuscitation: a meta-analysis. Lancet. 2010;376(9752):1552-7.

Idris AH, Guffey D, Aufderheide TP, Brown S, Morrison LJ, Nichols P *et al*. Resuscitation Outcomes Consortium (ROC) Investigators. Relationship between chest compression rates and outcomes from cardiac arrest. Circulation. 2012;125(24):3004-12.

Monsieurs KG, Nolan JP, Bossaert LL, Greif R, Maconochie IK, Nikolaou NI *et al*. European Resuscitation Council Guidelines for Resuscitation 2015: Section 1. Executive summary. Resuscitation. 2015;95:1-80.

Neumar RW, Shuster M, Callaway CW, Gent LM, Atkins DL, Bhanji F *et al*. Part 1: executive summary: 2015 American Heart Association Guidelines Update for Cardiopulmonary Resuscitation and Emergency Cardiovascular Care. Circulation. 2015;132(18 Suppl 2):S315-67.

Semeraro F, Taggi F, Tammaro G, Imbriaco G, Marchetti L, Cerchiari EL. ICPR: a new application of high quality cardiopulmonary resuscitation training. Resuscitation. 2011;82(4):436-41.

Seção B
Via Aérea

2

Sedação e Analgesia para Procedimentos

**Rômulo Augusto dos Santos, Luana Fernandes Machado
e Neymar Elias de Oliveira**

Considerações importantes

- A via de administração dos fármacos para sedação e analgesia é a intravenosa (IV), proporcionando maior segurança na absorção e efeitos, independentemente do estado do paciente
- A fentanila é o agente de escolha na sala de emergência para promover analgesia. Sua dose deverá ser de 1 a 2 μcg/kg. Sua apresentação é 50 μg/mℓ
- O etomidato é o medicamento de preferência para pacientes instáveis, por seu excelente efeito hemodinâmico. Sua dose é de 0,1 a 0,3 mg/kg. A ampola padrão contém 20 mg
- A quetamina pode ser utilizada como agente único em procedimentos de curta duração, já que é um agente dissociativo com efeito analgésico intrínseco. É o fármaco de escolha para paciente com broncospasmo grave e em choque hemodinâmico, por gerar broncodilatação, hipertensão e taquicardia. Sua dose é de 1 a 2 mg/kg e sua ampola padrão contém 500 mg
- O propofol pode ser usado em pacientes sem hipotensão. Tem efeito sedativo para procedimentos na emergência pelo seu rápido início de ação, sua curta duração e uma melhor taxa de sucesso para realização de procedimentos em comparação ao etomidato. Sua dose é 1 mg/kg e apresenta ampolas padrão com 100 e 200 mg
- O uso do midazolam deverá ser reservado preferencialmente para intubação de pacientes epilépticos. Em comparação a outros agentes sedativos, ele é o que apresenta efeito hemodinâmico mais desfavorável, com duração mais prolongada. Sua dose é de 0,1 a 0,3 mg/kg com ampolas de 5, 10, 15 e 50 mg. Pode induzir mioclonias que dificultam a intubação ou a cardioversão elétrica e tem seu uso questionável em pacientes sépticos

- O uso de succinilcolina é recomendável na sequência rápida de IOT por facilitar o acesso à via aérea e reduzir a chance de falha. Sua dose é 1 mg/kg e a ampola padrão contém 100 mg. Não deve ser utilizada em pacientes com risco de hiperpotassemia
- Para pacientes em risco de hiperpotassemia, mas com indicação de curarização, deve-se administrar o rocurônio. Sua dose é 1 mg/kg e a ampola padrão contém 50 mg. Ressalta-se que, ao contrário da succinilcolina, esse agente tem efeito mais prolongado e deverá ser utilizado por emergencistas experientes.

Quais níveis de sedação devem ser atingidos durante intubação orotraqueal e cardioversão elétrica?

- Procedimentos de sedação e analgesia envolvem os níveis: leve (sedação ansiolítica), moderado (sedação consciente), profundo e anestesia geral, os quais serão descritos a seguir:
  - Sedação leve (ansiolítica): função cognitiva reduzida com os reflexos de vias aéreas e funções ventilatórias inalterados. É um nível adequado para procedimentos dolorosos como: paracentese, toracocentese, punção medular ou coleta de liquor e procedimentos ortopédicos com redução
  - Sedação moderada (consciente): depressão da consciência na qual o paciente responde propositalmente aos comandos verbais isolados ou acompanhados de estimulação tátil com os reflexos das vias aéreas e funções ventilatórias inalterados. É um bom nível de sedação para cardioversão elétrica
  - Sedação profunda: depressão de consciência com resposta somente à estimulação repetida ou dolorosa; a capacidade de manutenção da função respiratória de forma independente pode ser prejudicada. É o nível de sedação desejado durante procedimentos de intubação orotraqueal (IOT)
  - Anestesia geral: o paciente é submetido à perda de consciência e não desperta mesmo com estímulo doloroso, não conseguindo manter a função ventilatória espontaneamente. A função cardiovascular pode ser prejudicada. Deve-se evitar manter esse nível de sedação no setor de emergência
- A escala de sedação de Ramsay (RSS) é a mais utilizada na sala de emergência (Tabela 2.1)
- Cuidados especiais exigidos na sedação de alguns pacientes de acordo com a faixa etária e determinadas patologias ou condições:
  - Idosos: normalmente necessitam de doses menores em virtude da lenta metabolização e da maior biodisponibilidade farmacológica

TABELA 2.1

Escala de sedação de Ramsay.

Escore	Responsividade
1	Paciente ansioso, agitado ou ambos
2	Cooperativo, orientado e tranquilo
3	Responsividade a comando verbal com abertura ocular espontânea
4	Resposta rápida a estímulo glabelar ou estímulo sonoro vigoroso
5	Resposta débil a estímulo glabelar ou estímulo sonoro vigoroso
6	Ausência de resposta a qualquer estímulo

○ Obesos: a dose da medicação sempre deve ser ajustada de acordo com o peso ideal
○ Portadores de doença renal crônica: a maioria das medicações e de seus metabólitos é excretada pelos rins, sendo esperado efeito prolongado nos nefropatas; portanto, suas doses devem ser ajustadas de acordo com a taxa de filtração glomerular
○ Portadores de hepatopatia crônica: fármacos de metabolização hepática devem ser evitados
○ Dependentes químicos: observar a necessidade de doses elevadas das medicações, por conta do *down regulation* dos receptores centrais.

Intubação orotraqueal

● Procedimento doloroso, que deve ser realizado sob efeito de analgesia e sedação em ambiente adequado em condições próximas ao ideal
● Intubação em sequência rápida é a técnica utilizada na IOT (Figura 2.1). Essa técnica consiste na realização do procedimento no menor tempo possível após perda da consciência, a fim de reduzir o risco de aspiração de conteúdo gástrico
● Para a intubação em sequência rápida, é necessário administrar um hipnótico e um bloqueador neuromuscular (BNM) de forma sequencial e rápida
  ○ A pré-indução com opioide produz analgesia e reduz a descarga adrenérgica, aumentando a chance de sucesso da IOT e possibilitando o uso de doses menores dos hipnóticos
  ○ O uso de BNM provoca a paralisia do paciente e a interrupção de seus movimentos respiratórios, ampliando também a chance de sucesso da IOT

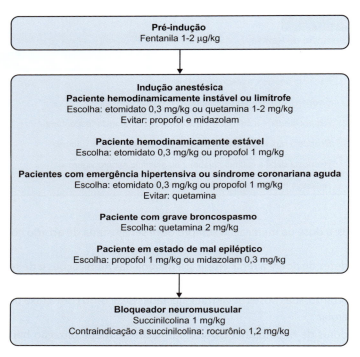

FIGURA 2.1 Sequência rápida da intubação orotraqueal.

- Após pré-oxigenação adequada, deve-se administrar um opioide, sendo a fentanila o fármaco de escolha. Deve-se utilizar um sedativo e, em seguida, um BNM. Entre os agentes sedativos, os mais usados para pacientes hemodinamicamente instáveis ou limítrofes, com risco elevado de hipotensão, são o etomidato ou a quetamina; esta última também é o medicamento de escolha para pacientes em broncospasmo. Em pacientes hemodinamicamente estáveis ou neurocríticos pode ser administrado propofol, dado seu rápido início de ação e sua curta duração. O midazolam fica restrito a pacientes em estado de mal epiléptico ou quando os outros sedativos não estiverem disponíveis.

Cardioversão elétrica

- Procedimento doloroso amplamente realizado no departamento de emergência. A dor é ocasionada pelo choque elétrico e deve ser combatida a fim de promover conforto e possibilitar a realização do procedimento

- Para a realização do procedimento, deve-se utilizar um agente analgésico (Figura 2.2) e um hipnótico com menor risco de depressão respiratória e com efeito de curta duração, para que o paciente retorne ao seu estado basal após o procedimento, idealmente sem necessidade de IOT
  - Inicialmente, recomenda-se utilizar, como agente analgésico, a fentanila, por ser segura e com efeito hemodinâmico favorável, de rápido início de ação, alta potência e curta duração. A dose deve ser baixa (menor que para sequência rápida de intubação), para evitar depressão respiratória
  - Outras opções para sedação incluem midazolam, propofol e etomidato. Em um estudo comparativo sobre os fármacos usados para sedação no departamento de emergência, durante a cardioversão elétrica, a eficácia entre eles foi equivalente. O tempo de indução e de despertar foi mais curto com propofol, ligeiramente mais longo com etomidato e muito longo com midazolam. A incidência de dessaturação foi maior com propofol, inferior com etomidato e ausente com midazolam. Mioclonias ocorreram em 44% dos pacientes que receberam etomidato
  - Diante do fato de grande parte dos pacientes com necessidade de cardioversão apresentar cardiopatia e risco de depressão miocárdica ou hipotensão, deve-se usar preferencialmente fármacos com melhor efeito hemodinâmico
    - Em pacientes instáveis hemodinamicamente, o etomidato é provavelmente o medicamento de escolha, por seu efeito hemodinâmico favorável, apesar do risco de provocar mioclonias que podem atrapalhar a realização do procedimento
    - Em pacientes estáveis hemodinamicamente, pode-se administrar o propofol, por seu rápido início de ação e sua curta duração
    - Durante o uso de ambos os fármacos, são necessários monitoramento e suplementação de oxigênio em virtude do risco de queda de saturação

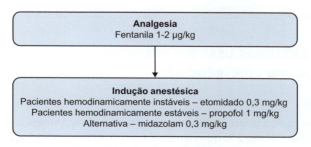

FIGURA 2.2 Cardioversão elétrica.

Parte 1 • Suporte Avançado de Vida e Manejo Inicial do Paciente Crítico

◥Qual agente analgésico usar na emergência?

Fentanila

- Opioide sintético, altamente lipossolúvel, com potência quase 100 vezes maior que morfina, podendo ser utilizado como pré-indutor por seu excelente efeito analgésico, rápido início de ação e curta duração (Tabela 2.2). Não apresenta propriedades amnésicas e deve ser utilizado em combinação com agentes hipnóticos nos procedimentos que exijam sedação moderada
- Fármaco excretado por via renal, sendo esperado um maior tempo de ação nos nefropatas. Sua metabolização é hepática. Não promove liberação de histamina, consequentemente, apresenta menor risco de depressão miocárdica e hipotensão que a morfina
- Seus efeitos colaterais são: depressão respiratória, hipotensão arterial e bradicardia, quando utilizado em doses elevadas, e diminuição da expansibilidade torácica, quando infundido rapidamente
- Nos casos de sedação profunda ou superdosagem por opioides, pode-se utilizar naloxona para reversão do quadro.

TABELA 2.2

Características da fentanila como pré-indutor para procedimentos na emergência.

Dose	50 a 100 µg (1 a 2 µg/kg)
Início de ação	< 1 a 2 min
Duração	30 a 60 min
Metabolismo	Hepático
Meia-vida	2 a 4 h
Vantagens	Não induz broncospasmo Baixa incidência de instabilidade
Desvantagens	Acúmulo em pacientes com insuficiência hepática e obesos Depressão respiratória, bradicardia e hipotensão em altas doses Rigidez torácica, quando infundido rapidamente

◥Quais sedativos usar em situações específicas na emergência?

Quetamina

- Agente anestésico dissociativo com efeito analgésico, amnésico e sedativo de curta duração (Tabela 2.3) que não diminui o *drive* respiratório e mantém os reflexos de proteção das vias aéreas

TABELA 2.3

Doses dos hipnóticos para sedação em procedimentos na sala de emergência.

Fármaco	Dose/peso	Início de ação	Duração
Quetamina	1 a 2 mg/kg	30 a 45 s	10 a 20 min
Etomidato	0,1 a 0,3 mg/kg	15 a 30 s	5 a 15 min
Propofol	0,5 a 1 mg/kg	15 a 45 s	3 a 5 min
Midazolam	0,1 a 0,3 mg/kg	2 a 5 min	15 a 30 min

- Mecanismo de ação: essa substância aumenta as catecolaminas endógenas pelo bloqueio da recaptação, podendo aumentar a frequência cardíaca e as pressões arterial, intracraniana e intraocular
- Indicação: pelo fato de atuar como broncodilatador e aumentar a frequência cardíaca e a pressão arterial, é indicada para pacientes asmáticos em broncospasmo, instáveis hemodinamicamente, ou quando há risco de repercussões importantes com a queda da pressão arterial, como pacientes que sofreram acidente vascular encefálico (AVE)
- Contraindicação:
  - Intoxicação por agentes simpaticomiméticos, como cocaína e metanfetamina
  - Traumatismo cranioencefálico e risco elevado de hipertensão intracraniana
  - Traumatismo ocular
  - Doença cardiovascular, como síndrome coronariana, emergências hipertensivas e dissecção de aorta
- Efeitos colaterais: nistagmo persistente com movimentos sem coordenação durante a infusão, laringospasmo, alucinações, psicose e vômito pós-procedimento. Esses efeitos podem ser reduzidos com administração de midazolam (dose de 0,05 mg/kg) antes da administração de quetamina
- Dose recomendada: 1 a 2 mg/kg, com início em 30 a 45 segundos, atingindo nível máximo em 5 minutos e duração de 10 minutos.
- Apresentação: ampola de 500 mg/10 mℓ.

Dexmedetomidina

- Agonista central α-2-adrenérgico com efeitos sedativos e analgésicos, com segurança e eficácia comprovadas para uso em intervenções cirúrgicas e em unidade de terapia intensiva (UTI); no entanto, há poucos estudos sobre seu uso na sala de emergência

- Indicação: pode ser utilizada para realização de procedimentos dolorosos curtos, sem causar depressão respiratória, com metabolização rápida e reduzido período de recuperação
- Contraindicação: pacientes com bloqueio cardíaco, miocardiopatia e instabilidade hemodinâmica na emergência
- Efeitos colaterais: bradicardia, pausa sinusal e hipotensão
- Dose recomendada: 1 μg/kg em *bolus* durante 10 minutos, seguido por 0,5 a 0,7 μg/kg/h durante o procedimento. O início de ação ocorre em 5 a 10 minutos e sua duração é de 2 a 3 minutos após a suspensão
- Apresentação: 200 μg/2 mℓ.

Etomidato
- Agente hipnótico de curta ação, com efeito agonista gabaérgico, não analgésico (ver Tabela 2.3), utilizado para sedação em procedimentos na sala de emergência por seus efeitos hemodinâmicos estáveis
- Mecanismo de ação: inibe a síntese de esteroides por meio do bloqueio enzimático suprarrenal, sugerindo supressão dos níveis de cortisol plasmático, porém esse efeito na sala de emergência não foi reproduzido em pacientes que receberam uma única dose. O efeito supressivo do cortisol não dura mais que 8 horas, e as maiores evidências são associadas ao uso de múltiplas doses ou infusão contínua
- Indicação: intervenções de curta duração, quando se deseja recuperação rápida. É o fármaco de escolha para pacientes críticos em geral
- Efeitos colaterais: laringospasmo, soluço, mioclonias (muito frequentes, autolimitadas e não causam sequelas a longo prazo, mas podem simular uma convulsão e dificultar a realização do procedimento)
- Contraindicação: paciente com história de epilepsia, pois diminui o limiar convulsivo
- Dose recomendada: 0,1 a 0,3 mg/kg; o início de ação é quase imediato, ocorrendo em 15 a 30 segundos, e a duração do efeito é de 5 a 15 minutos
- Apresentação: ampolas de 20 mg/10 mℓ.

Propofol
- Agente sedativo hipnótico e ansiolítico, sem efeito analgésico ou amnésico (ver Tabela 2.3). É o medicamento de escolha para sedação em pacientes neurocríticos por seu início rápido e efeito de curta duração. Deve ser utilizado em associação a um opioide
- Mecanismo de ação: por ser lipossolúvel de rápida metabolização e por sua farmacocinética pouco alterada em pacientes com insuficiência renal ou hepática,

ele é muito utilizado em procedimentos curtos ou que exijam despertar rápido. Tem efeito antiemético, anticonvulsivante e reduz a pressão intracraniana, o que também justifica sua ampla indicação em pacientes neurológicos
- Efeitos colaterais: hipotensão e queda do débito cardíaco, por ser inotrópico negativo e reduzir a resistência vascular sistêmica; depressão respiratória associada ao seu efeito hipnótico. O uso de doses elevadas por tempo prolongado (doses normalmente superiores a 80 µg/kg/min por mais do que 72 horas) pode causar:
  - Hipertrigliceridemia, pancreatite aguda e rabdomiólise
  - Síndrome da infusão do propofol: quadro grave e irreversível com acidose metabólica, hiperlipidemia, arritmias e parada cardíaca
- Contraindicação: o propofol é liberado por meio de veículo de emulsão lipídica composta de produtos de soja e ovo e não pode ser administrado em pacientes com história de alergia alimentar a esses componentes
- Dose recomendada: 0,5 a 1 mg/kg, seguido de 0,5 mg/kg a cada 3 a 5 minutos se necessário; o início de ação é de 15 a 45 segundos e sua duração é de 3 a 5 minutos após a suspensão, podendo durar até 10 minutos
- Apresentação: ampolas de 100 mg/10 mℓ ou 200 mg/20 mℓ.

Midazolam

- Benzodiazepínico com efeitos sedativos, ansiolíticos e amnésicos, sem efeito analgésico (ver Tabela 2.3), que funciona por meios de receptores ácidos gama-aminobutíricos (GABA), com efeito hipnótico potente. Deve ser sempre associado a um analgésico e apresenta atividade sinérgica com opioides, o que possibilita a redução da dose de ambos
- Indicação: dado o seu início de ação mais rápido e a meia-vida de eliminação mais curta que o diazepam e o lorazepam, é o único benzodiazepínico utilizado para sedação e analgesia em procedimentos
- Tem efeito anticonvulsivante, sendo recomendado para pacientes em estado de mal epiléptico. Pode ser utilizado em associação com quetamina, por reduzir os episódios de vômito e alucinações
- Tem tempo de início um pouco mais prolongado que outros hipnóticos, acumula em tecido adiposo com doses repetidas e é de metabolização hepática e excreção renal, podendo apresentar efeito prolongado em pacientes obesos, idosos, hepatopatas e nefropatas. Além disso, apresenta efeito de depressão miocárdica, podendo gerar hipotensão. Em razão desses efeitos, do início de ação e do tempo de duração mais prolongado que outros hipnóticos, como etomidato e propofol, o midazolam é um agente cada vez menos utilizado para procedimentos de sedação e analgesia na sala de emergência

28 Parte 1 • Suporte Avançado de Vida e Manejo Inicial do Paciente Crítico

- Administração e dose recomendada: pode ser administrado por via intramuscular e atinge um pico em 30 minutos, com biodisponibilidade maior que 90%
  - Uso intramuscular: 0,1 a 0,15 mg/kg
  - Uso intravenoso: 0,2 a 0,3 mg/kg. Seu início de ação é de 2 a 5 minutos, e a duração do efeito é de 15 a 30 minutos, podendo durar até 1 hora
- Apresentação: ampolas de 2 mg/2 mℓ; 5 mg/5 mℓ; ou 50 mg/10 mℓ.

Lembrete de conduta

- ▶ Em pacientes hipotensos, utilizar preferencialmente quetamina ou etomidato
- ▶ Em pacientes neurocríticos, considerar o uso de propofol e evitar quetamina na suspeita de hipertensão intracraniana
- ▶ Nos pacientes em broncospasmo grave, a quetamina é o agente de escolha
- ▶ Em geral, o etomidato é seguro e pode ser utilizado na maioria dos casos sem restrições, inclusive na sepse
- ▶ Deve-se administrar midazolam, se possível, apenas em casos de intubação de pacientes epilépticos ou em estado de mal convulsivo refratário.

◤Quais agentes de bloqueio neuromuscular utilizar?

Bloqueadores neuromusculares (BNM) não fazem parte dos medicamentos utilizados para sedação e analgesia em procedimentos, mas por estarem implicados na sequência rápida de IOT, precisam ser conhecidos pelos profissionais que atuam no departamento de emergência (Tabela 2.4). Eles impedem a ação da acetilcolina nos receptores pós-sinápticos na junção neuromuscular, causando paralisia. Podem ser despolarizantes (succinilcolina) ou não despolarizantes (atracúrio, cisatracúrio, pancurônio, rocurônio).

TABELA 2.4

Doses dos bloqueadores neuromusculares na intubação em sequência rápida.

Fármaco	Dose/peso	Início de ação	Duração
Succinilcolina	1 mg/kg	30 a 45 s	4 a 10 min
Rocurônio	1,2 mg/kg	45 a 60 s	30 a 45 min

Succinilcolina

- BNM despolarizante com rápido início de ação e capaz de causar bloqueio neuromuscular ideal por curto período, sendo a escolha para a sequência rápida de IOT. Por ser despolarizante, causa fasciculações, sem importância clínica
- Deve-se evitar seu uso em situações de risco para hiperpotassemia, injúria renal e rabdomiólise. Não recomendado para pacientes com doenças musculares (distrofia muscular, esclerose lateral amiotrófica, esclerose múltipla, tétano), AVE, traumatismo raquimedular, queimaduras extensas e naqueles com imobilização prolongada
- Dose recomendada de 1 mg/kg; tem rápido início de ação de 30 a 45 segundos, e curta duração de 4 a 10 minutos
- Apresentação em ampolas de 100 mg (em pó solúvel).

Rocurônio

- BNM não despolarizante, de início rápido e duração um pouco mais prolongada que a succinilcolina, capaz de provocar bloqueio neuromuscular ideal e aumentar o sucesso da IOT de forma semelhante a esta última. É uma opção à succinilcolina, quando há contraindicação ao uso dessa medicação, principalmente em situações de risco de hiperpotassemia
- Todos os BNMs têm como principal efeito colateral indução de miopatia devendo, portanto, ser evitados em pacientes com doenças musculares. Seu uso deve ser cauteloso em pacientes com doença renal crônica ou injúria renal aguda, pois 80% de sua excreção ocorrem pelos rins
- Dose recomendada de 1,2 mg/kg; o início de ação é de 30 a 60 segundos, e a duração do seu efeito é de 30 a 45 minutos
- Apresentação em ampolas de 50 mg/5 mℓ.

> **Lembrete de conduta**
>
> A prioridade para uso na sequência rápida de intubação deverá ser a succinilcolina, porém, em casos de suspeita de hiperpotassemia, o rocurônio é mais bem indicado.

◣Há agentes de reversão eficazes em caso de complicações?

O uso de agentes de reversão pode ser necessário quando o paciente se encontra em um nível de sedação de anestesia geral na emergência.

Normalmente, a maioria dos agentes utilizados é de rápida metabolização e curto tempo de duração, mas o efeito da combinação de midazolam e fentanila pode se prolongar em alguns pacientes; portanto, deve-se conhecer seus agentes de reversão (Tabela 2.5).

TABELA 2.5

Doses dos agentes de reversão.

Fármaco	Dose/peso	Início de ação	Duração
Naloxona	0,4 mg IV a cada 3 min – máximo de 2 mg	2 min	30 a 120 min
Flumazenil	0,2 mg IV a cada 30 s – máximo de 1 a 3 mg	1 a 2 min	45 a 60 min

IV: via intravenosa.

Naloxona

- Antagonista de opioide que compete diretamente com narcóticos, ligando-se a receptores opiáceos
- É mais comumente utilizada em superdosagem de opioides e pode ser administrada pelas vias intramuscular, intravenosa ou subcutânea
- Não apresenta efeitos colaterais importantes, mas, na reversão abrupta em usuários crônicos de opioides, podem ocorrer convulsões, arritmia cardíaca, agitação profunda, hipertensão e edema pulmonar
- Dose recomendada é de 0,4 mg IV a cada 3 minutos, com dose máxima de 2 mg; tem início de ação em aproximadamente 2 minutos e duração de 30 a 120 minutos
- Apresentação em ampolas de 0,4 mg/mℓ.

Flumazenil

- Antagonista de benzodiazepínicos que compete diretamente com seu local de ligação sobre o receptor GABA, revertendo seu efeito hipnótico. Não facilita a metabolização dos benzodiazepínicos, podendo ocorrer uma recidiva de sedação profunda em pacientes com acúmulo desses medicamentos após término de seu efeito
- É normalmente utilizado em superdosagem por uso de benzodiazepínicos e seu uso rotineiro deve ser evitado, uma vez que pode causar efeito rebote com taquicardia e hipertensão, e convulsões refratárias não revertidas com benzodiazepínicos. Nesse caso, deve-se administrar propofol ou barbitúricos

Capítulo 2 • Sedação e Analgesia para Procedimentos

- Dose recomendada é de 0,2 mg IV, a cada 30 segundos, com dose máxima de 3 mg; tem início de ação de 1 a 2 minutos e duração de 45 a 60 minutos.

Um resumo de todos os agentes estudados neste capítulo é apresentado na Tabela 2.6.

TABELA 2.6

Ampola padrão, concentração e dose das medicações utilizadas na sala de emergência.

Fármaco	Ampola padrão (mℓ)	Concentração	Dose IV
Fentanila	10	50 µg/mℓ	1 a 2 µg/kg
Quetamina	10	50 g/mℓ	1 a 2 mg/kg
Etomidato	10	2 mg/mℓ	0,1 a 0,3 mg/kg
Propofol	20	10 mg/mℓ	0,5 a 1 mg/kg
Midazolam	10	5 mg/mℓ	0,1 a 0,3 mg/kg
Succinilcolina	10	10 mg/mℓ	1,5 mg/kg
Rocurônio	5	10 mg/mℓ	1 mg/kg
Naloxona	1	0,4 mg/mℓ	0,4 a 2 mg
Flumazenil	5	0,1 mg/mℓ	0,2 a 1 mg

IV: intravenosa.

Lembrete de conduta

Os agentes de reversão têm pouco uso na prática de sala de emergência. Deverão ser utilizados em momentos bem específicos, como intoxicação por opioides.

Bibliografia

Arora S. Combining ketamine and propofol ("ketofol") for emergency department procedural sedation and analgesia: a review. West J Emerg Med. 2008;8:20-3.

Bair AE. Rapid sequence intubation in adults. In: UpToDate®, 2015. Disponível em: www.uptodate.com. Acesso em: 25/05/2020.

Frank RL. Procedural sedation in adults. In: UpToDate®, 2015. Disponível em: www.uptodate.com. Acesso em: 25/05/2020.

Godwin SA, Burton JH, Gerardo CJ, Hatten BW, Mace SE, Silvers SM. Clinical policy: procedural sedation and analgesia in the emergency department. Ann Emerg Med. 2014;63:247-58.

Gross JB, Bailey PL, Connis RT, Coté CJ, Davis FG, Epstein BS *et al*. Practice guidelines for sedation and analgesia by non-anesthesiologists. Anesthesiology. 2002;96(4):1004-17.

Gu WJ, Wang F, Tang L, Liu J-C. Single-dose etomidate does not increase mortality in patients with sepsis: a systematic review and meta-analysis of randomized controlled trials and observational studies. Chest. 2015;147(2):335-46.

Hohl CM, Sadatsafavi M, Nosyk B, Anis AH. Safety and clinical effectiveness of midazolam versus propofol for procedural sedation in emergency department: a systematic review. Acad Emerg Med. 2008;15:1-8.

Smally AJ, Nowicki TA, Simelton BH. Procedural sedation and analgesia in the emergency department. Curr Opin Crit Care. 2011;17:317-22.

3

Sequência Rápida de Intubação Orotraqueal

Rômulo Augusto dos Santos

Considerações importantes

- A sequência rápida de intubação (SRI) orotraqueal deve ser utilizada na maioria dos casos de necessidade de via aérea extrínseca na sala de emergência
- A fase de preparação é fundamental e não deverá ser subestimada, já que é nesse momento que se faz: conferência da luz do laringoscópio, verificação das cânulas a serem utilizadas (Macintosh e Miller), checagem do *cuff*, colocação do gel anestésico e do fio-guia no tubo
- Na fase de pré-oxigenação, tem-se a responsabilidade de formar verdadeiros cilindros de armazenamento de oxigênio nos pulmões do paciente. Isso fará com que se tenham maiores tempo e segurança contra a hipoxemia no momento da intubação
- Ainda na fase de pré-oxigenação, não há necessidade de ventilação com pressão positiva via bolsa-máscara, a fim de evitar a distensão gástrica e reduzir possíveis riscos de broncoaspiração
- A fase de otimização pré-intubação requer avaliação adequada da hemodinâmica, verificando o *shock index*, ferramenta prática calculada à beira do leito pela fórmula: frequência cardíaca (FC)/pressão arterial sistólica (PAS)
- O uso de succinilcolina é recomendável no protocolo de SRI por aumentar a chance de sucesso em única tentativa. Sua dose é 1 mg/kg e a ampola padrão tem 100 mg. Não deve ser utilizada em pacientes com risco de hiperpotassemia
- O etomidato é o sedativo de escolha no protocolo de SRI, devido ao seu excelente efeito hemodinâmico. Sua dose é de 0,1 a 0,3 mg/kg e a ampola padrão tem 20 mg/10 mℓ
- Após a intubação, a checagem deve ser feita preferencialmente com o capnógrafo; métodos como avaliação radiológica e nebulização do tubo de ventilação podem gerar erros de posicionamento do tubo orotraqueal (TOT).

Definição

- Procedimento que promove o controle ágil da via aérea, por meio de sedativo de ação rápida (ou seja, a indução) e bloqueio neuromuscular.

Indicação

- A realização da sequência rápida de intubação (SRI) orotraqueal pressupõe que o paciente esteja em risco de aspiração do conteúdo do estômago e incorpora medicamentos e técnicas para minimizar esse risco. Nesse processo, a pré-oxigenação é necessária para proporcionar um longo período de apneia sem dessaturação de oxigênio clinicamente significativa; no entanto, a ventilação com bolsa-máscara deve ser evitada durante o intervalo entre a administração do fármaco e o posicionamento do tubo orotraqueal (TOT), minimizando a insuflação gástrica e reduzindo o risco de broncoaspiração
- A SRI é o procedimento padrão no manejo respiratório de emergência em pacientes com via aérea não difícil
- Vários estudos observacionais prospectivos de relevância confirmam que a implementação da SRI tem promovido bons resultados em situações em que a perviedade respiratória está em risco e tem diminuído as taxas de complicações da intubação na sala de emergência
- As condições que favorecem o uso de SRI são:
  - Jejum desconhecido ou estômago cheio
  - Traumatismo grave, abdome agudo cirúrgico ou rebaixamento do nível de consciência
  - Condições gastroparéticas: diabetes melito, doença de Parkinson, cirurgias abdominais prévias, dor intensa ou uso de opioides
  - Gestação
- É importante ressaltar que a comprovação de marcadores de via aérea difícil não contraindica a SRI, porém deverá ser pensada uma alternativa a esse procedimento, se o médico for inexperiente. Nesse caso, pode-se proceder à intubação atrasada, em que o bloqueio muscular não é utilizado
- É fundamental que o médico conheça bem esse procedimento, pois, na sala de emergência, o paciente já estará com muita dor e sofrimento, muitas vezes sem capacidade de expressão, e o emergencista deverá minimizar esses problemas conhecendo bem a técnica para evitar múltiplas tentativas
- As etapas da SRI são:
  - Preparação
  - Pré-oxigenação
  - Pré-tratamento (otimização pré-intubação)

- Paralisia com indução
- Posicionamento
- Prova (checagem)
- Pós-intubação (manejo).

◤Etapa 1 | Preparação

- Esta etapa inclui a avaliação das vias aéreas do paciente e o desenvolvimento de um plano de manejo e montagem de equipamentos necessários. Quando a SRI for indicada, o médico deverá avaliar as características anatômicas e/ou achados clínicos que indiquem a dificuldade para intubação
- O principal objetivo dessa fase é propiciar a maior chance de sucesso possível para a IOT em sua primeira tentativa, visto que a literatura é precisa ao afirmar que, quanto maior a quantidade de tentativas, maior o índice de complicações e, portanto, aumenta-se a mortalidade
- O médico responsável pela SRI deve ter acesso fácil e amplo à cabeceira da cama, cuja altura deve ser ajustada para facilitar o procedimento
- A colocação do fio-guia é mandatória, com dispositivos de sucção para uso imediato
- Se uma laringoscopia convencional for realizada, deve-se:
  - Avaliar previamente se a luz está funcionando corretamente
  - Deixar disponível idealmente as lâminas curva e reta (Figura 3.1) de diferentes tamanhos para manejo, como as seguintes:
    - Macintosh tamanhos 2, 3 e 4 (para pacientes a partir de 5 anos)
    - Miller tamanhos 2, 3, e 4.

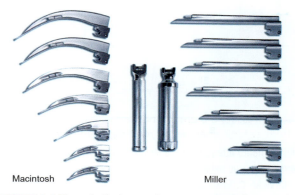

FIGURA 3.1 Tipos de lâminas mais comuns para laringoscopia.

- Estudos sugerem que o risco de um evento adverso durante a intubação (p. ex., aspiração, hipotensão ou intubação esofágica) aumenta substancialmente com a quantidade de tentativas
- Cerca de 14% dos pacientes intubados na primeira passagem experimentam um evento adverso em comparação com 47% das pessoas intubadas na segunda tentativa
- O tamanho do tubo orotraqueal (TOT) a ser escolhido varia entre os sexos, conforme descrito a seguir:
  - Sexo masculino: TOT de tamanhos 8 a 11 proporcionam uma ventilação mecânica controlada adequada e ventilação por bolsa-máscara sem obstruções
  - Sexo feminino: TOT de tamanhos 8 a 10 possibilitam uma ventilação mecânica controlada adequada e ventilação por bolsa-máscara sem obstruções
- Pelos achados de estudos mais recentes, os pesquisadores concluíram que, no que diz respeito à ventilação adequada, o TOT nos tamanhos 9 e 8 parecem ser os mais adequados para uso clínico em homens e mulheres, respectivamente. Outras informações são:
  - As vias aéreas de tamanhos 7 e 7,5 podem provocar ventilação por bolsa-máscara parcialmente obstruída e ventilação mecânica controlada inadequada
  - O uso de gel anestésico no TOT é recomendado
  - O eixo para a laringoscopia deverá ser ajustado adequadamente (Figura 3.2)
  - Uma parte crítica e muitas vezes esquecida nessa fase inicial da SRI é a preparação para a dificuldade inesperada
  - Uma avaliação de dificuldade das vias aéreas deve ser realizada antes de ser tomada a decisão de avançar com a SRI.

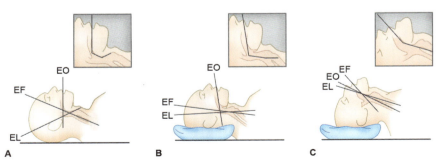

FIGURA 3.2 Posicionamento adequado para laringoscopia. **A.** Eixos (oral, faríngeo e traqueal) desalinhados, sem coxim e/ou extensão cervical. **B.** Eixos parcialmente alinhados, com coxim e sem extensão cervical. **C.** Eixos alinhados corretamente, com coxim e extensão cervical. EO: eixo oral; EF: eixo faríngeo; EL: eixo laríngeo.

Etapa 2 | Pré-oxigenação

- Qualquer paciente que tenha necessidade de IOT urgente deve receber imediatamente alto fluxo de oxigênio na concentração mais elevada possível. Isso é tipicamente feito utilizando uma máscara com um reservatório de oxigênio
- Prevenir a queda de saturação pelo maior tempo possível durante a SRI é fundamental para evitar complicações e obter um período maior de segurança contra a hipoxemia. Além de melhorar a saturação da oxi-hemoglobina, essa técnica desloca o fluxo de CO_2 pulmonar e também aumenta os níveis de oxigênio no sangue e nos tecidos, sendo fundamental para evitar a necessidade de ventilação assistida interposta entre a paralisia e colocação do tubo orotraqueal
- Estratégias utilizadas nessa etapa:
  - Para os pacientes não imobilizados e sem lesão na coluna cervical, a oxigenação é melhorada, visto que eles são dispostos em uma posição *head-up* de 20°. Um coxim pode ser utilizado como apoio
  - Durante o período de apneia da SRI, pode-se fornecer oxigênio por uma cânula nasal a uma taxa de fluxo de 5 ℓ/min. Essa técnica estende o período de saturação de oxigênio adequada durante a apneia, de acordo com vários estudos randomizados
  - Para pacientes que não consigam alcançar a saturação acima de 92%, apesar de alto fluxo de oxigênio, e que sejam capazes de tolerar a pressão de suporte positiva, uma pré-oxigenação por meio de um dispositivo de pressão positiva (p. ex., *continuous positive airway pressure* [CPAP]) pode melhorar o tempo de apneia
  - Deve-se usar cautelosamente o CPAP em pacientes com obstrução intestinal, grávidas e naqueles sem jejum superior a 4 horas, pois esse dispositivo pode aumentar o risco de vômito e broncoaspiração
  - Um adulto de 70 kg saudável pode manter a saturação de oxigênio acima de 90% por cerca de 8 minutos
- Grupos de pior prognóstico (queda de saturação < 3 minutos mesmo com pré-oxigenação ideal) são:
  - Adultos com comorbidade grave
  - Obesos
  - Grávidas no terceiro trimestre de gestação
  - Pessoas com doença pulmonar obstrutiva crônica ou outras patologias retentoras de dióxido de carbono

- É provável que um período de pré-oxigenação maior que 3 a 5 minutos em pacientes graves forneça benefício significativo. A ventilação manual antes da intubação deve ser reservada para os pacientes com saturação < 90% e, se usada, o médico deve estar particularmente atento a:
  - Manutenção de um ritmo lento (cerca de oito respirações por minuto)
  - Não realizar força excessiva durante o procedimento (apertar o ambu durante cerca de 2 segundos) para evitar hiperinsuflação dos pulmões e distensão gástrica.

Etapas 3 e 4 | Fármacos usados no pré-tratamento (otimização) e na paralisia com indução

Pré-tratamento (otimização)

- O conceito de pré-tratamento vem sendo atualizado nos últimos consensos, e a expressão mais aceita atualmente é "otimização pré-intubação", já que não é obrigatória a infusão de fentanila ou de outro analgésico, como era rotina anteriormente
- Nesta etapa, além de continuar otimizando a oxigenação com CPAP ou bolsa-valva-máscara a fim de evitar hipoxemia, também se trata a hipotensão com solução cristaloide ou fármaco vasoativo
- Em situações de suspeita de choque, pode-se analisar o *shock index*, ferramenta prática calculada à beira do leito pela fórmula: frequência cardíaca/pressão arterial sistólica
- Se *shock index* ≥ 0,8, há risco de piora hemodinâmica durante a SRI, com chance três vezes maior de instabilidade após o procedimento; portanto, deve-se infundir volume (lactato de Ringer 500 mℓ), epinefrina ou norepinefrina para prevenir complicações
- A opção por epinefrina *push dose* é recomendada (5 a 20 µg em *bolus*).
- A administração de medicamentos, volume ou otimização hemodinâmica, antes da fase de indução de SRI, deverá ter como objetivo atenuar os efeitos adversos associados à IOT
- Os medicamentos utilizados para o pré-tratamento variam de acordo com as circunstâncias clínicas, porém, para uso prático, a fentanila deverá ser o fármaco de escolha na maioria dos casos na sala de emergência, quando adequadamente indicado, já que seus efeitos simpatolíticos podem piorar situações de choque

Capítulo 3 • Sequência Rápida de Intubação Orotraqueal **39**

- Assim, o médico deve proceder à analgesia e à redução de efeitos simpáticos do procedimento, a fim de diminuir as complicações e o desconforto do paciente. A fentanila deve ser administrada cerca de 3 minutos antes da IOT (Tabela 3.1).

TABELA 3.1

Analgésicos utilizados na fase de otimização pré-intubação orotraqueal.

Fármaco	Dose/peso	Início de ação	Duração
Fentanila	1 a 2 µg/kg	3 min	30 min
Lidocaína	1,5 mg/kg	45 a 60 s	10 min

Primeira linha | Fentanila

- Analgésico potente que age reduzindo os efeitos simpáticos inerentes à laringoscopia
- Tem efeito sedativo e é indicada preferencialmente em:
  - Síndromes coronarianas agudas e emergências hipertensivas
  - Hipertensão intracraniana
- Tem efeito semelhante à lidocaína na sepse e em outras doenças e deverá ser evitada em situações de hipotensão e/ou choque
- Sua dose inicial recomendada é de 1 a 2 µg/kg, com início de ação em 3 minutos e duração de até 30 minutos. Apresenta-se em ampolas padrão de 50 µg/mℓ.

Segunda linha | Lidocaína

- Também reduz os efeitos simpáticos da laringoscopia, porém com repercussões mais intensas de vasoconstrição
- Tem indicação superior à fentanila nos casos de broncospasmo grave
- Sua dose inicial recomendada é de 1,5 mg/kg, com início de ação em 45 segundos e duração de até 10 minutos. Apresenta-se em ampolas padrão de 20 mg/mℓ.

Lembrete de conduta

Nos casos de opção pela SRI, a ordem de medicações nas fases de pré-tratamento e paralisia com indução deve ser a seguinte:

1. Fentanila
2. Succinilcolina
3. Etomidato.

Paralisia com indução

- O conceito de SRI baseia-se na administração intravenosa praticamente simultânea de um agente de indução de atuação rápida e um bloqueador neuromuscular (paralítico; BNM)
- O uso do BNM para produzir paralisia rápida compreende a pedra angular da SRI
- O objetivo desta etapa é realizar a paralisia e a sedação para proceder à intubação em 45 a 60 segundos após administração dos fármacos intravenosos (Tabela 3.2)
- Importante lembrar que os BNM não fornecem analgesia ou sedação. Na SRI, os BNM devem ser empregados e, em seguida, de maneira imediata, deve-se infundir o sedativo de indução.

TABELA 3.2

Bloqueadores neuromusculares usados em sequência rápida de intubação orotraqueal.

Fármaco	Dose/peso (mg/kg)	Início de ação	Duração
Succinilcolina	1	30 a 45 s	4 a 10 min
Rocurônio	1,2	45 a 60 s	30 a 45 min

Succinilcolina | Agente paralítico

- Apresenta efeito de paralisia apenas, não é sedativo nem analgésico
- Agente despolarizante, de rápido início de ação e duração curta, ideal para a SRI
- É importante evitar seu uso em situações de risco para hiperpotassemia, como injúria renal e rabdomiólise. A succinilcolina também não é recomendada para pacientes com doenças musculares (distrofia muscular, esclerose lateral amiotrófica, esclerose múltipla, tétano), acidente vascular encefálico (AVE), traumatismo raquimedular, queimaduras extensas e aqueles com imobilização prolongada
- Sua dose inicial recomendada é de 1 mg/kg, com rápido início de ação de 30 a 45 segundos e curta duração de 4 a 10 minutos. Apresenta-se em ampolas padrão de 100 mg (em pó solúvel).

Rocurônio | Potencial indicação em estados de hiperpotassemia

- Agente não despolarizante, de início rápido e duração um pouco mais prolongada que a succinilcolina, capaz de causar bloqueio neuromuscular ideal, aumentando o sucesso da IOT de modo semelhante a esta

- É uma opção à succinilcolina quando houver:
  - Hiperpotassemia
  - Traumatismo múltiplo ou queimaduras extensas
  - Hipertermia maligna
  - Miopatia associada a níveis elevados de CPK sérica ou rabdomiólise
  - Glaucoma de ângulo fechado ou lesões penetrantes nos olhos
- Todos os BNM têm como principal efeito colateral a indução de miopatia, portanto, devem ser evitados em pacientes com doenças neuromusculares. O rocurônio apresenta 80% de excreção renal, sendo contraindicado para pacientes com doença renal crônica avançada ou injúria renal aguda grave
- Sua dose inicial recomendada é de 1,2 mg/kg, início de ação em 30 a 60 segundos, e a duração do seu efeito de 30 a 45 minutos. Apresenta-se em ampolas padrão de 50 mg/5 mℓ.

Etomidato | Sedativo de escolha

- Fármaco de 1ª linha para pacientes elegíveis para SRI
- As outras opções são mais bem discutidas no Capítulo 2 (quetamina, propofol e midazolam) (Tabela 3.3)
- Seus efeitos colaterais incluem predominantemente mioclonias com evolução benigna e autolimitada
- O uso de etomidato por pacientes com história de epilepsia deve ser evitado por diminuir o limiar convulsivo
- Sua dose inicial recomendada é de 0,1 a 0,3 mg/kg (deve-se evitar uma segunda dose pelo potencial risco de insuficiência suprarrenal aguda e instabilidade hemodinâmica), com início de ação quase imediato, ocorrendo em 15 a 30 segundos, e duração do seu efeito de 5 a 15 minutos. Apresenta-se em ampolas padrão de 20 mg/10 mℓ.

TABELA 3.3

Sedativos em sequência rápida de intubação orotraqueal.

Fármaco	Dose/peso (mg/kg)	Início de ação	Duração
Etomidato	0,1 a 0,3	15 a 30 s	5 a 15 min
Quetamina	1 a 2	15 a 30 s	5 a 15 min
Propofol	0,5 a 1	15 a 45 s	3 a 5 min
Midazolam	0,1 a 0,3	2 a 5 min	15 a 30 min

> ### Lembrete de conduta
>
> A escolha do sedativo deve obedecer à seguinte regra geral:
>
> ▶ Instáveis hemodinamicamente: usar quetamina ou etomidato
> ▶ Neurocríticos (AVE, tumores ou traumatismos cranianos): usar propofol e evitar quetamina na suspeita de hipertensão intracraniana
> ▶ Broncospasmo grave: usar quetamina
> ▶ Emergências hipertensivas e arritmias cardíacas: usar etomidato e evitar quetamina por seu efeito de aumento de frequência cardíaca e de pressão arterial
> ▶ Estado de mal epiléptico: usar midazolam e evitar etomidato, por seu potencial de redução do limiar convulsivo.

Etapa 5 | Posicionamento do paciente

- Esta fase da SRI tem o objetivo de proteger as vias aéreas contra a aspiração de qualquer conteúdo antes da colocação do tubo orotraqueal e facilitar a técnica de passagem deste
- O bom posicionamento pode evitar a ventilação com bolsa-máscara se a fase de pré-oxigenação foi realizada com sucesso
- A ventilação interposta entre paralisia e intubação cria um perigo potencial caso haja a insuflação do estômago, ocasionando regurgitação e aspiração
- Caso a saturação de oxigênio esteja > 92% entre as laringoscopias, a ventilação com bolsa-máscara é desnecessária.

Manobra de Sellick

- Em 1961, Brian A. Sellick originalmente descreveu o conceito de pressão cricoide como método para evitar a regurgitação passiva durante a SRI
- Técnica (Figura 3.3):
  - A manobra é feita utilizando-se o polegar e o dedo indicador ou médio para aplicar pressão descendente firme sobre a cartilagem cricoide, comprimindo assim o esôfago entre a cartilagem e a superfície anterior do corpo vertebral
  - Um erro comum é aplicar a pressão sobre a cartilagem tireóidea. Quando usada, a pressão cricoide é aplicada imediatamente após a indução e mantida até a colocação do tubo e sua posterior confirmação

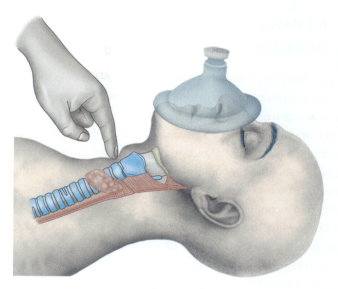

FIGURA 3.3 Manobra de Sellick.

- Potenciais problemas:
  - Obscurecer a visão da glote
  - Impedir a passagem do tubo orotraqueal
  - Impedir a ventilação adequada
- Uma revisão sistemática de estudos de pressão cricoide observou o seguinte:
  - A pressão cricoide é muitas vezes realizada de forma inconsistente e inadequada em todas as configurações de manejo de vias aéreas
  - A pressão cricoide pode prejudicar a função do esfíncter esofágico inferior
- Diante dos potenciais problemas, a manobra de Selick poderá prejudicar o paciente se não for executada corretamente

Estratégias aditivas que podem ser utilizadas na fase de posicionamento:

- Cabeceira elevada 30° durante a intubação: para aumentar a eficiência da pré-oxigenação
- Posição do "cheirador": o meato auditivo externo deverá estar alinhado com a fúrcula esternal, facilitando a visualização da glote
- Padrão de posicionamento de "rampa" em obesos: exige a colocação de dois coxins (dorsal e occipital), associada à extensão cervical.

Etapa 6 | Prova de checagem do posicionamento do tubo orotraqueal

- Depois que a flacidez do paciente é alcançada, avaliada pelo tônus do músculo masseter (ou seja, hipotonia da mandíbula com nenhuma resistência à abertura da boca), a laringoscopia pode ser realizada
  - O objetivo de laringoscopia é a visualização direta da abertura da glote
  - Uma vez que a glote é visualizada, o médico insere o tubo orotraqueal entre as pregas vocais, infla o manguito ou *cuff*, retira o fio-guia e confirma se a colocação do tubo está correta; esse é um momento crucial, pois a intubação esofágica não reconhecida causa complicações devastadoras
- A determinação final do CO_2 na expiração por capnografia (colorimétrica ou quantitativa) é o meio mais preciso de confirmação de colocação do TOT na maioria das circunstâncias (Figura 3.4).
- Métodos alternativos não têm sensibilidade suficiente para, isoladamente, confirmarem o posicionamento do tubo:
  - Visualização do TOT por meio das pregas vocais
  - Nebulização do tubo de ventilação
  - Ausculta dos sons respiratórios sobre os campos pulmonares
- Em pacientes em parada cardiorrespiratória que não produzam CO_2, os métodos alternativos de confirmação costumam ser necessários.

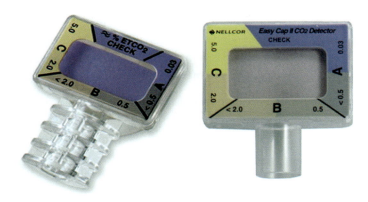

FIGURA 3.4 Capnógrafo colorimétrico.

> **Lembrete de conduta**
>
> Nem mesmo a radiografia de tórax após a IOT é capaz de afirmar se o tubo está na traqueia. Ela apenas mostra a altura do tubo e avalia possível seletividade (Figura 3.5). O melhor método para avaliação de posicionamento é a capnografia.

- Após a intubação orotraqueal, os parâmetros de ventilação mecânica devem ser ajustados corretamente (ver Capítulo 5), para se manter a oxigenação adequada e evitar pressões elevadas na via aérea. Assim, previnem-se episódios de hipotensão arterial pela redução do retorno venoso.

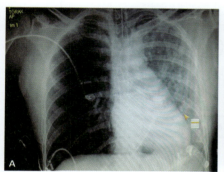
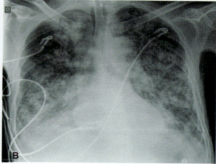

FIGURA 3.5 Tubo orotraqueal inserido no pulmão (**A**) e no esôfago (**B**).

Hipotensão pós-intubação

- Complicação relativamente comum que exigirá calma do médico. Muitos casos são transitórios e se resolvem espontaneamente em poucos minutos
- Tem como principais causas o reflexo vagal exacerbado durante a laringoscopia e os efeitos colaterais dos fármacos usados durante a SRI
- A própria redução do retorno venoso pelo aumento da pressão intratorácica pode provocar instabilidade imediatamente após o procedimento
- Tanto a fentanila como alguns sedativos (propofol e midazolam) podem causar queda da pressão arterial e, por isso, devem ser utilizados em casos bem selecionados e na dose correta
- No manejo da hipotensão pós-intubação, deve-se usar solução cristaloide em *bolus* e observar a resposta hemodinâmica
- Caso a hipotensão permaneça, pode-se iniciar vasopressor em doses baixas, a princípio
- Recomenda-se a norepinefrina 0,03 a 2 $\mu g/kg/min$

- Em casos de falha na tentativa de IOT, deve-se solicitar ajuda e seguir o protocolo para via aérea difícil (Figura 3.6).

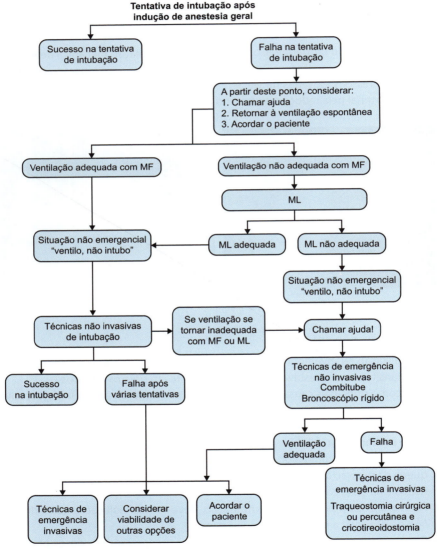

FIGURA 3.6 Falha na intubação orotraqueal na sala de emergência. MF: máscara facial; ML: máscara laríngea.

Bibliografia

Bair AE. Rapid sequence intubation in adults. In: UpToDate®, 2015. Disponível em: www.uptodate.com. Acesso em: 28/08/2020.

Frank RL. Procedural Sedation in Adults. In: UpToDate®, 2015: www.uptodate.com. Acesso em: 28/08/2020.

Frerk C, Mitchell VS, McNarry AF, Mendonca C, Bhagrath R, Patel A. Difficult Airway Society 2015 guidelines for management of unanticipated difficult intubation in adults. Br J Anaesth. 2015;115(6):827-48.

Godwin SA, Burton JH, Gerardo CJ, Hatten BW, Mace SE, Silvers SM *et al*. Clinical policy: procedural sedation and analgesia in the emergency department. Ann Emerg Med. 2014;63:247-58.

Gross JB, Bailey PL, Connis RT, Coté CJ, Davis FG, Epstein BS *et al*. Practice guidelines for sedation and analgesia by non-anesthesiologists. Anesthesiology. 2002;96(4):1004-17.

Gu WJ, Wang F, Tang L, Liu J-C. Single-dose etomidate does not increase mortality in patients with sepsis: a systematic review and meta-analysis of randomized controlled trials and observational studies. Chest. 2015;147(2):335-46.

Kim HJ, Kim SH, Min JY, Park WK. Determination of the appropriate oropharyngeal airway size in adults: assessment using ventilation and an endoscopic view. Am J Emerg Med. 2017;35(10):1430-4.

Prasarn ML, Horodyski M, Schneider P, Wendling A, Hagberg CA, Rechtine GR. The effect of cricoid pressure on the unstable cervical spine. J Emerg Med. 2015; pii:S0736-4679(15)00939-7.

Ramamani M, Ponnaiah M, Bhaskar S, Rai E. An uncommon cause of unanticipated difficult airway. Paediatr Anaesth. 2009;19:643-5.

4

Via Aérea Difícil

Rômulo Augusto dos Santos

Considerações importantes

- A via aérea difícil (VAD) pode ocorrer em até 15% das intubações orotraqueais (IOT), e seu manejo depende da avaliação de preditores, para que o médico se prepare adequadamente para o procedimento, minimizando os riscos de falhas
- São considerados os principais preditores de VAD:
  - Distância entre dentes incisivos superiores e inferiores < 5 cm (3 dedos)
  - Pescoço curto e de grosso calibre
  - Patologias glóticas/supraglóticas conhecidas
  - Obesidade
- A fase de pré-oxigenação deverá ser realizada de modo semelhante à da sequência rápida de intubação (SRI)
- As tentativas não devem ultrapassar o limite de três chances, podendo causar complicações ao paciente, como lesão da via aérea e broncoaspiração
- O plano "A" para vencer essa dificuldade baseia-se no preparo adequado para o procedimento. Medidas como oxigenação, inclusive com ventilação não invasiva, e cateter nasal durante o procedimento, posição do "cheirador", uso de coxins para formação de rampas, impulso mandibular, introdutor de tubo orotraqueal (TOT) (Bougie) e laringoscopia bimanual são recomendadas
- O uso do bloqueador neuromuscular (BNM) é indicado, porém em caso de intubador experiente. Succinilcolina 1 mg/kg (ampola de 100 mg – pó solúvel) é o melhor fármaco nesses casos
- O plano "B" é indicado quando há falha em três tentativas, e o uso de dispositivos extraglóticos (DEG) já deve ser considerado. É importante salientar que existe a alternativa de retornar ao uso de ventilação com bolsa-valva-máscara
- A máscara laríngea (ML) é o DEG mais utilizado e seu uso deverá ser de conhecimento de todo emergencista.

Qual a definição de via aérea difícil?

- As vias aéreas consideradas difíceis (VAD) ocorrem em cerca de 10 a 15% dos casos de intubação orotraqueal (IOT) na sala de emergência
- Nesse cenário, o conceito de "não intubo, não ventilo" ocorre em apenas 0,1% das IOT
- O manejo de uma VAD não deverá ser feito por um intubador ocasional
- Alguns autores definem VAD quando são necessárias três ou mais tentativas sem sucesso para introdução do TOT, porém o mais importante para o emergencista é avaliar se há preditores dessa complicação para se preparar adequadamente, caso ocorra
- Nenhuma característica isoladamente define uma VAD, mas a soma de preditores pode dar uma pista ao emergencista sobre essa possibilidade
- A VAD é a exceção à regra do uso da sequência rápida de intubação (SRI), isto é, o paciente somente deverá ser bloqueado (paralisia neuromuscular) caso haja razoável possibilidade de manter a ventilação durante as tentativas
- São preditores de VAD:
  - Distância entre dentes incisivos superiores e inferiores < 5 cm (3 dedos)
  - Pescoço curto:
    - Distância < 3 cm (2 dedos) entre a cartilagem cricoide e o osso hioide
    - Distância < 5 cm (3 dedos) entre a cartilagem tireóidea e o mento
  - Pescoço de grosso calibre: circunferência > 60 cm
  - Patologias glóticas/supraglóticas conhecidas
  - Doenças sistêmicas: obesidade, colagenoses, acromegalia, traumatismos
  - Gestação.

Quais as classificações preditoras de via aérea difícil?

- Classificação de Mallampati (Figura 4.1):
  - Classe 1: palato mole, fauce, úvula e pilares tonsilares visíveis – via aérea não difícil
  - Classe 2: palato mole, fauce e úvula visíveis – via aérea não difícil
  - Classe 3: palato mole e base da úvula visíveis – VAD
  - Classe 4: palato mole não totalmente visível – VAD
- Classificação Cormack-Lehane (Figura 4.2):
  - Grau 1: visualização completa da abertura da glote – via aérea não difícil

- Grau 2: visualização da parte posterior da abertura da glote – via aérea não difícil
- Grau 3: visualização apenas da epiglote – VAD
- Grau 4: visualização da língua e do palato mole – VAD.

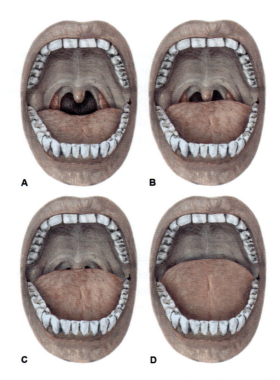

FIGURA 4.1 Classificação de Mallampati. **A.** Mallampati I. **B.** Mallampati II. **C.** Mallampati III. **D.** Mallampati IV.

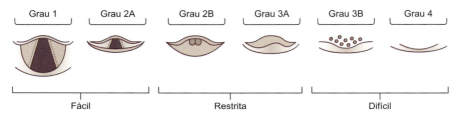

FIGURA 4.2 Classificação de Cormack-Lehane.

Capítulo 4 • Via Aérea Difícil

◤Quais os preditores clínicos de via aérea difícil e que estratégias usar em cada caso?

- Avaliação de alterações da estrutura anatômica cervical – nesses casos, há dificuldade de alinhamento correto entre os eixos:
  - Circunferência > 60 cm
  - Distância tireomentoniana < 5 cm (3 dedos)
  - Distância hióidea–mentoniana < 3 cm (2 dedos)
  - Conduta: elevar a cabeceira, colocar o paciente na posição do "cheirador" e realizar laringoscopia bimanual
- Abertura reduzida da boca – há dificuldade de alinhamento correto e de visualização da glote durante a laringoscopia:
  - Distância entre os lábios < 5 cm (3 dedos)
  - Conduta: considerar Bougie ou máscara laríngea (ML) ou videolaringoscopia
- Avaliação de anomalias na ectoscopia cervical – a distorção da via aérea pode dificultar a visualização da glote, desviando-a para algum lado, em virtude de:
  - Massas, traumatismos e cicatrizes
  - Conduta: considerar Bougie ou ML e buscar ajuda preparatória com cirurgião para via aérea definitiva
- Obesidade mórbida ou síndrome da apneia obstrutiva do sono (SAOS) grave – preditores de pré-oxigenação difícil:
  - Índice de massa corporal > 40 kg/m²
  - Conduta: ventilação não invasiva pré-intubação orotraqueal, cabeceira elevada (técnica de rampa) e cateter nasal de oxigênio durante a laringoscopia. Pode ser necessária em casos de pacientes com "tórax duro": asma em broncospasmo grave, doença pulmonar obstrutiva crônica ou pacientes pós-radioterapia torácica ou cervical
- Traumatismos cervicais – há dificuldade de alinhamento correto entre os eixos:
  - Dificuldade de mobilização cervical
  - Conduta: considerar Bougie ou ML ou videolaringoscopia
- Idade avançada – preditor de dificuldade para ventilação com bolsa-valva-máscara:
  - Pode haver perda da conformação adiposa da face ou frouxidão após retirada de prótese dentária durante o processo de preparo para IOT
  - Conduta: manutenção de prótese dentária durante a ventilação, uso de máscara com coxim inflável, colocação de algodão na parte interna das bochechas ou pré-oxigenação com ML.

Como maximizar o êxito na intubação orotraqueal na via aérea difícil?

- O objetivo é maximizar a probabilidade de intubação bem-sucedida na primeira chance, ou, no mínimo, limitar a quantidade e a duração das tentativas para evitar traumatismo das vias aéreas e broncoaspiração
- Para isso, todos os pacientes devem estar idealmente posicionados e pré-oxigenados antes da indução da anestesia
- Uma tentativa subótima é uma tentativa desperdiçada e, tendo falhado, a taxa de sucesso diminui
- As diretrizes recomendam um máximo de três tentativas de intubação, porém uma quarta tentativa feita por um colega mais experiente é permitida
- Os medicamentos utilizados para o pré-tratamento variam de acordo com as circunstâncias clínicas, porém, para uso prático, a fentanila deverá ser o fármaco de escolha na maioria dos casos na sala de emergência
- Critérios e passos importantes para obtenção do êxito na IOT:
  - Manutenção da oxigenação é prioritária – a pré-oxigenação é recomendada para todos os pacientes com VAD:
    - Manter altos fluxos de oxigênio buscando saturação > 92%
    - Utilizar ventilação não invasiva na fase de pré-oxigenação pode aumentar o tempo de apneia sem queda da oximetria, principalmente em obesos, portadores de SAOS grave e choque séptico
    - Colocar cateter nasal durante a IOT, promovendo a oxigenação passiva em apneia
  - Posicionamento adequado da cabeça:
    - Manter a cabeceira elevada a 30° deverá ser a regra
    - Atentar para o uso da "rampa" em obesos mórbidos (Figura 4.3)
    - Considerar a posição do "cheirador", na qual o meato auditivo externo do paciente mantém-se na altura de sua fúrcula esternal, promovendo o alinhamento dos eixos com melhor visualiação da glote
  - A importância do bloqueio neuromuscular é enfatizada:
    - Utilizar a succinilcolina (uso por intubador experiente): dose de 1 mg/kg (ampola padrão de 100 mg em pó solúvel) aplicada em *bolus*
    - Considerar o uso de rocurônio em pacientes com risco de hiperpotassemia: dose de 1,2 mg/kg (ampola padrão de 50 mg/5 mℓ)
  - Considerar o uso de impulso mandibular e manejo da língua do paciente por profissional assistente: manobra de elevação da mandíbula e tração anterossuperior da língua

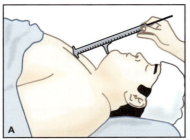 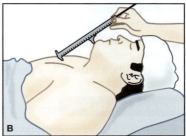

FIGURA 4.3 Padrão de posicionamento em "rampa" para obesos. **A.** Coxim dorsal. **B.** Coxim occipital com extensão cervical.

- Utilização da laringoscopia bimanual:
  - Uso da mão direita para manipular o pescoço do paciente durante a laringoscopia e após encontrar a posição ideal; deve-se colocar a mão do assistente no mesmo local
  - Método superior à manobra de Sellick
- A pressão cricoide deve ser removida se a intubação for difícil: a manobra de Sellick pode atrapalhar em casos de VAD
- Uso do fio-guia em formato de "taco de hóquei": o fio deverá ter forma retilínea até o balonete do tubo orotraqueal (TOT), curvando-se então para a ponta em 45°
- Utilização do introdutor de TOT – Bougie (Figura 4.4):
  - Indicado quando ao menos a ponta da epiglote é visualizada
  - Primeiramente, deve-se preparar o dispositivo, deixando-o com a ponta anteriorizada e seguir com sua introdução pelo canto direito da boca até sentir os anéis traqueais
  - Interromper sua colocação após 24 a 40 cm

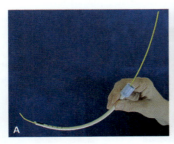 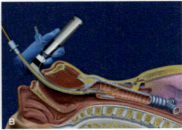

FIGURA 4.4 A. Bougie com a ponta anteriorizada. **B.** Introdução correta do dispositivo com posicionamento entre 24 e 40 cm da entrada da via aérea.

- O papel da videolaringoscopia na intubação difícil é reconhecido; embora ainda pouco disponível, esse método deverá ser cada vez mais utilizado
- No máximo três tentativas de laringoscopia são recomendadas; uma 4ª tentativa pode ser realizada por um novo intubador experiente (3 + 1)
- Se malsucedida, a intubação com falha deve ser declarada.

> **Lembrete de conduta**
>
> ▶ Na maioria dos pacientes, a melhor posição para laringoscopia direta com lâmina Macintosh é alcançada com o pescoço flexionado e a cabeça estendida na articulação atlanto-occipital – a posição clássica de "cheirador".
> ▶ No paciente obeso, a posição de "rampa" deve ser usada rotineiramente para garantir o alinhamento horizontal do conduto auditivo externo com o entalhe supraesternal. Essa adequação também melhora a permeabilidade das vias aéreas e a mecânica respiratória, facilitando a oxigenação durante a apneia.

◤ Como utilizar os dispositivos extraglóticos?

- Deve-se adotar essa estratégia após identificar a falha em todas as medidas anteriores, após 3 ou 4 tentativas
- O emergencista deve lembrar que a prioridade passa a ser a manutenção da oxigenação por meio do dispositivo extraglótico (DEG)
- No máximo três tentativas de inserção do DEG são recomendadas
- A pressão cricoide deve ser removida durante esse procedimento, e técnicas às cegas são fortemente não recomendadas
- A ML é o DEG mais amplamente utilizado para esses casos
- Técnica de colocação da ML (Figura 4.5):
  - Coloque o paciente em posição de "cheirador"
  - Desinfle o balonete e aplique o gel anestésico na parte posterior do dispositivo
  - Posicione o dedo indicador da mão dominante adequadamente.

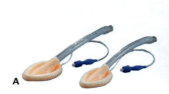
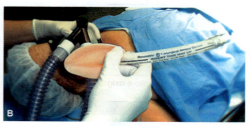

FIGURA 4.5 A. Máscara laríngea. **B.** Colocação da máscara laríngea em casos de via aérea difícil.

Capítulo 4 • Via Aérea Difícil 55

> **Lembrete de conduta**
>
> ▶ Recomenda-se, tanto antes quanto após a tentativa com o DEG, uma nova ventilação com bolsa-valva-máscara
> ▶ Em caso de falência total da via aérea (*crash*), deve-se continuar tentando oxigenar o paciente por máscara facial, DEG e/ou cânulas nasais até que a via aérea cirúrgica possa ser realizada (Figura 4.6).

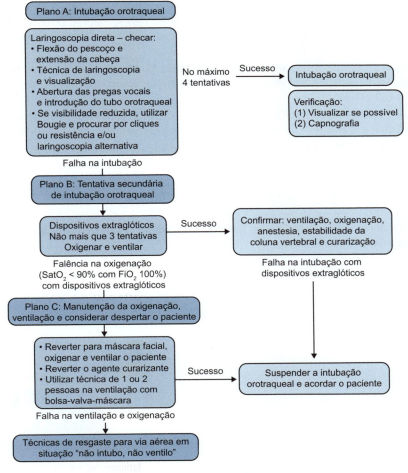

FIGURA 4.6 Manejo da via aérea difícil. (Adaptada de Frerk *et al.*, 2015.)

Bibliografia

Bair AE. Rapid sequence intubation in adults. In: UpToDate®, 2015. Disponível em: www.uptodate.com. Acesso em: 28/08/2020.

Enomoto Y, Asai T, Arai T, Kamishima K, Okuda Y. PentaxAWS, a new videolaryngoscope, is more effective than the Macintosh laryngoscope for tracheal intubation in patients with restricted neck movements: a randomized comparative study. Br J Anaesth. 2008;100:544-8.

Frank RL. Procedural sedation in adults. In: UpToDate®, 2015. Disponível em: www.uptodate.com. Acesso em: 28/08/2020.

Frerk C, Mitchell VS, McNarry AF, Mendonca C, Bhagrath R, Patel A. Difficult Airway Society 2015 guidelines for management of unanticipated difficult intubation in adults. Br J Anaesth. 2015;115(6):827-48.

Godwin SA, Burton JH, Gerardo CJ, Hatten BW, Mace SE, Silvers SM *et al*. Clinical policy: procedural sedation and analgesia in the emergency department. Ann Emerg Med. 2014;63:247-58.

Gross JB, Bailey PL, Connis RT, Coté CJ, Davis FG, Epstein BS *et al*. Practice guidelines for sedation and analgesia by non-anesthesiologists. Anesthesiology. 2002;96(4):1004-17.

Kim HJ, Kim SH, Min JY, Park WK. Determination of the appropriate oropharyngeal airway size in adults: assessment using ventilation and an endoscopic view. Am J Emerg Med. 2017;35(10):1430-4.

Prasarn ML, Horodyski M, Schneider P, Wendling A, Hagberg CA, Rechtine GR. The effect of cricoid pressure on the unstable cervical spine. J Emerg Med. 2016;50(3):427-32.

Ramamani M, Ponnaiah M, Bhaskar S, Rai E. An uncommon cause of unanticipated difficult airway. Paediatr Anaesth. 2009;19:643-5.

Seção C
Ventilação

5

Ventilação Mecânica Invasiva na Sala de Emergência

Rômulo Augusto dos Santos, Luana Fernandes Machado e Neymar Elias de Oliveira

Considerações importantes

- A segurança e a habilidade no funcionamento do ventilador mecânico e em suas modalidades básicas dependem de conhecimento fisiológico do emergencista sobre o sistema respiratório e a fisiopatologia da condição clínica do paciente
- O monitoramento, tanto gasométrico quanto da mecânica ventilatória, tem por objetivos: diagnosticar condições clínicas, acompanhar a evolução do tratamento e prevenir lesões relacionadas com a ventilação mecânica
- Não há superioridade entre as modalidades ventilatórias básicas
- As modalidades mais adequadas para o início da ventilação mecânica na sala de emergência são as que apresentam ciclos controlados e assistidos, limitados a volume (VCV) ou a pressão (PCV)
- Recomenda-se evitar as modalidades com ciclos espontâneos (ventilação com suporte pressórico [PSV], ventilação mandatória intermitente sincronizada [SIMV] com pressão controlada [SIMV-P]) no início da ventilação mecânica na sala de emergência
- Para cálculo da ventilação mecânica, deve-se utilizar sempre o peso corporal ideal predito pelo sexo e pela altura para definir o volume corrente desejado, preferencialmente limitado a 6 mℓ/kg
- Deve-se manter a pressão de platô com valor igual ou inferior a 30 cmH$_2$O e a pressão de distensão alveolar (também conhecida como pressão elástica, motriz ou *driving pressure*) igual ou menor que 15 cmH$_2$O.

▚Quais são os princípios básicos da ventilação mecânica invasiva?

- A ventilação mecânica invasiva (VMI) com pressão positiva intratorácica é uma ferramenta de suporte avançado de vida muito utilizada na sala de emergência, sendo realizada mediante a conexão de um ventilador mecânico ao paciente por meio de uma prótese tubular de localização traqueal (Figura 5.1)
- São indicações para VMI:
  - Manutenção das trocas gasosas
  - Alívio e/ou recondicionamento do sistema muscular–respiratório
  - Diminuição do consumo de oxigênio (VO_2)
  - Aplicação de terapêuticas específicas
- As alterações nas trocas gasosas que culminam nas insuficiências respiratórias tipos I (hipoxêmica) e II (hipercápnica) são as maiores responsáveis pelo uso da ventilação mecânica na sala de emergência
- Algumas condições patológicas que requerem VMI são: doença pulmonar obstrutiva crônica (DPOC), asma, pneumonia, síndrome do desconforto respiratório agudo (SDRA), edema agudo pulmonar, traumatismos cranioencefálico e raquimedular, intoxicação exógena, entre outras.

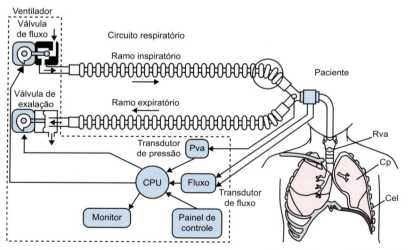

FIGURA 5.1 Composição estrutural de um ventilador mecânico. Cel: capacidade elástica; Cp: capacidade pulmonar; CPU: unidade central de processamento; Pva: pressão total das vias aéreas; Rva: resistência das vias aéreas. (Adaptada de Bonassa J. Ventilação Mecânica Básica. Ed. Atheneu, 2000.)

Fases do ciclo respiratório

- Fase inspiratória: inicia-se após estímulo do centro respiratório com consequente despolarização e contração muscular (principalmente diafragmática e dos músculos intercostais). Esta última provoca o aumento longitudinal e laterolateral da cavidade torácica, como a abertura de um "fole", causando, assim, pressão negativa em relação à pressão atmosférica e propiciando a entrada de fluxo de gás inspiratório pelas vias aéreas. Após a entrada de volume suficiente para equalização das pressões entre atmosfera e cavidade intratorácica, termina a fase inspiratória
- Fase expiratória: o simples retorno da musculatura e das fibras elásticas pulmonares à situação de repouso (elastância), com pressão intratorácica maior que a atmosférica, promove a exalação ou define-se como fase expiratória da ventilação.

Após exalação completa, ainda permanece um volume de gás dentro dos pulmões (capacidade residual funcional), o que provoca uma pressão expiratória final positiva (PEEP) de, aproximadamente, 3 a 5 cmH_2O, contribuindo para impedir o colabamento das unidades alveolares e aumentar o tempo de contato entre o gás e a membrana alvéolo-capilar, com consequente melhora da troca gasosa.

Componentes do ciclo respiratório

Durante a ventilação mecânica com pressão positiva, o ciclo ventilatório pode ser dividido em 4 fases (Figura 5.2):

1. Fase inspiratória: o ventilador realiza a insuflação pulmonar; válvula de fluxo inspiratório aberta com insuflação pulmonar conforme as propriedades elásticas e resistivas.

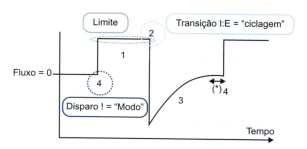

FIGURA 5.2 Etapas do ciclo ventilatório. **1.** Fase inspiratória. **2.** Ciclagem. **3.** Fase expiratória. **4.** Disparo. (Adaptada de III Consenso Brasileiro de Ventilação Mecânica. Jornal Brasileiro de Pneumologia. 2007;33 [Suplemento 2]:S54-70.)

2. Mudança de fase inspiratória para a fase expiratória (ciclagem).
3. Fase expiratória: após fechamento da válvula inspiratória e abertura da válvula expiratória, possibilitando que a pressão do sistema respiratório se equilibre com a PEEP determinada no ventilador.
4. Mudança da fase expiratória para a fase inspiratória: termina a expiração e ocorre a abertura da válvula inspiratória (disparo) do ventilador, iniciando nova inspiração.

◀Quais conceitos deve-se conhecer antes de iniciar a ventilação mecânica invasiva?

- Modo: é a maneira como ocorre o início da fase inspiratória, ou seja, a abertura da válvula de fluxo inspiratório (Figura 5.3). Pode ser:
  - Controlado (iniciado, controlado e finalizado pelo ventilador): tudo é realizado pelo ventilador, desde a abertura da válvula inspiratória até a entrega dos parâmetros programados
  - Assistido (iniciado pelo paciente, controlado e finalizado pelo ventilador): um esforço do paciente é detectado pelo ventilador, que promove a abertura da válvula inspiratória, porém libera um volume previamente programado para aquele paciente
  - Espontâneo (iniciado, controlado e finalizado pelo paciente): nesse ciclo, o paciente é responsável por "disparar" a abertura da válvula inspiratória e controlar o volume e o fluxo de acordo com a sua necessidade
- Ciclagem: é a maneira como ocorre o final da fase inspiratória e o início da fase expiratória, ou seja, o fechamento da válvula de fluxo inspiratório e a abertura da válvula exalatória. Pode ser determinada por volume corrente, pressão inspiratória, tempo inspiratório e fluxo inspiratório.

Nas modalidades habitualmente utilizadas em emergência, temos ciclagem a volume (VCV) e tempo inspiratório (PCV):

- Modalidade: refere-se à variável limitada (controlada) da mecânica ventilatória, podendo ser VCV ou PCV
- Volume corrente: quantidade de gás que é inspirado e expirado dos pulmões em cada ciclo respiratório
- Fluxo inspiratório: velocidade com que o gás adentra as vias aéreas e os pulmões. Quando é uma variável controlada, apresenta-se inversamente relacionada ao tempo inspiratório. Por exemplo, se programado um volume corrente de 500 mℓ:
  - Com fluxo de 60 ℓ/min, a válvula inspiratória ficaria aberta por 0,5 segundo
  - Com fluxo de 30 ℓ/min, a válvula inspiratória ficaria aberta por 1 segundo

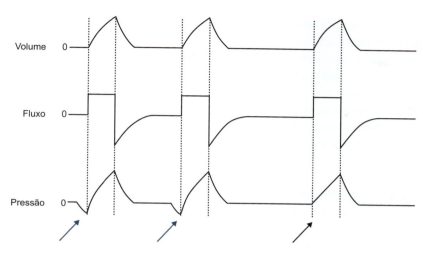

FIGURA 5.3 Modos ventilatórios: as *setas azuis* indicam os momentos em que os esforços do paciente foram detectados e superaram o limiar de sensibilidade, possibilitando, assim, a abertura da válvula inspiratória, porém a permanência contínua do fluxo e o volume corrente programado no ventilador – ciclo assistido. A *seta preta* mostra que não houve esforço detectado e que a válvula inspiratória foi aberta pelo critério de tempo do ventilador – ciclo controlado. (Adaptada de Diretrizes Brasileiras de Ventilação Mecânica 2013, III Consenso Brasileiro de Ventilação Mecânica 2007.)

- Frequência respiratória (FR): número de incursões respiratórias realizadas em um determinado intervalo de tempo, convencionalmente 1 minuto (irpm). Dependendo da FR, será determinado um conceito muito importante em ventilação mecânica: a "janela de tempo", que é a duração em segundos entre duas aberturas consecutivas da válvula de fluxo inspiratório. Calcula-se como 60 segundos divididos pela FR programada, que, no exemplo a seguir, será de 15 ventilações por minuto, logo:

    Janela de tempo (segundos) = 60/FR

    Janela de tempo = 60/15 = 4 segundos

    - É um dado importante, pois em uma janela de tempo o paciente deve fazer, pelo menos, uma inspiração e uma expiração completas
    - Como a expiração é um fenômeno passivo, deve-se dar tempo suficiente para que a ela aconteça

- Sensibilidade: variável relacionada com a percepção de esforço despendido pelo paciente para início da inspiração (abertura da válvula inspiratória). Pode ser aferida por pressão (cmH_2O) ou fluxo (ℓ/min). Essa tecla possibilita reconhecer o esforço do paciente, que, ao superar o limiar estabelecido, promoverá a abertura da válvula inspiratória; em outras palavras, quanto maior o valor da sensibilidade, maior será o esforço do paciente, ou seja, menos sensível será o ventilador
- PEEP: relaciona-se com a capacidade residual funcional (volume de gás que permanecerá nos pulmões após expiração normal para proporcionar pressão alveolar ao final de expiração suficiente que impeça seu colabamento e otimize a troca gasosa)
- Pausa inspiratória (platô): intervalo de tempo entre o fechamento da válvula inspiratória e a abertura da válvula exalatória. Esse intervalo faz parte do tempo inspiratório
- Fração inspiratória de oxigênio (FiO_2): percentual de oxigênio na mistura de gás inspirado
- Pressão de pico: pressão máxima ao final da inspiração. Relaciona-se com a somatória dos componentes resistivo e elástico do sistema ventilatório. Por critério de segurança, deve-se regular inicialmente o alarme de pressão máxima em 40 cmH_2O
- Pressão de platô: aferida ao final de uma pausa inspiratória de, pelo menos, 2 a 3 segundos. Relaciona-se diretamente com a pressão alveolar. Para monitoramento da mecânica e avaliação de parâmetros de ventilação protetora, deve-se fazer uma pausa de, pelo menos 2 a 3 segundos para determinar a pressão de platô real; para isso, pressiona-se manualmente a tecla de "pausa inspiratória" ou *inspiratory hold*
- Volume-minuto (VM): é o produto do volume corrente pela FR no período de 1 minuto. Correlaciona-se inversamente com a pressão parcial de dióxido de carbono no sangue (pCO_2). É definido pela fórmula:

$$VM = FR \times (VC - VEM),$$

em que VEM é o volume do espaço morto e VC é o volume corrente; portanto, $pCO_2 = CO_2$ produzido/VM
- Peso predito: peso corporal ideal (kg) com base em altura e sexo. Pode ser calculado pelas fórmulas a seguir (Tabela 5.1):

Masculino: 50 + 0,91 (altura em cm – 152,4)

Feminino: 45 + 0,91 (altura em cm – 152,4)

TABELA 5.1

Peso corporal ideal com base em altura e sexo.

	Mulher		Homem	
Altura (cm)	Peso (kg)	VC (6 mℓ/kg)	Peso (kg)	VC (6 mℓ/kg)
140	34,216	205,296	38,716	232,296
145	38,766	232,596	43,266	259,596
150	43,316	259,896	47,816	286,896
155	47,866	287,196	52,366	314,196
160	52,416	314,496	56,916	341,496
165	56,966	341,796	61,466	368,796
170	61,516	369,096	66,016	396,096
175	66,066	396,396	70,566	423,396
180	70,616	423,696	75,116	450,696
185	75,166	450,996	79,666	477,996
190	79,716	478,296	84,216	505,296
195	84,266	505,596	88,766	532,596
200	88,816	532,896	93,316	559,896

VC: volume corrente.

◣Quais as modalidades ventilatórias mais comumente utilizadas na sala de emergência?

- Não há indício de superioridade entre as modalidades ventilatórias no resultado do tratamento da insuficiência respiratória, porém há recomendações com base em evidências sobre como utilizar a VMI. A última versão nacional foi publicada em 2013 e é nela que se baseia a maior parte do conteúdo deste capítulo
- Na sala de emergência, para o início da ventilação mecânica, as modalidades com ciclos assistidos e controlados, tanto VCV quanto PCV, podem garantir melhor controle dos parâmetros desejados do que aquelas com ciclos espontâneos
- As modalidades mais comumente utilizadas e suas características são demostradas na Tabela 5.2:
  - Modalidade VCV: sugerida em situações nas quais se objetiva garantir volume corrente e volume-minuto mínimos estáveis, impedir volume corrente excessivo e também para medida de pressões de pico e platô (cálculo de resistência e complacência do sistema respiratório). Mais fácil regulagem do ventilador (Figura 5.4)

TABELA 5.2
Modalidades ventilatórias.

Modalidade	Modo	Ciclagem	Limite	Controle
VCV	C, A	Volume	Volume	VC, F, FR, PEEP, FiO$_2$ e pausa insp.
PCV	C, A, E	T. insp.	P. pico insp.	P. pico, t. insp., PEEP e FiO$_2$
SIMV-V + PS	C, A, E	(C/A): volume; (E): fluxo	(C/A): volume; (E): PS	VC, F, FR, PEEP, FiO$_2$, pausa insp. e PS
SIMV-P + PS	C, A, E	(C/A): t. insp.; (E): fluxo	(C/A): p. pico insp.; (E): PS	P. pico, t. insp., PEEP, FiO$_2$ e PS
PSV	E	Fluxo	PS	PS e FiO$_2$

A: ciclos assistidos; C: ciclos controlados; E: ciclos espontâneos; F: fluxo inspiratório; FiO$_2$: pressão inspiratória de oxigênio; FR: frequência respiratória; VC: volume corrente; VCV: ventilação volume-controlada; P: pressão; P. pico: pressão de pico; pausa insp.: pausa inspiratória; pico insp.: pico inspiratório; PCV: ventilação pressão-controlada; PEEP: pressão positiva ao final da expiração; PS: pressão de suporte; SIMV: ventilação mandatória sincronizada intermitente; PSV: ventilação a pressão de suporte; T: tempo; t. insp.: tempo inspiratório.

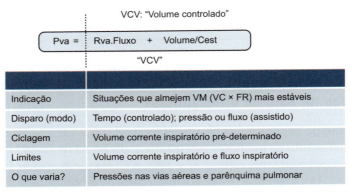

FIGURA 5.4 Principais características da modalidade de volume controlado (VCV). Cest: complacência estática; FR: frequência respiratória; Pva: pressão total da via aérea; Rva: resistência da via aérea; VC: volume corrente; VM: volume-minuto. (Adaptada de Diretrizes Brasileiras de Ventilação Mecânica 2013, III Consenso Brasileiro de Ventilação Mecânica 2007.)

- Modalidade PCV: sugerida em situações com grave comprometimento da mecânica do sistema respiratório (p. ex., SDRA), objetivando-se maior controle das pressões em vias aéreas e alvéolos. Deve-se monitorar rigorosamente o VC, pois este é variável nessa modalidade. Atenção a alarmes de volume-minuto máximo e mínimo (Figura 5.5)

PCV: "Pressão controlada"

$$Pva = \underbrace{Rva.Fluxo + Volume/Cest}_{\text{"PCV"}}$$

Indicação	Situações com alteração da mecânica do sistema respiratório
Disparo (modo)	Tempo (controlado); pressão ou fluxo (assistido)
Ciclagem	Tempo inspiratório pré-determinado (em segundos)
Limites	Pressão inspiratória
O que varia?	Fluxo inspiratório (livre e desacelerado) e volume corrente

FIGURA 5.5 Principais características da modalidade pressão-controlada (PCV). Cest: complacência estática; Pva: pressão total das vias aéreas; Rva: resistência das vias aéreas. (Adaptada de Diretrizes Brasileiras de Ventilação Mecânica 2013, III Consenso Brasileiro de Ventilação Mecânica 2007.)

- Não se recomenda utilizar SIMV e PSV (ver Tabela 5.2) como modalidades para início da ventilação mecânica, assim como para pacientes instáveis, não sendo, portanto, parâmetros abordados no presente capítulo.

Como fazer a regulagem inicial do ventilador mecânico?

Para facilitar a compreensão dos parâmetros controlados e variáveis em cada modalidade, deve-se atentar para a equação do movimento respiratório constante na Figura 5.6. A regulagem geral de um ventilador mecânico para início da ventilação mecânica está resumida na Tabela 5.3.

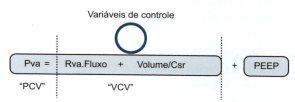

FIGURA 5.6 Parâmetros controlados. No uso da ventilação volume-controlada (VCV), os parâmetros controlados no ventilador mecânico serão o fluxo inspiratório e o volume corrente, e, dependendo da resistência das vias aéreas (Rva) e da complacência estática (Csr), a pressão total da via aérea (Pva) será variável. Já na modalidade pressão controlada (PCV), controla-se apenas a Pva, e, dependendo das condições de Rva e Csr, o fluxo inspiratório e o volume corrente serão variáveis.

Parte 1 • Suporte Avançado de Vida e Manejo Inicial do Paciente Crítico

TABELA 5.3

Ajuste inicial do ventilador mecânico na sala de emergência.

Modo/ciclagem	Assistido-controlado, ciclado e limitado a volume (VCV) ou ciclado a tempo e limitado a pressão (PCV); avaliar após 30 min a 1 h
Volume corrente	6 mℓ/kg de peso predito
Frequência respiratória	12 a 16 irpm; reavaliar após a primeira gasometria
Fluxo inspiratório	Adequado para manter I:E = 1:2-1:3; regra básica para ajuste inicial (0,7 a 1 ℓ de peso predito/min)
Disparo (sensibilidade ou *trigger*)	O mais sensível para evitar autodisparos; em geral 1 a 3 cmH$_2$O (pressão) ou 3 a 5 ℓ/min (fluxo)
PEEP	3 a 5 cmH$_2$O
FiO$_2$	Iniciar 100% até primeira gasometria; depois disso, deve-se titular manter SatO$_2$ entre 93 e 97%
Pausa inspiratória	0,3 a 0,5 s (observar relação I:E)
Alarmes	P. pico = 40 cmH$_2$O inicialmente; individualizar cada caso com desvio padrão de 20 a 30% (acima de limites mínimos e abaixo de limites máximos)

I:E: relação inspiração:expiração; P. pico: pressão de pico; SatO$_2$: saturação de oxigênio.

- Parâmetros ventilatórios iniciais sugeridos (VCV A/C):
  - Volume corrente: 6 mℓ/kg de peso predito
  - Fluxo inspiratório: 60 ℓ/min (manter I:E = 1:2-1:3)
  - FR: 12 a 16 irpm
  - Pausa inspiratória: 0,3 a 0,5 segundo
  - FiO$_2$: saturação de O$_2$ (SatO$_2$) = 93 a 97%
  - PEEP: 3 a 5 cmH$_2$O
  - Sensibilidade: 1 a 3 cmH$_2$O ou 3 a 5 ℓ/min
- Parâmetros ventilatórios iniciais sugeridos (PCV A/C):
  - Pressão inspiratória: titular até atingir 6 mℓ/kg de peso predito (pode-se iniciar entre 10 e 15 cmH$_2$O)
  - Tempo inspiratório: 1 a 1,6 segundo (manter I:E = 1:2-1:3)
  - FR: 12 a 16 irpm
  - FiO$_2$: SatO$_2$ = 93 a 97%
  - PEEP: 3 a 5 cmH$_2$O
  - Sensibilidade: 1 a 3 cmH$_2$O ou 3 a 5 ℓ/min.

Capítulo 5 • Ventilação Mecânica Invasiva na Sala de Emergência

Lembrete de conduta

▶ Uma sedação adequada é fundamental para realizar uma avaliação correta dos parâmetros ventilatórios

▶ Muitas vezes a curarização do paciente é necessária para evitar desconforto respiratório, hipoxemia e auto-PEEP.

◤Como monitorar os parâmetros após início da ventilação mecânica?

- Observar oximetria de pulso e capnografia (se disponível), assim como curvas de pressão, volume e fluxo em função do tempo após início da ventilação, tanto para avaliar trocas gasosas quanto para confirmar se os valores obtidos são os esperados e para orientar reajustes
- Utilizar aquecedores e umidificadores ativos (filtro) ou passivos (copo aquecido)
- Coletar gasometria arterial 20 minutos após o início da ventilação mecânica para reajustes necessários
  - Além de fornecer valores aferidos diretos de pH, pressão parcial de oxigênio no sangue arterial (pO_2) e pCO_2 possibilitam o cálculo da relação pO_2/FiO_2 (normal > 300)
  - Também é importante o ajuste do pCO_2 por meio de variáveis relacionadas com o VM (FR × VC)
  - Deve-se observar criteriosamente repercussões hemodinâmicas após início de ventilação mecânica e corrigir fatores associados (hipovolemia, auto-PEEP, pneumotórax)
  - Preservar nível de trabalho muscular respiratório apropriado. Em casos de fadiga muscular e instabilidade hemodinâmica, deve-se manter repouso muscular por 24 a 48 horas mediante o uso de opioides e hipnóticos (se necessário)
  - A pressão de platô deve ser aferida com o paciente sob ventilação volume-controlada, sem esforço respiratório e sem vazamentos no sistema. Deve-se fazer uma pausa inspiratória de 2 a 3 segundos (apertar e segurar a tecla "pausa inspiratória"), na qual a pressão obtida ao final desse tempo é a pressão de platô. Ela está diretamente relacionada com a pressão alveolar e é inversamente proporcional à complacência estática do sistema respiratório. Deve-se evitar pressão de platô > 30 cmH_2O (Figura 5.7)
  - A *driving pressure*, ou pressão elástica (ou pressão de distensão ou pressão motriz), é a diferença entre o ponto máximo de distensão alveolar (pressão de

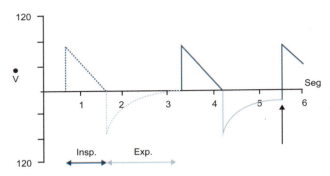

FIGURA 5.7 Auto-PEEP: observar parte expiratória da curva de fluxo – quando não houver exalação completa (curva de fluxo não toca a linha do zero, *seta preta*), deve-se suspeitar de auto-PEEP. Insp.: inspiração; Exp.: expiração; V: volume; Seg: segundos.

platô na modalidade VCV ou pressão inspiratória total na PCV) e a posição de repouso alveolar (PEEP). Essa medida relaciona-se também com o prognóstico dos pacientes e o objetivo deve ser mantê-la em valor igual ou menor a 15 cmH$_2$O
- A resistência das vias aéreas (Rva) também deve ser medida em pacientes com ventilação volume-controlada, sem esforço respiratório e com fluxo constante (curva "quadrada"). Tem importância diagnóstica nos distúrbios obstrutivos e como parâmetro de melhora após terapêutica específica. É obtida pela fórmula:

Rva = P. pico – P. platô/fluxo (litros/segundo) – (adequada até 20 cmH$_2$O/ℓ/s em asma e DPOC)

- A auto-PEEP decorre de um esvaziamento pulmonar incompleto (tempo expiratório insuficiente) e pode atingir limites que comprometam a função do ventrículo direito e o retorno venoso, assim como rompimento alveolar (pneumotórax) com consequente colapso cardiovascular e óbito
  - É aferida com o paciente sob ventilação controlada, sem esforço e sem vazamento no sistema por uma pausa ao final da expiração de aproximadamente 2 a 3 segundos (pressionar tecla "pausa expiratória")
  - Valores acima de 15 cmH$_2$O, geralmente, relacionam-se com instabilidade hemodinâmica e devem ser corrigidos pelo prolongamento do tempo expiratório com redução da FR, aumento do fluxo inspiratório ou diminuição do tempo inspiratório (Figuras 5.8 e 5.9).

Capítulo 5 • Ventilação Mecânica Invasiva na Sala de Emergência

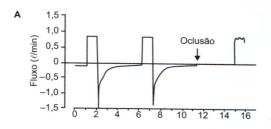

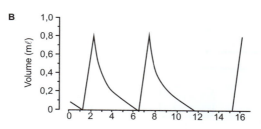

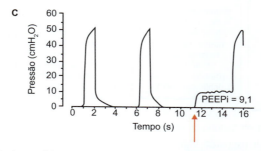

FIGURA 5.8 Método de medida e quantificação da auto-PEEP: realizada pausa expiratória (ou *expiratory hold*) indicada pela *seta vermelha*. Nesse caso, o paciente estava sendo ventilado com PEEP zero e, ao realizar-se a pausa expiratória, o fechamento da válvula exalatória revelou o volume oculto acumulado que provocava uma PEEP intrínseca (PEEP) de 9,1 cmH$_2$O.

Lembrete de conduta

- Importante lembrar que, ao elevar a PEEP, o médico deverá estar atento a possíveis variações na pressão arterial
- A redução do retorno venoso pelo aumento da pressão intratorácica pode causar instabilidade hemodinâmica (Figura 5.10) e necessidade de infusões de pequenas alíquotas de solução cristaloide ou aumento na infusão de vasopressores.

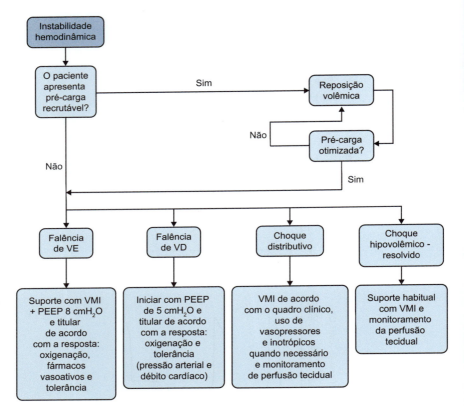

FIGURA 5.9 Manejo ventilatório do paciente com instabilidade hemodinâmica. VD: ventrículo direito; VE: ventrículo esquerdo; VMI: ventilação mecânica invasiva; PEEP: pressão expiratória final positiva. (Adaptada de Associação de Medicina Intensiva Brasileira. Recomendações brasileiras de ventilação mecânica 2013. Parte 2. J Bras Pneumol. 2014;40(5).)

Bibliografia

Amato MBP, Marini JJ. Pressure-controlled and inverse-ratio ventilation. In: Tobin MJ. Principles and Practice of Mechanical Ventilation. 2nd ed. Mc Graw-Hill; 2006. pp. 251-72.

Amato MBP, Meade MO, Slutsky AS, Brochard L, Costa ELV, Schoenfeld DA et al. Driving pressure and survival in the acute respiratory distress syndrome. N Engl J Med. 2015;372:747-55.

Barbas CS, Ísola AM, Farias AM, Cavalcanti AB, Gama AM, Duarte AC et al. Recomendações brasileiras de ventilação mecânica 2013. J Bras Pneumol. 2014;40(4):327-63.

Rittayamai N, Katsios CM, Beloncle F, Friedrich OJ, Mancebo J, Brochard L. Pressure-controlled vs. volume-controlled ventilation in acute respiratory failure: a physiology-based narrative and systematic review. Chest. 2015;148(2):340-55.

Rubenfeld GD, Caldwell E, Peabody E, Weaver J, Martin DP, Neff M *et al*. Incidence and outcomes of acute lung injury. N Engl J Med. 2005;353:1685-93.

Serpa Neto A, Simonis FD, Barbas CSV, Biehl M, Determann RM, Elmer J *et al*. Lung-Protective ventilation with low tidal volumes and the occurrence of pulmonary complications in patients without acute respiratory distress syndrome: a systematic review and individual patient data analysis. Crit Care Med. 2015;43(10):2155-63.

Ware LB. Pathophysiology of acute lung injury and the acute respiratory distress syndrome. Semin Respir Crit Care Med. 2006;27:337-49.

Seção D
Circulação

6

Hipotensão e Choque: Uso de Fármacos Vasoativos

Paola Beatriz Souza Ferrés e Rômulo Augusto dos Santos

Considerações importantes

- O choque é inicialmente reversível, mas deve ser reconhecido e tratado imediatamente para prevenir sua progressão para disfunção orgânica irreversível. Pode resultar de hipovolemia, falha de bomba ou má distribuição patológica do fluxo sanguíneo
- Os vasopressores são indicados quando a pressão arterial média (PAM) < 65 mmHg ou a pressão arterial sistólica (PAS) basal apresentar redução > 30 mmHg, associadas a disfunção de órgão-alvo por hipoperfusão
- A ressuscitação cardiopulmonar (RCP) com volume intravascular adequado é crucial para garantir a resposta apropriada aos vasopressores e inotrópicos. Esses fármacos serão ineficazes ou apenas parcialmente eficazes em um cenário de hipovolemia coexistente
- Novos estudos demonstram que a infusão mais precoce de norepinefrina, iniciada concomitantemente aos fluidos, está relacionada com menores índices de mortalidade intra-hospitalar
- O atraso na administração de vasopressores associa-se ao aumento da mortalidade. Acessos periféricos mostraram-se confiáveis e podem ser usados temporariamente até que o acesso central seja estabelecido de forma segura
- A escolha de um agente inicial deve basear-se na suspeita da etiologia do choque como, por exemplo, norepinerina como primeira escolha para choque séptico ou dobutamina no choque cardiogênico com baixo débito cardíaco (DC)
- Pacientes críticos podem apresentar um segundo evento hemodinâmico, em que seja necessária uma mudança no vasopressor ou inotrópico. A equipe deve realizar reavaliações frequentes e, em caso de hipotensão persistente ou agravamento do quadro, reconsiderar a situação clínica do paciente e a adequação da estratégia atual

> - A biodisponibilidade de medicamentos injetados por via subcutânea, como insulina ou heparina, pode ser reduzida durante o tratamento com vasopressores devido à vasoconstrição cutânea. Podem ser necessárias doses maiores daqueles medicamentos ou alteração dessa via para intravenosa.

◀Quando suspeitar de choque na sala de emergência?

- Choque pode ser definido como um estado de hipoxia tecidual devido ao desequilíbrio entre oferta e demanda de oxigênio. Pode decorrer de oferta reduzida de oxigênio, aumento do consumo celular de oxigênio, alterações celulares que impeçam o uso adequado do oxigênio oferecido, ou ainda por uma combinação desses três fatores
- A hipoxia resulta em diversos processos bioquímicos que, quando não controlados, progridem para acidose e disfunção endotelial, além de estimular cascatas inflamatórias em nível sistêmico
- A hipoxia tecidual ocorre mais comumente no cenário de hipotensão; porém é fundamental reconhecer que um paciente em choque pode apresentar-se, também, com níveis de pressão adequados ou mesmo elevados
- A hiperlactatemia é utilizada como marcador confiável de gravidade e mortalidade no cenário do choque séptico. Concentrações elevadas de lactato sanguíneo, secundárias à glicólise anaeróbica, podem ser observadas como evidência de hipoxia tecidual. Além disso, a depuração de lactato ao longo do tratamento da sepse pode ser utilizada como ferramenta para avaliar a resposta do organismo à reversão do choque
- As manifestações do choque não são sensíveis nem específicas para o diagnóstico, porém podem ajudar a definir a etiologia e a restringir o diagnóstico diferencial
- As principais características clínicas do choque são:
  - Hipotensão: costuma apresentar-se e tornar-se mais evidente ao longo do quadro, porém não precisa ocorrer para fechamento do diagnóstico. Pode ser absoluta (caracterizada por pressão arterial sistólica [PAS] < 90 mmHg ou pressão arterial média [PAM] < 65 mmHg) ou relativa (uma queda > 30 mmHg na PAS basal)
  - Taquicardia: mecanismo compensatório precoce costuma surgir antes da hipotensão. É mais comum em pacientes jovens, visto que os idosos perdem parcialmente os mecanismos compensatórios. É importante lembrar que

pacientes em uso de betabloqueadores podem apresentar taquicardia relativa (acima de sua frequência, porém < 100 bpm) ou não manifestar tal sintoma

- Oligúria: marcador precoce que pode ocorrer por desvio do fluxo sanguíneo renal para outros órgãos vitais ou por depleção do volume em casos de desidratação ou hemorragias intensas
- Taquipneia: também é um marcador precoce do choque, sendo um mecanismo compensatório à acidose metabólica presente no quadro. Apesar de não ser obrigatória para o diagnóstico, é muito comum e, por esse motivo, foi incorporada ao *Sequential Organ Failure Assessment Score* (escore qSOFA) para o reconhecimento de pacientes possivelmente sépticos
- Alteração do nível de consciência: secundária à má perfusão e à encefalopatia metabólica. Geralmente, nos casos mais precoces, os pacientes apresentam agitação, progredindo para confusão, torpor e coma
- Extremidades frias e cianóticas: devido à vasoconstrição periférica e ao desvio do fluxo sanguíneo para órgãos vitais. A pele cianótica e mosqueada (*livedo reticularis*) sugere fase tardia e grave do choque
- Hiperlactatemia e acidose metabólica de ânion *gap* elevado: a relação entre hiperlactatemia e mortalidade já foi comprovada em casos de traumatismo, sepse e pós-parada cardíaca.

◤Quais os principais tipos de choque?

- Existem quatro tipos principais de choque; porém, em muitos casos, eles podem ocorrer concomitantemente. Na Tabela 6.1, estão listadas as principais causas organizadas em grupos.

- As diversas etiologias do choque apresentam manifestações específicas com relação às variáveis fisiológicas, podendo ocorrer por alterações de pré ou pós-carga, débito cardíaco (DC) e resistência sistêmica (Tabela 6.2)

- A Figura 6.1 explica os mecanismos de controle hemodinâmico fisiológico da PA, que é um produto do DC e da resistência vascular sistêmica (RVS). O DC, por sua vez, depende da frequência cardíaca (FC) e do volume sistólico (VS)

- Quadros que causam diminuição da pré-carga (com diminuição do retorno venoso) ou aumento da pós-carga (como estenose aórtica e hipertensão arterial sistêmica) diminuem o VS e, consequentemente, o DC

- A RVS altera-se de acordo com o comprimento, o diâmetro e o tônus do vaso, além da viscosidade do sangue.

TABELA 6.1

Tipos de choque* que ocorrem na sala de emergência e suas causas.

Hipovolêmico (por redução da pré-carga sistólica)

- Hemorrágico: vítimas de traumatismo contuso ou penetrante; exteriorização de sangramento intestinal via alta (hematêmese) ou baixa (melena, hematoquezia)
- Não hemorrágico: perdas gastrintestinais (vômito, diarreia ou uso de sondas em drenagem); queimaduras ou alterações de pele que permitam perdas hídricas; diurese osmótica, hipoaldosteronismo, nefropatias perdedoras de sal; perdas intersticiais (cirrose, injúria cardíaca, pancreatite)

Distributivo (por redução da resistência vascular periférica)

- Séptico: causado por infecções das mais variadas, sejam bacterianas, virais, fúngicas ou protozooses. Os critérios qSOFA podem ser utilizados à beira do leito para identificar pacientes sépticos
- Não séptico: insultos sistêmicos que causam resposta inflamatória importante, como pancreatite, queimaduras, lesões por esmagamento, embolia de líquido amniótico, embolia gordurosa
- Neurogênico: traumatismos cranioencefálicos graves e lesões medulares que causem interrupção de vias autonômicas e, consequentemente, choque distributivo
- Anafilático: reações alérgicas graves mediadas por IgE, causadas principalmente por ingestão de alimentos, administração de medicamentos ou picada de insetos
- Induzido por fármacos ou toxinas: narcóticos de ação prolongada; contato com insetos, cobras, aranhas ou escorpiões; envenenamento por metais pesados como ferro ou por gases como cianeto e monóxido de carbono; reações transfusionais; síndrome do choque tóxico associada a algumas infecções
- Endócrino: crise Addisoniana (por deficiência de mineralocorticoide na insuficiência suprarrenal); coma mixedematoso

Cardiogênico (por redução do débito cardíaco)

- Cardiomiopatias: infartos agudos acometendo mais de 40% do miocárdio do ventrículo esquerdo, infartos graves de ventrículo direito, infartos extensos com isquemia global grave, geralmente causados por lesões multiarteriais, miocardite provocando insuficiência cardíaca aguda, exacerbação aguda grave de insuficiência cardíaca
- Arritmias: taquiarritmias ou bradiarritmias instáveis
- Mecânico: insuficiências valvares graves, ruptura do músculo papilar, das cordas tendíneas ou do septo interventricular

Obstrutivo (geralmente associado ao baixo débito de ventrículo direito)

- Vascular pulmonar: tromboembolismo pulmonar, hipertensão pulmonar grave, estenose grave de valva tricúspide
- Mecânico: pneumotórax hipertensivo, tamponamento cardíaco, pericardite constritiva, cardiomiopatia restritiva

qSOFA: *Sequential Organ Failure Assessment Score.* *Há ainda o choque misto ou de etiologia desconhecida

TABELA 6.2
Variáveis fisiológicas em quadros de choque na sala de emergência.

Variável fisiológica		Pré-carga	Função de bomba	Pós-carga	Perfusão de tecido
Parâmetro hemodinâmico		Pressão capilar pulmonar	Débito cardíaco	Resistência vascular sistêmica	Saturação venosa central mista
Hipovolêmico		Normal (inicial) ou ↓ (tardio)	Normal (inicial) ou ↓ (tardio)	↑	> 65% (inicial) ou < 65% (tardio)
Distributivo		Normal (inicial) ou ↓ (tardio)	↑	↓	> 65%
Cardiogênico		↑	↓	↑	< 65%
Obstrutivo	Pneumotórax hipertensivo	Normal (inicial) ou ↓ (tardio)	Normal (inicial) ou ↓ (tardio)	↑	> 65%
	Tamponamento pericárdico	↑	↓	↑	< 65%

↑: elevado; ↓: reduzido.

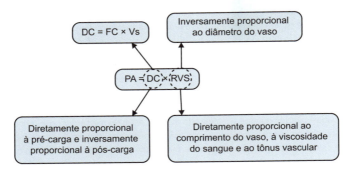

FIGURA 6.1 Controle hemodinâmico da pressão arterial sistêmica. DC: débito cardíaco; FC: frequência cardíaca; PA: pressão arterial sistêmica; RVS: resistência vascular sistêmica; VS: volume sistólico.

> **Lembrete de conduta**
>
> O paciente deve ser frequentemente reavaliado, em busca de sinais e sintomas que possam indicar quadro de choque ou que sugiram a etiologia subjacente.

Como escolher o fármaco vasoativo adequado?

- Alguns fármacos costumam apresentar diferentes efeitos, pois agem em mais de um receptor
- A dobutamina, por exemplo, age em receptores β-1-adrenérgicos aumentando o DC e, simultaneamente, atua nos receptores β-2, induzindo a vasodilatação
- A resposta a alguns agentes pode ser alterada de acordo com a dose utilizada, pois o subtipo de receptor ativado pelo fármaco é dose-dependente
- Como exemplo, tem-se a dopamina, que apresenta ação β-1-adrenérgica em doses menores que 10 μg/kg/min e ativa os receptores α-adrenérgicos quando as doses excedem esses valores.

Na Tabela 6.3, estão listados os principais mecanismos de ação desses fármacos e seus respectivos receptores.

TABELA 6.3

Mecanismos de ação dos fármacos vasoativos.

Receptores	Subtipo	Localização	Ação	Fármaco que age no receptor
α-adrenérgicos	α-1	Paredes vasculares, coração	Causam vasoconstrição e elevam a duração da contração miocárdica sem afetar a cronotropia. Aumentam a resistência periférica e a pressão arterial sistêmica	Norepinefrina, epinefrina e fenilefrina
β-adrenérgicos	β-1	Coração	Aumentam inotropia e cronotropia, causando vasoconstrição mínima	Norepinefrina, epinefrina, dopamina e dobutamina
	β-2	Paredes vasculares e sistema respiratório	Vasodilatação, redução da resistência periférica e broncodilatação	Epinefrina
Dopaminérgicos	D_1	Vasculatura renal, mesentérica, coronariana e cerebral	Vasodilatação, aumento da perfusão renal, vasoconstrição ao induzir liberação de norepinefrina	Dopamina

- A escolha de um agente inicial deve basear-se na suspeita da etiologia do choque (Tabela 6.4) e este deve ser titulado até atingir a pressão arterial alvo
- Se as doses máximas de um primeiro agente forem inadequadas, um segundo medicamento deve ser adicionado ao primeiro.

TABELA 6.4

Indicações dos fármacos vasoativos.

Fármaco	Indicações
Epinefrina	Fármaco de escolha em parada cardiorrespiratória e choque anafilático
Norepinefrina	Fármaco de escolha nos choques séptico, cardiogênico e hipovolêmico
Vasopressina	Segunda opção no choque séptico, em associação à norepinefrina
Dobutamina	Fármaco de escolha no choque cardiogênico com baixo débito cardíaco sem hipotensão. Pode ser associado à norepinefrina para aumento do DC em choque séptico com disfunção miocárdica
Dopamina	Fármaco alternativo para pacientes com hipotensão associada à bradicardia
Milrinona	Alternativa para pacientes com choque cardiogênico; sua ação não é prejudicada pelo uso de betabloqueadores
Levosimendana	Alternativa para pacientes com choque cardiogênico; sua ação não é prejudicada pelo uso de betabloqueadores
Nitroprussiato de sódio (Nipride®)	Vasodilatador de escolha para tratamento de emergências hipertensivas e insuficiência cardíaca descompensada, exceto se causa for isquêmica
Nitroglicerina (Tridil®)	Fármaco de escolha para tratamento da angina refratária ao uso de nitrato e da insuficiência cardíaca descompensada aguda de causa isquêmica

Lembrete de conduta

A escolha do fármaco deve considerar seus diferentes mecanismos de ação, que podem causar reações adversas não desejáveis, como hipotensão ou isquemia.

Como administrar os fármacos vasoativos?

- Os agentes vasopressores devem ser preferencialmente administrados por cateter venoso central, pois essa via garante a liberação mais rápida desses fármacos ao coração para distribuição sistêmica, além de diminuir os riscos de extravasamento, causando lesão tecidual e necrose local
- Contudo, o acesso central requer materiais adequados e um profissional com conhecimento técnico para realizar esse procedimento, o que pode aumentar o tempo para estabelecer a via de acesso
- Sabe-se que o atraso na administração de vasopressores associa-se ao aumento da mortalidade, e diversos estudos mostram que os acessos periféricos são seguros e devem ser utilizados para agilizar o início do tratamento e garantir níveis pressóricos adequados
- Os acessos periféricos podem ser usados por algumas horas ou mesmo dias, até que o acesso central seja estabelecido de forma segura
- Esses fármacos devem ser administrados preferencialmente com bomba de infusão contínua, evitando variações na dose ou coagulação do sistema
- Podem ser infundidos diluídos com solução salina a 0,9%, glicosada ou com água destilada, ou puros em bomba de seringa, quando em acesso central.
- Na Tabela 6.5, é apresentado um resumo das diluições e das doses preconizadas dos principais fármacos.

Quando indicar o uso de fármacos vasoativos?

- As diretrizes mais recentes ainda recomendam que os fármacos vasopressores sejam iniciados após infusão intravenosa de grandes volumes de cristaloides, geralmente 30 mℓ/kg, quando esta falhar em manter a PAM > 65 mmHg
- Contudo, novos estudos demonstram que a infusão mais precoce de norepinefrina, iniciada concomitantemente aos fluidos, está relacionada com menores índices de mortalidade intra-hospitalar
- Isso ocorre pois os pacientes tendem a apresentar reduzidas taxas de lesões de órgãos por isquemia, o que diminui a disfunção orgânica
- Pacientes submetidos ao uso precoce desses fármacos alcançam as metas de PAM > 65 mmHg e do lactato < 2 mmol/ℓ mais rapidamente
- Além disso, aqueles que receberam vasopressores logo no início do tratamento necessitaram de menores doses e volumes de cristaloides e, consequentemente, sofreram menos com os efeitos adversos. Adicionalmente, notou-se que esses pacientes apresentaram melhor modulação da resposta imune ao choque

TABELA 6.5

Doses dos fármacos vasoativos.

Fármaco	Doses	Diluição	Concentração	Cálculo para mℓ/h	Comentários
Epinefrina	0,3 a 0,5 mg IM *bolus*	1 ampola = 1 mg/mℓ 16 ampolas + 234 mℓ SS a 0,9% ou AD	1 mg/mℓ	mℓ/h = dose × peso/1,07	Pode causar arritmias e vasoconstrição esplâncnica
	1 a 4 µg/min IV		0,064 mg/mℓ		
Dobutamina	2 a 20 µg/kg/min IV	1 ampola = 250 mg/20 mℓ 1 ampola + 230 mℓ SS a 0,9% ou AD	1 mg/mℓ	mℓ/h = dose × peso/16,6	Pode piorar a hipotensão por vasodilatação Não administrar na mesma via de bicarbonato de sódio, heparina, hidrocortisona, cefalosporinas e penicilina
Dopamina	5 a 10 µg/kg/min IV – atividade β-adrenérgica	1 ampola = 50 mg/10 mℓ 5 ampolas + 200 mℓ SS a 0,9% ou AD	1 mg/mℓ	mℓ/h = dose × peso/16,6	Utilizada em pacientes com hipotensão associada à bradicardia Maior risco de causar arritmias, em comparação à dobutamina
	11 a 20 µg/kg/min IV – atividade α-adrenérgica				
Levosimendana	0,05 a 0,2 µg/kg/min IV	1 ampola = 25 mg/10 mℓ 1 ampola + 240 mℓ SS a 0,9% ou SG 5%	0,1 mg/mℓ	mℓ/h = dose × peso/0,6	Fármaco sensibilizador de cálcio, promove a melhora da contratilidade miocárdica sem prejudicar a diástole. É também um vasodilatador Fotossensível: utilizar equipo fotoprotetor

Fármaco	Dose	Concentração	Cálculo	Observações
Milrinona	Ataque (opcional): 50 µg/kg IV lentamente durante 10 min	1 ampola = 20 mg/20 ml 1 ampola + 80 ml SS a 0,9% ou SG a 5%	0,2 mg/ml	ml/h = dose × peso/0,3	Inibidor de fosfodiesterase III, com efeito inotrópico positivo e pouco efeito cronotrópico positivo Vasodilatador direto Precipita em contato com furosemida ou procainamida Não associar com inibidores da fosfodiesterase-5, como sildenafil Dose total diária não pode ultrapassar 1,13 mg/kg
	Manutenção: 0,375 a 0,75 µg/kg/min IV				
Nitroglicerina	5 a 200 µg/min IV	1 ampola = 50 mg/10 ml 1 ampola + 240 ml SS a 0,9% ou SG a 5%	0,2 mg/ml	ml/h = dose/3,33	Iniciar com dose mínima e aumentar de 5 em 5 µg/min a cada 5 min Efeito adverso mais comum: cefaleia

(*continua*)

TABELA 6.5

Doses dos fármacos vasoativos. (*Continuação*)

Fármaco	Doses	Diluição	Concentração	Cálculo para ml/h	Comentários
Nitroprussiato de sódio	0,5 a 10 µg/kg/min IV	1 ampola = 50 mg/2 ml 1 ampola + 248 ml SG a 5%	0,2 mg/ml	ml/h = dose × peso/0,3	Vasodilatador direto, diminui a RVS e a pós-carga, aumentando o DC Uso prolongado pode causar intoxicação por cianeto Fotossensível: utilizar equipo fotoprotetor
Norepinefrina	0,05 a 2 µg/kg/min IV	1 ampola = 4 mg/4 ml 1 ampola + 246 ml SS a 0,9% ou AD	0,016 mg/ml	ml/h = dose × peso/3,75	A diluição com apenas 1 ampola reduz o risco de lesão tecidual em caso de extravasamento em tecido periférico Principal efeito adverso: taquiarritmia
Vasopressina	0,6 a 2,4 UI/h IV	1 ampola = 20 UI/ml 1 ampola + 199 ml SS a 0,9% ou AD	0,1 UI/ml	6 a 24 ml/h	Principais efeitos adversos: isquemia coronariana, de órgãos e periférica; bradicardia; hiponatremia; vasoconstrição pulmonar e diabetes insípido

AD: água destilada; IM: intramuscular; IV: intravenoso; SS: solução salina; SG: soro glicosado.

Capítulo 6 • Hipotensão e Choque: Uso de Fármacos Vasoativos

- Em um paciente com condições clínicas suspeitas de choque, a primeira etapa do tratamento consiste em monitoramento cardíaco e de sinais vitais, estabilidade de vias aéreas e garantia de acesso venoso periférico calibroso (calibres 14 a 18) para expansão volêmica de solução cristaloide
- O alvo de volume total a ser infundido é determinado pela etiologia do choque, por exemplo, pacientes com choque obstrutivo geralmente requerem pequenos volumes, e aqueles com sepse precisam de volumes maiores, estabelecidos em 20 a 30 mℓ/kg de peso
- O paciente deve ser frequentemente reavaliado em busca de sinais de congestão, como alteração da ausculta pulmonar ou sinais de linhas B em ultrassonografia (USG) à beira do leito, que possam limitar a reposição volêmica
- O uso de vasopressores deve ser iniciado concomitantemente ou logo após a infusão de fluidos intravenosos, de modo a garantir a estabilização dos níveis pressóricos e da perfusão tecidual adequada
- A escolha do fármaco deve considerar a etiologia do quadro
- Em caso de pacientes instáveis, deve-se avaliar se existem condições que necessitem de intervenção precoce imediata, como:
  - Choque séptico (Figura 6.2): pacientes com suspeita de infecção devem receber administração precoce de antibióticos intravenosos, cuja escolha é determinada pela fonte suspeita
  - Choque anafilático: pacientes com hipotensão, estridor inspiratório, edema oral e facial, urticária e história de exposição recente a alergênios devem receber imediatamente epinefrina intramuscular, seguida de anti-histamínico e metilprednisolona
  - Arritmias instáveis: pacientes com arritmias instáveis podem ser submetidos a cardioversão elétrica (taquiarritmias), receber atropina ou infusões de agentes vasoativos, ou submeter-se à colocação de marca-passo temporário ou permanente (bradiarritmias)
  - Hemorragias graves: pacientes com história de traumatismo contuso ou penetrante beneficiam-se da USG rápida à beira do leito para identificação de sangue no abdome. Pacientes com suspeita de ruptura de aorta instáveis podem beneficiar-se da ecocardiografia transesofágica e abdominal para diagnóstico
  - Pneumotórax hipertensivo: pacientes com taquipneia, dor torácica pleurítica unilateral e sons respiratórios diminuídos, turgência jugular e fatores de risco para pneumotórax hipertensivo devem ser submetidos à punção descompressiva com agulha, seguida de toracostomia de emergência
  - Tamponamento cardíaco: pacientes com dispneia associada à tríade de hipotensão, estase jugular e bulhas cardíacas hipofonéticas, além de pulso paradoxal

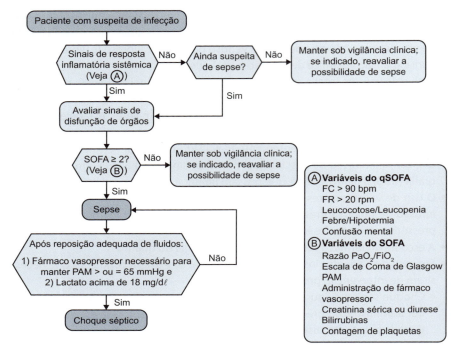

FIGURA 6.2 Tratamento do choque séptico. FC: frequência cardíaca; FR: frequência respiratória; PAM: pressão arterial média; PAS: pressão arterial sistólica; qSOFA: *Sequential Organ Failure Assessment Score*; SOFA: *Sequential Organ Failure Assessment*.

e fatores de risco conhecidos. O derrame pericárdico pode ser visualizado por USG à beira do leito. Devem ser submetidos à pericardiocentese
- Choque cardiogênico (Figura 6.3) por infarto agudo do miocárdio: pacientes hipotensos com dor torácica e alterações de eletrocardiograma beneficiam-se de intervenção precoce. Níveis elevados de troponina e edema pulmonar na radiografia de tórax ou na USG à beira do leito também sugerem o diagnóstico
- Embolia pulmonar de grande carga embólica: pacientes com hipotensão, dispneia aguda e hipoxemia com forte suspeita de embolia pulmonar podem beneficiar-se de terapia trombolítica sistêmica
- Crise suprarrenal: pacientes com hipotensão, depleção de volume, hiponatremia e história de deficiência ou abstinência de glicocorticoides devem ser submetidos à RCP criteriosa com fluidos e hidrocortisona 100 mg a cada 8 horas, por via intravenosa

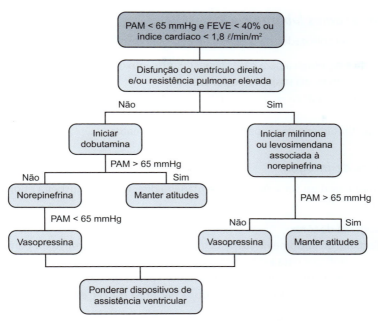

FIGURA 6.3 Tratamento do choque cardiogênico. PAM: pressão arterial média; FEVE: fração de ejeção do ventrículo esquerdo. (Adaptada de Rev Port Cardiol. 2016;35:681-95.)

- Após estabilização inicial do paciente, a equipe deve se concentrar em história clínica, avaliação à beira do leito e informações de prontuário médico, para estabelecer a suspeita etiológica do choque e seguir com tratamento direcionado
- Reavaliação frequente: pacientes críticos podem apresentar um segundo insulto hemodinâmico que necessite de mudança no vasopressor ou do inotrópico. A equipe deve realizar reavaliações frequentes e, em caso hipotensão persistente ou agravamento, deve reconsiderar a situação clínica do paciente e a adequação da estratégia atual.

Exames complementares iniciais

Exames que podem auxiliar na hipótese diagnóstica incluem:

- Eletrocardiograma
- Exames laboratoriais: hemograma completo, coagulograma, gasometria arterial e venosa central, lactato sérico, testes de funções renal e hepática, enzimas cardíacas, peptídeo natriurético.

Outros exames laboratoriais

Podem ser solicitados na suspeita de etiologias específicas, como:

- Triagem toxicológica para casos sugestivos de intoxicação exógena
- Amilase e lipase na suspeita de pancreatite
- Tipagem sanguínea e *cross match* em pacientes com quadros hemorrágicos graves
- Função tireoidiana na suspeita de coma mixedematoso.

Exames de imagem

Também podem ser solicitados de maneira direcionada à suspeita etiológica e incluem:

- Radiografia de tórax
- Radiografia de abdome na suspeita de abdome agudo obstrutivo ou perfurativo
- USG *point-of-care* para avaliações cardíaca, pulmonar, vascular e abdominal
- Tomografias computadorizadas de crânio, coluna vertebral, tórax, abdome e pelve podem ser solicitadas, quando o paciente estiver estabilizado hemodinamicamente.

Lembrete de conduta

Na suspeita de choque, vasopressores e inotrópicos devem ser administrados o mais rápido possível. Acessos periféricos são alternativas seguras para infusão temporária, até a garantia de uma via central de infusão.

◢ Bibliografia

Beck V, Chateau D, Bryson GL, Pisipati A, Zanotti S, Parrillo JE *et al*. Timing of vasopressor initiation and mortality in septic shock: a cohort study. Crit Care. 2014;18(3):R97.

Elbouhy MA, Soliman M, Gaber A, Taema KM, Abdel-Aziz A. Early use of norepinephrine improves survival in septic shock: earlier than early. Arch Med Res. 2019;50(6):325-32.

Gaieski DF, Mikkelsen ME. Definition, classification, etiology, and pathophysiology of shock in adults. UpToDate Inc. Disponível em: www.uptodate.com/contents/definition-classification-etiology-and-pathophysiology-of-shock-in-adults. Acesso em: 01/02/2021.

Gaieski DF, Mikkelsen ME. Evaluation of and initial approach to the adult patient with undifferentiated hypotension and shock. UpToDate Inc. Disponível em: www.uptodate.com/

contents/evaluation-of-and-initial-approach-to-the-adult-patient-with-undifferentiated-hypotension-and-shock. Acesso em: 01/02/2021.

Garcia-Alvarez M, Marik P, Bellomo R. Sepsis-associated hyperlactatemia. Crit Care. 2014;18:503.

Hamzaoui O, Scheeren TWL, Teboul JL. Norepinephrine in septic shock: when and how much? Curr Opin Crit Care. 2017;23(4):342-7.

Manaker S. Use of vasopressors and inotropes. UpToDate Inc. Disponível em: www.uptodate.com/contents/use-of-vasopressors-and-inotropes. Acesso em: 01/02/2021.

Medlej K, Kazzi AA, Chehade AH, Eldine MS, Chami A, Bachir R *et al*. Complications from administration of vasopressors through peripheral venous catheters: an observational study. J Emerg Med. 2018;54(1):47-53.

7

Choque Hipovolêmico

Rômulo Augusto dos Santos e Bruno Peron Coelho da Rocha

Considerações importantes

- Obtenção de uma ou mais vias para infusão de volume é o passo inicial para o tratamento do choque hipovolêmico, podendo ser acesso venoso periférico (preferível em todas as situações), acesso venoso central, punção intraóssea ou dissecção venosa
- As amostras de sangue devem ser coletadas assim que possível e enviadas ao laboratório e ao banco de sangue (quando presente)
- O tratamento imediato do choque hipovolêmico, independentemente da causa, será com infusão de cristaloides
- A determinação da causa do choque é fundamental para a escolha do tratamento adequado. As principais etiologias do choque hipovolêmico são: hemorrágicas (traumático ou não traumático) ou não hemorrágicas (grandes queimados, desidratação e sequestro hídrico para o interstício)
- Após o tratamento inicial com cristaloides, a escolha da quantidade e do tipo do volume a ser infundido dependerá da etiologia do choque. Se não hemorrágica, o tratamento é realizado com manutenção de solução fisiológica ou lactato de Ringer; já nas causas hemorrágicas, a transfusão de hemoderivados deve ser sempre considerada, especialmente nos politraumatizados
- Nos choques hemorrágicos, o controle do foco do sangramento é tão importante quanto a restauração da volemia. Nessas situações, a transferência e/ou a avaliação de um especialista não deve ser retardada aguardando a estabilização do paciente
- Nos choques hemorrágicos de causa traumática, a utilização do ácido tranexâmico na dose de 1 g pela via intravenosa até 3 horas após o traumatismo tem efeito direto na redução da mortalidade
- A sondagem vesical persiste como excelente método para avaliação da adequada ressuscitação volêmica (o débito urinário deve ser mantido entre 0,5 e 1 mℓ/kg/h).

Quais as manifestações clínicas do choque hipovolêmico?

- O choque hipovolêmico é definido por má perfusão tecidual e, quando não reconhecido ou se tratado de maneira incorreta, sua consequência é a morte celular
- Suas manifestações clínicas são variadas e, na maioria das vezes, são comuns a todos os tipos de choque
- Dentre elas, as mais frequentes são: taquicardia, taquipneia, extremidades frias e sudoreicas, tempo de enchimento capilar aumentado, hipotensão, alterações do nível de consciência e redução do débito urinário
- O choque hipovolêmico hemorrágico pode ser classificado de acordo com a estimativa da perda sanguínea feita pela tabela adaptada do American College of Surgeons Committee of Trauma (Tabela 7.1).

TABELA 7.1

Estadiamento do choque de acordo com as perdas volêmicas.

	Classe I	Classe II	Classe III	Classe IV
Percentual estimado de perda	15%	15 a 30%	30 a 40%	> 40%
Perda sanguínea (em mℓ)	750	750 a 1.500	1.500 a 2.000	> 2.000
Frequência cardíaca (bpm)	< 100	100 a 120	120 a 140	> 140
Frequência respiratória (irpm)	14 a 20	20 a 30	30 a 40	> 35
Pressão arterial	Normal	Normal	Diminuída	Diminuída
Pressão de pulso	Normal ou aumentada	Diminuída	Diminuída	Diminuída
Débito urinário (mℓ/h)	> 30	20 a 30	< 15	Desprezível
Estado neurológico	Levemente ansioso	Moderadamente ansioso	Ansioso/confuso	Confuso/letárgico
Excesso de base	0 a −2	−2 a −6	−6 a −10	< −10
Reposição volêmica	Cristaloide	Cristaloide	Sangue	Transfusão maciça

Lembrete de conduta

A hipotensão não é um achado obrigatório no diagnóstico do choque, por isso, os sinais de hipoperfusão tecidual devem ser analisados cuidadosamente.

Quais as etiologias mais importantes do choque hipovolêmico?

O choque hipovolêmico é o tipo mais frequente de choque e é causado por débito cardíaco inadequado devido à redução do volume sanguíneo. Pode ser dividido em (Tabela 7.2):

- Hemorrágico:
  - Extremamente relacionado com o traumatismo, em que a hipovolemia decorre de perda de sangue e destruição tecidual
  - Causas visíveis, principalmente musculoesqueléticas; e outras não visíveis, como lesões torácicas, abdominais e pélvicas
  - Quando não relacionado com traumatismo, as principais causas são obstétricas, como gestações ectópicas rotas, atonia uterina ou ruptura uterina, que necessitam de intervenção cirúrgica de urgência
  - Hemorragias digestivas altas são sangramentos localizados acima do ângulo de Treitz e suas principais etiologias são lesões ulcerosas ou varizes
  - Hemorragias localizadas abaixo do ângulo de Treitz são definidas como baixas e suas etiologias mais comuns são doenças diverticulares, angiodisplasias e neoplasias
  - A ruptura de aneurismas de aorta tem alta mortalidade e necessita de atendimento e tratamento imediatos
  - Complicações cirúrgicas peri e pós-operatórias também são causas possíveis de choque hipovolêmico, relacionadas com lesões inadvertidas de vasos ou órgãos
- Não hemorrágico:
  - Deleções de volume podem ocorrer pelo trato gastrintestinal (como em diarreia e vômito), ser intensas a ponto de causar hipotensão e, consequentemente, choque; mais frequente nos extremos de idade, podendo estar associado a infecções virais ou bacterianas
  - Perdas renais podem ser causadas por excesso de diuréticos ou alterações provocadas pela hiperglicemia, como estado hiperosmolar
  - Outra causa é o sequestro para o interstício relacionado com afecções como pancreatite aguda e obstruções intestinais. Tais situações costumam apresentar também distúrbios hidreletrolíticos devido à perda de eletrólitos junto com a água do volume sanguíneo
  - Os pacientes queimados merecem destaque, pois perdem a barreira natural viabilizada pela pele para manter a homeostase. Com isso, a perda de líquidos (principalmente água) é intensa e necessita de reposição de maneira volumosa, pois ela continua ocorrendo mesmo após o esfriamento das lesões e a realização dos curativos.

Capítulo 7 • Choque Hipovolêmico   91

TABELA 7.2

Tipos de choque hipovolêmico.

Hemorrágicos	Não hemorrágicos
Não traumáticos: • Peri e pós-operatórios • Gestação ectópica rota • Atonia/ruptura uterina • Hemorragia digestiva • Ruptura de aneurismas Traumáticos: • Sangramento visível • Sangramento oculto (torácico, abdominal e pélvico)	Gastrintestinais: • Diarreia • Vômito Perdas renais/urinárias: • Excesso de diuréticos • Estado hiperosmolar hiperglicêmico Perdas intersticiais: • Pancreatite • Obstruções intestinais Hipertermias Queimaduras

◤Quais as medidas iniciais para o tratamento?

- O manejo inicial consiste no suporte básico à vida, priorizando-se sempre a avaliação do "ABC":
  - A (*airway*): assegurar perviedade aérea e proteger contra obstrução ou aspiração
  - B (*breathing*): manter adequada ventilação e oxigenação do paciente, fornecendo oxigênio suplementar. A ventilação mecânica deve ser instituída sempre que o procedimento por acessórios não invasivos for insuficiente e em todos os pacientes em choque grave, diminuindo, assim, seu consumo energético
  - C (*circulation*): deve-se atentar para as possíveis causas do choque, visando a um tratamento definitivo para o problema. Após a confirmação do diagnóstico do choque, medidas rápidas devem ser adotadas para tentar minimizar as consequências e proporcionar o eficaz tratamento
- Obtenção de um ou dois acessos venosos, preferencialmente periféricos, antecubitais de grosso calibre (Abocath 18). Na impossibilidade dessa via, outras devem ser tentadas até que se obtenha sucesso, sendo elas: punção intraóssea, acesso venoso central e dissecção venosa
- Assim que possível, uma amostra de sangue deve ser coletada e enviada ao laboratório para obtenção de resultados de gasometria, hemograma, plaquetas, fibrinogênio, coagulograma, eletrólitos e, nos casos de choque hemorrágico, uma amostra deve ser enviada ao banco de sangue para tipagem e provas cruzadas
- A reposição volêmica deve ser realizada em *bolus*, com cristaloide, preferencialmente aquecido, 20 a 40 mℓ/kg, ou, no caso dos politraumatizados, 1.000 mℓ.

Ao término da primeira infusão, deve-se observar a resposta do paciente e, com base nela, realizar o próximo passo do tratamento
- O débito urinário deve ser monitorado sempre que possível
- O *Advanced Trauma Life Support* (ATLS®) orienta a seguinte sequência para obtenção de via para expansão volêmica:
  - Adultos: periférica, intraóssea, dissecção venosa e acesso central
  - Crianças: periférica, intraóssea, acesso central e dissecção venosa.

Via intraóssea
- As punções intraósseas (Figura 7.1) podem ser realizadas em vários locais, sendo os mais comuns a tíbia distal, a cabeça do úmero, o fêmur distal e o esterno. A escolha depende da experiência profissional e da ausência de contraindicações, como fratura no local do acesso ou no mesmo osso proximal à punção, infecção local e acesso intraósseo prévio
- Para realização desse procedimento, há necessidade de treinamento prévio e de dispositivos específicos (Figura 7.2) que nem sempre estão disponíveis nas emergências. Não se deve tentar realizar punção intraóssea com agulha comum
- O trocarte manual é o dispositivo usado com mais frequência, e a técnica para inserir essa agulha é com um movimento de torção com a força motriz dirigida pela palma da mão
- Mau posicionamento do trocarte na inserção pode deixar a cânula mal ajustada, ocasionando extravasamento de infusões.

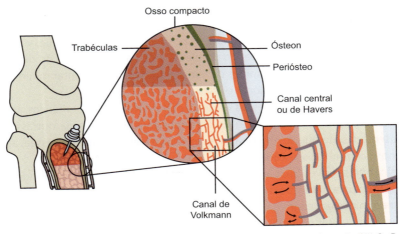

FIGURA 7.1 Local correto para punção intraóssea. (Adaptada de Bradburn S, Gill S, Doane M., 2021.)

Dispositivo	Custo	Multiúso	Acesso esternal	Locais de punção diversos	Necessário força para punção	Necessário treinamento
A	+	Não	Não	Sim	+++	+++
B C	++ ++	Não Não	Sim Não	Não Sim	++ ++	++ ++
D	+++ Alto custo pelo *kit*, mas o *driver* é reutilizável	Sim	Não	Sim	+	+

FIGURA 7.2 Dispositivos para punção intraóssea (IO). **A.** Trocarte manual. **B.** Dispositivo intraósseo esternal. **C.** Pistola de injeção óssea. **D.** *Driver* intraósseo *drill*. (Adaptada de Bradburn S, Gill S, Doane M., 2021.)

Dissecção venosa

- Excelente via para administração de fluidos de maneira rápida e eficiente, mas demanda mais treinamento e tempo para sua realização
- As principais veias a serem dissecadas são as safenas nos membros inferiores e as basílicas nos membros superiores
- A técnica cirúrgica consiste basicamente em identificar, isole fazer a ligadura distal com a cateterização proximal da veia (Figura 7.3).

Acesso venoso central

- Outra opção para infusão de volume e fármacos. Entretanto, por ser dispositivo mais longo, demora mais para infundir volume em comparação com as outras vias
- Os principais locais de punção são as veias jugulares internas, subclávias e femorais
- Esse tipo de acesso venoso está cada vez mais difundido no meio médico e pode ser usado na maioria das salas de emergência
- A cateterização de uma veia central não está isenta de complicações. Dentre os problemas mais comuns, a punção arterial inadvertida e o pneumotórax merecem destaque
- A realização do procedimento pela técnica de Seldinger, preferencialmente com auxílio de ultrassonografia (USG), facilita o processo e minimiza as chances de complicações.

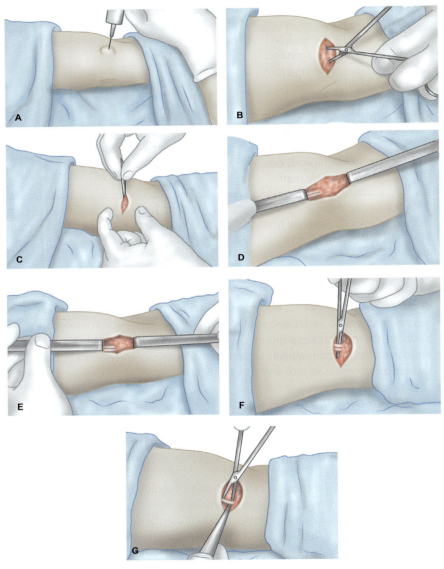

FIGURA 7.3 A a G. Dissecção venosa.

> **Lembrete de conduta**
>
> ▶ A reavaliação deve ser feita de maneira contínua e frequente visando evitar a hipervolemia e o consequente edema pulmonar
> ▶ Para monitorar a ressuscitação pelo débito urinário, a urina obtida imediatamente não deve ser considerada; a meta é 0,5 mℓ/kg/h
> ▶ Soluções coloides sintéticas não devem ser utilizadas, pois aumentam a mortalidade.

Como tratar o choque hipovolêmico de acordo com sua etiologia?

- Causas não hemorrágicas, como hipertermia e perdas gastrintestinais, renais e intersticiais (p. ex., pancreatite aguda) deverão ser tratadas com a infusão de cristaloides e reavaliações frequentes até a normalização dos sinais vitais e a ausência de sinais de choque
- Nessas situações, além da hipovolemia, é extremamente comum haver distúrbios hidreletrolíticos que devem ser corrigidos
- Pode-se observar também um componente distributivo associado, sendo necessária a utilização de fármacos vasoativos para compensar o estado de choque.

Grandes queimados

- Para reposição volêmica nesta situação, deve-se utilizar a regra de Parkland, que consiste na administração de volume calculado por uma fórmula (2 mℓ × peso × superfície corporal queimada) que indica a quantidade de cristaloide a ser infundida sendo metade nas primeiras 8 horas e o restante nas 16 horas seguintes, contar sempre do momento da queimadura
- A superfície queimada pode ser calculada pela regra dos nove (Figura 7.4 A), pela regra da palma da mão (em que a palma da mão da vítima, incluindo seus dedos, equivale a da superfície corporal [SC] – Figura 7.4 D) ou pelo método de Lund e Browder (Tabela 7.3)
- Importante ressaltar que só entram na contagem da SC queimada as lesões de segundo e terceiro graus.

Choque hemorrágico

- O choque hemorrágico, independentemente de sua causa, deve ser abordado com base em dois pilares simultâneos:
  - Localização do sítio do sangramento para promoção da hemostasia
  - Reposição de perdas, minimizando a má perfusão tecidual e a conseguinte disfunção orgânica

- Quanto mais rápidos o controle do sangramento e a ressuscitação, melhor o prognóstico do paciente
- Tratamentos endoscópicos e endovasculares têm extrema importância nos casos de hemorragias digestivas e rupturas de aorta, respectivamente

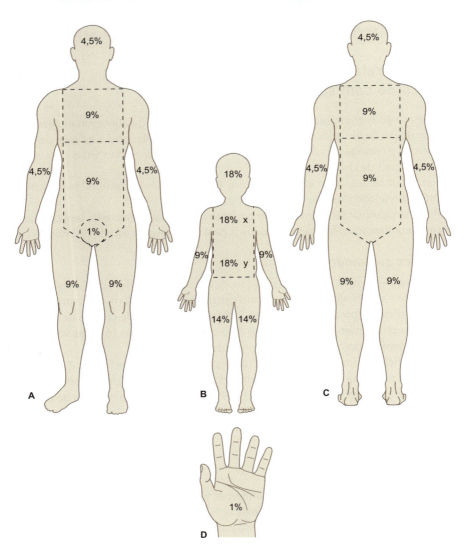

FIGURA 7.4 A a **D**. Estimativa de superfície corporal para a fórmula de Parkland.

TABELA 7.3

Cálculo de Lund-Browder para determinação de superfície corporal queimada.

Área	Idade em anos					
	0 a 1	1 a 4	5 a 9	10 a 14	15	Adulto
Cabeça	19	17	13	11	9	7
Pescoço	2	2	2	2	2	2
Tronco anterior	13	13	13	13	13	13
Tronco posterior	13	13	13	13	13	13
Nádega direita	2 ½	2 ½	2 ½	2 ½	2 ½	2 ½
Nádega esquerda	2 ½	2 ½	2 ½	2 ½	2 ½	2 ½
Genitália	1	1	1	1	1	1
Braço direito	4	4	4	4	4	4
Braço esquerdo	4	4	4	4	4	4
Antebraço direito	3	3	3	3	3	3
Antebraço esquerdo	3	3	3	3	3	3
Mão direita	2 ½	2 ½	2 ½	2 ½	2 ½	2 ½
Mão esquerda	2 ½	2 ½	2 ½	2 ½	2 ½	2 ½
Coxa direita	5 ½	6 ½	8	8 ½	9	9 ½
Coxa esquerda	5 ½	6 ½	8	8 ½	9	9 ½
Perna direita	5	5	5 ½	6	6 ½	7
Perna esquerda	5	5	5 ½	6	6 ½	7
Pé direito	3 ½	3 ½	3 ½	3 ½	3 ½	3 ½
Pé esquerdo	3 ½	3 ½	3 ½	3 ½	3 ½	3 ½

- Nos pacientes politraumatizados, a sequência do ABCDE do ATLS® deve ser sempre a prioridade, sendo necessários avaliação e controle da via aérea com a proteção da coluna cervical, e garantias de ventilação e oxigenação adequadas, para poder assegurar o tratamento do choque
- Quando o sangramento for visível, a aplicação de compressão direta local pode ser muito eficaz no controle da hemorragia
- A aplicação do torniquete deve ser utilizada em situações em que a compressão direta não foi suficiente para o controle do sangramento ou quando há grande dano tecidual e hemorragia abundante, podendo ser a primeira escolha
- A amarração da pelve com um lençol ou a aplicação de dispositivo para controle do sangramento pélvico, como a cinta pélvica, deve sempre ser utilizada quando houver suspeita de sangramento por fraturas abertas do quadril

- Em pacientes que não apresentam sangramento evidente, a investigação adicional com exames de imagem, como USG FAST, radiografia de abdome, lavado peritoneal diagnóstico e tomografia computadorizada, deverá ser realizada o mais rápido possível para encontrar o foco do sangramento
- A maioria dos pacientes com hemorragias maciças precisará de tratamento cirúrgico, boa parte delas musculoesqueléticas
- A Tabela 7.4 mostra algumas das principais indicações de laparotomia e toracostomia imediatas
- Concomitantemente ao controle do sangramento, deve-se estimar a perda volêmica pela tabela adaptada do American College of Surgeons Committee of Trauma e imediatamente iniciar a ressuscitação volêmica com *bolus* de 1.000 mℓ de solução cristaloide aquecida
- Quando o choque for classificado como grau III ou IV, sendo os pacientes candidatos à politransfusão, a infusão intravenosa do ácido tranexâmico (Transamin®) na dose de 1 g em 10 minutos deve ser realizada em, no máximo, 3 horas após o evento
- Após essa infusão, deve-se avaliar a resposta do paciente por meio dos parâmetros clínicos e indicar o próximo passo do tratamento. Essa resposta pode ser (Tabela 7.5):
  - Completa (rápida): o paciente obteve a compensação hemodinâmica e, nesse caso, não há necessidade de continuar a infundir volume

TABELA 7.4	
Indicações cirúrgicas no traumatismo.	
Laparotomias	**Toracostomias**
• Peritonite	• Deterioração aguda e instabilidade hemodinâmica
• Hipotensão associada a ferimento penetrante de abdome	• Drenagem > 1.500 mℓ de sangue por dreno torácico
• Evisceração	• Drenagem continuada > 200 mℓ/h de sangue pelo dreno
• Traumatismo abdominal fechado com hipotensão com FAST	• Tamponamento cardíaco
• Evidência clínica de hemorragia intraperitoneal	• Lesão vascular torácica documentada
• Traumatismo abdominal fechado com LPD+	• Lesão da aorta torácica documentada
	• Lesão do esôfago documentada
	• Lesão traqueobrônquica documentada

FAST: avaliação focalizada com sonografia para trauma; LPD: lavado peritoneal diagnóstico.

TABELA 7.5

Respostas à infusão inicial de volume.

	Rápida	Transitória	Ausente
Sinais vitais	Normal	Recidiva de hipotensão e taquicardia	Taquicardia persistente, hipotensão, estado mental alterado
Perda sanguínea estimada	Mínima	Moderada a continuada	Grave
Necessidade de cristaloide	Baixa	Alta	Alta
Preparação de sangue	Baixa	Moderada a alta	Imediata
Necessidade de cirurgia	Possível	Provável	Muito provável

- o Parcial (transitória): pode haver melhora parcial, não completa do padrão hemodinâmico, ou uma melhora com rápida piora. Nesse caso, uma nova infusão em *bolus* de 1.000 mℓ de cristaloide deve ser realizada. Se, após o segundo *bolus,* não ocorrer estabilidade hemodinâmica, deve-se iniciar a infusão de hemoderivados
- o Ausente: quando não há nenhuma melhora após a primeira infusão de cristaloide. Nessa situação, deve-se iniciar a transfusão sanguínea imediatamente
- No choque hemorrágico traumático, a coagulopatia é frequente e constitui fator independente de morbidade e de mortalidade nesse contexto
- Por isso, é crucial evitar atrasos na administração de hemocomponentes para garantir adequada ressuscitação hemostática
- A transfusão sanguínea a ser realizada no choque hemorrágico não é feita apenas com concentrado de hemácias; ela deve conter plaquetas, fibrinogênio e fatores de coagulação, para minimizar as graves consequências da coagulopatia
- Para tais situações, existem protocolos institucionais de transfusão maciça (TM) que devem ser seguidos. Existem vários conceitos para TM, e o mais tradicional a define como substituição de toda a volemia em até 24 horas e/ou transfusão de pelo menos dez unidades de concentrados de hemácias (CH) em até 24 horas
- Nesses casos, é importante administrar precocemente os produtos do sangue – hemácias, plasma e plaquetas – em uma razão que tende a ser de 1:1:1
- Essa estratégia está associada à redução da mortalidade
- A ressuscitação deve ser mantida até que haja o controle do sangramento e a melhora hemodinâmica (Figura 7.5).

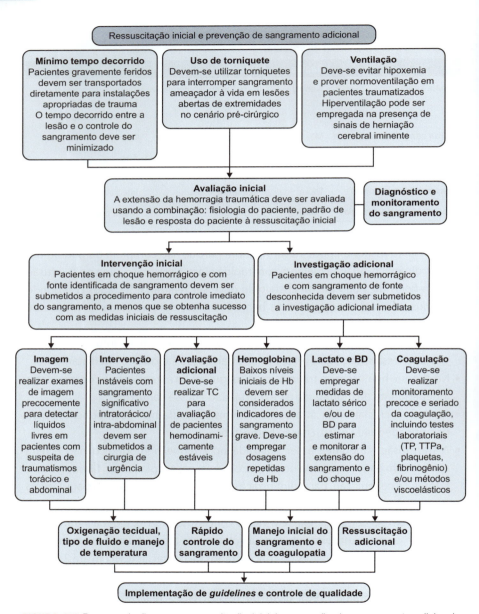

FIGURA 7.5 Recomendações para ressuscitação inicial, prevenção de sangramento adicional, diagnóstico e monitorimento do sangramento. Hb: hemoglobina; BD: déficit de bases; TC: tomografia computadorizada; TP: tempo de protrombina; TTPa: tempo de tromboplastina parcial ativada.

> **Capítulo 7 • Choque Hipovolêmico**

Lembrete de conduta

- ▶ Para tratamento do choque hipovolêmico, não há preferência entre os cristaloides solução salina a 0,9% e o lactato de Ringer, exceto para os grandes queimados, em que o objetivo é diminuir a acidose hiperclorêmica e suas complicações
- ▶ Nos momentos iniciais do tratamento do choque hemorrágico, um acesso venoso pode ser suficiente, mas, durante a terapia transfusional maciça, um segundo acesso periférico torna-se necessário
- ▶ Sugere-se a administração da primeira dose de ácido tranexâmico na fase pré-hospitalar do traumatismo.

◤Como monitorar o processo de ressuscitação volêmica?

Os principais métodos para avaliação da resposta do choque à ressuscitação volêmica são:

- Débito urinário: maneira mais utilizada e rápida para monitorar os pacientes com choque hipovolêmico
- Pressão venosa central: o cateter de artéria pulmonar possibilita conhecer as pressões do átrio direito, da artéria pulmonar e de oclusão de capilar pulmonar; além disso, proporciona aferição do débito cardíaco e da saturação venosa mista de oxigênio (SvO_2)
- Níveis séricos de lactato: seu *clearance* pode ser útil em pacientes críticos, quando interpretado com outros marcadores
- Pressão arterial invasiva: além de mostrar os valores das pressões sistólica e diastólica de maneira dinâmica, possibilita avaliar a variação da pressão de pulso (delta PP).

Lembrete de conduta

A obtenção dos resultados do monitoramento não deve atrasar a transferência ou o tratamento cirúrgico do paciente.

Terapia de suporte adicional

- Tromboelastograma (TEG): além da ressuscitação realizada pela TM, outros parâmetros também devem ser avaliados e corrigidos. Essa ressuscitação adicional deve ser guiada por metas e testes laboratoriais e/ou viscoelásticos da coagulação

- Fibrinogênio e crioprecipitado: devem fazer parte dos protocolos de TM, porém podem também ser suplementados mediante comprovação laboratorial (níveis plasmáticos de fibrinogênio < 150 mg/dℓ) ou comprovadas pelo TEG
  - Dose: 15 a 20 unidades de crioprecipitado ou 3 a 4 g de concentrado de fibrinogênio devem ser instituídos ao tratamento. As doses podem ser repetidas conforme a avaliação, que deve ser contínua
- Plaquetas: recomenda-se administração plaquetária para manter a contagem acima de $50 \times 10^9/\ell$
  - Se for necessário, sugere-se uma dose inicial de 4 a 8 unidades de plaquetas ou de uma unidade obtida por aférese
- Cálcio e potássio séricos:
  - Hipopotassemia e hiperpotassemia podem ocorrer, especialmente com hipotermia e acidose
  - Hipocalcemia aguda também é uma complicação comum de TM
  - Recomenda-se que os níveis de cálcio ionizado sejam monitorados e mantidos em intervalo normal (> 1,13 mmol/ℓ) durante a TM
- Manejo da temperatura: recomenda-se adoção precoce de medidas para reduzir as perdas de calor e para aquecer o paciente hipotérmico, a fim de alcançar e manter a normotermia
- Ácido tranexâmico: deve ser mantido na dose 1 g, por via intravenosa, a cada 8 horas após a administração inicial por mais 3 doses.

> **Lembrete de conduta**
>
> Na ausência do TEG ou de exames de laboratoriais, a terapia transfusional deve ser guiada pelo protocolo institucional de TM.

Devem-se usar fármacos vasoativos no choque hipovolêmico?

- Os agentes vasopressores geralmente não devem ser utilizados, pois não corrigem o problema e, na ausência de ressuscitação adequada, pioram a perfusão tecidual
- Pode haver refratariedade à melhora hemodinâmica no choque hipovolêmico, mesmo após a ressuscitação volêmica e o controle da hemorragia. Essa situação se deve à intensa resposta metabólica ao traumatismo desencadeada pelas catecolaminas e por outros mediadores inflamatórios. Portanto, a resposta ao questionamento é sim, mas somente depois da reposição adequada de volume

- A norepinefrina é o fármaco de escolha, pois é utilizada nos casos de hipotensão refratária. A dose pode variar entre 0,1 e 2 µg/kg/min
- Outros agentes inotrópicos e vasopressores, como a vasopressina, a dopamina e a dobutamina, também podem ser utilizados, muitas vezes em associação.

Lembrete de conduta

▶ O tratamento do choque hipovolêmico baseia-se no controle do sangramento e na reposição das perdas

▶ Fármacos vasoativos podem ser utilizados nas situações em que a volemia foi restabelecida e não há melhora clínica do choque.

Bibliografia

Ahuja RB, Gilbren N *et al*. ISBI practice guideline for burn care. J Inter Soc Burn Inj. 2016;42(5):953-1021.

American Association for the Surgery of Trauma. Trauma Prevention Coalition. Trauma Source. Disponível em: www.aast.org/trauma-preventioncoalition. Acesso em: 03/08/2016.

American College of Surgeons. Advanced Trauma Life Support for Doctors (ATLS). 10th ed. 2018.

Andreis DT, Singer M. Catecholamines for inflammatory shock: a Jekyll-and-Hyde conundrum. Int Care Med. 2016;42(9):1387-97.

Arnemann P, Seidel L, Ertmer C. Haemodynamic coherence: the relevance of fluid therapy. Best Practice & Research. Clin Anaest. 2016;30(4):419-27.

Bradburn S, Gill S, Doane M. Tutorial 317 - Entendendo e estabelecendo acessos intra-ósseos. Disponível em: https://docplayer.com.br/9031719-Geral-tutorial-317-entendendo-e-estabelecendo-acessos-intra-osseos.html. Acesso em: 19/10/2021.

Chang R, Holcomb JB. Optimal fluid therapy for traumatic hemorrhagic shock. Crit Care Clin. 2017;33(1):16-36.

Liu VX, Morehouse JW, Marelich GP, Soule J, Russell T, Skeath M *et al*. Multicenter implementation of a treatment bundle for patients with sepsis and intermediate lactate values. Am J Respir Crit Care Med. 2016;193:1264.

Roissant R, Bouillon B, Cerny V, Coats TJ, Duranteau J, Fernández-Mondéjar E *et al*. The European guideline on management of major bleeding and coagulopathy following trauma: fourth edition. Crit Care. 2016;12:20-100.

8

Sepse e Choque Séptico

Luana Fernandes Machado e Rômulo Augusto dos Santos

Considerações importantes

- Na admissão de um paciente com suspeita de infecção na sala de emergência, atentar para sinais de disfunção orgânica e pensar: pode ser sepse?
- Identificar disfunção orgânica e definir sepse por meio de uma variação do *Sequential Organ Failure Assessment Score* (escore SOFA) basal do paciente ≥ 2 pontos. Indivíduos com hipotensão reversível, nível alterado de consciência (Escala de Coma de Glasgow com 13 a 14 pontos) e hiperlactatemia devem ser considerados com sepse, independentemente de sua pontuação no escore SOFA
- Na primeira hora após a identificação de sepse, realizar: mensuração dos níveis de lactato, hemoculturas e culturas dos sítios de infecção, antibioticoterapia de amplo espectro, reposição volêmica, administração de vasopressor para manter pressão arterial média (PAM) > 65 mmHg
- Infundir fluidos (30 mℓ/kg) com cristaloides em *bolus* em pacientes com sinais de hipoperfusão sem evidências de edema pulmonar
- Iniciar norepinefrina antes e durante a infusão de fluidos para manter PAM > 65 mmHg, por acesso venoso periférico até que seja providenciado acesso venoso central
- Repetir exame para verificação dos níveis de lactato sérico entre 2 e 4 horas após início da conduta adotada para sepse em pacientes com lactato inicial alterado e reavaliar a perfusão repetidamente antes e após cada *bolus*. Se houver persistência de hipoperfusão em paciente não fluidorresponsivo, com PAM > 65 mmHg, iniciar dobutamina
- Realizar antibioticoterapia empírica intravenosa de amplo espectro com um ou mais antibióticos, com a maior dose possível, respeitando a farmacocinética e a farmacodinâmica dos medicamentos
- Internar em unidade de terapia intensiva (UTI) todos os pacientes com sepse e choque séptico idealmente dentro de 6 horas. Não utilizar o *quick*-SOFA (qSOFA) como única ferramenta de triagem para sepse e choque séptico.

Quais as definições atualizadas de sepse e choque séptico?

- A sepse caracteriza-se por uma síndrome com disfunção de órgãos que ameaça à vida e é causada por uma resposta imune desregulada do hospedeiro a uma infecção (Figura 8.1)
- O choque séptico é um subgrupo da sepse, em que há prejuízo no sistema circulatório subjacente com anormalidades celulares e metabólicas graves o suficiente para aumentar substancialmente a mortalidade
- A sepse é uma das principais causas de mortalidade e internação em UTI e, portanto, uma das maiores preocupações de saúde pública no mundo. Países em desenvolvimento, como o Brasil, apresentam piores desfechos do que os países desenvolvidos. Uma coorte de prevalência pontual de sepse com avaliação de desfechos conduzida pelo Instituto Latino Americano de Sepse (ILAS) em 2014 em 227 UTIs brasileiras demonstrou uma prevalência de sepse de 29% e taxas de mortalidade de 41,4% para sepse e 58,6% para choque séptico
- Estudos demonstram que iniciativas de melhoria de qualidade, com a implementação de protocolos de triagem e tratamento, estão associadas à redução de mortalidade e custos
- Pacientes que sobrevivem à sepse costumam ter deficiências físicas, psicológicas e cognitivas a longo prazo, com implicações sociais e de saúde significativas
- A identificação e o tratamento precoces parecem reduzir tais sequelas.

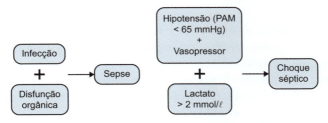

FIGURA 8.1 Definição de sepse e choque séptico. PAM: pressão arterial média.

Lembrete de conduta

▶ Na admissão de um paciente com suspeita de infecção, atentar para sinais de disfunção orgânica
▶ Diante de qualquer paciente na sala de emergência, pense: pode ser sepse?

Como identificar sepse e choque séptico na sala de emergência?

- Não há ferramenta perfeita que responda a essa questão
- O padrão-ouro para o diagnóstico de infecção é o isolamento do agente microbiológico, que costuma demorar dias para ser concluído
- Já o início da terapêutica deve ser imediato, ou seja, antes da confirmação do diagnóstico por culturas
- A suspeita clínica associada a achados de exames complementares identificadores de infecção e disfunção orgânica permanecem como guia na prática diária na emergência
- Na suspeita clínica de infecção, deve-se avaliar se o paciente se enquadra em um dos três estratos a seguir:
  - Infecção sem disfunção orgânica
  - Sepse: infecção com disfunção orgânica que ameaça a vida e é causada por uma resposta imune desregulada do hospedeiro à uma infecção
  - Choque séptico: subgrupo da sepse com alterações hemodinâmicas, celulares e metabólicas associadas a maior mortalidade.

Investigação de sepse

- Deve-se coletar dados (uma breve história clínica) e realizar exames físico, laboratoriais e microbiológicos (incluindo hemoculturas) e exames de imagem simultaneamente enquanto o acesso está sendo estabelecido e as vias aéreas, estabilizadas
- A partir desses dados, identificam-se o foco da infecção e as disfunções orgânicas a fim de direcionar a antibioticoterapia empírica, definir a infusão de fluidos e quais exames adicionais serão necessários
- Na suspeita de sepse, é necessário obter rapidamente os seguintes resultados de exames (até 45 minutos após a apresentação do quadro), sem que atrase a administração de fluidos e antibióticos:
  - Hemograma completo
  - Coagulograma e fibrinogênio
  - Transaminases, bilirrubina total e frações
  - Creatinina e ureia
  - Dosagem de eletrólitos (sódio, potássio, magnésio e fósforo)
  - Gasometria arterial
  - Lactato sérico
  - Procalcitonina e proteína C reativa

- Hemoculturas periféricas (2 amostras)
- Exame de urina e culturas microbiológicas de fontes suspeitas
- Exames de imagem direcionados ao local suspeito de infecção (radiografia de tórax, ultrassonografia [USG] de abdome, tomografia computadorizada de tórax e/ou abdome)
- Em 2016, uma força-tarefa composta por médicos da Sociedade Americana de Medicina Intensiva (SCCM) e da Sociedade Europeia de Medicina Intensiva publicou novas definições de sepse denominadas Sepse 3
- Do ponto de vista prático, para definir sepse esse documento caracteriza disfunção orgânica como uma variação do escore SOFA basal do paciente ≥ 2 pontos. Esse escore é apresentado na Tabela 8.1
- Para um paciente sem informação sobre o seu valor basal de exame laboratorial ou clínico, seria considerado um SOFA basal de zero
- O paciente é considerado com choque séptico se apresentar os dois parâmetros a seguir:
  - Necessidade de vasopressor para manter a PAM > 65 mmHg
  - Concentração sérica de lactato > 18 mg/dℓ ou 2 mmol/dℓ na ausência de hipovolemia
- Em locais com alta mortalidade e superlotação, como as emergências públicas brasileiras, em que o reconhecimento tardio do quadro séptico é comum, há uma necessidade de se identificarem pacientes sépticos mais precocemente por meio do aumento da sensibilidade do diagnóstico
- Como nova definição, considera-se sepse qualquer disfunção de órgãos que cause risco à vida
- Outra definição de disfunção orgânica sugerida para uso na sala de emergência está descrita na Tabela 8.2
- Nos países em desenvolvimento, recomenda-se considerar disfunção orgânica hipotensão reversível, nível alterado de consciência (Escala de Coma de Glasgow com 13 a 14 pontos) e hiperlactatemia, embora nenhum deles de forma isolada cause uma variação de 2 pontos no escore SOFA
- A disfunção orgânica induzida pela sepse pode estar oculta; portanto, essa síndrome deve ser investigada em qualquer paciente que apresente infecção. Por outro lado, a infecção não reconhecida pode ser a causa de disfunção orgânica de início recente
- Qualquer disfunção orgânica inexplicável deve, portanto, aumentar a possibilidade de infecção subjacente
- Na Figura 8.2, estão esquematizadas as principais disfunções orgânicas que devem ser pesquisadas em pacientes com suspeita de sepse e, na Figura 8.3, são sintetizados os conceitos de sepse e de choque séptico.

TABELA 8.1

Sequential Organ Failure Assessment (escore SOFA).

Sistema	Escore SOFA				
	0	1	2	3	4
Neurológico (Escala de Coma de Glasgow)	15	13 a 14	10 a 12	6 a 9	< 6
Respiratório (pO_2/FiO_2)	≥ 400	< 400	< 300	< 200 com suporte ventilatório	< 100 com suporte ventilatório
Hemodinâmico (PAM, vasopressores)	PAM ≥ 70 mmHg	PAM < 70 mmHg	Dopamina < 5 µg/kg/min ou dobutamina	Dopamina 5,1 a 15 ou epinefrina ≤ 0,1 ou norepinefrina ≤ 0,1 µg/kg/min	Dopamina > 15 ou epinefrina > 0,1 ou norepinefrina > 0,1 µg/kg/min
Hepático (bilirrubina total [mg/dℓ])	< 1,2	1,2 a 1,9	2 a 5,9	6 a 11,9	> 12
Renal (creatinina [mg/dℓ]; diurese [mℓ/dia])	< 1,2	1,2 a 1,9	2 a 3,4	3,5 a 4,9; < 500 mℓ	> 5; < 200 mℓ
Coagulação (plaquetas [células × 1.000])	> 150	100 a 150	51 a 100	21 a 50	≤ 20

PAM: pressão arterial média; pO_2: pressão parcial de oxigênio no sangue arterial; FiO_2: fração inspirada de oxigênio.

TABELA 8.2
Sugestão de triagem de sepse (ILAS).

Há algum desses sinais de disfunção orgânica, no momento da suspeita de sepse, que não aquele relacionado com o local de infecção e que não seja secundário a uma doença crônica? (Atenção: disfunção respiratória pode ser considerada mesmo em casos de infecção respiratória)
- PAS < 90 mmHg ou PAM < 65 mmHg ou queda de PAM > 40 mmHg
- Creatinina > 2 mg/dℓ ou diurese < 0,5 mℓ/kg/h nas últimas 2 h
- Bilirrubina > 2 mg/dℓ
- Contagem de plaquetas < 100.000 mm³
- Coagulopatia (INR > 1,5 ou TTPA > 60 s)
- Lactato > 2 mmol/dℓ (ou acima do valor de referência local)
- pO_2/FiO_2 < 300 ou aumentada necessidade de oxigênio para manter $SatO_2$ > 90%
- Rebaixamento do nível de consciência.

ILAS: Instituto Latino Americano de Sepse; FiO_2: fração inspirada de oxigênio; INR: índice internacional normalizado; PAM: pressão arterial média; pO_2: pressão parcial de oxigênio no sangue arterial; PAS: pressão arterial sistólica; $SatO_2$: saturação de oxigênio; TTPA: tempo de tromboplastina parcial ativada.

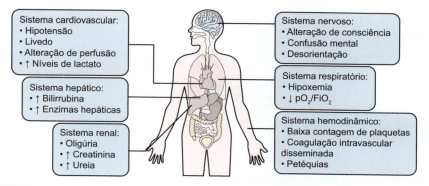

FIGURA 8.2 Principais disfunções orgânicas da sepse. ↑ aumento; ↓ redução; pO_2: pressão parcial de oxigênio no sangue arterial; FiO_2: fração inspirada de oxigênio.

Lembrete de conduta

- Na suspeita clínica de infecção, deve-se avaliar o paciente em três estratos: infecção, sepse e choque séptico
- Do ponto de vista prático, para identificar disfunção orgânica e definir sepse, pode-se utilizar uma variação do escore SOFA basal do paciente ≥ 2 pontos
- Atente-se para que pacientes com infecção e disfunção orgânica documentada que ameaça a vida, incluindo hipotensão reversível, nível alterado de consciência (Escala de Coma de Glasgow com 13 a 14 pontos) e hiperlactatemia, sejam considerados com diagnóstico de sepse, independentemente de sua pontuação no escore SOFA.

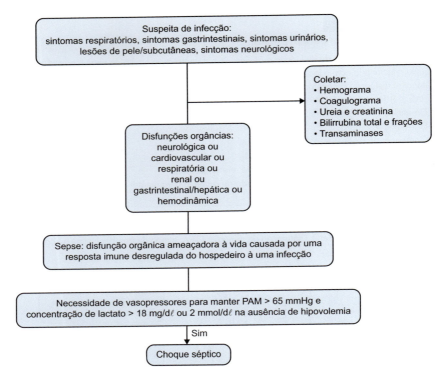

FIGURA 8.3 Identificação de sepse e choque séptico na sala de emergência. PAM: pressão arterial média.

◤Como utilizar o escore qSOFA na sala de emergência?

- O qSOFA é um escore que utiliza três variáveis avaliadas à beiro do leito (Tabela 8.3) para prever morte e permanência prolongada na UTI em pacientes com sepse conhecida ou suspeita. Quando quaisquer duas dessas variáveis estão presentes, o paciente é considerado positivo para qSOFA
- Apesar de o qSOFA ser um preditor de desfecho ruim em pacientes com infecção conhecida ou suspeita, nenhuma análise foi realizada para apoiar seu uso como ferramenta de triagem
- Embora a presença de qSOFA positivo deva alertar o médico sobre a gravidade do paciente com sepse, ele não deve ser utilizado como única ferramenta de triagem.

TABELA 8.3

Escore qSOFA.

- Taquipneia (frequência respiratória ≥ 22 irpm)
- Alteração do nível de consciência (qualquer mudança na Escala de Coma de Glasgow)
- Hipotensão sistólica (PAS < 100 mmHg)

PAS: pressão arterial sistólica; qSOFA: *quick*-SOFA.

Lembrete de conduta

▶ Pelas recentes diretrizes, o escore qSOFA não deverá mais ser utilizado isoladamente para diagnóstico de sepse.

◣Como manejar sepse e choque séptico na sala de emergência?

- A identificação e o tratamento precoces da sepse e do choque séptico modificam de maneira considerável o desfecho clínico, melhorando a morbimortalidade
- Proteger vias aéreas, corrigir hipoxemia e estabelecer acesso venoso para administração rápida de fluidos e antibióticos são prioridades no manejo desses casos
- O acesso venoso periférico pode ser suficiente para infusão de fluidos, administração de antibióticos e início do vasopressor na primeira hora. Para a maioria dos pacientes, será necessário providenciar acesso venoso central durante o tratamento, pois ele propicia a administração mais segura de vasopressor a longo prazo e pode ser usado para monitorar a resposta terapêutica por meio da pressão venosa central (PVC) e a saturação venosa central de oxigênio (SVcO$_2$). Contudo, a inserção de um cateter central não deve atrasar a administração de fluidos, antibióticos e o início do vasopressor
- São medidas recomendadas na primeira hora após a identificação da sepse:
  - Mensuração dos níveis de lactato
  - Obtenção de hemoculturas e culturas dos sítios de infecção
  - Administração de antibióticos de amplo espectro
  - Reposição volêmica com 30 mℓ/kg de cristaloide, se houver sinais de hipoperfusão
  - Administração de vasopressor durante e após administração de fluidos para manter PAM > 65 mmHg.

Lactato sérico

- Hiperlactatemia normalmente reflete uma oferta de oxigênio inadequada para os tecidos e tem relação direta com o risco de morte
- O clareamento de lactato está relacionado com redução de mortalidade
- Recomenda-se realizar exame dos níveis de lactato sérico para avaliação de estado perfusional e checar seu resultado na primeira hora. Deve-se repeti-lo entre 2 e 4 horas depois, naqueles pacientes com valores iniciais alterados
- A hiperlactatemia na sepse pode não estar associada à hipoperfusão tecidual
- Os principais diferenciais de hipoperfusão na hiperlactatemia da sepse são:
  - Aceleração da glicólise
  - Estimulação por catecolaminas
  - Alteração da piruvato desidrogenase por disfunção mitocondrial
  - Redução do clareamento hepático
- Nos quadros de hiperlactatemia, devem-se identificar outros sinais de hipoperfusão, a fim de diferenciar condições que não reflitam o desequilíbrio entre a oferta e o consumo de oxigênio
- Sinais de hipoperfusão que devem ser investigados:
  - Oligúria: diurese < 0,5 mℓ/kg/h
  - Alteração de consciência
  - Adinamia
  - Acidose metabólica
  - Livedo – escore de Mottling alterado: esse estadiamento é feito verificando-se a extensão do livedo em membros inferiores, conforme representando na Figura 8.4
  - Tempo de enchimento capilar alentecido (> 4 s)
  - SVcO$_2$ < 70%: reflete o balanço entre a oferta e o consumo de oxigênio. Sua redução representa aumento da taxa de extração de oxigênio decorrente da diminuição de sua oferta (hipoperfusão tecidual) ou aumento do consumo de oxigênio (pacientes com febre, dor e convulsão). Embora alguns estudos sugiram que seu valor é limitado na sepse, os níveis baixos associados a outros sinais de hipoperfusão auxiliam na condução durante ressuscitação volêmica
  - Diferença venosa-arterial (*gap*) de CO$_2$ > 6 mmHg: diferença entre a pressão parcial de dióxido de carbono arterial (pCO$_2$) e a pressão parcial de dióxido de carbono venoso central (pvCO$_2$) coletada em acesso venoso central que tem correlação direta com fluxo e é, portanto, um marcador indireto de débito cardíaco.

Capítulo 8 • Sepse e Choque Séptico 113

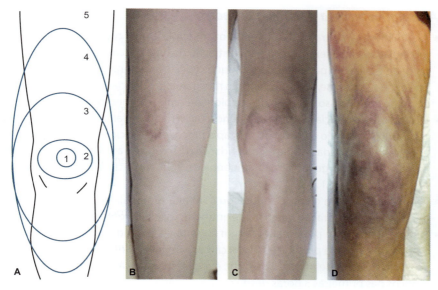

FIGURA 8.4 A a D. Escore de Mottling.

> **Lembrete de conduta**
>
> ▸ Coletar e checar valores de lactato sérico na primeira hora para avaliar perfusão
> ▸ Repetir exame dos níveis de lactato entre 2 e 4 horas depois para pacientes com lactato inicial alterado.

Hemoculturas e culturas dos sítios de infecção

- Devem ser coletadas culturas microbiológicas adequadas do sítio de infecção e hemoculturas antes de iniciar a antibioticoterapia em pacientes com suspeita de sepse ou choque séptico, se isso não resultar em atraso substancial na infusão dos antibióticos. As culturas microbiológicas incluem organismos aeróbicos e anaeróbicos de pelo menos dois locais diferentes
- A hemocultura deve ser realizada preferencialmente em local de punção venosa periférica. A amostra de hemocultura de um cateter intravascular central deve ser evitada sempre que possível, uma vez que a conexão pode estar colonizada pela flora da pele, o que aumenta a probabilidade de um resultado falso-positivo
- Se uma hemocultura for coletada por uma linha intravenosa, uma segunda amostragem deve ser coletada de um acesso venoso periférico.

Antibioticoterapia de amplo espectro

- A administração intravenosa de antibioticoterapia é uma medida importante, e a correlação entre tempo para administração de antibióticos e redução na mortalidade é clara em pacientes com choque séptico. Entretanto, estudos avaliando pacientes com sepse, sem choque, não mostraram evidências consistentes de associação entre atraso no início de antibioticoterapia e aumento de mortalidade
- Devido à emergência da multirresistência bacteriana e à falta de evidências claras sobre o benefício da antibioticoterapia precoce nos pacientes com sepse sem choque, houve mudanças na recomendação do tempo de administração de antibióticos no último *guideline* da Campanha de Sobrevivência à Sepse, publicado em outubro de 2021
- Para pacientes com choque séptico ou com alta probabilidade de sepse, recomenda-se administração imediata de antibióticos, idealmente na primeira hora
- Para pacientes com possível sepse sem choque, recomenda-se avaliação rápida da possibilidade de presença de infecção versus causas infecciosas para o quadro. Se a suspeita de infecção persistir, é recomendada a administração de antibióticos nas primeiras 3 horas desde o reconhecimento da sepse
- Para definir o antibiótico, deve-se considerar:
  - História do paciente (uso prévio de antibiótico, culturas anteriores)
  - Comorbidades (diabetes melito, doença pulmonar obstrutiva crônica [DPOC], imunossupressão e outras)
  - Contexto (adquirido na comunidade ou em hospital)
  - Local suspeito de infecção
  - Presença de dispositivos invasivos
  - Gram ou resultado de identificação rápida de agentes, se disponível
  - Prevalência local e padrões de resistência
- A escolha antibiótica deve ser adaptada para cada indivíduo. A cobertura deve ser direcionada contra bactérias gram-positivas e gram-negativas e, se indicado, contra fungos (p. ex., *Candida*) e vírus (p. ex., influenza)
- Pacientes com sepse ou choque séptico e alto risco de organismos multirresistentes (MDR) devem receber terapia combinada com, pelo menos, dois antibióticos, para haver cobertura de gram-negativos. Para aqueles com sepse ou choque séptico e baixo risco para organismos MDR, é recomendado apenas um antibiótico para gram-negativos, para haver tratamento empírico
- A terapia empírica para pacientes com sepse deve ser direcionada aos microrganismos mais comuns, como:
  - *Escherichia coli*
  - *Staphylococcus aureus*

- *Klebsiella pneumoniae*
- *Streptococcus pneumoniae*
- O médico deve estar ciente de outros patógenos potenciais e ajustar a antibioticoterapia se houver fatores de risco para:
  - *S. aureus* resistente à oxacilina: infecção relacionada com assistência à saúde, uso de antibiótico nos últimos 30 dias ou pacientes institucionalizados
  - *Pseudomonas aeruginosa*: pneumopatas (bronquiectasias), corticoterapia sistêmica crônica (prednisona > 10 mg/dia ou equivalentes), desnutrição, uso prévio de antibiótico de amplo espectro > 7 dias
- A administração de terapia antifúngica empírica de rotina não é indicada e somente deve ser considerada quando os seguintes fatores de risco estiverem presentes:
  - Neutropenia persistente
  - Nutrição parenteral
  - Antibioticoterapia prolongada ou hospitalização recente
  - Quimioterapia ou pacientes transplantados
  - Injúria renal ou insuficiência hepática crônica
  - Diabetes melito descompensado
  - Grande cirurgia abdominal
  - Dispositivos vasculares
  - Colonização de mais de um sítio por *Candida* spp.

Antibioticoterapia otimizada

- Antibioticoterapia apropriada: considera a suscetibilidade do agente e tem início precoce
- Antibioticoterapia adequada: considera penetração no local da infecção
- Antibioticoterapia otimizada; considera as características farmacocinéticas e farmacodinâmicas dos medicamentos, como:
  - Concentração-dependência (concentração máxima que eles conseguem atingir): aminoglicosídeos devem ser administrados 1 vez ao dia em dose elevada
  - Tempo-dependência (tempo que permanecem acima da concentração inibitória mínima): betalactâmicos devem ser administrados em infusão estendida
- A expansão volêmica, o aumento do volume de distribuição e a obesidade promovem menor concentração de fármacos nos tecidos, ocasionando desfecho clínico subótimo com aumento da resistência bacteriana
- Nos pacientes hiperdinâmicos, pode haver aumento do débito cardíaco com hiperfiltração renal, proporcionando baixa concentração sérica dos antibióticos com *clearance* renal

- Critérios para otimização antibiótica à beira do leito:
  - O agente mais provável precisa ser suscetível ao antibiótico: identificar critérios de risco para infecção por germes multirresistentes, como infecção relacionada com a assistência à saúde
  - O fármaco precisa penetrar corretamente no sítio de infecção
  - Nas primeiras 24 a 48 horas, devem-se utilizar as maiores doses possíveis
  - Lembrar que o volume de distribuição apresenta-se aumentado nos pacientes sépticos
  - Utilizar betalactâmicos em infusão estendida
  - O uso de aminoglicosídeos é preferível em dose alta concentrada, 1 vez ao dia
  - Após 48 horas, fazer os ajustes necessários de acordo com a função renal
- Não se deve utilizar antibiótico desnecessariamente – reavalie e suspenda se houver evidência de outro diagnóstico e exclusão de sepse
- Controle de foco infeccioso:
  - Deve ser feito ou excluído o mais rapidamente possível em pacientes com sepse e choque séptico, e qualquer intervenção para controle de foco deve ser implementada assim que for clínica e logisticamente possível
  - Recomenda-se a remoção imediata de dispositivos para acesso intravascular que sejam uma possível fonte de sepse ou choque séptico após outro acesso vascular ter sido estabelecido.

Lembrete de conduta

- ▶ O uso indiscriminado e inapropriado de antibióticos pode aumentar a resistência bacteriana
- ▶ Antibióticos podem causar lesão tecidual e efeitos colaterais, alterar o microbioma e propiciar o crescimento de fungos e *Clostridium difficile*, patógeno comum na colite pseudomembranosa
- ▶ Muitos casos não são infecciosos, mas mimetizam infecção e são tratados como tal nos serviços de emergência
- ▶ Na incerteza, iniciar conduta para sepse na primeira hora e suspender quando excluir tal diagnóstico.

Reposição volêmica

- Na sepse, a hipovolemia acontece por vários mecanismos que incluem febre, baixa ingestão hídrica e hipovolemia relativa decorrente de vasodilatação sistêmica
- IInfusão rápida de fluidos é indicada como terapia inicial para sepse e choque séptico em pacientes com sinais de hipoperfusão (principalmente hipotensão

ou níveis de lactato acima do valor de referência), a menos que haja evidências convincentes de edema pulmonar. Sugere-se que pelo menos 30 mℓ/kg de cristaloide intravenoso sejam administrados nas primeiras 3 horas de ressuscitação
- A maioria dos pacientes precisa de volume e é fluidorresponsivo (apresenta aumento do débito cardíaco em resposta à infusão de volume). A fluidorresponsividade pode ser avaliada por variados métodos, que dependem de o paciente estar em ventilação espontânea (Figura 8.5) ou não
- Se houver disponibilidade técnica, recomenda-se avaliar fluidorresponsividade via acompanhamento de débito cardíaco por ecocardiografia, monitoramento invasivo ou minimamente invasivo, elevação passiva de membros inferiores ou variação de pressão de pulso. Por serem métodos mais complexos, geralmente relacionados com terapia intensiva, neste capítulo não serão abordadas a fundo as análises multivariadas que possam predizer resposta a volume em ambiente de UTI

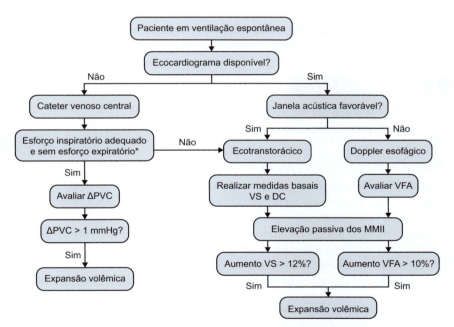

FIGURA 8.5 Fluidorresponsividade em pacientes durante ventilação espontânea. *A ΔPVC deve ser avaliada em ciclo respiratório com inspiração adequada e sem esforço expiratório; em pacientes com esforço expiratório importante, esse método perde a acurácia, não sendo recomendado. DC: débito cardíaco; MMII: membros inferiores; ΔPVC: variação de pressão venosa central; VFA: velocidade de fluxo aórtico; VS: volume sistólico. (Adaptada de Ramos FJ, Azevedo LC, 2009.)

118 Parte 1 • Suporte Avançado de Vida e Manejo Inicial do Paciente Crítico

- A infusão de fluidos deve ser realizada em *bolus* (p. ex., 500 mℓ) rapidamente. A resposta clínica e hemodinâmica, com avaliação da perfusão e a presença ou ausência de edema pulmonar devem ser avaliadas antes e após cada infusão
- Limite de segurança: edema pulmonar, ou variação de PVC > 5 mmHg
- A escolha de fluido deve seguir os seguintes critérios:
  - A infusão de fluidos inicial deve ser realizada com cristaloides
  - Se disponível, recomendam-se utilizar preferencialmente soluções salinas balanceadas na emergência, embora os dados para apoiar essa prática sejam controversos
  - Se optar por solução salina a 0,9%, deve-se atentar para possibilidade de hipercloremia e dosar, quando possível, os níveis séricos de cloro
  - Não se recomenda expansão volêmica com coloides
  - Pode-se administrar albumina quando grandes volumes de cristaloide foram administrados, embora os dados para apoiar essa prática sejam fracos
- Evidências de ensaios clínicos randomizados e metanálises não diferenciaram o uso de soluções de albumina e de soluções cristaloides no tratamento de sepse ou choque séptico, mas identificaram danos potenciais com coloides.

> ### Lembrete de conduta
>
> ▶ A infusão de fluidos deve ser realizada com cristaloides em *bolus*
> ▶ O cuidado protocolizado deve acompanhar o cuidado individualizado.

Vasopressores e inotrópicos

- Recomenda-se iniciar vasopressores durante ou após reposição volêmica para manter PAM > 65 mmHg na primeira hora. Não se deve esperar a finalização da reposição volêmica para iniciar vasopressor
- Quanto maior o tempo de hipotensão, maior o risco de o paciente apresentar disfunção orgânica e maior a mortalidade. Se a hipotensão for responsiva a volume, orienta-se redução progressiva do vasopressor
- Norepinefrina é o fármaco de primeira escolha no tratamento do choque séptico (Tabela 8.4)
- Sugere-se utilizar agentes adicionais, incluindo vasopressina (para reduzir a dose de norepinefrina, até 0,03 UI/min) ou epinefrina (para hipotensão refratária)
- Pacientes instáveis em uso de vasopressores devem ter preferencialmente acesso venoso central e arterial, especialmente quando a administração for prolongada, em alta dose, ou haja múltiplos vasopressores administrados através do mesmo cateter, porém, a espera pela colocação não deve atrasar a infusão dessas medicações

TABELA 8.4

Vasopressores utilizados no choque séptico.

Vasopressor	Dose baixa	Dose moderada	Dose alta
Norepinefrina	< 5 µg/min	5 a 15 µg/min	≥ 15 µg/min
Epinefrina	< 5 µg/min	5 a 15 µg/min	≥ 15 µg/min
Dopamina	< 5 µg/min	5 a 10 µg/min	> 10 µg/min
Fenilefrina	< 100 µg/min	100 a 200 µg/min	> 200 µg/min
Vasopressina	≤ 0,02 unidades/min	0,02 a 0,03 unidades/min	≥ 0,04 unidades/min

- Nos casos de hipotensão, é possível, seguro e correto iniciar o vasopressor em via periférica, promovendo a estabilização mais rápida e a administração mais precoce do antibiótico, possibilitando assim que a punção do acesso central seja realizada de uma forma mais tranquila e segura para o paciente
- Para a administração de vasopressor em acesso periférico, são necessários os seguintes cuidados:
  - Evitar tempo superior a 6 horas
  - Acesso puncionado em veias com mais de 4 mm de diâmetros, mensuradas preferencialmente por USG
  - Acessos devem ser com Abocath 20 ou 18
  - As medicações devem ser iniciadas apenas após teste de refluxo de sangue
  - Acessos superiores, exceto em mãos, punhos e fossa antecubital
  - Manguito da pressão não invasiva deve ser posicionado no membro contralateral
  - O acesso deve ter duração máxima de 72 horas e ser reavaliado pela enfermagem a cada 2 horas
  - A solução de norepinefrina deve ter baixa concentração, recomendando-se até 8 mg em 250 mℓ de solução glicosada
  - Cada acesso pode receber apenas um tipo de fármaco vasoativo
- Em caso de extravasamento, o médico deve ser imediatamente avisado, o dispositivo removido e o tratamento local deve ser realizado do seguinte modo:
  - Injeção de fentolamina (solução de 5 mg dessa substância com 5 mℓ de solução salina a 0,9%, injetada em alíquotas de 0,5 a 1 mℓ em 5 pontos diferentes ao redor da região do extravasamento)
  - Pomada de nitrato
- Após a administração de fluidos e início de vasopressor com manutenção de PAM > 65 mmHg, deve-se avaliar repetidamente a perfusão tecidual por meio de parâmetros clínicos e laboratoriais já descritos. Após 3 horas, devem ter sido administrados pelo menos 30 mℓ/kg em pacientes com hipoperfusão tecidual e fluidorresponsivos

- Alvos hemodinâmicos (Figura 8.6):
    - PAM ≥ 65 mmHg
    - Débito urinário ≥ 0,5 ml/kg/h
    - Lactato < 18 mg/dl ou 2 mmol/dl ou queda de 10% a cada 2 horas
    - $SvcO_2$ ≥ 70%
    - *Gap* de CO_2 < 6 mmHg
- Pacientes com hipoperfusão persistente, apesar da ressuscitação inicial com fluidos e vasopressor, devem ser reavaliados quanto à responsividade a fluidos. Preditores estáticos ou dinâmicos de responsividade a fluidos devem ser empregados para determinar o gerenciamento de fluidos adicional
- Para portadores de choque séptico refratário, não fluidorresponsivos, recomenda-se a adição de um agente inotrópico, a escolha é a dobutamina.

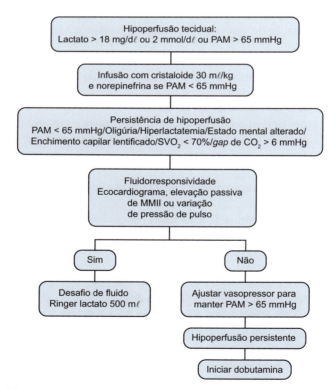

FIGURA 8.6 Manejo hemodinâmico do choque séptico. *Gap* de CO_2: diferença venosa-arterial; MMII: membros inferiores; PAM: pressão arterial média; SVO_2: saturação venosa central de oxigênio.

Capítulo 8 • Sepse e Choque Séptico

> ### Lembrete de conduta
>
> ▶ Devem-se iniciar vasopressores para manter PAM > 65 mmHg na primeira hora, não devendo esperar a reposição volêmica para iniciar norepinefrina
> ▶ Se houver hipotensão grave, utilizar agentes adicionais: vasopressina ou epinefrina
> ▶ Nos casos de hipotensão, é possível, seguro e correto iniciar o vasopressor em via periférica
> ▶ Pacientes instáveis em uso de vasopressores devem ter preferencialmente acesso venoso central e arterial.

Norepinerina

- Indicação: agente simpatomimético com ação em receptores α e β-adrenérgicos
- Mecanismo de ação: potente agonista do receptor α-adrenérgico que promove a vasoconstrição periférica e menor efeito em receptores β
- Efeito colateral: menores efeito inotrópico e aumento da frequência cardíaca
- Apresentação: ampola com 4 mg (4 mℓ)
- Cálculo da velocidade de infusão (mℓ/h) pela fórmula: peso × dose (μg/kg/min) × 1,25
- Dose recomendada: 0,01 a 2 μg/kg/min ou 1 a 20 μg/min – diluição de 3 ampolas em solução salina a 0,9% com 238 mℓ em bomba de infusão.

Vasopressina

- Indicação: choque séptico refratário a doses elevadas de norepinefrina
- Mecanismo de ação: promove vasoconstrição intensa
- Apresentação: ampola com 20 unidades (1 mℓ)
- Velocidade de infusão: 6 a 24 mℓ/h
- Dose recomendada: 0,01 a 0,04 unidades/minuto – diluição de 1 ampola em solução salina a 0,9% com 200 mℓ em bomba de infusão (0,1 unidades/mℓ).

Dobutamina

- Indicação e mecanismo de ação: catecolamina sintética com atividade primária β-1-adrenérgica, com propriedades inotrópicas positivas e mínima vasodilatação periférica (efeito sobre receptor α é reduzido). Efeito dose-dependente
- Apresentação: ampola com 250 mg (20 mℓ)
- Cálculo da velocidade de infusão (mℓ/h) pela fórmula: peso × dose (μg/kg/min)/16,6
- Dose recomendada: 2 a 20 μg/kg/min – diluição de 1 ampola em 230 mℓ de solução salina a 0,9% (1 mg/mℓ).

> **Lembrete de conduta**
>
> ▶ Após a administração de fluidos e início de vasopressor com manutenção de PAM > 65 mmHg, avaliar repetidamente a perfusão
> ▶ O exame físico fornece importantes informações sobre a perfusão
> ▶ Níveis de lactato, $ScvO_2$ e *gap* de CO_2 são parâmetros globais de perfusão
> ▶ Avaliar fluidorresponsividade em pacientes com hipoperfusão persistente, apesar da ressuscitação inicial com fluidos e vasopressor
> ▶ Iniciar dobutamina em pacientes com hipoperfusão não fluidorresponsivos.

Quais terapias adjuvantes podem ser utilizadas na sepse?

Transfusão de concentrado de hemácias

- Recomendada apenas para pacientes com nível de hemoglobina ≤ 7 g/dℓ
- Pacientes com choque hemorrágico concomitante ou isquemia miocárdica ativa devem ser avaliados de maneira individualizada e podem ser submetidos a transfusão com níveis mais elevados, se houver evidência de hipoperfusão.

Glicocorticoides

- A utilização de glicocorticoides é recomendada para pacientes em choque séptico refratário, ou seja, naqueles em que não se consegue manter a pressão arterial alvo, a despeito da ressuscitação volêmica adequada e do uso de vasopressores
- Sugere-se que seja iniciado se houver necessidade de dose de norepinefrina ou epinefrina $\geq 0,25$ mcg/kg/min, 4 horas após o início
- O fármaco recomendado é a hidrocortisona, na dose de 200 mg/dia, administrada em 50 mg por via intravenosa a cada 6 horas ou em infusão contínua.

Ventilação mecânica protetora

- Em pacientes com insuficiência respiratória aguda hipoxêmica pela sepse, deve-se considerar início de oxigenoterapia com cânula nasal de alto fluxo, em detrimento à ventilação não invasiva, se disponível
- A intubação orotraqueal (IOT) não deve ser postergada em pacientes sépticos com insuficiência respiratória aguda e em evidências de hipoperfusão tecidual
- Aqueles que necessitarem de ventilação mecânica devem ser mantidos em estratégia de ventilação mecânica protetora:
  - Utilização de baixos volumes correntes (6 mℓ/kg de peso predito)
  - Limitação da pressão de platô < 30 cmH_2O
  - *Driving pressure* (pressão de platô – pressão positiva no final da expiração [PEEP]) < 15 cmH_2O
  - Menor FiO_2 suficiente para manter $SatO_2$ > 93%

- Em pacientes com diagnóstico de síndrome do desconforto respiratório agudo (SDRA) há menos de 48 horas, relação $pO_2/FiO_2 < 150$ e $FiO_2 > 60\%$, a utilização da posição prona é recomendada
- Manobras de recrutamento alveolar devem ser evitadas.

Bicarbonato de sódio

- Não é indicado o uso de rotina nos pacientes com acidose lática. O tratamento dessa acidose é o restabelecimento da adequada perfusão
- Se pH < 7,15, sem injúria renal aguda, a terapia pode ser avaliada como medida de salvamento
- Deve ser utilizado em pacientes com choque séptico, acidose metabólica grave (pH ≤ 7,2) e injúria renal aguda (pontuação KDIGO 2 ou 3)
- A dose pode ser empírica com reposição de 1 a 2 mEq/kg de bicarbonato de sódio a 8,4%, com objetivo de manter pH sérico > 7,15
- Esse tratamento é mais benéfico para pacientes com disfunção renal grave.

Controle glicêmico

- Os pacientes na fase aguda de sepse cursam frequentemente com hiperglicemia, secundária a resposta endócrino-metabólica ao traumatismo
- O controle adequado da glicemia é recomendado por meio da utilização de insulina regular em infusão intravenosa contínua
- Meta: glicemia entre 140 e 180 mg/dℓ, evitando-se episódios de hipoglicemia.

Lembrete de conduta

- ▶ Recomenda-se a transfusão de hemácias apenas para pacientes com hemoglobina ≤ 7 g/dℓ
- ▶ Para pacientes com choque séptico refratário, sugere-se a hidrocortisona por via intravenosa na dose de 50 mg a cada 6 horas
- ▶ Devem ser mantidas estratégias de ventilação mecânica protetora
- ▶ O controle adequado da glicemia é recomendado por meio da utilização de insulina regular em infusão contínua visando a uma meta entre 140 e 180 mg/dℓ.

Bibliografia

Angus DC, Barnato AE, Bell D, Bellomo R, Chong C-R, Coats TJ *et al.* A systematic review and meta-analysis of early goal-directed therapy for septic shock: the ARISE, ProCESS and ProMISe Investigators. Intensive Care Med. 2015; 41(9):1549-60.

Howell MD, Davis AM. Management of sepsis and septic shock. JAMA. 2017;317(8):847-8.

Levy M, Evans L, Rhodes A. The surviving sepsis campaign bundle: 2018 update. Crit Care Med. 2018; 46(6):997-1000.

Loubani OM, Green RS. A systematic review of extravasation and local tissue injury from administration of vasopressors through peripheral intravenous catheters and central venous catheters. J Crit Care. 2015;30(3):653.9-17.

Machado FR, Cavalcanti AB, Bozza FA, Ferreira EM, Carrara FSA, Sousa JL *et al*. Latin American Sepsis Institute Network. The epidemiology of sepsis in Brazilian intensive care units (the Sepsis PREvalence Assessment Database, SPREAD): an observational study. Lancet Infect Dis. 2017;17(11):1180-9.

Ramos FJ, Azevedo LC. Avaliação da responsividade a volume em pacientes sob ventilação espontânea. Rev Bras Ter Intensiva. 2009;21(2):212-8.

Rhodes A, Evans L, Alhazzani W, Levy MM, Antonelli M, Ferrer R *et al*. Surviving sepsis campaign: international guidelines for management of sepsis and septic shock: 2016. Crit Care Med. 2017;43(3):304-77.

Rhodes A, Evans L, Alhazzani W, Levy MM, Antonelli M, Ferrer R et al. Surviving sepsis campaign: international guidelines for management of sepsis and septic shock: 2021. Int Care Med. 2021;47:1181-1247.

Singer M, Deutschman CS, Seymour CW, Shankar-Hari M, Annane D, Bauer M *et al*. The Third International Consensus Definitions for Sepsis and Septic Shock (Sepsis-3). JAMA. 2016;315(8):801-10.

Vincent JL, Moreno R, Takala J, Willatts S, Mendonça A, Bruining H *et al*. The SOFA (Sepsis-related Organ Failure Assessment) score to describe organ dysfunction/failure. On behalf of the Working Group on Sepsis-Related Problems of the European Society of Intensive Care Medicine. Intensive Care Med. 1996;22(7):707-10.

Seção E
Suporte Neurológico

9

Rebaixamento do Nível de Consciência e Coma

Rômulo Augusto dos Santos

Considerações importantes

- Três grupos podem causar alteração do nível de consciência: o das encefalopatias difusas e/ou multifocais, o das encefalopatias estruturais (supra e infratentoriais) e, por fim, o dos transtornos psiquiátricos
- Encefalopatias difusas de origens metabólica e tóxica constituem as principais causas de alteração do nível da consciência
- *Delirium* é definido como uma alteração aguda do estado mental, caracterizada por déficit de atenção, curso flutuante e pensamento desorganizado, podendo haver hipo ou hiperatividade motora e rebaixamento do nível da consciência
- Uma vez que o paciente esteja relativamente estável, parentes, amigos, cuidadores, terceiros ou médicos que o observaram antes ou durante a alteração do nível de consciência deverão ser interrogados. Ligações telefônicas poderão fornecer informações relevantes
- Um exame físico geral sistemático e detalhado poderá ser muito útil na identificação da causa desse evento, e se faz particularmente importante, pois o paciente geralmente não será capaz de fornecer informações precisas a respeito do quadro
- O exame neurológico terá como objetivos contribuir para a identificação da causa da alteração de consciência e de um parâmetro para acompanhamento evolutivo, e para a determinação prognóstica
- Terapia empírica por meio de suplementação de oxigênio e administração intravenosa de tiamina (100 mg) e glicose a 50% (25 g) deverão ser empregadas a fim de suprir eventuais necessidades metabólicas do sistema nervoso central (SNC)

> - Febre e sinais de irritação meníngea indicam necessidade de punção lombar. O exame de fundo de olho e a tomografia computadorizada (TC) de crânio deverão sempre ser realizados nos pacientes com alteração do nível de consciência antes do procedimento. No entanto, a administração de antibióticos não deverá ser postergada.

Quais patologias podem ser causadas com rebaixamento de nível de consciência?

- As estruturas que mantêm o indivíduo em alerta localizam-se na formação reticular e entre a região ponto-mesencefálica e o diencéfalo. Esse sistema é denominado formação reticular ativadora ascendente e, quando lesionado, compromete o nível de consciência (alerta)
- Encefalopatias difusas de origens metabólica e tóxica constituem as principais causas de alteração do nível da consciência (Tabela 9.1), seguidas por lesões supratentoriais e infratentoriais
- *Delirium* é definido como uma alteração aguda do estado mental, caracterizada por déficit de atenção, curso flutuante e pensamento desorganizado, podendo haver hipo ou hiperatividade motora e alteração do nível da consciência. Devido à sua notável importância, os principais fatores de risco e precipitantes de *delirium* são apresentados na Tabela 9.2.

TABELA 9.1

Principais causas de alteração do nível de consciência em seus respectivos grupos.

- Vasculares (acidente vascular encefálico isquêmico, hemorragias subaracnóidea [HSA] e intraparenquimatosa)
- Metabólicas (encefalopatia hepática, encefalopatia urêmica, pancreatite aguda, hipoxemia, hipercapnia, deficiência de vitaminas B_{12} e tiamina, hipo/hipertermia, porfiria)
- Infecciosas (infecção do sistema urinário, pneumonia, sepse, meningite, encefalite)
- Iatrogênicas (uso de restrição, cateterização urinária, dor não tratada, privação de sono, múltiplos procedimentos)
- Tóxicas (síndrome de abstinência, uso de drogas ilícitas, intoxicações exógenas)
- Neoplásicas (tumores cerebrais, encefalite límbica, meningite carcinomatosa)
- Traumáticas (concussões, hematoma subdural)
- Estruturais (hidrocefalia)
- Autoimunes (vasculites, encefalite límbica autoimune, lúpus eritematoso sistêmico)
- Degenerativas (principalmente demência de corpos de Lewy e doenças priônicas)
- Hidreletrolíticas (hipernatremia, hiponatremia, hipercalcemia, hipomagnesemia e hipofosfatemia)
- Transtornos psiquiátricos
- Endócrinas (hipo/hipertireoidismo, hipo/hipercortisolismo, hipo/hiperglicemia)

TABELA 9.2

Fatores de risco e precipitantes iatrogênicos para *delirium*.

Fatores de risco	Precipitantes
Idade > 70 anos	Uso de restrição
Demência ou declínio cognitivo leve	Cateter urinário
Comprometimento visual	Múltiplos procedimentos
Comprometimento auditivo	Privação de sono
Limitação funcional	Dor não tratada
Uso abusivo de álcool	Fármacos (anticolinérgicos, benzodiazepínicos, opioides, anti-histamínicos, antiepilépticos, relaxantes musculares, agonista dopaminérgico, inibidores da MAO, levodopa, esteroides, betabloqueadores, digitálicos, lítio)
Desnutrição	Cirurgia (torácica, vascular, prótese de quadril)
Desidratação	–

MAO: monoamina oxidase.

O que buscar na anamnese e no exame físico geral de um paciente com alteração de nível de consciência?

- Bolsos e carteiras devem ser examinados à procura de lista de medicações, avisos médicos ou outras informações
- Esforços devem ser realizados para esclarecer o contexto social prévio, a história médica e as circunstâncias nas quais o paciente fora encontrado
- Objetos utilizados para o uso de drogas ilícitas (agulhas) ou cartelas e frascos de medicações vazios sugerem intoxicação exógena e superdosagem
- Hipoglicemiantes orais ou evidência do uso de insulina indica hipoglicemia
- Antiarrítmicos como amiodarona e procainamida podem sugerir doença arterial coronariana ou arritmias como causa da alteração da consciência
- Varfarina, comumente administrada em pacientes com trombose venosa profunda, associa-se a hemorragias cerebrais maciças
- Sempre que possível, o paciente deve ser interrogado sobre os sintomas que precederam o quadro de alteração do nível de consciência. Dentre os mais comuns, incluem-se:
  - Cefaleia (hemorragia subaracnóidea [HSA])
  - Dor torácica (infarto agudo do miocárdio, dissecção aórtica)
  - Dispneia (hipoxia)
  - Dor e rigidez cervical (meningoencefalites)

- Vertigem (acidente vascular de tronco cerebral)
- Náuseas e vômito (intoxicações)
- Relatos de queda para somente um lado, disartria, afasia, alteração pupilar ou alteração do olhar conjugado podem ajudar a localizar lesões estruturais
- O tempo de curso do quadro, informado por pessoas próximas, é geralmente útil na diferenciação entre causas metabólicas e tóxicas (lento, progressivo) e causas vasculares (súbito)
- Familiares e amigos podem colaborar ao alertar para possíveis causas de caráter psiquiátrico – relatando história de antecedente psiquiátrico, eventos similares prévios e estresse social. Entretanto, deve-se ter cautela diante dessa situação. Pacientes psiquiátricos estão sujeitos a qualquer outra causa de alteração do nível da consciência
- Avaliação geral sistemática e detalhada pode ser muito útil na identificação da causa do rebaixamento do nível da consciência e é particularmente importante, pois o paciente geralmente não é capaz de fornecer informações precisas a respeito do evento ocorrido.

Pressão arterial
- Hipotensão (hipovolemia, sangramento maciço, tamponamento cardíaco, dissecção aórtica, intoxicação por álcool ou outras substâncias (especialmente barbitúricos), toxinas, encefalopatia de Wernicke, insuficiência suprarrenal e sepse)
- Hipertensão (encefalopatia hipertensiva, hipertensão intracraniana [HIC], HSA, intoxicação exógena). Pode estar presente e não se correlacionar com a causa de alteração da consciência.

Frequência cardíaca
- Bradicardia (HIC – reflexo de Kocher-Cushing; bloqueios de condução cardíaca, certas intoxicações e efeito de drogas ilícitas)
- Taquicardia (hipovolemia, hipertireoidismo, febre, anemia, intoxicações e uso abusivo de drogas ilícitas).

Respiração
- Hipoventilação (narcose carbônica, superdosagem por depressores do sistema nervoso)
- Hiperventilação (hipoxia, hipercapnia, acidose metabólica, sepse, embolia pulmonar, transtornos psiquiátricos).

Temperatura

- Hipertermia sempre deve sugerir infecção. Se presente no paciente comatoso, recomenda-se realizar punção lombar; entretanto, quando ausente, não exclui infecção, principalmente em idosos, imunocomprometidos e pacientes renais crônicos
- Hipotermia (metabólica, coma mixedematoso, encefalopatia de Wernicke, exposição ao frio, intoxicações exógenas).

Aparência geral

- Roupas rasgadas (agressão, acidente)
- Vômito (superdosagem, causas tóxicas e metabólicas)
- Incontinências urinária e fecal (crise epiléptica)
- Aparência cushingoide (se interrupção abrupta de medicação, insuficiência suprarrenal aguda)
- Caquexia (neoplasia, doença crônica)
- Ginecomastia, telangiectasias e rarefação de pelos axilares e pubianos (cirrose).

Cabeça e pescoço

- Sinais de traumatismo craniano
- Sinais de irritação meníngea (HSA, meningite, herniação tonsilar). Geralmente não está presente no paciente em coma, mas não é infrequente em paciente com alteração menos grave do nível da consciência.

Olho

- Edema de conjuntiva e pálpebra (insuficiência cardíaca, síndrome nefrótica)
- Esclera ictérica (doença hepática)
- Petéquias conjuntivais (embolia gordurosa)
- Fundoscopia:
  - Halo acinzentado em volta do disco óptico (intoxicação por chumbo)
  - Papiledema.

Ouvido

- Hemotímpano
- Otite média, mastoidite (meningite, abscesso cerebral).

Boca

- Hálito (intoxicação alcoólica, cetoacidose diabética [cetônico], encefalopatia hepática e urêmica)

- Higiene oral inadequada (abscessos, pneumonia, sepse)
- Lacerações na língua (crises epilépticas)
- Pigmentação gengival azulada (intoxicação por metal pesado).

Pele
- Marcas de agulhas (uso de drogas ilícitas)
- Palidez (anemia, hemorragia)
- Cianose generalizada (hipoxemia, intoxicação por dióxido de carbono)
- Icterícia (doença hepática)
- Petéquias (meningococcemia)
- Equimoses (traumatismo, distúrbio da coagulação – doença hepática).

> **Lembrete de conduta**
>
> Encefalopatias difusas de origens metabólica e tóxica constituem as principais causas de alteração do nível da consciência.

◥O que analisar no exame neurológico de pacientes com rebaixamento dos níveis de consciência?

O exame neurológico tem como objetivos contribuir para a identificação da causa da alteração de consciência e de um parâmetro para acompanhamento evolutivo, e para a determinação prognóstica. Ele deve compreender os seguintes passos: avaliação do nível da consciência, análise de pupilas e realização de fundoscopia, verificação de motricidade ocular e dos padrões motores e respiratórios.

Nível de consciência
- Consciência é o resultado da correlação entre nível de alerta e grau de percepção e interação do indivíduo com o meio em que está inserido
- No atendimento de emergência, é importante classificar a consciência em níveis pré-estabelecidos. Contudo, mais importante que classificar o paciente, é realizar um relato descritivo do estado mental pela observação do comportamento (Tabela 9.3)
- Inicialmente, deve-se estimular a expressão verbal. Caso não haja resposta, deve-se avaliar a resposta ao estímulo mecânico de intensidade crescente – positiva ou negativa –, e se, por fim, não houver reações, deve-se provocar algum estímulo doloroso. A resposta notada deve ser preferencialmente descrita.

> ### TABELA 9.3
> **Principais alterações do estado/nível de consciência.**
>
> - Obnubilação: leve a moderada diminuição do nível de alerta e da interação com o ambiente. Movimentos e pensamentos estão alentecidos aos estímulos. Os períodos de sono são mais longos, podendo haver momentos de atividade normal
> - Torpor: assemelha-se ao sono profundo. Só é possível despertar o paciente com estímulo vigoroso e contínuo. Quando desperto, é possível evidenciar alterações cognitivas
> - Coma: estado de arresponsividade apesar de estímulo doloroso vigoroso e contínuo. Pode haver mímica facial ou movimentos motores estereotipados. Paciente não localiza dor, porém pode haver discretos movimentos de defesa. Essas respostas motoras desaparecerão conforme evolução do coma.

Escala de Coma de Glasgow

Originalmente criada para avaliar traumatismo cranioencefálico (TCE), pode ser usada para verificar o nível de consciência em pacientes clínicos. A perda de 2 pontos nessa escala já é considerada alteração do nível de consciência (Tabela 9.4).

TABELA 9.4
Escala de Coma de Glasgow.

Variáveis		Escore
Abertura ocular	Espontânea	4
	Ao comando de voz	3
	Ao estímulo de dor	2
	Nenhuma	1
Resposta verbal	Orientada	5
	Confusa	4
	Palavras inapropriadas	3
	Palavras incompreensíveis	2
	Nenhuma	1
Resposta motora	Obedece a comandos	6
	Localiza a dor	5
	Movimento de retirada	4
	Flexão anormal	3
	Extensão anormal	2
	Nenhuma	1

Padrão de motricidade

- A atitude motora pode fornecer dados importantes sobre o quadro do paciente. Deve ser inspecionada ao repouso e após estímulos
- Tônus diminuído globalmente indica estado comatoso avançado
- Movimentação espontânea assimétrica, retirada de defesa ao estímulo doloroso em um só lado do corpo e sinal de Babinski unilateral sugerem lesão no trato corticopiramidal
- Hipertonia em padrão espástico pode indicar liberação piramidal decorrente de lesão estrutural prévia ao quadro atual
- Olhos e cabeça desviados para o lado oposto ao da hemiparesia sugerem lesões supratentoriais; se deslocados para o mesmo lado, demonstram acometimento do tronco cerebral
- As posturas de decorticação e descerebração são indicativas de lesão estrutural grave e mau prognóstico (43% e 10% se recuperam após apresentar tais posturas, respectivamente). Elas podem se apresentar de forma assimétrica ou incompleta (Tabela 9.5).

TABELA 9.5

Padrões motores no rebaixamento do nível de consciência.

- Decorticação: flexão dos membros superiores (adução do braço, flexão de antebraço, mãos e dedos) e extensão dos membros inferiores (rotação interna e flexão plantar)
  - Topografia: lesões extensas do telencéfalo e diencéfalo até região anterior do mesencéfalo
- Descerebração: extensão dos membros superiores e inferiores (adução dos braços e pronação das mãos)
  - Topografia: predominantemente diencefálicas e mesencefálicas. As lesões podem atingir as mesmas estruturas da decorticação, porém são mais graves.

Padrão respiratório

O controle ventilatório é majoritariamente regulado pelo bulbo/pela medula e influenciado por diversas estruturas cerebrais (ponte, hipotálamo e córtex pré-frontal). Os diversos padrões respiratórios ajudam na localização de possíveis lesões estruturais, afecções metabólicas ou sistêmicas (Tabela 9.6).

Pupilas

- A reatividade pupilar à luz e o seu tamanho são determinados pelas vias simpáticas e parassimpáticas do sistema nervoso autônomo. Quando ativada, a via simpática estimula a contração dos músculos dilatadores da pupila (midríase). Já a via parassimpática é responsável pela contração dos músculos constritores da pupila (miose)

Capítulo 9 • Rebaixamento do Nível de Consciência e Coma

TABELA 9.6

Padrões respiratórios no rebaixamento do nível de consciência.

- Apneia pós-hiperventilação: após 5 a 7 ciclos de respiração profunda haverá diminuição do nível normal de pCO_2, acarretando inibição do centro regulador e, consequente, apneia
  - Topografia: lesões telencefálicas de origem metabólica; bifrontais
- Cheyne-Stokes: hiperpneia em crescente até um máximo, seguida de redução até apneia. A fase de hiperpneia, em geral, é a mais longa. Doenças cardiopulmonares (IC, DPOC)
  - Topografia: lesões telencefálicas bifrontais de origem metabólica, e diencefálicas
- Hiperventilação neurogênica central: caracteriza-se como hiperventilação sustentada. Predominam as causas metabólicas como sepse grave, coma hepático, HSA, meningite; linfomas e gliomas cerebrais
  - Topografia: postula-se a ativação de quimiorreceptores do tronco cerebral como responsável pelo quadro
- Apnêustica: pausas inspiratórias e expiratórias regulares
  - Topografia: centro regulador da ponte (oclusão da artéria basilar). Herniação transtentorial avançada. Em casos raros, hipoglicemia, meningite e anoxia

DPOC: doença pulmonar obstrutiva crônica; HSA: hemorragia subaracnóidea; IC: insuficiência cardíaca; pCO_2: pressão parcial de dióxido de carbono.

- Quando as pupilas estão em repouso, há uma ação tônica contínua de ambas as vias autonômicas. Se há lesão de algum dos componentes – simpático ou parassimpático – ocorre uma sobreposição da ação da via menos afetada ou intacta, determinando, assim, midríase ou miose. Portanto, lesões neuronais simpáticas causam miose; e parassimpàticas, midríase
- Como as áreas relacionadas com o controle da consciência têm localização adjacente a essas vias, as pupilas podem fornecer dicas importantes quanto às possíveis causas de alteração da consciência ou do coma (Tabela 9.7)
- Alterações pupilares decorrentes de condições sistêmicas tóxico-metabólicas geralmente são caracterizadas por pupilas pequenas e reativas à luz
- Fármacos provocam alterações pupilares dependentes das vias nas quais agem: anticolinérgicos (p. ex., atropina, escopolamina) podem causar dilatação pupilar; opioides e benzodiazepínicos geralmente acarretam constrição das pupilas; já os barbitúricos podem determinar pupilas fixas.

Motricidade ocular

- A motricidade ocular depende da integridade das estruturas do cérebro, cerebelo e tronco cerebral (Figura 9.1). A ausência de alteração dessa função significa que há integridade das estruturas localizadas entre os núcleos vestibulares na junção bulbopontina até os núcleos oculomotores mesencefálicos

TABELA 9.7

Padrões pupilares no rebaixamento do nível de consciência.

- Pupila miótica ipsolateral à lesão geralmente associada à ptose e à anidrose
  - Topografia: lesões hipotalâmicas (principalmente posteriores e ventrolaterais)
- Pupilas pequenas e reativas à luz (pupilas diencefálicas)
  - Topografia: lesões talâmicas
- Pupilas médias ou pouco dilatadas (5 a 6 mm), fixas e com preservação do reflexo de acomodação. Pode ocorrer flutuação do tamanho pupilar (*hippus*) e há manutenção do reflexo cilioespinal
  - Topografia: lesões mesencefálicas tectais dorsais
- Pupilas médio-fixas (4 a 5 mm), geralmente pouco irregulares, relacionadas com herniação transtentorial
  - Topografia: lesões mesencefálicas nucleares
- Midríase paralítica, geralmente relacionada com herniação uncal
  - Topografia: lesões bilaterais do III par craniano
- Miose bilateral com preservação do reflexo pupilar à luz
  - Topografia: lesões no tegumento pontino.

- Frente à incapacidade de se avaliar a mobilidade ocular voluntária, como no coma, deve-se proceder à avaliação das vias reflexas localizadas no tronco. São três os aspectos a serem avaliados com relação à motricidade ocular extrínseca: a posição dos olhos ao repouso, movimentos espontâneos e movimentos oculares reflexos
- Movimentos oculares espontâneos podem fornecer informações quanto à integridade das vias oculomotoras e à topografia de possíveis lesões. Movimentos conjugados do olhar lateral, lentos e espontâneos podem significar integridade das vias oculomotoras e suas conexões. Esses movimentos são denominados *roving* ou "perambulando". O nistagmo no paciente comatoso pode indicar foco irritativo supratentorial ou epileptiforme. O *bobbing* ocular, movimento rápido do olhar conjugado para baixo sucedido pelo retorno lento à posição original, pode indicar lesões no cerebelo e no tronco cerebral
- A avaliação dos movimentos oculares reflexos pode ser feita pela manobra oculocefálica ou pelo teste calórico (vestíbulo-ocular). A manobra oculocefálica é realizada por rotação lateral ou vertical da cabeça, observando-se a movimentação ocular. Em situação normal, ocorre movimento do olhar conjugado para o lado oposto ao movimento da cabeça. Frente ao teste calórico com água morna, espera-se a reversão do fluxo da endolinfa e desvio do olhar conjugado de fase lenta para o lado oposto ao estimulado e um movimento rápido corretivo ou nistagmo em direção ao lado estimulado. O efeito com a água fria é o inverso

Capítulo 9 • Rebaixamento do Nível de Consciência e Coma

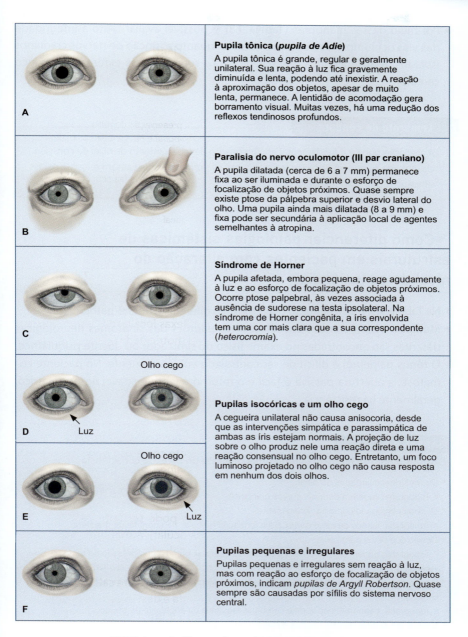

FIGURA 9.1 Análise pupilar e da motricidade ocular.

Parte 1 • Suporte Avançado de Vida e Manejo Inicial do Paciente Crítico

- Por meio dessas manobras (Tabela 9.8), é possível avaliar tanto a integridade das vias oculomotoras do tronco cerebral quanto a função de nervos cranianos isolados. A ausência dos reflexos bilaterais sugere lesões extensas do tronco cerebral.

> **Lembrete de conduta**
>
> A avaliação pupilar é fundamental em um quadro de rebaixamento de nível de consciência, em que se podem observar lesões neuronais simpáticas, que causam miose, e parassimpáticas, que acarretam midríase.

Como diferenciar patologias sistêmicas de estruturais em pacientes com alteração do nível de consciência?

- Na Tabela 9.9, é apresentado o diagnóstico diferencial dessas patologias
- Múltiplas inconsistências em relação aos padrões das síndromes neurológicas descritas são encontradas no exame físico do simulador ou doente psiquiátrico. O tônus palpebral é difícil de ser controlado voluntariamente. No paciente comatoso, a abertura passiva é fácil e o retorno é lento e suave; no psiquiátrico, geralmente há resistência.

TABELA 9.8

Padrões da motricidade ocular no rebaixamento do nível de consciência.

- Desvios desconjugados do olhar
  - Topografia: sugerem paralisia nervos cranianos
- Desvios conjugados do olhar lateralmente
  - Topografia: lesões desde o córtex até a formação reticular parapontina contralateral
- Desvio dos olhos para baixo
  - Topografia: podem significar lesões do tronco cerebral, como a compressão do tecto mesencefálico
- Desvio dos olhos para cima (sono, crise epiléptica, síncope, apneia da respiração de Cheyne-Stokes)
  - Topografia: hemorragia no vérmis cerebelar, isquemia ou encefalite de tronco
- *Skew* é um desvio em que um dos olhos está acima do outro (hipertrópico)
  - Topografia: geralmente corresponde a lesões do tronco cerebral ou do cerebelo.

TABELA 9.9

Diagnóstico diferencial de patologias sistêmicas e estruturais.

Diagnóstico diferencial	Patologias sistêmicas	Patologias estruturais
Modo de instalação	Insidioso	Súbito (se causa vascular)
Intensidade e evolução	Mais brandas e de caráter oscilatório (melhora e piora do quadro)	Mais intensas e de caráter progressivo
Pupilas	Pequenas, simétricas e reativas à luz. Com exceção nos quadros de intoxicação por fármacos ou drogas ilícitas e na encefalopatia anóxica	Anisocóricas. As alterações dependem do local da lesão
Motricidade ocular extrínseca	Movimentos do tipo "perambulando"; movimentos oculares reflexos	Desvios e assimetrias oculares; ausência de movimentos oculares reflexos
Padrão motor	Mioclonias	Assimetrias da postura motora, sinal de Babinski unilateral, assimetria de tônus, paresias unilaterais, desvio de rima, assimetria de reflexos
Padrão respiratório	Respiração profunda e frequente (hiperventilação neurogênica central)	Depende do local da lesão
Pupilas e fundo de olho	Papiledema nas encefalopatias hipertensivas	Papiledema nas síndromes de hipertensão intracraniana. Hemorragias vítreas e sub-hialóideas na hemorragia subaracnóidea

Como proceder em casos de suspeita de causa neurológica primária para o coma?

Em sua maioria, o rebaixamento do nível de consciência tem etiologia infectometabólica. Apesar disso, as causas neurológicas devem ser sempre lembradas, principalmente quando há algum tipo de sinal focal ao exame físico. As indicações de investigação neurológica para patologias intracranianas são:

- Quando não há dados claros referentes à evolução da alteração da consciência
- História e exame sugerem patologia intracraniana (déficits focais, convulsões, cefaleia, febre, irritação meníngea)
- Rebaixamento do nível de consciência em pessoas com lesão cerebral prévia, imunocomprometidos, pessoas com neoplasia e coagulopatia

- Ausência de causa clínica que justifique a alteração da consciência ou quando a causa foi corrigida e o exame neurológico permanece alterado.

  A investigação complementar deve conter:

- TC de crânio:
  - Em vigência das condições listadas anteriormente, deve sempre ser solicitada
  - Nos pacientes sem história de TCE que estejam na emergência, a alteração de nível de consciência é um dos quatro fatores que prediz com alta sensibilidade alterações tomográficas (os outros são: > 60 anos, déficit neurológico focal e cefaleia com vômito)
- Punção liquórica:
  - Deverá ser realizada mediante suspeita de infecção do SNC (exceto em abscessos cerebrais e processos parameníngeos) e diante de TC de crânio normal de pacientes com quadros sugestivos de HSA
  - Além disso, fornece informação a respeito da pressão intracraniana e pode ajudar no diagnóstico de condições inflamatórias e neoplásicas
- Eletroencefalograma:
  - Deve ser solicitado sempre que o diagnóstico permanecer incerto após realização do exame de imagem e da análise do liquor
  - Atividade motora repetitiva, nistagmo e desvio conjugado do olhar são sugestivos de crises convulsivas
  - A ausência de sinais motores não exclui a possibilidade de estado de mal não convulsivo.

> **Lembrete de conduta**
>
> Pacientes com déficits focais, crise convulsiva, sinais de HIC, imunossuprimidos ou com doença neurológica previamente conhecida devem ser avaliados com exames de imagem obrigatoriamente.

Como deve ser a abordagem terapêutica do paciente com rebaixamento do nível de consciência na sala de emergência?

Os exames complementares utilizados na avaliação do paciente com rebaixamento do nível de consciência são objetivamente divididos em dois grupos:

- Exames gerais utilizados no diagnóstico de afecções sistêmicas, tóxicas, metabólicas e infecciosas: deverão ser direcionados de acordo com a história clínica e o exame físico, e incluir o perfil mínimo, conforme Tabela 9.10

Capítulo 9 • Rebaixamento do Nível de Consciência e Coma   139

TABELA 9.10

Abordagem ao paciente com rebaixamento do nível de consciência.

Passo 1 (todos os pacientes):
- Via aérea, respiração, circulação, sinais vitais e glicemia capilar
- Se glicemia capilar baixa, ou incapacidade de se descartar imediatamente hipoglicemia, realizar tiamina 100 mg, IV, e glicose a 50%, 60 a 100 mℓ, IV. Considerar o uso de naloxona se alta suspeita de intoxicação por opioide

Passo 2 (todos os pacientes):
- História clínica (ênfase no estado cognitivo prévio, comorbidades, possibilidade de intoxicação, medicações de uso regular e sinais de infecção)
- Exame físico (atenção aos sinais de infecção, alterações de sistemas específicos que podem sugerir comorbidades de base e déficits focais neurológicos)
- Hemograma, eletrólitos (incluindo cálcio, fósforo e magnésio)
- Funções renal e hepática, incluindo albumina
- Urina 1 e urocultura
- Eletrocardiograma
- Radiografia de tórax
- Rastreamento toxicológico, se disponível

Passo 3 (guiado pelos achados da avaliação inicial):
- TC de crânio se houver déficits focais, convulsões, história de traumatismo, síndrome da imunodeficiência adquirida (SIDA) ou outra causa de imunodeficiência, câncer, cirurgia torácica recente e cateterização aórtica recente
- Punção lombar (se suspeita de meningite, somente realizar TC de crânio antes em casos de alteração do nível de consciência, déficit focal, papiledema, convulsão e imunossupressão)
- Eletroencefalograma

Passo 4 (guiado pelos achados da avaliação inicial – geralmente não são necessários na emergência):
- Função tireoidiana, vitamina B12, cortisol matinal, gasometria arterial
- Culturas sanguíneas
- FAN, VHS, anti-TPO

Anti-TPO: anticorpo anti-tireoperoxidase; FAN: fator antinuclear; IV: intravenosa; VHS: velocidade de hemossedimentação; TC: tomografia compuradorizada.

- Exames para investigação de causas neurológicas: devido ao maior número de causas metabólicas e tóxicas, devem ser solicitados nas seguintes situações:
  - Avaliação inicial relativamente rápida para assegurar estabilidade clínica e excluir a necessidade de alguma intervenção clínica ou cirúrgica imediata

Parte 1 • Suporte Avançado de Vida e Manejo Inicial do Paciente Crítico

- O exame físico inicial deve incluir avaliação do estado geral, pressão arterial, frequência cardíaca, temperatura, frequência respiratória, ausculta pulmonar, melhor resposta a estimulação, tamanho e responsividade pupilar, padrão motor e movimentos involuntários.

Algumas informações e medidas a serem adotadas:

- Terapia empírica de suplementação de oxigênio e administração intravenosa de tiamina (100 mg) e glicose a 50% (25 g) devem ser empregadas a fim de suprir eventuais necessidades metabólicas do SNC
- A coluna cervical deve ser estabilizada sempre que houver suspeita de traumatismo, até que a hipótese de fratura ou subluxação seja excluída
- Pacientes em coma com lesão abdominal podem não apresentar o clássico sinal de irritação peritoneal definido como abdome em tábua
- Hipotensão, marcada hipertensão, bradicardia, arritmias com sinais de instabilidade e sinais de HIC com herniação cerebral requerem intervenção imediata
- Febre e sinais de irritação meníngea indicam necessidade de punção lombar. O exame do fundo de olho e a TC de crânio devem sempre ser realizados nos pacientes com alteração do nível de consciência antes do procedimento. No entanto, a administração de antibióticos não deve ser postergada
- Equimose, petéquias ou sangramento ativo devem alertar sobre a possibilidade de coagulopatia ou trombocitopenia. Sendo assim, a avaliação do tempo de atividade de protrombina (TAP) e do tempo de tromboplastina parcial ativada (TTPA) e a contagem plaquetária devem ser realizadas. Caso alterados, devem ser corrigidos antes da punção lombar.

Lembrete de conduta

- ▶ Sempre administrar tiamina junto ou antes da glicose hipertônica intravenosa em pacientes hipoglicêmicos, principalmente etilistas, pelo risco de precipitação de encefalopatia de Wernicke
- ▶ Pacientes com rebaixamento do nível de consciência são extremamente comuns na sala de emergência, e a padronização do seu atendimento (Figura 9.2) reduz a chance de diagnóstico etiológico incorreto.

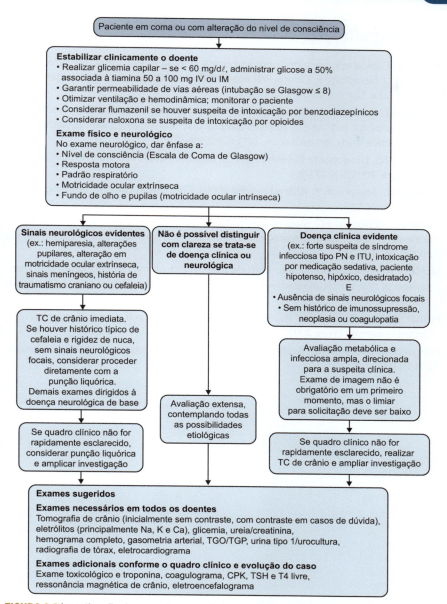

FIGURA 9.2 Investigação de paciente com rebaixamento do nível de consciência ou em coma. PN: pneumonia; IM: intramuscular; CPK: creatino-fosfoquinase; ITU: infecção do trato urinário; IV: intravenoso; TC: tomografia computadorizada; TGO: transaminase oxalacética; TGP: transaminase glutâmico-pirúvica; TSH: hormônio tireoestimulante; T4 livre: tiroxina livre.

Bibliografia

Berger JR. Clinical approach to stupor and coma. In: Bradley WG, Daroff RB, Fenichel GM, Jankovic J. Neurology in Clinical Practice. Principles of Diagnosis and Management. 4th ed. Salt Lake: Elsevier; 2004. v.1, p. 43-64.

Bisschops LL, van Alfen N, Bons S, van der Hoeven JG, Hoedemaekers CWE. Predictors of poor neurologic outcome in patients after cardiac arrest treated with hypothermia: a retrospective study. Resuscitation. 2011;82(6):696-701.

Cherniack NS, Longobardo G, Evangelista CJ. Causes of Cheyne-Stokes respiration. Neurocrit Care. 2005;3(3):271-9.

Douglas VC, Josephson A. Altered mental status. Continuum Lifelong Learning Neurol. 2011;17(5):967-83.

Drake AI, McDonald EC, Magnus NE, Gray N, Gottshall K. Utility of Glasgow Coma Scale-Extended in symptom prediction following mild traumatic brain injury. Brain Inj. 2006;20(5):469-75.

McNarry AF, Goldhill DR. Simple bedside assessment of level of consciousness: comparison of two simple assessment scales with the Glasgow Coma Scale. Anaesthesia. 2004;59(1):34-7.

Posner JB, Plum F. Plum and Posner's diagnosis of stupor and coma. 4th ed. NewYork: Oxford University Press; 2007.

Püttgen HA, Geocadin RG. Aculte coma and disorders of consciousness. Semin Neurol. 2013;33(2):81-2.

10

Manejo Clínico da Hipertensão Intracraniana

Rômulo Augusto dos Santos e Matheus Rodrigo Laurenti

Considerações importantes

- Elevação da cabeceira do leito até 30°, com pescoço alinhado medialmente; deve-se evitar compressão cervical por colar ou pela fixação de tubo orotraqueal (TOT)
- Intubação de pacientes com escore ≤ 8 na Escala de Coma de Glasgow ou com dificuldade respiratória
- Analgesia e sedação com midazolam e fentanila em pacientes sob intubação e ventilação mecânica
- Evitar hipotensão (pressão arterial sistólica [PAS] < 90 mmHg), mantendo volume intravascular normal e utilizando vasopressores, se necessário
- Evitar hipoglicemia (pode agravar o edema cerebral) e febre
- Tratar crises convulsivas de acordo com os protocolos recomendados (crises convulsivas podem elevar a pressão intracraniana [PIC])
- Em pacientes com sinais clínicos de herniação iminente (midríase pupilar uni ou bilateral e deterioração neurológica súbita):
  - Administrar manitol em *bolus* na dose de 0,5 a 1 g/kg, se PAS > 100 mmHg
  - Manter hiperventilação com pressão parcial de dióxido de carbono (pCO_2) por volta de 30 a 35 mmHg, até definição da causa do quadro e instituição de terapêutica definitiva
  - Evitar hipoventilação, podendo-se manter pCO_2 por volta de 35 mmHg
- Adicionalmente, realizar interconsultas neurológica e/ou neurocirúrgica para avaliação de medidas terapêuticas adicionais, especialmente quando houver indicação de monitoramento invasivo da PIC, craniectomia descompressiva e/ou ressecção de lesões com efeito de massa ou necessidade de derivação da drenagem de líquido cefalorraquidiano (LCR) em caso de hidrocefalia.

Quais conceitos sobre hipertensão intracraniana devem ser conhecidos?

- A HIC é uma condição frequentemente encontrada na sala de emergência, causada por lesões intracranianas com efeito de massa, alterações da circulação do LCR ou processos patológicos que afetam a cavidade intracraniana de maneira difusa. Sua evolução pode ser aguda ou crônica
- A PIC é determinada pelo volume de parênquima encefálico, LCR e sangue intravascular contido na cavidade inelástica formada pelo crânio. Sua elevação contribui para a lesão secundária do encéfalo por compressão ou isquemia, podendo haver associação com aumento de morbidade e mortalidade
- O tecido nervoso constitui cerca de 80% do conteúdo da cavidade intracraniana (o espaço extracelular constitui 15 a 20% do volume encefálico total), enquanto o LCR e o sangue representam, cada um, cerca de 10% desse conteúdo
- A hipótese de Monro-Kellie (Figura 10.1) afirma que a soma dos volumes intracranianos de sangue, tecido nervoso, LCR e outros componentes (p. ex., tumor e hematoma) deve ser constante para a manutenção de PIC estável, e a expansão de um deles ocorre à custa dos outros. O sangue (especialmente no compartimento venoso) e o LCR são os componentes que se adaptam com mais facilidade a aumentos no volume dos conteúdos intracranianos; porém, a relação entre volume e pressão no interior do crânio é não linear. À medida que os mecanismos compensatórios são exauridos, a complacência cerebral diminui, e os aumentos no volume resultam em elevações cada vez maiores da PIC (Figura 10.1), que, se não forem rapidamente identificadas e manejadas, podem resultar em herniação intracraniana e compressão do tronco cerebral
- A complacência (a mudança de volume para uma dada alteração na pressão) é um parâmetro de reserva compensatória, com valores pequenos indicando uma reserva diminuída
- A pressão arterial sistêmica (PA) e a PIC interagem na manutenção do fluxo sanguíneo cerebral (FSC), particularmente em circunstâncias em que a autorregulação cerebrovascular esteja prejudicada (p. ex., após traumatismo cranioencefálico [TCE])
- Pressão de perfusão cerebral (PPC) é definida como a diferença entre a pressão arterial média (PAM) e a PIC. Sob condições normais, o FSC é mantido constante pela autorregulação cerebrovascular, mas se esta apresentar-se prejudicada, alterações na PA ou na PIC podem ter efeitos diretos no FSC
- Mesmo com a autorregulação intacta, mudanças na PA ou na PIC podem modificar o volume sanguíneo por dilatação ou constrição dos vasos sanguíneos cerebrais, que, por sua vez, influenciarão a PIC.

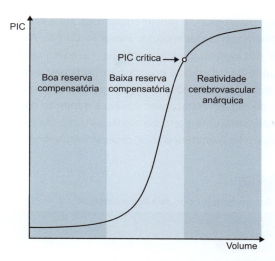

FIGURA 10.1 Relação entre pressão intracraniana (PIC) e volume intracraniano.

◣Quais as etiologias mais importantes para o emergencista?

A HIC pode apresentar diversas causas, sendo as mais comuns relacionadas a lesões com efeito de massa, aumento do volume tecidual ou condições associadas a distúrbios na movimentação da água entre os diversos compartimentos intracranianos (Tabela 10.1).

TABELA 10.1
Causas de elevação da pressão intracraniana (PIC).

Causas	Consequências
Hematoma (extradural, subdural, intracerebral), tumor, abscesso	Lesões com efeito de massa
Tumor, abscesso	Aumento do volume tecidual
Hipercapnia, hipoxia, oclusão de seio venoso	Aumento do volume sanguíneo
Hidrocefalia, aumento da produção	Aumento do volume de LCR
Isquemia, traumatismo, toxinas, doenças metabólicas	Edema citotóxico
Infecções, tumores, estados hiperosmolar e hiperglicêmico, inflamação	Edema vasogênico
Hidrocefalia com fluxo transependimário	Edema intersticial

Sob condições patológicas, a movimentação da água entre os diversos compartimentos intracranianos pode causar elevação da PIC. Assim, o acúmulo de água no interior dos ventrículos – hidrocefalia – acarreta um fluxo transependimário desse líquido na substância branca periventricular, resultando em edema intersticial. Por outro lado, no edema citotóxico, há inchaço celular, com consequente redução do espaço extracelular, devido à depleção das reservas energéticas celulares. Finalmente, uma alteração nos vasos cerebrais, com aumento de permeabilidade da barreira hematencefálica, causa edema vasogênico (Tabela 10.2).

TABELA 10.2

Características dos principais tipos de edema cerebral.

	Característica			
	Edema citotóxico	Edema vasogênico	Edema intersticial	Edema osmótico
Fisiopatologia	Gradiente osmótico devido à falha da bomba Na^+, K^+-ATPase com edema celular	Aumento da permeabilidade vascular na barreira hematencefálica com acúmulo extracelular de plasma	Fluxo transependimário de água e solutos no espaço extracelular periventricular	O encéfalo encontra-se hiperosmolar em relação ao plasma; a água se move ao longo do gradiente osmótico
Composição	Acúmulo intracelular de água e sódio	Ultrafiltrado do plasma	LCR	Semelhante ao fluido extracelular
Localização	Substâncias branca e cinzenta	Principalmente substância branca	Substância branca periventricular	Substância branca
Volume extracelular	Diminuído	Aumentado	Aumentado	Aumentado
Etiologias	Hipoxia, cetoacidose diabética, encefalopatia hepática, hipotermia, isquemia, infecção, meningite, traumatismo, intoxicação hídrica	Neoplasias (primárias e metastáticas), abscesso e encefalite, fase tardia de isquemia e traumatismo, intoxicação por chumbo	Hidrocefalia	Hemodiálise, crise hipertensiva, síndrome da secreção inapropriada de hormônio antidiurético, intoxicação hídrica

LCR: líquido cefalorraquidiano.

Capítulo 10 • Manejo Clínico da Hipertensão Intracraniana

Lembrete de conduta

▶ A corticoterapia em pacientes com HIC tem melhor benefício em pacientes com efeito de massa e patologias com edema vasogênico

▶ Em geral, usa-se dexametasona 4 mg por via intravenosa (IV), a cada 6 horas.

◥Quais são as manifestações clínicas típicas dos pacientes com hipertensão intracraniana?

- A combinação de cefaleia, papiledema e vômito é, em geral, indicativa de elevação da PIC, embora não haja uma relação consistente entre a intensidade dos sintomas e o grau de HIC
  - Cefaleia: pulsátil ou em pontada, pode ser exacerbada por fatores que aumentam a PIC, como tossir, espirrar, deitar-se ou realizar esforços. Sua associação à HIC é classicamente descrita como pior pela manhã, podendo despertar o paciente. Isso é atribuído a um aumento noturno da PIC relacionado ao aumento da pCO_2 durante o sono devido à depressão respiratória e talvez à diminuição da absorção de LCR
  - Papiledema: sinal confiável de elevação da PIC, que pode demorar alguns dias para se desenvolver ou, em alguns casos, nem ocorrer se a membrana aracnoide em volta do nervo óptico não se comunicar com o espaço subaracnóideo
  - Vômito: sintoma mais tardio que pode ocorrer logo após o despertar, acompanhando a cefaleia matinal
  - Rebaixamento do nível de consciência: deterioração progressiva do nível de consciência; em geral, acompanha as elevações da PIC e é provavelmente causada por deslocamento do diencéfalo e do mesencéfalo
- Outros sinais frequentemente encontrados, como midríase pupilar uni ou bilateral, ptose palpebral, paresia do olhar conjugado para cima, descerebração e irregularidade respiratória, estão mais relacionados com herniação intracraniana do que com os níveis absolutos de PIC (ver mais adiante)
- Alterações de pressão arterial, pulso e padrão respiratório são em geral sinais tardios de HIC e estão associados a distorção ou isquemia do tronco cerebral.

Lembrete de conduta

A apresentação clínica nessa fase da herniação central é muito semelhante à das encefalopatias metabólicas. Por isso, em qualquer paciente com um quadro que lembre uma encefalopatia metabólica, são necessárias reavaliações frequentes até que uma causa estrutural possa ser excluída por estudos de imagem e uma causa metabólica de coma, identificada e corrigida.

Quais as principais síndromes de herniação intracraniana?

- A caixa craniana é dividida em compartimentos pelas dobras durais da foice do cérebro e da tenda do cerebelo, e o aumento da PIC frequentemente resulta em gradientes de pressão com deslocamento das estruturas encefálicas entre os compartimentos intracranianos.
- Em geral, são descritos três tipos de hérnias intracranianas:
  - Transtentorial (central ou lateral)
  - Tonsilar
  - Subfalcina.
- Em especial, pacientes com lesões temporais podem evoluir para herniação transtentorial sem elevação da PIC, e não se deve confiar apenas nos valores da PIC no cuidado intensivo desses pacientes. Por sua importância clínica mais significativa, será descrita em mais detalhes a herniação transtentorial (Figura 10.2).

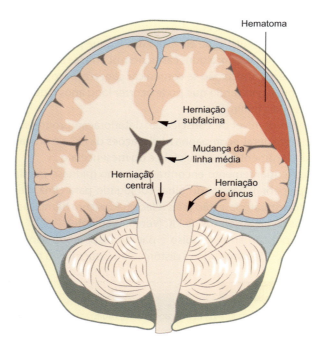

FIGURA 10.2 Representação coronal esquemática da cavidade craniana mostrando os principais tipos de herniações intracranianas.

Herniação do úncus do lobo temporal

- A proximidade da superfície dorsal do nervo oculomotor à borda medial do lobo temporal promove um aumento no diâmetro da pupila ipsolateral à herniação (em 85% dos casos) – frequentemente, o sinal mais precoce e sutil de herniação do úncus
- A pupila pode responder lentamente à luz e aumentar progressivamente seu diâmetro à medida que a herniação progride. Inicialmente, pode não haver outros sinais de comprometimento do nervo oculomotor (p. ex., ausência de ptose ou de alterações do olhar conjugado). Posteriormente, a pupila fica midriática e não reativa à luz, e há abdução do olho, além de ptose palpebral. A consciência pode estar preservada logo no início, sendo mais comum sinais de desorientação ou de agitação
- À medida que o quadro avança, a deterioração para letargia, estupor e coma pode ocorrer rapidamente, até mesmo em alguns minutos. A hemiparesia pode ser ipsolateral à herniação (se o mesencéfalo for comprimido contra a tenda do cerebelo contralateral – fenômeno de Kernohan) ou contralateral (se o déficit ocorrer por compressão do lobo temporal sobre o pedúnculo cerebral ipsolateral)
- O padrão respiratório no início pode ser normal ou o paciente pode apresentar o ritmo de Cheyne-Stokes. A partir desse ponto, haverá comprometimento progressivo do tronco cerebral, de maneira semelhante ao da herniação central (ver adiante)
- As pupilas podem tornar-se fixas, os olhos não apresentar resposta às manobras oculocefálicas e oculovestibulares e pode acontecer descerebração ou decorticação.

Herniação central

- As primeiras evidências de comprometimento do diencéfalo são alterações de atenção e comportamento. À medida que esse comprometimento progride, o paciente evolui para sonolência e eventualmente estupor e coma
- Na fase diencefálica precoce da herniação central, a respiração pode ser interrompida por suspiros ou bocejos. Em geral, pacientes com o nível de consciência mais rebaixado evoluem para respiração de Cheyne-Stokes
- As pupilas são pequenas (1 a 3 mm) e pouco reativas à luz. Os olhos encontram-se conjugados ou discretamente divergentes, e a resposta à manobra oculocefálica é normal
- Pode haver aumento difuso de tônus muscular e sinal de Babinski bilateral

- Na fase diencefálica tardia, torna-se progressivamente mais difícil despertar o paciente, as pupilas ainda são pequenas e pouco reativas e a resposta à manobra oculocefálica ainda é normal. Eventualmente, nessa fase, ocorre decorticação ou desaparecem as respostas aos estímulos dolorosos
- Na fase mesencefálica da herniação, as pupilas tornam-se médias (3 a 5 mm) e fixas, as respostas oculocefálica e oculovestibular são obtidas com mais dificuldade e pode haver descerebração espontaneamente ou a estímulos dolorosos
- Durante as fases pontina e bulbar, há irregularidade respiratória e instabilidade hemodinâmica progressivas, quase sempre irreversíveis.

◥Quais exames solicitar na suspeita clínica de hipertensão intracraniana?

- Em geral, pacientes com HIC apresentam alterações do nível de consciência, conforme descrito anteriormente. Devem ser investigadas alterações metabólicas, realizados exames de imagem e, ocasionalmente, coleta de LCR, sobretudo na suspeita de meningite ou encefalite.

Ultrassonografia da bainha do nervo óptico
- Diâmetro da bainha do nervo óptico > 5 mm parece estar relacionado com aumento da PIC, podendo apresentar sensibilidade de até 100% e especificidade de 63%
- O valor de corte de 5 mm pode ser útil para avaliação inicial de HIC em paciente instável com estado alterado de consciência, sendo necessária também a realização de exames de imagem para complementar a investigação.

Tomografia computadorizada de crânio
- A investigação inicial por exames de imagem quase sempre é realizada com uma tomografia computadorizada (TC) de crânio sem contraste, que possibilita a identificação de alterações com risco imediato à vida
- Os achados da TC de crânio sem contraste podem não ser específicos, mas orientam a investigação adicional, que pode incluir a realização de angiografia por TC, arteriografia com subtração digital ou ressonância magnética.

> **Lembrete de conduta**
>
> ▶ Em geral, pacientes com HIC precisam realizar exames de imagem para estabelecer diagnósticos diferenciais
>
> ▶ Os principais exames a serem solicitados são a USG de bainha de nervo óptico e a TC de crânio.

◥Quais as linhas terapêuticas da hipertensão intracraniana?

- O objetivo principal do tratamento é, quando possível, abordar diretamente a causa da elevação da PIC (p. ex., remoção cirúrgica de lesões com efeito de massa, tratamento definitivo da hidrocefalia, administração de dexametasona para o edema associado a tumores intracranianos).

Tratamentos de primeira linha

Elevação da cabeceira do leito a 30°

- Facilita a drenagem venosa jugular, resultando em uma pequena, mas clinicamente significativa, redução da PIC sem efeitos relevantes na PA resultando em melhora discreta da PPC
- Ainda para viabilizar a drenagem venosa, o pescoço deve ser mantido alinhado medialmente e evita-se o uso de colar cervical ou fixação de TOT que pressionam de maneira excessiva a região cervical, comprimindo a veia jugular.

Analgesia, sedação e bloqueio neuromuscular

- Em geral, são utilizados midazolam ou propofol para a sedação e fentanila para analgesia
- A atividade muscular pode aumentar a pressão intratorácica, reduzindo o retorno venoso cerebral e aumentando a PIC
- Contudo, o uso profilático de bloqueio neuromuscular em pacientes sem HIC comprovada não melhora seu prognóstico e associa-se a aumento de complicações como pneumonia e sepse, além de prejudicar a identificação de crises convulsivas.

Drenagem de líquido cefalorraquidiano

- Quando um cateter intraventricular está sendo utilizado para monitoramento da PIC, a drenagem de LCR é uma medida efetiva para tal controle, sendo realizada intermitentemente em resposta a elevações da PIC, porém já em ambiente de terapia intensiva e fora da sala de emergência.

Terapia osmótica

Agentes osmóticos ajudam a diminuir a PIC ao extrair água livre do parênquima cerebral para a circulação sistêmica. Os mais usados são:

- Manitol: agente osmótico intravascular (não atravessa a barreira hematencefálica) que diminui a viscosidade sanguínea, resultando em vasoconstrição reflexa e redução do volume cerebrovascular, e remove o líquido do cérebro. Pode aumentar a pré-carga cardíaca e a PPC, diminuindo a PIC por meio da autorregulação cerebral
  - Gradientes osmóticos entre o sangue e o parênquima encefálico de 10 mOsm ou maiores são os mais efetivos para a redução da PIC; assim, as respostas mais adequadas são obtidas com infusão intravenosa em *bolus* na dose de 0,5 a 1 g/kg
  - Os principais problemas associados ao seu uso são a hipovolemia e a indução de estados hiperosmóticos
  - O manitol é livremente filtrado no glomérulo e não é reabsorvido, agindo como um potente diurético osmótico. Assim, embora inicialmente expanda o volume intravascular, posteriormente provoca diurese intensa, contração do volume intravascular e hipernatremia, sendo necessário observar cuidadosamente o estado hemodinâmico e a diurese do paciente durante seu uso. A osmolalidade sérica não deve ser > 320 mOsm/kg
- Soluções salinas hipertônicas: administradas em concentrações de 2 a 23,4% de NaCl, criam um gradiente osmótico semelhante ao do manitol, porém sem seus efeitos diuréticos
  - Elas também apresentam menor nefrotoxicidade que o manitol, podendo ser uma alternativa para pacientes com função renal limítrofe. As soluções salinas hipertônicas podem ser administradas em *bolus* ou em infusão contínua (NaCl a 3% ou 511 mEq/ℓ – 890 mℓ de solução salina a 0,9% + 110 mℓ de NaCl a 20%)
  - Após períodos prolongados de uso, há o risco de os mecanismos homeostáticos cerebrais equilibrarem o gradiente osmótico criado pela solução salina hipertônica; portanto, infusões contínuas devem ser diminuídas progressivamente para evitar a ocorrência de rebote da HIC
  - Outras complicações potenciais incluem desidratação, arritmias cardíacas, hemólise e edema pulmonar. De maneira geral, deve-se manter o sódio sérico em concentração < 160 mEq/ℓ.

Hiperventilação

- A hipercarbia (pCO_2 > 45 mmHg) deve ser evitada a todo custo, pois pode desencadear hiperemia e elevações súbitas da PIC. Rotineiramente, deve ser mantida normocarbia (pCO_2 de 35 a 40 mmHg). Hiperventilação com pCO_2 de 30 a 35 mmHg pode ser usada por breves períodos se houver evidência de deterioração neurológica, ou por períodos mais prolongados (< 24 horas) no caso de HIC refratária a outras medidas
- A hiperventilação profilática não deve ser utilizada, assim como hiperventilação com valores de pCO_2 < 25 mmHg
- Durante a hiperventilação, a concentração de CO_2 decai, resultando em vasoconstrição cerebral, reduzindo o FSC e o volume vascular intracraniano, e, consequentemente, a PIC. Contudo, essa condição também pode causar ou exacerbar isquemia cerebral em alguns pacientes.

Tratamentos de segunda linha

Coma barbitúrico

- Barbitúricos em altas doses são efetivos para controlar a HIC, porém são ineficazes ou até mesmo deletérios como tratamento profilático ou de primeira linha, conforme demonstrado especialmente em pacientes com TCE, sendo reservado para pacientes em ambiente que possibilite monitoramento intensivo e com HIC refratária a outras medidas. Em geral, o barbitúrico mais utilizado é tiopental (3 a 5 mg/kg/h)
- É importante ressaltar que o uso de barbitúricos se associa a risco significativo de complicações, sendo a hipotensão a mais comum
- No coma por barbitúricos, ocorre hipotensão sistêmica, frequentemente exigindo o uso concomitante de fármacos vasopressores. Esse quadro impossibilita a realização de um exame neurológico confiável, sendo recomendado o monitoramento por eletroencefalograma (EEG) para titulação da dose (menor dose necessária para o estímulo de atividade de surto-supressão ao EEG).

Craniectomia descompressiva

- Efetiva em diminuir a PIC e a mortalidade, embora, talvez, à custa de níveis mais elevados de morbidade
- Seu uso já foi relatado em diversos contextos, incluindo TCE e hemorragias intracranianas espontâneas; porém, uma discussão mais detalhada de indicações e técnicas de descompressão cirúrgica transcende o objetivo deste capítulo.

Lembrete de conduta

As principais medidas a serem adotadas na sala de emergência para pacientes com HIC são (Figura 10.3):
- Elevação de cabeceira a 30°
- Administração de manitol ou salina hipertônica
- Hiperventilação monitorada
- Sedação e analgesias adequadas.

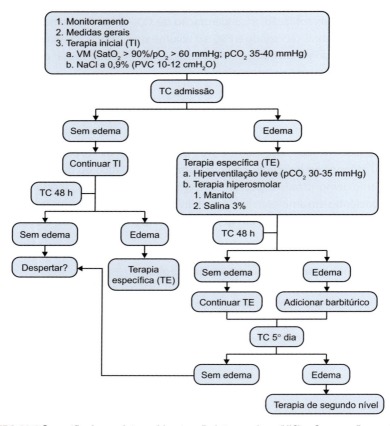

FIGURA 10.3 Sugestão de conduta na hipertensão intracraniana (HIC). pO_2: pressão parcial de oxigênio no sangue arterial; pCO_2: pressão parcial de dióxido de carbono no sangue arterial; PVC: pressão venosa central; $SatO_2$: saturação de oxigênio; TC: tomografia computadorizada; VM: ventilação mecânica.

Bibliografia

Alith MB, Vidotto MC, Jardim JR, Gazzotti MR. A survey of routine treatment of patients with intracranial hypertension (ICH) in specialized trauma centers in São Paulo, Brazil: a 11 million metropole! Clin Neurol Neuros. 2014;116:4-8.

Finfer SR, Vincent JL. Traumatic intracranial hypertension. N Engl J Med. 2014;370(22): 2121-30.

Fink KR, Benjert JL. Imaging of nontraumatic neuroradiology emergencies. Radiol Clin N Am. 2015;53(4):871-90.

Li M, Chen T, Chen S, Cai J, Hu Y. Comparison of equimolar doses of mannitol and hypertonic saline for the treatment of elevated intracranial pressure after traumatic brain injury. Medicine. 2015;94:e736.

Perez-Barcena J, Llompart-Pou JA, O'Phelan KH. Intracranial pressure monitoring and management of intracranial hypertension. Crit Care Clin. 2014;30(4):735-50.

Peterson D, Arntfield RT. Critical care ultrasonography. Emerg Med Clin N Am. 2014;32(4):907-26.

Ropper AH. Management of raised intracranial pressure and hyperosmolar therapy. Pract Neurol. 2014;14(3):152-8.

Sandsmark DK, Sheth KN. Management of increased intracranial pressure. Curr Treat Options Neurol. 2014;16(2):272.

Seção F
Dor

11

Manejo da Dor Refratária

Rômulo Augusto dos Santos

Considerações importantes

- Regimes de controle da dor devem ser adaptados às necessidades individuais do paciente, considerando idade, comorbidades, nível de ansiedade, preferências pessoais, tipo de procedimento cirúrgico e resposta prévia
- Inicialmente, o médico da emergência deve tentar classificar a dor em neuropática, resultante de patologias que acometem algum local do sistema nervoso, como compressões medulares ou metástases, ou nociceptiva, relacionada com lesões teciduais diretas. Em seguida, ele deve caracterizar o grau da dor em leve, moderado ou intenso
- Dores leves a moderadas têm como terapia inicial analgésicos comuns, como dipirona e paracetamol, anti-inflamatórios não esteroides (AINEs) e, caso seja necessário, associação com opioides fracos, como tramadol ou codeína
- Em pacientes com suspeita de dor neuropática, é primordial o uso de anticonvulsivantes, como gabapentina ou pregabalina. Nesses pacientes, a administração de antidepressivos tricíclicos em doses baixas pode oferecer grande benefício
- Pacientes com dores intensas devem receber terapia com opioides fortes, como morfina ou fentanila, geralmente em associação aos analgésicos comuns, visto que há um sinergismo entre esses fármacos, com potencialização do seu efeito terapêutico. Deve-se atentar para o uso de meperidina em pacientes epilépticos, pois ela reduz o limiar convulsivo
- O médico deve estar atento aos efeitos colaterais do uso de opioides, como retenção urinária, constipação intestinal, arritmias cardíacas, hipotensão e sedação excessiva.

Quais tipos de dor o médico pode encontrar na sala de emergência?

- O grande desafio do combate à dor inicia-se na sua mensuração, já que ela é, antes de tudo, subjetiva, variando individualmente em função de vivências culturais, emocionais e ambientais. Torna-se necessária uma abordagem multidimensional na avaliação dos atributos da dor, os quais incluem intensidade, duração e localização, e as características somatossensoriais e emocionais que a acompanham
- A avaliação de dor/sofrimento é sempre necessária, não somente para a escolha mais adequada do seu controle em cada caso, como também pela necessidade de suporte psicológico específico
- Para avaliação do grau de dor, são utilizadas as Escalas Unidimensionais de Dor – mais apropriadas para a sala de emergência –, como:
  - Escala verbal numérica: o paciente é informado sobre a necessidade de classificar sua dor em notas que variam de 0 a 10, de acordo com a intensidade da sensação; o zero corresponderia à ausência de dor, e a nota 10, à maior intensidade imaginável
  - Escala visual numérica: as explicações são as mesmas da escala anterior, acrescidas da escala concreta (Tabela 11.1), em que o paciente localizará espacialmente a intensidade de sua dor com uma marca. Por exemplo: 0 – 1 – 2 – 3 – 4 – 5 – 6 – 7 – 8 – 9 –10.

TABELA 11.1

Escala subjetiva de dor.

- Zero (0): ausência de dor
- 1 a 3: dor de fraca intensidade
- 4 a 6: dor de intensidade moderada
- 7 a 9: dor de forte intensidade
- 10: dor de intensidade insuportável

Dor neuropática

- Resultante de danos ou patologias no sistema nervoso, a dor neuropática tem múltiplas causas, incluindo diabetes melito, nevralgia pós-herpética e acidente vascular encefálico (AVE)
- O manejo inicial do paciente com dor neuropática envolve o estabelecimento de um diagnóstico, sempre que possível, e a busca de um tratamento voltado para esse diagnóstico

- Para a maioria dos pacientes, o tratamento inicial da dor neuropática envolve:
  - Antidepressivos (tricíclicos ou inibidores da recaptação de serotonina e norepinefrina) como agentes de primeira ou de segunda linha
  - Ligantes de canais de cálcio α-2-delta (gabapentina e pregabalina) como primeira linha do tratamento
  - Terapia tópica adjuvante (p. ex., lidocaína) quando a dor é localizada
  - Opioides, que devem ser considerados uma opção de segunda linha para esse tipo de dor ou podem ser considerados no início do tratamento se:
    - Dor intratável
    - Exacerbações episódicas de dor intensa
    - Dor neoplásica.

Dor nociceptiva

- Causada por estímulos que ameaçam ou provocam dano tecidual real, muitas vezes decorrente de condições musculoesqueléticas, inflamação ou problemas mecânicos/compressão
- Quando é necessária a farmacoterapia para a dor nociceptiva, paracetamol ou dipirona são normalmente recomendados como terapia de primeira linha
- Um agente alternativo de primeira linha é um AINE oral, eficaz para dor leve a moderada
- Medicamentos opioides devem ser usados apenas em pacientes avaliados como de baixo risco para uso abusivo de substâncias e que apresentam dor persistente, apesar do uso de analgésicos não opioides.

◥Quais são os analgésicos comuns e os anti-inflamatórios utilizados na sala de emergência?

Uma grande variedade de medicamentos analgésicos orais está disponível para o tratamento da dor aguda. As opções incluem paracetamol, dipirona, AINEs, opioides, medicamentos agonistas α-2 de combinação e anticonvulsivantes. Neste tópico, será abordado o uso de analgesia comum e AINEs.

Analgésicos comuns

- Paracetamol:
  - Mecanismos de ação: permanecem incertos
  - Indicação: pode ser utilizado isoladamente para a dor leve ou em associação a outros medicamentos para a dor moderada a intensa; costuma ser combinado com medicamentos opioides, para reduzir a dose necessária destes

Capítulo 11 • Manejo da Dor Refratária

- Superdosagem: hepatotoxicidade grave por paracetamol é a causa mais comum de insuficiência hepática aguda nos EUA. Preocupações com hepatotoxicidade existem mesmo em doses terapêuticas, especialmente em pacientes etilistas ou com doença hepática crônica
- Dose recomendada: 500 a 750 mg, por via oral (VO), a cada 4 a 6 horas, até a quantidade máxima de 4 g/dia
- Dipirona sódica:
  - Indicação: amplamente empregada no Brasil no tratamento de dor pós-operatória, cólica renal, dor oncológica e enxaqueca, bem como de febre
  - Efeitos colaterais: embora muito raramente, a dipirona pode causar anemia hemolítica, anemia aplásica, anafilaxia e graves reações cutâneas, além de broncospasmo, náuseas, vômito, sonolência, cefaleia e diaforese; agranulocitose é uma raríssima reação adversa impossível de ser prevista, não dependente de dose e potencialmente fatal. Ocorre após uso breve, prolongado ou intermitente
  - Dose recomendada: 500 a 1.000 mg, por via intravenosa (IV), a cada 6 horas.

Anti-inflamatórios orais

- Indicação: os não seletivos e os seletivos sobre a isoforma CoX-2 da ciclo-oxigenase podem ser administrados para o controle da dor aguda. São indicados principalmente para dor leve a moderada, particularmente de origem somática, embora grande quantidade de compostos novos receba indicação para a dor intensa. Frequentemente são usados para tratamento de lesões de tecidos moles, entorses, cefaleias e artrite. Também exercem sinergia quando combinados com opioides, produzindo um efeito poupador de dose
- Efeitos colaterais:
  - Inibição de plaquetas (com a promoção potencial de sangramento)
  - Lesão gastrintestinal
  - Injúria renal aguda e nefrites intersticiais
  - Efeitos cardiovasculares adversos
  - Têm um potencial significativo para a interação com medicamentos comumente prescritos para pacientes com doença cardíaca, mais notavelmente fármacos anti-hipertensivos, varfarina e ácido acetilsalicílico.

Anti-inflamatórios não esteroides não seletivos

- Ibuprofeno:
  - Indicação: substituto do paracetamol no manejo de dores leves a moderadas, em várias situações clínicas

- Efeito colateral: entre os AINEs, o ibuprofeno apresenta o menor risco gastrintestinal e é recomendado como primeira escolha
- Dose recomendada: 400 mg a cada 4 a 6 horas
- Diclofenaco – Dose recomendada: 50 mg, 3 vezes/dia
- Cetoprofeno – Dose recomendada: 50 mg, 2 a 4 vezes/dia
- Naproxeno – Dose recomendada: 250 a 550 mg, 2 a 4 vezes/dia
- Nimesulida – Dose recomendada: 100 mg a cada 12 horas
- Piroxicam – Dose recomendada: 20 mg a cada 12 horas.

Inibidores seletivos da CoX-2

- Indicação e efeitos colaterais: diminuem a necessidade de opioides de resgate, sem efeitos colaterais significativos
- Celecoxibe – Dose recomendada: 200 ou 400 mg VO
- Etoricoxibe – Dose recomendada: 120 mg VO.

Anti-inflamatórios não seletivos parenterais

- Cetorolaco:
  - Adultos com menos de 65 anos:
    - Dose recomendada: 10 a 60 mg por via intramuscular (IM)
    - Dose recomendada: 10 a 30 mg IV direto
  - Idosos:
    - Dose recomendada: 10 a 30 mg IM
    - Dose: 10 a 15 mg IV direto
  - Diminuição da função renal:
    - Dose recomendada: 10 a 30 mg IM
    - Dose recomendada: 10 a 15 mg IV direto
    - Contraindicação: injúria renal estágio IV ou V
  - Indicação: a administração de cetorolaco reduz o consumo de opioides em 25 a 45%, assim diminui os efeitos secundários, como íleo, náuseas e vômito. A infusão habitual deve ser feita durante 15 segundos
- Cetoprofeno:
  - Indicação: tratamento da dor no pré e pós-operatório e outras patologias dolorosas
  - Contraindicações:
    - Pacientes com história de reações de hipersensibilidade ao cetoprofeno
    - Insuficiência hepática grave
    - Injúria renal grave
    - Terceiro trimestre da gravidez
  - Dose recomendada: 100 mg IV.

> **Capítulo 11 • Manejo da Dor Refratária**

Lembrete de conduta

▶ Em casos de dores leves a moderadas, o uso isolado de analgésicos comuns, ou sua associação com AINEs, é a terapia inicial de escolha

▶ Uma terapêutica comum é o uso de dipirona associada a cetoprofeno ou cetorolaco.

◥ Quais medicações podem ser utilizadas de forma adjuvante no tratamento da dor?

Anticonvulsivantes

- Agentes anticonvulsivantes, como a gabapentina e a pregabalina, são eficazes no tratamento de doenças crônicas
- Nos casos de dores neuropáticas, também têm sido utilizados na fase aguda
- Embora a gabapentina e a pregabalina tenham poucas interações medicamentosas, podem provocar tonturas e sedação dose-dependentes.

Gabapentina

- Pode ser utilizada como parte do controle da dor neuropática refratária ou em usuários crônicos de opioides
- O tratamento com gabapentina deve ser iniciado com uma dose baixa com um aumento gradual até o alívio da dor
- Doses diárias de 300 a 1.200 mg VO, divididas em três tomadas. Em idosos, deve-se administrar a metade dessa quantidade. Doses mais elevadas podem ser utilizadas em dores relacionadas com pós-operatórios (até 1.200 mg), mas resultarão significativamente em maior sedação.

Pregabalina

- Análogo do ácido gama-aminobutírico (GABA) lipofílico para facilitar a difusão através da barreira hematencefálica
- Pode proporcionar analgesia mais rapidamente do que a gabapentina, apesar de dose inicial mais baixa (150 mg/dia) e tempo mais curto necessário para titular uma dose total
- Doses diárias de 300 a 600 mg.

Antidepressivos

- Tanto os antidepressivos tricíclicos quanto os inibidores seletivos da recaptação de serotonina e norepinefrina apresentam qualidades analgésicas, porém o segundo grupo tem uma potência inferior

- Antidepressivos podem proporcionar resultado analgésico desassociado do seu efeito antidepressivo, uma vez que a analgesia parece ocorrer mais precocemente. Além disso, a eficácia analgésica de antidepressivos na dor neuropática foi estabelecida em pacientes sem quadros de depressão
- Efeitos adversos anticolinérgicos incluem boca seca, hipotensão ortostática, constipação intestinal e retenção urinária
- Podem ser reduzidos, começando com baixas doses administradas à noite e com titulação lenta
- Tricíclicos são relativamente contraindicados em pacientes com doença cardíaca grave, particularmente distúrbios de condução, pois podem alargar o intervalo QT
- Os antidepressivos mais usados são:
  - Amitriptilina: 25 a 50 mg VO, à noite
  - Nortriptilina: 10 a 50 mg VO, até 4 vezes/dia.

Lembrete de conduta

- ▶ Os anticonvulsivantes e os antidepressivos (principalmente tricíclicos) são excelentes fármacos no tratamento das dores neuropáticas
- ▶ Eles podem ser associados a analgésicos e AINEs, bem como ser terapia adjuvante em casos de dores refratárias, principalmente neoplásicas
- ▶ Atentar para o uso de tricíclicos em cardiopatas: uma avaliação do intervalo QT ao eletrocardiograma deverá ser feita antes da prescrição dessas medicações.

Quais as opções de opioides fracos?

- Quando o paciente tolera medicação oral, o regime de opioides para dor moderada ou grave pode ser utilizado
- Os principais eventos adversos de todas as classes de opioides são:
  - Cardiovasculares:
    - Mediados centralmente no núcleo vagal central e, no caso de morfina, diretamente no nó sinoatrial
    - Grande parte da instabilidade da pressão arterial que ocorre com o uso da morfina é consequência de excesso de liberação de histamina
    - Em geral, os opioides administrados em pacientes não hipovolêmicos mantêm de maneira eficaz a estabilidade cardíaca e deprimem a contratilidade miocárdica apenas ligeiramente
    - Meperidina é a exceção, exibindo um efeito vagolítico suave e uma ação inotrópica negativa

Capítulo 11 • Manejo da Dor Refratária

- Gastrintestinais:
  - Constipação intestinal: os fatores predisponentes para essa condição incluem idade avançada, imobilidade, patologia intra-abdominal, neuropatia, hipercalcemia e uso concomitante de outros fármacos
  - Retenção urinária: o uso de opioides está associado à retenção urinária, e muitos pacientes que fazem uso crônico deles têm necessidade de cateterismo vesical evacuador
- Sedativos:
  - Terapia com opioides pode causar sonolência ou confusão mental
  - Os sintomas tipicamente diminuem ao longo de um período de dias ou semanas, mas são persistentes em alguns pacientes
- Opções mais comuns de opioides fracos:
  - Codeína: 15 a 60 mg VO a cada 4 a 6 horas
  - Oxicodona: 5 a 30 mg VO a cada 4 a 6 horas
  - Tramadol:
    - Mecanismo de ação: inibe a recaptação de serotonina e norepinefrina, e pode proporcionar analgesia por meio desse mecanismo
    - Efeitos colaterais: semelhantes ao de outros opioides fracos, embora a incidência de perturbações gástricas (náuseas e vômito principalmente) seja maior. As convulsões são um risco adicional, sobretudo em pacientes que tomam antidepressivos, neurolépticos ou outros fármacos que diminuem o limiar convulsivo
    - Metabolização: quando metabolizado, produz uma forma farmacologicamente ativa
    - Apresentação: com formulações orais e intravenosas
    - Doses recomendadas: oral – 50 mg a cada 12 horas; intravenosa – 50 a 100 mg a cada 12 horas; em casos de dores intensas, iniciar com 100 mg; efeito analgésico com pico em 30 a 60 minutos; dose máxima de 400 mg/dia.

Quais são as opções de opioides fortes?

- Opioides parenterais: proporcionam analgesia rápida e potente quando administrados por via parenteral
- Esses medicamentos podem ser administrados pelas vias intravenosa (IV), intramuscular (IM), subcutânea (SC), transdérmica e transmucosa, entre outras
- Injeções intravenosas em *bolus* são muitas vezes utilizadas para a dor moderada a intensa, com doses tituladas pela necessidade de analgésicos e de evitar a depressão respiratória e a instabilidade hemodinâmica

- Opioides administrados por via parenteral intermitente geralmente não mantêm os níveis plasmáticos analgésicos estáveis e devem ser infundidos continuamente, em um ambiente monitorado, com oximetria de pulso e avaliação dos sinais vitais.

Morfina

- Protótipo do tratamento da dor intensa, permanece amplamente utilizado
- O início da analgesia é rápido, com o efeito de pico ocorrendo em 1 a 2 horas e meia-vida de eliminação de 2 a 3 horas, embora a duração de ação analgésica seja de 4 a 5 horas
- A dose recomendada para a dor aguda varia de acordo com a via de infusão:
  - Intravenosa: 1 a 3 mg, a cada 5 minutos, até atingir o alívio da dor; atentar para saturação de oxigênio < 95% ou hipotensão
  - Intramuscular: 5 a 10 mg, a cada 3 a 4 horas, conforme necessário. O uso intramuscular não é recomendado, especialmente para a administração repetida por conta da dor local, absorção irregular e tempo decorrido até o pico de efeito
  - Subcutânea: utilizada com pouca frequência (cuidados paliativos), mas não recomendada na sala de emergência, já que sua administração repetida provoca irritação tecidual local e dor.

Fentanila

- Derivado sintético da morfina aproximadamente 100 vezes mais potente que ela
- Perfil muito mais lipossolúvel que a morfina, e por isso:
  - Tem início da ação bem mais rápido, em razão de uma melhor penetração da barreira hematencefálica e meia-vida mais curta
  - Seu pico plasmático ocorre em 3 a 5 minutos, e sua meia-vida de eliminação é de 2 a 4 horas
  - A fentanila não libera histamina e pode, portanto, ser o fármaco de escolha, se houver instabilidade hemodinâmica ou broncospasmo
- Indicação e doses recomendadas – via intravenosa:
  - Dor intensa: 25 a 50 µg a cada 5 minutos
  - Dor moderada a intensa: 50 a 100 µg, a cada 2 a 5 minutos, até seu alívio
  - Em associação com sedativos para pacientes em ventilação mecânica: 0,03 a 0,05 µg/kg/min.

Meperidina

- Usada apenas para tratamento a curto prazo da dor aguda
- Reduz o limiar convulsivo, tem um efeito disfórico e não é tão eficaz como outros medicamentos disponíveis
- Apresenta um ritmo mais lento de metabolização em idosos e em pacientes com insuficiência hepática e injúria renal, o que acarreta seu acúmulo e do seu metabólito ativo, causando convulsões.

Lembrete de conduta

▶ A morfina é o opioide forte mais utilizado e pode ser administrado pelas vias intravenosa, intramuscular e até subcutânea

▶ Sua dose habitual pode chegar até 10 mg, a cada 3 a 4 horas, em casos de dores refratárias em pacientes oncológicos.

Como escolher a melhor analgesia na sala de emergência?

Dor neuropática

Sempre buscar a causa específica para otimização do tratamento (p. ex., descompressão medular em casos de neoplasia).

Tratamento de primeira linha

- Pregabalina ou gabapentina
- Pode-se fazer associação com antidepressivos tricíclicos.

Tratamento de segunda linha

- Opioides fracos (tramadol)
- Devem ser associados ao tratamento de primeira linha; portanto, não devem ser utilizados isoladamente para dor neuropática.

Tratamento de terceira linha

- Combinação de opioides fortes com fármacos de primeira linha
- Pode haver associação de analgésicos simples (dipirona ou paracetamol) com morfina
- Pode-se considerar toxina botulínica nesses pacientes.

Dor nociceptiva

- Sempre buscar a causa específica para otimização do tratamento (p. ex., realinhamento de fratura ou crise de falcização).

Tratamento de primeira linha

- Dor leve a moderada:
  - Paracetamol ou dipirona
  - Associação com AINEs ou opioides fracos
  - Considerar associar anticonvulsivantes ou tricíclicos
- Dor intensa:
  - Considerar iniciar administração de opioide forte
  - Associar com analgésicos comuns, AINEs ou fármacos adjuvantes.

> **Lembrete de conduta**
>
> ▸ Nos tratamentos de dor nociceptiva, não se deve associar opioides fracos a fortes de maneira alguma, pois não há efeito adicional
> ▸ Em casos de dor intensa, devem-se combinar opioides fortes com analgésicos comuns, AINEs ou anticonvulsivantes se houver componente neuropático (Figura 11.1).

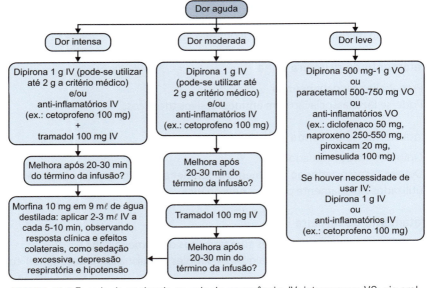

FIGURA 11.1 Escada de analgesia na sala de emergência. IV: intravenoso; VO: via oral.

Bibliografia

Denk F, McMahon SB, Tracey I. Pain vulnerability: a neurobiological perspective. Nat Neurosci. 2014;17:192-200.

Dubin AE, Patapoutian A. Nociceptors: the sensors of the pain pathway. J Clin Invest. 2010;120:3760-72.

Flor H. New developments in the understanding and management of persistent pain. Curr Opin Psychiatry. 2012;25:109-13.

Kamper SJ, Apeldoorn AT, Chiarotto A, Smeets RJEM, Ostelo RWJG, Guzman J et al. Multidisciplinary biopsychosocial rehabilitation for chronic low back pain: Cochrane systematic review and meta-analysis. BMJ. 2015;350:h444.

Schug SA, Palmer GM, Scott DA, Halliwell R, Trinca J. (editor). Acute pain management: scientific evidence. 4th ed. Melbourne: ANZCA & FPM; 2015.

Teixeira MJ. Fisiopatologia da dor. In: Alves Neto O, Costa CMC, Siqueira JTT, Teixeira MJ. Dor – Princípios e prática. Porto Alegre: Artmed; 2009. pp. 145-75.

Woolf CJ. What is this thing called pain? J Clin Invest. 2010;120:3742-4.

Woolf CJ, Ma Q. Nociceptors-noxious stimulus detectors. Neuron. 2007;55:353-64.

Parte 2

Emergências Relacionadas com o Álcool

12 Complicações Agudas Relacionadas com o Álcool, 171

12

Complicações Agudas Relacionadas com o Álcool

Hélio Bergantini Neto e Rômulo Augusto dos Santos

Considerações importantes

- Dentre as diversas enfermidades multissistêmicas relacionadas com o uso do álcool, manejadas na sala de emergência, destacam-se: intoxicação alcoólica aguda (IAA), encefalopatia de Wernicke (EW) e síndrome da abstinência alcoólica (SAA)
- IAA é uma condição decorrente da ingesta excessiva de álcool, caracterizada por diversas manifestações sistêmicas, em que a conduta é predominantemente o suporte clínico
- Para o diagnóstico da EW, é necessária a manifestação de 3 dos 4 critérios de Caine: desnutrição, disfunção cerebelar, anormalidades oculomotoras e confusão mental (ou comprometimento da memória)
- O tratamento da EW deve ser instituído na simples suspeita, devido ao seu caráter potencialmente fatal. Devem-se corrigir distúrbios subjacentes e administrar tiamina 200 mg por via intravenosa (IV) em 100 mℓ de salina a 0,9% ou glicose a 5% – ao longo de 30 minutos, 3 vezes/dia, até a resolução completa dos sintomas
- A SAA revela-se uma complicação aguda em decorrência da interrupção abrupta – ou diminuição – da ingesta etílica em etílicos crônicos. Devido aos processos de neuroadaptação, o paciente encontra-se em estado de euforia e hiperexcitação autonômica
- Os sinais e sintomas da abstinência variam em função da gravidade e do tempo: desde manifestações menores até convulsões, alucinose e *delirium*, forma mais grave e potencialmente fatal do quadro. O tratamento inicial dessa condição envolve medidas de suporte: monitoramento, alocação em ambiente silencioso e iluminado, correção de doenças subjacentes, hidratação, nutrição e prevenção da EW com tiamina intravenosa
- O tratamento específico da SAA, caso necessário, constitui-se, essencialmente, na administração de benzodiazepínicos. Um esquema proposto para os casos leves

> consiste na administração, por via oral, de diazepam, 10 a 20 mg, 2 a 4 vezes/dia, por 4 dias. Para casos graves ou complicações, utiliza-se a via intravenosa, 5 a 10 mg, a cada 5 a 10 minutos até resolução dos sintomas.

◤Quais as principais complicações relacionadas com o uso abusivo de álcool?

- O uso do álcool, embora amplamente disseminado em diversas culturas, revela-se grave problema de saúde pública mundial. Segundo a Organização Mundial da Saúde (OMS), ele contribui para a morte de 3 milhões de pessoas todos os anos, além de ser importante causa de morbidade
- O etanol (CH_3CH_2OH), ou álcool etílico, é a substância mais utilizada de maneira abusiva no mundo. É solúvel em água e rapidamente atravessa as membranas celulares. É absorvido principalmente no estômago e no duodeno, e sua via primária de metabolização ocorre no fígado, via álcool–desidrogenase
- A ação do álcool no sistema nervoso central (SNC) varia conforme a concentração plasmática da substância. Em baixas concentrações, resulta em euforia e excitação, devido ao aumento da ligação do glutamato aos receptores N-metil-D-aspartato (NDMA); em concentrações mais elevadas, por outro lado, exerce papel depressor, pela potencialização dos efeitos do ácido gama-aminobutírico (GABA)
- O uso crônico dessa substância estimula respostas neuroadaptativas, por meio da regulação de receptores e neurotransmissores, principalmente nas áreas do hipocampo e do cerebelo
- Ocorre, com o tempo, aumento da quantidade de receptores NDMA e, consequentemente, de glutamato
- Por outro lado, esse mesmo consumo crônico diminui a capacidade de inibição dos receptores GABA, resultando em estado de hiperexcitabilidade, sendo necessária, assim, uma quantidade cada vez maior de álcool para o efeito inibitório
- A Figura 12.1 ilustra o efeito do álcool no organismo em etílicos eventuais e crônicos. As complicações relacionadas com o uso do álcool variam em um grande espectro de morbidades multissistêmicas, entretanto, na sala de emergência, destacam-se três condições:
  - ○ Intoxicação alcoólica aguda (IAA)
  - ○ Encefalopatia de Wernicke (EW)
  - ○ Síndrome da abstinência alcoólica (SAA)

Capítulo 12 • Complicações Agudas Relacionadas com o Álcool

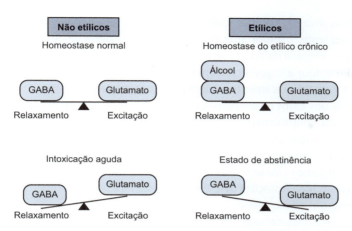

FIGURA 12.1 Relações entre neurotransmissores em pacientes não etílicos e em etílicos crônicos.

- Na IAA, geralmente ocasionada pela ingesta de grandes quantidades de bebidas alcoólicas, o paciente encontra-se em graus diversificados de comprometimento orgânico. O conjunto de sintomas varia conforme a quantidade de álcool ingerida: desde os mais leves até depressão respiratória, coma e morte
- A EW consiste em um espectro de manifestações neurológicas decorrentes da deficiência de tiamina (vitamina B_1). Sua ocorrência destaca-se em etilistas crônicos
- A SAA, por sua vez, compreende um conjunto de condições clínicas ocorridas pela suspensão – ou diminuição – do consumo do álcool em etílicos crônicos. O espectro clínico varia desde sintomas excitatórios leves até alucinações, convulsões e *delirium* da abstinência alcoólica (DAA), anteriormente chamado de *delirium tremens* – estado potencialmente fatal
- Nos próximos tópicos, serão detalhadas as condições clínicas dessas complicações, com ênfase, principalmente, em diagnóstico, estratificação e manejo terapêutico na sala de emergência.

▄Intoxicação alcoólica aguda: como reconhecê-la e manejá-la na sala de emergência?

- Essa condição é enquadrada na Classificação Estatística Internacional de Doenças e Problemas Relacionados à Saúde 10 (CID-10): F10.0

Parte 2 • Emergências Relacionadas com o Álcool

- Dentre as diversas complicações agudas relacionadas com o álcool, a IAA é a mais frequente. É importante ressaltar que, na maioria das vezes, a IAA não é o motivo principal da admissão à emergência dos pacientes alcoolizados. Além disso, é comum a ingesta concomitante de outras substâncias potencialmente nocivas, como medicamentos e demais entorpecentes
- A maioria dos casos é consequência da ingesta excessiva de bebidas alcoólicas, no entanto, singularmente, é resultante do consumo de colônias, enxaguatórios bucais, medicamentos e outros produtos, especialmente pela população pediátrica
- O dano orgânico causado pela ingesta excessiva da substância é amplo. Além das diversas manifestações deletérias aos sistemas, ocorre, também, piora e descompensação de morbidades subjacentes
- É importante destacar que o álcool apresenta papel importante em situações de violência doméstica e sexual, suicídios, homicídios, roubos e acidentes de trânsito
- Listamos, a seguir, algumas das repercussões deletérias agudas consequentes à ingesta excessiva de álcool:
  - Neurológicas: distúrbios motores e sensitivos, alterações de comportamento, fala arrastada, nistagmo, ataxia, incoordenação, comprometimento de memória e outras funções cognitivas, coma
  - Metabólicas: acidose láctica, hipoglicemia, hipopotassemia, hipomagnesemia, hipoalbuminemia, hipocalcemia, hipofosfatemia, hiponatremia, cetoacidose
  - Gastrintestinais e hepáticas: náuseas, vômito (lesões mucosas), alterações da motilidade gastrintestinal, dor abdominal, hepatite alcoólica aguda
  - Respiratórias: perda dos reflexos (aumento da chance de aspiração), depressão respiratória
  - Cardiovasculares: vasodilatação periférica (podendo ocasionar hipotensão), arritmias (taquicardias atriais e ventriculares, com destaque para a conhecida *holiday heart syndrome*, arritmia relacionada com o uso esporádico da substância)
- A variedade de manifestações clínicas apresenta íntima relação com a concentração sérica de álcool. Essa relação e as repercussões clínicas, bem como a quantidade de álcool encontrada nas bebidas, encontram-se na Tabela 12.1
- A concentração sanguínea de álcool (CSA) (em inglês, *blood alcohol content* [BAC]) continua sendo unidade padrão de aferição sérica, embora existam outras maneiras de se medir a substância, como a concentração respiratória, utilizada nos bafômetros
- Importante ressaltar que inúmeros fatores influenciam na absorção do álcool, como sexo, etnia, peso corporal, tolerância a essa substância, quantidade ingerida, via e período de ingesta, dentre outros

Capítulo 12 • Complicações Agudas Relacionadas com o Álcool

TABELA 12.1

Relação entre consumo, nível sanguíneo de álcool e manifestações clínicas.

Consumo de álcool (drinks)*			
Pessoa de 55 kg	Pessoa de 90 kg	BAC aproximado, mg/dℓ (mmol/ℓ)	Manifestações clínicas prováveis
1 a 3	2 a 5	50 a 100 (10,9 a 21,7)	Alterações sensoriais, incoordenação
3 a 5	5 a 8	100 a 150 (21,7 a 32,6)	Alterações comportamentais, ataxia, dificuldades de memória e cognição
5 a 7	8 a 11	150 a 200 (32,6 a 43,4)	Incoordenação nítida, ataxia em piora e disfunções cognitivas
7 a 9	11 a 14	200 a 300 (43,4 a 65,1)	Náuseas, vômito, diplopia, letargia, riscos de aspiração (disfunção de reflexos protetores)
≥ 10	≥ 15	300 a 400 (65,1 a 86,8)	Diminuição do drive respiratório, hipoventilação, amnésia, hipotermia e arritmias cardíacas
Extremo		> 400 (> 86,8)	Coma, parada respiratória e morte

*1 drink equivale a aproximadamente 14 a 17 g de álcool, a 1 lata de 350 mℓ de cerveja, a 1 taça de 150 mℓ de vinho ou 1 shot de 30 mℓ de vodca.

- Para o diagnóstico, inicialmente, é importante – mesmo que muitas vezes difícil – a realização de uma anamnese detalhada, com coleta de informações sobre o tipo de bebida, quantidade e tempo de ingestão, evolução dos sintomas, morbidades subjacentes, uso de medicamentos, dependência alcoólica e ingesta de outros tóxicos. Muitas vezes, é necessária a ajuda de acompanhantes e familiares
- Em seguida, deve-se realizar análise de sinais vitais, estado de consciência, hidratação, situação nutricional e estigmas de etilismo prévio
- Além disso, devem ser realizados, de forma seriada, exames dos sistemas respiratório, cardíaco e neurológico
- Segundo o Manual Diagnóstico e Estatístico de Transtornos Mentais, 5ª edição (DSM-V), os critérios diagnósticos da intoxicação por álcool são (A + B + C + D):
  A. Ingestão recente de álcool
  B. Alterações comportamentais ou psicológicas clinicamente significativas e problemáticas desenvolvidas durante ou logo após a ingestão de álcool
  C. Um (ou mais) dos seguintes sinais e sintomas, desenvolvidos durante ou logo após o uso de álcool:
    I. Fala arrastada
    II. Incoordenação

Parte 2 • Emergências Relacionadas com o Álcool

    III. Instabilidade na marcha
    IV. Nistagmo
    V. Comprometimento da atenção ou da memória
    VI. Estupor ou coma

  D. Os sinais e sintomas não são atribuíveis a outra condição médica nem são mais bem explicados por outro transtorno mental, incluindo intoxicação por outra substância

- Deve-se enfatizar o fato de que o diagnóstico é de exclusão e, primordialmente, causas potencialmente mais graves, como traumatismo cranioencefálico, distúrbios metabólicos, outras intoxicações e demais diagnósticos diferenciais, resumidos na Tabela 12.2, devem ser descartadas

- Estudos laboratoriais geralmente são desnecessários em pacientes com intoxicação leve por álcool. Embora não amplamente disponível no Brasil, a medida da concentração sérica de álcool (BAC) pode ser realizada. Uma maneira de se estimar a BAC é multiplicando-se o *gap* osmolar por 4,6, obtendo-se a concentração de álcool em mg/dℓ

- É importante lembrar que outras substâncias também podem elevar o *gap* osmolar. Para casos mais graves, é importante a aquisição de exames seriados, como glicose e eletrólitos básicos, funções renal e hepática, osmolaridade sérica, exames de urina e gasometria arterial

- Reforça-se, novamente, que o diagnóstico é de exclusão.

- No manejo da IAA, o principal objetivo é o suporte do paciente, por monitoramento das funções vitais e estado de consciência e, geralmente, não são necessários tratamentos adjuvantes – não há antídoto

- A via aérea deve ser rapidamente protegida e a colocação do paciente em decúbito lateral para prevenção de aspiração deve ser considerada, uma vez que o paciente alcoolizado pode apresentar reflexos comprometidos

- Deve ser feita avaliação de possível ingesta de outras substâncias, bem como a busca por lesões traumáticas ocultas

- Atenção especial deve ser voltada para o estado de hidratação do paciente, pois, o álcool, sabidamente, apresenta efeitos diuréticos e vasodilatadores importantes

- Dado que a gravidade do quadro é diretamente proporcional aos níveis séricos de álcool, alguns autores recomendam a administração rotineira de fluidos isotônicos associados a diuréticos, com o objetivo de diluir o álcool plasmático, além de acelerar sua eliminação; no entanto, o ideal é a administração de fluidos intravenosos apenas se o paciente apresentar sinais de desidratação, como taquicardia ou hipotensão

TABELA 12.2

Condições clínicas que podem mimetizar intoxicação alcoólica aguda e devem ser consideradas como diagnóstico diferencial.

Intoxicações	Alcoóis: metanol, etilenoglicol, álcool isopropílico
	Drogas ilícitas: cocaína, opiáceos, tetraiodocanabidiol
	Anticonvulsivantes
	Benzodiazepínicos
	Antidepressivos tricíclicos
	Dissulfiram
	Monóxido de carbono
	Anticolinérgicos
	Anti-histamínicos
Metabólicas	Encefalopatias: hepática, urêmica, hipertensiva
	Hipoglicemia
	Hiponatremia/hipernatremia
	Hipopotassemia/hiperpotassemia
	Cetoacidoses: alcoólica, diabética
	Estado hiperglicêmico hiperosmolar
Infecciosas	Sepse
	Meningoencefalites
Neurológicas	Síndrome da abstinência alcoólica aguda
	Encefalopatia de Wernicke (EW)
	Doenças vasculares
	Epilepsias
	Ataxia cerebelar
	Neuropatias periféricas
Traumatismos	Sangramentos intracranianos
	Síndromes de concussão
Respiratórias	Hipoxia
	Depressão respiratória
Outras	Hipotensão
	Hipotermia/hipertermia
	Hipotireoidismo/hipertireoidismo
	Desidratação

- Em virtude de o álcool inibir a gliconeogênese, todos os pacientes alcoolizados admitidos à emergência devem receber dosagem rápida de glicose à beira do leito, seguida por infusão de glicose a 5%, por via intravenosa, se estiverem hipoglicêmicos
- Nos pacientes etílicos crônicos ou naqueles que apresentam alteração do estado mental, devem ser administrados 100 mg IV de tiamina previamente, com o objetivo de prevenir a EW
- Deve-se atentar-se para o fato de que a glicose hipertônica, embora acelere a metabolização do álcool, também eleva a osmolaridade plasmática. Assim, para pacientes sem hipoglicemia, desaconselha-se a utilização rotineira de soluções glicosadas hipertônicas
- Também devem ser reparados os distúrbios hidreletrolíticos – com atenção especial para possível hiponatremia, que, caso existente, deve ser corrigida lentamente – além da administração de antieméticos e analgésicos, se necessário. Em alguns serviços, utiliza-se uma solução padrão: 1 ℓ de glicose a 5% e NaCl a 45% + 2 g de sulfato de magnésio + 1 g de folato + 100 mg de tiamina
- Para pacientes que apresentarem intoxicação grave, com depressão respiratória ou deterioração neurológica, é necessário o suporte ventilatório mecânico, além da correção dos distúrbios adjacentes e busca por outras possíveis causas de coma
- Alguns pacientes apresentam-se violentos e não compreensivos. Nesses casos, podem-se usar benzodiazepínicos ou antipsicóticos de primeira geração (diazepam [10 mg/2 mℓ; 0,5 a 1 ampola] 5 a 10 mg IV, ou haloperidol [5 mg/mℓ; 0,5 a 1 ampola] 2,5 a 5 mg IM). Deve-se atentar especialmente para os efeitos adversos dessas medicações, que podem contribuir para depressão neurológica e respiratória. A metadoxina, medicamento não disponível para uso no Brasil, atua na aceleração da metabolização do álcool na dose única de 300 a 900 mg IV. Em geral, os pacientes não necessitam de internação hospitalar, devendo ser mantida observação até a resolução do quadro, com orientação para acompanhamento ambulatorial posteriormente.

Lembrete de conduta

As principais condutas para IAA na sala de emergência são:

▶ Se comatoso: tiamina (100 mg/1 mℓ) 100 a 250 mg IV, em dose única antes da glicose

▶ Solução padrão: 1 ℓ de glicose a 5% + NaCl a 0,45% + 2 g de sulfato de magnésio a 10% + 1 g de folato + 100 mg de tiamina IV.

Encefalopatia de Wernicke: como reconhecê-la e manejá-la na sala de emergência?

- Condição enquadrada na CID-10: E51.2
- É a principal complicação neurológica da deficiência de tiamina (vitamina B_1)
- O termo se refere a duas entidades de uma mesma condição, relacionadas, principalmente, com o uso do álcool
- A EW é uma condição aguda ou subaguda, caracterizada pela tríade: confusão mental, oftalmoplegia e ataxia de marcha; a síndrome de Korsakoff (SK) refere-se a uma condição neurológica crônica – com comprometimento desproporcionalmente maior da área da memória –, geralmente consequência da EW
- Devido ao caráter crônico e não emergencial dessa condição, nesta obra será abordado apenas o espectro agudo da doença
- A EW é uma doença rara, complexa e potencialmente trágica. Embora a literatura seja abundante em séries e relatos sobre o tema, não existem muitos estudos controlados ou diretrizes sobre o manejo dessa condição. Assim, as evidências, infelizmente, ainda são escassas sobre um manejo adequado do quadro. Lesões típicas da EW foram observadas em 0,4 a 2,8% da população total e em 12,5% dos pacientes etilistas, e concluiu-se que existe um grande número de subdiagnósticos dessa condição
- A tiamina apresenta papel importante em diversas reações do metabolismo energético (especialmente no cérebro), sendo particularmente necessária durante períodos de alto metabolismo e ingesta de glicose. Isso explica o fato de a EW ser precipitada, em pacientes suscetíveis, após a administração de glicose IV sem a devida reposição prévia da vitamina. A deficiência de tiamina em etilistas resulta da interação de diversos fatores: ingesta alimentar inadequada, absorção reduzida, armazenamento comprometido e utilização prejudicada, mas essa condição não é exclusiva de etilistas, sendo observada em outras situações como: anorexia, hiperêmese gestacional, nutrição parenteral prolongada, jejum prolongado, patologias do trato gastrintestinal, cirurgias bariátricas, malignidades, imunodeficiências e outras condições
- As lesões agudas da EW são caracterizadas por congestão vascular, proliferação microglial e hemorragias petequiais. Nos casos crônicos, são marcantes a desmielinização na região talâmica e a atrofia dos corpos mamilares
- A tríade diagnóstica clássica da EW consiste em:
  - ○ Encefalopatia (confusão mental)
  - ○ Anormalidades oculomotoras
  - ○ Disfunção cerebelar

- No entanto, em virtude de a clássica tríade ser observada entre 8 e 17% dos pacientes com o quadro, alguns estudos sugeriram a ampliação das características clínicas para oito domínios, adicionando-se: deficiências dietéticas, náuseas e vômito, convulsões, comprometimento da memória e comprometimento do lobo frontal. Observou-se, assim, um aumento da sensibilidade diagnóstica da tríade clássica de 23% para 85%, segundo os Critérios de Caine (2 de 4), descritos a seguir:
  - Deficiências dietéticas: índice de massa corporal (IMC) 2 desvios padrões abaixo do normal, história de ingesta alimentar prejudicada ou deficiência de tiamina
  - Anormalidades oculomotoras: oftalmoplegia, nistagmo, paralisia do olhar, anormalidades pupilares
  - Disfunção cerebelar: ataxia de marcha, instabilidade, dismetria, disdiadococinesia
  - Estado mental alterado (desorientação, confusão, indiferença, falta de atenção) ou comprometimento leve da memória (falha em lembrar duas palavras no teste de memória de 4 itens ou comprometimento em outros testes de memória)
- Deve-se ressaltar que os critérios foram estabelecidos utilizando-se pacientes etilistas. Em não etilistas, deficiências alimentares e vômito são mais frequentes
- Quanto à temporalidade dos sintomas, geralmente, eles ocorrem simultaneamente. No entanto, não raro, a disfunção cerebelar pode preceder os demais em dias ou semanas
- Ainda podem ser verificados: estupor, letargia, coma, hipotensão, hipotermia, neuropatia periférica, disfunção vestibular, arritmias e outras alterações cardiovasculares
- Devem-se considerar, como diagnóstico diferencial, doenças metabólicas, intoxicações, infecções, doenças estruturais cerebrais e demais condições, como *delirium* e ataxia. Enfatiza-se, assim, a essência clínica do diagnóstico
- Quanto aos exames de imagem, a ressonância magnética (RM) de crânio convencional pode ser utilizada como adjuvante no diagnóstico de EW aguda, em pacientes etilistas e não etilistas, mas a tomografia computadorizada (TC) de crânio não é um exame confiável para EW. É importante reforçar que os exames de imagem não são imprescindíveis para o diagnóstico, tampouco devem retardar o tratamento. As lesões verificadas na RM (Figura 12.2) geralmente são simétricas e frequentemente localizadas em tálamo, corpos mamilares e regiões tectal e periaquedutal com edema citotóxico característico
- A EW é uma condição potencialmente fatal e de difícil diagnóstico. Embora o tratamento com tiamina tenha sido avaliado em apenas um ensaio clínico randomizado e não exista um consenso sobre a dose ideal, a administração rápida da vitamina é imprescindível, em virtude de baixo preço, alta eficácia, boa segurança e do prognóstico reservado do quadro

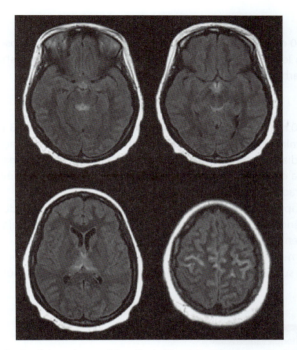

FIGURA 12.2 Achados típicos de encefalopatia de Wernicke: hiperintensidade da região periaquedutal do mesencéfalo, corpos mamilares e tálamo com simetria no córtex frontal-parietal.

- É de suma importância a correção de distúrbios metabólicos e hidreletrolíticos subjacentes, com destaque para a hipomagnesemia. Assim, se a EW, por um lado, revela-se condição incomum e potencialmente grave, por outro, o diagnóstico e o tratamento precoces podem alterar o prognóstico dessa condição
- Por fim, é importante ressaltar que a deficiência de tiamina também pode resultar em outras complicações, como beribéri, insuficiência cardíaca com acidose láctica e coma (síndrome de Marchiafava-Bignami).

Tiamina

- Administrada imediatamente na suspeita de EW, preferencialmente IV (pela via intramuscular [IM] também é possível). A via oral é ineficaz em quadros agudos
- Quanto à terapêutica, destacam-se duas possíveis abordagens: a primeira opção está presente nas diretrizes mais recentes; a segunda, por sua vez, revela-se mais prática e menos subjetiva.

Opção 1

- Tiamina 200 mg IV diluída em 100 mℓ de salina normal ou glicose a 5%, administrada ao longo de 30 minutos, 3 vezes/dia: deve ser administrada antes de qualquer carboidrato, seguida por uma dieta normal.

Opção 2

- Tiamina 500 mg IV (mesmo modo de diluição e administração), 3 vezes/dia, por 2 dias + tiamina 250 mg IV (mesmo modo de diluição e administração), 1 vez/dia, por mais 5 dias, em combinação com outras vitaminas do complexo B:
  - Apresenta elevada segurança, independentemente da via, e deve sempre ser administrada diante da suspeita
  - Embora apenas poucas reações anafiláticas tenham sido descritas como consequência da vitamina, sugere-se que sua administração seja realizada em um ambiente preparado
  - Caso seja necessária a administração de glicose por via intravenosa em paciente etilista suspeito, reforça-se que ela seja realizada apenas após a infusão de tiamina.

Lembrete de conduta

- ▶ Devido ao caráter grave aliado ao tratamento simples, barato e seguro, na simples suspeita de EW, deve ser instituída a terapêutica com tiamina
- ▶ A RM pode ser utilizada como ferramenta adjuvante no diagnóstico da EW
- ▶ Sempre devem ser pesquisados e tratados distúrbios adjacentes, principalmente a hipomagnesemia.

◥ Síndrome da abstinência alcoólica: como reconhecê-la e manejá-la na sala de emergência?

- Essa condição é enquadrada na CID-10: F10.3
- Os etilistas crônicos apresentam aumento do tônus excitatório cerebral, devido a um *up-regulation* dos receptores NDMA, necessitando, diariamente, do consumo de álcool para a manutenção do equilíbrio neuroquímico entre excitação e relaxamento
- A interrupção abrupta desse uso resulta em desequilíbrio neuronal, caracterizado pelo excesso de neurotransmissores excitatórios (glutamato e dopamina) em relação aos inibitórios (GABA). Isso explica o motivo de um etilista crônico,

quando em abstinência, apresentar-se em estado de euforia e hiperexcitação autonômica, com taquicardia, sudorese, tremores e sintomas neuropsiquiátricos
- As manifestações da SAA variam, habitualmente, em função do tempo transcorrido após a interrupção do consumo dessa substância (Figura 12.3):
  - Sintomas menores (6 a 36 horas após ingestão de álcool):
    - Ocorrem por hiperatividade do SNC
    - Envolvem: insônia, tremores, ansiedade, anorexia, sintomas gastrintestinais, cefaleia, diaforese, palpitações, dentre outros
  - Convulsões (6 a 48 horas após ingestão de álcool):
    - Tipo tônico-clônico generalizadas
    - Geralmente ocorrem um ou dois episódios breves; o período pós-ictal é curto e o *status epilepticus*, raro
    - Achados diferentes dos citados podem inferir em outras causas subjacentes, sendo necessária investigação com exames de imagem e laboratoriais
    - Podem ser múltiplas e, potencialmente, o quadro progride para DAA
  - Alucinose alcoólica (12 a 48 horas após ingestão de álcool):
    - Alucinações visuais, auditivas, táteis, ou ilusões, que ocorrem de maneira precoce
    - As alucinações são pontuais e não há comprometimento dos sinais vitais

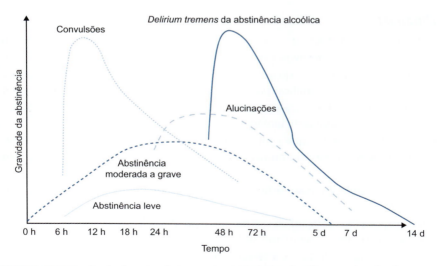

FIGURA 12.3 Manifestações da síndrome de abstinência alcoólica em função do tempo decorrido desde a última dose.

- DAA (48 a 96 horas após ingestão de álcool):
  - Quadro mais grave da SAA, sendo uma condição potencialmente fatal que requer atenção e tratamento emergencial, é distúrbio metabólico global, em que ocorrem comprometimentos de diversos sistemas e desequilíbrios hidreletrolíticos e acidobásicos
  - Caracteriza-se por taquicardia, sudorese, hipertensão, hipertermia, tremores, ansiedade, alucinações, ilusões, confusão, desorientação e agitação
  - Inicia-se tardiamente e pode durar semanas
  - É importante ressaltar que, mesmo que o indivíduo apresente sintomas graves precocemente, é provável que não sejam indicativos de DAA
  - Os fatores de risco para o desenvolvimento dessa condição são:
    - História de consumo de álcool por tempo prolongado
    - História de convulsões por abstinência de álcool
    - História de DAA
    - Idade acima de 30 anos
    - Doenças subjacentes
    - Abstinência alcoólica significativa, apesar de concentração elevada de álcool no sangue
    - Um período mais longo sem o consumo do álcool desde a última dose (2 dias).

Diagnóstico

- O diagnóstico da SAA é essencialmente clínico e de exclusão. Naqueles com sinais e sintomas sugestivos, deve ser realizada uma anamnese detalhada, com avaliação de frequência, quantidade, tipo de bebida e hora da última ingestão, com o objetivo de identificar possível crise de abstinência. Para esse fim, podem ser utilizadas diversas escalas, a própria comunicação com o paciente ou acompanhantes ou algum teste biológico
- É importante ressaltar que é muito comum a sobreposição de complicações relacionadas ao álcool com outras substâncias ou medicamentos ingeridos pelo paciente
- Segundo o DSM-V, o diagnóstico da SAA é realizado por meio dos seguintes critérios (A + B + C + D):
  A. Cessação (ou redução) do uso pesado e prolongado do álcool
  B. Dois (ou mais) dos seguintes sintomas, desenvolvidos no período de algumas horas a alguns dias após a cessação (ou redução) do uso de álcool:
    I. Hiperatividade autonômica (sudorese ou taquicardia)
    II. Tremor aumentado nas mãos

Capítulo 12 • Complicações Agudas Relacionadas com o Álcool **185**

    III. Insônia

    IV. Náuseas ou vômito

    V. Alucinações ou ilusões visuais, táteis ou auditivas transitórias

    VI. Agitação psicomotora

    VII. Ansiedade

    VIII. Convulsões tônico-clônicas generalizadas

C. Os sinais ou sintomas do critério B causam sofrimento clinicamente significativo ou prejuízo no funcionamento social, profissional ou em outras áreas

D. Os sinais e sintomas não são atribuíveis a outra condição médica nem são mais bem explicados por outro transtorno mental, incluindo intoxicação ou abstinência por outra substância

- Pode ser necessária a realização de exames adjuvantes para a exclusão de infecções, traumatismo e outras intoxicações
- Condições como intoxicações, distúrbios hidreletrolíticos e acidobásicos e disfunções hepáticas e gastrintestinais podem mimetizar ou acompanhar abstinência alcoólica
- Sugere-se uma incorporação de triagem universal para o uso não saudável do álcool em todos os ambientes de emergência médica
- Após o diagnóstico, uma anamnese profunda deve ser realizada para avaliar o grau de dependência alcoólica e suas possíveis complicações, ligadas ou não ao uso do álcool (distúrbios hepáticos, gastrintestinais, desnutrição, transtornos psiquiátricos, neuropatias, convulsões, DAA) e de possíveis outras substâncias. Assim, pode-se estratificar o paciente segundo a gravidade da SAA
- Diversas ferramentas podem ser utilizadas, porém a mais difundida globalmente é a *Clinical Institute Withdrawal Assessment for Alcohol Scale, Revised* – CIWA-Ar (Tabela 12.3). Essa escala varia de 0 a 67 pontos, conforme a diretriz. Existem vários modelos e interpretações possíveis, porém recomenda-se que pacientes com quadros moderados, graves e complicados sejam internados, e apenas aqueles com quadros leves devam ter alta hospitalar precocemente
- Embora a escala seja apresentada na Tabela 12.3, ressalta-se a praticidade de sua utilização em aparelhos eletrônicos. Esse escore não deve ser usado para fins diagnósticos:
  - Leve (0 a 9 pontos): ansiedade, sudorese e insônia leves ou moderadas sem tremor
  - Moderada (10 a 18 pontos): ansiedade, sudorese e insônia moderados e leve tremor
  - Grave (≥ 19 pontos): ansiedade grave e tremor moderado a grave, sem confusão, alucinações e convulsões

- Complicada (≥ 19 + complicações): convulsões, sinais e sintomas indicativos de *delirium*, como inabilidade de compreender instruções, turvação do sensório, confusão ou novas alucinações.

Além da estratificação, deve ser realizada avaliação quanto aos fatores de risco individuais para abstinência complicada, como:

- História de *delirium* ou convulsão por abstinência de álcool
- Numerosos episódios de abstinência anteriores na vida do paciente
- Comorbidade clínica ou cirúrgica (especialmente lesão cerebral traumática)
- Idade acima de 65 anos

TABELA 12.3

Estratificação de gravidade da síndrome de abstinência alcoólica.

Item Observação/pergunta-guia	Pontuação
1. Náuseas e vômito	0 Sem náuseas ou vômito 4 Náuseas intermitentes, com ânsia de vômito 7 Náuseas constantes, ânsias frequentes e vômitos
2. Sudorese Observar	0 Sem suor 1 Suor discretamente perceptível; mãos úmidas 4 Gotas de suor visíveis 7 Completamente suado
3. Agitação Observar	0 Atividade normal 1 Pouco mais ativo que o normal 4 Moderadamente inquieto ou agitado 7 Não consegue ficar parado durante a entrevista
4. Cefaleia Você está com dor de cabeça? A sua cabeça está pesada?	0 Ausente 1 Muito discreta 2 Discreta 3 Moderada 4 Moderadamente grave 5 Grave 6 Muito grave 7 Extremamente grave
5. Ansiedade Você está se sentindo nervoso?	0 Sem ansiedade 1 Discretamente ansioso 4 Moderadamente ansioso 7 Equivalente a estados agudos de pânico, como visto em *delirium* grave e reações esquizofrênicas agudas

- Longa duração de consumo pesado e regular de álcool
- Convulsões durante o episódio de abstinência atual
- Hiperatividade autonômica marcada na apresentação
- Dependência fisiológica de agentes GABAérgicos, como benzodiazepínicos ou barbitúricos
- Uso concomitante de outras substâncias viciantes
- Concentração positiva de álcool no sangue e sinais e sintomas de abstinência.

Terapêutica

De início, devem ser realizados rastreamento de condições concomitantes ou que possam afetar o curso da abstinência e teste de gravidez em mulheres.

- Em ambientes preparados, é efetuada uma triagem metabólica, com coleta de sangue para titulação de glicemia, sódio, potássio, cálcio, magnésio, cloro, e realizados outros exames, como gasometria arterial, funções renal e hepática, hemograma completo, coagulograma, amilase e lipase, eletrocardiograma, creatino fosfoquinase (CPK), exame de urina, radiografia de tórax e exames de imagem adicionais – se necessários –, culturas pertinentes, demais testes toxicológicos e triagens para hepatite, tuberculose e vírus da imunodeficiência humana (HIV)
- Uma avaliação psiquiátrica, por meio da busca por morbidades subjacentes e risco potencial de suicídio é fundamental e mandatória
- No caso de os resultados dos exames complementares demorarem ou não ser possível realizá-los, o tratamento não deve ser adiado diante da forte suspeita.

Abordagem geral

- Descartadas ou tratadas comorbidades, a terapêutica específica da SAA deve ser instituída, objetivando-se o alívio dos sintomas, interrupção da progressão do quadro e correção de condições concomitantes
- Os pacientes devem ser instalados em locais calmos, iluminados e silenciosos
- Em caso de agressividade, pode ser necessária a utilização de medidas de contenção mecânica
- Em casos de desidratação, fluidos devem ser ministrados e distúrbios hidreletrolíticos e acidobásicos subjacentes corrigidos
- Suporte glicêmico: atenção para a administração de tiamina como prevenção da EW
- Alimentação oral deve ser postergada em casos moderados a graves, para prevenção de aspiração, e os sinais vitais do paciente devem ser monitorados constantemente e reavaliados periodicamente quanto à gravidade dos sintomas.

Abordagem específica

- Investigação da gravidade do quadro e estratificação do paciente para direcionamento do manejo quanto ao tipo de regime e a necessidade, quantidade, tipo e dose do medicamento necessário
- Não existe regra única. Muitas diretrizes adotam variados sistemas de orientação
- Recomenda-se que os pacientes que apresentem quaisquer das condições a seguir sejam internados em unidade hospitalar após estabilização clínica:
  - Escore ≥ 10 pontos na Escala CIWA-Ar
  - Outras comorbidades graves ou descompensadas subjacentes
  - Resistência à interrupção do uso do álcool
  - Complicações clínicas, cirúrgicas, laboratoriais, neurológicas ou psiquiátricas
  - Gestação
  - Necessidade do uso de medicamentos não orais
  - Razões sociais
- Em geral, os pacientes que não apresentam nenhuma das condições citadas podem ser manejados ambulatorialmente, mas ressalta-se, novamente, a importância da individualização dos casos.

Tratamento ambulatorial

- Devem-se enfatizar todas as medidas de suporte já descritas – correções hídrica, hidreletrolítica e nutricional, e reposição de tiamina – e ressaltar que nem todos pacientes com abstinência leve necessitam de terapia específica, apenas aqueles que apresentarem risco de progressão para doença moderada ou grave
- No entanto, se existirem dúvidas quanto ao potencial de gravidade, devem ser feitos monitoramento e avaliação seriada por, no mínimo, 24 horas
- Quanto ao tratamento específico dos sintomas, existem medicamentos possíveis para uso ambulatorial: benzodiazepínicos, gabapentina e carbamazepina, principalmente
- Na Tabela 12.4 é apresentada a conduta ambulatorial da SAA.

■ *Benzodiazepínicos*

- Agonistas GABA revelam-se a classe mais estudada e potente no tratamento de complicações da SAA
- Além do controle dos sintomas e do poder sedativo, interrompem a progressão do quadro
- São amplamente disseminados e de fácil uso

Capítulo 12 • Complicações Agudas Relacionadas com o Álcool

> **TABELA 12.4**
>
> **Manejo ambulatorial da síndrome da abstinência alcoólica.**
>
> **Monitoramento**
> - Frequência: observação clínica diária por 5 dias consecutivos
> - Avaliação: sinais vitais, escalas de gravidade, orientação emocional, verificação de ideação suicida e sinais de sedação excessiva
>
> **Considerar internação hospitalar se:**
> - Piora da gravidade da SAA
> - Descompensação de comorbidades clínico-psiquiátricas
> - Ideação suicida
> - Sedação excessiva
> - Uso de álcool
> - Alteração de sinais vitais
>
> **Orientações de cuidados para pacientes e familiares:**
> - Sinais e sintomas de SAA e identificação rápida de deterioração clínica
> - Manutenção de tiamina
> - Hidratação adequada
> - Criação de ambiente com pouco estímulo externo

- Existem vários medicamentos dessa classe e variados esquemas de dosagem e de administração, dependendo da gravidade e das condições do paciente. Entretanto, independentemente da opção, os seguintes princípios devem ser aderidos:
  - Em pacientes que realizam uso corriqueiro de benzodiazepínicos ou naqueles em que os sintomas não são controlados por eles, devem-se considerar o aumento da dose, a troca dos medicamentos ou a associação de outras classes
  - Os benzodiazepínicos de ação prolongada (clordiazepóxido e diazepam) são, em geral, preferíveis, pois apresentam menor taxa de abstinência recorrente e convulsões
  - Em pacientes com demência ou comorbidade hepática, recomenda-se o uso de medicamentos de metabolização mais rápida (lorazepam e oxazepam)
  - Deve-se atentar sempre para o potencial de indução de depressão respiratória e neurológica dos benzodiazepínicos, especialmente se ingeridos com outras substâncias
  - Essa classe de medicamentos apresenta alto potencial de dependência, especialmente os fármacos de metabolização rápida, por isso devem ser administrados com cautela e seu uso, interrompido logo após o tratamento definitivo. Tradicionalmente, existem duas formas de se administrar os benzodiazepínicos em pacientes ambulatoriais, ambas pela via oral. A dosagem orientada pelos

sintomas é preferível em casos leves associados a ambientes com a possibilidade de monitoramento contínuo. O sistema de doses fixas é uma alternativa e requer, também, observação dos sinais e sintomas

- A Tabela 12.5 apresenta os medicamentos e os regimes de dose usados na SAA.

TABELA 12.5

Benzodiazepínicos orais e doses para o tratamento ambulatorial da síndrome da abstinência alcoólica.

Dose orientada por sintomas:
- Clordiazepóxido (ação prolongada):
  - Dia 1: 50 mg a cada 6 a 12 h, conforme necessário
  - Dias 2 a 5: 25 mg a cada 6 h, conforme necessário
- Diazepam (ação prolongada):
  - Dia 1: 20 mg a cada 6 a 12 h, conforme necessário
- Dias 2 a 5: 10 mg a cada 6 a 12 h, conforme necessário
- Oxazepam (ação mais curta):
  - Dia 1: 30 mg a cada 6 h, conforme necessário
  - Dias 2 a 5: 15 mg a cada 6 h, conforme necessário
- Lorazepam (ação mais curta):
  - Dia 1: 2 a 4 mg a cada 6 h, conforme necessário
  - Dias 2 a 5: 2 mg a cada 6 h, conforme necessário

Dose fixa:
- Clordiazepóxido (ação prolongada):
  - Dia 1: 50 mg a cada 6 a 12 h
  - Dia 2: 25 mg a cada 6 h
  - Dia 3: 25 mg 2 vezes/dia
  - Dia 4: 25 mg à noite
- Diazepam (ação prolongada):
  - Dia 1: 20 mg a cada 6 a 12 h
  - Dia 2: 10 mg a cada 6 h
  - Dia 3: 10 mg 2 vezes/dia
  - Dia 4: 10 mg à noite
- Oxazepam (ação mais curta):
  - Dia 1: 30 mg a cada 6 h
  - Dia 2: 30 mg a cada 8 h
  - Dia 3: 30 mg a cada 12 h
  - Dia 4: 30 mg à noite
- Lorazepam (ação mais curta):
  - Dia 1: 2 a 4 mg a cada 6 h
  - Dia 2: 2 mg a cada 8 h
  - Dia 3: 2 mg a cada 12 h
  - Dia 4: 2 mg à noite

▪ *Gabapentina*

- Análogo GABAérgico que se mostrou equivalente aos benzodiazepínicos para o uso ambulatorial em vários aspectos e, além disso, apresenta menor ocorrência de efeitos colaterais e menos interações medicamentosas – também é seguro em pacientes com comprometimento hepático
- No entanto, o medicamento não é tão bem estudado quanto os benzodiazepínicos e é menos efetivo em casos graves – não é útil em convulsões
- A gabapentina é o medicamento de escolha para casos leves em que o médico deseje iniciar um tratamento ambulatorial contínuo. Também é a opção em caso de contraindicação aos benzodiazepínicos e pode ser usada em adjuvância à classe. Seu esquema de dosagem geralmente é fixo e está demonstrado na Tabela 12.6
- Outros medicamentos, como carbamazepina, ácido valproico, fenobarbital, clonidina e betabloqueadores podem ser utilizados, também, como adjuvantes no tratamento
- Desaconselha-se a utilização de álcool pelas vias oral e intravenosa, ou de baclofeno
- Enfatiza-se que o paciente deve ser orientado e, em qualquer momento, caso apresente indícios de complicações, deve ser admitido em regime de internação. Por fim, ressalta-se a importância do manejo ambulatorial multidisciplinar do quadro e do enfoque na prevenção de novos episódios de abstinência.

TABELA 12.6

Gabapentina para o tratamento ambulatorial de síndrome da abstinência alcoólica.

Dosagem fixa:
- Dia 1: 300 mg a cada 6 h
- Dia 2: 300 mg a cada 8 h
- Dia 3: 300 mg a cada 12 h
- Dia 4: 300 mg uma dose

Tratamento hospitalar

- Para pacientes que se enquadrem nos critérios de gravidade ou apresentem fatores de risco, sugere-se o tratamento em regime hospitalar (Figura 12.4), em que devem ser monitorados sinais vitais, hidratação, respiração, nível de consciência, orientação, sono, estado psiquiátrico, complicações, exames neurológicos e efeitos adversos de medicações. Além disso, devem ser periodicamente reavaliados seus sinais e sintomas, utilizando-se uma escala de referência.

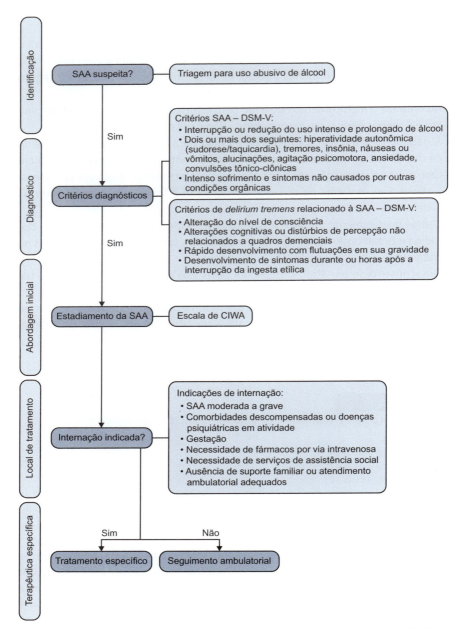

FIGURA 12.4 Conduta na síndrome da abstinência alcoólica de acordo com a gravidade.

Capítulo 12 • Complicações Agudas Relacionadas com o Álcool   193

- Na Tabela 12.7 é apresentado o manejo hospitalar da SAA.

TABELA 12.7

Manejo hospitalar da síndrome de abstinência alcoólica.

Monitoramento
- Frequência:
  - Casos leves: observar por até 36 h
  - Casos moderados e graves: observar a cada 1 a 4 h por 24 h, seguida por 4 a 8 h enquanto houver indicação clínica
- Avaliação: sinais vitais, escalas de gravidade, orientação emocional, verificação de ideação suicida e sinais de sedação excessiva

Suporte hospitalar
- Benzodiazepínicos
- Fenobarbital, se indicado
- Tiamina
- Hidratação e correção de eletrólitos
- Nutrição adequada
- Tratamento de comorbidades descompensadas
- Introdução de suporte social

Reavaliação periódica

- Pacientes com abstinência moderada a grave ou necessidade de farmacoterapia: reavaliação a cada 1 a 4 horas, durante 24 horas. Após estabilização (CIWA-Ar < 10 por 24 horas), o tempo para reavaliação pode ser estendido para 4 a 8 horas por mais 24 horas
- Pacientes com abstinência leve e baixo risco de complicações: reavaliação a cada 4 a 8 horas, durante 36 horas.

Medidas de restrição

- Se necessário, medidas de restrição ao leito devem ser instituídas
- Contenção mecânica deve ser evitada ao máximo, no entanto, para um manejo adequado e proteção, tanto do paciente quanto da equipe responsável, eventualmente, essa prática é necessária. Deve-se respeitar e seguir o protocolo de cada instituição para realização desse procedimento, com o objetivo de evitar aumentos da temperatura corporal, rabdomiólise e lesões físicas, como a seguir:
  - Pernas bem afastadas, com um braço preso em um lado e outro preso sob a região da cabeça, que deve estar levemente elevada
  - Deve-se relaxar a contenção aos poucos, a cada 5 minutos
  - Após a sedação e demais medidas necessárias, pode ser cessada.

Distúrbios hidreletrolíticos

Devem ser corrigidos distúrbios orgânicos e metabólicos subjacentes e realizadas as devidas reposições hídricas e nutricionais (inicialmente dieta zero, para prevenir broncoaspiração), com os seguintes minerais:

- Magnésio: sua reposição é indicada para indivíduos com hipomagnesemia comprovada, arritmias cardíacas, distúrbios hidreletrolíticos, convulsões ou história prévia de convulsões por SAA
  - Dose recomendada: 2 g IV, em 2 a 15 minutos (instáveis) ou 2 a 4 horas (estáveis)
  - Composição: cada ampola de sulfato de magnésio a 10% tem 1 g em 10 mℓ
- Fósforo: níveis $\leq$ 1 mg/dℓ devem ser repostos e, caso não seja possível por algum motivo, recomenda-se nutrição adequada
  - Dose recomendada: 0,25 a 0,5 mmol/kg em 6 a 8 horas
  - Composição: cada ampola de fosfato de potássio tem 1,1 mmol/mℓ
- Potássio: a hipopotassemia é outro distúrbio potencialmente observado
  - Dose recomendada: manter velocidade de infusão máxima de 20 mEq/h
  - Composição: cada ampola de KCl a 19,1% tem 27 mEq/10 mℓ.

Tiamina e folato

- Algumas diretrizes enfatizam o tratamento empírico com tiamina intravenosa para todos os internados com SAA
- Recomenda-se o uso de tiamina 100 mg IV, por 3 a 5 dias
- Em pacientes graves, é importante a suplementação de folato (pelo risco de hiper-homocisteinemia). A dose recomendada é 1 g de folato.

Indicações de intensivismo

- Existem muitas orientações a respeito das indicações de terapia intensiva
- Na Tabela 12.8 são apresentadas algumas delas.

Benzodiazepínicos

- Abstinência **leve** (CIWA-Ar < 10):
  - Pode ser tratada apenas com suporte ou utilização de farmacoterapia específica
  - Classe de fármacos de escolha
  - A via oral é a preferencial para profilaxia de abstinência, controle ambulatorial e regime hospitalar em casos leves a moderados (seguindo o regime ambulatorial de doses)
  - Carbamazepina, gabapentina e fenobarbital podem ser alternativas
  - Carbamazepina e gabapentina podem ser usados em adjuvância aos benzodiazepínicos

Capítulo 12 • Complicações Agudas Relacionadas com o Álcool

TABELA 12.8

Critérios sugeridos para admissão de pacientes com síndrome da abstinência alcoólica em terapia intensiva.

- Idade > 40 anos
- Doença cardíaca (insuficiência cardíaca, arritmias, angina, isquemia do miocárdio, infarto recente)
- Instabilidade hemodinâmica
- Distúrbios acidobásicos graves
- Distúrbios hidreletrolíticos graves (hipopotassemia, hipofosfatemia, hipomagnesemia, hipocalcemia)
- Insuficiência respiratória (hipoxemia, hipercapnia, hipocapnia grave, pneumonia, asma, DPOC)
- Infecções potencialmente graves (úlceras, pneumonia, traumatismo, infecção do trato urinário)
- Sinais de patologia gastrintestinal (pancreatite, sangramento gastrintestinal, insuficiência hepática, suspeita de peritonite)
- Hipertermia persistente (T > 39°C)
- Evidência de rabdomiólise
- Injúria renal ou aumento da necessidade de fluidos
- História de complicações anteriores por abstinência alcoólica (*delirium tremens*, convulsões)
- Necessidade de doses altas ou frequentes de sedativos ou uma infusão intravenosa para controlar os sintomas

- Abstinência **moderada** (CIWA-Ar = 10 a 18) ou fatores de risco para complicações:
  - Farmacoterapia específica, seguindo os mesmos princípios do item anterior
  - Para escolha da via de administração, deve-se considerar a experiência clínica do médico, podendo, nesses casos, ser intravenosa, seguida precocemente da via oral
- Abstinência **grave** (CIWA-Ar ≥ 19):
  - Classe de fármacos obrigatória (IM ou IV)
  - Todos os pacientes com DAA ou convulsões requerem benzodiazepínicos intravenosos, devido à sua absorção imediata e rápida ação
  - Após a administração intravenosa, a via oral deve ser adotada o mais rápido possível. A via intramuscular é pouco utilizada devido à absorção variável
  - Caso haja contraindicações, deve ser usado, preferencialmente, o fenobarbital – desde que o profissional seja capacitado para sua administração e o paciente possa ser monitorado em regime intensivo
  - É mandatório que todos os pacientes com SAA grave possuam acesso intravenoso periférico
  - O regime de *front loading* é proposto, com o objetivo de se atingir uma sedação rapidamente:
    - Diazepam: 5 a 10 mg IV; repetir a cada 5 a 10 minutos (máximo de 2.000 mg em 48 h). Composição: ampola contém 10 mg/2 mℓ
    - Lorazepam: 2 a 4 mg IV; repetir a cada 15 a 20 minutos (pouco disponível no Brasil)

- Na Figura 12.5 é apresentada a conduta em farmacoterapia benzodiazepínica de acordo com a gravidade da SAA.

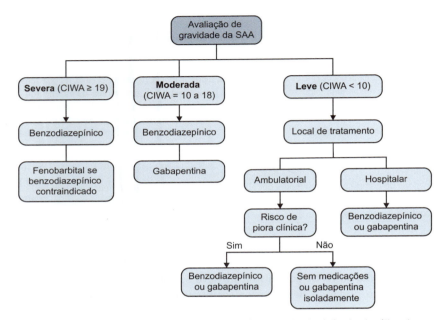

FIGURA 12.5 Benzodiazepínicos no tratamento da síndrome da abstinência alcoólica de acordo com a gravidade.

Fenobarbital

- Pode ser utilizado em monoterapia em abstinência leve, moderada ou grave ou por pacientes que apresentem contraindicações aos benzodiazepínicos ou complicações devido ao seu uso. No entanto, é necessário rigoroso monitoramento (preferencialmente em terapia intensiva), pelo risco de sedação excessiva e depressão respiratória
- Também pode ser administrado em adjuvância aos benzodiazepínicos em casos refratários
- Dose recomendada: 130 a 260 mg IV; repetir a cada 15 a 20 minutos até resolução dos sintomas (se refratário aos benzodiazepínicos)
- Para o tratamento das convulsões relacionadas com a SAA, o uso de fenitoína é contraindicado (exceto em caso de estado de mal epiléptico subjacente responsivo ao hidantal).

Capítulo 12 • Complicações Agudas Relacionadas com o Álcool

■ Tratamento dos transtornos psicóticos induzidos pelo álcool

- Para pacientes com sinais e sintomas psicóticos decorrentes do álcool, recomenda-se o uso de benzodiazepínicos. Caso os sintomas não sejam controlados conforme o esperado, pode ser necessário o uso de antipsicóticos
- Desaconselha-se a utilização de antipsicóticos em monoterapia, pelo potencial de redução do limiar convulsivo
- Quando necessários, na falta do controle adequado dos sintomas de *delirium* ou alucinação pelos benzodiazepínicos, os antipsicóticos atípicos (risperidona ou quetiapina) são a segunda opção, pela menor ação no limiar convulsivo
- O haloperidol, entretanto, também é uma opção, porém não se deve administrá-lo por via intravenosa, principalmente o decanoato de haloperidol, pelo risco de *torsade de pointes*. As vias oral e intramuscular são preferíveis no seu uso. Alguns autores atestam segurança com lactato de haloperidol por via intravenosa, mas não se recomenda nesta obra
- Se o médico julgar necessário o uso, este deverá ser monitorado, conforme a seguinte orientação:
  - Risperidona: 1 a 5 mg/dia
  - Olanzapina: 5 a 10 mg/dia
  - Haloperidol: 2,5 a 10 mg/dia.

■ Tratamento do delirium da abstinência alcoólica

- Necessários estrito monitoramento, cuidados de suporte e tratamento imediato com benzodiazepínicos intravenosos. Nesses casos, muitas vezes são administradas altas doses desses medicamentos, e os médicos não devem hesitar em realizá-las
- No entanto, é imperativo o acompanhamento constante de sinais vitais, distúrbios hidreletrolíticos (hiponatremia) e acidobásicos (acidose metabólica), bem como monitoramento neurológica e respiratória
- O fenobarbital pode ser utilizado em monoterapia – embora não seja o fármaco de escolha – ou como adjuvante aos benzodiazepínicos e, novamente, necessita-se de acompanhamento constante devido aos seus efeitos colaterais
- O propofol pode ser utilizado para os casos de abstinência alcoólica resistente, em pacientes internados em terapia intensiva e que já necessitem de ventilação mecânica. A dose recomendada é de 0,3 a 1,25 mg/kg/h (apenas em terapia intensiva)
- A dexmedetomidina, por fim, revela-se outro medicamento potencialmente promissor no tratamento de DAA refratário, em pacientes com quadro resistente e internados em terapia intensiva
- Em gestantes, benzodiazepínicos e fenobarbital são a primeira linha de tratamento.

> ### Lembrete de conduta
>
> Resumo para tratamento da SAA:
>
> ▶ Suporte: local bem iluminado e silencioso, nutrição e hidratação adequadas e correção de distúrbios metabólicos subjacentes
> ▶ Prevenção da EW (internados e graves): tiamina 100 mg IV, por 3 a 5 dias
> ▶ Sintomas leves: lorazepam 2 a 4 mg VO, a cada 6 horas por 5 dias; ou diazepam 10 a 20 mg VO, 2 a 4 vezes/dia durante 4 dias
> ▶ Sintomas graves ou complicações: diazepam 5 a 10 mg IV; repetir a cada 5 a 10 minutos (máximo de 2.000 mg em 48 horas)
> ▶ Refratários (apenas em ambiente de terapia intensiva): fenobarbital 130 a 260 mg IV; repetir a cada 15 a 20 minutos até resolução dos sintomas
> ▶ Psicose refratária a benzodiazepínicos: risperidona 1 a 5 mg/dia ou olanzapina 5 a 10 mg/dia ou haloperidol 2,5 a 10 mg/dia; não utilizar antipsicóticos em monoterapia.

Bibliografia

Caputo F, Agabio R, Vignoli T, Patussi V, Fanucchi T, Cimarosti P *et al*. Diagnosis and treatment of acute alcohol intoxication and alcohol withdrawal syndrome: position paper of the Italian Society on Alcohol. Intern Emerg Med. 2019;14(1):143-60.

Galvin R, Bråthen G, Ivashynka A, Hillbom M, Tanasescu R, Leone MA. EFNS guidelines for diagnosis, therapy and prevention of Wernicke encephalopathy. Eur J Neurol. 2010;17:1408-18.

Kattimani S, Bharadwaj B. Clinical management of alcohol withdrawal: a systematic review. Ind Psychiatry J. 2013;22(2):100-8.

The ASAM Clinical Practice Guideline on Alcohol Withdrawal Management. J Addict Med. 2020;14(3S Suppl):1-72.

Vonghia L, Leggio L, Ferrulli A, Bertini M, Gasbarrini G, Addolorato G. Acute alcohol intoxication. Eur J Int Med. 2008;19(8):561-7.

Parte 3

Distúrbios Acidobásicos e Hidreletrolíticos

13 Distúrbios Acidobásicos, 201

14 Hiponatremia, 216

15 Hipernatremia, 228

16 Hipopotassemia, 236

17 Hiperpotassemia, 246

18 Hipocalcemia, 259

19 Hipercalcemia, 270

20 Hipomagnesemia, 283

21 Hipofosfatemia, 292

13

Distúrbios Acidobásicos

Fabio Guirado Dias e Rômulo Augusto dos Santos

Considerações importantes

- A interpretação dos distúrbios do equilíbrio acidobásico deve ser uma competência essencial de todos os médicos, independentemente de sua formação ou especialidade. A rápida percepção desses distúrbios pode salvar vidas, porém seu diagnóstico costuma ser desafiador
- O exame de gasometria arterial ou venosa é considerado barato e sua correta interpretação pode dispensar a realização de exames mais complexos e onerosos. Deve-se realizar a interpretação de um exame gasométrico com atenção, sempre checando se o sangue analisado é arterial ou venoso, analisando a pressão parcial de oxigênio
- A identificação correta de distúrbios acidobásicos depende da compreensão dos mecanismos fisiopatológicos que os ocasionam, aliada a uma sistemática de interpretação envolvendo dados de história e exame físico, determinação da causa primária, estimativa das respostas compensatórias, avaliação de coexistência de distúrbios metabólicos e cálculo do *gap* osmolar nas acidoses metabólicas com ânion *gap* (AG) aumentado
- Nas acidoses metabólicas agudas, o pH arterial decai mais rapidamente que o do líquido cefalorraquidiano (LCR)
- A administração de bicarbonato nas acidoses metabólicas deve ser cuidadosa, especialmente naquelas com AG aumentado
- Nas acidoses lácticas, deve-se tratar a causa de base antes de pensar na reposição de bicarbonato intravenoso.

◀ Quais parâmetros iniciais devem ser conhecidos em uma gasometria?

- O princípio fisiológico baseia-se no sistema tampão ácido carbônico–bicarbonato e é mais prático para utilização nas salas de emergência

Parte 3 • Distúrbios Acidobásicos e Hidreletrolíticos

- Neste capítulo, serão abordadas suas interpretação e implicação terapêutica de maneira objetiva e, para isso, conhecer os valores considerados normais na gasometria arterial (Tabela 13.1) é fundamental para investigação dos distúrbios primários.

TABELA 13.1

Valores de referência em uma gasometria.

Gasometria	Arterial	Venosa
pH	7,40 ± 0,2	7,36 a 7,38
pO_2	83 a 100 mmHg	35 a 40 mmHg
pCO_2	40 ± 2 mmHg	43 a 48 mmHg
HCO_3	24 ± 2 mmol/ℓ	25 a 26 mmol/ℓ
BE	0 ± 2,5	0 ± 2,5

BE: excesso de base (do inglês *base excess*); pO_2: pressão parcial de oxigênio; pCO_2: pressão parcial de dióxido de carbono; HCO_3: bicarbonato.

Lembrete de conduta

Cuidado ao realizar a interpretação de um exame gasométrico, verificando se o sangue é arterial ou venoso, analisando a pressão parcial de oxigênio.

◀Quais os mecanismos fisiológicos do equilíbrio acidobásico?

- Para adequada compreensão dos distúrbios do equilíbrio acidobásico, devem-se compreender os mecanismos endógenos de manutenção do pH sanguíneo na faixa normal
- Valores de pH < 6,8 ou > 7,8 são considerados incompatíveis com a vida
- Diante da necessidade de manutenção do pH plasmático em uma faixa tão estreita (7,40 ± 0,2), foram criados sistemas integrados de ajuste das concentrações dos íons hidrogênio
- Os desvios de prótons entre o líquido extracelular (LEC) e o líquido intracelular (LIC) estabilizam o pH plasmático contra as flutuações agudas; entretanto, a manutenção final do equilíbrio do pH exige que os suprimentos de ácido ou de base no organismo sejam compensados pela excreção dessas substâncias, de modo que a relação bicarbonato/ácido carbônico e o conteúdo total de bicarbonato no LEC permaneçam constantes

- Todo mecanismo orgânico, seja do LIC ou do LEC, que contribua para a manutenção do pH plasmático na faixa normal é denominado sistema tampão
- Tabela 13.2 apresenta os principais mecanismos tampões do LEC
- Academicamente, os sistemas tampões são classificados em metabólico, cujos principais representantes são os rins, e em respiratório, sendo sua integração resumida pela seguinte reação química:

$$H^+ + HCO_3^- \leftrightarrow H_2CO_3 \leftrightarrow CO_2 + H_2O$$

- Os principais fatores que geralmente regulam as alterações da ventilação–minuto são as sutis mudanças do pH do LCR ou do pH arterial (menos frequentemente)
- Sempre que os quimiorreceptores bulbares centrais perceberem queda do pH, ocorrerá aumento da frequência respiratória; e quando houver aumento do pH, sucederá diminuição da frequência respiratória
- Os rins funcionam como sistema tampão de 3 maneiras:
  - Reabsorção de bicarbonato nos túbulos proximais
  - Reabsorção de bicarbonato integrada à reabsorção tubular distal de sódio
  - Mecanismo de "acidez titulável".

TABELA 13.2

Componentes do sistema tampão e seus percentuais.

Sistema tampão	Percentual (%)
Bicarbonato/dióxido de carbono	64
Hemoglobina/oxi-hemoglobina	28
Proteínas ácidas/proteínas básicas	7
Fosfato monoácido/fosfato diácido	1

Lembrete de conduta

▶ Nem sempre o pH do LCR é igual ao do plasma

▶ A barreira hematencefálica é livremente permeável ao dióxido de carbono e impõe uma latência na velocidade com que o bicarbonato arterial se equilibra com o do LCR

▶ Nas acidoses metabólicas agudas, o pH arterial decai mais rapidamente que o do LCR. Quando essa acidose é corrigida rapidamente com bicarbonato, a resposta do centro respiratório de induzir hiperventilação pode persistir por algumas horas devido a um retardo na elevação do pH do LCR (acidose paradoxal do LCR).

O que investigar na anamnese e no exame físico de pacientes com distúrbios do equilíbrio acidobásico?

- Deve-se lembrar de sempre questionar os pacientes com relação a antecedentes mórbidos, como diabetes, gestação, pneumopatias, nefropatias e uso de medicações que possam interferir no pH plasmático (p. ex., diuréticos tiazídicos e de alça, topiramato, laxantes, metformina, espironolactona e antibióticos)
- As manifestações orgânicas mais comuns das acidoses e alcaloses estão descritas nas Tabelas 13.3 e 13.4.

Como identificar o distúrbio primário e a resposta do sistema tampão?

- O distúrbio acidobásico primário é determinado pela análise direta do pH:
  - Se < 7,38: acidose
  - Se > 7,42: alcalose

TABELA 13.3

Principais manifestações orgânicas das acidoses graves.

Cardiovasculares
- Comprometimento da contratilidade miocárdica
- Dilatação arteriolar, venoconstrição e centralização do volume sanguíneo
- Redução do débito cardíaco, da PA e dos fluxos sanguíneos hepático e renal
- Sensibilização a arritmias de reentrada e redução do limiar de fibrilação ventricular
- Diminuição da responsividade cardiovascular às catecolaminas

Respiratórias
- Hiperventilação (eventualmente padrão de Kussmaul)
- Diminuição da força dos músculos esqueléticos e promoção de fadiga muscular
- Dispneia

Metabólicas
- Resistência insulínica
- Inibição da glicose anaeróbica
- Redução da síntese de ATP
- Hiperpotassemia
- Aumento da degradação de proteínas
- Inibição dos mecanismos de regulação do volume celular

ATP: adenosina trifosfato; PA: pressão arterial.

TABELA 13.4

Principais manifestações orgânicas das alcaloses graves.

Cardiovascular
* Aumento do risco de arritmias ventriculares

Respiratórias
* Hipoventilação
* Dispneia

Metabólicas
* Tetania
* Irritabilidade neuromuscular
* Hiporreflexia
* Fraqueza muscular
* Hipopotassemia

* Em seguida, compara-se o pH com o bicarbonato e o dióxido de carbono:
  * Se acidose com bicarbonato baixo: acidose metabólica
  * Se acidose com dióxido de carbono aumentado: acidose respiratória
  * Se alcalose com bicarbonato aumentado: alcalose metabólica
  * Se alcalose com dióxido de carbono baixo: alcalose respiratória
* Sempre que houver uma tendência à variação do pH plasmático, o organismo disporá de algum mecanismo de tamponamento, como descrito a seguir:
  * Distúrbios primários metabólicos: sistemas tampão respiratório e metabólico (calcula-se a pressão parcial de dióxido de carbono (pCO_2) esperada e avalia-se a possibilidade de distúrbio triplo associado)
  * Distúrbios primários respiratórios: sistema tampão metabólico (calcula-se a variação de bicarbonato)
* O sistema tampão respiratório é considerado rápido, uma vez que a resposta do centro respiratório para as mudanças do pH liquórico se estabelecem em minutos ou horas; já o sistema tampão metabólico é considerado lento, uma vez que os rins demoram de 2 a 5 dias para estabilizar novos níveis de bicarbonato
* As respostas do sistema tampão, mesmo as metabólicas nos distúrbios respiratórios, são consideradas previsíveis e passíveis de serem estimadas
* Esses dados são descritos a seguir, na Tabela 13.5.
* Define-se como distúrbio simples a alteração do pH acompanhada da resposta esperada do sistema tampão. Por exemplo: um paciente admitido na unidade de emergência por cetoacidose diabética com a seguinte gasometria arterial:

$$pH = 7,20 \ [HCO_3^-] = 10 \ pCO_2 = 30 \ BE = -5$$

Parte 3 • Distúrbios Acidobásicos e Hidreletrolíticos

TABELA 13.5

Distúrbios acidobásicos primários e resposta esperada do sistema tampão.

Distúrbio primário	Resposta estimada do sistema tampão
Acidose metabólica	Tampão respiratório: • pCO_2 esperado = $1,5 \times [HCO_3^-] + 8 \pm 2$ mmHg • Resposta estabelecida em 12 a 24 h
Alcalose metabólica	Tampão respiratório: • pCO_2 esperado = $0,7 \times [HCO_3^-] + 20 \pm 2$ mmHg; ou $0,7 \times [HCO_3^-] + 15 \pm 2$ mmHg; ou = $0,7 \times (HCO_3^- - 24) + 40 \pm 2$ mmHg • Resposta estabelecida em 24 a 36 h
Acidose respiratória	Tampão metabólico: • $[HCO_3^-]$ esperado: fase aguda – para cada variação de 10 mmHg do $pCO_2 > 40$ a $[HCO_3^-]$, bicarbonato aumenta em 1 mmol/ℓ; fase crônica – para cada variação de 10 mmHg do $pCO_2 > 40$ a $[HCO_3^-]$, bicarbonato aumenta em 4 a 5 mmol/ℓ • Resposta estabelecida em 2 a 5 dias
Alcalose respiratória	Tampão metabólico: • $[HCO_3^-]$ esperado: fase aguda – para cada variação de 10 mmHg do $pCO_2 < 40$ a $[HCO_3^-]$, bicarbonato reduz em 2 mmol/ℓ; fase crônica – para cada variação de 10 mmHg do $pCO_2 < 40$ a $[HCO_3^-]$, bicarbonato reduz em 4 a 5 mmol/ℓ • Resposta estabelecida em 2 a 5 dias

pCO_2: pressão parcial de dióxido de carbono.

- Qual o diagnóstico gasométrico desse paciente? "Acidose metabólica"
- Simples ou há coexistência de um distúrbio respiratório? "A resposta esperada do centro respiratório precisa ser estimada, ou seja, qual pCO_2 seria preciso atingir com a hiperventilação"
- Assim, pCO_2 esperado = $1,5 \times [HCO_3^-] + 8 \pm 2$ mmHg, e, nessa situação $(1,5 \times 10) + 8 = 23$ mmHg ± 2 (21 a 25 mmHg)
- Como o pCO_2 encontrado está acima do valor esperado, tem-se um distúrbio respiratório com acúmulo de dióxido de carbono. O diagnóstico gasométrico do paciente seria, então, acidose metabólica + acidose respiratória (distúrbio misto).

Lembrete de conduta

▸ Nas acidoses metabólicas, a pesquisa do distúrbio misto pode antecipar a evolução de quadros para fadiga da musculatura respiratória, no caso de acidose respiratória concomitante

▸ Caso haja alcalose respiratória associada à taquipneia, não justificaria apenas a compensação da acidose metabólica, significando um distúrbio ventilatório.

Como avaliar as acidoses metabólicas?

- Pelo princípio da eletroneutralidade dos compartimentos corporais, pode-se afirmar que a soma de cátions e ânions plasmáticos são equivalentes
- Normalmente, generaliza-se que o sódio representa a totalidade dos cátions, uma vez que, percentualmente, a soma das cargas plasmáticas dos demais cátions é insignificante
- Com relação aos ânions, consideram-se o cloro e o bicarbonato pelas maiores concentrações
- Dessa maneira, o conceito do AG é estabelecido, representando a carga dos ânions normalmente não mensurada:

$$AG = Na^+ - (Cl^- + HCO_3^-)$$

- Considera-se 8 a 12 mmol/ℓ como a faixa normal, mas recomenda-se que antes de qualquer interpretação de resultado sejam apurados os valores de referência do laboratório que está realizando essa aferição
- Se for considerado como constante o valor dos cátions e a queda da concentração de bicarbonato nas acidoses metabólicas, então existirão apenas 2 tipos de acidoses metabólicas (AG elevado ou hiperclorêmicas), segundo a fórmula apresentada a seguir:

$$Na^+ = Cl^- + HCO_3^- + AG; \text{ constante} = Cl^- + HCO_3^- + AG$$

  - Constante: $Cl^- \uparrow + HCO_3^- \downarrow + AG$ – acidose metabólica hiperclorêmica
  - Constante: $Cl^- + HCO_3^- \downarrow + AG \uparrow$ – acidose metabólica com aumento de AG
- Essa distinção em 2 tipos de acidose metabólica (Tabela 13.6) mostra-se extremamente útil na sala de emergência, quando são admitidos pacientes sem dados relevantes de história clínica ou grandes achados de exame físico
- Ao se calcular o AG, restringem-se as hipóteses diagnósticas
- Para auxiliar na distinção das acidoses metabólicas com AG aumentado de causas exógenas (intoxicações), pode-se utilizar o conceito do *gap* osmolar (diferença entre a osmolaridade medida e a calculada pela fórmula: 2 Na + glicose/18 + ureia/6)
- O valor habitual para o *gap* osmolar é < 10 mOsm/ℓ
- Assim, se houver acidose metabólica por intoxicação com *gap* osmolar < 10 mOsm/ℓ, o agente intoxicante é o salicilato; e se o *gap* osmolar estiver > 10 mOsm/ℓ, o agente é o metanol ou o etilenoglicol
- Para auxiliar na etiologia das acidoses metabólicas com AG normal, pode-se utilizar o conceito do AG urinário ($Na^+ + K^+ - Cl^-$), dosando-se esses eletrólitos na urina
- Geralmente o AG urinário é negativo nas acidoses metabólicas com AG normal, devido ao mecanismo tampão da excreção de cloreto de amônio, porém, nas

TABELA 13.6

Principais causas de acidoses metabólicas.

Acidose metabólica com AG normal	Acidose metabólica com AG aumentado
Causas renais	Causas endógenas
▪ Perda de bicarbonato	▪ Acidose urêmica
○ Acidose tubular renal tipo 2	▪ Acidose láctica
○ Acidose dilucional	▪ Cetoacidoses diabética e alcóolica
○ Inibidores da anidrose carbônica	Causas exógenas
○ Hiperparatireoidismo primário	▪ Salicilatos
▪ Falha na regeneração de bicarbonato	▪ Metanol
○ Acidose tubular renal tipo 1	▪ Etilenoglicol
○ Acidose tubular renal tipo 4	
○ Diuréticos	
Causas gastrintestinais	
▪ Estados diarreicos	
▪ Drenagem do intestino delgado	
▪ Ureterossigmoidoscopia	
Sais acidificantes	
▪ Cloreto de amônio	
▪ Cloridrato de lisina	
▪ Hiperalimentação parenteral	

AG: ânion *gap*.

acidoses tubulares renais distais (tipos 1 e 4), esse mecanismo tampão encontra-se deteriorado, podendo haver:
- ○ AG urinário positivo: acidoses tubulares renais tipos 1 ou 4
- ○ AG urinário negativo: demais causas de acidose metabólica com AG normal
- Deve-se lembrar que a albumina é um ácido fraco que, em condições normais, representa 75% do AG. Desse modo, realiza-se um ajuste para situações de hipo-albuminemia. Para cada queda de 1 g/dℓ de albumina, estima-se um aumento de 2,3 a 2,5 mmol/ℓ no AG para não se subdiagnosticar a acidose metabólica com AG aumentado.

Lembrete de conduta

▶ Nas acidoses lácticas, o ânion *gap* tem uma sensibilidade de apenas 80% quando ácido láctico se encontra em níveis < 5 mmol/ℓ, podendo apresentar-se normal em muitos casos

▶ Valores de AG aumentados, particularmente > 20 mmol/ℓ, indicam a existência de acidose metabólica. Se, nessa situação, o pH e o bicarbonato estiverem normais, constata-se a associação com alcalose metabólica.

◥Como verificar se existe associação de outros distúrbios metabólicos?

- Diante das múltiplas possibilidades fisiopatológicas, é possível que um paciente possa ser acometido por mais de um distúrbio metabólico concomitantemente
- Nas acidoses metabólicas com AG aumentado, a magnitude do incremento do AG (ΔAG) está relacionada com o decréscimo do bicarbonato (ΔHCO_3). Esse ΔAG é resultado do valor do AG do paciente subtraído de 12 (limite superior do valor de referência); o ΔHCO_3^- é resultado da subtração entre o numeral 22 (limite inferior do valor gasométrico de referência) e o valor do bicarbonato encontrado na gasometria do paciente
- Na cetoacidose diabética, assim como na maioria das acidoses agudas, a relação $\Delta AG/\Delta HCO_3^-$ é 1:1, e nas acidoses metabólicas mais crônicas, esse valor pode oscilar de acordo com o *clearance* renal do ânion
- Na acidose láctica, por conta da depuração renal mais lenta do lactato, a queda do bicarbonato é 0,6 vez o aumento do AG
- Assim, diante da imprecisão temporal do início dos distúrbios e das peculiaridades de cada acidose, tem-se que o valor aproximado da relação $\Delta AG - \Delta HCO_3^-$ seja 0 ± 5 mmol, conforme a seguir:
  - Se $\Delta AG - \Delta HCO_3^-$ estiver entre −5 e 5 mmol, constata-se que toda variação do bicarbonato decorreu de ácidos produtores de ânion *gap* (não existem acidoses metabólicas com AG normal ou alcaloses metabólicas)
  - Se $\Delta AG - \Delta HCO_3^- > 5$ mmol, constata-se uma produção de ânion *gap* muito maior que o consumo de bicarbonato, provavelmente pela coexistência de um distúrbio produtor de bicarbonato (alcalose metabólica)
  - Se $\Delta AG - \Delta HCO_3^- < -5$ mmol, constata-se que a queda do bicarbonato foi maior que a produção de AG; portanto, há a associação de outro distúrbio consumidor de bicarbonato (acidose metabólica hiperclorêmica).

Lembrete de conduta

- Na acidose láctica, utiliza-se a fórmula: $0,6 \times \Delta AG - \Delta HCO_3^-$
- Pode-se utilizar como regra prática outro tipo de cálculo, como mostrado a seguir:
  - $\Delta AG/\Delta HCO_3^- < 1$: acidose hiperclorêmica associada
  - $\Delta AG/\Delta HCO_3^- > 2$: alcalose metabólica associada
  - $\Delta AG/\Delta HCO_3^-$ entre 1 e 2: ausência de outro distúrbio.

Como tratar as acidoses metabólicas?

- O uso do bicarbonato de sódio a 8,4% deverá ser cauteloso nas acidoses metabólicas, não sendo indicado na maioria dos casos, pelos riscos de efeitos colaterais graves
- Deve-se lembrar que acidoses leves normalmente são bem toleradas pelos pacientes, já que ocorre dissociação do oxigênio da molécula da hemoglobina que é facilitada em pH ácido (Figura 13.1).
- Além disso, a elevação abrupta do pH poderá aumentar a afinidade do cálcio pela albumina, causando hipocalcemia livre e podendo acarretar principalmente arritmias cardíacas relacionas com o aumento do intervalo QT
- A solução de bicarbonato de sódio a 8,4% contém 1 mEq/mℓ de sódio, elevando a natremia do paciente e aumentando o risco de hipervolemia e congestão pulmonar. A alcalose metabólica, a hipopotassemia e a acidose paradoxal no liquor são complicações também relatadas pelo uso incorreto do bicarbonato
- O tratamento, na maioria das vezes, dependerá da causa da acidose, com regra geral para evitar a reposição de bicarbonato nas causas com elevação de AG

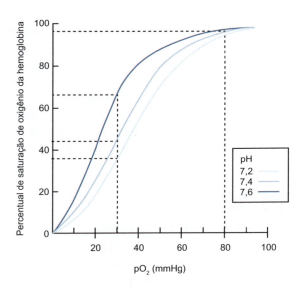

FIGURA 13.1 Efeito do pH na curva de dissociação da hemoglobina. pO$_2$: pressão parcial de oxigênio.

- Nas acidoses metabólicas com AG normal e na injúria renal, há um real déficit de bicarbonato com impossibilidade da rápida correção espontânea; nas acidoses metabólicas com aumento de AG, no qual a queda do pH é produto do incremento da concentração de ácidos orgânicos, o acúmulo do bicarbonato não reflete sua real perda no LEC
- Restabelecendo-se o equilíbrio acidobásico, essas "reservas" seriam novamente deslocadas para a rápida recuperação dos níveis normais de bicarbonato. Dessa maneira, é passível de reposição de bicarbonato acidoses metabólicas com AG normal que apresentem: $pH < 7,15$ e $HCO_3^- < 10$ mmol/ℓ
- Para estimar a quantidade a ser reposta, estima-se o déficit de bicarbonato pela seguinte fórmula:

$$\text{Déficit calculado: } 0,6 \times peso \times (24 - HCO_3^-)$$

  o Nunca se deve repor todo o déficit, mas projetar uma elevação de bicarbonato até 10 mmol/ℓ:

$$\text{Reposição: } 0,6 \times peso \times (10 - HCO_3^-), \text{ evitando-se valores} > 100 \text{ mEq em 2 horas}$$

- As acidoses metabólicas com AG aumentado apresentam especificidades, e seu tratamento é variável conforme a etiologia (Tabela 13.7)
- Na acidose láctica, deve-se tomar cuidado, pois a reposição de bicarbonato pode provocar iatrogenias (Figuras 13.2 e 13.3), como descrito a seguir:
  o Em situações de baixa perfusão tissular, a reposição de bicarbonato promoveria produção de dióxido de carbono, que se difundiria mais facilmente que o bicarbonato na periferia dos tecidos; portanto, ocorreria uma piora da acidemia intracelular
  o A acidose no miócito causaria diminuição da contratilidade miocárdica e consequente redução do débito cardíaco
  o A acidose no hepatócito diminuiria a conversão hepática de lactato em glicose (neoglicogênese)
  o O aumento do pH plasmático deslocaria a curva de dissociação da hemoglobina para a direita, diminuindo a liberação do oxigênio e estimulando a hipoxia
  o Como já citado, o uso de bicarbonato diminui o cálcio ionizado, prejudicando a contratilidade muscular
  o Todas essas considerações poderiam resultar em aumento posterior do lactato sérico com deterioração do quadro clínico do paciente.

TABELA 13.7
Tratamento das acidoses metabólicas.

Acidose metabólica	Particularidades terapêuticas
Acidose láctica	Classificadas em tipo A (quando há hipoxia) e tipo B (sem hipoxia) Tratamento prioritariamente focado na correção da hipoxia e no restabelecimento da volemia do paciente
Injúria renal	Reposição de bicarbonato a 8,4%, se $HCO_3^- < 15$ e $pH < 7,2$ Normalmente a acidose não é grave, mas se procede à sua correção mais precocemente do que nas outras acidoses pelos riscos relacionados com a hiperpotassemia
Intoxicação por metanol	É metabolizado a ácido fórmico, causando retinite grave com edema, hiperemia do nervo óptico e borramento visual Quadro clínico também apresenta dor abdominal, vômito, cefaleia e coma Nos casos graves, é indicada hemodiálise, mesmo com função renal normal, para evitar edema cerebral
Cetoacidose diabética	Tratamento focado em hidratação, correção dos distúrbios hidreletrolíticos e insulinoterapia Reposição de bicarbonato a 8,4% (100 mEq) apenas se $pH < 6,9$
Intoxicação por salicilato	Quadro clínico com náuseas e exposição a altas doses de ácido acetilsalicílico Em geral, os pacientes apresentam quadro misto com associação à alcalose respiratória, pelo efeito estimulador do centro respiratório do salicilato O tratamento baseia-se em administração de carvão ativado até 1 h da ingestão da substância, alcalinização da urina e hemodiálise nos quadros mais graves
Intoxicação por etilenoglicol	Quadro clínico semelhante ao da intoxicação por metanol, mas sem as manifestações visuais Tratamento semelhante ao da intoxicação por metanol

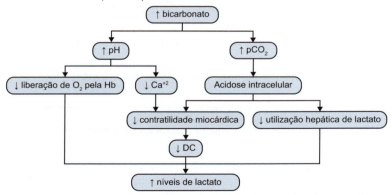

FIGURA 13.2 Uso prejudicial do bicarbonato na acidose láctica. DC: débito cardíaco; pCO_2: pressão parcial de dióxido de carbono. Hb: hemoglobina.

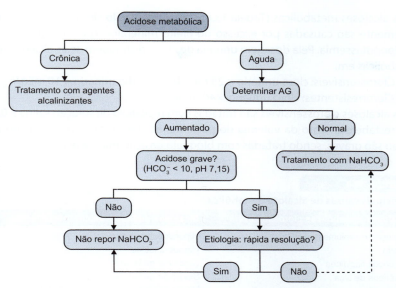

FIGURA 13.3 Tratamento geral das acidoses metabólicas. AG: ânion *gap*.

Lembrete de conduta

▶ Sempre realizar a infusão de bicarbonato lentamente (quando esta for indicada), normalmente em 2 horas

▶ Caso seja necessária alcalinização da urina em pacientes com acidose relacionada com intoxicação por salicilato: 150 mℓ de bicarbonato a 8,4% diluídos em 850 mℓ de água destilada ou solução glicosada a 5% em bomba de infusão na velocidade de 20 a 100 mℓ/h.

◤Como avaliar as alcaloses metabólicas?

- Em geral, os rins são extremamente eficazes em excretar grandes quantidades de bicarbonato. Por isso, para que ocorra uma alcalose metabólica, seria necessário um aumento na quantidade de álcalis associado a algum grau de comprometimento na bicarbonatúria
- Em situações de depleção de volume, os rins avidamente reabsorvem sódio, bicarbonato e cloro filtrados (sistema renina–angiotensina–aldosterona), induzindo alcalose

- As alcaloses metabólicas (Tabela 13.8) com aumento do cloro urinário frequentemente são causadas por excesso do efeito mineralocorticoide ou por grave hipopotassemia. Pela dosagem urinária de cloro, distinguem-se as alcaloses metabólicas em:
  - Clorossensíveis: cloro urinário < 25 mmol/ℓ ou sódio urinário < 10 mEq/ℓ
  - Clororresistentes: cloro urinário > 40 mmol/ℓ
- As alcaloses clorossensíveis são tratadas com reposição de solução salina a 0,9% e restabelecimento da volemia do paciente; as clororresistentes normalmente não são graves, sendo tratadas com bloqueio da ação mineralocorticoide.

TABELA 13.8

Principais causas de alcalose metabólica.

Alcaloses metabólicas clorossensíveis	Alcaloses metabólicas clororresistentes
Depleção do volume do LEC	Hiperaldosteronismo
Vômito	Hipopotassemia
Diuréticos tiazídicos	Síndrome de Bartter
Diuréticos de alça	Síndrome de Gitelman
	Hipercalcemia
	Uso de bloqueadores da secreção gástrica
	Deficiência de magnésio

LEC: líquido extracelular.

◣ Como conduzir os distúrbios respiratórios?

O tratamento dos distúrbios respiratórios (Tabelas 13.9 e 13.10) depende da resolução das causas de base, que serão discutidas em outros capítulos deste livro.

TABELA 13.9

Principais causas de acidoses respiratórias.

Agudas	Crônicas
• Depressão do centro respiratório (gradiente alvéolo-arterial de O_2 normal):	• Doenças neuromusculares (gradiente alvéolo-arterial de O_2 normal)
○ Doenças do SNC (encefalite ou traumatismo)	○ *Miastenia gravis* e distrofias musculares
○ Fármacos e drogas ilícitas (narcóticos, barbitúricos ou benzodiazepínicos)	○ Esclerose lateral amiotrófica
• Obstrução de vias aéreas (gradiente alvéolo-arterial de O_2 aumentado):	○ Síndrome de Guillain-Barré
○ Asma brônquica	• Doença pulmonar obstrutiva crônica (gradiente alvéolo-arterial de O_2 aumentado)
○ Pneumonia	

SNC: sistema nervoso central.

TABELA 13.10

Principais causas de alcaloses respiratórias.

Agudas	Crônicas
▪ Gradiente alvéolo-arterial de O_2 normal: 　∘ Dor 　∘ Ansiedade 　∘ Anemia grave 　∘ Intoxicação por salicilatos 　∘ Febre ▪ Gradiente alvéolo-arterial de O_2 aumentado: 　∘ Pneumonia 　∘ Tromboembolismo pulmonar 　∘ Edema agudo de pulmão 　∘ Sepse/SDRA	▪ Gradiente alvéolo-arterial de O_2 normal: 　∘ Gestação 　∘ Hipertireoidismo 　∘ Falência hepática ▪ Gradiente alvéolo-arterial de O_2 aumentado: 　∘ Tromboembolismo pulmonar em gestantes 　∘ Falência hepática com broncoaspiração

SDRA: síndrome do desconforto respiratório agudo.

Lembrete de conduta

O gradiente alvéolo-arterial de O_2 (no nível do mar e em ar ambiente) pode ser calculado pela seguinte fórmula: $G(A\text{-}a) = 130 - (pO_2 + pCO_2)$, sendo considerado normal quando < 20. Se > 20, pode-se estar diante de distúrbios hipoxêmicos relacionados com desequilíbrios da ventilação e da perfusão pulmonar (p. ex., síndrome do desconforto respiratório agudo [SDRA]).

Bibliografia

Berend K. Acid-base pathophysiology after 130 years: confusing, irrational and controversial. J Nephrol. 2013;26:254-65.

Berend K. Bedside rule secondary response in metabolic acid-base disorders is unreliable. J Crit Care. 2013;28:1103.

Berend K, de Vries APJ, Gans ROB. Physiological approach to assessment of acid-base disturbances. N Engl J Med. 2014;371:1434-45.

Emmet M. Approach to the adult with metabolic acidosis. UpTodate 2013. Disponível em: www.uptodate.com. Acesso em: 29/09/2020.

Emmet M. Simple and mixed acid-base disorders. UpToDate, 2015. Disponível em: www.uptodate.com. Acesso em: 28/08/2015.

Kim HJ, Son YK, An WS. Effect of sodium bicarbonate administration on mortality in patients with lactic acidosis: a retrospective analysis. PLoS One. 2013;8(6):e65283.

Kraut JA, Madias NE. Lactic acidosis. N Engl J Med. 2014;371:2309-19.

Rose BD. Simple and mixed acid-base disorders. UpToDate 2012. Disponível em: www.uptodate.com. Acesso em: 29/09/2020.

14

Hiponatremia

Rômulo Augusto dos Santos

Considerações importantes

- Hiponatremia é definida como sódio plasmático < 135 mEq/ℓ, distúrbio muito comum na prática do emergencista
- Nos casos de hiperglicemia, deve-se corrigir o sódio sérico por meio da fórmula:

$$Na^+ \text{ corrigido} = Na^+ \text{ medido} + [1,6 \times (\text{glicemia} - 100/100)]$$

- Correção inadequada da natremia provoca a síndrome de desmielinização osmótica, que pode gerar danos neurológicos graves e irreversíveis ao paciente
- As novas diretrizes confirmam segurança e eficácia da elevação do sódio em 4 a 6 mEq/ℓ durante 24 horas, não ultrapassando 8 mEq/ℓ no mesmo período
- Para implementação do melhor tratamento da hiponatremia, deve-se sempre atentar para o tempo de instalação do quadro (hiperagudo, agudo ou crônico), a gravidade da queda do sódio (geralmente menor que 120 mEq/ℓ) e dos sintomas neurológicos (crises convulsivas e rebaixamento do nível de consciência)
- Hiponatremias hiperagudas podem ocorrer em indivíduos com intoxicação hídrica durante maratonas ou pacientes usuários de *ecstasy*
- O tratamento da hiponatremia visa prevenir o desenvolvimento de edema cerebral e a consequente herniação de componentes do sistema nervoso central (SNC)
- No Brasil, a solução salina hipertônica a 3% não é comercializada; portanto, é preciso prepará-la, sendo uma opção interessante: solução salina (SS) a 0,9% 890 mℓ + NaCl a 20% 110 mℓ (511 mEq/ℓ).

◢ Como classificar a hiponatremia?

- Hiponatremia é definida como concentração de sódio sérico inferior a 135 mEq/ℓ
- Pacientes com hiponatremia tipicamente têm uma diminuição na excreção renal de água, muitas vezes por conta de uma incapacidade de suprimir a secreção de hormônio antidiurético (ADH). Uma exceção a esse mecanismo ocorre em pacientes com polidipsia primária, pois a ingestão de grandes quantidades de fluido suplanta a capacidade de excreção renal, apesar de a liberação de ADH estar suprimida.

Hiponatremia hipovolêmica

Decorre de perdas gastrintestinais (p. ex., vômito ou diarreia) ou perdas renais, como a diurese osmótica hiperglicêmica, conforme descrito a seguir:

- Desidratação:
  - Se o paciente tiver sinais ou sintomas de desidratação ou de hipovolemia, o quadro provavelmente é de hiponatremia hipotônica hipovolêmica. Nesse caso, deve-se avaliar por onde o paciente está perdendo sódio
    - Rins: sódio urinário é maior que 20 mEq/ℓ (p. ex., diuréticos, hiperglicemia com diurese osmótica, insuficiência suprarrenal, nefropatia perdedora de sal ou acidose tubular renal)
    - Perdas extrarrenais: sódio urinário é menor que 10 mEq/ℓ (p. ex., diarreia, vômito, hemorragia, perda de fluidos para interstício [pancreatite, obstrução intestinal, peritonite], esmagamento muscular ou queimaduras)
  - Hiperglicemia com diurese osmótica:
    - Ocasiona perda de sódio pela diurese osmótica junto com uma translocação de água intracelular para o espaço extracelular na tentativa de diminuir a osmolaridade plasmática. Por isso, em hiperglicemias graves, há um componente translocacional para hiponatremia
    - Portanto, deve-se corrigir o sódio, por hiperglicemia, com a seguinte fórmula:

$$Na^+ \text{ corrigido}: Na^+ \text{ medido} + [1,6 \times (\text{glicemia} - 100/100)]$$

Hiponatremia euvolêmica

Quando o paciente está com volemia normal (nenhum estado edematoso, desidratação ou hipovolemia), tem-se uma hiponatremia hipotônica euvolêmica. Algumas etiologias relevantes são:

- Hipotireoidismo
- Insuficiência suprarrenal: suspeitar dessa condição em pacientes com dor abdominal, hipotensão, vômito, escurecimento da pele ou hiponatremia acompanhada de hiperpotassemia
- Polidipsia primária: o paciente ingere muitos litros de água compulsivamente, diluindo a medula renal e impedindo o mecanismo fisiológico de concentração urinária
- Síndrome de secreção inapropriada do hormônio antidiurético (SIADH)
- As principais causas de SIADH e seus critérios diagnósticos são descritos na Tabela 14.1.

Parte 3 • Distúrbios Acidobásicos e Hidreletrolíticos

TABELA 14.1

Causas e critérios diagnósticos da síndrome de secreção inapropriada do hormônio antidiurético.

Principais causas	Critérios diagnósticos
• Neoplasias: ADH secretado em virtude de síndrome paraneoplásica • Doenças pulmonares: não apenas câncer de pulmão, mas pneumonias e até mesmo ventilação mecânica com PEEP • Distúrbios do SNC: neoplasias, AVE, hemorragia subaracnóidea, neurocirurgia. Nesse caso, deve-se realizar o diagnóstico diferencial com a síndrome cerebral perdedora de sal. Sabendo da dificuldade de se estabelecer um diagnóstico preciso de volemia em casos de paciente neurocirúrgico, a diferenciação dessas duas síndromes pode ser bastante difícil na prática • Fármacos: antidepressivos, opioides, anticonvulsivantes e ciclofosfamida	• Hiponatremia hipotônica (osmolaridade sérica baixa) • Osmolaridade urinária > 100 mOsm/ℓ (em geral > 300 mOsm/ℓ), sugerindo manifestação de ADH. A osmolaridade urinária deve ser fixa, não deve reduzir por administração de cloreto de sódio • Sódio urinário > 40 mEq/ℓ indicando ausência de estímulo volêmico para secreção de ADH. O paciente deve estar euvolêmico e sem edema • Funções renal, cardíaca, hepática, tireoidiana e suprarrenal normais • Ausência de diurético tiazídico

AVE: acidente vascular encefálico; ADH: hormônio antidiurético; PEEP: pressão expiratória final positiva; SNC: sistema nervoso central.

Hiponatremia hipervolêmica

• Dentre as diversas formas clínicas de apresentação das hiponatremias (Tabela 14.2), os estados edematosos são os principais componentes desse grupo, por conta da insuficiência cardíaca congestiva (ICC) ou cirrose hepática, principalmente

• Deve-se buscar sinais de aumento do volume do espaço extracelular, isto é, ascite, edema de membros inferiores, estase jugular, hepatomegalia e outros

• É importante lembrar que, nesses casos, quanto menor o sódio, pior o prognóstico do paciente, e a hiponatremia está apenas refletindo uma doença avançada, não necessitando de correção aguda.

Pseudo-hiponatremia

• Pseudo-hiponatremia (hiponatremia isotônica) pode ocorrer em graves hipertrigliceridemias ou quando há substancial quantidade de paraproteínas no sangue. Isso se dá somente nos aparelhos de espectrofotometria de chama que detectam apenas o sódio em fase aquosa. Tal erro não acontece nos aparelhos com eletrodos íon-específicos.

TABELA 14.2

Principais manifestações clínicas das hiponatremias.

	Hipovolêmicas	Euvolêmicas	Hipervolêmicas
Volume do LEC	Reduzido	Normal	Elevado
VIVE	Reduzido	Normal	Reduzido
Sódio urinário	< 20 mEq/ℓ	> 40 mEq/ℓ	< 20 mEq/ℓ
ADH sérico	Elevado	Elevado ou reduzido	Elevado
Osmolaridade urinária	Elevada	Elevada ou reduzida	Elevada
Principais causas	Perdas gastrintestinais (diarreia, vômito) e renais (diuréticos, diurese osmótica, nefropatia perdedora de sal, síndrome cerebral perdedora de sal	Hipotireoidismo, insuficiência suprarrenal, tiazídicos, pós-operatório, SIADH, polidipsia, RTU da próstata, histeroscopia	ICC, cirrose, síndrome nefrótica, IRA, DRC
Tratamento	Minimizar perdas, NaCl a 0,9%	NaCl a 0,3%, restrição de H_2O, furosemida, ARV2, tratar doença de base, suspender uso de fármacos	Restrição de H_2O, furosemida, ARV2, tratar doença de base

ADH: hormônio antidiurético; ARV2: antagonistas de receptor de vasopressina tipo 2; DRC: doença renal crônica; ICC: insuficiência cardíaca congestiva; IRA: injúria renal aguda; LEC: líquido extracelular; RTU: ressecção transuretral; SIADH: síndrome de secreção inapropriada do hormônio antidiurético; VIVE: volume intravascular efetivo.

Fármacos

- Na avaliação das causas de hiponatremia, uma etapa importante é detalhar todas as medicações que o paciente usa e checar se alguma delas pode causar hiponatremia
- Se positivo, deve-se suspendê-la e aguardar
- Algumas características em comum são:
  - Frequentemente, a hiponatremia é normovolêmica (SIADH)
  - O risco de hiponatremia é maior no início do tratamento (primeiras duas semanas) e parece não depender da dose do medicamento
  - A normalização do sódio habitualmente ocorre em 15 dias, mas pode chegar a 28 ou mais dias se houver comorbidades

- Os fatores que aumentam o risco de hiponatremia são: idade avançada (> 75 anos), sexo feminino, polifarmácia, injúria renal e comorbidades
- Os principais medicamentos que podem causar hiponatremia são:
  - Diuréticos tiazídicos
  - Antipsicóticos (clássicos e atípicos)
  - Antidepressivos tricíclicos, tetracíclicos e atípicos
  - Inibidores da recaptação de serotonina
  - Estabilizadores do humor e anticonvulsivantes: lítio, carbamazepina, ácido valproico, gabapentina e lamotrigina
  - Benzodiazepínicos: lorazepam, alprazolam, clonazepam
  - Opioides.

Como fazer a estratificação de risco da hiponatremia?

- Para estratificação do risco e definição da abordagem terapêutica, consideram-se a duração da hiponatremia, os níveis séricos de sódio e a presença ou não de sintomatologia
- A duração de hiponatremia é definida como:
  - Aguda: desenvolvida nas últimas 24 horas; se a hiponatremia ocorreu ao longo de apenas algumas horas por um aumento acentuado no consumo de água, é chamada de hiperaguda (intoxicação hídrica autoinduzida, como ocorre em corredores de maratona, pacientes psicóticos e usuários de *ecstasy*)
  - Crônica: se a hiponatremia ocorre há mais de 48 horas, ou se a duração é desconhecida (como em pacientes que desenvolvem hiponatremia em casa), ela é considerada crônica
- A gravidade da hiponatremia é estabelecida de acordo com os seguintes níveis séricos de sódio:
  - Leve: definida por concentração de sódio sérico entre 130 e 135 mEq/ℓ
  - Moderada: definida por concentração sérica de sódio entre 121 e 129 mEq/ℓ
  - Grave: definida por concentração sérica de sódio $\leq$ 120 mEq/ℓ
- Sobre a sintomatologia da hiponatremia, ressaltam-se as seguintes informações:
  - Pacientes com hiponatremia são frequentemente assintomáticos, sobretudo se a hiponatremia é crônica e de gravidade leve ou moderada (ou seja, concentração sérica de sódio > 120 mEq/ℓ)
  - Os sintomas variam de acordo com a duração e a gravidade da hiponatremia
  - Uma concentração sérica de sódio $\leq$ 120 mEq/ℓ, hiponatremias agudas ou hiperagudas frequentemente causam convulsões e coma e, ocasionalmente, herniação cerebral

Capítulo 14 • Hiponatremia

- A menos que haja patologia intracraniana coexistente, herniação do SNC raramente ocorre na hiponatremia crônica, e o risco de convulsões permanece baixo até que a concentração sérica de sódio decaia abaixo de 115 mEq/ℓ
- Em pacientes com hiponatremia crônica (ou seja, > 48 horas de duração), não há risco de hérnia iminente; no entanto, em pacientes com hiponatremia aguda, tais sintomas devem ser considerados ameaçadores, podendo evoluir com convulsões e parada cardiorrespiratória
- Sintomas leves a moderados: são relativamente inespecíficos e incluem dor de cabeça, náuseas, vômito, fadiga, distúrbios da marcha e confusão
- Sintomas graves: incluem convulsões, obnubilação, coma e parada cardiorrespiratória.

Lembrete de conduta

Indicações para internação hospitalar por hiponatremia:

▶ Pacientes com hiponatremia aguda ou hiperaguda

▶ Pacientes com hiponatremia grave

▶ Pacientes sintomáticos independentemente do valor do sódio sérico.

◤Como preparar a solução salina para corrigir a hiponatremia?

A terapia agressiva para aumentar a concentração sérica de sódio logo que possível (tipicamente com solução salina hipertônica) é indicada nas seguintes situações:

- Pacientes com sintomas graves decorrentes da hiponatremia, como convulsões ou obnubilação
- Pacientes com hiponatremia aguda sintomática, mesmo que tais sintomas sejam leves:
  - Ocorrem osmoticamente pelo fluxo de água por meio da barreira hematencefálica; um início agudo de hiponatremia pode resultar em edema cerebral com risco à vida
  - Assim, até mesmo sintomas leves de hiponatremia aguda representam uma emergência médica que requer tratamento imediato e agressivo com solução salina hipertônica para prevenir herniação cerebral

Parte 3 • Distúrbios Acidobásicos e Hidreletrolíticos

- Pacientes com hiponatremia hiperaguda por intoxicação hídrica, mesmo se não houver nenhum sintoma no momento da avaliação inicial:
  - Hérnia cerebral tem sido relatada em tais pacientes, e o sódio pode piorar espontaneamente, pela absorção retardada da água ingerida
  - O objetivo da terapia de emergência é aumentar a concentração sérica de sódio em 4 a 6 mEq/ℓ, geralmente suficiente para aliviar os sintomas e prevenir herniação cerebral. No entanto, esse aumento não deve exceder 8 mEq/ℓ em qualquer período de 24 horas.

Montagem da solução salina hipertônica

- No Brasil, não existe a solução salina a 3% pronta com 513 mEq/ℓ, como é comum verificar na literatura estrangeira. Portanto, a solução salina hipertônica deve ser adaptada da seguinte forma (Tabela 14.3):

SS a 0,9% tem 154 mEq/ℓ de concentração

NaCl a 20% tem 3,4 mEq/mℓ, com 34 mEq em cada ampola de 10 mℓ

SS a 0,9% 890 mℓ (137 mEq) + NaCl a 20% 110 mℓ (34 mEq a cada 10 mℓ)

Resultado: 137 + 374 = 511 mEq/ℓ

- Para o cálculo da correção ideal de acordo com a água corporal, a solução salina hipertônica deverá seguir as fórmulas para reposição intravenosa (Tabela 14.4):

1. Variação esperada no sódio sérico do paciente com a infusão de 1 ℓ de qualquer solução (que contenha apenas sódio):

$$\frac{Na^+ \text{ solução infundida} - Na^+ \text{ sérico do paciente}}{\text{Água corporal total (ACT)} + 1}$$

TABELA 14.3

Preparação de 1 litro de solução salina hipertônica.

Com 1ℓ de solução	Na+ mEq/ℓ da solução original	Volume de NaCl a 20% a acrescentar	Conteúdo de Na+ (em mEq) acrescentado	Na+ mEq/ℓ da solução final
Água destilada	0	150	510	510
Soro glicosado a 5%	0	150	510	510
Solução salina a 0,9%	154	105	357	511

NaCl a 20% contém 3,4 mEq de Na por mℓ. Para preparar 500 mℓ de solução salina hipertônica, deve-se acrescentar a metade dos volumes de NaCl a 20% propostos na tabela.

Capítulo 14 • Hiponatremia

2. Variação esperada no sódio sérico do paciente com a infusão de 1 ℓ de qualquer solução (que contenha sódio e potássio)

$$\frac{Na^+ + K^+ \text{ da solução infundida} - Na^+ \text{ sérico do paciente}}{\text{Água corporal total (ACT) + 1}}$$

TABELA 14.4

Cálculo da água corporal total segundo sexo e idade.

Homem < 65 anos	Peso (em kg) × 0,6
Homem ≥ 65 anos	Peso (em kg) × 0,5
Mulher < 65 anos	Peso (em kg) × 0,5
Mulher ≥ 65 anos	Peso (em kg) × 0,45

Lembrete de conduta

Deve-se sempre lembrar de dosar a glicemia em distúrbios da natremia, pois, em estados hiperglicêmicos, o sódio deverá ser corrigido pela seguinte fórmula:

$$Na^+ \text{ corrigido: } Na^+ \text{ medido} + [1,6 \times (\text{glicemia} - 100/100)]$$

Como prescrever a terapia inicial na sala de emergência?

A terapia inicial tem como objetivo elevar a natremia rapidamente e prevenir sintomas graves e herniação cerebral nos seguintes casos:

- Pacientes com sintomas graves decorrentes da hiponatremia, independentemente do valor do sódio
- Pacientes com hiponatremia aguda e sintomas leves ou moderados
- Pacientes com hiponatremia hiperaguda, mesmo que oligossintomática
- Pacientes sintomáticos com hiponatremia associada à patologia intracraniana coexistente com efeito de massa.

Devem ser observadas as seguintes orientações para introdução da terapia:

- Tratamento inicial: *bolus* intravenoso de solução salina hipertônica a 3% (50 a 150 mℓ ao longo de 10 minutos)
- Taxa ótima de correção:
  - Em pacientes tratados para hiponatremia, a taxa de correção deverá prevenir a síndrome de desmielinização osmótica e os sintomas graves, como crises convulsivas

Parte 3 • Distúrbios Acidobásicos e Hidreletrolíticos

- o Todo esforço deverá ser feito para manter o aumento dos níveis séricos de sódio inferior a 8 mEq/ℓ em qualquer período de 24 horas
- o De um modo geral, a mesma taxa de elevação pode ser continuada nos dias subsequentes até que o sódio se normalize ou esteja próximo do normal
- Os motivos para essas recomendações são:
  - o O aumento de 4 a 6 mEq na concentração sérica de sódio parece ser suficiente para reverter as manifestações mais graves de hiponatremia. Além disso, a correção real frequentemente excede o que se pretende e, por conseguinte, visando a um aumento de 4 a 6 mEq/ℓ em 24 horas, pode evitar a correção excessivamente rápida
- Restrição hídrica – indicações:
  - o A restrição hídrica (abaixo do volume urinário das últimas 24 horas) é indicada para o tratamento de hiponatremia sintomática ou grave em:
    - ▫ Estados edematosos (ICC e cirrose)
    - ▫ SIADH
    - ▫ Doença renal crônica avançada
  - o Restrição de 50 a 60% das necessidades diárias de fluido pode ser necessária para alcançar o objetivo de induzir o balanço negativo de água. Em geral, a ingestão de líquidos deve ser menor do que 800 mℓ/dia
- Situações especiais:
  - o Pacientes hipovolêmicos:
    - ▫ Salina isotônica (0,9%) tem um papel limitado no tratamento da hiponatremia
    - ▫ Em estados de depleção de volume verdadeiro (p. ex., diarreia, vômito, terapêutica com diuréticos), o sódio e a água administrada inicialmente serão mantidos
    - ▫ Nessa configuração, solução salina isotônica corrige a hiponatremia por dois mecanismos: (1) elevando lentamente a concentração sérica de sódio em cerca de 1 mEq/ℓ para cada litro de líquido infundido; (2) ao corrigir a hipovolemia, cessa-se o estímulo à liberação de ADH
  - o Pacientes com estados edematosos e SIADH (Tabela 14.5):
    - ▫ Em pacientes com ICC ou SIADH, diuréticos de alça podem ser necessários
    - ▫ Dose: furosemida 20 mg por via intravenosa (IV), a cada 8 ou 12 horas
    - ▫ Não utilizar solução salina isotônica em pacientes edematosos
    - ▫ Ao contrário de pacientes com depleção de volume, a solução salina não resultará na excreção de urina diluída
    - ▫ Em vez disso, solução salina a 0,9% causará retenção de sódio, resultando em aumento da natremia (1 mEq/ℓ de solução innfundida) e agravamento do edema.

TABELA 14.5

Medidas para tratamento da síndrome de secreção inapropriada do hormônio antidiurético.

Aguda (no hospital)	Crônica (no ambulatório)
Administração de solução salina hipertônica a 3%, furosemida por via intravenosa, vaptanas	Dieta rica em solutos, furosemida por via oral, vaptanas, lítio, demeclociclina*

*Lítio e demeclociclina são fármacos que apresentam efeito colateral de antagonista da ação do hormônio antidiurético no nível dos túbulos coletores. Eles causam diabetes insípido nefrogênico e aumentam a excreção urinária de água livre.

Quais os riscos durante o manejo da hiponatremia?

- Risco de desmielinização osmótica:
  - Correção excessivamente rápida da hiponatremia grave (concentração sérica de sódio é quase sempre 120 mEq/ℓ ou menos e, geralmente, 115 mEq/ℓ ou menos) pode causar um distúrbio neurológico grave e, por vezes, irreversível, denominado síndrome de desmielinização osmótica. Esse distúrbio foi anteriormente denominado mielinólise pontina, mas seu nome foi mudado, já que a desmielinização pode ser mais difusa e não envolve necessariamente a ponte
  - Baixo risco: pacientes com hiponatremia hiperaguda pelo aumento acentuado no consumo de água, como pode ocorrer em corredores de maratona, pacientes com polidipsia primária e usuários de *ecstasy*. Nesses casos, não houve tempo para as adaptações cerebrais que reduzem a gravidade do edema no SNC
  - Alto risco: pacientes com maior risco de desmielinização osmótica são aqueles com concentrações séricas de sódio ≤ 105 mEq/ℓ e/ou hipopotassemia, etilismo, desnutrição e doença hepática
- Risco de hérnia cerebral:
  - Complicação mais temida da hiponatremia, foi relatada quase exclusivamente nas seguintes definições:
    - Mulheres e crianças com hiponatremia aguda pós-operatória
    - Pacientes com hiponatremia hiperaguda causada pela ingestão maciça de água associada a psicose, corridas de maratona ou uso de *ecstasy*
    - Pacientes com hiponatremia associada a alguma patologia intracraniana com possível efeito de massa. Nesses pacientes, os sintomas são inespecíficos (p. ex., náuseas, vômito, cefaleia e confusão) e podem progredir rapidamente para convulsões, parada cardiorrespiratória e dano cerebral permanente ou fatal
  - Herniação iminente pode ser invertida com sucesso por aumento de 4 a 6 mEq/ℓ na concentração sérica de sódio.

> **Lembrete de conduta**
>
> O tratamento da hiponatremia deve visar sempre a três variáveis: tempo de instalação, volemia e sintomas relacionados (Figura 14.1).

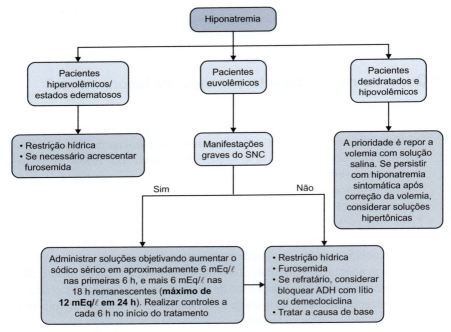

FIGURA 14.1 Manejo geral da hiponatremia. ADH: hormônio antidiurético.

▍Bibliografia

Bataille S, Baralla C, Torro D, Buffat C, Berland Y, Alazia M et al. Undercorrection of hypernatremia is frequent and associated with mortality. BMC Nephrol. 2014;15:37.

Hsia DS, Tarai SG, Alimi A, Coss-Bu JA, Haymond MW. Fluid management in pediatric patients with DKA and rates of suspected clinical cerebral edema. Pediatr Diabetes. 2015;16(5):338.

Levene I. Towards evidence based medicine for paediatricians. Question 1: Is measurement of sodium from capillary blood accurate enough for clinical decision making? Arch Dis Child. 2014;99(5):481.

Otvos B, Kshettry VR, Benzel EC. The history of urea as a hyperosmolar agent to decrease brain swelling. Neurosurg Focus. 2014;36(4):E3.

Sterns RH. Disorders of plasma sodium – Causes, consequences, and correction. N Engl J Med. 2015;372(1):55.

Timper K, Fenske W, Kühn F, Frech N, Arici B, Rutishauser J *et al.* Diagnostic accuracy of copeptin in the differential diagnosis of the polyuria-polydipsia syndrome: a prospective multicenter study. J Clin Endocrinol Metab. 2015;100(6):2268-74.

Wang J, Xu E, Xiao Y. Isotonic *versus* hypotonic maintenance IV fluids in hospitalized children: a meta-analysis. Pediatrics. 2014;133(1):105.

Wolfsdorf JI, Allgrove J, Craig ME, Edge J, Glaser N, Jain V *et al.* ISPAD Clinical Practice Consensus Guidelines 2014. Diabetic ketoacidosis and hyperglycemic hyperosmolar state. Pediatr Diabetes. 2014; 15(Suppl 20):154-79.

15

Hipernatremia

Rômulo Augusto dos Santos

Considerações importantes

- Hipernatremia é definida como concentração sérica de sódio > 145 mEq/ℓ, quase sempre relacionada com estados de desidratação
- Quadro menos comum do que a hiponatremia e, diferentemente desta, sempre ocasiona estado hiperosmolar
- No diabetes insípido (DI), a hipernatremia decorre da perda de grandes quantidades de água livre na urina pela impermeabilização dos ductos coletores em função da ausência de hormônio antidiurético (ADH) circulante ou da resistência tubular renal à sua ação
- Em pacientes com hipernatremia associada a desidratação e causa de base evidente, não há necessidade de se investigar a hipernatremia *per se*
- Em pacientes nos quais a hipernatremia não tem causa de base evidente, o principal exame é a osmolaridade urinária
- Considera-se segura a correção da hipernatremia crônica na velocidade de até 8 mEq/ℓ em 24 horas. Correções mais rápidas podem causar edema cerebral; portanto, o monitoramento dos níveis de sódio é fundamental. Nos raros casos de hipernatremias agudas (< 24 horas de surgimento), a solução a ser usada será obrigatoriamente o soro glicosado (SG) a 5%, e, como ainda não haverá tido tempo para adaptações osmóticas cerebrais, o sódio deverá ser normalizado agressivamente em até 24 horas
- Utiliza-se a fórmula de Adrogué para estimar a correção da natremia por litro de solução, considerando-se que o SG a 5% tem 0 mEq/ℓ de sódio.

◤ Como definir a hipernatremia?

- O sódio é o principal determinante da osmolalidade sérica e é o mais importante cátion do líquido extracelular (LEC), e a hipernatremia é definida como uma concentração sérica de sódio > 145 mEq/ℓ

Capítulo 15 • Hipernatremia

- Para efeitos de comparação prática, a hipernatremia é uma imagem em espelho da hiponatremia (ver Capítulo 14)
- Um aumento na concentração sérica de sódio e, consequentemente, na osmolalidade plasmática promove a passagem osmótica de água para fora do sistema nervoso central (SNC), principal motivo dos achados clínicos desse distúrbio hidreletrolítico
- A principal consequência fisiopatológica da hipernatremia é a hiperosmolaridade, com desidratação celular. Isso proporciona um mecanismo de adaptação, que acontece durante dias, no qual as células acumulam solutos (osmóis idiogênicos), na tentativa de evitar a perda de água para o LEC
- Por isso, a correção rápida da hipernatremia pode ocasionar entrada de água nas células e causar edema celular, com consequências potencialmente fatais, sobretudo no SNC (rebaixamento do nível de consciência, convulsões e morte). No primeiro dia da hipernatremia, há passagem de água a partir do fluido cerebrospinal para o cérebro (aumentando, assim, o volume intersticial) e absorção de solutos pelos neurônios (puxando, desse modo, a água para dentro das células e recuperando o volume), ocorrendo uma adaptação cerebral.

Quais as principais causas da hipernatremia?

- Costuma ocorrer em indivíduos que não têm ou não conseguem ter acesso à água, seja por uma doença neurológica prévia ou quadro atual de doença crítica ou pós-cirúrgica. Sem dúvida, a principal etiologia da hipernatremia (Tabela 15.1) relaciona-se com quadros de desidratação, como diarreia e vômito, sobretudo em pacientes com pouca capacidade de acesso à água
- No entanto, entre as causas de hipernatremia, deve-se estar atento ao DI, cujas etiologias são:
  - Central:
    - Traumatismo cranioencefálico (TCE)
    - Tumores do SNC
    - Doenças granulomatosas: tuberculose, sarcoidose
    - Aneurismas
    - Meningite e encefalite
    - Idiopática
  - Nefrogênica (adquirida):
    - Hipercalcemia
    - Hipopotassemia
    - Fármacos: lítio, demeclociclina e anfotericina B.

Parte 3 • Distúrbios Acidobásicos e Hidreletrolíticos

TABELA 15.1

Principais etiologias da hipernatremia.

Hipovolemia	Euvolemia	Hipervolemia
Déficit de sal total (LEC)	Sem distúrbio de sal	Excesso de sal total (LEC)
Déficit de água (LIV)	Déficit de água (LIV)	Déficit de água (LIV)
Perdas extrarrenais: vômito, diarreia, fístulas, sudorese e queimaduras	Perdas extrarrenais: sudorese, febre, hiperventilação, hipodipsia e convulsões	Sobrecarga de sal Excesso de sal (IV, VO) Diálise hipertônica
Perdas renais: diuréticos, poliúria pós-obstrutiva e poliúria pós-NTA	Perdas renais: DI central e DI nefrogênico	Excesso de mineralocorticoides

DI: diabetes insípido; IV: intravenoso; LEC: líquido extracelular; LIV: líquido intravascular; NTA: necrose tubular aguda; VO: via oral.

Lembrete de conduta

▶ Deve-se ter conhecimento de que a maioria dos pacientes desenvolvem hipermatremia por incapacidade de acesso fácil à água. Isso tem importância clínica principalmente em idosos com restrição ao leito, seja por patologia neurológica, pós-operatório, restrições ortopédicas ou outras causas

▶ Todo idoso com manifestação neurológica e desidratação deve ter a natremia avaliada.

◤Quais as diferenças clínicas entre hipernatremia aguda e crônica?

- O achado dominante em qualquer hipernatremia costuma ser uma profunda desidratação com mucosas ressecadas. A hipernatremia ocasiona sede intensa, fraqueza muscular, confusão, déficit neurológico focal, convulsões e coma (Tabela 15.2)
- Entretanto, deve-se ter muito cuidado ao atribuir déficits neurológicos focais à hipernatremia. Muitas vezes, a própria sintomatologia do aumento do sódio se confunde com a doença desencadeante (p. ex., acidente vascular encefálico [AVE])
- As alterações osmóticas desencadeadas pela hipernatremia no SNC podem ocasionar ruptura vascular, sangramento cerebral, hemorragia subaracnóidea (HSA) e sequela neurológica permanente
- Na prática clínica, enquadra-se um paciente muito desidratado com quadro neurológico proporcional à osmolaridade da seguinte maneira:
  - ○ > 320 mOsm/ℓ: confusão mental
  - ○ > 340 mOsm/ℓ: coma
  - ○ > 360 mOsm/ℓ: pode causar apneia.

TABELA 15.2

Manifestações clínicas das hipernatremias.

- Letargia
- Irritabilidade
- Confusão
- Convulsões
- Coma

- Anorexia
- Náuseas
- Vômito
- Fraqueza muscular
- Hemorragias intracranianas

Hipernatremia aguda

- Desenvolvimento em até 24 horas
- O excesso de sódio relaciona-se quase sempre a situações iatrogênicas, como administração de soluções hipertônicas de bicarbonato de sódio, emprego de dietas enterais ricas em sódio ou uso de soluções de manutenção com excesso de sal
- É rara, porém pode provocar rápida redução no volume cerebral, consequentemente ruptura das veias cerebrais e evolução para HSA e danos neurológicos possivelmente irreversíveis
- As manifestações da hipernatremia aguda são predominantemente neurológicas: letargia, fraqueza e irritabilidade, podendo progredir para espasmos, convulsões e coma
- Sintomas graves geralmente ocorrem por elevação aguda na concentração sérica de sódio > 158 mEq/ℓ
- Valores > 180 mEq/ℓ estão associados a aumento na taxa de mortalidade, sobretudo em idosos.

Hipernatremia crônica

- Manifesta-se há mais de um dia, com probabilidade muito menor de induzir sintomas neurológicos
- A avaliação dos sintomas atribuíveis à hipernatremia é muitas vezes difícil, porque a maioria dos adultos afetados apresenta doença neurológica subjacente e consequente redução da ação do mecanismo protetor da sede, o que, em geral, impede o desenvolvimento de hipernatremia
- A correção da hipernatremia crônica deve ocorrer lentamente para evitar o movimento rápido de fluido em direção ao SNC, o que culminaria em edema cerebral, que poderia acarretar convulsões e coma
- Embora as células cerebrais possam rapidamente perder potássio e sódio em resposta ao inchaço celular, a perda de osmóis idiogênicos ocorre mais lentamente.

Parte 3 • Distúrbios Acidobásicos e Hidreletrolíticos

Lembrete de conduta

▶ Na maioria das vezes, os sintomas atribuíveis a quadros de hipernatremia na verdade podem ser acarretados pela patologia de base que causou a elevação plasmática do sódio, como doenças neurológicas subjacentes

▶ Ao conduzir a redução dos níveis séricos de sódio, não se pode esquecer de investigar a causa de base que provocou a desidratação

▶ Deve-se lembrar que estados de hipopotassemia e hipercalcemia podem gerar DI transitório e simular quadros poliúricos, causando hipernatremia.

◥Como prescrever a terapia inicial na sala de emergência?

- Cálculo da correção ideal de acordo com a água corporal (Tabela 15.3):

  1. Variação esperada no sódio sérico do paciente com a infusão de 1 ℓ de qualquer solução (que contenha apenas sódio):

  $$\frac{Na^+ \text{ solução infundida} - Na^+ \text{ sérico do paciente}}{\text{Água corporal total (ACT)} + 1}$$

  2. Variação esperada no sódio sérico do paciente com a infusão de 1 ℓ de qualquer solução (que contenha sódio e potássio)

  $$\frac{Na^+ + K^+ \text{ da solução infundida} - Na^+ \text{ sérico do paciente}}{\text{Água corporal total (ACT)} + 1}$$

TABELA 15.3

Cálculo da água corporal total segundo sexo e idade.

Homem < 65 anos	Peso (em kg) × 0,6
Homem ≥ 65 anos	Peso (em kg) × 0,5
Mulher < 65 anos	Peso (em kg) × 0,5
Mulher ≥ 65 anos	Peso (em kg) × 0,45

- Escolha da taxa de correção de acordo com a gravidade dos sintomas e o tempo de instalação da hipernatremia, conforme a seguir:
  - Aguda: a concentração sérica de sódio deve ser reduzida rapidamente para um nível quase normal em menos de 24 horas, porque o aumento agudo nessa

concentração plasmática pode causar lesão neurológica irreversível. Essa lesão pode ser, em parte, decorrente da desmielinização osmótica, similar ao prejuízo causado por uma rápida elevação do sódio plasmático durante o tratamento de hiponatremia crônica. Além disso, o dano neurológico em pacientes com hipernatremia aguda pode resultar de hemorragia cerebral. Portanto, nesses pacientes, a solução de escolha deverá sempre ser o SG a 5%

o Crônica: a taxa de correção em pacientes deve ser inferior a 8 mEq/ℓ por dia, para se ter segurança quanto ao desenvolvimento de edema cerebral. Correção excessivamente rápida pode provocar sintomas neurológicos quase exclusivamente em crianças com hipernatremia crônica e concentrações séricas de sódio > 150 mEq/ℓ

o Muitos pacientes com hipernatremia são idosos, residem em instalações de cuidados crônicos e têm apresentações clínicas graves. Nesses pacientes, a hipernatremia pode apresentar-se clinicamente como uma alteração aguda do estado mental, apesar de se desenvolver gradualmente. Nesses casos, poderá ser tratado com SG a 5% ou solução salina a 0,45%, sempre após a estabilização hemodinâmica (Tabela 15.4)

o A prescrição de fluidos inicial baseia-se no déficit hídrico, calculando-se a taxa desejada da correção.

TABELA 15.4

Tratamento da hipernatremia de acordo com a volemia.

Hipovolemia	Euvolemia	Hipervolemia
Solução isotônica (SS a 0,9%)	Solução hipotônica (água ou SG a 0,5%)	Solução hipotônica (água ou SG a 0,5%) + diuréticos

SG: soro glicosado; SS: solução salina.

Lembrete de conduta

▶ Nas raras hipernatremias agudas, desenvolvidas em situações geralmente iatrogênicas (bicarbonato de sódio em excesso, dietas enterais ricas em sal), a terapêutica deverá ser agressiva, visando normalizar o sódio em até 24 horas, sendo obrigatório o uso de SG a 5%

▶ Nas hipernatremias crônicas (> 24 horas), a correção do sódio não deverá ultrapassar 8 mEq/ℓ por dia

▶ A investigação da hipernatremia deve ter como base a pesquisa de estados de desidratação (Figura 15.1).

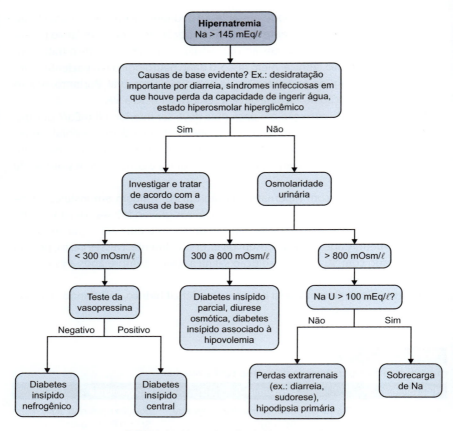

FIGURA 15.1 Investigação da hipernatremia.

Bibliografia

Bataille S, Baralla C, Torro D, Buffat C, Berland Y, Alazia M et al. Undercorrection of hypernatremia is frequent and associated with mortality. BMC Nephrol. 2014;15:37.

Hsia DS, Tarai SG, Alimi A, Coss-Bu JA, Haymond MW. Fluid management in pediatric patients with DKA and rates of suspected clinical cerebral edema. Pediatr Diabetes. 2015;16(5):338-44.

Levene I. Towards evidence based medicine for paediatricians. Question 1: is measurement of sodium from capillary blood accurate enough for clinical decision making? Arch Dis Child. 2014;99(5):481-2.

Otvos B, Kshettry VR, Benzel EC. The history of urea as a hyperosmolar agent to decrease brain swelling. Neurosurg Focus. 2014;36(4):E3.

Sterns RH. Disorders of plasma sodium – causes, consequences, and correction. N Engl J Med. 2015;372(1):55-65.

Timper K, Fenske W, Kühn F, Frech N, Arici B, Rutishauser J *et al.* Diagnostic accuracy of copeptin in the differential diagnosis of the polyuria-polydipsia syndrome: a prospective multicenter study. J Clin Endocrinol Metab. 2015;100(6):2268-74.

Wang J, Xu E, Xiao Y. Isotonic *versus* hypotonic maintenance IV fluids in hospitalized children: a meta-analysis. Pediatrics. 2014;133(1):105-13.

Wolfsdorf JI, Allgrove J, Craig ME, Edge J, Glaser N, Jain V *et al.* ISPAD Clinical Practice Consensus Guidelines 2014. Diabetic ketoacidosis and hyperglycemic hyperosmolar state. Pediatr Diabetes. 2014;15(Suppl 20):154-79.

16

Hipopotassemia

Rômulo Augusto dos Santos

Considerações importantes

- Os valores de referência do potássio sérico variam entre 3,5 e 5 mEq/ℓ
- Hipopotassemia é um distúrbio menos comum que a hiperpotassemia, mas indica grandes déficits corporais de potássio
- Achatamento de onda T, aparecimento de onda U e depressão do segmento ST são as alterações eletrocardiográficas mais comuns nesse quadro; em casos mais graves, podem ocorrer alargamento de QRS e fibrilação ventricular
- Causas mais comuns de hipopotassemia são uso de diuréticos, insulinoterapia excessiva, diarreia, vômito e estados de alcalose
- A reposição poderá ser feita por via oral, com xarope ou comprimidos de cloreto de potássio, caso a concentração sérica > 3 mEq/ℓ. Nos casos mais graves, a infusão deverá ser com KCl a 19,1%, respeitando-se a regra de 20/40/60: 20 mEq/hora de velocidade de infusão, 40 mEq/ℓ de concentração em acesso periférico e 60 mEq/ℓ em acesso central
- Não se deve utilizar solução com glicose para reposição de potássio pelo risco de precipitação, dor e flebite
- Todo paciente com hipopotassemia deverá ter seu magnésio avaliado e corrigido concomitantemente, se necessário, já que a hipomagnesemia é causa de hipopotassemia refratária à reposição de potássio.

◤Quais conceitos sobre a redução do potássio sérico devem ser conhecidos?

- O potássio (K) é um íon fundamental na fisiologia do organismo. Seu valor de referência varia entre 3,5 e 5 mEq/ℓ
- Além de ser importante na composição da osmolaridade intracelular, tem papel central no funcionamento de células de tecidos excitáveis, como neurônios, células musculares esqueléticas, lisas e miócitos cardíacos

Capítulo 16 • Hipopotassemia

- Essas células apresentam vários canais iônicos dependentes do potencial elétrico transmembrana, cujo principal determinante é o gradiente de concentração de potássio entre o meio intra e o extracelular
- A quantidade de K corporal é de cerca de 3.000 mEq (+ 50 mEq/kg de peso)
- Desse total, 98% está no líquido intracelular (LIC; em uma concentração próxima de 150 mEq/ℓ) e apenas 2% no líquido extracelular (LEC), em uma concentração que deve ser mantida no parâmetro já mencionado para o adequado funcionamento das células
- Discretas quedas na potassemia significam grandes perdas de K^+ corporal total
- Uma redução plasmática de K^+ de 4 para 3 mEq/ℓ sugere uma supressão de quase 3% de todo o potássio do organismo (100 a 400 mEq). Decréscimo para níveis < 2 mEq/ℓ indicam uma perda de quase 20% do potássio total. Alterações discretas de pH plasmático também podem provocar sensíveis mudanças na potassemia.

Quais mecanismos produzem hipopotassemia?

Diversos e complexos mecanismos podem causar hipopotassemia (Tabela 16.1) e serão descritos a seguir.

Excreção renal

- Cerca de 90% do potássio da dieta é excretado pelos rins
- O potássio é livremente filtrado pelos glomérulos e completamente reabsorvido ao longo dos túbulos; assim, sua excreção urinária pode ser compreendida como decorrente da secreção pelos túbulos distal e coletor
- Aldosterona, aporte de sódio tubular ao néfron distal, alto fluxo urinário, aumento da concentração de potássio no LIC e alcalose metabólica estimulam a secreção tubular de potássio
- O magnésio funciona como cotransportador tubular de potássio e sua redução acarreta hipopotassemia refratária à reposição de potássio intravenoso; portanto, todo paciente com esse quadro deverá ter seus níveis séricos de magnésio dosados.

Excreção intestinal

- Apenas 10% do potássio corporal é eliminado pelas fezes através dos intestinos delgado e grosso.

Parte 3 • Distúrbios Acidobásicos e Hidreletrolíticos

TABELA 16.1

Principais causas de hipopotassemia de acordo seus mecanismos.

Translocação de potássio para o LIC		• Administração de insulina antes da coleta de sangue • Alcalose metabólica • Fármacos: agentes β-2-adrenérgicos, teofilina, intoxicação por cloroquina ou verapamil • Paralisia periódica familiar hipopotassêmica • Tireotoxicose • Reposição de elementos deficitários na anemia megaloblástica • Ingestão acidental excessiva de bário • Exercício físico vigoroso
Perda renal	Com acidose metabólica	• Acidose tubular distal • Acidose tubular proximal • Cetoacidose diabética • Inibidores da anidrase carbônica (acetazolamida) • Ureterossigmoidostomia
	Com alcalose metabólica	• Vômito/drenagem nasogástrica • Diuréticos • Pós-hipercapnia • Excesso de mineralocorticoides • Hiperaldosteronismo dos tipos primário e secundário • Síndrome de Cushing • Síndrome de Gitelman • Síndrome de Bartter • Síndrome de Liddle
	Sem distúrbio acidobásico específico	• Recuperação de necrose tubular aguda • Diurese pós-desobstrução • Diurese osmótica • Deficiência de magnésio • Fármacos: aminoglicosídeos, cisplatina, penicilina sódica, anfotericina B • Alguns tipos de leucemia
Perda extrarrenal		• Diarreia • Uso abusivo de laxantes • Fístulas gastrintestinais • Adenoma viloso do intestino grosso • Síndrome de Zollinger-Ellison • Sudorese profusa

LIC: líquido intracelular.

Capítulo 16 • Hipopotassemia **239**

Troca iônica entre compartimentos celulares

- Um balanço ocorre pela transferência de potássio entre o LIC e o LEC através da membrana plasmática, em poucos minutos
- Fisiologicamente, a transferência de potássio para o LIC é estimulada pela insulina e pela epinefrina
- Alterações do equilíbrio acidobásico também modificam o balanço interno de potássio por meio de troca com o hidrogênio (H):
  - Alcalose metabólica: há saída de H para o LEC na tentativa de manter o pH e, consequentemente, a transferência de potássio para o meio intracelular
  - Acidose metabólica: parte do excesso de H entra nas células (onde será tamponado) em troca do potássio que sai para o LEC, causando aumento dos níveis séricos
    - Esse efeito é mais acentuado em pacientes com acidoses hiperclorêmicas, uma vez que as células são pouco permeáveis ao cloro e a saída de potássio do LIC também ocorre para manter a eletroneutralidade
    - Nas ocorrências de acidoses em que o indivíduo apresenta ânion *gap* elevado (acidose láctica), há um ânion orgânico capaz de entrar nas células, o que reduz a necessidade de saída de K para manter a eletroneutralidade
    - De modo geral, para cada redução do pH em 0,1, há um aumento de 0,5 mEq/ℓ na potassemia.

Lembrete de conduta

- ▶ A hipopotassemia não evidencia de modo fidedigno o estoque corporal total de potássio
- ▶ Deve-se considerar que somente 2% do potássio corporal localizam-se fora da célula, ou seja, se a hipopotassemia não decorrer de uma grande transferência desse íon para o LIC, portanto, por balanço negativo, ela evidencia um grande déficit de potássio corporal total.

◥Quais as manifestações clínicas de acordo com a gravidade da hipopotassemia?

- Em geral, indivíduos com hipopotassemia não apresentam sintomas, principalmente quando o distúrbio é leve (potássio sérico entre 3 e 3,5 mEq/ℓ)
- Com uma hipopotassemia mais grave, surgem sintomas inespecíficos, como fraqueza e constipação intestinal

Parte 3 • Distúrbios Acidobásicos e Hidreletrolíticos

- Quando os níveis de potássio caem para < 2,5 mEq/ℓ, retenção urinária, íleo paralítico e rabdomiólise podem ocorrer. Se os níveis estiverem ainda mais baixos, pode haver paralisia ascendente e, eventualmente, comprometimento da função ventilatória
- As arritmias, incluindo a fibrilação ventricular, são, com frequência, as manifestações que mais determinam mortalidade
- Outro efeito desse distúrbio no sistema cardiovascular é o aumento da pressão arterial sistólica (PAS) e diastólica (PAC), quando não há restrição da ingesta de sódio
- Em pacientes com cardiopatia isquêmica, insuficiência cardíaca congestiva (ICC) ou hipertrofia ventricular esquerda, entretanto, níveis leve a moderado de hipopotassemia aumentam o risco de arritmias, principalmente nos que utilizam digitálicos (digoxina)
- A alcalose metabólica geralmente está associada à hipopotassemia; porém, quando é causada por diarreia, pode estar relacionada com acidose metabólica
- A alcalemia (ou alcalose) propicia a passagem de H^+ do interior para o exterior das células em troca do K^+, induzindo, assim, a hipopotassemia.

Sinais e sintomas

Os sintomas manifestam-se conforme o tempo de exposição, a intensidade da hipopotassemia e a predisposição à arritmia cardíaca. Eles começam a se apresentar quando os níveis séricos de potássio estão < 3 mEq/ℓ. Os principais tecidos e órgãos afetados são:

- Endócrino: intolerância à glicose e hiperglicemia
- Renal: alcalose metabólica e poliúria
- Músculo: fraqueza, apenas com potássio < 2,5 mEq/ℓ, iniciando nas extremidades dos membros inferiores e ascendendo com a piora da hipopotassemia ou por tempo de exposição. A progressão desse quadro pode acarretar cãibras, rabdomiólise e mioglobinúria. Se houver acometimento da musculatura respiratória, pode ocorrer falência pulmonar por paralisia
- Trato gastrintestinal: pode resultar em íleo paralítico, distensão abdominal, náuseas e vômito
- Alterações eletrocardiográficas: a hipopotassemia causa hiperpolarização do potencial de repouso transmembrana da célula muscular, facilitando a despolarização (saída do potássio intracelular) e dificultando a repolarização (retorno do potássio para o LIC). Essas alterações ocorrem principalmente em quadros agudos (Figura 16.1), revelando no eletrocardiograma:
  - Depressão do segmento ST
  - Diminuição da amplitude da onda T
  - Formação de onda T-U

Capítulo 16 • Hipopotassemia

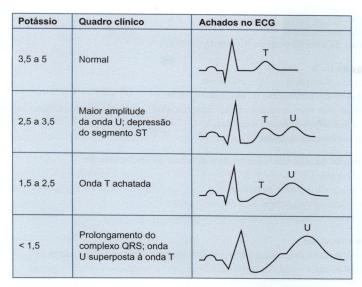

FIGURA 16.1 Alterações eletrocardiográficas relacionadas com hipopotassemia. ECG: eletrocardiograma.

- Alargamento da onda P
- Em casos mais graves, encurtamento do QRS, depressão grave do segmento ST e inversão de onda T.

> **Lembrete de conduta**
>
> As alterações eletrocardiográficas da hipopotassemia são raras e ocorrem geralmente quando o quadro é agudo e a queda < 2,5 mEq/ℓ, porém podem provocar arritmias ventriculares graves e ser causa de morte súbita.

Como tratar a hipopotassemia?

- A hipopotassemia evidencia um significativo déficit intracelular de potássio, onde está localizada a maior parte desse cátion; portanto, a reposição deve ser em grande quantidade, já que os estoques intracelulares serão preenchidos inicialmente para que somente depois o potássio sérico seja normalizado (Tabela 16.2).
- A dosagem de potássio urinário pode auxiliar na investigação e no tratamento das hipopotassemias (Figura 16.2).

TABELA 16.2

Princípios da abordagem da hipopotassemia.

Avaliação de risco
- Gravidade e velocidade da hipopotassemia
- Sintomas de hipopotassemia ou alteração no ECG
- Hipopotassemia ameaçadora: arritmias cardíacas, IAM, intoxicação digitálica, fraqueza muscular grave, paralisia, insuficiência respiratória
- Função renal e volume urinário

Determinação da urgência/escolha da melhor via de administração
- Preferência pela VO
- Administração IV somente se houver
  - Acesso enteral indisponível
  - Necessidade urgente de reposição de potássio

Situações especiais
- Se houver acidose metabólica, tratar a hipopotassemia antes de corrigir a acidose
- Se houver alcalose metabólica com hipovolemia, evitar reposição volêmica vigorosa

ECG: eletrocardiograma; IAM: infarto agudo do miocárdio; IV: intravenosa; VO: via oral.

Seleção da solução

A escolha da solução depende do ânion perdido concomitantemente:

- Cloreto de K: perda de cloreto com alcalose metabólica
- Citrato de K: acidose tubular renal
- Fosfato de K: cetoacidose diabética.

Via de administração

- $K^+ > 3$ mEq/ℓ – reposição oral:
  - KCl xarope a 6%: 10 a 20 mℓ, a cada 6 ou 8 horas (15 mℓ = 12 mEq)
  - KCl comprimido: 1 comprimido a cada 6 ou 8 horas (comprimido = 6 mEq)
- $K^+ < 3$ mEq/ℓ ou sintomas graves – reposição intravenosa:
  - KCl 19,1% (1 ampola – 10 mℓ = 27 mEq)
  - Evitar diluição em solução glicosada, pelo risco de precipitação.
  - Máxima concentração em veia periférica: 40 a 60 mEq/ℓ (risco de flebite)
  - Máxima concentração em veia central: 60 a 80 mEq/ℓ
  - Máxima velocidade de infusão: 20 mEq/hora.

Capítulo 16 • Hipopotassemia

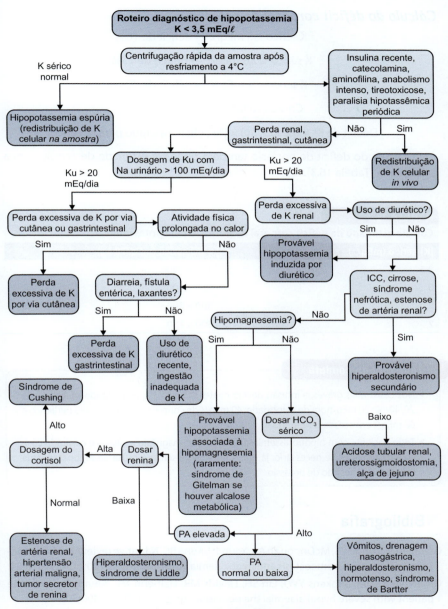

FIGURA 16.2 Abordagem diagnóstica e terapêutica da hipopotassemia. ICC: insuficiência cardíaca congestiva; PA: pressão arterial; K: potássio; Ku: potássio urinário.

Cálculo do déficit corporal de potássio

K sérico < 3 mEq/ℓ → déficit de 10%

K sérico < 2,5 mEq/ℓ → déficit de 15%

K sérico < 2 mEq/ℓ → déficit de 20%

Conteúdo total de K^+ = 50 mEq/kg

Déficit de K^+ = (peso × 50) × (% déficit esperado para K^+ sérico)

O cálculo do déficit de potássio também pode ser estimado de acordo com a potassemia (Tabela 16.3).

TABELA 16.3

Cálculo estimado de déficit corporal de potássio pela potassemia.

[K] sérico (mEq/ℓ)	↓ [K] sérico (mEq/70 kg)
3,5	125 a 250
3	150 a 400
2,5	300 a 600
2	500 a 750

Lembrete de conduta

▶ Nos casos mais graves, a infusão deverá conter KCl a 19,1%, respeitando-se a regra de 20/40/60: 20 mEq/hora de velocidade, 40 mEq/ℓ de concentração em acesso periférico e 60 mEq/ℓ em acesso central

▶ Todo paciente com hipopotassemia deverá ter seu magnésio avaliado e corrigido concomitantemente, se necessário, já que a hipomagnesemia é causa de hipopotassemia refratária à reposição de potássio.

◤Bibliografia

Greenlee M, Wingo CS, McDonough AA, Youn JH, Kone BC. Narrative review: evolving concepts in potassium homeostasis and hypokalemia. Ann Intern Med. 2009;150(9):619-25.

Groeneveld JHM, Sijpkens YWJ, Lin SH, Davids MR, Halperin ML. An approach to the patient with severe hypokalaemia: the potassium quiz. QJM. 2005;98(4):305-16.

Huang CL, Kuo E. Mechanism of hypokalemia in magnesium deficiency. J Am Soc Nephrol. 2007;18(10):2649-52.

Kim GH, Han JS. Therapeutic approach to hypokalemia. Nephron. 2002;92(Suppl 1):28-32.

Palmer BF. A physiologic-based approach to the evaluation of a patient with hypokalemia. Am J Kidney Dis. 2010;56(6):1184-90.

Schaefer TJ, Wolford RW. Disorders of potassium. Emerg Med Clin North Am. 2005; 23(3):723-47.

Smelie WSA, Shaw N, Bowlees R, Taylor A, Howell-Jones R, McNully CAM. Best practice in primary care pathology: review 9. J Clin Pathol. 2007;60(9):966-74.

Unwin R, Luft FC, Shirley DG. Pathophysiology and management of hypokalemia: a clinical perspective. Nat Rev Nephrol. 2011;7(2):75-84.

17

Hiperpotassemia

Rômulo Augusto dos Santos

Considerações importantes

- Os valores de referência do potássio sérico variam entre 3,5 e 5 mEq/ℓ
- Alterações eletrocardiográficas associadas a eventos adversos cardíacos na hiperpotassemia são: alargamento de QRS, frequência cardíaca < 50 bpm e ritmo juncional
- Gluconato de cálcio deve ser utilizado em pacientes com alterações eletrocardiográficas relacionadas com hiperpotassemia ou naqueles com K > 6,5 mEq/ℓ, independentemente do monitoramento cardíaco. Esse fármaco não altera os níveis séricos de potássio
- Atenção para o uso de gluconato de cálcio em pacientes com risco de intoxicação por digitálicos
- Tratamentos com o uso de β-agonistas inalatórios, glicoinsulinoterapia e bicarbonato de sódio mudam apenas transitoriamente a potassemia e devem ser complementados com fármacos ou procedimentos que eliminem potássio do organismo
- Prudência ao utilizar o bicarbonato de sódio, pois pode causar hipernatremia e sobrecarga volêmica
- Terapia espoliadora: furosemida (renal), poliestirenossulfonato de cálcio (intestinal) ou hemodiálise (hematogênica).

◀Quais conceitos sobre hiperpotassemia devem ser conhecidos?

- O potássio (K) é um íon fundamental na fisiologia do organismo. Seu valor de referência varia entre 3,5 e 5 mEq/ℓ. O limite de 5,5 mEq/ℓ ainda é considerado normal e sem risco de alterações ao eletrocardiograma (ECG)
- A classificação da hiperpotassemia relaciona-se diretamente com sua gravidade, e quanto maiores seus valores, maior a chance de complicações, principalmente se essa elevação ocorrer de forma aguda (Tabela 17.1)

Capítulo 17 • Hiperpotassemia

TABELA 17.1	
Classificação da hiperpotassemia quanto à gravidade.	
Gravidade	**Valores de referência (mEq/ℓ)**
Leve	5,5 a 5,9
Moderada	6 a 6,9
Grave	> 7
Evolução da hiperpotassemia	**Definição**
Aguda	Desencadeada em horas a dias e necessita de terapia emergencial
Crônica	Geralmente ocorre após adaptação a quadros de elevação sérica de potássio recorrente, em doentes renais crônicos, durante semanas a meses; raramente necessita de terapêutica de emergência

- O potássio é o cátion intracelular predominante: 98% dele se encontra no meio intracelular; 2%, no extracelular
- Com sódio, cloreto e outros eletrólitos, tem-se a manutenção do gradiente de condução intra e extracelular, o qual controla a atividade elétrica muscular (cardíaca e esquelética), fundamental para a manutenção da estabilidade dinâmica do organismo (homeostase)
- Alterações na concentração de potássio podem reverberar de modo negativo na manutenção dos potenciais de membrana em repouso e, como consequência, no funcionamento neuromuscular, o que causa arritmias cardíacas, paralisia de músculos esqueléticos e instabilidade hemodinâmica
- A incidência de hiperpotassemia na população geral é desconhecida. Dados dos EUA estimam que esse percentual se situe entre 1 e 10% em pacientes hospitalizados, com taxa de mortalidade de um a cada mil pacientes nesse contexto
- A hiperpotassemia tem relação diretamente proporcional com o declínio da função renal e os óbitos por essa complicação.

Quais condições causam hiperpotassemia?

Para uso na prática clínica diária, seguem duas tabelas contendo os principais agentes clínicos e medicamentosos implicados na hiperpotassemia (Tabelas 16.2 e 16.3).

TABELA 17.2

Etiologias da hiperpotassemia.

Pseudo-hiperpotassemia

- Hemólise
- Trombocitose (> 500.000 mℓ)
- Leucocitose grave (> 70.000 mℓ)
- Abrir e fechar a mão, com torniquete
- Lesão durante a punção venosa

Alterações do balanço externo

- Aumento do aporte de K: oral e intravenoso
- Redução da excreção de K:
  - Deficiência de aldosterona: insuficiência suprarrenal, hipoaldosteronismo hiporreninêmico (diabetes, SIDA), pseudo-hipoaldosteronismo tipo 2
  - Resistência à ação tubular da aldosterona: nefrite tubulointersticial crônica, nefropatia obstrutiva, anemia falciforme, pseudo-hipoaldosteronismo tipo 1; injúria renal aguda ou crônica
  - Diminuição de aporte de Na ao túbulo coletor: reduzido volume plasmático efetivo associado ao uso de fármacos que inibem o sistema renina–angiotensina–aldosterona

Alterações do balanço interno

- Redução da captação celular de K:
  - Deficiência de insulina
  - Bloqueio β-adrenérgico não seletivo: fármacos
  - Inibição da Na/K-ATPase: fármacos
- Transferência de K do meio intracelular para o extracelular:
  - Lise celular: rabdomiólise, lise tumoral, hemólise intravascular
  - Estados hiperosmolares: hiperglicemia, hipernatremia, acidose metabólica
  - Paralisia periódica hiperpotassêmica: doença autossômica dominante (rara)

TABELA 17.3

Fármacos e substâncias relacionados com a hiperpotassemia.

- Antiarrítmicos: betabloqueadores e digitálicos
- Bloqueadores neuromusculares (succinilcolina)
- Diuréticos poupadores de potássio
- Inibidores da enzima conversora da angiotensina e bloqueadores do receptor de angiotensina
- Inibidor direto da renina
- Imunossupressores
- Anticoagulantes
- Anti-inflamatórios não esteroides
- Antibióticos (penicilina)

Lembrete de conduta

▸ As acidoses metabólicas costumam estar diretamente relacionadas com a hiperpotassemia, sendo muitas patologias causadoras desses dois distúrbios concomitantemente, como é o caso de pacientes com injúria renal aguda
▸ Um dos principais fatores precipitantes de hiperpotassemia é o uso de fármacos extremamente comuns na prática médica, os quais devem ser suspensos em tal contexto clínico.

◥Quais as manifestações clínicas de acordo com a gravidade da hiperpotassemia?

- Classicamente, aprende-se que a progressão das alterações eletrocardiográficas da hiperpotassemia começa com o apiculamento das ondas T, seguido de redução do intervalo QT, prolongamento do intervalo PR, achatamento da onda P, prolongamento do QRS e, por fim, um ritmo sinusoidal. O problema é que o ECG nem sempre segue esse padrão (Figuras 17.1 e 17.2)
- A instabilidade da membrana do miocárdio associa-se não só ao valor absoluto do potássio, como também, e até de forma mais importante, à velocidade de elevação da concentração desse íon
- Alterações eletrocardiográficas associadas a eventos adversos cardíacos são: alargamento de QRS, frequência cardíaca < 50 bpm e ritmo juncional (Figura 17.3).

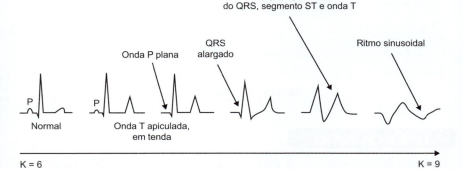

FIGURA 17.1 Alterações eletrocardiográficas clássicas na hiperpotassemia.

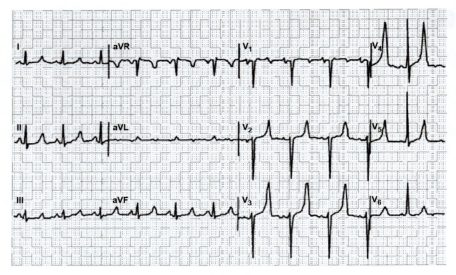

FIGURA 17.2 Onda T apiculada.

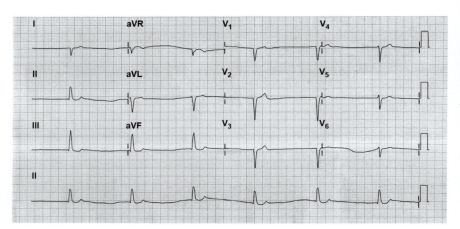

FIGURA 17.3 Ritmo juncional.

> **Lembrete de conduta**
>
> O risco do desenvolvimento de arritmias ventriculares nos casos de hiperpotassemia é maior na presença de: alargamento de QRS, bradicardia < 50 bpm e ritmo juncional.

Capítulo 17 • Hiperpotassemia

Como tratar a hiperpotassemia?

- Os tipos de tratamento da hiperpotassemia são consagrados e evoluíram ao longo dos últimos anos, à medida que mais fármacos se tornaram disponíveis para tal fim (Tabela 17.4)

TABELA 17.4

Tratamento da hiperpotassemia.

Fármaco	Dose	Início	Mecanismo de ação	Tempo do efeito	Observações
Gluconato de cálcio	10 a 20 mℓ de solução a 10% IV, em 10 min	Imediato	Estabilização da membrana das células do miocárdio. Protege esse músculo de arritmias	30 min	Pode piorar a intoxicação por digitálicos
Insulina	Insulina regular, 10 UI IV, em 50 mℓ de glicose a 50%	15 a 30 min	Desloca o potássio para o meio intracelular	2 a 6 h	Considerar o uso de soro glicosado a 5% para prevenção de hipoglicemia
Salbutamol	20 mg em 4 mℓ de solução salina a 0,9%; nebulização por 10 min	15 a 30 min	Desloca o potássio para o meio intracelular; adjuvante ao uso de insulina	2 a 3 h	Usar a formulação concentrada de 5 mg/mℓ
Furosemida	40 a 80 mg IV	15 min a 1 h	Aumenta a excreção de potássio	4 h	Efetivo e a função renal estiver normal; usar solução fisiológica se houver hipovolemia
Poliestireno de cálcio (Sorcal®)	20 a 40 mg, em 15 a 30 mℓ (70% sorbitol), divididos em 4 a 6 vezes/dia Enema de 50 a 75 g, dissolvido em 100 mℓ de água	1 a 2 h	Elimina o potássio do intestino na troca com o cálcio	4 a 6 h	O enema apresenta melhor resultado se puder ser retido por 2 h; pode-se repetir o procedimento a cada 4 h

IV: intravenosa.

Parte 3 • Distúrbios Acidobásicos e Hidreletrolíticos

- A hemodiálise, entretanto, continua sendo a primeira escolha no tratamento da hiperpotassemia grave sintomática, refratária ou com risco de evolução desfavorável
- Vários fármacos podem ser administrados para reduzir os níveis de potássio sérico, considerando-se a gravidade da situação e as alterações cardiológicas/eletrocardiográficas
- Depois da estabilização clínica do paciente, uma causa para a hiperpotassemia deve ser definida, sempre que possível.

Cálcio intravenoso

- O objetivo é evitar a atividade despolarizante excessiva induzida pela hiperpotassemia nas células miocárdicas, já que a alteração do potencial de membrana pode levar a arritmias fatais nas hiperpotassemias agudas
- Ressalta-se que o cálcio intravenoso não altera os níveis séricos de potássio e terapias redutoras da potassemia devem ser feitas de forma concomitante
- Seu início de ação é praticamente imediato, e o tempo de eficácia varia entre 30 e 60 minutos
- Suas formulações padrão são (concentração a 10%): cloreto ou gluconato de cálcio, sendo este último mais disponível em nosso meio
- As diferenças entre as formulações encontram-se na Tabela 17.5
- Indicações:
  1. Alterações eletrocardiográficas sugestivas de hiperpotassemia aguda (Figura 17.4)
  2. Níveis séricos de potássio > 6,5 mEq/ℓ, independentemente de alterações eletrocardiográficas
- O cálcio intravenoso pode precipitar intoxicações digitálicas, principalmente em pacientes com doença renal crônica.

Prescrição

- Gluconato de cálcio 10% (1 ampola ou 10 mℓ) diluído em soro glicosado 5% (100 mℓ) IV em 2 a 10 minutos, devendo ser repetido a cada 5 a 10 minutos se persistirem as alterações eletrocardiográficas de hiperpotassemia.

TABELA 17.5

Diferenças entre as formulações de cálcio intravenoso.

Cloreto de cálcio	Gluconato de cálcio
• Acesso venoso central • Apresenta 3 vezes a quantidade de cálcio elementar por mℓ de solução padrão em relação ao gluconato	• Acesso venoso central ou periférico • Menor quantidade disponível de cálcio por mℓ de solução padrão

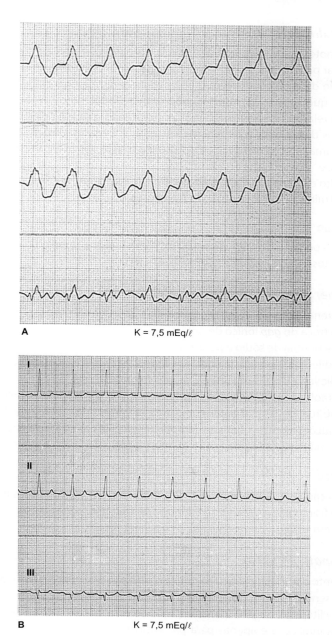

FIGURA 17.4 Eletrocardiograma antes (**A**) e após (**B**) infusão de gluconato de cálcio.

Glicoinsulinoterapia

- A insulinoterapia intravenosa promove a troca iônica de potássio do espaço extracelular para o intracelular
- O cálculo da dose correta tem o objetivo de evitar hipoglicemia, fazendo uma solução que consiga consumir a própria quantidade de carboidrato. Para isso, usa-se a relação 1 UI de insulina regular intravenosa para cada 5 g de glicose
- Em casos de estimativa de taxa de filtração glomerular < 30 mℓ/min, pode-se utilizar uma relação menor: 1 UI de insulina regular intravenosa para cada 10 g de glicose
- Seu efeito é um pouco mais lento, gerando queda dos níveis séricos de potássio após 30 minutos; tende a durar de 2 a 4 horas.

Prescrição

- Glicose hipertônica a 50% (50 a 100 mℓ) com insulina regular (5 a 10 UI) IV em 20 minutos.

β-adrenérgicos

- Os β-adrenérgicos são excelente alternativa para reduzir a potassemia, visto que fazem a troca do *gap* iônico de potássio para o meio intracelular mediante a ativação da bomba de sódio e potássio
- Não há diferença na eficácia entre as vias inalatória e intravenosa, porém os efeitos cardiovasculares desta última podem ser prejudiciais
- Salbutamol ou fenoterol são os fármacos de escolha por via nebulizatória, na dose habitual de 10 a 20 gotas (5 mg/mℓ). Usuários de betabloqueador tendem a ter reduções apenas modestas da potassemia com a utilização desses fármacos
- O efeito máximo é atingido em 15 minutos e pode durar até 2 horas.

Prescrição

- Nebulização com salbutamol ou fenoterol (5 mg/mℓ) 10 a 20 gotas diluídas em solução fisiológica a 0,9% (3 mℓ) durante 10 minutos, podendo ser repetida até 3 vezes em 1 hora.

Bicarbonato de sódio

- O aumento do pH plasmático transloca o potássio novamente para o meio intracelular, sendo este o racional para o uso do bicarbonato de sódio intravenoso, porém a literatura sugere que esse processo costuma ser inconsistente e lento. Assim, a indicação é apenas para pacientes com hiperpotassemia associada à acidose metabólica, em portadores de doença renal crônica com pH < 7,20

- Seu efeito máximo é atingido em 5 a 10 minutos e pode durar 1 a 2 horas
- Alguns potenciais complicadores de seu uso são sobrecarga volêmica, hiperna-tremia, hipocalcemia, hipomagnesemia e alcalose metabólica
- Não pode ser administrado na mesma via de infusão do gluconato de cálcio, sob o risco de precipitação na linha intravenosa.

Prescrição

- Bicarbonato de sódio a 8,4% (1 mEq/mℓ) 1 a 2 mEq/kg IV em 10 a 15 minutos.

Diurético de alça

- A terapia com furosemida objetiva reduzir o potássio corporal, já que os trata-mentos anteriormente citados atuam de forma meramente transitória
- Importante ressaltar que os efeitos potassiuréticos e natriuréticos dos diuréticos de alça são, de certo modo, imprevisíveis em pacientes com injúria renal aguda ou insuficiência cardíaca congestiva, pois estes podem ser resistentes ao efeito dos diuréticos, o que impediria o tratamento da hiperpotassemia grave. Nesse contexto, indicam-se doses elevadas (teste de estresse)
- Teste de estresse com furosemida: 1 a 1,5 mg/kg de furosemida em *bolus* IV, sen-do enquadrado como não respondedor à diureticoterapia caso o débito urinário seja < 200 mℓ nas primeiras 2 horas após administração do fármaco. Nesses pa-cientes, outras estratégias para controle dos níveis séricos de potássio devem ser utilizadas e a terapia hemodialítica passa a ser considerada
- A dose de furosemida para pacientes com função renal normal é definida entre 0,2 a 1 mg/kg e deve ser considerada apenas naqueles com sobrecarga de volu-me, após a exclusão de baixo volume intravascular e diurese satisfatória, a fim de se evitar hipovolemia iatrogênica e consequente injúria renal. Seu pico de ação ocorre entre 5 e 10 minutos, e o seu efeito dura entre 4 e 6 horas.

Prescrição

- Furosemida 20 mg/2 mℓ (20 a 80 mg) em *bolus* IV
- A dose pode ser repetida a cada 4 horas.

Poliestirenossulfonato de cálcio

- Existe desde a década de 1950, sendo classificado como um polímero de troca catiônica (substitui o sódio pelo potássio, além de outros íons: cálcio, amônio e magnésio)
- No Brasil, seu uso é predominante nos casos de hiperpotassemia; contudo, sua posologia, suas indicações e seus efeitos colaterais são semelhantes aos do po-liestirenossulfonato de sódio

- Essa resina liga-se ao potássio propiciando sua excreção pelas fezes; é utilizada no tratamento da hiperpotassemia tanto aguda como crônica
- A maior parte da ação desse fármaco ocorre no intestino grosso, devido ao seu pH aumentado; pode ser administrado por via oral ou retal (na forma de enema, embora essa via se demonstre menos efetiva que a oral e com mais possibilidades de complicações – necrose colônica e impactação fecal grave, sobretudo quando associado ao sorbitol)
- Seu tempo de ação varia entre 2 e 4 horas, com efetividade variável
- A constipação intestinal é o principal efeito colateral.

Prescrição
- Poliestirenossulfonato de cálcio (30 g/envelope) 0,5 a 1 g/kg/dose, diluído em até 100 mℓ de água VO, até 6 vezes/dia
- Poliestirenossulfonato de cálcio 30 g + sorbitol a 20% (200 mℓ) VR, como enema de retenção por 45 minutos
- A dose pode ser repetida a cada 6 horas.

Hemodiálise
- Terapia indicada em casos de hiperpotassemia refratária às medidas clínicas habituais, pois tem capacidade de redução rápida e efetiva do potássio sérico (Figura 17.5)

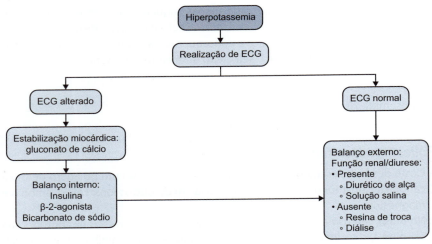

FIGURA 17.5 Abordagem terapêutica da hiperpotassemia. ECG: eletrocardiograma.

Capítulo 17 • Hiperpotassemia

- Casos refratários com alterações eletrocardiográficas têm prioridade para hemodiálise, a qual pode ser capaz de corrigir o ritmo cardíaco imediatamente, evitando arritmias ventriculares (Figura 17.6).

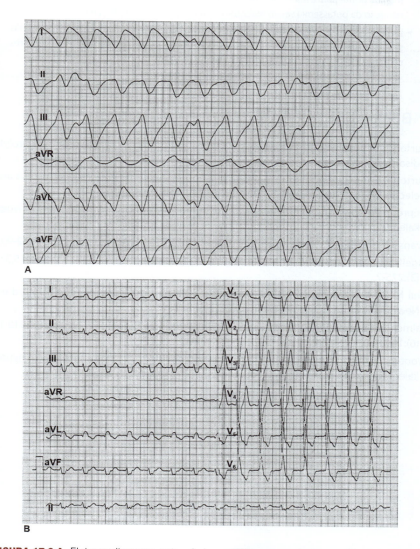

FIGURA 17.6 A. Eletrocardiograma antes da hemodiálise em paciente com hiperpotassemia.
B. Eletrocardiograma depois da hemodiálise em paciente com hiperpotassemia.

> ### Lembrete de conduta
>
> ▶ O uso de gluconato de cálcio não altera os níveis séricos de potássio e serve apenas como medida ponte para estabilizar a membrana dos miócitos cardíacos até que medidas para correção da potassemia sejam realizadas. Seu tempo de ação é de cerca de 30 minutos
>
> ▶ Deve-se usar o gluconato de cálcio com cautela, com paciente sempre monitorado nas suspeitas de intoxicação por digitálicos, pois pode haver competição nos receptores cardíacos, precipitando arritmias potencialmente fatais.

◤Bibliografia

Burton R. Hypokalemia. In: Rose B, Post T. Clinical physiology of acid-base and electrolyte disorders. 5th ed. New York: McGraw-Hill; 2001. p. 836-85.

Burton R. Potassium homeostasis. In: Rose B, Post T. Clinical physiology of acid-base and electrolyte disorders. 5th ed. New York: McGraw-Hill; 2001. p. 374-402.

Dépret F, Peacock WF, Liu KD, Rafique Z, Rossignol P, Legrand M. Management of hyperkalemia in the acutely ill patient. Ann Intensive Care. 2019;9(1):32.

Evans KJ, Greeberg A. Hyperkalemia: a review. J Intensive Care Med. 2005;20(5):272-90.

Ingelfinger JR. A new era for the treatment of hyperkalemia? N Engl J Med. 2015;372 (3):275-7.

Neil NT *et al*. Hypo-hyperkalemia. In: Oxford Textbook of Clinical Nephrology. 3rd ed. New York: Oxford University Press; 2005. p. 241-66.

Palmer BF. Regulation of potassium homeostasis. Clin J Am Soc Nephrol. 2015;10 (6):1050-60.

Wooten JM, Kupferman FE, Kupferman JC. A brief review of the pharmacology of hyperkalemia: causes and treatment. South Med J. 2019;112(4):228-33.

18

Hipocalcemia

Rômulo Augusto dos Santos

Considerações importantes

- Embora não seja um dos distúrbios hidreletrolíticos mais frequentes na emergência, a hipocalcemia pode acarretar consequências graves aos pacientes e deve ser reconhecida e tratada rapidamente

- Seus efeitos mais graves relacionam-se com tetanias, crises convulsivas, laringospasmo e arritmias cardíacas secundárias a um alargamento do intervalo QT

- Na suspeita de hipocalcemia, deve-se sempre dosar a albumina sérica para fazer a correção do cálcio total por meio da seguinte fórmula:

$$\text{Cálcio corrigido} = \text{cálcio medido} + [0,8 \times (4 - \text{albumina})]$$

- A etiologia mais comum relacionada com a hipocalcemia é o hipoparatireoidismo pós-cirúrgico. Outras patologias importantes também costumam relacionar-se com hipocalcemia, porém raramente há necessidade de reposição de cálcio: sepse, pancreatite aguda, rabdomiólise, síndrome de lise tumoral, hemólise, injúria renal, entre outras

- A hipomagnesemia sempre deve ser pesquisada em estados hipocalcêmicos, visto que os níveis de cálcio somente costumam normalizar-se após a correção do magnésio sérico

- A reposição intravenosa é indicada para pacientes com sintomas como tetania, laringospasmo ou convulsões, alterações eletrocardiográficas com aumento de intervalo QT ou degenerações ventriculares, e naqueles com cálcio corrigido $\leq 7,5$ mg/dℓ; deverá ser feita com gluconato de cálcio a 10% por via intravenosa (IV), 10 a 20 mℓ, em 20 minutos, seguido de manutenção na dose de 0,5 a 1,5 mg/kg/h até cessação completa dos sintomas

- Para os casos de hipocalcemia relacionada com o hipoparatireoidismo, deve-se repor a vitamina D em sua forma ativa (1,25-di-hidroxivitamina D [calcitriol]) oral associada ao carbonato de cálcio.

Parte 3 • Distúrbios Acidobásicos e Hidreletrolíticos

◤Quais conceitos sobre as hipocalcemias devem ser conhecidos?

- Em geral, as concentrações de cálcio total no soro variam entre 8,5 e 10,5 mg/dℓ (2,12 a 2,62 mmol/ℓ), e os níveis abaixo desse parâmetro são compatíveis com hipocalcemia. A variação normal do cálcio ionizado é 4,65 a 5,25 mg/dℓ (1,16 a 1,31 mmol/ℓ)
- Os principais hormônios que regulam o cálcio são o paratormônio (PTH) e a vitamina D, com efeitos em osso, rins e trato gastrintestinal. Esse íon atua para regular seus próprios níveis, agindo por meio de um receptor sensor ao cálcio (CaSR) na glândula paratireoide, para inibir a secreção de PTH, e na alça de Henle, a fim de estimular a excreção renal de cálcio
- O PTH é secretado quase instantaneamente em resposta a reduções muito pequenas no cálcio ionizado, que são detectadas pelo CaSR. Esse aumento de PTH eleva a concentração de cálcio sérico ao nível normal por meio de três mecanismos:
  - Diminuição da excreção urinária de cálcio, por conta da estimulação da reabsorção nos túbulos distais
  - Aumento da absorção intestinal de cálcio mediado pelo incremento da produção renal de 1,25-di-hidroxivitamina D (calcitriol), a forma mais ativa da vitamina D
  - Aumento da reabsorção óssea
- Quando a glândula paratireoide e o PTH estão funcionando normalmente, outras causas de hipocalcemia podem ocorrer, principalmente relacionadas com o hiperparatireoidismo secundário:
  - Deficiência de vitamina D, caracterizada pela elevação do PTH
  - Doença renal crônica (DRC), em que há incapacidade de 1-α-hidroxilação da vitamina D nos rins
- A principal causa de hipocalcemia sintomática relaciona-se com o hipoparatireoidismo pós-cirúrgico, originando o seguinte quadro laboratorial, além da hipocalcemia: hiperfosfatemia e redução dos níveis séricos de PTH.

◤Quais os tipos de hipocalcemia?

Hipocalcemia com paratormônio reduzido

Ocorre quando há diminuição da secreção de PTH por destruição das paratireoides (causa autoimune ou pós-cirúrgico), desenvolvimento anormal da glândula ou regulação alterada da produção e secreção desse hormônio. A seguir, serão mais bem descritos:

- Hipoparatireoidismo pós-cirúrgico: causa mais comum de hipoparatireoidismo adquirido, podendo ocorrer após cirurgias de tireoide e paratireoides ou ressecções radicais para câncer de cabeça e pescoço
- Autoimune: segunda causa mais comum de hipoparatireoidismo adquirido; é característico da síndrome poliglandular autoimune tipo I, uma doença familiar que se relaciona também com candidíase mucocutânea crônica e insuficiência suprarrenal. Essa síndrome normalmente surge na infância, com manifestação clínica de candidíase, seguida por hipoparatireoidismo e insuficiência suprarrenal durante a adolescência.

Hipocalcemia com paratormônio aumentado

Nesses casos, o PTH sobe em resposta a concentrações baixas de cálcio no soro, por uma tentativa de mobilizá-lo a partir de rins e ossos e aumentar a produção de calcitriol. A hipocalcemia crônica ocorre quando essas ações são insuficientes para restaurar o cálcio sérico ao nível normal. As principais causas dessa hipocalcemia são:

- Deficiência de vitamina D: diminuição da produção ou da ação da vitamina D em virtude de reduzido consumo ou má absorção, associados a uma menor exposição à radiação ultravioleta
- DRC: causa mais comum de diminuição adquirida na produção renal de calcitriol. Em contraste com outros tipos de hipocalcemia associada à deficiência de vitamina D, na DRC também ocorre pela concomitância de hiperfosfatemia (por conta de uma redução na carga de fosfato filtrada). Hipocalcemia normalmente não ocorre até a DRC estar em fases avançadas, geralmente graus IV ou V
- Hiperfosfatemia: diversas causas de hiperfosfatemia associam-se à hipocalcemia, como:
  - Rabdomiólise
  - Síndrome de lise tumoral
  - Hemólise maciça.

Nas hiperfosfatemias, o cálcio é depositado principalmente no osso, mas também em tecido extraesquelético. A forma crônica é quase sempre relacionada com DRC, em que há comprometimento primário da síntese de calcitriol, provocando diminuição da absorção intestinal de cálcio e agravando ainda mais a hipocalcemia.

- Metástases osteoblásticas: pacientes com metástases osteoblásticas generalizadas, particularmente aqueles com câncer de mama ou próstata, podem ter hipocalcemia. A provável causa é a deposição de cálcio no osso recentemente formado em torno do tumor
- Pancreatite aguda: hipocalcemia também é um achado comum em pacientes com pancreatite aguda, na qual se associa a saponificação de cálcio na cavidade abdominal. O mecanismo real permanece obscuro e, embora as concentrações de PTH sejam variáveis, tipicamente apresentam-se elevadas, em resposta à hipocalcemia
- Hipomagnesemia: a depleção de magnésio pode causar hipocalcemia por resistência ao PTH e, em quadros mais graves, há diminuição da secreção desse hormônio. A hipomagnesemia ocorre quando as concentrações séricas do magnésio são < 0,8 mEq/ℓ; nesses casos, a hipocalcemia não pode ser corrigida com cálcio, e sim com a reposição de magnésio. Má absorção, etilismo crônico e terapia com cisplatina são as causas mais comuns de hipomagnesemia
- Hipoalbuminemia – pseudo-hipocalcemia: quando as concentrações de proteínas (particularmente a albumina) flutuam substancialmente, os níveis totais de cálcio podem variar, e o cálcio ionizado, cujo nível é regulado hormonalmente, mantém-se relativamente estável. Assim, as concentrações totais de cálcio sérico podem não refletir com precisão a concentração de cálcio ionizado (ou livre). Como exemplo, em sobrecarga de volume, doença crônica, desnutrição ou síndrome nefrótica, o cálcio total no plasma decai 0,8 mg/dℓ para cada 1 g/dℓ de redução na concentração de albumina, mas a fração ionizada é normal. Esse fenômeno denomina-se pseudo-hipocalcemia
- Estados de alcalose: mesmo com valores normais de albumina, mudanças no pH plasmático podem alterar a constante de equilíbrio do complexo albumina–cálcio, com o aumento dessa ligação em estados de alcalose
  - Assim, em pacientes em estado grave ou após cirurgias, corrigir o cálcio total para a albumina não é necessário por causa de mudanças no pH e afinidade de ligação de cálcio. Por conseguinte, quando ocorrem grandes mudanças no pH, é mais prudente medir diretamente o cálcio ionizado, a fim de determinar a hipocalcemia.

Lembrete de conduta

Em estados hipoalbuminêmicos, deve-se utilizar a dosagem do cálcio ionizado. Caso ele esteja indisponível, usa-se a seguinte fórmula para correção do cálcio:

$$\text{Cálcio corrigido} = \text{cálcio medido} + [0,8 \times (4 - \text{albumina})]$$

Quais as manifestações clínicas da hipocalcemia?

Tetania

- A marca da hipocalcemia aguda é a tetania, caracterizada por irritabilidade neuromuscular
- Tetania é incomum, a menos que a concentração de cálcio ionizado no soro decaia < 4,3 mg/dℓ (1,1 mmol/ℓ), o que normalmente corresponde a uma concentração de cálcio total no soro de 7 a 7,5 mg/dℓ
- Pacientes com hipocalcemia de início gradual tendem a apresentar menos sintomas na mesma concentração de cálcio sérico. Geralmente, os sintomas iniciais são parestesias periorais, que podem causar hiperventilação e progredir para alcalose respiratória com elevação do pH arterial, a qual pode, por sua vez, exacerbar as parestesias
- Os sintomas motores da tetania incluem: rigidez, mialgia, espasmos musculares e cãibras, flexão de articulações metacarpofalangianas e punhos, e extensão dos dedos (espasmo carpopedal); espasmo dos músculos respiratórios e da glote podem causar cianose.

Sinal de Trousseau

- Indução de espasmo carpopedal pela insuflação de um esfigmomanômetro > pressão arterial sistólica durante 3 minutos. Esse espasmo caracteriza-se por adução do polegar, flexão das articulações metacarpofalangianas e do punho, e extensão das articulações interfalangianas. Ele também pode ser induzido por hiperventilação voluntária de 1 a 2 minutos após a liberação do punho.

Sinal de Chvostek

- Contração dos músculos faciais ipsolaterais ao se tocar no nervo facial imediatamente anterior à orelha. Essa resposta varia de espasmos labiais até contração de todos os músculos faciais e depende da gravidade da hipocalcemia
- O sinal de Chvostek ocorre em cerca de 10% dos indivíduos normais
- Embora o sinal de Trousseau seja mais específico do que o sinal de Chvostek, ambos podem ser negativos em pacientes com hipocalcemia.

Hiperventilação

- A tetania pode agir sinergicamente e causar hiperventilação e, consequentemente, alcalose respiratória

- A elevação do pH aumenta a afinidade do cálcio ionizado pela albumina, reduzindo a fração livre e piorando os sintomas de hipocalcemia, como a tetania e as parestesias
- A alcalose respiratória *per se* pode causar tetania, mesmo na ausência de hipocalcemia subjacente.

Crises convulsivas
- Crises de grande mal, pequeno mal e convulsões focais podem ocorrer em hipocalcemia e ser o único sintoma de apresentação inicial.

Efeitos cardiovasculares
- Insuficiência cardíaca congestiva (com ou sem hipotensão): disfunção miocárdica reversível com a reposição de cálcio. Embora o mecanismo não esteja definido, o cálcio desempenha um papel crítico no acoplamento da contração cardíaca
- Arritmias:
  - Hipocalcemia caracteristicamente causa um prolongamento do intervalo QT no eletrocardiograma (ECG), como mostrado na Figura 18.1
  - O prolongamento do intervalo QT está associado com *torsade de pointes* (taquicardia ventricular polimórfica).

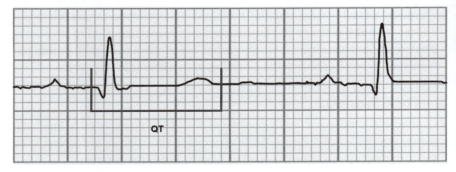

FIGURA 18.1 Intervalo QT longo.

> **Lembrete de conduta**
>
> Embora as manifestações musculares sejam mais comuns, todo paciente com suspeita de hipocalcemia deverá realizar um ECG para medida do intervalo QT, que pode estar alargado e precipitar arritmias ventriculares graves.

Como tratar a hipocalcemia?

- A terapêutica da hipocalcemia dependerá da etiologia e de sua associação com hiperfosfatemia (Figuras 18.2 e 18.3)
- Geralmente quadros crônicos ou relacionados com excesso de fosfato plasmático não necessitam de abordagem na sala de emergência; já quadros agudos devem ser tratados de maneira agressiva conforme descrito a seguir.

Indicações de tratamento com cálcio intravenoso
- Pacientes sintomáticos com espasmos, tetania ou convulsões
- Intervalo QT prolongado ao ECG (> 460 ms)
- Pacientes assintomáticos com diminuição aguda no cálcio sérico corrigido para ≤ 7,5 mg/dℓ (1,9 mmol/ℓ)
- Prevenção de crise aguda em pacientes com graus mais leves de hipocalcemia
- Pacientes com hipocalcemia crônica (por conta do hipoparatireoidismo) que se tornam incapazes de tomar ou absorver suplementos orais, como pode ocorrer após procedimentos cirúrgicos complexos que requeiram recuperação prolongada.

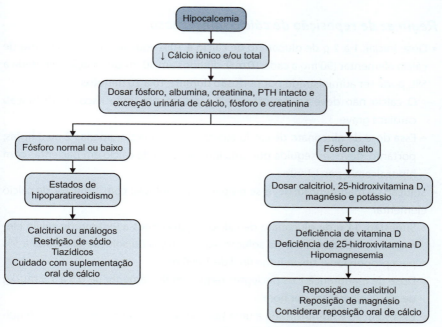

FIGURA 18.2 Investigação da hipocalcemia. PTH: paratormônio.

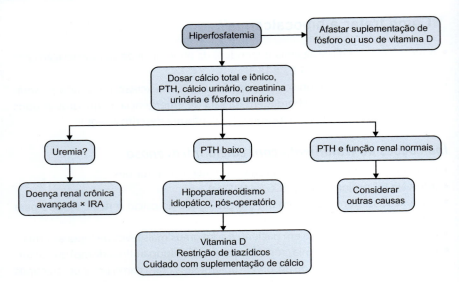

FIGURA 18.3 Investigação da hiperfosfatemia. IRA: injúria renal aguda; PTH: paratormônio.

Regimes de reposição de cálcio intravenoso

- Dose inicial: 1 a 2 g de gluconato de cálcio a 10% equivalem a 90 a 180 mg de cálcio elementar (90 mg a cada 10 mℓ), diluídos em 50 mℓ de solução glicosada a 5%; pode ser administrado por perfusão durante 10 a 20 minutos
  - O cálcio não deve ser reposto mais rapidamente, pelo risco de disfunção cardíaca grave
  - Essa dose de gluconato de cálcio elevará a calcemia por apenas 2 ou 3 horas; portanto, deve ser seguida por uma infusão lenta de cálcio em pacientes com hipocalcemia persistente
- Solução de manutenção: deve-se preparar uma solução com 1 mg/mℓ de cálcio elementar
  - Sugestão: 11 g de gluconato de cálcio (equivalentes a 990 mg de cálcio elementar) adicionados a uma solução salina a 0,9% ou solução glicosada a 5% para proporcionar um volume final de 1.000 mℓ
  - Dose de manutenção: os pacientes requerem tipicamente de 0,5 a 1,5 mg/kg de cálcio elementar por hora
  - Essa solução é administrada a uma taxa de perfusão inicial de 50 mℓ/h (equivalente a 50 mg/h)

- A dose deve ser ajustada para manter a concentração sérica de cálcio, na extremidade inferior do intervalo normal do método
- Essa infusão deve ser preparada com as seguintes considerações:
  - O cálcio deve ser diluído em solução glicosada a 5% e água ou solução salina a 0,9%, porque as soluções concentradas são irritativas para as veias
  - A solução intravenosa não deve conter bicarbonato ou fosfato, que pode formar sais de cálcio insolúveis
  - Se forem necessários esses ânions, deve ser usada outra linha intravenosa. Cálcio intravenoso deve ser continuado até que o paciente possa receber um regime efetivo de cálcio e vitamina D por via oral (VO).

Reposição de magnésio

- Em pacientes com hipomagnesemia associada, a correção da hipopotassemia é difícil sem antes normalizar a concentração de magnésio no soro. Assim, se essa concentração estiver reduzida, devem-se infundir 2 g de sulfato de magnésio a 10% durante 10 a 20 minutos, seguido por 1 g em 100 mℓ de solução por hora
- A reposição de magnésio deve ser mantida, enquanto a concentração de magnésio no plasma < 0,8 mEq/ℓ.

Reposição de vitamina D

- A hipocalcemia decorrente da deficiência de vitamina D é normalmente tratada com colecalciferol (vitamina D3), porém, na realidade da emergência, os casos sintomáticos geralmente estão relacionados com o hipoparatireoidismo e, por isso, deve-se administrar a vitamina D ativa (calcitriol), uma vez que o PTH está reduzido e não consegue fazer a 1-α-hidroxilação renal da vitamina D
- Para os pacientes com hipoparatireoidismo, após a infusão de cálcio intravenoso, devem-se empregar:
  - Calcitriol: 0,25 a 0,5 μg VO, 2 vezes/dia
  - Carbonato de cálcio: 1 a 4 g VO, diariamente, em doses divididas em 2 a 4 tomadas.

Quais as metas da reposição de cálcio por via intravenosa?

- Aliviar os sintomas
- Manter a concentração sérica de cálcio no limite inferior da normalidade (8 a 8,5 mg/dℓ)

- Preservar um produto cálcio × fósforo < 35 a 40; isso deve ocorrer para evitar a precipitação de fosfato de cálcio em diversos tecidos, como vasos, músculos e núcleos da base (doença de Fahr)
- Evitar hipercalciúria (calciúria de 24 horas < 300 a 400 mg).

> **Lembrete de conduta**
>
> Pacientes com hipocalcemia associada a hipoparatireoidismo ou DRC devem ter a vitamina D reposta com a forma ativa, ou seja, calcitriol, na dose inicial de 0,25 a 0,5 µg, 1 a 2 vezes/dia.

◤Quais as complicações do tratamento da hipocalcemia?

Síndrome de Fahr

- Caracterizada por calcificação dos gânglios basais (Figura 18.4), depósitos anormais de cálcio no cérebro, associada à perda de massa celular, nomeadamente nos gânglios da base e no córtex cerebral. Relaciona-se com elevações entre os valores de cálcio e fósforo séricos
- O uso de calcitriol em doses elevadas para tratamento de hipoparatireoidismo pode aumentar a reabsorção intestinal, tanto de cálcio quanto de fósforo
- O quadro clínico da doença de Fahr é bastante variável e pode apresentar-se desde a forma assintomática até a conjugação de diversos sintomas neurológicos, que incluem deterioração da função cognitiva (demência), alterações motoras e da linguagem, convulsões, cefaleias e aumento da rigidez muscular

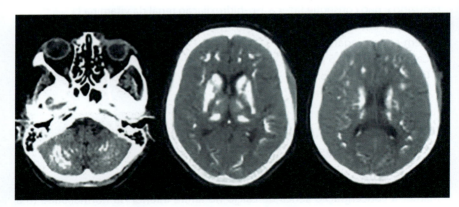

FIGURA 18.4 Calcificações dos gânglios da base cerebral.

Capítulo 18 • Hipocalcemia

- Outros sintomas descritos são alentecimento dos movimentos de escrita e manifestações extrapiramidais, como parkinsonismo, distonia e tiques
- O diagnóstico geralmente é feito pela clínica, associada a hipocalcemia e calcificação dos gânglios da base em exames imaginológicos
- Trata-se de uma doença incurável, com evolução progressiva e irreversível. Em virtude do envolvimento do sistema nervoso central, o prognóstico é ruim e, às vezes, fatal.

Bibliografia

Agus ZS. Diagnostic approach of hypocalcemia. Disponível em: www.uptodate.com. Acesso em: 25/10/2020.

Ariyan CE, Sosa JA. Assessment and management of patients with abnormal calcium. Crit Care Med. 2004;32(4):S146-54.

Bilezikian JP, Khan A, Potts Jr. JT, Brandi ML, Clarke BL, Shoback D et al. Hypoparathyroidism in the adult: epidemiology, diagnosis, pathophysiology, target-organ involvement, treatment, and challenges for future research. J Bone Miner Res. 2011;26:2317-37.

Cooper MS, Gittoes NJ. Diagnosis and management of hypocalcemia. BMJ. 2008;336:1298.

Goltzman D, Cole DEC. Hypoparathiroidism. Primer on bone and mineral diseases 2003.

Shoback D. Clinical practice. Hypoparathyroidism. N Engl J Med [Review]. 2008; 359:391-403.

Thakker RV. Hypocalcemia: pathogenesis, differential diagnosis, and management. In: Primer on the metabolic bone diseases and disorders of mineral metabolism. Am Soc Bone Mineral Res. 2006;6:213.

19

Hipercalcemia

Rômulo Augusto dos Santos

Considerações importantes

- Pacientes com hipercalcemia assintomática ou oligossintomática com níveis de cálcio sérico < 12 mg/dℓ não necessitam de tratamento imediato; no entanto, eles devem ser aconselhados a evitar fatores que possam agravar esse quadro, incluindo uso de diurético tiazídico e terapia com carbonato de lítio, depleção de volume, repouso prolongado no leito ou inatividade, e uma dieta rica em cálcio (> 1.000 mg/dia)
- Indivíduos assintomáticos ou pouco sintomáticos com hipercalcemia crônica moderada (cálcio entre 12 e 14 mg/dℓ) podem não necessitar de terapia imediata, mas aumento agudo desses níveis pode causar efeitos secundários gastrintestinais e neurológicos, requerendo tratamento, tal como descrito para a hipercalcemia grave
- Pacientes com hipercalcemia grave (cálcio > 14 mg/dℓ) ou sintomática necessitam de hidratação com solução salina como terapia inicial objetivando sempre a euvolemia. Um regime razoável é a administração de solução salina a 0,9% a uma taxa inicial de 200 a 300 mℓ/h, que é então ajustada para manter a diurese entre 100 e 150 mℓ/h
- Em pacientes com hipercalcemia que estejam recebendo hidratação salina, não se sugere o uso rotineiro de diurético de alça, pelo risco de piora dos níveis séricos de cálcio, mas ressalta-se que em indivíduos com injúria renal ou insuficiência cardíaca congestiva (ICC), os diuréticos de alça podem ser necessários para evitar a sobrecarga do fluido, desde que haja monitoramento cuidadoso da calcemia
- O uso de bisfosfonatos intravenosos é fundamental no tratamento da hipercalcemia sintomática, preferencialmente do ácido zoledrônico 4 a 5 mg. O pamidronato é uma alternativa quando o ácido zoledrônico não estiver disponível. Os glicocorticoides são efetivos no tratamento de hipercalcemias relacionadas com linfomas, sarcoidose ou outras doenças granulomatosas, por sua inibição da enzima 1-α-hidroxilase, que ativa a vitamina D, sendo o principal mecanismo da hipercalcemia nessas patologias

Capítulo 19 • Hipercalcemia

- Denosumabe é uma opção para crise hipercalcêmica em pacientes que não respondem bem aos bisfosfonatos, além de ser uma alternativa para aqueles com injúria renal grave, em que os antirreabsortivos não podem ser usados
- A terapia dialítica somente é indicada em casos de hipercalcemia refratária. Raramente é necessária, mas, quando isso ocorre, existem outros distúrbios associados, como acidose metabólica grave e hiperpotassemia.

◀Quais conceitos sobre a hipercalcemia devem ser conhecidos?

- Hipercalcemia é um problema clínico relativamente comum
- Entre todas as causas de hipercalcemia, hiperparatireoidismo primário e neoplasias malignas são as mais habituais, sendo responsáveis por mais de 90% dos casos. Portanto, a abordagem diagnóstica para a hipercalcemia envolve tipicamente a distinção entre ambos. Em geral, não é difícil diferenciá-los
- Malignidade é muitas vezes evidente clinicamente pelo tempo que provoca hipercalcemia, e pacientes com hipercalcemia maligna geralmente têm maiores concentrações de cálcio, além de serem mais sintomáticos que os indivíduos com hiperparatireoidismo primário
- Em quase todos os pacientes, a hipercalcemia é decorrente de uma elevação na concentração de cálcio ionizado importante. No entanto, 40 a 45% do cálcio no soro estão ligados a proteínas, principalmente a albumina, e o aumento da proteína de ligação pode causar elevação na concentração de cálcio total no soro, sem qualquer acréscimo na concentração sérica de cálcio ionizado. Isso pode ocorrer em indivíduos com hiperalbuminemia por desidratação, mas raramente nos portadores de mieloma múltiplo que tenham uma paraproteína de ligação do cálcio. Esse fenômeno denomina-se pseudo-hipercalcemia, uma vez que o paciente tem uma concentração normal de cálcio ionizado no soro
- Alternativamente, em pacientes com hipoalbuminemia por motivo de doença crônica ou desnutrição, a concentração sérica de cálcio total pode ser normal quando o cálcio ionizado estiver elevado. Assim, em pacientes com hipo ou hiperalbuminemia, a concentração de cálcio medido deve ser corrigida para a anormalidade na albumina por meio da seguinte fórmula:

$$\text{Cálcio corrigido} = \text{cálcio medido} + 0,8 \times [(4 - \text{albumina sérica})]$$
$$- \text{albumina em mg/d}\ell$$

Nos casos ambulatoriais, o hiperparatireoidismo primário tem maior prevalência. Em pacientes internados, a hipercalcemia da malignidade torna-se a causa mais comum e suas principais etiologias relacionam-se com seu mecanismo de ação (Tabela 19.1):

- Hipercalcemia humoral maligna:
  - Representa 80% dos casos de hipercalcemia associada à malignidade
  - Tumores sólidos que secretam a proteína relacionada ao paratormônio (PTH-RP)
  - Associado com reabsorção óssea difusa e aumento da reabsorção renal de cálcio e diminuição do paratormônio (PTH)
  - Principais tumores relacionados:
    - Células escamosas: cabeça, pescoço, esôfago, colo do útero, pulmão, pâncreas e pênis
    - Adenocarcinomas: rim, bexiga, ovário e endométrio
- Hipercalcemia osteolítica local:
  - Tumores sólidos geralmente com metástases ósseas
  - Produção de citocinas que estimularão a reabsorção óssea, principalmente fator de necrose tumoral (TNF) e interleucina 1 (IL-1): estímulo para formação de osteoclastos maduros – neoplasias de pulmão e mama
  - Tumores hematológicos agem por outros fatores (interleucina 6 [IL-6], ativador de receptores do fator nuclear kappa-B ligante [RANK-L]) – ativação de osteoclastos: mieloma múltiplo

TABELA 19.1	
Causas de hipercalcemia da malignidade de acordo com a fisiopatologia.	
Secreção de PTH-RP	Células escamosas de pulmão, esôfago, cabeça e pescoço, rins, ovários, bexiga, pâncreas, câncer de timo, câncer das ilhotas pancreáticas, carcinoides, câncer hepático esclerosante
Secreção ectópica de PTH	Pequenas células de pulmão, pequenas células e adenocarcinoma de ovário, timoma, câncer papilífero de tireoide, câncer hepatocelular, tumores neuroendócrinos indiferenciados
Produção ectópica de calcitriol	Linfomas de células B, linfoma de Hodgkin, granulomatose linfomatoide
Metástases com lesões líticas	Mieloma múltiplo, linfomas, câncer de mama, sarcomas
Produção de citocinas que causam reabsorção óssea (IL-6, IL-1 e TNF-β)	Linfomas de células T, leucemia, linfoma não Hodgkin, outras doenças malignas hematológicas

IL-1: interleucina 1; IL-6: interleucina 6; PTH: paratormônio; PTH-RP: proteína relacionada ao paratormônio; TNF-β: fator de necrose tumoral beta.

- Produção humoral de calcitriol (1,25-di-hidroxivitamina D):
  - Hipercalcemia maligna PTH-independente pela produção extrarrenal de calcitriol com consequente aumento da absorção intestinal de cálcio
  - Ocorre α-hidroxilação de calcidiol (25-hidroxivitamina D) em calcitriol
  - A hipercalcemia desses pacientes é mais responsiva à corticoterapia
  - Principais representantes: linfomas e sarcoidose.

Como fazer a investigação etiológica da hipercalcemia?

- Pacientes com hipercalcemia e necessidade de internação costumam ter doença maligna já diagnosticada, porém não é incomum o diagnóstico ser confirmado na sala de emergência
- Embora, no contexto emergencial, a etiologia em si não mude de maneira significativa a terapêutica, é válido que se solicitem exames para elucidação diagnóstica, facilitando o acompanhamento do paciente (Figura 19.1)
- Avaliação de PTH intacto, calciúria de 24 horas, fosfato, magnésio, calcidiol e exames de imagem para investigação de sítios primários de neoplasia podem ser iniciados já na emergência.

> **Lembrete de conduta**
>
> A definição da etiologia da hipercalcemia na sala de emergência muitas vezes não interfere na terapêutica imediata; porém, em alguns casos específicos, como doenças granulomatosas e linfomas, pode-se ter uma boa resposta dos níveis plasmáticos de cálcio com o uso de glicocorticoides, o que não ocorre em outras patologias.

Qual o quadro clínico da hipercalcemia?

De maneira análoga ao que acontece em outros distúrbios hidreletrolíticos, a gravidade dos sintomas clínicos da hipercalcemia depende não só do seu grau, mas também da velocidade de sua instalação e do estado clínico prévio do paciente.

Sintomas iniciais incluem fadiga, fraqueza muscular e outros sintomas gerais. Subsequentemente, podem ocorrer manifestações em sistemas variados (Tabela 19.2), como exemplificado a seguir:

- Gastrintestinal:
  - Constipação intestinal, náuseas e vômito
  - Pancreatite, embora descrita, é rara

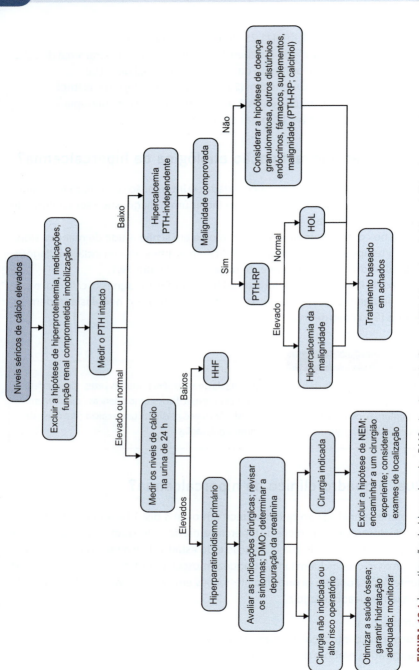

FIGURA 19.1 Investigação de hipercalcemia. DMO: densitometria óssea; HHF: hipercalcemia hipocalciúrica familiar; HOL: hipercalcemia osteolítica local; NEM: neoplasia endócrina múltipla; PTH: paratormônio; PTH-RP: proteína relacionada ao paratormônio.

Capítulo 19 • Hipercalcemia

TABELA 19.2

Manifestações clínicas das hipercalcemias.

Distúrbios neuropsiquiátricos	Mais comuns: ansiedade, depressão e disfunção cognitiva Mais graves: letargia, confusão e torpor
Distúrbios gastrintestinais	Constipação intestinal, anorexia, náuseas, pancreatite, úlcera péptica
Disfunção renal	Poliúria, nefrolitíase, hipercalciúria, nefrocalcinose, injúria renal aguda e crônica
Doença cardiovascular	HTA, miocardiopatia, calcificação valvular e vascular, arritmias (casos de hipercalcemia grave: encurtamento do intervalo QT, elevação do segmento ST)
Sintomas musculoesqueléticos	Fraqueza muscular, dores ósseas e fraturas (redução do osso cortical e da densidade mineral óssea)

HTA: hipertensão arterial sistêmica.

- Renal:
  - Poliúria e polidipsia (a hipercalcemia interfere na ação do hormônio antidiurético [ADH], ocasionando diabetes insípido nefrogênico), desidratação, litíase, nefrite intersticial e nefrocalcinose (especialmente se o fósforo também estiver elevado)
  - Caso a hipercalcemia persista, alterações inicialmente reversíveis da função renal podem ocasionar danos permanentes nesta
- Neuropsiquiátricos:
  - Cefaleia, perda de memória, hiper-reflexia, sonolência, torpor e coma.

Lembrete de conduta

> ▶ Importante lembrar que, nos quadros de hipercalcemias, o paciente pode apresentar-se extremamente desidratado, porém normotenso ou, às vezes, hipertenso. Isso ocorre pelo aumento da contratilidade da musculatura lisa das artérias
>
> ▶ Além disso, pacientes com hiperpotassemia associada, mesmo grave, não costumam apresentar características eletrocardiográficas típicas (onda T apiculada, alargamento de QRS) em virtude do excesso plasmático de cálcio.

Como é o eletrocardiograma na hipercalcemia grave?

- A principal alteração ao eletrocardiograma de pacientes com hipercalcemia é o intervalo QT curto, que pode aumentar o risco de arritmias ventriculares graves, devendo sempre ser pesquisado nesse quadro, pois é comum não se atentar para isso na sala de emergência (Figura 19.2)

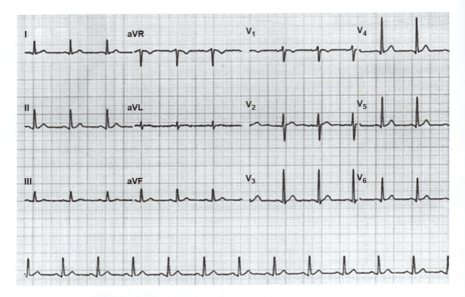

FIGURA 19.2 Hipercalcemia: QT curto em eletrocardiograma.

- Em geral, a literatura aceita como encurtamento do intervalo QT (início do complexo QRS até o final da onda T) tempo < 320 ms, que se caracteriza por maior propensão ao desenvolvimento de taquiarritmias, na ausência de doença cardíaca estrutural
- A parada cardiorrespiratória é uma manifestação relativamente comum (até 40%) em pacientes acometidos por encurtamento do intervalo QT, sendo uma das principais indicações de tratamento agressivo das hipercalcemias
- O cálculo do intervalo QT é obtido por uma fórmula complexa (QT corrigido = intervalo QT medido/raiz quadrada do intervalo RR em segundos), porém recomenda-se que se utilize algum aplicativo para verificar se há QT curto.

◥Qual é a abordagem terapêutica da hipercalcemia?

- A conduta diante de uma hipercalcemia depende da gravidade dos sintomas, uma vez que pode haver quadros meramente oligossintomáticos até manifestações mais graves (rebaixamento de nível de consciência e coma), situações que irão requerer diferentes abordagens

Capítulo 19 • Hipercalcemia

- O grau de hipercalcemia está diretamente relacionado com a gravidade dos sintomas, determinando terapia de urgência
- Pacientes com hipercalcemia assintomática ou levemente sintomática (cálcio < 12 mg/dℓ) não necessitam de tratamento imediato
- Da mesma maneira, valores entre 12 e 14 mg/dℓ podem ser bem tolerados cronicamente, e os pacientes não necessitarem de tratamento imediato. No entanto, um aumento agudo nessas concentrações pode causar alterações marcantes, o que requer medidas mais agressivas
- Pacientes com uma concentração de cálcio no soro > 14 mg/dℓ requerem tratamento, independentemente de sintomas.

Abordagem terapêutica

- Hipercalcemia leve (cálcio < 12 mg/dℓ):
  - Assintomática ou levemente sintomática não requer tratamento imediato; no entanto, os pacientes devem ser aconselhados a evitar fatores que possam agravar esse quadro, e adotar as seguintes condutas:
    - Suspender diuréticos tiazídicos e terapia com carbonato de lítio
    - Manter-se hidratados
    - Evitar repouso prolongado no leito ou inatividade
    - Manter dieta < 1.000 mg/dia de cálcio elementar
- Hipercalcemia moderada (cálcio entre 12 e 14 mg/dℓ):
  - Indivíduos assintomáticos ou pouco sintomáticos com hipercalcemia crônica moderada não requerem terapia imediata; no entanto, eles devem seguir as mesmas precauções descritas para hipercalcemia leve
  - Se sintomáticos, devem seguir as orientações de prescrição da hipercalcemia grave
- Hipercalcemia grave (cálcio > 14 mg/dℓ): necessita de terapia mais agressiva, que consiste em uma abordagem em três vertentes, descritas a seguir.

A Figura 19.1, já citada, apresenta um esquema para abordagem terapêutica da hipercalcemia.

Fluidoterapia para manter a euvolemia

- O conceito de hiper-hidratação está desatualizado para o tratamento das hipercalcemias
- Muitos pacientes com essa condição apresentam doença renal crônica (DRC) e/ou ICC, sendo frágeis a expansões volêmicas agressivas, podendo tornar-se congestos com facilidade

- Ademais, sabe-se que o balanço hídrico positivo é deletério e, em alguns cenários, pode aumentar a mortalidade
- A expansão volêmica deverá, portanto, objetivar a euvolemia, com monitoramento de parâmetros que evitem a sobrecarga hídrica nesses pacientes
- Expansão de volume com solução salina isotônica a uma taxa inicial de 200 a 300 mℓ/h, ajustada para manter diurese entre 100 e 150 mℓ/h. Deve-se evitar o uso de lactato de Ringer, visto que ele apresenta cálcio em sua solução. A hidratação adequada diminui a reabsorção tubular de cálcio
- Há exigência de um acompanhamento rigoroso pelas potenciais complicações de uma infusão excessiva de fluidos: congestão pulmonar e acidose hiperclorêmica.

Terapia antirreabsortiva (bisfosfonatos e calcitonina)

Em geral, tratamento com bisfosfonatos associados ou não à calcitonina é necessário para tratar hipercalcemia grave (cálcio > 14 mg/dℓ).

▪ Bisfosfonatos
- Análogos de pirofosfato inorgânico, inibem a liberação de cálcio por meio da interferência na reabsorção mediada pelos osteoclastos
- Eles são efetivos no tratamento de hipercalcemia resultante da reabsorção óssea excessiva por qualquer causa
- Todos os bisfosfonatos são compostos relativamente não tóxicos e mais potentes que a calcitonina e a solução salina para pacientes com hipercalcemia moderada ou grave
- A utilização repetitiva dos bisfosfonatos tem sido associada a risco de osteonecrose de mandíbula; no entanto, por se tratar de uma complicação a longo prazo, tem pouca relevância no tratamento da hipercalcemia aguda
- Posologia em injúria renal:
  - Os bisfosfonatos têm potencial nefrotoxicidade, porém seu uso na emergência com crise hipercalcêmica é diferente do uso ambulatorial para paciente com doença renal subjacente
  - A literatura orienta cuidados no uso se creatinina > 4,5 mg/dℓ, porém o médico deverá lembrar que essa classe de medicações é a "pedra angular" do tratamento das hipercalcemias graves, devendo, sempre que possível, ser utilizada como primeira linha na terapêutica
  - Ácido zoledrônico:
    - □ Agente de escolha para a hipercalcemia associada à malignidade, por ser mais potente e efetivo do que o pamidronato
    - □ Pode ser administrado ao longo de um período mais curto que o pamidronato (15 minutos, em comparação com 2 horas)
    - □ Dose: 4 a 5 mg por via intravenosa (IV), em 15 a 30 minutos

Capítulo 19 • Hipercalcemia

- Pamidronato:
  - A dose inicial usual de pamidronato relaciona-se com o grau de hipercalcemia, devendo ser diluído em solução salina a 0,9% (250 mℓ) para infusão em 2 a 4 horas:
    - Cálcio total entre 12 e 14 mg/dℓ: 60 mg
    - Cálcio total > 14 mg/dℓ: 90 mg
  - As concentrações séricas de cálcio começam a diminuir em 1 a 2 dias
  - A dose não deve ser repetida antes de 7 dias.

Calcitonina

- Doses farmacológicas desse hormônio reduzem a concentração sérica de cálcio por aumento da excreção renal e, principalmente, por meio da diminuição da reabsorção óssea
- A aplicação nasal de calcitonina não é efetiva para o tratamento da hipercalcemia
- Esse hormônio é seguro e, embora seja relativamente fraco, funciona rapidamente, reduzindo a concentração de cálcio em torno de 1 a 2 mg/dℓ, iniciando em 4 a 6 horas de sua administração
- Assim, é útil em combinação com hidratação para o controle inicial da hipercalcemia grave
- Sua eficácia está limitada às primeiras 48 horas, mesmo com doses repetidas, demonstrando taquifilaxia; portanto é mais bem indicada em pacientes sintomáticos com cálcio > 14 mg/dℓ combinada com hidratação e bisfosfonatos
- A calcitonina e a hidratação proporcionam uma redução rápida na concentração de cálcio no soro, e o bisfosfonato proporciona um efeito mais duradouro
- Dose: calcitonina de salmão 4 UI/kg por via intramuscular (IM) ou subcutânea (SC), a cada 12 horas, podendo ser aumentada até 6 a 8 UI/kg a cada 6 horas.

Terapias adicionais

- Glicocorticoides:
  - Aumento da absorção do cálcio intestinal é o principal responsável pela hipercalcemia associada ao excesso de vitamina D, seja por ingestão ou elevada produção endógena de calcitriol (1,25-di-hidroxivitamina D, no metabólito mais ativo de vitamina D). Esse mecanismo patológico pode ocorrer em pacientes com doença granulomatosa crônica (sarcoidose) e em pacientes com doenças linfoproliferativas. Em tais pacientes, os glicocorticoides reduzem as concentrações séricas do cálcio em 2 a 5 dias por diminuição da produção humoral de calcitriol, por inibir a ação da enzima 1-α-hidroxilase
  - Dose: prednisona 20 a 60 mg/dia ou hidrocortisona 100 a 300 mg/dia

- Diuréticos de alça:
  - Na ausência de injúria renal ou ICC, a terapêutica diurética para aumentar diretamente a excreção de cálcio não é recomendada, por possíveis complicações e por reduzir a disponibilidade de fármacos que inibem a reabsorção óssea, como os bisfosfonatos, fundamentais no tratamento da hipercalcemia
  - Deve-se considerar seu uso apenas após hidratação em pacientes que se tornaram congestos
  - Dose: furosemida 20 a 80 mg, a cada 6 horas, IV (ampola padrão de 20 mg em 2 mℓ)
- Denosumabe:
  - Alternativa para pacientes com hipercalcemia persistente, apesar do uso de bisfosfonatos
  - Não é eliminado por via renal, e não há restrição para seu uso em pacientes com DRC
  - Geralmente há redução do cálcio sérico em 2 a 4 dias, no entanto, a dose de denosumabe na injúria renal é incerta. É prudente começar com uma dosagem mais baixa (0,3 mg/kg) e administrar uma segunda dose, se o objetivo da calcemia não for atingido em cerca de 1 semana
  - Também é prudente aferir níveis séricos de calcidiol, já que pacientes com deficiência de vitamina D podem ser mais propensos a desenvolver hipocalcemia após a administração desse fármaco
- Calcimiméticos: o cinacalcete reduz a concentração de cálcio sérico em pacientes com hipercalcemia grave por conta de carcinoma de paratireoide e em pacientes em hemodiálise com um produto de cálcio–fósforo elevado
- Hemodiálise: deve ser considerada, em adição aos tratamentos mostrados, em pacientes com concentrações de cálcio de 18 a 20 mg/dℓ e sintomas neurológicos ou naqueles com hipercalcemia complicada por injúria renal grave.

Lembrete de conduta

- ▶ A hidratação deverá visar à euvolemia do paciente em crise hipercalcêmica, e não à hipervolemia
- ▶ O uso de diuréticos de alça deverá ser reservado apenas para pacientes com hipercalcemia associada à congestão pulmonar ou sistêmica associada a ICC ou injúria renal
- ▶ Durante a infusão de fluidos, deve-se iniciar a terapêutica com agente antirreabsortivo nas hipercalcemias graves
- ▶ A prioridade deverá ser para o uso de bisfosfonatos, principalmente o ácido zoledrônico 4 mg, com infusão em 15 minutos.

Capítulo 19 • Hipercalcemia

A Figura 19.3 apresenta como investigar e proceder em relação à hipercalcemia.

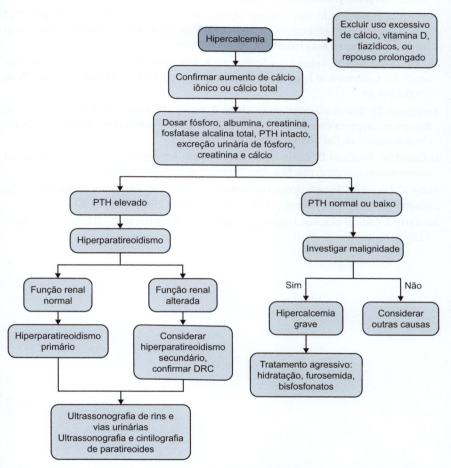

FIGURA 19.3 Investigação diagnóstica e terapêutica da hipercalcemia. DRC: doença renal crônica; PTH: paratormônio.

Bibliografia

Adhikaree J, Newby Y, Sundar S. Denosumab should be the treatment of choice for bisphosphonate refractory hypercalcaemia of malignancy. BMJ Case Rep. 2014;2014: bcr2013202861.

Dietzek A, Connelly K, Cotugno M, Bartel S, McDonnell AM. Denosumab in hypercalcemia of malignancy: a case series. J Oncol Pharm Pract. 2015;21(2):143-7.

Henrich D, Hoffmann M, Uppenkamp M, Bergner R. Ibandronate for the treatment of hypercalcemia or nephrocalcinosis in patients with multiple myeloma and acute renal failure: case reports. Acta Haematol. 2006;116(3):165-72.

Hu MI, Glezerman IG, Leboulleux S, Insogna K, Gucalp R, Misiorowski W *et al*. Denosumab for treatment of hypercalcemia of malignancy. J Clin Endocrinol Metab. 2014; 99(9):3144-52.

Karuppiah D, Thanabalasingham G, Shine B, Wang LM, Sadler GP, Karavitaki N *et al*. Refractory hypercalcaemia secondary to parathyroid carcinoma: response to high-dose denosumab. Eur J Endocrinol. 2014;171(1):K1-5.

LeGrand SB, Leskuski D, Zama I. Narrative review: furosemide for hypercalcemia: an unproven yet common practice. Ann Intern Med. 2008;149(4):259-63.

Maier JD, Levine SN. Hypercalcemia in the intensive care unit: a review of pathophysiology, diagnosis, and modern therapy. J Intensive Care Med. 2015;30(5):235-52.

Stewart AF. Clinical practice. Hypercalcemia associated with cancer. N Engl J Med. 2005; 352(4):373-9.

20

Hipomagnesemia

Rômulo Augusto dos Santos

Considerações importantes

- Hipomagnesemia é um problema comum que ocorre em cerca de 10% dos pacientes hospitalizados e sua maior incidência (60 a 65%) foi relatada entre pacientes de unidade de terapia intensiva (UTI)
- Manifestações neuromusculares: hiperexcitabilidade neuromuscular (tremores, tetania, convulsões), fraqueza, apatia e coma
- Manifestações cardiovasculares: alargamento do QRS e pico de ondas T com depleção moderada de magnésio, e ampliação do intervalo PR, diminuição de ondas T e atrial e arritmias ventriculares com depleção grave
- Esse quadro altera a metabolização do cálcio e provoca hipocalcemia, hipoparatireoidismo e diminuição da síntese de calcitriol
- Hipomagnesemia deve ser suspeitada em pacientes com fatores de risco, como diarreia crônica, terapia com inibidor de bomba de prótons, etilismo e uso de diuréticos
- A via de reposição de magnésio varia conforme a gravidade das manifestações clínicas
- Pacientes com sinais e sintomas de hipomagnesemia grave devem ser tratados com magnésio por via intravenosa (IV) e acompanhados por meio de monitoramento cardíaco
- A doença de base também deve ser corrigida, se possível. Pacientes com hipomagnesemia provocada por perdas renais podem beneficiar-se da adição de um diurético poupador de potássio, como a amilorida.

Quais informações sobre hipomagnesemia devem ser conhecidas?

- Hipomagnesemia é um problema comum que ocorre em cerca de 10% dos pacientes internados
- A maior incidência foi relatada entre pacientes de UTI (65%)

Parte 3 • Distúrbios Acidobásicos e Hidreletrolíticos

- A depleção sintomática de magnésio é frequentemente associada a várias alterações bioquímicas, como hipopotassemia, hipocalcemia e alcalose metabólica. Como resultado, muitas vezes é difícil atribuir manifestações clínicas específicas exclusivamente à hipomagnesemia
- A concentração plasmática de magnésio geralmente não é medida como parte de exames de sangue de rotina. Assim, a identificação desse quadro exige suspeita clínica em pacientes com fatores de risco para hipomagnesemia ou com manifestações clínicas dessa condição, por exemplo, hipocalcemia inexplicável, hipopotassemia refratária, distúrbios neuromusculares, arritmia ventricular, entre outros.

Quais as principais causas de hipomagnesemia?

Há dois mecanismos principais pelos quais pode ser induzida a hipomagnesemia: perdas gastrintestinais e depleção renal. Independentemente da causa, a hipomagnesemia começa a ocorrer depois de um déficit de magnésio relativamente pequeno, pois existe pouca troca desse mineral extracelular com as reservas ósseas.

Perdas gastrintestinais

- As secreções gastrintestinais contêm magnésio, e as perdas potenciais são de natureza contínua. Eliminações de magnésio, tanto do trato gastrintestinal superior quanto inferior, podem induzir hipomagnesemia.

Diarreias

- Em geral, é mais comum ocorrer depleção de magnésio em virtude de diarreia do que de vômito. Isso ocorre porque o teor de magnésio de secreções do trato inferior é significativamente mais elevado (até 15 mEq/ℓ *versus* aproximadamente 1 mEq/ℓ para o trato superior)
- Causas comuns incluem diarreia aguda ou crônica, má absorção, esteatorreia e cirurgia de *bypass* intestinal.

Pancreatites

- Hipomagnesemia também pode decorrer de pancreatite aguda
- Presume-se que o mecanismo da pancreatite seja semelhante ao parcialmente responsável pela hipocalcemia em pancreatite aguda: saponificação de magnésio e cálcio na gordura necrótica. O grau de hipocalcemia pode ser exacerbado pela hipomagnesemia

- Na pancreatite crônica com esteatorreia, também pode haver depleção de magnésio, principalmente se associada ao etilismo.

Inibidores de bomba de prótons

- Hipomagnesemia associada à hipocalcemia foi relatada em casos de uso crônico de omeprazol (geralmente há mais de 1 ano) e outros inibidores da bomba de prótons (IBP)
- A associação de IBP com a redução de magnésio sérico também foi descrita em estudos populacionais
- Os dados mais consistentes provêm de uma grande coorte com internados em UTI em um único centro. Nesse estudo, a relação entre o uso de IBP e magnésio baixo era mais intensa, pelo emprego concomitante de diuréticos.

Depleção renal

Diuréticos de alça

- Podem inibir a reabsorção de magnésio do lúmen tubular, e diuréticos poupadores de potássio podem melhorar o transporte e a excreção de magnésio no néfron distal
- O grau de hipomagnesemia induzida por diurético é geralmente leve, em parte porque a contração do volume associado tenderá a aumentar o sódio proximal e, por consequência, a reabsorção de água e magnésio
- Outros fármacos, como aminoglicosídeos, anfotericina B, cisplatina e ciclosporina, também podem causar depleção de magnésio.

Álcool

- Hipomagnesemia é comum em pacientes etilistas internados em hospital
- O defeito na excreção urinária parece refletir disfunção tubular induzida pelo álcool, sendo reversível no prazo de 4 semanas de abstinência. Esse efeito é relativamente modesto
- Outros fatores que também contribuem para a hipomagnesemia nesses pacientes são: deficiência dietética, pancreatite aguda e diarreia.

Lembrete de conduta

A hipomagnesemia é frequentemente associada à hipopotassemia (por conta do desperdício urinário de potássio) e à hipocalcemia (pela baixa secreção de paratormônio [PTH] e resistência de órgãos-alvo para o seu efeito). Nesses casos, a hipomagnesemia é a causa, não a consequência, desses distúrbios.

Quais as manifestações clínicas da hipomagnesemia?

- Manifestações neuromusculares da hipomagnesemia ocorrem em casos graves, incluindo hiperexcitabilidade neuromuscular (p. ex., tremor, tetania, convulsões), fraqueza, apatia, *delirium* e coma
- As alterações cardiovasculares da depleção de magnésio incluem o alargamento do QRS e pico de ondas T com depleção de magnésio moderado, e ampliação do intervalo PR, diminuição de ondas T e atrial e arritmias ventriculares nos casos mais graves
- Já as anormalidades da metabolização do cálcio relacionadas com déficit de magnésio incluem hipocalcemia, hipoparatireoidismo, resistência e diminuição da síntese de calcitriol. Em geral, distúrbios de potássio também se acompanham de hipomagnesemia.

As manifestações clínicas mais comuns são:

- Neuromusculares:
  - Hiperexcitabilidade neuromuscular pode ser a queixa principal dos pacientes com deficiência de magnésio
  - Hipocalcemia é frequentemente observada em pacientes com deficiência de magnésio e pode contribuir para os achados clínicos
  - Tetania: os pacientes podem desenvolver sinais de Trousseau e de Chvostek, espasmos musculares e cãibras musculares. Tetania pode ocorrer na ausência de hipocalcemia e alcalose
  - Convulsões: esses pacientes podem desenvolver convulsões generalizadas; isso foi observado em recém-nascidos e crianças, assim como em adultos
    - Os efeitos da deficiência de magnésio no cérebro, que causam excitabilidade neuronal, são mediados por aumento da despolarização celular ativada por glutamato
- Distúrbios do cálcio:
  - A hipocalcemia é um sinal clássico de hipomagnesemia; em pacientes hipo-magnesêmicos, a hipocalcemia sintomática está quase sempre associada a níveis de magnésio no plasma inferiores a 1 mEq/ℓ (0,5 mmol/ℓ ou 1,2 mg/dℓ)
  - A hipomagnesemia leve (concentração de magnésio no plasma entre 1,1 e 1,3 mEq/ℓ) também pode reduzir a quantidade de cálcio no plasma, mas a alteração é muito pequena (0,2 mg/dℓ ou 0,05 mmol/ℓ)
  - Ocasionalmente, pacientes com concentrações normais de magnésio sérico podem ter a hipocalcemia melhorada com a reposição de magnésio, possivelmente por conta da depleção de magnésio celular
  - Nesses pacientes, os principais fatores que resultam em hipocalcemia são o hipoparatireoidismo, a resistência ao PTH e a diminuição da síntese de vitamina D

- Distúrbios do potássio:
  - Assim como a hipocalcemia, a hipopotassemia está intimamente associada à depleção de magnésio
  - Hipopotassemia é um quadro comum em pacientes hipomagnesêmicos, que ocorre em 40 a 60% dos casos. Essa relação, em parte, se deve a distúrbios subjacentes que causam tanto perda de magnésio quanto de potássio, como diarreia e terapia diurética
  - Existe também evidência de perda renal de potássio em pacientes com hipomagnesemia, pois a secreção de potássio luminal tubular para as células do túbulo distal é mediada por canais dependentes do magnésio intracelular
  - A hipopotassemia nesse cenário é relativamente refratária à suplementação de potássio e requer correção do déficit de magnésio.

> **Lembrete de conduta**
>
> ▶ Alguns pacientes podem apresentar melhora da calcemia com a reposição de magnésio, mesmo que este esteja em níveis normais baixos, possivelmente por conta da depleção intracelular de magnésio
>
> ▶ Havendo concomitância entre hipopotassemia e hipomagnesemia, a reposição isolada de potássio será refratária caso não haja primeiro a correção dos níveis séricos de magnésio
>
> ▶ Hipomagnesemia pode precipitar intoxicação digitálica (hipercalcemia, hipopotassemia e hiperpotassemia).

◥O que mostra o eletrocardiograma na hipomagnesemia grave?

Holiday heart syndrome

- A *holiday heart syndrome* (HHS) (Figura 20.1) foi reconhecida pela primeira vez no início da década de 1970, quando se notou uma associação entre pacientes agudamente intoxicados e arritmias cardíacas
- Essas ocorrências tiveram a particularidade de serem mais frequentes após finais de semana ou feriados, que costumam estar associados ao aumento da ingestão de álcool, por isso a origem do nome
- A HHS associa-se principalmente a arritmias supraventriculares, sendo a fibrilação atrial a arritmia cardíaca mais comum dessa síndrome. No entanto, outros

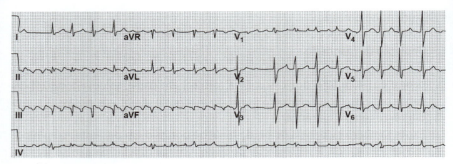

FIGURA 20.1 *Holiday heart syndrome.*

tipos menos frequentes de arritmias também podem ocorrer, como *flutter* atrial, taquicardia atrial paroxística e extrassístoles ventriculares isoladas.
- É importante notar que os pacientes com HHS são aparentemente saudáveis, sem história pessoal ou familiar de palpitações ou outros sintomas sugestivos de anomalias cardíacas estruturais ou qualquer evidência clínica de doença cardíaca, como cardiomiopatia, doença cardíaca valvar, doença cardíaca coronariana ou outras condições que poderiam provocar arritmias cardíacas, como quantidades anormais de eletrólitos ou elevados níveis de hormônio da tireoide
- Em geral, testes laboratoriais e outros exames são normais, porém existe associação entre consumo de álcool e hipomagnesemia, e esse distúrbio poderá ser corrigido em casos de HHS.

Síndrome de QT longo
- A hipomagnesemia grave associa-se a aumento de intervalo QT e pode ser causa de *torsade de pointes* (Figura 20.2)
- Alargamento do complexo QRS e pico de ondas T ocorrem em casos moderados de hipomagnesemia
- Prolongamento do intervalo PR, ampliação progressiva do complexo QRS e diminuição da onda T são observados quando há depleção mais grave de magnésio
- A fibrilação ventricular é frequente, e a fibrilação atrial também pode se desenvolver.

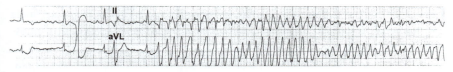

FIGURA 20.2 *Torsade de pointes.*

Qual é a abordagem terapêutica da hipomagnesemia?

- A via e a dose de reposição de magnésio devem ser selecionadas em função da gravidade das manifestações clínicas e do grau de hipomagnesemia
- Pacientes com sintomas graves e sintomáticos, como aqueles com tetania, arritmias ou convulsões, devem receber magnésio intravenoso e ter monitoramento cardíaco contínuo
- Reposição intravenosa
  - Pacientes hemodinamicamente instáveis: sulfato de magnésio a 10% (1 g em cada ampola de 10 mℓ)
    - Dose: 1 a 2 g de sulfato de magnésio (8 a 16 mEq) podem ser administrados inicialmente em 2 a 15 minutos
  - Pacientes hemodinamicamente estáveis com hipomagnesemia sintomática grave (magnésio sérico $\leq$ a 1 mg/dℓ)
    - Dose: 1 a 2 g de sulfato de magnésio (8 a 16 mEq) em 50 a 100 mℓ de solução glicosada a 5% podem ser inicialmente administrados ao longo de 5 a 60 minutos
- Hipomagnesemia fora do regime de instabilidade clínica:
  - Para a reposição intravenosa de rotina ou manutenção no ambiente hospitalar, usa-se o seguinte esquema, no qual a dose e a taxa de reposição dependem da concentração de magnésio plasmático:
    - Depleção grave (magnésio < 1 mg/dℓ):
      - Dose: 4 a 8 g (32 a 64 mEq) ao longo de 12 a 24 horas; essa dose pode ser repetida se necessário para manter a concentração de magnésio no plasma acima de 1 mg/dℓ
    - Depleção moderada (magnésio entre 1 e 1,5 mg/dℓ):
      - Dose: 2 a 4 g (16 a 32 mEq) ao longo de 4 a 12 horas
    - Depleção leve (magnésio entre 1,6 e 1,9 mg/dℓ):
      - Dose: 1 a 2 g (8 a 16 mEq) ao longo de 1 a 2 horas
- Reposição de magnésio em pacientes com injúria renal:
  - Pacientes com injúria renal (depuração da creatinina inferior a 30 mℓ/min/ 1,73 m^2) têm maior risco de hipermagnesemia grave se grandes doses de magnésio forem administradas, já que as concentrações desse íon no plasma são reguladas apenas por excreção renal. Desse modo, pode-se reduzir a dose de magnésio intravenoso nesses pacientes em 50% e monitorar seus níveis.

> **Lembrete de conduta**
> - A hipomagnesemia pode provocar arritmias graves, como *torsade de pointes* e alargamento de intervalo QT, se associada à hipopotassemia
> - Ondas U podem ser observadas em pacientes com depleção grave de potássio associada à redução plasmática de magnésio. Deve-se atentar principalmente para pacientes etilistas.

Como monitorar os níveis de magnésio?

A concentração de magnésio deve ser medida de 6 a 12 horas após cada dose administrada de magnésio intravenoso. Pode haver refratariedade nessa suplementação, porque a concentração plasmática de magnésio inibe sua reabsorção na alça de Henle, o principal local de transporte de magnésio. Desse modo, até 50% do magnésio infundido serão excretados na urina (Figura 20.3). Além disso, a absorção de magnésio pelas células é lenta e, portanto, a reposição adequada requer correção sustentada e prolongada na maioria dos pacientes.

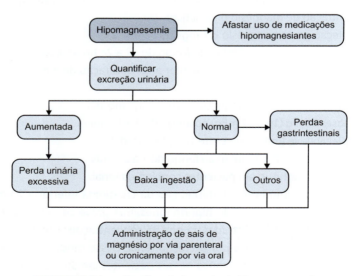

FIGURA 20.3 Investigação e tratamento da hipomagnesemia.

Correção da doença subjacente e uso da amilorida

- A doença de base também deve ser corrigida, se possível
- Pacientes com hipomagnesemia induzida por diurético que não pode ser interrompido devem adicionar um diurético poupador de potássio, como a amilorida, para que possam se beneficiar
- Esses fármacos podem diminuir a excreção de magnésio, aumentando a sua reabsorção no néfron distal. A amilorida também pode ser útil em condições associadas à perda urinária persistente de magnésio, como na síndrome de Gitelman ou na nefrotoxicidade por cisplatina
- Nessas condições, a reposição isolada de magnésio pode ser relativamente ineficaz
- Em casos de hipomagnesemia refratária ou em pacientes que não possam suspender os fármacos que provocam a queda do magnésio sérico, a amilorida surge como uma opção aceitável para a correção e a estabilização desse íon no plasma.

Bibliografia

Cheungpasitporn W, Thongprayoon C, Kittanamongkolchai W, Srivali N, Edmonds PJ, Ungprasert P et al. Proton pump inhibitors linked to hypomagnesemia: a systematic review and meta-analysis of observational studies. Ren Fail. 2015;37(7):1237-41.

Khan AM, Lubitz SA, Sullivan LM, Sun JX, Levy D, Vasan RS. Low serum magnesium and the development of atrial fibrillation in the community: the Framingham Heart Study. Circulation. 2013;127(1):33-8.

Kieboom BC, Kiefte-de Jong JC, Eijgelsheim M, Franco OH, Kuipers EJ, Hofman A et al. Proton pump inhibitors and hypomagnesemia in the general population: a population-based cohort study. Am J Kidney Dis. 2015;66(5):775-82.

Kleinman ME, Chameides L, Schexnayder SM, Samson RA, Hazinski MF, Atkins DL et al. Part 14: pediatric advanced life support: 2010 American Heart Association Guidelines for Cardiopulmonary Resuscitation and Emergency Cardiovascular Care. Circulation. 2010;122(18 Suppl):S876.

Knoers NV. Inherited forms of renal hypomagnesemia: an update. Pediatr Nephrol. 2009;24(4):697-705.

Kraft MD, Btaiche IF, Sacks GS, Kudsk KA. Treatment of electrolyte disorders in adult patients in the intensive care unit. Am J Health Syst Pharm. 2005; 62:1663.

Martin KJ, González EA, Slatopolsky E. Clinical consequences and management of hypomagnesemia. J Am Soc Nephrol. 2009;20(11):2291-5.

Reed BN, Zhang S, Marron JS, Montague D. Comparison of intravenous and oral magnesium replacement in hospitalized patients with cardiovascular disease. Am J Health Syst Pharm. 2012;69:1212.

21

Hipofosfatemia

Rômulo Augusto dos Santos

Considerações importantes

- Até 5% dos pacientes hospitalizados apresentam baixas concentrações de fosfato no soro (< 2,5 mg/dℓ)
- Hipofosfatemia grave é definida como fósforo sérico inferior a 1 mg/dℓ (0,32 mmol/ℓ) e é relativamente incomum
- As manifestações de hipofosfatemia dependem da gravidade e da cronicidade do esgotamento do fosfato. A maioria dos pacientes sintomáticos apresenta concentração plasmática de fosfato < 1 mg/dℓ
- Diminuição dos níveis de fosfato pode causar encefalopatia metabólica, contratilidade miocárdica prejudicada, arritmias cardíacas, insuficiência respiratória decorrente de fraqueza do diafragma, miopatia proximal, disfagia e íleo paralítico
- Hipofosfatemia aguda sobreposta à depleção de fosfato preexistente pode causar rabdomiólise, a qual pode mascarar a hipofosfatemia subjacente e, portanto, camuflar o desenvolvimento de outros sintomas hipofosfatêmicos
- O tratamento de pacientes com sintomas varia de acordo com a gravidade da hipofosfatemia em:
  - Fosfato por via oral (VO), se o fosfato sérico for de 1 a 1,9 mg/dℓ
  - Fosfato por via intravenosa (IV), se o fosfato sérico < 1 mg/dℓ
- Deve-se promover a substituição de terapia intravenosa para oral quando o fosfato sérico > 1,5 mg/dℓ, pois a primeira é potencialmente perigosa, uma vez que pode precipitar com o cálcio e produzir grande variedade de efeitos adversos, que incluem hipocalcemia, injúria renal e arritmias potencialmente fatais
- A concentração de fosfato no soro deve ser monitorada a cada 6 horas, quando este é administrado por via intravenosa.

◤Quais conceitos sobre as hipofosfatemias devem ser conhecidos?

- Hipofosfatemia define-se por fósforo sérico < 2,5 mg/dℓ. Pode ocorrer em até 5% das internações

Capítulo 21 • Hipofosfatemia

- A resposta renal normal à depleção de fosfato é o aumento de sua reabsorção, que causa supressão da excreção de fosfato na urina
- Muitas vezes, a causa da hipofosfatemia é evidente a partir da história clínica. Se, no entanto, o diagnóstico não for óbvio, a medida da excreção urinária de fosfato passa a ser muito útil
- Hipofosfatemia pode cursar com hiperparatireoidismo primário ou secundário. A tríade hipercalcemia, hipofosfatemia e perda urinária de fosfato é comum no hiperparatireoidismo primário. Em contraste, a hipocalcemia é um importante estímulo para a hipersecreção de paratormônio (PTH) na doença secundária
- Em quadros de hipofosfatemia e fosfato urinário elevado em um paciente sem hipercalcemia, deve-se avaliar se há deficiência de vitamina D (causa de hiperparatireoidismo secundário).

◢Quais as principais causas de hipofosfatemia?

As principais condições associadas à hipofosfatemia sintomática são:

- Etilismo crônico
- Hiperalimentação intravenosa sem suplementação de fosfato
- Ingestão crônica de antiácidos
- Deficiência grave de vitamina D
- Síndrome de fome óssea:
  - Pode ocorrer em pós-operatórios de paratireoidectomia em pacientes com hiperparatireoidismo primário associado à osteopenia preexistente
  - Pode cursar com hipocalcemia grave (possivelmente sintomática) e hipofosfatemia
  - Um fenômeno semelhante pode ocorrer após o tratamento com cinacalcete
- Síndrome de Fanconi: tipicamente acompanhada por evidência clínica de outras anormalidades na reabsorção proximal, como:
  - Glicosúria
  - Hipouricemia
  - Aminoacidúria
  - Acidose metabólica hiperclorêmica causada pela perda urinária de bicarbonato.
- Entre as principais causas da síndrome de Fanconi estão:
  - Cistinose
  - Doença de Wilson
  - Mieloma múltiplo (em que cadeias leves filtradas são tóxicas para o túbulo proximal)
  - Toxicidade por metal pesado
  - Medicações (particularmente inibidores de transcriptase reversa).

> **Lembrete de conduta**
>
> Em pacientes etilistas crônicos com patologias críticas, a dosagem de fosfato sérico é mandatória.

◥ Quais as manifestações clínicas da hipofosfatemia?

As manifestações dependem, em grande parte, da gravidade e da cronicidade do esgotamento do fosfato e, em geral, surgem quando a concentração de fosfato no plasma é < 1 mg/dℓ. Exceto para os efeitos de metabolização de cálcio e magnésio, as manifestações clínicas da hipofosfatemia decorrem, sobretudo, da depleção de fosfato intracelular, o que pode afetar vários sistemas orgânicos, conforme explicado a seguir.

Sistema nervoso central

- Encefalopatia metabólica resultante da depleção de adenosina trifosfato (ATP)
- Amplo espectro de sintomas neurológicos tem sido associado à depleção prolongada de fosfato, desde irritabilidade e parestesias até manifestações mais graves, como *delirium*, crises convulsivas generalizadas e coma
  - A depleção grave de fosfato também é especulada como fator que contribui para o desenvolvimento da síndrome de desmielinização osmótica.

Sistema cardiopulmonar

- Insuficiência cardíaca: a contratilidade do miocárdio pode ser prejudicada pela depleção de ATP. A administração de fosfato parece melhorar a função cardíaca, particularmente em pacientes com hipofosfatemia grave, definida como fosfato sérico < 1 mg/dℓ
- Arritmias: a hipofosfatemia tem sido associada a uma maior incidência de arritmias ventriculares no infarto agudo do miocárdio
- Hipoventilação alveolar: a contratilidade diafragmática pode ser substancialmente prejudicada nesse contexto.

Vários estudos sugerem que a hipofosfatemia associa-se à dependência prolongada do ventilador em pacientes criticamente enfermos, com aumento da dificuldade do desmame ventilatório e do índice de traqueostomia.

Músculo esquelético

- Miopatia proximal
- Disfagia

- Íleo paralítico
- Rabdomiólise:
  - Hipofosfatemia aguda sobreposta à depleção de fosfato preexistente grave pode causar rabdomiólise
  - Apesar de elevações de creatinofosfoquinase (CPK) serem bastante comuns em hipofosfatemia, a rabdomiólise clinicamente significativa tem sido descrita quase exclusivamente em:
    - Etilistas
    - Pacientes que receberam hiperalimentação sem suplementação de fosfato.

Disfunção hematológica

A hemólise pode ser observada quando a concentração de fosfato no plasma fica abaixo de 0,5 mg/dℓ. No entanto, a hemólise clinicamente evidente apenas por conta da hipofosfatemia é rara.

Lembrete de conduta

▶ As manifestações clínicas da hipofosfatemia costumam ocorrer quando o fósforo sérico é < 1 a 1,5 mg/dℓ

▶ Hipofosfatemia aguda sobreposta à depleção de fosfato preexistente grave pode causar rabdomiólise.

◥Qual a abordagem terapêutica da hipofosfatemia?

Tratamento da doença de base

- Embora os sintomas de hipofosfatemia raramente ocorram com concentração de fosfato sérico < 2 mg/dℓ, algumas evidências sugerem que a hipofosfatemia leve também pode associar-se a resultados clínicos desfavoráveis
- Sintomas graves, como fraqueza muscular e rabdomiólise, geralmente não são comuns até que a concentração de fosfato sérico fique abaixo de 1 mg/dℓ
- Por essas razões, a maioria dos pacientes hipofosfatêmicos não necessita de terapia específica, mas, sim, de tratamento direcionado para a doença de base.

Tratamento da cetoacidose diabética

- A hipofosfatemia que ocorre durante a correção da cetoacidose diabética (CAD) irá corrigir-se espontaneamente com o consumo alimentar normal
- Ensaios de suplementação de fosfato de rotina não demonstram benefício, mas tal terapia pode ocorrer em pacientes com hipofosfatemia grave sintomática.

Regimes de reposição de fosfato

A avaliação considera:

- Concentração de fosfato no soro
- Presença ou ausência de sintomas evidentes de hipofosfatemia
- Se o paciente pode realizar a terapia por via oral
- A reposição intravenosa pode causar hiperfosfatemia, a qual pode resultar em complicações graves, como hipocalcemia, injúria renal aguda e arritmias; por isso, sugere-se a seguinte abordagem:
  - Pacientes assintomáticos com fosfato sérico < 2 mg/dℓ: terapia VO, já que muitos desses pacientes têm miopatia e fraqueza que podem não ser clinicamente aparentes
  - Pacientes sintomáticos:
    - Fosfato sérico de 1,5 a 3 mg/dℓ: fosfato VO
    - Fosfato sérico < 1 mg/dℓ: fosfato IV, seguido por substituição oral quando > 1,5 mg/dℓ
    - Deve-se suspender a reposição de fosfato quando este for ≥ 2 mg/dℓ, a menos que haja indicação para a terapia crônica, como perda persistente de fosfato urinário.

Reposição oral

- Doses diárias fracionadas de 30 a 80 mmol de fosfato
- O fosfato também pode ser suplementado com leite desnatado, que contém cerca de 20 mmol de fosfato a cada 500 mℓ
- O seguinte esquema é uma abordagem razoável:
  - Se fosfato sérico ≥ 1,5 mg/dℓ:
    - Fornecer 1 mmol/kg de fósforo elementar (mínimo de 40 mmol e máximo de 80 mmol)
    - Administrar em 3 a 4 doses divididas ao longo de 24 horas
  - Se o fosfato sérico < 1,5 mg/dℓ:
    - Fornecer 1,3 mmol/kg de fósforo elementar (até um máximo de 100 mmol), que pode ser administrado em 3 a 4 doses divididas ao longo de um período de 24 horas
    - Pacientes obesos podem receber as doses máximas iniciais
    - Pacientes com uma reduzida taxa de filtração glomerular devem receber aproximadamente metade da dose inicial sugerida

Capítulo 21 • Hipofosfatemia 297

- Suplementos orais de fosfato (comprimidos) contêm proporções variáveis de sódio e potássio
- Suplementos orais de fosfato de potássio e de fosfato de sódio costumam ter cerca de 250 mg (8 mmol) de fosfato por comprimido.

Reposição intravenosa

- A administração de fosfato por via intravenosa é potencialmente perigosa, uma vez que pode precipitar com o cálcio e produzir uma variedade de efeitos adversos, que incluem:
  - Hipocalcemia
  - Injúria renal em virtude da precipitação com fosfato de cálcio nos rins
  - Arritmias potencialmente fatais
- Apresentação: 2 mEq/mℓ de fosfato e 2 mEq/mℓ de potássio (ampola padrão de fosfato de potássio)
- Concentração: 1,1 mmol de fosfato/mℓ de solução
- Indicações:
  - Hipofosfatemia sintomática grave (dificuldade de desmame ventilatório, insuficiência cardíaca descompensada e anemia grave)
  - Incapacidade de terapia VO
  - Fósforo < 1 a 1,5 mg/dℓ
- Doses recomendadas:
  - Concentração de fósforo sérico $\geq$ 1,3 mg/dℓ:
    - Iniciar 0,08 a 0,24 mmol/kg (até dose máxima total de 30 mmol)
    - Infusão durante no mínimo 6 horas
  - Concentração de fósforo sérico < 1,5 mg/dℓ:
    - Iniciar 0,25 a 0,5 mmol/kg (até dose máxima total de 80 mmol)
    - Infusão ao longo de 8 a 12 horas.

Lembrete de conduta

- ▶ A reposição de fósforo é mandatória em pacientes sintomáticos, principalmente se fósforo sérico < 1 a 1,5 mg/dℓ (Figura 21.1)
- ▶ Condições graves associadas: rabdomiólise, dificuldade de desmame da ventilação mecânica, insuficiência cardíaca descompensada
- ▶ A reposição por via intravenosa deverá ser feita em até 12 horas, para evitar arritmias ventriculares.

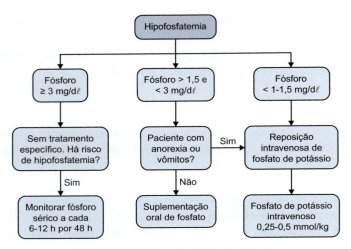

FIGURA 21.1 Tratamento da hipofosfatemia.

Bibliografia

Becker S, Dam G, Hvas CL. Refeeding encephalopathy in a patient with severe hypophosphataemia and hyperammonaemia. Eur J Clin Nutr. 2015; 69(2):279-81.

Domrongkitchaiporn S, Disthabanchong S, Cheawchanthanakij R, Niticharoenpong K, Stitchantrakul W, Charoenphandhu N et al. Oral phosphate supplementation corrects hypophosphatemia and normalizes plasma FGF23 and 25-hydroxyvitamin D3 levels in women with chronic metabolic acidosis. Exp Clin Endocrinol Diabetes. 2010;118(2):105-12.

Gaasbeek A, Meinders AE. Hypophosphatemia: an update on its etiology and treatment. Am J Med. 2005;118(10):1094-101.

Kerr S, Kindt J, Daram SR. Hypophosphatemia associated with paraproteinemia: a case report and review of the literature. WMJ. 2007;106(8):490-3.

Maccubbin D, Tipping D, Kuznetsova O, Hanlon WA, Bostom AG. Hypophosphatemic effect of niacin in patients without renal failure: a randomized trial. Clin J Am Soc Nephrol. 2010;5(4):582-9.

Marinella MA. Refeeding syndrome and hypophosphatemia. J Intensive Care Med. 2005;20:155.

Shaikh A, Berndt T, Kumar R. Regulation of phosphate homeostasis by the phosphatonins and other novel mediators. Pediatr Nephrol. 2008;23(8):1203-10.

Parte 4

Emergências Neurológicas

22 Crise Convulsiva e *Status Epilepticus*, 301

23 Cefaleias Primárias e Secundárias, 314

24 Infecções Agudas do Sistema Nervoso Central, 327

25 Acidente Vascular Encefálico Isquêmico, 345

26 Hemorragias Intraparenquimatosa e Subaracnóidea, 364

27 Síndromes Vertiginosas Agudas, 382

28 Paralisias Flácidas Agudas, 396

22

Crise Convulsiva e *Status Epilepticus*

Lauro Celso Sideratos Gonçalves e Rômulo Augusto dos Santos

Considerações importantes

- Crises epilépticas são emergências neurológicas comuns e devem ser tratadas com celeridade, tendo em vista o potencial de gravidade e complicações, sendo sempre necessário descartar hipoglicemia na chegada à sala de emergência
- Crise aguda sintomática e *status epilepticus* (estado de mal epilético) têm nuances e condutas diferentes, mas a primeira opção sempre deverá ser um fármaco da classe dos benzodiazepínicos. No Brasil, utiliza-se o diazepam 10 mg por via intravenosa (IV), em *bolus*. Na ausência do acesso intravenoso, pode-se utilizar a via intramuscular (IM); nesses casos, a medicação será o midazolam 15 mg em dose única para adultos
- Fármacos antiepilépticos são a segunda alternativa e podem ser usados para cessar a crise epiléptica. No Brasil, o mais utilizado é a fenitoína ou a fosfofenitoína na dose de 20 mg/kg, sempre diluída em solução salina e com monitoramento do paciente, pelo risco de arritmias de QT longo
- Distúrbios infecciosos e metabólicos são etiologias muito comuns para crises epilépticas, e todo paciente deverá ser rastreado, tanto na primeira crise quanto nos reconhecidamente portadores de epilepsia
- Outras medicações, como fenobarbital, valproato e levetiracetam, podem ser utilizadas e serão detalhadas neste capítulo
- O estado de mal epiléptico é a condição clínica mais grave nesse contexto; em caso de refratariedade, deve-se proceder à intubação orotraqueal (IOT) e manter midazolam intravenoso em bomba de infusão
- Todo paciente em estado de mal epiléptico deverá ser estabilizado e transferido para unidade de terapia intensiva (UTI), onde ficará sob monitoramento eletrocardiográfico contínuo. É comum haver patologias estruturais nesse contexto clínico.

◤Quais as definições mais importantes sobre crise convulsiva na sala de emergência?

- Epilepsia: doença do sistema nervoso central (SNC) caracterizada por ocorrência de crises epilépticas não provocadas, de padrão recorrente, em um intervalo superior a 24 horas, com consequências neurológicas, cognitivas e psicossociais

- Crise aguda sintomática: autolimitada desencadeada por uma causa determinada
- Crise epiléptica não provocada: de etiologia incerta e não determinada após sua investigação
- Estado pré-ictal (também denominado pré-comicial): apresentação de sinais e sintomas inespecíficos que antecedem o evento epiléptico; por vezes relacionado com sensação de náuseas, fenômenos de aura visual, auditivos, gustativos ou sensações somestésicas
- Estado ictal (também denominado comicial): momento em que ocorre a crise epiléptica em si; pode se apresentar clinicamente diverso, desde movimentos sutis de piscamento, oromastigatórios, abalos musculares unilaterais, até movimentos bilaterais erráticos de flexão e extensão com completa perda da consciência
- Estado pós-ictal (também denominado pós-comicial): momento marcado por sonolência, letargia, fadiga, dores musculares e redução da percepção de si e do meio, podendo ter duração variável de 30 a 50 minutos. É válido lembrar que estados persistentes de sonolência podem ocultar crises epilépticas com apresentação não motora
- *Status epilepticus (SE)* ou estado de mal epiléptico: crise epiléptica contínua, com 5 minutos de duração ou com ocorrência de duas ou mais crises sem que seja recuperado o nível de consciência entre elas, com as seguintes divisões em relação ao tempo:
  - Iminente: entre 5 e 10 minutos
  - Estabelecido: entre 10 e 30 minutos
  - Refratário: > 30 minutos
  - Super-refratário: > 24 horas.

> ### Lembrete de conduta
>
> - Objetivos do tratamento: manter estabilidade hemodinâmica, cessar crise epiléptica e investigar etiologia possível para o evento
> - O tempo de duração da crise é um parâmetro fundamental para a condução adequada do caso. Lembre-se de que nem todo paciente em crise epiléptica tem diagnóstico de epilepsia
> - Nem toda crise epiléptica tem apresentação motora exuberante, podendo se apresentar com fixação do olhar, paradas comportamentais com eventos discognitivos e abalos sutis de lábios e músculos da face.

Quais as bases patológicas da crise epiléptica e sua classificação?

- De modo objetivo, a crise epiléptica ocorre quando o SNC apresenta uma condição desfavorável, em que mecanismos de inibição cortical são suplantados por ações de excitação cortical, resultando em uma atividade elétrica errática e paroxística que, em geral, cessa por fadiga neuronal
- As bases patológicas que promovem tal situação são muitas, envolvendo desde injúria neuronal e alterações do meio extracelular até condições sistêmicas, como neuroinfecção, traumatismo, neoplasias, febre, quadros infecciosos e metabólicos. Por esse motivo, destaca-se a necessidade de identificar o fator desencadeante sempre que possível, para adoção de uma conduta mais precisa e efetiva
- No caso da epilepsia idiopática, variados mecanismos podem estar relacionados com componentes genéticos, disfunções sinápticas, alterações morfológicas, de receptor de membrana e de canais iônicos.
- A Tabela 22.1 apresenta a classificação das crises epilépticas e descreve suas características clínicas.

TABELA 22.1

Classificação clínica das crises epilépticas.

- Crise parcial simples (com consciência preservada):
  - Com sinais motores (Jacksoniana, adversiva)
  - Com sintomas somatossensoriais ou sensoriais espaciais
  - Com sintomas ou sinais autonômicos
  - Com sintomas psíquicos
- Crise parcial complexa (com consciência alterada):
  - Crise parcial seguida de perda de consciência
  - Com perda inicial da consciência
- Crise secundariamente generalizada:
  - Crise parcial simples que evolui para tônico-clônica generalizada
  - Crise parcial complexa que evolui para tônico-clônica generalizada
  - Crise parcial simples que evolui para complexa e tônico-clônica generalizada
- Crise generalizada:
  - Crise tônico-clônica
  - Crise de ausência
  - Crise de ausência atípica
  - Crise mioclônica
  - Crise tônica
  - Crise atônica

(*continua*)

TABELA 22.1

Classificação clínica das crises epilépticas. (*Continuação*)

- Epilepsia localizada (focal, parcial):
  - Idiopática:
    - Epilepsia focal benigna da infância (p. ex., epilepsia benigna da infância com paroxismos temporais)
  - Sintomática:
    - Epilepsia parcial contínua
    - Epilepsia do lobo temporal
    - Epilepsia extratemporal
- Epilepsia generalizada:
  - Idiopática:
    - Convulsões neonatais benignas
    - Epilepsia com ausência da infância
    - Epilepsia mioclônica juvenil
    - Outras epilepsias generalizadas idiopáticas
  - Criptogênica ou sintomática:
    - Síndrome de West (espasmos infantis)
    - Encefalopatia mioclônica precoce
    - Síndrome de Lennox-Gastaut
    - Epilepsia mioclônica progressiva
- Síndromes especiais:
  - Convulsões febris

Adaptada de Scheur e Pedley, 1990.

◤Quais pontos relevantes na história clínica e no exame físico devem ser considerados?

- História clínica: o relato do paciente e dos acompanhantes em relação à crise são fundamentais para a construção de uma história pormenorizada. Nela, devem ser respondidas as seguintes indagações:
  - Foi a primeira crise epiléptica?
  - Qual horário do início dessa crise?
  - Qual o tempo médio de sua duração?
  - Conhecimento de sintomas clínicos em curso:
    - Manifestação de febre de início recente?
    - Uso de antibióticos no momento?
    - Doenças crônicas em tratamento?
    - Suspeita diagnóstica em investigação?

Capítulo 22 • Crise Convulsiva e *Status Epilepticus*

- ☐ Qual foi o ambiente em que a crise se instalou (domiciliar, escadas, local público, sendo incluídos questionamentos sobre quedas, síncope e traumatismo cranioencefálico [TCE])?
- ○ Existem fatores desencadeantes conhecidos? Exemplos:
  - ☐ Privação de sono
  - ☐ Luzes repetitivas
  - ☐ Uso abusivo de álcool
  - ☐ Substâncias psicoativas
  - ☐ Início de novas medicações
- ○ Há história de déficits neurológicos focais de início recente ou acidente vascular encefálico (AVE) prévio?
- ○ Há gestação em curso?
- Exame neurológico, com as seguintes avaliações:
  - ○ Sinais vitais, ressaltando a análise da temperatura corporal
  - ○ Nível de consciência, incluindo a Escala de Coma de Glasgow
  - ○ Alterações cutâneas: hematomas e petéquias
  - ○ Lesões em cavidade oral (mordedura de lábios e língua)
  - ○ Alterações motoras ou sensitivas, dando ênfase a déficit dimidiado e avaliação de reflexos superficiais e profundos
  - ○ Pupilar e da motricidade ocular extrínseca
  - ○ Fundo de olho
  - ○ Sinais meníngeos.

Lembrete de conduta

- ▶ Caso o paciente esteja em crise epiléptica na admissão, toda a atenção deve ser concentrada para cessá-la imediatamente
- ▶ A história clínica e o exame neurológico são de extrema importância para a compreensão do evento que desencadeou a crise epiléptica.

Quais as etiologias mais comuns de crise epiléptica na sala de emergência?

Pode-se dividir a investigação etiológica de acordo com alguns critérios, sendo o mais importante deles a história prévia de epilepsia:

- Em pacientes reconhecidamente com epilepsia:
  - ○ Uso irregular das medicações
  - ○ Transição de medicações

- Epilepsia estrutural conhecida
- Epilepsia de difícil controle e síndromes epilépticas iniciadas na infância
- Causas neurológicas – estruturais:
  - Hemorragia subaracnóidea (HSA)
  - Hemorragia intraparenquimatosa
  - AVE isquêmico
  - Infecções – meningites virais e bacterianas, encefalites virais
  - Neoplasias intracranianas
  - TCE
- Etiologias diversas:
  - Libação alcoólica e uso abusivo de substâncias ilícitas
  - Intoxicação medicamentosa
  - Hipoxia
  - Distúrbios infecciosos e metabólicos
  - Hipofluxo cerebral arritmogênico.

Lembrete de conduta

Atenção redobrada aos grupos de paciente com risco potencial de crise epiléptica:
- Pacientes com sequela estrutural de AVE anterior
- Idosos com quadro infeccioso, associado ou não a *delirium*
- Vítimas de acidente automobilístico com história de TCE grave
- Pacientes com injúria renal crônica em regime de diálise
- Portadores de doença oncológica avançada.

Qual a rotina de investigação para pacientes com primeira crise convulsiva?

Exames complementares são fundamentais para pacientes em primeira crise epiléptica, com o intuito de:

- Identificar causas clínicas
- Atuar o mais rápido possível em causas reversíveis
- Excluir condições neurológicas não conhecidas.

Todo paciente com crise epiléptica deve ser submetido ao exame de glicemia capilar o mais breve possível. A partir desse ponto, a propedêutica complementar pode ser pensada em consonância com a suspeita clínica mais plausível.

O médico de emergência deve compreender o contexto, formular hipóteses e, a partir dessas premissas, decidir qual exame complementar auxiliará na condução do caso.

Distúrbios não epilépticos devem ser suspeitados quando não há história prévia de epilepsia, caso a crise não tenha sido presenciada pelo médico (Tabela 22.2).

TABELA 22.2

Diagnóstico diferencial de primeira crise convulsiva.

Oxigenação cerebral diminuída	Crise de perda de fôlego, síncope, enxaqueca
Distúrbios metabólicos	Hipoglicemia, hipocalcemia
Transtornos do sono	Terror norturno, mioclonias noturnas benignas do sono, pesadelos, narcolepsia
Reação medicamentosa	Metoclopramida, bromoprida, clorpromazina, metilfenidato
Distúrbios do movimento	Mioclonias benignas da infância, vertigem paroxística benigna, spasmus nutans, tiques, coreoatetose paroxística cinesiogênica, hiperecplexia (síndrome do sobressalto)
Refluxo gastresofágico	Síndrome de Sandifer
Manifestações psicológicas	Pseudocrise (crise psicogênica, não epiléptica), síndrome de Munchausen por procuração, masturbação, síndrome da hiperventilação, ataque de pânico

Exames laboratoriais

- Hemograma: a leucocitose pode guiar a análise de possível quadro infeccioso desencadeante (principalmente em idosos). Importante lembrar que a própria crise convulsiva pode causar leucocitose por diapedese; portanto, esse parâmetro deve ser avaliado em conjunto com outros marcadores inflamatórios, como a proteína C reativa
- Função renal: pacientes com uremia podem apresentar crise epiléptica associada a encefalopatia
- Função e lesão hepática: encefalopatia hepática pode estar associada e ser um fator confundidor
- Eletrólitos: distúrbios de sódio, magnésio e cálcio devem ser descartados em pacientes com crise convulsiva
- Exames toxicológicos.

Exames de imagem

- Tomografia computadorizada (TC) de crânio:
  - A TC é um exame versátil e amplamente difundido em unidades de emergência do país, sendo um grande aliado na exclusão de diversas etiologias de crise epiléptica
  - TCE, hemorragias cerebrais, lesões expansivas intracranianas, hidrocefalias e AVE são possíveis diagnósticos detectados por esse exame
  - O estudo contrastado de crânio e de seus vasos arteriais e venosos pode ser complementado caso seja pertinente à hipótese
- Ressonância magnética (RM) encefálica:
  - Exame mais complexo, porém de acesso reduzido
  - Raramente será o primeiro o exame de imagem a ser solicitado pelo médico de emergência, tendo seu espaço em diagnósticos mais complexos, como vasculites de SNC, rebaixamento do nível da consciência, estudos anatômicos do hipocampo e displasias corticais, neoplasias, entre outros
  - O estudo contrastado de crânio e de seus vasos arteriais e venosos pode ser complementado caso seja pertinente à hipótese
- Líquido cefalorraquidiano:
  - Solicitado na suspeita de neuroinfecção, hipertensão intracraniana (HIC), além de estudos da dinâmica liquórica
  - Ressalta-se o papel da coleta de liquor na suspeita de meningites virais, bacterianas e encefalites virais
  - Importante lembrar que, na hemorragia subaracnóidea (HSA), a TC poderá ser normal e, mantida a suspeita clínica, o liquor poderá ser diagnóstico
- Eletroencefalograma:
  - Tem seu papel no tratamento de urgência para a condução do estado de mal epiléptico
  - Pode ser empregado em regime de investigação etiológica, por meio de traçados típicos, como na encefalopatia hepática.

Lembrete de conduta

- ▶ O uso racional dos métodos complementares garante a segurança do paciente, evita complicações clínicas desnecessárias e promove o melhor atendimento no menor tempo possível
- ▶ A glicemia capilar é o primeiro exame coletado na sala de urgência
- ▶ Na suspeita de neuroinfecção, a coleta de liquor deve ocorrer após a avaliação do fundo de olho ou de exame de imagem que apoie a exclusão de quadros de hipertensão intracraniana, uma vez que a alteração da dinâmica liquórica pode resultar em piora clínica.

Capítulo 22 • Crise Convulsiva e *Status Epilepticus*

◤ Quais cenários clínicos em epilepsia podem aparecer na sala de emergência e suas respectivas terapêuticas?

- Cenário 1 – Paciente chega à emergência após crise epiléptica, clinicamente assintomático. Os seguintes procedimentos devem ser realizados:
  - Estabilização hemodinâmica, monitoramento de sinais vitais; manter em leito de observação
  - Checagem de hipoglicemia
  - Sem necessidade de medicações antiepilépticas
  - Avaliar causa da crise:
    - Se previamente epiléptico:
      - Checar uso de anticonvulsivantes corretamente
      - Checar vigência de quadro infectometabólico
      - Checar necessidade de ajuste medicamentoso
    - Se primeiro evento epiléptico, pesquisar conforme suspeita:
      - Avaliação laboratorial
      - Imagem intracraniana (TC simples)
      - Coleta de líquido cefalorraquidiano
      - Avaliação de especialista, se necessário, e acompanhamento ambulatorial ou internação
- Cenário 2 – Paciente chega à emergência após crise epiléptica, em estado pós-ictal. Os seguintes procedimentos devem ser realizados:
  - Estabilização hemodinâmica, monitoramento de sinais vitais; manter em leito de observação
  - Checagem de hipoglicemia
  - Observação do paciente até melhora completa da sonolência
  - Acompanhamento para verificação de recorrência da crise epiléptica no período
  - Avaliação da causa da crise conforme Cenário 1
- Cenário 3 – Paciente chega à emergência com crise epiléptica. Os seguintes procedimentos devem ser realizados:
  - Estabilização hemodinâmica, monitoramento de sinais vitais, acesso venoso periférico, manter em leito de emergência
  - Checagem de glicemia capilar; se < 60 mg/dℓ:
    - Glicose a 50% 10 mℓ – 4 a 5 ampolas por via intravenosa (IV), em *bolus*
    - Tiamina 100 mg/mℓ – 1 ampola IV em *bolus*
  - Benzodiazepínico intravenoso (primeira linha):
    - Diazepam 10 mg IV lento (2 mℓ por ampola):
      - Velocidade de infusão: 1 a 2 mg/min
      - Não diluir medicação

- Usar seringa de 3 mℓ para melhor manejo de velocidade de infusão
- Dose habitual para adultos: 10 a 20 mg
- Cessando a crise, parar infusão e manter paciente em leito de emergência para observação
- Avaliar causa conforme Cenário 1
- Cenário 4 – Paciente chega à emergência com crise epiléptica por tempo maior que 5 minutos, configurando estado de mal epiléptico. Os seguintes procedimentos devem ser realizados:
  - Estado de mal epiléptico iminente: da chegada até 10 minutos (medicações de primeira linha):
    - Estabilização hemodinâmica, monitoramento de sinais vitais, acesso venoso periférico; manter em leito de emergência
    - Checagem de hipoglicemia
    - Infusão de benzodiazepínico por via intravenosa:
    - Diazepam 10 mg IV lento (2 mℓ por ampola)
    - Caso não tenha acesso venoso ou como opção:
      - Midazolam 15 mg IM (dose única) em adultos: a) Idosos: 10 mg; b) < 50 kg: 5 mg; c) Repetir a dose após 10 minutos, se não cessar crise
      - Fenobarbital por via intramuscular: 15 mg/kg em dose única
  - Estado de mal epiléptico estabelecido: entre 10 e 30 minutos (medicações de segunda linha):
    - Fenitoína sódica ou fosfofenitoína:
      - Dose: 20 mg/kg
      - Apresentação da ampola: 250 mg/5 mℓ
      - Velocidade de infusão IV: 50 mg/min. Diluir em solução salina (SS) a 0,9% 250 mℓ
      - Dose máxima sugerida: 1.600 a 1800 mg
      - Infusão em leito de emergência, com monitoramento cardíaco e pressórico
      - Precauções: arritmias, alargamento de intervalo QT, hipotensão arterial
      - Dose adicional de 10 mg/kg pode ser infundida se a crise não cessar
    - Como opção à fenitoína:
      - Ácido valproico 40 mg/kg; apresentação da ampola: 100 mg/mℓ – 5 mℓ; velocidade de infusão: 3 a 6 mg/kg/min. Diluir em SS a 0,9% 250 mℓ; dose máxima: 3.000 mg
      - Levetiracetam 60 mg/kg; apresentação da ampola: 100 mg/mℓ – 5 mℓ; velocidade de infusão: 6 mg/kg/min. Diluir em SS a 0,9% 250 mℓ; dose máxima: 4.500 mg
      - Fenobarbital sódico 15 mg/kg; apresentação da ampola: 100 mg/mℓ; velocidade de infusão: 50 a 75 mg/min. Diluir em SS a 0,9% 250 mℓ; precaução: tempo de meia-vida longo; complicações: hipotensão arterial, depressão respiratória e arritmias cardíacas

Capítulo 22 • Crise Convulsiva e *Status Epilepticus* — 311

- Estado de mal epiléptico refratário: entre 30 e 60 minutos (fármacos anestésicos):
  - ▫ Nesse momento, o médico de emergência deve proceder à IOT
  - ▫ Solicitar a instalação de monitoramento por eletroencefalograma, dado que parâmetros motores da crise epiléptica serão suprimidos pela anestesia geral; contudo, a alteração na atividade elétrica cerebral pode persistir, determinando o estado de mal epiléptico eletrográfico
  - ▫ Solicitar o acompanhamento de neurologista para auxiliar na condução do caso
  - ▫ Encaminhar paciente para a UTI
  - ▫ Midazolam:
    - ◆ Medicação de escolha por efeitos sedativos e inibitórios no SNC
    - ◆ Dose inicial: 0,3 mg/kg IV
    - ◆ Apresentação da ampola: 15 mg/3 mℓ para dose de indução
    - ◆ Dose de manutenção em bomba de infusão: 3 a 10 µg/kg/min (utilizar ampolas de 50 mg/10 mℓ)
  - ▫ Propofol:
    - ◆ Opção para refratariedade ao midazolam
    - ◆ Dose inicial: 1 a 2 mg/kg IV (ampola padrão 100 mg/10 mℓ ou 200 mg/20 mℓ)
    - ◆ Dose de manutenção em bomba de infusão: 1 a 15 mg/kg/h
  - ▫ Se paciente permanecer em estado de mal epiléptico eletrográfico por mais de 24 horas após medidas citadas, é designado como estado de mal epiléptico super-refratário, condição que envolve alta morbidade e alta mortalidade, dependendo de monitoramento eletroencefalográfico contínuo, conduta neurológica especializada e ambiente de terapia intensiva por longo período.

Lembrete de conduta

- ▶ A identificação de hipoglicemia é fundamental na abordagem da crise epiléptica
- ▶ O médico deve dominar as vias de administração das medicações, tanto intravenosa quanto intramuscular, pois a possibilidade de não obter acesso venoso periférico é bastante comum
- ▶ A maioria das crises epilépticas e de estado de mal epiléptico cessam com medicações de primeira e segunda linhas (Figura 22.1)
- ▶ A condução da crise epiléptica deve ocorrer em sala de emergência e com total atenção do médico, pois tal quadro envolve grande morbidade e seu tratamento pode provocar efeitos colaterais imediatos
- ▶ IOT precoce expõe o paciente à morbidade relacionada com ventilação mecânica, e IOT tardia expõe o paciente à hipoxia, devendo ser realizada no estado de mal epiléptico refratário.

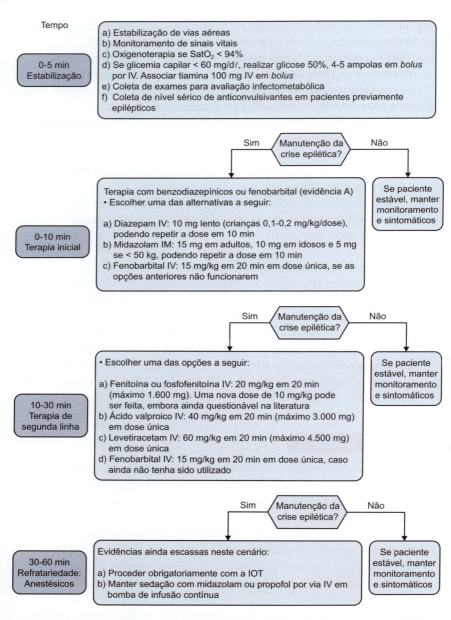

FIGURA 22.1 Tratamento do estado de mal epiléptico. IOT: intubação orotraqueal; IM: intramuscular; IV: intravenoso(a).

Bibliografia

Brophy GM, Bell R, Claassen J, Alldredge B, Bleck TP, Glauser T *et al*. Guidelines for the evaluation and management of status epilepticus. Neurocrit Care. 2012;17(1):3-23.

Drislane FW. Convulsive status epilepticus in adults: treatment and prognosis. Uptodate 2020. Disponível em: www.uptodate.com. Acesso em: 27/07/2020.

Kapur J, Elm J, Chamberlain JM, Barsan W, Cloyd J, Lowenstein D *et al*. Randomized trial of three anticonvulsant medications for status epilepticus. N Engl J Med. 2019;381(22):2103-13.

Krumholz A, Wiebe S, Gronseth GS, Gloss DS, Sanchez AM, Kabir AA *et al*. Evidence-based guideline: management of an unprovoked first seizure in adults: Report of the Guideline Development Subcommittee of the American Academy of Neurology and the American Epilepsy Society. Neurology 2015;84(16):1705-13.

Meierkorda H, Boon P, Engelsen B, Göcke K, Shorvon S, Tinuper P *et al*. EFNS guideline on the management of status epilepticus in adults. Eur J Neurol. 2010;17(3):348-55.

Neligan A, Noyce AJ, Gosavi TD, Shorvon SD, Köhler S, Walker MC. Change in mortality of generalized convulsive status epilepticus in high-income countries over time: a systematic review and meta-analysis. JAMA Neurol. 2019;76(8):897-905.

Rowland LP, Pedley TA. Merritt Tratado de Neurologia. 12. ed. Rio de Janeiro: Guanabara Koogan; 2011.

Schachter SC. Evaluation and management of the first seizure in adults. Uptodate 2020. Disponível em: www.uptodate.com. Acesso em: 27/07/2020.

Scheuer ML, Pedley TA. The evaluation and treatment of seizures. N Engl J Med. 1990 323:1468-74.

23

Cefaleias Primárias e Secundárias

Rômulo Augusto dos Santos e Fábio de Nazaré Oliveira

Considerações importantes

- O maior desafio do profissional da emergência diante de paciente com cefaleia é estabelecer sua causa (primária ou secundária)
- Detalhes da história clínica e do exame físico são fundamentais para distinguir uma causa potencialmente grave daquelas benignas
- Cefaleias primárias, apesar de não oferecerem risco à vida do indivíduo, requerem atenção do médico para a escolha adequada do tratamento de alívio da dor e, assim, evitar o uso indiscriminado e ineficaz de analgésicos opioides e anti-inflamatórios
- Uma das medidas mais importantes na avaliação da cefaleia no atendimento de emergência são os sinais de alerta. A evidência de qualquer sinal de alarme exige investigação imediata com exame laboratorial e/ou de imagem
- O objetivo do tratamento da migrânea é promover melhora completa dos sintomas em até 2 horas e sem recorrências
- Não se devem utilizar analgésicos opioides em casos de enxaqueca (efeito rebote). O tratamento específico é escolhido após refratariedade ao manejo inicial (analgésicos comuns e anti-inflamatórios)
- Geralmente a cefaleia em salvas cursa com algum sintoma autonômico
- Cefaleia cervicogênica pode ser negligenciada na realização do exame físico mal feito, como deixar de palpar a cabeça e o pescoço do paciente.

◤Quais os sinais de alerta da cefaleia na sala de emergência?

- A definição dos sinais de alerta (Tabela 23.1) pelo médico possibilita direcioná-lo para exames complementares, séricos, de imagem ou de líquido cefalorraquidiano (LCR) como auxílio diagnóstico.

Capítulo 23 • Cefaleias Primárias e Secundárias   315

TABELA 23.1

Critérios de gravidade para cefaleias.

- Cefaleia nova ou mudança do padrão da cefaleia primária prévia (principalmente em pacientes acima de 50 anos)
- Caráter lento e progressivo
- Pior cefaleia da vida
- Dor forte e súbita (*Thunderclap headache*)
- Dor que inicia após esforço físico ou manobra de Valsalva
- Alterações no exame neurológico (exceto sintomas de aura)
- Sinais ou sintomas sistêmicos (febre, perda de peso, meningismo, dor arterial referida no escalpe)
- Cefaleia nova em paciente imunocomprometido, HIV-positivo ou com neoplasia

HIV-positivo: positivo para vírus da imunodeficiência humana.

> **Lembrete de conduta**
>
> Qualquer sinal de alerta exige investigação com exame de imagem, como tomografia computadorizada (TC) de crânio ou ressonância magnética (RM) de encéfalo.

Quais achados de exame físico devem ser buscados na sala de emergência?

- O exame físico do paciente com cefaleia é parte fundamental da propedêutica inicial
- Devem-se procurar sinais e sintomas gerais que possibilitem identificar a causa da cefaleia
- Muitas vezes, esse sintoma é secundário a uma doença sistêmica, como infecções de vias aéreas, abdominais e geniturinárias
- Rigidez de nuca e outros sinais de irritação meníngea, como o sinal de Brudzinski (levantamento involuntário das pernas quando é levantada a cabeça do paciente) e o sinal de Kernig (dor e resistência para estender o joelho passivamente, estando o paciente em decúbito dorsal), podem facilmente sugerir infecção do sistema nervoso central (SNC)
- O exame físico cefaliátrico, muitas vezes negligenciado na avaliação do paciente com cefaleia, deve sempre ser realizado para descartar ou confirmar hipóteses. Na Tabela 23.2, é apresentado um breve roteiro propedêutico.

TABELA 23.2
Exame físico cefaliátrico.

Inspeção, palpação e percussão	Inspecionar e palpar para procurar sinais de escoriações, fraturas, afundamentos ou pontos de gatilhos (*trigger points*)
Artérias	Auscultar órbitas, regiões temporais (artéria temporal superficial), mastoides (malformações arteriovenosas) e pescoço (carótidas). Dor à palpação da artéria temporal superficial pode sugerir doença inflamatória
Nervos	Compressão do nervo contra superfície óssea implicando em reprodução do quadro álgico ou dor exagerada tem valor diagnóstico (cefaleia cervicogênica no occipital maior). Os seguintes nervos são comprimidos: supraorbitário, infraorbitário, ramos do trigêmeo, occipital maior e occipital menor
Músculos	Os músculos do crânio e do pescoço devem ser palpados e comprimidos visando identificar contração muscular exagerada e dor à palpação
Cavidade oral	Deve ser examinada para identificação de sinais de infecção que eventualmente podem provocar cefaleia. Se a queixa é de dor do tipo neurálgica no fundo da garganta, irradiando-se para os territórios das artérias carótidas interna ou externa, deve-se pensar na possibilidade de síndrome de Eagle. Nessa síndrome, a dor decorre do contato entre as apófises estiloides e a parede das carótidas, estimulando fibras do plexo simpático perivascular
Coluna cervical	O exame da coluna cervical na queixa de cefaleia é basicamente realizado pela compressão do processo espinhoso de C2 a C7 e da avaliação da amplitude dos movimentos
Seios da face	Compressão e percussão digital dos seios possibilitam avaliar sinais de sinusite

Quais as causas da cefaleia primária e seus respectivos tratamentos na sala de emergência?

- Dentre os variados motivos de procura pela emergência, as cefaleias primárias são os mais comuns. Não raramente, pacientes sem diagnóstico perambulam por unidades de pronto atendimento para alívio da dor, apesar de apresentarem quadro clínico típico de alguma cefaleia primária
- Cabe ao médico emergencista, diante de tal quadro, realizar o adequado manejo e o acompanhamento desses pacientes. Apenas desse modo recidivas e tratamentos inadequados com o uso abusivo de analgésicos opioides e anti-inflamatórios não esteroides (AINEs) serão reduzidos.

Migrânea

- Conhecida como enxaqueca
- Sintomas premonitórios e de resolução incluem hiperatividade, hipoatividade, depressão, apetite específico por determinadas comidas, bocejos repetitivos, entre outros
- Até 1/3 dos casos é de acometimento bilateral; outros 20% iniciam-se unilateralmente e tornam-se holocranianas
- Sintomas neurológicos focais denominados aura podem proceder a cefaleia ou, às vezes, acompanhá-la, e ocorrem em até 20% do casos
- A aura mais comum é a visual, que se apresenta como alucinações; pode assumir aspecto cintilante com aumento progressivo, deixando em seu interior uma zona de amaurose (escotomas cintilantes)
- Podem ocorrer, ainda, hemiparestesia, hemiparesia ou disfasia
- O objetivo da terapêutica é a melhora dos sintomas em até 2 horas
- Não se devem utilizar opioides, pelo risco de "rebote"
- Evitar o uso de triptanos após 1 a 2 horas do início da crise e atentar para pacientes com sintomas de aura, podendo exacerbar o quadro clínico (Figura 23.1)
- Critérios diagnósticos:
  - Pelo menos cinco crises não atribuídas a outro transtorno e duração de 4 a 72 horas (sem tratamento ou tratamento ineficaz)

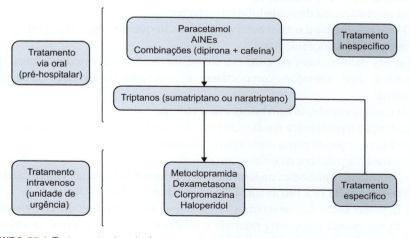

FIGURA 23.1 Tratamento da migrânea na sala de emergência. AINE: anti-inflamatório não esteroidal.

Parte 4 • Emergências Neurológicas

○ Duas das seguintes características: dor unilateral, pulsátil, de moderada a forte intensidade, com piora ao esforço físico
○ Um dos seguintes sintomas: fotofobia, fonofobia, náuseas e/ou vômito
• O controle da migrânea pode ser feito por meio de tratamentos inespecíficos com analgésicos comuns (dipirona, paracetamol ou AINEs) ou específicos (Tabela 23.3).

TABELA 23.3

Tratamento agudo específico da migrânea.

Sumatriptano	4 a 6 mg SC
Metoclopramida	20 mg IV (pode repetir)
Clorpromazina	0,1 a 0,3 mg/kg (máximo 25 mg) IV/IM (infusão lenta; paciente hidratado evita hipotensão)
Haloperidol	5 mg IV
Dexametasona	10 a 24 mg IV (seu uso pode mascarar HSA ou meningites)

HSA: hemorragia subaracnóidea; IM: intramuscular; IV: intravenoso; SC: subcutâneo.

Cefaleia em salvas

• Pode representar até 6% do total dos casos de cefaleia
• É mais comum em homens na terceira década de vida
• Caracteriza-se por crises de forte intensidade, unilateral, disautonomia ipsolateral, acompanhada de inquietude ou agitação
• O lacrimejamento é o sinal autonômico mais frequente, seguido por hiperemia conjuntival e congestão nasal
• Fatores deflagradores da crise são álcool, medicamentos vasodilatadores, histamina, sono, alterações comportamentais, aumento da atividade física e/ou mental
• Há elevada correlação com tabagismo e etilismo
• Disfunção hipotalâmica resultando em estimulação trigeminal e distúrbio autonômico é sugerido como explicação fisiopatológica
• Critérios diagnósticos da cefaleia em salvas:
○ Pelo menos 5 episódios de forte intensidade, unilateral (orbital, supraorbital ou temporal), de 15 a 180 minutos, 1 a cada 2 dias, até 8 vezes/dia
○ Uma das seguintes características: hiperemia conjuntival e/ou lacrimejamento, congestão nasal e/ou rinorreia ipsolaterais, edema palpebral ipsolateral, sudorese frontal e facial ipsolateral, miose e/ou ptose ipsolateral, sensação de inquietude ou agitação

Capítulo 23 • Cefaleias Primárias e Secundárias

- O tratamento da cefaleia em salvas pode ser feito por meio de oxigenoterapia precoce associada a outros fármacos (Tabela 23.4)
- O tratamento preventivo da cefaleia em salvas (Tabela 23.5) pode ser realizado por alguns dias ou semanas e, posteriormente, descontinuado.

TABELA 23.4

Tratamento abortivo da cefaleia em salvas.

Oxigenoterapia	8 ℓ/min por 10 min ou 100% por máscara (uso precoce aumenta as chances de sucesso)
Sumatriptano	4 a 6 mg SC (contraindicado para cardiopatas)
Naratriptano	2,5 mg VO, a cada 12 h, por 7 dias
Prednisona	60 mg/dia VO, dose única pela manhã, por 6 a 10 dias Retirada decrescente

SC: subcutâneo; VO: via oral.

TABELA 23.5

Tratamento preventivo da cefaleia em salvas.

Verapamil	240 a 1.200 mg/dia divididos em 3 tomadas (realizar estratificação cardíaca antes do uso)
Divalproato de sódio	500 a 2.000 mg/dia
Topiramato	75 a 200 mg/dia em 2 tomadas

Cefaleia tipo tensional

- A mais prevalente entre as cefaleias primárias. Quase todas as pessoas vão experimentá-la em algum momento da vida
- Menos incapacitante do que a migrânea, porém, às vezes, é difícil distingui-las
- É bilateral, tem caráter em pressão ou aperto, de leve a moderada intensidade, e não piora com atividade física rotineira
- Não há náuseas, mas fotofobia e fonofobia podem ocorrer
- Sempre realizar exame cefaliátrico para avaliar se há dor miofascial
- Critérios diagnósticos da cefaleia tipo tensional (CTT):
  - Pelo menos 10 crises com duração de 30 minutos a 7 dias, podendo ser classificada em:
    - CTT infrequente: menos de 1 dia/mês ou < 12/ano

Parte 4 • Emergências Neurológicas

- □ CTT frequente: > 12 e < 180/ano
- □ CTT crônica: > 15 dias no mês ou > 180/ano
- ○ Uma das seguintes características: localização bilateral, caráter em pressão/aperto (não pulsátil), intensidade leve ou moderada, não é agravada por atividade física rotineira
- ○ Ambas as características: sem náuseas e vômito, fotofobia ou fonofobia (apenas uma delas ocorre)
- Tratamento agudo:
  - ○ Por se tratar, na maioria dos casos, de cefaleia não incapacitante, a analgesia simples é suficiente para cessar o quadro
  - ○ AINEs, como naproxeno, meloxicam e ibuprofeno, podem ser usados como primeira linha de tratamento
- Tratamento preventivo:
  - ○ Antidepressivos tricíclicos como amitriptilina (10 a 25 mg à noite) ou nortriptilina, que apresenta menos efeitos colaterais, na dose de 10 a 25 mg à noite
  - ○ Podem-se associar a miorrelaxantes, como carisoprodol (250 a 300 mg 2 vezes/dia), tizanidina e ciclobenzaprina (5 a 10 mg, 3 vezes/dia).

Cefaleia cervicogênica

- Síndrome caracterizada por dor crônica hemicraniana das estruturas articulares do pescoço
- Acredita-se que a comunicação recíproca entre o núcleo trigeminocervical, localizado na medula cervical superior, e as fibras sensitivas das raízes cervicais superiores seja responsável pelo estímulo álgico proveniente da região cervical para face e cabeça
- Os critérios diagnósticos da cefaleia cervicogênica são apresentados na Tabela 23.6. A presença de dois critérios maiores confirma o diagnóstico
- Tratamento:
  - ○ O sucesso do tratamento requer abordagem farmacológica, não farmacológica e, por vezes, cirúrgica
  - ○ Anestesia local pode ser utilizada no atendimento de emergência por profissional capacitado
  - ○ Analgésicos comuns e/ou AINEs podem ser administrados
  - ○ Fisioterapia pode melhorar hábitos posturais e promover benefício
  - ○ Também são necessários investigação e tratamento de comorbidades psiquiátricas.

TABELA 23.6

Critérios diagnósticos da cefaleia cervicogênica.

Critérios maiores	Sintomas e sinais de envolvimento cervical	Características da dor	Características relevantes	Características pouco relevantes

• Alívio completo ou quase completo (> 90%) da dor após o bloqueio anestésico do nervo grande occipital e/ou da raiz de C2 no lado sintomático
• Unilateralidade da dor sem mudança de lado, podendo ocorrer em qualquer um dos lados
	• Desencadeamento da dor cervical semelhante à espontânea por:
	  ◦ Movimento do pescoço ou sustentação desajeitada da cabeça
	  ◦ Pressão externa da região cervical posterior e superior ipsolateral ou da região occipital
	• Redução da movimentação cervical habitual
	• Dor em mão, ombro e pescoço ipsolateral, de natureza vaga e não radicular, ou ocasionalmente dor no braço de natureza radicular
		• Moderada, não excruciante, geralmente de natureza não pulsátil, começando no pescoço e espalhando-se para as áreas oculofrontotemporal, onde, em geral, é máxima
		• Duração variável (horas) ou dor contínua flutuante
			• Melhora eventual com tratamento preventivo com indometacina
			• Melhora eventual da crise com uso de ergotamina ou sumatriptano
			• Preponderância no sexo feminino
			• História de traumatismo craniano ou cervical
				• Náuseas
				• Fotofobia e fonofobia
				• Vertigens
				• Alteração visual ipsolateral
				• Dificuldades de deglutição
				• Edema e hiperemia na área periocular ipsolateral

> **Lembrete de conduta**
>
> Na migrânea, triptanos devem ser administrados idealmente nos primeiros 30 minutos dos sintomas ou durante a fase prodrômica da crise, mas devem ser evitados em pacientes com aura, pelo risco de déficits motores em virtude da vasoconstrição cerebral.

Quais as principais causas de cefaleia secundária?

Um dos principais objetivos da abordagem ao paciente com cefaleia na emergência, além de aliviar a dor, é identificar as cefaleia secundárias, algumas das quais podem ter evoluções catastróficas.

Uma maneira interessante de avaliar sua gravidade é de acordo com a evolução temporal (Figura 23.2).

Deve-se sempre buscar o tratamento adequado o mais rápido possível para diminuir as chances de complicações, adotando alguns critérios para solicitação de exame de imagem nesses pacientes (Figura 23.3):

- Outro tipo de cefaleia após os 50 anos
- Sinais neurológicos focais ou de hipertensão intracraniana

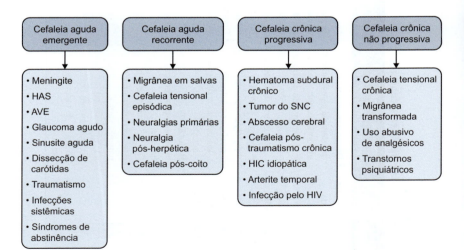

FIGURA 23.2 Relação temporal das cefaleias. AVE: acidente vascular encefálico; HAS: hipertensão arterial sistêmica; HIC: hipertensão intracraniana; HIV: vírus da imunodeficiência humana; SNC: sistema nervoso central.

- Cefaleia em imunocomprometidos
- Cefaleia associada à crise convulsiva
- Papiledema observado na fundoscopia
- Suspeita de pior cefaleia da vida ou *thunderclap headache*.

Nas Tabelas 23.7 a 23.13, são apresentados os principais diagnósticos diferenciais.

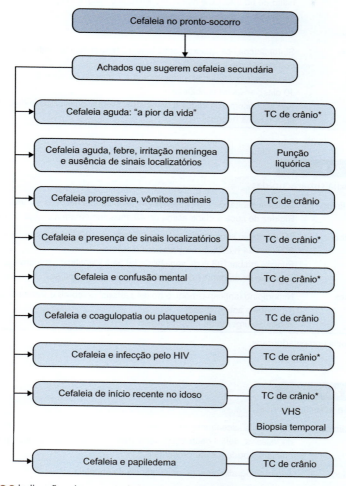

FIGURA 23.3 Indicações de exames de imagem para cefaleias. *Se a TC de crânio for normal, deve-se coletar o liquor. HIV: vírus da imunodeficiência humana; TC: tomografia computadorizada; VHS: velocidade de hemossedimentação.

Parte 4 • Emergências Neurológicas

TABELA 23.7

Sinusopatia aguda.

Quadro clínico	Cefaleia irradiada para região frontal Predomina dor facial em seios da face que piora ao abaixar a cabeça ou ao comprimir as regiões correspondentes Gotejamento pós-nasal, obstrução nasal, rinorreia purulenta, hiposmia, hálito de odor fétido e hiperemia em região nasal e conjuntivas podem estar associados
Diagnóstico	Clínico
Tratamento	Sintomáticos nos quadros virais (anti-inflamatórios, anti-histamínicos, corticosteroide intranasal) Nas formas bacterianas (piora após 5 a 7 dias ou de duração acima de 10 dias), associar antibiótico Nos imunocomprometidos e diabéticos, aventar possibilidade de agentes oportunistas (fungos)

TABELA 23.8

Hemorragia subaracnóidea.

Quadro clínico	Cefaleia súbita, de forte intensidade, associada a náuseas e vômito Rigidez de nuca e idade acima de 45 anos aumentam a probabilidade
Diagnóstico	TC de crânio sem contraste (sensibilidade de 100% nas primeiras 6 h, até 90% em 24 h e 75% nos primeiros dias) Punção lombar (93% de sensibilidade) para identificar xantocromia, na ausência de acidentes de punção ou após centrifugação
Tratamento	Nimodipino (antiespasmódico do leito arterial cerebral) e sintomáticos (opioides e antieméticos) Avaliação urgente de neurocirurgião

TC: tomografia computadorizada.

TABELA 23.9

Dissecção arterial cervical.

Quadro clínico	Cervicalgia ascendente associada a traumatismo cervical leve ou manobra de Valsalva, déficit neurológico focal (retiniano ou cerebral); neuropatias cranianas podem estar presentes
Diagnóstico	Angiotomografia ou angiorressonância de encéfalo
Tratamento	A anticoagulação mostrou melhores resultados comparada aos antiagregantes plaquetários Tratamento intravascular ainda não mostrou benefício definitivo

Capítulo 23 • Cefaleias Primárias e Secundárias

TABELA 23.10

Trombose de seio venoso.

Quadro clínico	Forma gradual mais comum (podendo ser súbita e forte) Crises focais ou déficits podem ocorrer, em virtude de isquemia Papiledema em fase mais tardia Comum em jovens no puerpério ou em uso de anticoncepcional Infecção local (mastoidite) e doenças inflamatórias sistêmicas aumentam o grau de suspeição
Diagnóstico	Venorressonância magnética cerebral
Tratamento	Anticoagulação plena

TABELA 23.11

Arterite de células gigantes.

Quadro clínico	Outro tipo de cefaleia (têmporo-occipital) após 50 anos Amaurose/cegueira cortical, claudicação mandibular, diplopia/oftalmoparesia, hiperalgesia em topografia temporal superficial, além de diminuição do pulso Boa resposta aos corticosteroides
Diagnóstico	Quadro clínico, VHS > 50 mm/h e PCR aumentada Definitivo: biopsia de artéria temporal superficial
Tratamento	Prednisona 1 mg/kg

PCR: proteína C reativa; VHS: velocidade de hemossedimentação.

TABELA 23.12

Neoplasia intracraniana.

Quadro clínico	Crises focais ou déficit neurológico ou cognitivo podem estar ocorrer Cefaleia noturna que acorda o paciente e piora à manobra de Valsalva (apesar de raro, é classicamente associado a essa patologia) Caráter progressivo, constante ou de forte intensidade não é comum Pele, pulmão, trato gastrintestinal e rins são as origens mais frequentes de metástases
Diagnóstico	TC de crânio sem contraste Pode-se utilizar contraste para delinear processo primário
Tratamento	Avaliação urgente de neurocirurgião se sintomas de efeito de massa Dexametasona 10 mg, a cada 6 h (redução de edema)

TC: tomografia computadorizada.

TABELA 23.13

Hematoma pós-traumático.

Quadro clínico	História de TCE com alterações do nível/conteúdo da consciência Déficit neurológico ou crises focais
Diagnóstico	TC de crânio sem contraste (hematoma subdural/epidural ou intraparenquimatoso)
Tratamento	Avaliação urgente de neurocirurgião

TC: tomografia computadorizada; TCE: traumatismo cranioencefálico.

◤Bibliografia

Benjamin WF, Richard BL. Headache emergencies: diagnosis and management. Neurologic Clinics. 2012;30(1):43-59.

Biondi DM. Cervicogenic headache: a review of diagnostic and treatment strategies. J Am Osteo Assoc. 2005;105(4 Suppl 2):16-22.

Bordini CA. Migrânea e suas variantes. In: Brasil Neto JP, Takayanagui OM. Tratado de neurologia. Rio de Janeiro: Elsevier; 2013. pp. 133-5.

Cutrer FM. Evaluation of the adult with headache in the emergency department. Disponível em: www.uptodate.com/contents/evaluation-of-the-adult-with-headache-in-the-emergency-department?source=search_result&search=headache&selectedTitle=4~150. Acesso em: 27/07/2020.

Itzhak B. Acute sinusitis. Disponível em: http://emedicine.medscape.com/article/232670-overview. Acesso em: 27/07/2020.

Nobre ME. Cefaleia em salvas e outras cefaleias trigeminoautonômicas. In: Brasil Neto JP, Takayanagui OM. Tratado de neurologia. Rio de Janeiro: Elsevier; 2013. pp. 156-61.

Rizzoli PB. Acute and preventive treatment of migraine. Continuum (Minneap Minn). 2012;18(2):764-82.

Silva Junior AA, Leite FMG, Picardi RTA. Cefaleia do tipo tensional. In: Brasil Neto JP, Takayanagui OM. Tratado de neurologia. Rio de Janeiro: Elsevier; 2013. pp. 148-51.

24

Infecções Agudas do Sistema Nervoso Central

Hamilton Rocha Júnior, Fabrício Castro de Borba e Renato Augusto Tambelli

Considerações importantes

- Meningoencefalites bacterianas são doenças potencialmente graves e devem receber tratamento emergencial, inicialmente com dexametasona e antibioticoterapia intravenosa empírica
- A realização de exame de imagem ou de punção lombar para coleta de liquor não devem atrasar a instituição de medida terapêutica em nenhuma hipótese
- Meningites virais são, em geral, doenças brandas e autolimitadas, podendo, em alguns casos, ser tratadas em ambulatório
- Na abordagem inicial de um paciente imunocompetente com meningite aguda, pode-se usar a escala *Bacterial meningitis score* e avaliar o lactato no exame do liquor. Caso o paciente pontue zero na escala e o lactato seja < 3 mmol/ℓ, pode-se excluir com segurança o diagnóstico de meningite bacteriana
- Deve-se verificar a necessidade de neuroimagem (suspeita de encefalite, sinais focais ou exame neurológico anormal, história de massas no sistema nervoso central (SNC), imunodeficiência, idade > 60 anos, crise epiléptica atual) e, posteriormente, se não houver contraindicações, fazer punção lombar para análise do liquor, avaliando a pressão de abertura
- Pacientes com suspeita ou possibilidade de encefalite herpética devem ser tratados precocemente com aciclovir por via intravenosa (IV) na dose de 10 mg/kg/dose, a cada 8 horas, por 21 dias. Esses pacientes podem ter recidiva de 2 a 6 semanas após o quadro inicial, sendo associada à encefalite autoimune antirreceptor N-metil-D-aspartato (anti-NMDAr)
- No caso de confirmada doença meningocócica ou meningite por *H. influenzae*, atentar para a necessidade de quimioprofilaxia de contactantes.

Quais achados clínico-laboratoriais são mais comuns nas infecções agudas do sistema nervoso central?

- As infecções do SNC manifestam-se de acordo com a tríade: topografia acometida, mecanismos de lesão do agente etiológico e resposta imunológica do indivíduo. Analisando essas três informações, é possível obter as definições essenciais para conduzir o caso
- Em geral, as formas mais relevantes dessas doenças para a prática médica em pronto-socorro manifestam-se como processos inflamatórios que acometem as leptomeninges ou o parênquima encefálico de maneira isolada ou concomitante
- Os principais agentes etiológicos são vírus e bactérias, porém há também infecções agudas por fungos, protozoários, dentre outros
- Do ponto de vista patológico, o acometimento inflamatório das meninges é denominado meningite, e do encéfalo, encefalite. Quando as doenças acometem ambos, são classificadas como meningoencefalites. Essa divisão pode parecer arbitrária, porém a predominância clara de sinais encefalíticos ou meningíticos pode ajudar no diagnóstico etiológico e na conduta adequada em cada caso
- A definição clínica de meningite é complexa, com acurácia insuficiente para se excluir o diagnóstico quando não se tem todos os achados clássicos. Portanto, é fundamental associar informações de história e exame físico com exames laboratoriais, especialmente o de liquor. Os achados mais comuns, em ordem decrescente, são: cefaleia, febre e rigidez de nuca, devendo a combinação de dois deles levar à hipótese clínica
- Laboratorialmente, define-se meningite por pleocitose (aumento de celularidade) no liquor; os outros dados, como proteína, glicose, lactato etc., são importantes para auxiliar na hipótese etiológica
- Diferentemente da meningite, o acometimento encefálico em geral é eloquente, manifestando-se com alterações do nível de consciência, crises epilépticas ou déficits focais/multifocais, atribuíveis a diferentes regiões funcionais do encéfalo, por exemplo, hemiparesia, transtornos dos movimentos agudos, afasia, paralisia de nervos cranianos etc.
- Outra definição importante a ser considerada é o estado imunológico do paciente. Pacientes imunocomprometidos, como os positivos para vírus da imunodeficiência humana (HIV-positivos), que têm cargas virais elevadas e/ou contagens de CD4 baixas, necessitam de condutas diferentes e, eventualmente, mais agressivas, bem como pacientes em vigência de imunossupressão ou quimioterapia.

Neste capítulo, serão abordadas sobretudo as infecções no paciente imunocompetente.

Como deve ser a abordagem inicial de pacientes com suspeita de infecção do sistema nervoso central?

Avaliação primária

- O primeiro contato com o paciente com suspeita de infecção do SNC, seja após triagem de enfermagem ou recomendado pelo serviço pré-hospitalar, deve ser direcionado para identificar agravos com necessidade de ressuscitação imediata, por meio da abordagem "ABC" do paciente grave, revisando-se via aérea, respiração, estado hemodinâmico e déficits neurológicos
- Enquanto se faz essa avaliação, deve-se obter acesso venoso com coleta de sangue para análise e monitoramento multiparamétrico
- Ainda no primeiro momento, avalia-se a queixa e sua duração, e interroga-se o paciente, direcionando-o para respostas relevantes para definir se há um quadro meníngeo puro ou se há indícios de encefalite, ou ainda elementos que sugiram etiologia específica
- A didática semiológica propõe a divisão dos achados clínicos em tríades clássicas: a da meningite é composta por febre, alteração do estado mental e rigidez de nuca e a da encefalite inclui febre, alteração do estado mental e cefaleia; e a do abscesso cerebral é marcada por febre, alteração do estado mental e déficit neurológico focal
- Há uma sobreposição de achados clínicos nesses quadros, o que, isoladamente, não pode auxiliar no diagnóstico diferencial, mas pode sugerir se a infecção envolve meninge (meningite), parênquima (encefalite, abscesso cerebral) ou ambos (meningoencefalite). Nesse contexto, a anamnese e o exame físico direcionados (rigidez de nuca, sinais de Kernig e Brudzinski, déficits neurológicos focais) auxiliarão na elucidação diagnóstica
- A temporalidade também ajudará a estabelecer o raciocínio etiológico, que é o próximo item a ser explorado. Do ponto de vista temporal, considera-se uma meningite aguda aquela que evolui para resolução em horas ou dias (até 5 dias), subaguda de 5 dias a 4 semanas e crônica > 4 semanas
- Em geral, as meningites bacterianas são agudas e preocupantes, pela alta chance de causar rápida deterioração clínica; já as meningites crônicas são predominantemente causadas por vírus, tuberculose, sífilis, infecção fúngica, entre outras causas
- Em seguida, os antecedentes patológicos devem ser questionados, a partir de perguntas objetivas sobre possíveis exposições. Meningites adquiridas na comunidade são predominantemente pneumocócicas ou meningocócicas; já as adquiridas em ambiente hospitalar devem receber cobertura antibiótica para *Pseudomonas* e *Staphylococcus aureus* resistentes à meticilina. *E. coli* deve ser

considerada apenas em meningite de recém-nascidos. *Listeria monocytogenes* deve ser suspeitada em recém-nascidos ou pessoas com idade superior a 50 anos
- Pacientes com história de traumatismo cranioencefálico (TCE) penetrante ou endocardite têm risco aumentado para *S. aureus*
- Relações sexuais desprotegidas aumentam o risco de contágio pelo HIV com meningite ou neurossífilis. Esse último ponto merece atenção especial e finaliza a investigação inicial do paciente com suspeita de infecção do SNC na sala de emergência
- Agentes que dificilmente causariam infecção do SNC em imunocompetentes podem ser catastróficos para imunocomprometidos. Como exemplos, podem-se citar neurotoxoplasmose, neurocriptococose e meningite tuberculosa. Nesses casos, identificação e instituição de terapêuticas específicas precoces impactam positivamente na evolução dos quadros
- Complicações que colocam o paciente em risco iminente de morte ou incapacidade, independentemente da etiologia, incluem hidrocefalia aguda, síndrome de hipertensão intracraniana/herniação com ou sem edema cerebral, estado de mal epiléptico generalizado e coleções (abscessos ou empiemas)
- Além disso, é imprescindível ter em mente a possibilidade de o paciente estar em sepse, sendo indispensável também implementar as medidas segundo o protocolo institucional ou diretriz vigente
- Infelizmente, a maioria dos estudos sobre ressuscitação na sepse tem menos de 1% dos pacientes com infecções do SNC; portanto, há dúvidas quanto à validade dessas condutas nesse grupo de pacientes, mas, nas meningoencefalites, o pronto tratamento direcionado para as possíveis etiologias é de vital importância para o paciente na sala de emergência. "Tempo é cérebro" nas meningites também.

Avaliação secundária e exames complementares
- Após avaliação primária e resolução de problemas iminentemente ameaçadores à vida, deve-se tentar realizar uma história clínica mais aprofundada, de preferência na presença de familiares, para avaliar questões como alterações comportamentais recentes e déficits episódicos de memória que eventualmente não são queixas do próprio paciente
- Em seguida, o exame físico é essencial para definir a topografia da lesão. O emergencista deve ser treinado para realizar um exame neurológico de triagem e, em geral, sabe-se que há uma curva de aprendizado maior para o desenvolvimento dessa habilidade

Capítulo 24 • Infecções Agudas do Sistema Nervoso Central **331**

- Particularmente, sugere-se que os não neurologistas saibam realizar bem os testes da escala NIHSS (utilizada para avaliar acidente vascular encefálico isquêmico – AVEi) e o utilizem como base, adicionando avaliação de pupilas, fundo de olho, equilíbrio, marcha, sinais meníngeos, reflexos de estiramento muscular e cutaneoplantar. Após a avaliação clínica, deve-se seguir a investigação complementar desses pacientes
- Nesse momento, espera-se que os exames de sangue já estejam sendo analisados, incluindo-se, no mínimo, hemograma completo, eletrólitos, função renal, provas de coagulação, hemoculturas e lactato. Esses exames têm finalidade de reforçar o diagnóstico, avaliar contraindicações à punção lombar e pesquisar disfunções orgânicas
- Sugere-se realizar testagem para HIV quando não se pode obter história clínica adequada, grupos de risco ou sinais clínicos de doenças oportunistas
- Nos casos em que há hipótese de encefalite, a neuroimagem é indispensável na própria investigação diagnóstica. A ressonância magnética (RM) com contraste é mais sensível e, caso esteja disponível, pode ser realizada inicialmente; porém, geralmente a tomografia computadorizada (TC) com contraste é o exame de neuroimagem mais acessível para os departamentos de emergência no Brasil, sendo satisfatório para a avaliação inicial desses pacientes
- No caso de pacientes apenas com manifestações de meningite, o exame mais importante é a análise do liquor. Nesses casos, a neuroimagem não contrastada terá benefício restrito à exclusão de lesões que aumentariam o risco de herniação após punção lombar em pacientes com maior risco dessa complicação
- Alguns autores defendem que, se estivesse amplamente disponível, a TC sem contraste deveria ser sempre realizada previamente à punção lombar, porém essa prática de medicina defensiva não é baseada em evidências e parece não diminuir o risco de herniação após punção lombar
- Sugere-se, entretanto, sempre obter imagem de pacientes com mais de 60 anos de idade, história de lesões do SNC com efeito de massa, hidrocefalia ou outros que aumentariam o risco de herniação, imunodeficiências, déficits focais, papiledema, Escala de Coma de Glasgow < 14 ou com história nova de crise convulsiva
  - Essa recomendação baseia-se em estudos que sugeriram aumento do risco de lesões ocultas reveladas apenas por imagem nesses subgrupos, o que justificaria a imagem previamente à punção lombar
- Alguns achados de imagem são muito importantes e deve-se tê-los sempre em mente, pois sugerem os seguintes diagnósticos:
  - Realce meníngeo basilar: meningite tuberculosa ou fúngica

- Lesão com efeito de massa e captação anelar: abscesso ou neurotoxoplasmose
- Acometimento temporal/límbico ou frontal inferior: encefalite herpética
- Rombencefalite (acometimento de bulbo, ponte e cerebelo): listeriose, vírus ou micoplasma
- A análise do liquor (Tabela 24.1) é o exame mais importante para o diagnóstico etiológico da maioria das meningoencefalites (não se deve esquecer de que pode estar normal em uma encefalite pura) e uma dúvida comum é o que solicitar ao laboratório. Muitos serviços oferecem a "rotina de liquor" ou algo semelhante, que pode não incluir tudo o que é necessário para um diagnóstico preciso
- Volumes maiores de liquor aumentam a sensibilidade dos testes microbiológicos, por isso deve-se tentar obter cerca de 10 mℓ em um adulto médio, dividindo-os em 2 a 4 tubos
- Nunca esquecer de coletar sangue para análise de glicose pareada, ou pelo menos obter a glicemia capilar (até 3 horas antes da punção) e anotar em prontuário para análise posterior
- O primeiro valor a ser obtido na punção lombar é a pressão de abertura, muitas vezes negligenciada, com a ajuda de um manômetro, amplamente disponível tanto para essa finalidade quanto para avaliação das pressões dos manguitos nos tubos orotraqueais (TOT) pela equipe de fisioterapia, podendo ser adaptado para esse uso com as devidas medidas de higiene e uso de um extensor de soro
- Além da análise citológica e bioquímica básica (incluindo-se pelo menos proteínas e glicose), são essenciais a coloração de Gram e a cultura (que, muitas vezes, não fazem parte das "rotinas de liquor")
- Quando disponíveis, painéis virais ou testes moleculares para os principais agentes etiológicos de meningoencefalites bacterianas ou virais devem ser incluídos. Também deve abranger a análise do lactato no liquor de todos os pacientes com suspeita de meningoencefalites infecciosas, já que tem alta acurácia para diferenciar meningites virais de meningoencefalites bacterianas
  - Essa análise provou-se útil mais recentemente na literatura e, embora muitos gasômetros disponíveis em setores de emergência sejam capazes de realizar essa análise na atualidade, muitos serviços não protocolizaram seu uso, restando a iniciativa do plantonista
- Após a ressuscitação inicial, com a avaliação clínica e o resultado dos exames laboratoriais em mãos, é possível definir a etiologia mais provável e a conduta a ser seguida

TABELA 24.1

Liquor nas meningoencefalites infecciosas agudas.

Parâmetro	Meningoencefalite bacteriana	Meningite viral	Encefalite herpética	Meningite tuberculosa	Meningite criptocóccica
Pressão de abertura (cmH$_2$O)	Em geral, aumentada (> 20 cmH$_2$O)	Normal a pouco aumentada	Normal a pouco aumentada	Normal a pouco aumentada	Muito aumentada, em geral > 25 cmH$_2$O
Leucócitos	> 500; em geral > 1.000 Predomínio neutrofílico	5 a 500 (raros relatos de normalidade) Predomínio linfomonocitário	> 5 Predomínio linfomonocitário	> 5 Predomínio linfomonocitário	Normal ou discreto predomínio linfomonocitário
Hemácias	Normal	Normal	Normal ou aumentadas	Normal	Normal
Glicose liquórica/ sérica	< 0,6	> 0,6	> 0,6	< 0,6	> 0,6
Proteínas	> 50 mg/dℓ	Normal ou pouco elevadas	Normal ou pouco elevadas	> 50	> 50
Lactato	> 3 mmol/ℓ	< 3 mmol/ℓ (pode estar aumentado)	< 3 mmol/ℓ	Normal ou aumentado	Normal ou aumentado

- Pacientes com hipótese de meningoencefalites bacterianas devem ter sua antibioticoterapia guiada pelos resultados microbiológicos, e a internação é mandatória
- Nas situações em que o paciente imunocompetente não apresenta critérios clínicos de sepse ou gravidade e em que haja suspeita forte de meningite viral, a condução poderá ser meramente sintomática, com alta hospitalar e observação em domicílio, considerando suporte familiar adequado e orientações sobre sinais de alarme
- Sugere-se a utilização de uma escala denominada *Bacterial Meningitis Score* (BMS), capaz de descartar com boa acurácia o diagnóstico de meningite bacteriana. Assim, espera-se que um paciente candidato à alta precoce pontue zero nessa escala, que é descrita a seguir:
  - Coloração de Gram do liquor positiva: 1 ponto
  - Leucócitos no liquor > 1.000/mm^3: 1 ponto
  - Proteínas $\geq$ 80 mg/dℓ: 1 ponto
  - Leucócitos no sangue > 10.000/mm^3: 1 ponto
  - Crise convulsiva: 1 ponto
- Se disponível, deve-se avaliar também um corte de lactato no liquor < 3 mmol/ℓ para descartar hipótese de meningites bacterianas, devido ao seu alto valor preditivo negativo
- Se houver suspeita de meningite ou meningoencefalite aguda, deve-se prescrever a primeira dose de dexametasona 0,15 mg/kg IV, a cada 8 horas (adultos 10 mg/dose), e de antibiótico intravenoso empírico adequado para o perfil epidemiológico. A corticoterapia deve ser mantida por 2 a 4 dias, caso o patógeno não seja identificado nesse tempo; posteriormente, essa classe de fármacos poderá ser mantida se houver edema cerebral vasogênico
- Nos casos de confirmação de meningite meningocócica ou bacteriana por *Haemophilus*, deve-se prescrever profilaxia para contactantes próximos ou aqueles que tiveram contato com secreções dos pacientes.

Lembrete de conduta

> ▶ Em caso de suspeita de encefalite herpética (crise epiléptica, evolução subaguda, alterações comportamentais, coma, vesículas em face/orofaringe), deve-se associar também aciclovir 10 mg/kg/dose IV a cada 8 horas
>
> ▶ Se o BMS for zero, o lactato no liquor < 3 mmol/ℓ e o paciente imunocompetente apresentar-se clinicamente bem, sem outras indicações de internação, pode ter alta sem antibióticos e com reavaliação ambulatorial precoce.

Como conduzir uma meningoencefalite bacteriana?

- Muitas bactérias são capazes de causar infecções do SNC, em geral causando quadros de meningoencefalites
- A bactéria mais comumente associada à meningoencefalite comunitária no Brasil é a *Neisseria meningitidis*, ou meningococo. Outras bactérias comuns incluem *Streptococcus pneumoniae* (pneumococo) e *Haemophilus influenzae*
- Menos relatadas, porém ainda de relevância clínica, são *Listeria monocytogenes*, *Streptococcus agalactiae*, *Klebsiella pneumoniae*, *Enterobacter* sp., *Proteus* sp. e *Salmonella* sp.
- O pneumococo é um diplococo gram-positivo e está associado à meningoencefalite de grande gravidade clínica com possíveis sequelas, incluindo surdez neurossensorial, epilepsia, déficits focais e neuropsiquiátricos. A corticoterapia precoce é utilizada para diminuir tais sequelas (Figura 24.1), especialmente as auditivas
- O meningococo é um diplococo gram-negativo aeróbio, podendo estar associado a doença sistêmica com ou sem meningoencefalite. Assim como o pneumococo, apresenta grande gravidade clínica e pode evoluir para edema cerebral, efusões subdurais, hidrocefalia e crises epilépticas. Nesse caso, a terapia antibiótica inicial deve ser empírica, com base no perfil epidemiológico do paciente e no seu quadro clínico (Figura 24.2)
- Eventualmente, o perfil microbiológico de cada região pode ser variado e o esquema antibiótico mais adequado é o que foi estudado individualmente no hospital e região (Tabela 24.2).

Como conduzir uma meningite viral?

- Diferentemente das meningoencefalites bacterianas e da encefalite herpética, as doenças meníngeas agudas mais comuns associadas a vírus são doenças benignas e autolimitadas, sem necessidade de tratamento específico
- Os principais vírus causadores são enterovírus e herpes-vírus simples tipo 2 (HSV-2), podendo também ser causados por outros, como vírus da caxumba, arbovírus, vírus da coriomeningite linfocitária e inclusive o próprio vírus HIV
- Eventualmente, o quadro de meningite viral evolui para acometimento encefalítico, necessitando de tratamento de suporte
- Na avaliação clínica dos pacientes com essa suspeita, algumas dicas clínicas ou quadros associados podem sugerir a etiologia:
  - Vírus Coxsackie A: exantema e herpangina
  - Vírus Coxsackie B: pleurodinia, neurite braquial, pericardite ou orquite

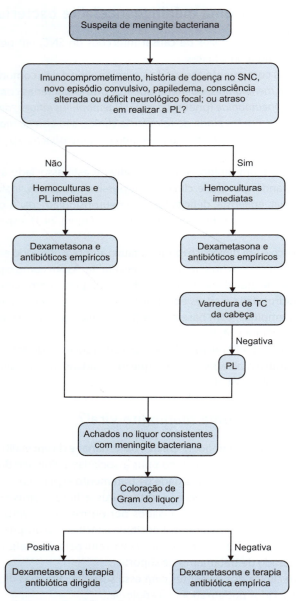

FIGURA 24.1 Tratamento das meningites bacterianas. PL: punção lombar; SNC: sistema nervoso centra; TC: tomografia computadorizada.

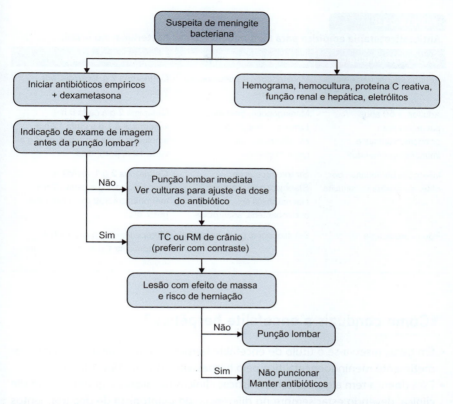

FIGURA 24.2 Investigação laboratorial e de imagem das infecções agudas do sistema nervoso central. RM: ressonância magnética; TC: tomografia computadorizada.

- Enterovírus 71: síndrome mão–pé–boca ou paralisia flácida
- Enterovírus 70: conjuntivite epidêmica
- Vírus da coriomeningite linfocitária: contato com ratos domésticos (*Mus musculus*)
- HSV-2: lesões genitais; pode estar relacionado com meningite de repetição (meningite de Mollaret)
• No caso da meningite por HSV-2, quando há identificação precoce, sugere-se tratamento com aciclovir ou valaciclovir, por via oral, por 5 a 7 dias, porém esse esquema é controverso
• Em geral, no Brasil, há demora na identificação do patógeno e o paciente muitas vezes recebe alta antes de ter o resultado.

Parte 4 • Emergências Neurológicas

TABELA 24.2

Antibioticoterapia empírica para meningoencefalites bacterianas no Brasil.

Grupo epidemiológico	Bactérias mais prováveis	Antibióticos sugeridos
Adultos imunocompetentes	Meningococo e pneumococo	Ceftriaxona 2 g 1 vez/dia, por 7 dias
Adultos > 50 anos, pacientes com doenças crônicas e imunocomprometidos	Meningococo, pneumococo, *Listeria monocytogenes*, *H. influenzae*, bacilos gram-negativos	Cefepima 2 g a cada 8 h + vancomicina 1 g a cada 12 h + ampicilina 1 g a cada 6 h, ou 2 g a cada 12 h, por 7 dias
Infecções bacterianas por otite, mastoidite ou sinusite	*Streptococcus* sp., *Staphylococcus aureus*, *Haemophilus* sp., enterobactéria, anaeróbios	Ceftriaxona 2 g 1 vez/dia + vancomicina 1 g a cada 12 h + metronidazol 500 mg a cada 6 h, por 7 dias
Pós-neurocirurgia	Estafilococos, gram-negativos	Meropeném 1 g a cada 8 h + vancomicina 1 g a cada 12 h, por 7 dias

◀Como conduzir a encefalite herpética?

- Em geral, reserva-se o título de encefalite herpética a uma grave forma de acometimento meningoencefalítico pelo herpes-vírus simples tipo 1 (HSV-1)
- Essa doença tem algumas características clínicas peculiares e grande gravidade clínica, devendo estar sempre no diferencial do plantonista de departamentos de emergência
- Trata-se de enfermidade com pico de incidência bimodal, abaixo dos 20 e acima dos 50 anos. Pode ser causada na primoinfecção e ser reativada após anos do primeiro contato
- Clinicamente, manifesta-se de forma aguda ou subaguda, com febre, cefaleia e, às vezes, com sinais de irritação meníngea
- Pode haver alterações comportamentais progressivas, crises epilépticas ou estado de mal epiléptico e outros sinais focais, geralmente remetendo à topografia do lobo temporal mesial, como afasia e déficit de memória episódica
- Seu diagnóstico eventualmente é desafiador, sobretudo quando a disponibilidade do exame de reação em cadeia de polimerase para herpes é limitada. Alguns exames complementares são usados para apoio diagnóstico, como:
  - RM: pode evidenciar acometimento do lobo temporal ou frontal inferior (Figura 24.3)

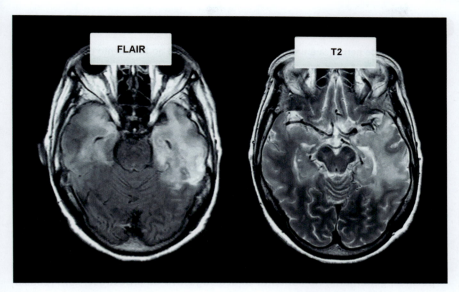

FIGURA 24.3 Ressonância magnética encefálica com acometimento temporal típico da encefalite herpética.

- Eletroencefalograma (EEG): alterado em até 80% dos casos, inclusive podendo apresentar atividade periódica lateralizada, achado classicamente relacionado com encefalite herpética
- Exame do liquor: em geral, apresenta-se alterado, conforme descrito na Tabela 24.1, inclusive sendo eventualmente hemorrágico. Contudo, em 5% das vezes, o resultado inicial do liquor é negativo, sendo sugerido repetir a punção em 48 a 72 horas, caso haja forte suspeita clínica
- O tratamento indicado é aciclovir intravenoso 10 mg/kg/dose, a cada 8 horas, por 14 a 21 dias, sendo a demora na implementação da terapêutica um marcador de mau prognóstico
- A associação ao valaciclovir por via oral não mostrou benefício em relação à monoterapia com aciclovir por via intravenosa, porém há poucos estudos a esse respeito publicados até o momento da elaboração deste livro
- Cerca de 20% dos pacientes têm uma evolução com recidiva do quadro encefalítico, que atualmente se atribui a uma encefalite autoimune do tipo anti-NMDAr, ocorrendo de 2 a 6 semanas após o período inicial. Nesse caso, o diagnóstico é confirmado pela dosagem de anticorpos anti-NMDAr no liquor, e indicada a pulsoterapia.

Parte 4 • Emergências Neurológicas

> ### Lembrete de conduta
>
> ▶ A encefalite herpética é uma doença grave cujo atraso no tratamento determina pior prognóstico
>
> ▶ O diagnóstico pode ser auxiliado por RM de crânio, EEG e teste molecular no liquor
>
> ▶ O tratamento é realizado com aciclovir 10 mg/kg/dose IV a cada 8 horas
>
> ▶ Pode ocorrer encefalite autoimune do tipo anti-NMDAr após 2 a 6 semanas do quadro inicial, sendo indicada nova punção com análise dos autoanticorpos e implementação de pulsoterapia.

◣Como conduzir as encefalites virais não herpéticas?

- Muitos vírus podem causar quadros encefalíticos e, no Brasil, é muito prevalente a encefalite por dengue
- Cerca de 1 a 2% dos pacientes com dengue desenvolve quadro encefalítico inespecífico, geralmente no contexto clínico sugestivo da arbovirose, com rebaixamento do nível de consciência e déficits multifocais
- O liquor pode ser normal ou semelhante a meningites virais, sendo evidenciadas alterações inespecíficas em neuroimagem, como edema cerebral
- O prognóstico global é favorável caso haja tratamento de suporte; entretanto, estima-se que 20% dos pacientes desenvolvam sequelas neurológicas
- Outros vírus potencialmente causadores de encefalite são:
  - Raiva: doença viral grave com evolução fulminante, transmitida pela saliva de mamíferos doentes
  - Herpes-vírus simples tipo 6: encefalite límbica em pacientes pós-transplantados (síndrome PALE)
  - Citomegalovírus: praticamente exclusivo de imunocomprometidos graves, causa mielorradiculoencefalopatia
  - Encefalite do Oeste do Nilo: recentemente introduzida no Brasil, quadro encefalítico associado ou não à paralisia flácida aguda
  - Herpes-zóster: vasculotrópico, causa episódios *stroke-like* ou AVEi franco.

◣Como conduzir os abscessos cerebrais?

- Abscessos cerebrais são lesões supurativas do encéfalo, comportando-se como uma lesão com efeito de massa
- Em geral, são causados por infecções contíguas como otites, mastoidites e sinusites ou, eventualmente, têm disseminação hematogênica

Capítulo 24 • Infecções Agudas do Sistema Nervoso Central

- Cerca de 30% dos pacientes apresentam flora polimicrobiana, incluindo estafilococos, anaeróbios e gram-negativos
- Pacientes com anemia falciforme têm risco aumentado para abscessos cerebrais por *Salmonella* e pneumococo
- Grandes queimados são suscetíveis a abscessos por pseudomonas, e imunocomprometidos em geral por nocardiose e *Rhodococcus*
- Clinicamente, apresentam-se com sinais atribuíveis a lesão por efeito de massa, como cefaleia nova, crises epilépticas, confusão mental, hipertensão intracraniana com evolução progressiva, em geral de forma aguda ou subaguda
- Deve-se pensar em abscesso quando há quadro clínico compatível no caso de pacientes com fatores de risco como infecções ativas conhecidas possivelmente associadas, comorbidades como diabetes, imunossupressão, etilismo, cardiopatia congênita, manipulação neurocirúrgica ou traumatismo penetrante
- Febre é um sinal sugestivo, porém menos de 50% dos casos apresenta tal sinal, não sendo prudente utilizar sua ausência como fator excludente do diagnóstico
- Exames complementares, como marcadores inflamatórios e hemograma, podem estar alterados, porém a normalidade também não descarta esse diagnóstico. Na hipótese clínica, é imprescindível realizar neuroimagem com contraste, preferencialmente RM, já que a TC pode apresentar-se normal nas fases iniciais e não é satisfatória para avaliação de resposta ao tratamento. Em geral, o exame do liquor não traz benefícios e é contraindicado, por risco de herniação cerebral
- Diferentemente das meningoencefalites bacterianas, no caso do abscesso cerebral, se houver perspectiva de drenagem cirúrgica em até 24 a 48 horas da entrada do paciente, os antibióticos podem ser postergados e guiados por cultura, porém, na hipótese contrária, deve-se iniciar antibioticoterapia empírica com cobertura para anaeróbios (cefalosporina de terceira geração + metronidazol)
- O tratamento de escolha para o edema cerebral vasogênico é a corticoterapia, não sendo indicada para todos os pacientes
- A drenagem cirúrgica pode ser evitada em lesões menores de 2,5 cm de diâmetro, inacessíveis ou em pacientes com risco cirúrgico proibitivo.

Como fazer a quimioprofilaxia nas meningites bacterianas?

- A quimioprofilaxia é indicada somente para os contatos próximos de casos suspeitos de meningite por *H. influenzae* tipo B e doença meningocócica
- Muito embora não assegure efeito protetor absoluto e prolongado, tem sido adotada como uma medida eficaz na prevenção de casos secundários, principalmente em não imunizados

- Indicada para os contatos próximos de casos suspeitos de meningite por *H. influenzae* tipo B nas seguintes situações:
  - Moradores do mesmo domicílio, que tenham contato com criança menores que 4 anos não vacinadas ou parcialmente vacinadas, ou com criança imunocomprometida independentemente da situação vacinal
  - Em ambientes coletivos (p. ex., escolas e creches), é indicada quando dois ou mais casos de doença invasiva ocorreram em um intervalo de até 60 dias. Nesse caso, a quimioprofilaxia deve ser prescrita para todas as crianças e cuidadores, independentemente da idade ou estado vacinal
  - Também é indicada para o paciente em tratamento, caso não esteja recebendo cefalosporina de terceira geração
- Na doença meningocócica, todos os contatos próximos, como moradores do mesmo domicílio, indivíduos que compartilham o mesmo dormitório (em alojamentos, quartéis, entre outros), comunicantes de creches e escolas e pessoas diretamente expostas às secreções do paciente (inclusive profissionais da saúde expostos sem equipamentos de proteção individual adequados), independentemente do estado vacinal, deverão receber quimioprofilaxia
- É importante observar o cartão vacinal, pois crianças e adolescentes não vacinados devem receber a quimioprofilaxia e atualizar seu cartão vacinal conforme preconizado pelo Plano Nacional de Imunização feito pelo Ministério da Saúde
- O antibiótico de escolha para a quimioprofilaxia é a rifampicina, que deve ser administrada em dose adequada e simultaneamente a todos os contatos próximos, preferencialmente até 48 horas da exposição à fonte de infecção (doente), considerando o prazo de transmissibilidade e o período de incubação da doença. Esse fármaco é recomendado porque atinge altas concentrações nas secreções respiratórias e erradica o *H. influenzae* tipo B da nasofaringe de aproximadamente 95% dos portadores
- No caso da doença meningocócica, existem alternativas de quimioprofilaxia (Tabela 24.3), porém o Ministério da Saúde recomenda a rifampicina como primeira escolha para evitar a seleção de cepas resistentes do meningococo

TABELA 24.3

Quimioprofilaxia na doença meningocócica.

Fármaco	Idade	Dose	Intervalo	Duração
Rifampicina	< 1 mês	5 mg/kg	A cada 12 h	2 dias
	1 mês a adulto	10 mg/kg/dose	A cada 12 h	2 dias
Ceftriaxona	< 12 anos	125 mg IM	–	Dose única
	≥ 12	250 mg IM	–	Dose única
Ciprofloxacino	> 18 anos	500 mg VO	–	Dose única

IM: intramuscular; VO: via oral.

Capítulo 24 • Infecções Agudas do Sistema Nervoso Central

- A dose administrada e o tempo de profilaxia diferem de acordo com o agente etiológico (Tabela 24.4).

TABELA 24.4

Quimioprofilaxia com rifampicina indicada para *H. influenzae*.

Faixa etária	Dose	Intervalo	Duração
Adultos	600 mg/dose	A cada 24 h	4 dias
> 1 mês a 10 anos	20 mg/kg/dose	A cada 24 h	4 dias
< 1 mês	10 mg/kg/dose	A cada 24 h	4 dias

Como conduzir o paciente imunocomprometido?

- Os pacientes imunocomprometidos (transplantados, oncológicos em quimioterapia, portadores de HIV sem controle de doença, entre outros) estão suscetíveis a um espectro maior de agentes causadores de infecção do SNC
- De acordo com a característica de imunocomprometimento, devem-se considerar determinados agentes etiológicos, além do diagnóstico diferencial (como neutropenia febril com rebaixamento do nível de consciência no paciente em nadir de quimioterapia)
- Contudo, há pontos de vital importância em comum entre tais pacientes imunocomprometidos: a realização de exame de imagem (TC com contraste) previamente à punção lombar. Nesses casos, se a imagem descartar risco de herniação, deve-se realizar a punção lombar para coleta de liquor
  - O *International Encephalitis Consortium* sugere que sejam coletados, nesses casos, 20 ml de liquor para que sejam realizados os exames necessários, e inclusive armazenado material em caso de necessidade de novas pesquisas
- O tratamento na sala de emergência deve ser precoce e eficaz. Para isso, imediatamente após a suspeita de infecção do SNC em paciente com história ou suspeita de imunossupressão, recomenda-se instituir antibioticoterapia empírica, que, nesses casos, deve cobrir as bactérias adquiridas na comunidade, expandindo para gram-negativos com cobertura para *Pseudomonas aeruginosa*
  - Nesse contexto, recomenda-se a antibioticoterapia com vancomicina + cefepima + ampicilina
  - Além disso, se houver sinais de encefalite, recomenda-se terapia empírica precoce para encefalite herpética com aciclovir
  - Por fim, também deve ser introduzida a dexametasona, que parece melhorar o desfecho em alguns casos de meningite.

Lembrete de conduta

O paciente imunocomprometido deve:

▸ Realizar exame de imagem antes da punção lombar

▸ Ter liquor coletado (20 mℓ) para adequado estudo de material

▸ Ter terapia empírica precoce com cefepima 2 g a cada 8 horas + vancomicina 1 g a cada 12 horas (15 mg/kg) + ampicilina 2 g a cada 12 horas + aciclovir 10 mg/kg a cada 8 horas + dexametasona 10 mg a cada 8 horas.

Bibliografia

Attia J, Hatala R, Cook DJ, Wong JG. The rational clinical examination. Does this adult patient have acute meningitis? JAMA. 1999;282(2):175-81.

Brasil. Ministério da Saúde. Guia de vigilância em Saúde 2019. Volume Único 2019. Disponível em: http://bvsms.saude.gov.br/bvs/publicacoes/guia_vigilancia_saude_3ed.pdf. Acesso em: 30/11/2020.

Christo PP. "Time is brain" also for bacterial meningitis. Arq Neuropsiquiatr. 2019; 77(4):221-3.

Gaieski DF, Nathan BR, Weingart SD, Smith WS. Emergency neurologic life support: meningitis and encephalitis. Neurocrit Care. 2017;27(Suppl 1):124-33.

Jain R, Chang WTW. Emergency department approach to the patient with suspected central nervous system infection. Emerg Med Clin North Am. 2018;36(4):711-22.

Stephens RJ, Liang SY. Central nervous system infections in the immunocompromised adult presenting to the emergency department. Emerg Med Clin North Am. 2021;39(1):101-21.

Tunkel AR, Hasbun R, Bhimraj A, Byers K, Kaplan SL, Scheld WM *et al.* 2017 Infectious Diseases Society of America's Clinical Practice Guidelines for Healthcare-Associated Ventriculitis and Meningitis. Clin Infect Dis. 2017;64(6):e34-65.

25

Acidente Vascular Encefálico Isquêmico

Rômulo Augusto dos Santos e Fábio de Nazaré Oliveira

Considerações importantes

- O acidente vascular encefálico (AVE) é a principal causa de morte no Brasil e de incapacidade no mundo, e sua mortalidade é maior imediatamente após o evento agudo
- Tratamento rápido e adequado é capaz de recuperar tecidos cerebrais ainda viáveis, minimizando danos. Tempo é cérebro!
- Na anamnese, a informação mais valorizada é o tempo de início dos sintomas, visto que a trombólise intravenosa só pode ser realizada em até 4,5 horas. É importante lembrar que a instauração precoce da terapêutica propicia maior sobrevida e redução da morbidade
- As manifestações clínicas de um evento vascular isquêmico não são apenas motoras, podendo variar de acordo com a área cerebral acometida pela lesão, e o emergencista deve atentar-se para as muitas condições clínicas que podem mimetizar um acidente vascular encefálico isquêmico (AVEi)
- Tomografia computadorizada (TC) é o exame de imagem de escolha na emergência e deverá ser realizada em até 25 minutos da admissão no paciente no hospital
- Suporte clínico e controle dos fatores de neuroproteção são essenciais no manejo do paciente com AVEi
- Trombólise intravenosa com infusão de alteplase (t-PA) é a opção de tratamento para pacientes elegíveis na fase aguda do AVEi, e sua dose é de 0,9 mg/kg (10% em *bolus* e 90% em 1 hora)
- Pacientes não elegíveis para terapia trombolítica terão manejo pressórico mais permissivo, mantendo sua pressão arterial até 220/120 mmHg.

Quais os mecanismos geradores do acidente vascular encefálico isquêmico?

- O AVE é a principal causa de morte no Brasil e de incapacidade no mundo. A cada 5 minutos, um brasileiro morre em decorrência dessa doença, contabilizando mais de 100 mil óbitos por ano. Estatisticamente, 1 em cada 6 pessoas no mundo terá um AVE durante a sua vida

- No AVE isquêmico (AVEi) – definido por desenvolvimento de déficit neurológico de maneira súbita ou rapidamente progressiva, decorrente de redução do fluxo vascular cerebral ou retiniano –, o período de maior mortalidade é o imediatamente após o evento agudo, sendo a incidência de 8 a 20% nos primeiros 30 dias. Nessa condição clínica, o comprometimento pode ser focal ou por vezes global, geralmente associado a lesão em exames de neuroimagem (TC ou ressonância magnética [RM]). Com a instalação dessa injúria isquêmica, ocorrem alterações estruturais e funcionais no parênquima cerebral acometido, surgindo, então, duas áreas distintas:
  - Região de infarto cerebral, na qual os danos funcional e estrutural são irreversíveis
  - Região funcionalmente comprometida, porém, estruturalmente viável, denominada zona de penumbra isquêmica. Esta apresenta fluxo sanguíneo reduzido, porém suficiente para manter a viabilidade celular temporariamente. Essa região é o principal alvo das medidas terapêuticas na fase aguda do AVEi, pela capacidade de recuperação do parênquima viável
- Sendo assim, o AVE é uma emergência médica que requer pronto diagnóstico e instituição de terapêutica rápida e adequada visando reduzir a chance de óbito, além de minimizar danos cerebrais e possíveis complicações e sequelas.

Etiologia

- Dentre os AVEs, cerca de 88% deles são isquêmicos (Tabelas 25.1 e 25.2) e 12% são de natureza hemorrágica. Destes últimos, aproximadamente 9% decorrem de hemorragia intracerebral, e 3% de hemorragia subaracnóidea (HSA) aguda
- As principais condições causadoras de AVEi são as lacunas/a doença de pequenos vasos, a doença cerebrovascular aterosclerótica e a cardioembolia.

TABELA 25.1

Mecanismos trombóticos do acidente vascular encefálico.

Mecanismo fisiopatológico	Considerações e exemplos
Doença cerebrovascular aterosclerótica	Decorrente de arteriosclerose de grandes e pequenos vasos. Fatores de risco comuns aos das doenças cardiovasculares (HAS, DM, dislipidemia, tabagismo)

(continua)

TABELA 25.1

Mecanismos trombóticos do acidente vascular encefálico. (*Continuação*)

Mecanismo fisiopatológico	Considerações e exemplos
Lacunas (lipo-hialinose)	Obstrução arterial decorrente de hiperplasia da túnica média dos pequenos vasos associada a depósito de material fibrinoide e lipídico, com consequente trombose dos vasos Principais fatores de risco associados: HAS e idade
Doenças vasculares não ateroscleróticas	Dissecção arterial, vasculites, malformações vasculares, displasia fibromuscular
Distúrbios hematológicos	Coagulopatias (deficiência das proteínas C e S e do fator V de Leiden, mutação no gene da protrombina), síndrome do anticorpo antifosfolipídico, anemia falciforme, policitemia vera, distúrbios plaquetários, condições infecciosas/inflamatórias, neoplasias que cursam com estado pró-trombótico

HAS: hipertensão arterial sistêmica; DM: diabetes melito.

TABELA 25.2

Mecanismos embólicos do acidente vascular encefálico.

Mecanismo fisiopatológico	Exemplos
Cardioembolia	Fibrilação atrial, *flutter* atrial, valvopatia reumática (mitral ou aórtica), próteses valvares (mecânica ou biológica), trombos intracavitários cardíacos, infarto agudo do miocárdio prévio (< 1 mês), miocardiopatia dilatada, endocardite infecciosa, insuficiência cardíaca de fração reduzida
Ateroembolia	Ateroembolia aórtica, ateroembolia arterioarterial

▌Quais as manifestações clínicas do acidente vascular encefálico de acordo com a região arterial acometida?

Os déficits neurológicos no AVEi podem variar na sua forma de instalação. Os eventos decorrentes de mecanismos trombóticos podem apresentar instalação com progressão ao longo do tempo, e as isquemias de etiologia embólica, em geral, instituem-se de maneira mais abrupta, alcançando rapidamente seu ápice.

As manifestações clínicas dependem da região vascular acometida, que pode ser:

- Artéria cerebral média:
  - Déficits sensitivo e motor contralateral com predomínio braquiofacial
  - Afasia (hemisfério cerebral dominante)
  - Negligência (hemisfério cerebral não dominante)

Parte 4 • Emergências Neurológicas

- Artéria cerebral anterior:
  - Déficits sensitivo e motor contralateral com predomínio crural
  - Sinais de frontalização (irritabilidade e mudança de comportamento)
- Artéria vertebral:
  - Náuseas, vômito e tonturas
  - Acometimento de pares cranianos
  - Alterações cerebelares (mudanças em marcha e equilíbrio)
- Artéria cerebral posterior:
  - Alterações de campo visual bilateral
  - Rebaixamento do nível de consciência
  - Déficit sensitivo bilateral
  - Alteração de memória, funções executivas, linguagem, personalidade e comportamento.

◣ Quais os principais diagnósticos diferenciais do acidente vascular encefálico?

Na Tabela 25.3 são apresentados os principais diagnósticos diferenciais no AVE.

TABELA 25.3

Diagnóstico diferencial de acidente vascular encefálico.

Diagnósticos diferenciais	Características clínicas
Crise convulsiva ou estado pós-ictal	Diferenciar com estado pós-ictal (paralisia de Todd): • História prévia de epilepsia • Crise convulsiva testemunhada anteriormente ao déficit neurológico
Distúrbios tóxicos	História de uso abusivo de medicação ou de substâncias psicoativas
Distúrbios metabólicos	Em geral, cursam com rebaixamento do nível de consciência Os principais exemplos incluem hipoglicemia, estado hiperglicêmico, distúrbios de sódio e cálcio
Neoplasia intracraniana	Evolução gradual dos sintomas História de malignidade primária em outro sítio Déficit neurológico precedido por crise convulsiva
Neuroinfecção	História de deficiência imunológica Principais exemplos incluem neurotoxoplasmose, tuberculose cerebral e neurocriptococose

(continua)

Capítulo 25 • Acidente Vascular Encefálico Isquêmico — 349

TABELA 25.3

Diagnóstico diferencial de acidente vascular encefálico. (*Continuação*)

Diagnósticos diferenciais	Características clínicas
Abscesso cerebral	História de febre Suspeita de endocardite Uso abusivo de drogas ilícitas injetáveis Neuroimagem típica
Síncope	Evento fugaz Após recuperação do nível de consciência, não restam déficits neurológicos
Estado confusional agudo	Associado a distúrbios metabólicos e infecciosos, principalmente em idosos Quadro clínico melhora com a resolução da patologia de base
Migrânea com aura	História prévia de migrânea com eventos semelhantes Déficits neurológicos focais reversíveis Surgimento de cefaleia migranosa em até 1 h após início do quadro
Amnésia global transitória	Amnésia anterógrada isolada não associada a déficits sensitivos ou motores Fala preservada Duração média < 12 h
Surto de esclerose múltipla	Suspeitar em pacientes jovens Déficits neurológicos com topografia cerebral múltipla Associação com sinais/sintomas medulares e/ou oculares TC de crânio pode ser normal (necessária realização de RM para diagnóstico)
Encefalopatia hipertensiva	Pode ser acompanhada de cegueira cortical sem outros déficits focais Níveis pressóricos elevados Associada à cefaleia Paciente cursa com *delirium* Pode ocorrer crise convulsiva TC de crânio pode demonstrar edema cerebral
Encefalopatia de Wernicke	História de uso abusivo de álcool Ataxia Oftalmoplegia/nistagmo Confusão mental
Labirintopatia	Vertigem de origem periférica pode ser confundida com acidente vascular de circulação posterior Labirintopatias não são acompanhadas de disartria e ataxia de membros Nos quadros periféricos, o paciente mantém-se em pé com os pés juntos, com piora do equilíbrio com os olhos fechados

(*continua*)

TABELA 25.3

Diagnóstico diferencial de acidente vascular encefálico. (*Continuação*)

Diagnósticos diferenciais	Características clínicas
Distúrbios psicossomáticos	Exame neurológico inconsistente Achados neurológicos com distribuição não vascular
Hematoma subdural	Investigar história prévia de traumatismo craniano Instalação progressiva dos déficits neurológicos TC de crânio com imagem típica

RM: ressonância magnética; TC: tomografia computadorizada.

◥Quais exames complementares devem ser solicitados em casos de acidente vascular encefálico?

Alguns exames gerais devem ser realizados prontamente na admissão do paciente com suspeita de AVE na emergência (Tabela 25.4). Embora seja desejável saber os resultados desses testes nos casos elegíveis para infusão de alteplase, a terapia trombolítica não deve ser postergada enquanto se aguardam tais resultados, a menos que exista suspeita clínica de sangramento ou trombocitopenia ou o paciente tenha recebido heparina, varfarina ou outros anticoagulantes.

TABELA 25.4

Exames complementares indicados para pacientes com acidente vascular encefálico agudo.

Todos os pacientes
- TC de crânio não contrastada ou RM encefálica
- Glicemia
- Saturação de oxigênio
- Eletrólitos séricos/função renal
- Hemograma completo
- Coagulograma
- Eletrocardiograma

Pacientes selecionados
- Função hepática
- Rastreamento toxicológico/dosagem alcoólica sérica
- Teste de gravidez
- Gasometria arterial (na suspeita de hipoxemia)
- Radiografia de tórax
- Punção liquórica
- Eletroencefalograma (se suspeita de crise convulsiva)

RM: ressonância magnética; TC: tomografia computadorizada.

Tomografia computadorizada de crânio

A TC de crânio sem contraste (Figuras 25.1 a 25.5) é recomendada como método diagnóstico inicial em razão de sua ampla disponibilidade, rapidez de execução e capacidade de fornecer as informações mínimas necessárias para a tomada de decisões terapêuticas na emergência (Tabela 25.5).

TABELA 25.5

Alterações na tomografia computadorizada de crânio no acidente vascular encefálico.

- Indefinição da transição córtico–subcortical (Figura 25.1)
- Apagamento de sulcos corticais (Figura 25.1)
- Hipodensidade do parênquima (Figura 25.2)
- Hiperdensidade no interior de uma artéria cerebral (Figura 25.3)

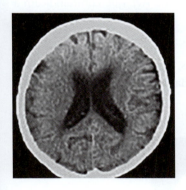

FIGURA 25.1 Tomografia computadorizada de crânio demonstrando indefinição da transição córtico–subcortical com apagamento de sulcos corticais de hemisfério cerebral direito.

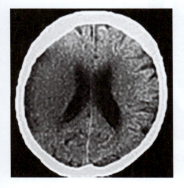

FIGURA 25.2 Tomografia computadorizada de crânio demonstrando hipodensidade em formação no parênquima do hemisfério cerebral direito.

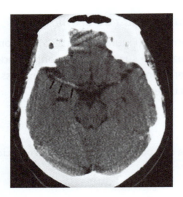

FIGURA 25.3 Tomografia computadorizada de crânio demonstrando hiperdensidade no interior da artéria cerebral média direita.

Existem achados na TC de crânio na fase aguda do AVE que contraindicam a terapia trombolítica intravenosa. São eles:

- Hemorragias intracranianas (Figura 25.4)
- Causas não vasculares de sintomas neurológicos, como abscessos e neoplasias
- Grande área hipodensa ocupando mais de 1/3 da região da artéria cerebral média sugerindo AVE extenso (Figura 25.5).

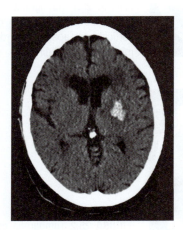

FIGURA 25.4 Tomografia computadorizada de crânio demonstrando hemorragia intraparenquimatosa em núcleos da base à esquerda.

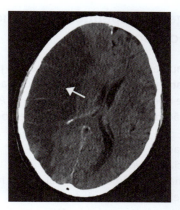

FIGURA 25.5 Tomografia computadorizada de crânio demonstrando hipodensidade extensa em toda a região da artéria cerebral média direita.

Ressonância magnética encefálica

Pode ser realizada em algumas situações especiais, como nos casos em que a TC de crânio não apresenta sensibilidade suficiente para auxiliar a decisão terapêutica na emergência (Tabela 25.6).

TABELA 25.6

Indicações de ressonância magnética na emergência no acidente vascular encefálico isquêmico (AVEi).

- Eventos isquêmicos de região posterior
- Avaliação da viabilidade de tecido cerebral (área de penumbra *versus* infarto irreversível), quando a janela de tempo para realização de trombólise intravenosa encontra-se próximo ao limite superior
- Dúvida diagnóstica/situações que mimetizam AVEi (estado pós-ictal, migrânea com aura, eventos de origem psicogênica)
- Pacientes com tempo de início dos sintomas indefinido

Lembrete de conduta

Na TC de crânio, o AVEi apresenta-se como uma imagem hipodensa, porém, nas primeiras horas após o início dos sintomas, o exame realizado pode ser normal em aproximadamente 30% dos casos, permanecendo sem alterações evidentes nas primeiras 24 horas em até 50% dos pacientes.

Qual a abordagem terapêutica inicial no acidente vascular encefálico isquêmico?

- Vale lembrar que "tempo é cérebro" e uma abordagem precoce no AVEi apresenta possibilidade de tratamento para minimização de danos
- Deve-se ter em mente que os objetivos do manejo do AVE na fase aguda são:
  - Minimizar a extensão do tecido cerebral com lesão irreversível (preservar a área de penumbra)
  - Reduzir a incapacidade
  - Prevenir a recorrência do evento
- Deve ser realizada uma avaliação emergencial rápida no intuito de classificar o paciente como elegível ou não à terapia trombolítica
- A trombólise química na fase aguda do AVEi visa à recanalização da artéria, com consequente reperfusão cerebral, sendo a administração intravenosa a via preferencial
- O fármaco utilizado para infusão intravenosa é conhecido como alteplase (ativador do plasminogênio tecidual recombinante [rt-PA]) e deve ser administrado em até 4,5 horas do início dos sintomas
- Tratamento trombolítico por via intra-arterial é uma alternativa em casos selecionados nos quais se espera uma resposta limitada da terapia intravenosa (Tabela 25.7)
- Após a admissão hospitalar, os passos executados na abordagem do AVEi devem ser realizados no menor tempo possível (Tabela 25.8)
- A abordagem de todos os pacientes com suspeita de AVEi na emergência é iniciada por 3 passos básicos que auxiliarão na decisão da melhor terapêutica a ser instituída: terapia trombolítica *versus* terapia de suporte clínico para os pacientes não elegíveis à trombólise.

Passo 1 | Obtenção de parâmetros clínicos

Tais parâmetros serão essenciais durante todo o tratamento, pois representam os fatores de neuroproteção a serem controlados: pressão arterial, frequência cardíaca, saturação de oxigênio, temperatura e glicemia capilar.

Passo 2 | Anamnese de informações coletadas (inclusive com o acompanhante do paciente)

- Além da realização da anamnese tradicional (idade, forma de instalação dos déficits e sequência de eventos), deve-se dar ênfase especial ao horário de início de sinais/sintomas

TABELA 25.7

Indicações de trombólise intra-arterial no acidente vascular encefálico.

- Janela de tempo de até 6 h do início dos sintomas
- Oclusão proximal de grande vaso
- Trombose aguda de artéria basilar
- Déficit neurológico grave
- História recente de grande cirurgia

TABELA 25.8

Tempos desejáveis na avaliação do acidente vascular encefálico isquêmico (AVEi).

Ação (da admissão até a)	Tempo desejável
Avaliação médica inicial	≤ 10 min
Avaliação por equipe do AVE	≤ 15 min
Realização de TC de crânio	≤ 25 min
Interpretação de TC de crânio	≤ 45 min
Início da infusão do trombolítico	≤ 60 min
Ingresso em unidade de AVE	≤ 3 h

TC: tomografia computadorizada.

- Pacientes que apresentem início do quadro a menos de 4,5 horas poderão ser elegíveis à terapia trombolítica intravenosa com infusão de alteplase
- Os critérios de inclusão para trombólise intravenosa incluem:
  - Diagnóstico clínico de AVE
  - > 18 anos
  - Evolução inicial do déficit < 4,5 horas antes da infusão do fibrinolítico
  - TC de crânio sem evidência de sangramentos, causas não vasculares de déficit e hipodensidade > 1/3 território de artéria cerebral média
  - Déficit neurológico significativo ou afasia pura (*National Institutes of Health Stroke Scale* [NIHSS] ≥ 4)
- Deve-se ainda questionar sobre antecedentes pessoais que possam contraindicar uma possível terapia trombolítica (Tabela 25.9).

Passo 3 | Exame físico neurológico

- O exame neurológico para abordagem inicial dos pacientes com suspeita de AVE na emergência deve ser direcionado. Para tal, utilizam-se escalas que possibilitam uma avaliação dos déficits neurológicos de maneira rápida e objetiva

TABELA 25.9

Critério de exclusão para terapia trombolítica.

Critérios de exclusão para terapia trombolítica com t-PA
- Paciente sem tempo definido do início dos sintomas
- Uso de heparina nas últimas 48 h com TTPA elevado
- AVEi ou TCE grave nos últimos 3 meses
- História de neoplasia intracraniana
- História pregressa de hemorragia intracraniana
- TC de crânio com hipodensidade precoce > 1/3 do território da artéria cerebral média
- PAS > 185 mmHg ou PAD > 110 mmHg (em 3 ocasiões, com 10 min de intervalo) refratária ao tratamento anti-hipertensivo
- Melhora rápida e completa dos sinais e sintomas no período anterior ao início da trombólise
- Déficits neurológicos leves (sem repercussão funcional significativa) – NIHSS < 4
- Cirurgia de grande porte ou procedimento invasivo nos últimos 14 dias
- Hemorragia geniturinária ou gastrintestinal nos últimos 21 dias ou história de varizes esofágicas
- Punção arterial em local não compressível na última semana
- Coagulopatia com TP prolongado (INR > 1,7), alterações de TTPA ou plaquetas < 100.000/mm³
- Glicemia < 50 mg/dℓ com reversão dos sintomas neurológicos após a correção
- Evidência de endocardite ou êmbolo séptico, pericardite
- Traumatismo grave nos últimos 14 dias
- Hepatite aguda, doença hepática grave, pancreatite
- Massagem cardíaca traumática nos últimos 10 dias
- NIHSS > 25

Contraindicações relativas
- Idade superior a 80 anos
- IAM recente (últimos 3 meses)
- Gravidez
- Crise epiléptica no início do déficit neurológico
- História de malformação vascular cerebral ou aneurisma cerebral
- Glicemia > 400 mg/dℓ

AVEi: acidente vascular encefálico isquêmico; IAM: infarto agudo do miocárdio; INR: índice internacional normalizado; NIHSS: *National Institutes of Health Stroke Scale*; PAD: pressão arterial diastólica; PAS: pressão arterial sistólica; t-PA: alteplase; TCE: traumatismo cranioencefálico; TP: tempo de protrombina; TTPA: tempo de tromboplastina parcial ativada.

- A escala padrão utilizada para avaliação da gravidade do déficit neurológico após um AVE é a NIHSS (Tabela 25.10). Ela pode ser rapidamente aplicada (em 5 a 8 minutos) e ainda se correlaciona com o prognóstico do evento.

TABELA 25.10

National Institute of Health Stroke Scale (NIHSS).

Instrução	Definição da escala
1a. Nível de consciência	0 = alerta; responde com entusiasmo 1 = não alerta, mas, ao ser acordado por mínima estimulação, obedece, responde ou reage 2 = não alerta; requer repetida estimulação (até dolorosa) para realizar movimentos (não estereotipados) 3 = responde somente com reflexo motor ou reações autonômicas, ou totalmente arresponsivo, flácido e arreflexo
1b. Perguntas de nível de consciência	0 = responde ambas as questões corretamente 1 = responde uma questão corretamente 2 = não responde nenhuma questão corretamente
1c. Comandos de nível de consciência	0 = realiza ambas as tarefas corretamente 1 = realiza uma tarefa corretamente 2 = não realiza nenhuma tarefa corretamente
2. Melhor olhar conjugado	0 = normal 1 = paralisia parcial do olhar. Esse escore é aplicado quando o olhar é anormal em um ou em ambos os olhos, mas não há desvio forçado ou paresia total do olhar 2 = desvio forçado ou paralisia total do olhar que não podem ser vencidos pela manobra oculoencefálica
3. Visual	0 = sem perda visual 1 = hemianopsia parcial 2 = hemianopsia completa 3 = hemianopsia bilateral (cego, incluindo cegueira cortical)
4. Paralisia facial	0 = movimentos normais simétricos 1 = paralisia facial leve (apagamento de prega nasolabial, assimetria no sorriso) 2 = paralisia facial central evidente (paralisia facial total ou quase total da região inferior da face) 3 = paralisia facial completa (ausência de movimentos faciais das regiões superior e inferior da face)
5. Motor (braço esquerdo [5a] ou direito [5b])	0 = sem queda; mantém o braço a 90° (ou a 45°) por 10 s completos 1 = queda; mantém o braço a 90° (ou a 45°), porém este apresenta queda antes de 10 s completos; não toca a cama ou outro suporte 2 = algum esforço contra a gravidade; o braço não atinge ou não mantém 90° (ou 45°), cai na cama, mas tem alguma força contra a gravidade 3 = nenhum esforço contra a gravidade; braço despenca 4 = nenhum movimento NT = amputação ou fusão articular; explique: _____

(continua)

Parte 4 • Emergências Neurológicas

TABELA 25.10
National Institute of Health Stroke Scale (NIHSS). (*Continuação*)

Instrução	Definição da escala
6. Motor (perna esquerda [6a] ou direita [6b])	0 = sem queda; mantém a perna a 30° por 5 s completos 1 = queda; mantém a perna a 30°, porém esta apresenta queda antes de 5 s completos; não toca a cama ou outro suporte 2 = algum esforço contra a gravidade; a perna não atinge ou não mantém 30°, cai na cama, mas tem alguma força contra a gravidade 3 = nenhum esforço contra a gravidade; perna despenca 4 = nenhum movimento NT = amputação ou fusão articular; explique: _____
7. Ataxia de membros	0 = ausente 1 = presente em 1 membro 2 = presente em 2 membros NT = amputação ou fusão articular; explique: _____
8. Sensibilidade	0 = normal; nenhuma perda 1 = perda sensitiva leve a moderada; a sensibilidade ao beliscar é menos aguda ou diminuída do lado afetado, ou há perda da dor superficial ao beliscar, mas o paciente está ciente de que está sendo tocado 2 = perda da sensibilidade grave ou total; o paciente não sente que está sendo tocado
9. Melhor linguagem	0 = sem afasia; normal 1 = afasia leve a moderada; alguma perda óbvia da fluência ou dificuldade de compreensão, sem limitação significativa das ideias ou forma de expressão. A redução do discurso e/ou compreensão, entretanto, dificulta ou impossibilita a conversação 2 = afasia grave; toda a comunicação é feita por meio de expressões fragmentadas; grande necessidade de interferência, questionamento e adivinhação por parte do ouvinte. A quantidade de informação que pode ser trocada é limitada; o ouvinte carrega o fardo da comunicação 3 = mudo, afasia global; nenhuma fala útil ou compreensão auditiva
10. Disartria	0 = normal 1 = disartria leve a moderada; paciente arrasta pelo menos algumas palavras e, na pior das hipóteses, pode ser entendido com alguma dificuldade 2 = disartria grave; a fala do paciente é tão empastada que chega a ser ininteligível (na ausência de afasia), ou é mudo/anártrico NT = intubado ou outra barreira física; explique: _____

(*continua*)

TABELA 25.10

***National Institute of Health Stroke Scale* (NIHSS). (*Continuação*)**

Instrução	Definição da escala
11. Extinção ou desatenção (antiga negligência)	0 = nenhuma anormalidade 1 = desatenção visual, tátil, auditiva, espacial ou pessoal, ou extinção à estimulação simultânea em uma das modalidades sensitivas 2 = profunda hemidesatenção ou hemidesatenção para mais de uma modalidade; não reconhece a própria mão e se orienta somente para um lado do espaço

Lembrete de conduta

Em situações em que o paciente acorde com déficits neurológicos e o período de sono for superior a 4,5 horas, ele torna-se não elegível à trombólise química, pois não há como definir o horário exato do início do evento.

Conduta para pacientes não elegíveis à terapia trombolítica

Após a avaliação de história clínica, exame físico e neuroimagem, os pacientes que não forem elegíveis à terapia trombolítica serão submetidos a tratamento clínico de suporte, como sugerido a seguir (Figura 25.6):

- Descartar hipótese de distúrbio de deglutição (mais provável em disartria moderada/grave, comprometimento do nível de consciência e comprometimento postural). Se houver disfagia, prescrever passagem de sonda nasogástrica/enteral e dieta conforme patologias de base
- Administrar ácido acetilsalicílico 200 a 325 mg por via oral (VO). Se houver alergia, considerar o uso de clopidogrel 75 mg VO
- Manter pressão arterial (PA) $\leq$ 220/120 mmHg nas primeiras 24 horas. Não exceder redução > 15% dos valores pressóricos iniciais nesse período. Caso seja necessário, administrar metoprolol ou nitroprussiato de sódio conforme orientações anteriores a esta
- Prescrever profilaxia contra trombose venosa profunda
- Manter cabeceira a 0° nas primeiras 24 horas e, se houver risco de vômito, manter decúbito lateral alternado

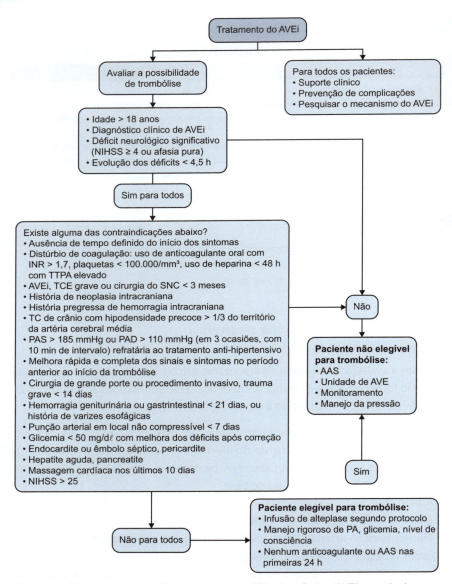

FIGURA 25.6 Tratamento do acidente vascular encefálico isquêmico (AVEi) na sala de emergência. AAS: ácido acetilsalicílico; INR: índice internacional normalizado; NIHSS: *National Institutes of Health Stroke Scale*; PA: pressão arterial; PAD: pressão arterial diastólica; PAS: pressão arterial sistólica; SNC: sistema nervoso central; TC: tomografia computadorizada; TCE: traumatismo cranioencefálico; TTPA: tempo de tromboplastina parcial ativada.

- Coletar sangue para realização de exames laboratoriais gerais: hemograma completo, coagulograma, sódio, potássio, creatinina, ureia, glicemia
- Solicitar perfil lipídico (iniciar estatina caso lipoproteína de baixa densidade [LDL] > 70 mg/dℓ)
- Realizar eletrocardiograma
- Encaminhar para unidade de AVE para complementação da investigação etiológica, manutenção de suporte clínico e prevenção de complicações.

◥Conduta para pacientes elegíveis à terapia trombolítica

- Infusão do trombolítico por via intravenosa:
  - t-PA = 0,9 mg × peso (dose máxima de 90 mg)
  - Infundir 10% da dose por via intravenosa, em *bolus*, em 1 minuto
  - Infundir o restante da dose em bomba de infusão diluída em solução salina (SS) a 0,9% 100 mℓ em 60 minutos
- Manejo da pressão arterial (PA) durante e após infusão do trombolítico:
  - Manter PA ≤ 180/110 mmHg, com média > 90 mmHg
  - 2 primeiras horas: aferir PA a cada 15 minutos
  - 3ª até a 8ª hora: aferir a cada 30 minutos
  - 9ª hora até completar 24 a 36 horas do início do tratamento: aferir PA a cada hora
  - Se PAS entre 180 e 220 ou PAD entre 110 e 120 mmHg, administrar metoprolol 5 mg IV, em 5 minutos, podendo repetir a dose a cada 10 minutos, com dose máxima de 15 mg
  - Se PAS > 220 mmHg ou PAD > 120 mmHg, iniciar nitroprussiato de sódio na dose de 0,5 a 10 µg/kg/min
- Manejo da glicemia:
  - Manter faixa de glicemia entre 140 e 180 mg/dℓ
  - Monitorar glicemia a cada 15 minutos durante a trombólise, principalmente em portadores de diabetes melito
  - Administrar insulina regular humana, por via subcutânea, se necessário para correção de hiperglicemia
  - Corrigir hipoglicemia (< 50 mg/dℓ) com 30 mℓ de glicose a 50%
- Realizar controle neurológico rigoroso, verificando o escore NIHSS:
  - A cada 15 minutos durante a infusão

- A cada 30 minutos nas 6 horas seguintes
- A cada 1 hora até completar 24 horas
- Suspender a terapia trombolítica se:
  - Cefaleia súbita
  - Náuseas e vômito
  - Rebaixamento do nível de consciência
  - Elevação do escore NIHSS ($\geq$ 2 pontos)
  - Crise convulsiva
  - PAS > 185 mmHg e/ou PAD > 110 mmHg
  - Sangramentos extracerebrais de difícil controle
  - São fatores associados a maior chance de sangramento pós t-PA:
    - Idade > 75 anos
    - Hipodensidade na TC > 1/3 do território da artéria cerebral média
    - PA > 180/110 mmHg no início da infusão
    - Hiperglicemia
    - NIHSS > 20
- Orientações de prescrição para pacientes submetidos à terapia trombolítica:
  - Dieta zero nas primeiras 24 horas (pelo risco de intervenção cirúrgica de urgência)
  - Manter hidratação venosa com SS a 0,9%
  - Manter cabeceira a 0° grau nas primeiras 24 horas e, se houver risco de vômito, mudar disposição para decúbito lateral alternado
  - Prescrever profilaxia contra úlcera gástrica de estresse
  - Solicitar perfil lipídico (iniciar antilipemiante caso haja indicação)
  - Controlar fatores para neuroproteção pós-trombólise:
    - Manter PA $\leq$ 180/110 mmHg (monitorar PA a cada 15 minutos durante o tratamento com anti-hipertensivo)
    - Manter glicemia entre 140 e 180 mg/dℓ
    - Manter saturação > 94%
    - Manter temperatura < 37,5°C
    - Prescrever fisioterapia motora e respiratória, quando necessário
    - Não administrar antiagregante plaquetário, anticoagulante oral ou heparina nas primeiras 24 horas
    - Não passar sonda nasogástrica/enteral nas primeiras 24 horas (pelo risco de hemorragia)
    - Não realizar cateterização venosa central ou punção arterial nas primeiras 24 horas.

Lembrete de conduta

Na suspeita de hemorragia intracraniana durante a terapia trombolítica:

- ▶ Suspender infusão de t-PA
- ▶ Solicitar nova TC de crânio de urgência
- ▶ Dosar tempo de protrombina (TP) e de tromboplastina parcial ativada (TTPA), plaquetas, fibrinogênio e realizar tipagem sanguínea
- ▶ Considerar avaliação neurocirúrgica.

◤Bibliografia

Hacke W, Donnan G, Fieschi C, Kaste M, von Kummer R, Broderick JP et al. Association of outcome with early stroke treatment: pooled analysis of ATLANTIS ECASS and NINDS rt-PA stroke trials. Lancet. 2004;363(9411):768-74.

Hacke W, Kaste M, Bluhmki E, Brozman M, Davalos A, Guidetti D *et al*. Thrombolysis with alteplase 3 to 4.5 hours after acute ischemic stroke. N Engl J Med. 2008;359:1317-29.

National Institute of Neurological Disorders and Stroke rt-PA Stroke Study Group. Tissue plasminogen activator for acute ischemic stroke. N Engl J Med. 1995;333:1581-7.

Pontes-Neto OM, Oliveira-Filho J, Valiente R, Friedrich M, Pedreira B, Rodrigues BCB *et al*. [Brazilian guidelines for the manegement of intracerebral hemorrhage]. Arq Neuropsiquiatr. 2009;67:940-50.

Powers WJ, Rabinstein AA, Ackerson T, Adeoye OM, Bambakidis NC, Becker K *et al*. Guidelines for the early management of patients with acute ischemic stroke: a guideline for healthcare professionals from the American Heart Association/American Stroke Association. Stroke. 2018;49(3):e46-e110.

Qureshi AI. Endovascular treatment of cerebrovascular diseases and intracranial neoplasms. Lancet. 2004;363:804-13.

Sandercock P, Counsell C, Kamal AK. Anticoagulants for acute ischemic stroke. Stroke. 2009;40:483-4.

Wahlgren N, Ahmed N, Davalos A, Ford GA, Grond M, Hacke W *et al*. Thrombolysis with alteplase for acute ischaemic stroke in the Safe Implementation of Thrombolysis in Stroke-Monitoring Study (SITS-MOST): an observacional study. Lancet. 2007; 369:275-82.

26

Hemorragias Intraparenquimatosa e Subaracnóidea

Rômulo Augusto dos Santos e Matheus Rodrigo Laurenti

Considerações importantes

- Na emergência, a investigação de hemorragia intraparenquimatosa (HIP) ou subaracnóidea (HSA) deve incluir tomografia computadorizada (TC) de crânio sem contraste. Se houver suspeita de HSA, considerar coleta de liquor
- Intubação de pacientes com escore ≤ 8 na Escala de Coma de Glasgow (ECG) ou com dificuldade respiratória
- Quanto ao controle da pressão arterial (PA):
  - Em pacientes com HIP e pressão arterial sistólica (PAS) entre 150 e 220 mmHg, sem contraindicações para redução da PA, é seguro diminuir a PAS para 140 mmHg, o que pode ser efetivo para melhora desse quadro
  - Em pacientes com HIP e PAS > 220 mmHg, considerar a redução agressiva da PA com infusão intravenosa contínua de medicação anti-hipertensiva e monitoramento frequente da PA
  - Em pacientes com HIP e evidência de hipertensão intracraniana (HIC), considerar monitoramento da pressão intracraniana (PIC) e manter pressão de perfusão cerebral (PPC) entre 50 e 70 mmHg
  - Em pacientes com HSA, procurar manter a PAS < 160 mmHg
  - Evitar hipotensão, sobretudo em pacientes previamente hipertensos e com evidência de HIC
- Deve-se tratar agressivamente hipoglicemia e hiperglicemia
- Deve-se evitar hipertermia e investigar febre
- O tratamento das crises convulsivas deve ser de acordo com os protocolos habituais
- Em pacientes com HSA, o emergencista pode administrar nimodipino por via oral (VO) ou sonda nasogástrica na dose de 60 mg a cada 4 horas e manter a euvolemia, não sendo recomendadas hipervolemia e hemodiluição como tratamento profilático

> - Todo paciente deverá ser submetido a uma interconsulta neurocirúrgica para medidas terapêuticas adicionais, especialmente quanto à indicação de monitoramento invasivo da PIC ou de passagem de derivação ventricular externa, de drenagem cirúrgica de hematomas intraparenquimatosos associados e tratamento definitivo do aneurisma.

Quais conceitos sobre a hemorragia intraparenquimatosa devem ser conhecidos?

- Deve-se suspeitar de HIP sempre que o paciente apresentar queixa de cefaleia com sinais de alerta ou alteração do nível de consciência
- Considerando a ampla gama de condições que podem causar uma hemorragia intracraniana, a confirmação diagnóstica envolve anamnese (incluindo história de antecedentes clínicos e familiares), exame físico, além de investigação laboratorial e por exames de imagem
- O acidente vascular encefálico hemorrágico (AVEH), dentre as doenças cerebrovasculares, é causado pela ruptura espontânea (não traumática) de um vaso, com extravasamento de sangue para o interior do cérebro (HIP), para o sistema ventricular (hemorragia intraventricular) e/ou espaço subaracnóideo (HSA)
- Os fatores de risco não modificáveis mais conhecidos para HIP são: idade avançada, raça negra, orientais e sexo masculino
- A hipertensão arterial sistêmica (HAS) é o principal fator de risco para HIP, estando presente em 70 a 80% dos pacientes com esse tipo de AVE. A HIP relacionada com HAS tende a ocorrer mais em estruturas profundas e o risco aumenta com níveis pressóricos mais elevados
- A angiopatia amiloide também é fator de risco significativo para a ocorrência de HIP. Ela se deve ao depósito de proteína β-amiloide na parede das artérias cerebrais de pequeno e médio calibres, localizadas principalmente nas superfícies cortical e leptomeníngea. Sua incidência aumenta com a idade e ela representa um fator de risco sobretudo para HIP lobares em pacientes mais idosos
- Anticoagulantes orais são amplamente utilizados em pacientes com fibrilação atrial e em outras condições cardiovasculares e em estados protrombóticos. O risco anual de HIP em pacientes em uso de varfarina varia de 0,3 a 10% por paciente-ano, com risco significativamente aumentado se índice internacional normalizado (INR) > 3,5
- Adicionalmente, o uso de fármacos ou substâncias com atividade simpatomimética, como cocaína ou anfetaminas, também aumenta o risco de HIP. Pacientes

utilizando ativamente cocaína no momento da ocorrência da HIP apresentam quadros clínicos mais graves e de pior prognóstico

- Apesar dos avanços diagnósticos e terapêuticos alcançados nas últimas décadas em relação às doenças cerebrovasculares, o prognóstico da HIP continua sendo dramático, com elevadas taxas de mortalidade e incapacidade. Estima-se que 35 a 52% dos pacientes com HIP evoluam para o óbito ao final do primeiro mês, sobretudo nos primeiros dias
- Os fatores mais associados a pior prognóstico em pacientes com HIP são volume inicial da hemorragia > 30 cm³, rebaixamento do nível de consciência à admissão, sangramento intraventricular, idade avançada e localização primariamente infratentorial. O aumento precoce do volume do hematoma também se associa de forma independente a maior mortalidade e pior prognóstico funcional
- Dentre as diversas escalas criadas para estimar o prognóstico precoce dos pacientes com HIP, o escore *Intracranial Hemorrhage* (ICH) é o mais utilizado, por sua grande praticidade e fácil aplicação. Essa escala estratifica o risco de mortalidade em 30 dias com uma pontuação que se situa entre 0 e 6. No estudo original, a mortalidade em 30 dias do grupo que recebeu escore 0 foi de 0%, e aumentou progressivamente com o número de pontos. Pacientes com pontuação ≥ 4 apresentaram praticamente 100% de mortalidade em 30 dias (Tabela 26.1)

TABELA 26.1

Escore *Intracranial Hemorrhage* (ICH).

		Pontos	Total	Mortalidade em 30 dias (%)
ECG	3 a 4	2	0	0
	5 a 12	2	1	13
	13 a 15	0	2	26
Volume (cm³)	≥ 30	1	3	72
	< 30	0	4	97
IVH	Sim	1	5	100
	Não	0	6	100
Infratentorial	Sim	1		
	Não	0		
Idade > 80 anos	Sim	1		
	Não	0		

ECG: Escala de Coma de Glasgow; IVH: hemorragia intraventricular.

Capítulo 26 • Hemorragias Intraparenquimatosa e Subaracnóidea

- A mortalidade da HIP alcança 60 a 80% dos casos em até 2 anos após o evento e somente 20% dos pacientes recuperam a independência funcional em 6 meses
- Os principais fatores preditivos de mortalidade passados os primeiros dias são rebaixamento do nível de consciência na admissão hospitalar, gravidade do déficit neurológico, idade avançada, localização e volume do sangramento.

Manifestações clínicas

- A manifestação clínica da HIP é difícil de distinguir da apresentação do AVE isquêmico (AVEi). Sintomas podem incluir cefaleia, náuseas, vômito, crise convulsiva ou surgimento rápido de um déficit neurológico focal (hemiparesia, hipoestesia unilateral, hemianopsia, afasia) de início brusco e que progride nos minutos a horas seguintes
- Achados como coma, cefaleia, vômito, crises convulsivas, rigidez de nuca e elevação da pressão arterial diastólica (PAD) aumentam a probabilidade de AVEH em relação ao AVEi, mas apenas os exames de neuroimagem podem confirmar o diagnóstico.

Como interpretar os exames de imagem na hemorragia intraparenquimatosa?

Tomografia computadorizada de crânio

- A TC é o método mais rápido e mais acessível para o diagnóstico da HIP e é ainda o mais utilizado na emergência
- Além do diagnóstico, a TC fornece as características do hematoma, como localização, extensão para o sistema ventricular, presença de edema ou de efeito de massa e de desvio da linha média
- Alguns achados tomográficos podem também sugerir a etiologia do sangramento. Por exemplo:
  - Hematoma hipertensivo é o diagnóstico mais provável quando a hemorragia está localizada nos núcleos da base
  - Suspeita-se de angiopatia amiloide quando existe um ou mais hematomas lobares associados à leucoaraiose
  - Ruptura de aneurisma é sugerida pelo sangue no espaço subaracnóideo
  - HIP por coagulopatias pode se acompanhar de níveis de fluido dentro do hematoma
- O volume da hemorragia pode ser estimado de maneira rápida por meio da TC de crânio utilizando-se o método ABC/2 (Figura 26.1):

- O corte tomográfico com a maior área de hemorragia é selecionado
- A é o maior diâmetro da hemorragia, em cm, no corte selecionado
- B é o maior diâmetro perpendicular a A no mesmo corte
- C é o número aproximado de cortes em que a hemorragia é observada, multiplicado pela espessura dos cortes
- A, B e C são multiplicados e seu produto é dividido por 2.

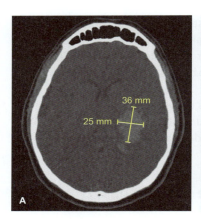
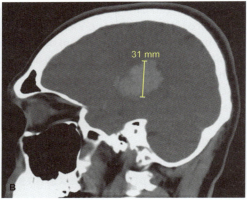

FIGURA 26.1 Exemplo de realização das medidas em hemorragia intraparenquimatosa para estimativa do volume do hematoma pela fórmula ABC/2.

Angiografia por tomografia computadorizada de crânio

- A angiografia por tomografia computadorizada (ângio-TC) tem sido cada vez mais utilizada como ferramenta diagnóstica na emergência, por ser um método não invasivo de avaliação de lesões vasculares como causa secundária de HIP
- Até 15% dos pacientes com HIP mostram uma causa vascular subjacente à ângio-TC, potencialmente mudando o manejo inicial do paciente
- Ademais, a visualização de extravasamento do contraste nas imagens da ângio-TC (sinal do ponto – *spot sign*) pode representar sangramento ativo, indicando os pacientes em maior risco de expansão do hematoma.

Ressonância magnética de crânio

- A ressonância magnética (RM) tem sensibilidade e especificidade comparáveis às da TC para o diagnóstico de HIP na fase aguda, porém, devido ao custo mais elevado e ao tempo mais prolongado do exame, é geralmente reservada para

Capítulo 26 • Hemorragias Intraparenquimatosa e Subaracnóidea

quando há suspeita de etiologia não hipertensiva (p. ex., tumores, cavernomas, transformação hemorrágica de um AVEi)
- Em pacientes com função renal alterada ou alergias a contrastes, os vasos encefálicos podem ser avaliados sem o uso dessa substância por meio da angiografia por RM (ângio-RM).

Angiografia de crânio

- Pacientes com HIP de localização atípica ou com idade < 45 anos (independentemente da presença de HAS) devem ser submetidos a estudo angiográfico para investigação de causas secundárias, como malformação arteriovenosa (MAV), aneurismas, fístulas, trombose de seio nervoso e vasculites
- A arteriografia com subtração digital (DSA) é o método tradicional para a investigação, embora a ângio-TC e a ângio-RM com gadolínio sejam alternativas menos invasivas e de boa sensibilidade quando comparadas à DSA.

Lembrete de conduta

- ▶ A HIP tem quadro clínico muito semelhante ao do AVEi; portanto, não se deve iniciar qualquer tipo de terapia antitrombótica antes do exame de imagem descartar sangramentos
- ▶ Tanto na HIP quanto no quadro isquêmico pode haver HAS e sinais focais associados, embora cefaleia e indícios de HIC sejam mais comuns nos quadros hemorrágicos.

◣Qual a abordagem terapêutica da hemorragia intraparenquimatosa na sala de emergência?

Vias aéreas

- Pacientes com HIP frequentemente encontram-se incapazes de proteger suas vias aéreas
- A intubação orotraqueal (IOT) pode ser necessária, mas essa decisão deve ser balanceada com o risco de perda de parâmetros ao exame neurológico. Em geral, a sequência rápida de intubação (SRI) é utilizada na emergência, e a lidocaína pode ser administrada precocemente para atenuar a elevação de PIC, que pode ocorrer durante o procedimento.

Controle da pressão arterial

- HAS é comum na fase aguda da HIP e níveis pressóricos mais elevados estão associados à expansão do hematoma e a maior risco de deterioração neurológica, morte ou incapacidade
- O monitoramento da PA pode ser realizado de maneira não invasiva e intermitente com um dispositivo de insuflação automática. Entretanto, o controle invasivo intra-arterial pode ser considerado quando for necessária a infusão contínua de medicações anti-hipertensivas
- Uma vez que a velocidade e a intensidade da redução da PA variará de acordo com o método de administração e as características do quadro, a escolha do medicamento anti-hipertensivo deve considerar disponibilidade, perfil farmacológico, efeitos colaterais e custo, não sendo possível, com as evidências disponíveis no momento, indicar algum medicamento específico
- Estudos de neuroimagem avançados não mostraram áreas de penumbra isquêmica em HIP, assim como não encontraram redução clinicamente significativa do fluxo sanguíneo cerebral próximo ao hematoma em pacientes com sangramentos pequenos ou médios submetidos à redução intensiva da PAS para valores < 140 mmHg nas primeiras horas após a instalação da hemorragia
- Evidências indicam que a redução precoce intensiva da PA é segura e que os pacientes que sobrevivem mostram uma recuperação funcional discretamente melhor, tendo sido observada nos principais estudos uma tendência para redução da mortalidade e incapacidade grave. Assim, em pacientes com HIP similares aos incluídos na fase 2 do estudo *Intensive Blood Pressure Reduction in Acute Cerebral Hemorrhage* (INTERACT2), é razoável considerar a redução precoce da PAS para níveis < 140 mmHg
- No INTERACT2, não houve uma relação clara entre o desfecho e o tempo entre a instalação do quadro e o início do tratamento, assim como não houve efeito significativo entre a redução intensiva da PA e a expansão do hematoma
- Adicionalmente, apenas 1/3 dos pacientes alcançaram a PAS-alvo em 1 hora (metade atingiram-na por volta de 6 horas) e a maioria (75%) apresentava hematomas de pequeno a moderado volume (< 20 mℓ)
- Há menos informações disponíveis quanto a segurança e eficácia dessa abordagem em pacientes com elevações mais intensas de PA (PAS > 220 mmHg), hematomas com volumes maiores e naqueles que necessitam de tratamento cirúrgico. Nesses casos, considerar a redução agressiva da PA com infusão contínua de medicações anti-hipertensivas e seu monitoramento frequente.

Reversão da anticoagulação

- O medicamento mais frequentemente utilizado para a anticoagulação oral é a varfarina
- Há várias alternativas terapêuticas para a reversão da anticoagulação pela varfarina. Como a varfarina inibe os fatores dependentes da vitamina K (fatores II, VII, IX e X), esta última é um agente de primeira linha na reversão da anticoagulação
- A vitamina K, quando administrada por via intravenosa (IV), começa a diminuir o INR a partir de 4 horas de seu uso, mas leva mais de 24 horas para um efeito pleno se utilizada como monoterapia. Infusão de vitamina K deve ser iniciada rapidamente, sendo administrados lentamente 5 a 10 mg IV, em 30 minutos
- Adicionalmente, devem ser administrados fatores de coagulação. O plasma fresco congelado (PFC) contém todos os fatores de coagulação e é o método mais facilmente disponível e mais frequentemente utilizado
  - A dose de PFC varia de 10 a 15 mℓ/kg; em geral, o volume necessário para a correção do INR pode variar de 800 a 3.500 mℓ, o que pode representar uma carga de volume significativa
- Em caso de HIP associada à anticoagulação com heparina, deve-se reverter o efeito da heparina com protamina por via intravenosa, utilizando-se uma dose de 1 a 1,5 mg por 100 unidades de heparina, até uma dose máxima de 50 mg
- Pacientes com trombocitopenia grave devem, também, receber transfusões de plaquetas
- O uso de novos agentes, como os inibidores do fator Xa, apixabana e rivaroxabana, ou o inibidor direto da trombina, dabigatrana, tem se tornado cada vez mais frequente. Não há ainda nenhum antídoto específico para a reversão do efeito desses medicamentos.

Manejo da hipertensão intracraniana

- Pode haver aumento da PIC por efeito de massa do hematoma e hidrocefalia
- Pode-se considerar o monitoramento da PIC em pacientes com escore ≤ 8 na ECG, naqueles com sinais clínicos de herniação transtentorial ou na hemorragia intraventricular com hidrocefalia
- A PPC também pode ser monitorada, recomendando-se manter o valor entre 50 e 70 mmHg
- As medidas iniciais de cuidado incluem elevação da cabeceira do leito a 30°, analgesia e sedação
- Medidas farmacológicas incluem manitol, solução salina hipertônica e bloqueio neuromuscular
- Hiperventilação pode ser usada, por exemplo, temporariamente, em um paciente com herniação iminente, enquanto aguarda intervenção cirúrgica.

Controle de glicemia e temperatura

- Na fase aguda, a hiperglicemia associa-se a pior prognóstico tanto em pacientes diabéticos como não diabéticos. Recomenda-se manter níveis de glicemia < 140 mg/dℓ na fase aguda, com cuidado para evitar hipoglicemia
- A temperatura corporal deve ser mantida em níveis normais
- Em pacientes com HIP, febre é uma manifestação comum, sobretudo quando há hemorragia intraventricular (IVH) associada. Nesses pacientes, deve-se realizar uma investigação ampla de possíveis focos infecciosos.

Fármacos antiepilépticos

- Cerca de 8% dos pacientes com HIP apresentam crises convulsivas nos primeiros 30 dias do íctus, ocorrendo com mais frequência naqueles com hematomas lobares e nas primeiras 72 horas após a instalação do quadro
- Estado de mal epiléptico acontece em 1 a 2% dos pacientes com HIP. Dentre os torporosos e comatosos, até 28% apresentam crises subclínicas ou estado de mal epiléptico não convulsivo no monitoramento eletroencefalográfico contínuo
- O tratamento de crises epilépticas ou estado de mal epiléptico por HIP deve ser prontamente instituído com medicações intravenosas, semelhante ao do estado de mal epiléptico causado por outras etiologias
- A despeito da falta de evidência por estudos randomizados, recomenda-se o tratamento profilático com anticonvulsivantes para pacientes torporosos e comatosos, aqueles com hemorragias lobares e com sinais de HIC
- A medicação antiepiléptica deve ser mantida em níveis séricos terapêuticos durante 1 mês e, posteriormente, retirada de maneira gradual.

Tratamento cirúrgico

- A passagem de um dreno ventricular externo possibilita o monitoramento da PIC e a drenagem terapêutica do líquido cefalorraquidiano (LCR), o que pode ser útil especialmente em pacientes com hidrocefalia associada
- A drenagem cirúrgica do hematoma pode diminuir o efeito de massa relacionado com hemorragia e reduzir a lesão secundária
- A única indicação clara de intervenção cirúrgica imediata é para pacientes com hemorragias cerebelares com deterioração neurológica, compressão de tronco cerebral e/ou hidrocefalia

Capítulo 26 • Hemorragias Intraparenquimatosa e Subaracnóidea

- A literatura médica diverge quanto ao benefício da drenagem cirúrgica de HIP supratentoriais. Aparentemente, os pacientes mais beneficiados por uma intervenção cirúrgica precoce são aqueles com escore na ECG entre 9 e 12, e com hematomas lobares volumosos (> 30 mℓ) ou até 1 cm da superfície do córtex
- Novas modalidades cirúrgicas menos invasivas estão em estudo, podendo ampliar as atuais indicações cirúrgicas no futuro próximo.

> **Lembrete de conduta**
>
> ▶ O controle pressórico na HIP deverá ser agressivo, com alvo de PAS < 140 mmHg
> ▶ O uso de nitroprussiato de sódio é seguro nesse contexto, na dose de 0,5 a 8 µg/kg/min.

◤Quais conceitos sobre a hemorragia subaracnóidea devem ser conhecidos?

- HSA apresenta incidência de grande variação anual em diferentes regiões do mundo
- Mais frequente em mulheres, e a idade média é de 55 anos
- Os principais fatores de risco incluem tabagismo, HAS e ingestão alcoólica excessiva
- O uso de cocaína também está associado à HSA, em geral em pacientes mais jovens e que apresentam pior prognóstico
- Antecedente de HSA aneurismática em um parente de primeiro grau e algumas condições genéticas, como doença renal policística autossômica dominante, síndrome de Marfan e síndrome de Ehlers-Danlos, também aumentam o risco de incidência dessa doença
- A prevalência de aneurismas não rotos na população geral é de aproximadamente 3,2%. O risco de ruptura aumenta em caso de história prévia de HSA aneurismática, > 60 anos, sexo feminino
- O risco de sangramento também é maior para aneurismas > 10 mm ou localizados na circulação posterior
- Os principais fatores que indicam um pior prognóstico são idade mais elevada, grau na escala da Federação Mundial de Cirurgiões Neurológicos (WFNS – Tabela 26.2), ressangramento aneurismático, ocorrência de infarto cerebral e vasospasmo sintomático

TABELA 26.2

Manifestações clínicas iniciais da hemorragia subaracnóidea aneurismática.

Sintoma	%
Cefaleia	92 a 98
Cefaleia sentinela	15 a 60
Déficits neurológicos focais	30 a 35
Alteração de pares cranianos	10 a 20
Crise convulsiva	4 a 26
Síncope	53
Náuseas e/ou vômito	77
Meningismo	35
Coma	16
Edema pulmonar	10
Elevação de troponina	20 a 40
Alterações da motilidade cardíaca	8

- Fatores adicionais incluem espessura do coágulo à TC, ruptura de aneurisma da circulação posterior e extensão intraventricular ou intraparenquimatosa do hematoma.

Manifestações clínicas

- A queixa mais característica de pacientes com HSA é a cefaleia intensa de início agudo, em geral descrita como "a pior cefaleia sentida". Embora frequentemente acompanhada de outros sintomas, essa cefaleia pode ser a única queixa em 40% dos pacientes
- Um subgrupo de pacientes pode apresentar sinais de alerta. O mais comum é uma cefaleia de fraca a moderada intensidade, denominada cefaleia sentinela, que pode associar-se a um pequeno sangramento no espaço subaracnóideo ou na parede aneurismática
- Deve-se realizar uma investigação ampla nesses pacientes, pois uma HSA mais significativa pode ocorrer até 4 meses depois do sangramento inicial
- O exame físico pode demonstrar rigidez de nuca e meningismo
- Pode haver déficits neurológicos focais relacionados com compressão de nervos cranianos pelo aneurisma (p. ex., compressão do III nervo por aneurisma do segmento comunicante posterior da artéria carótida interna), extensão intraparenquimatosa do sangramento ou vasospasmo (ver Tabela 26.2).

◣Como interpretar os exames de imagem e liquor na hemorragia subaracnóidea?

Tomografia computadorizada de crânio
- A sensibilidade da TC para detectar a HSA é máxima nas primeiras 24 horas após o sangramento, diminuindo progressivamente com o tempo
- O volume de sangue no espaço subaracnóideo e a resolução do aparelho também influenciam a taxa de detecção (Figura 26.2)
- A TC de crânio também fornece informações quanto ao volume de sangue, extensão para o parênquima cerebral, evidência de hidrocefalia e potencial localização do aneurisma
- Sangue localizado na fissura inter-hemisférica e nos sulcos adjacentes tem alta probabilidade de se originar de aneurisma da artéria cerebral anterior ou da artéria comunicante anterior, e sangue localizado no aspecto posterior da fissura sylviana pode estar relacionado com aneurisma da artéria cerebral média

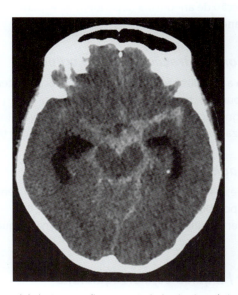

FIGURA 26.2 Imagem axial de tomografia computadorizada de crânio sem contraste mostrando HSA em cisternas da base, além de dilatação dos cornos temporais dos ventrículos laterais, indicando hidrocefalia.

Parte 4 • Emergências Neurológicas

- A escala de Fisher (Tabela 26.3) pode ser utilizada para graduar a HSA na TC de crânio sem contraste.

TABELA 26.3

Escala de Fisher.

Grau	Descrição
1	Ausência de sangue na TC
2	HSA com espessura < 1 mm
3	HSA com espessura ≥ 1 mm
4	Hematoma intraparenquimatoso ou intraventricular, com ou sem HSA

HSA: hemorragia subaracnóidea.

Angiografia por tomografia computadorizada de crânio

- A ângio-TC é um método rápido e não invasivo de rastreamento de aneurismas
- Uma metanálise recente mostrou que a ângio-TC pode ter sensibilidade de até 98% para detectar aneurismas e especificidade de até 100%
- As taxas de detecção de aneurisma dependem da experiência do examinador e do tamanho do aneurisma.

Arteriografia com subtração digital de crânio

- A DSA possibilita a visualização direta da vascularização encefálica e permanece como o padrão-ouro na detecção de aneurismas
- Esse método diagnóstico exige uma equipe neurointervencionista especializada e possibilita realizar tanto o diagnóstico como intervenções terapêuticas.

Ressonância magnética encefálica de crânio

- A RM raramente é utilizada para a investigação de HSA na emergência devido a limitações de disponibilidade e de logística
- O sangue pode ser de difícil detecção na fase aguda nas sequências ponderadas em T1 e T2.

Punção lombar | Líquido cefalorraquidiano

- A punção lombar é considerada 100% sensível para a detecção de sangue no espaço subaracnóideo e é recomendada para qualquer paciente em investigação de HSA com TC de crânio negativa

Capítulo 26 • Hemorragias Intraparenquimatosa e Subaracnóidea

- Na HSA, as características do LCR são elevação da pressão de abertura, evidência de eritrócitos e xantocromia
- O LCR deve ser visualmente analisado para xantocromia, que se refere ao aspecto amarelado que ele adquire devido à bilirrubina resultante da degradação da hemoglobina.

> **Lembrete de conduta**
>
> Na suspeita clínica de HSA na sala de emergência, com resultado de TC de crânio inespecífico, é de fundamental importância que o médico solicite coleta de liquor para avaliar a possibilidade de estadiamento de Fisher 1.

Qual a abordagem terapêutica da hemorragia subaracnóidea na sala de emergência?

A abordagem do sangramento de SNC deve ser padronizada para aumentar a chance de diagnóstico precoce e sucesso terapêutico (Figura 26.3).

Vias aéreas

Ver tópico "Vias aéreas" na abordagem terapêutica da HIP.

Exame neurológico

- A principal análise clínica para a classificação da gravidade da HSA é a Escala de Hunt e Hess (Tabela 26.4)
- Originalmente, essa escala foi desenvolvida para avaliar o risco cirúrgico e determinar o melhor momento para intervenção neurocirúrgica
- Atualmente, ela é amplamente conhecida e aceita para a estimativa de prognóstico e baseia-se na gravidade dos sinais clínicos com piores prognósticos para escores mais elevados.

Controle da pressão arterial

- Durante o período entre a instalação do quadro de HSA e o tratamento definitivo do aneurisma, a PA deve ser controlada para balancear o risco entre isquemia, ressangramento relacionado com HAS e manutenção da PPC
- O objetivo ideal de controle pressórico ainda não foi definido, mas é razoável considerar uma redução da PAS para valores ≤ 160 mmHg.

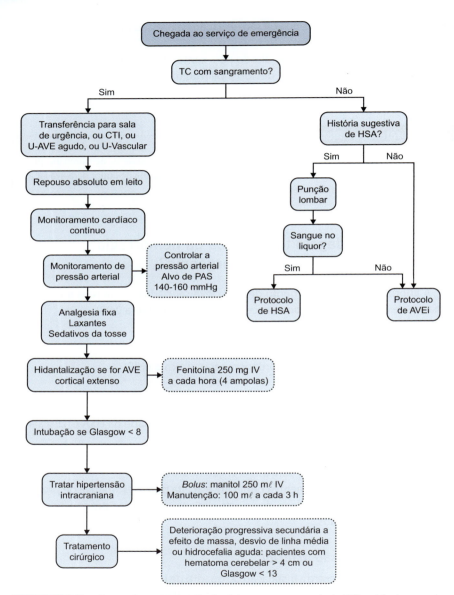

FIGURA 26.3 Abordagem do sangramento de sistema nervoso central. AVE: acidente vascular encefálico; AVEi: acidente vascular encefálico isquêmico; CTI: centro de tratamento intensivo; HSA: hemorragia subaracnóidea; TC: tomografia computadorizada; U-AVE: unidade de acidente vascular encefálico; U-Vascular: unidade vascular.

TABELA 26.4
Escala de Hunt e Hess.

Grau	Descrição
0	Aneurisma não roto
1	Assintomático ou com sintomas de cefaleia leve e rigidez de nuca discreta
2	Paralisia de nervo craniano, cefaleia moderada a grave, rigidez de nuca
3	Déficit focal discreto, letargia ou confusão
4	Estupor, hemiparesia moderada ou grave, rigidez em descerebração precoce
5	Coma profundo, rigidez em descerebração, aspecto moribundo

Adicionar um grau para doença sistêmica ou vasospasmo angiográfico.

Fármacos antiepilépticos

- O uso profilático de antiepilépticos é comum em pacientes com HSA, com base no argumento de que uma crise convulsiva na fase aguda desse quadro pode causar lesão adicional ou ressangramento de um aneurisma que ainda não foi submetido a tratamento definitivo
- O fármaco mais utilizado com esse objetivo é a fenitoína, administrada por via intravenosa
- Uso prolongado de fármacos antiepilépticos não é recomendado para todos os pacientes, podendo ser administrados quando houver fatores de risco para epilepsia tardia, por exemplo, crise convulsiva prévia, hematoma intraparenquimatoso associado, hipertensão refratária, isquemia ou aneurisma de artéria cerebral média.

Controle de glicemia e temperatura

Ver tópico "Controle de glicemia e temperatura" na abordagem terapêutica da HIP.

Vasospasmo

- Vasospasmo e isquemia cerebral tardia são complicações graves da HSA aneurismática
- O vasospasmo angiográfico ocorre em até 70% dos pacientes, e o vasospasmo sintomático, caracterizado pelo aparecimento de déficits neurológicos focais novos ou deterioração do nível de consciência, ocorre em cerca de 30% dos casos
- A administração por via oral ou sonda nasogástrica de nimodipino, em uma dose de 60 mg a cada 4 horas, deve ser iniciada para todos os pacientes assim que

confirmado o diagnóstico de HSA. Contudo, deve-se notar que estudos realizados mostraram que esse medicamento melhora os desfechos neurológicos, mas não o vasospasmo em si

- Para a prevenção do vasospasmo e da isquemia cerebral tardia, recomenda-se manter euvolemia e um volume circulante de sangue normal, não sendo indicadas hipervolemia e hemodiluição como métodos profiláticos.

Tratamento cirúrgico

- Clipagem microcirúrgica ou embolização do aneurisma deve ser realizada assim que possível na maioria dos pacientes a fim de reduzir a taxa de ressangramento após HSA. A decisão quanto à abordagem deve basear-se nas características do paciente e do aneurisma
- De maneira geral, deve-se considerar preferencialmente a clipagem microcirúrgica em pacientes com hematomas intraparenquimatosos volumosos (> 50 mℓ) e em aneurismas da artéria cerebral média
- Em pacientes idosos (> 70 anos), naqueles em pior estado clínico ou com aneurismas no ápice da artéria basilar, indica-se a embolização.

◥Bibliografia

Chan S, Hemphil 3rd JC. Critical care management of intracerebral hemorrhage. Crit Care Clin. 2014;30(4):699-717.

Gioia LC, Kate M, Dowlatshahi D, Hill MD, Butcher K. Blood pressure management in acute intracerebral hemorrhage: current evidence and ongoing controversies. Curr Opin Crit Care. 2015;21(2):99-106.

Godoy DA, Piñero GR, Koller P, Masotti L, Di Napoli M. Steps to consider in the approach and management of critically ill patient with spontaneous intracerebral hemorrhage. World J Crit Care Med. 2015;4(3):213-29.

Hemphill 3rd JC, Greenberg SM, Anderson CS, Becker K, Bendok BR, Cushman M et al. Guidelines for the management of spontaneous intracerebral hemorrhage: a guideline for healthcare professionals from the American Heart Association/American Stroke Association. Stroke. 2015;46(7):2032-60.

Miller J, Kinni H, Lewandowiski C, Nowak R, Levy P. Management of hypertension in stroke. Ann Emerg Med. 2014;64(3):248-55.

Pontes-Neto OM, Oliveira-Filho, Valiente R, Friedrich M, Pedreira B, Rodrigues BCB et al. Diretrizes para o manejo de pacientes com hemorragia intraparenquimatosa cerebral espontânea. Arq Neuropsiquiatr. 2009;67(3B):940-50.

Specogna AV, Turin TC, Patten SB, Hill MD. Factors associated with early deterioration after spontaneous intracerebral hemorrhage: a systematic review and meta-analysis. PLoS One. 2014;9(5):e96743.

Steiner T, Salman RAS, Beer R, Christensen H, Cordonnier C, Csiba L *et al*. European Stroke Organization (ESO) guidelines for the management of spontaneous intracerebral hemorrhage. Int J Stroke. 2014;9(7):840-55.

27

Síndromes Vertiginosas Agudas

Rômulo Augusto dos Santos e Fábio de Nazaré Oliveira

Considerações importantes

- A intensidade e a presença de sintomas como náuseas, vômito e receio de instabilidade na marcha nem sempre são bons indicadores quanto à localização e à gravidade da lesão, uma vez que o paciente com sintomas incapacitantes e intensos pode ter apenas o comprometimento labiríntico
- Na emergência, o paciente com tontura ou vertigem pode ser classificado em três situações: instalação súbita do sintoma, ataques repetidos de vertigem e vertigem posicional recorrente. Em todas estas apresentações, uma condição periférica benigna é a mais comum
- Nos casos em que há sinais neurológicos (por comprometimento de nervos cranianos, hemiparesia, fraqueza facial, diplopia, hipoestesia, síndrome de Horner), as causas centrais de vertigem devem ser investigadas
- Geralmente o paciente com vertigem periférica é muito sensível ao movimento da cabeça, ao contrário daquele com vertigem central
- HINTS (*Head-Impulse – Nystagmus – Test of Skew*) é um acrônimo em inglês para, na síndrome vertiginosa aguda, diferenciar o acidente vascular encefálico isquêmico (AVEi) de uma vestibulopatia aguda periférica. O exame é prático e pode ser realizado à beira do leito, em 1 minuto
- Nos pacientes com causas periféricas de tontura e vertigem, os exames laboratoriais e de neuroimagem pouco acrescentam ao diagnóstico, não havendo achados característicos para tais patologias
- O paciente com náuseas e vômito, evoluindo com desidratação, requer, por vezes, ressuscitação volêmica, reposição hidreletrolítica e observação no setor de emergência até sua melhora clínica
- O tratamento não medicamentoso é de fundamental importância, e o paciente requer repouso, hidratação e cautela ao movimentar-se, itens essenciais para sua recuperação.

Quais as principais etiologias das síndromes vertiginosas agudas?

- A causa mais comum é a neurite vestibular, de etiologia presumidamente viral, com fisiopatologia semelhante à da paralisia facial periférica (de Bell), que ocasiona um distúrbio unilateral com desequilíbrio entre os dois lados das estruturas periféricas vestibulares
- A recorrência não é comum e, nesses casos, o paciente deve ser mais bem avaliado e a etiologia, reconsiderada
- Injúrias vasculares isquêmicas na fossa posterior (região vertebrobasilar ou de circulação posterior (síndrome da circulação posterior [POCS]) são as mais frequentes como causa da vertigem de origem central. Dentre elas, a síndrome de Wallenberg (ou infarto dorsolateral do bulbo) é a mais corriqueira, sendo a causa clássica a trombose da artéria cerebelar posteroinferior
- O infarto isolado da artéria cerebelar antero inferior (PICA) é um evento incomum; o acometimento cerebelar dessa região envolve, com maior frequência, a artéria basilar
- Nos quadros recorrentes, a vertigem posicional paroxística benigna (VPPB) e a síndrome de Menière são as principais responsáveis (Tabelas 27.1 e 27.2)
- As causas podem ser relacionadas segundo a apresentação do quadro (central ou periférico), o modo e o tempo de instalação, além dos achados no exame físico.

TABELA 27.1

Causas de síndrome vertiginosa aguda.

Comuns	• Neurite vestibular • AVE isquêmico ou hemorrágico do cerebelo e do tronco cerebral • Esclerose múltipla • Vertigem posicional benigna
Incomuns	• Labirintite viral ou bacteriana • Síndrome de Ramsay-Hunt • Traumatismo vestibular • Intoxicação, otoxicidade e/ou efeito colateral de medicações • Síndrome de Menière • Migrânea basilar • Mastoidite • Encefalite • Encefalopatia de Wernicke (EW)

Parte 4 • Emergências Neurológicas

TABELA 27.2

Causas de síndrome vertiginosa aguda de acordo com o tempo de instalação.

Segundos a horas (episódico)	• Vertigem paroxística posicional benigna (segundos) • Síndrome de Menière (segundos a dias)* • Migrânea vestibular (segundos a dias)* • Ataque isquêmico transitório (segundos a horas)
Dias a semanas (não episódico)	• Neurite vestibular • Acidente vascular encefálico • Labirintite • Síndrome de Ramsay-Hunt • Encefalopatia de Wernicke (EW) • Encefalite • Mastoidite

*Na síndrome de Menière, 1 em cada 10 casos pode durar mais que 1 dia. Na migrânea vestibular, 1 em cada 4 casos têm duração maior que 24 horas.

◤Quais os tipos de instalação das síndromes vertiginosas?

- Na emergência, o paciente com tontura ou vertigem pode ser classificado em três situações:
  - Instalação súbita do sintoma
  - Vertigem posicional recorrente
  - Ataques recorrentes de vertigem
- Em todas essas apresentações, uma condição periférica benigna é a mais comum.

Instalação aguda

- Ocorre quando o paciente, na ausência de sintomas prévios, apresenta-se com quadro súbito de vertigem/tontura, geralmente acompanhado de náuseas e vômito, além de dificuldade para deambular
- A causa mais comum é a neurite vestibular. Os sintomas evoluem ao longo de horas e são, em geral, graves durante 1 a 2 dias do início do quadro clínico, com resolução gradual ao longo das semanas; alguns sintomas residuais podem persistir por meses
- Isquemias na fossa posterior podem se assemelhar à neurite. Nesse caso, o paciente pode apresentar disartria, disfagia, alterações da motricidade ocular (com ou sem diplopia) e fraqueza na face ou em membros.

Síndrome de Wallenberg ou dorsolateral do bulbo

- Comprometimento das estruturas localizadas na região inferior do tronco cerebral
- Vertigem e náuseas são comuns em associação com nistagmo devido ao comprometimento do núcleo vestibular
- Podem ser observados síndrome de Horner ipsolateral (lesão de fibras simpáticas descendentes), hipoestesia facial ipsolateral (trato trigeminal), hipoestesia no hemicorpo contralateral (trato espinotalâmico) e disfonia (núcleo ambíguo)
- Podem ocorrer, também, ataxia e assinergia no membro ipsolateral (lesão do pedúnculo cerebelar inferior). A apresentação completa do quadro de Wallenberg é incomum e, eventualmente, a vertigem pode ser o único sintoma.

Infarto cerebelar

- Os sintomas incluem náuseas, vômito, vertigem, zumbido (comprometimento do VIII nervo craniano), síndrome de Horner ipsolateral, analgesia facial e ataxia cerebelar apendicular ipsolateral
- Vertigem isolada ou surdez unilateral aguda (pelo acometimento da artéria auditiva interna) também pode ser observada
- Os infartos na região da artéria cerebelar anterossuperior (ASCA) raramente produzem vertigem, contudo, são achados típicos a síndrome de Horner ipsolateral, ataxia apendicular ipsolateral, perda sensorial espinotalâmico contralateral e paralisia facial ipsolateral
- Em geral, há acometimento da artéria basilar, associadamente.

Hemorragia cerebelar

- Normalmente apresenta-se com cefaleia súbita, náuseas, vômito e tontura. A associação à HAS é uma constante
- O envolvimento do *vermis* cerebelar produz ataxia axial, e o comprometimento de estruturas mais laterais produz ataxia apendicular ipsolateral
- Hemorragias cerebelares não produzem alteração da consciência ou fraqueza, a menos que ocorra compressão do tronco cerebral
- Extravasamento do sangue para o quarto ventrículo também pode causar hidrocefalia e hipertensão intracraniana (HIC).

Vertigem posicional recorrente

- Condição desencadeada de acordo com a posição da cabeça
- A tontura dura menos de 1 minuto, associada a escurecimento visual e náuseas, com melhora gradual; o paciente não apresenta sintomas entre os episódios vertiginosos

- A VPPB pode apresentar variantes em sua apresentação (cada canal semicircular possui uma orientação quanto à sua rotação)
- Gatilhos mais comuns: extensão da cabeça para trás (*top shelf vertigo*), virar-se no leito e levantar-se/deitar-se na cama
- O reconhecimento da VPPB é de extrema importância, tanto pela possibilidade de tratamento à beira do leito quanto para exclusão de etiologia central
- A identificação dos fatores desencadeantes da vertigem é a peça-chave no diagnóstico.

Ataques recorrentes de vertigem

- Episódios similares e recorrentes de vertigem, na vigência dos sintomas ou após resolução do quadro, devido à variabilidade na duração do ataque
- A síndrome de Meniére é o protótipo dessa situação, proporcionando quadros recorrentes e espontâneos, geralmente graves, de tontura ou vertigem, náuseas, vômito e desequilíbrio
- Os eventos são acompanhados de sintomas auditivos unilaterais (hipoacusia, zumbido ou plenitude auricular)
  - O zumbido (*tinnitus*) é típico, sendo facilmente diferenciado por ser um som muito alto em uma orelha; nas demais condições, o zumbido é agudo e alto ou suave e breve
- O evento da vertigem dura horas, porém essa cronologia é variável
- Nos pacientes com ataques breves e repetidos de vertigem, particularmente, de início recente e com frequência progressiva em recorrência, o diagnóstico de ataque isquêmico transitório deve ser considerado, podendo indicar insuficiência da artéria basilar. Sintomas auditivos podem ocorrer, caso a artéria cerebelar antero inferior seja acometida.

Lembrete de conduta

Infartos cerebelares e dorsolaterais do bulbo podem ser, erroneamente, diagnosticados como labirintite periférica, devido às náuseas e ao vômito proeminentes.

Como diferenciar as vertigens central e periférica?

- As síndromes vertiginosas agudas podem apresentar-se de diversas maneiras (Tabela 27.3)

TABELA 27.3

Formas de apresentação da síndrome vertiginosa aguda.

Forma de apresentação	Principais sintomas	Sinais vestibulares periféricos	Sinais do sistema nervoso central	Causas potenciais
Vertigem aguda	Instalação súbita, vertigem intensa e constante com náuseas, vômito e desequilíbrio	Nistagmo espontâneo e unidirecional Teste do impulso cefálico positivo	Nistagmo bidirecional ou com movimentos para baixo, evocado pelo olhar, desequilíbrio grave	Origem periférica: neurite vestibular; SNC: AVE
Vertigem posicional recorrente	Ataques de vertigem desencadeados pela movimentação da cabeça	Ataques duram < 1 min, paciente assintomático entre as crises, teste de Dix-Hallpike desencadeia nistagmo torsional, manobra de Epley melhora os sintomas	Ataques podem ser de curta ou longa duração, permanecendo o paciente assintomático ou com tontura leve entre as crises; teste de Dix-Hallpike: nistagmo com movimentos para baixo ou puramente torsional, manobra de Epley sem efeito	Origem periférica: VPPB; SNC: malformação de Chiari, tumor cerebelar, ataxia degenerativa
Ataques recorrentes de vertigem	Ataques espontâneos de tontura	Duração > 20 min a horas, hipoacusia unilateral, *tinnitus*, sensação de plenitude auricular e barulho no ouvido podem estar associados	Duração de minutos, início recente e frequência progressiva	Origem periférica: síndrome de Meniére; SNC: AIT

AIT: ataque isquêmico transitório; AVE: acidente vascular encefálico; SNC: sistema nervoso central; VPPB: vertigem posicional paroxística benigna.

Parte 4 • Emergências Neurológicas

- A perda auditiva associada a vertigem merece atenção especial pois, apesar de quase sempre estar relacionada com uma causa periférica, pode fazer parte dos sintomas observados nos infartos na região da artéria cerebelar infero posterior
- A disfunção vestibular periférica unilateral desencadeia nistagmo horizontal com direção constante (Tabelas 27.4 e 27.5). Apesar de não depender da direção do olhar, esse tipo de nistagmo pode apresentar variações na sua intensidade ou adquirir um padrão horizonto-rotatório
- De acordo com a lei de Alexander, o nistagmo de origem periférica aumenta sua velocidade e amplitude quando os olhos se movimentam no plano horizontal no mesmo sentido que a fase rápida
- Fixação visual reduz intensidade do nistagmo em distúrbios periféricos, e a cessação dessa fixação (p. ex., o fechamento de um dos olhos enquanto o outro é examinado com oftalmoscópio ou as lentes de Frenzel) agrava o nistagmo e a sensação de vertigem
- Distúrbios de origem central podem produzir nistagmo que muda de direção com o olhar (evocado pela mirada ou com inversão de fase)
- A fixação visual não afeta o grau de nistagmo produzido por estas alterações
- Nistagmo vertical ou torsional também é fortemente sugestivo de etiologia central
- Apesar das características descritas, o nistagmo de origem central também pode ser unidirecional (sem inversão de fase) e com padrão horizonto-rotatório, como em distúrbios periféricos
- Apesar de os pacientes com disfunção vestibular periférica apresentarem relutância em movimentar a cabeça devido à piora do desconforto, eles podem caminhar sem maior dificuldade. Durante a marcha, podem inclinar-se ou desviar em direção ao lado oposto ao componente rápido do nistagmo (inclinar-se para o lado da lesão)
- Pacientes com lesões agudas do cerebelo podem não ser capazes de andar. De fato, alguns pacientes com hemorragias cerebelares vermianas podem não apresentar ataxia apendicular e seu déficit de equilíbrio somente ser percebido quando deambulam
- Em geral, o paciente com vertigem periférica é muito sensível ao movimento da cabeça, e os pacientes com causas centrais não são
- Se o diagnóstico permanecer duvidoso, a manobra de Nylen-Barany (também conhecida como manobra de Dix-Hallpike) pode ajudar a diferenciar causas centrais e periféricas. Isso pode ser bastante útil no diagnóstico de VPPB ou disfunção vestibular periférica pós-traumática
- O paciente com neurite vestibular aguda pode ter exacerbação dos sinais e sintomas (p. ex., vertigens, náuseas e vômito) com essas manobras.

Capítulo 27 • Síndromes Vertiginosas Agudas 389

TABELA 27.4

Características do nistagmo e sua localização.

Localização	Características do nistagmo	Causas
Periférica	Movimentos para cima e torsional com a manobra de Dix-Hallpike	VPPB
	Unidirecional e espontâneo	Neurite vestibular
Central	Vertical	AVE Malformação de Chiari Esclerose múltipla
	Mudança de acordo com a direção do olhar	Medicações (antiepilépticas) AVE Esclerose múltipla
	Movimentos para baixo com a manobra de Dix-Hallpike	Malformação de Chiari Lesão expansiva cerebelar
	Oftalmoplegia internuclear	Esclerose múltipla AVE
Fisiológica	Olhar dependente e esgotável	–

AVE: acidente vascular encefálico; VPPB: vertigem posicional paroxística benigna.

TABELA 27.5

Diferenças entre os nistagmos de origens central e periférica.

Características	Periférica	Central
Início	Súbito	Gradual
Frequência	Episódico, recorrente	Constante, progressivo
Duração	Segundos, minutos	Semanas, meses
Nistagmo	Horizontal	Vertical
Desencadeado pelo movimento?	Sim	Geralmente, não; mas os sintomas podem piorar com a movimentação
Hipoacusia isolada?	Sim	Outros achados neurológicos estão presentes
Fatigabilidade	Sim	Não
Sintomas associados	*Tinnitus*	Sintomas de via longa e/ou nervos cranianos, sintomas visuais
Instabilidade postural	Não (pode haver inclinação para o lado da lesão)	Sim

HINTS

- HINTS (*Head-Impulse – Nystagmus – Test of Skew*) é um acrônimo em inglês para, na síndrome vertiginosa aguda, diferenciar o AVEi de uma vestibulopatia aguda periférica. O exame é prático, podendo ser realizado à beira do leito, em 1 minuto
- O teste de impulso cefálico para avaliação da função oculovestibular é realizado com o examinador segurando a cabeça do paciente de olhos abertos e movimentando-a rapidamente na horizontal para direita e, posteriormente, para esquerda. A resposta normal esperada é a correção do olhar sacádico em direção ao lado em que a cabeça foi movimentada. No paciente com lesão central, isto não ocorre
- O nistagmo é avaliado pedindo-se ao paciente para olhar nas direções laterais e verticais. O nistagmo de origem periférica geralmente é horizontal, com única fase e torna-se mais evidente quando o paciente olha em direção ao lado da fase rápida do nistagmo. Quando de origem central, o nistagmo muda de acordo com a direção do olhar
- O terceiro elemento é o desvio de inclinação evidenciado no *cover test*. Cobre-se um olho do paciente e rapidamente muda-se para o olho contralateral; nos pacientes com lesão central, observa-se um desalinhamento vertical no olho descoberto.

> **Lembrete de conduta**
>
> ▶ Nos distúrbios periféricos, geralmente o nistagmo é desencadeado por uma posição típica, apresenta 1 segundo de latência, curta duração (< 30 segundos) e extingue-se com manobras repetidas (nistagmo unidirecional, componente rápido para o lado afetado)
> ▶ Nistagmo de origem central não apresenta latência, é de longa duração, não fadiga e ocorre em variados posicionamentos da cabeça.

◥Quais diagnósticos diferenciais devem ser considerados na investigação de tontura?

- Dentre as causas de tontura (Figura 27.1), a migrânea é um grande mimetizador dessa queixa, sendo cada vez mais estudada a migrânea basilar, com apresentações das mais variadas e o exame sugestivo tanto de patologia central quanto periférica (Tabela 27.6)

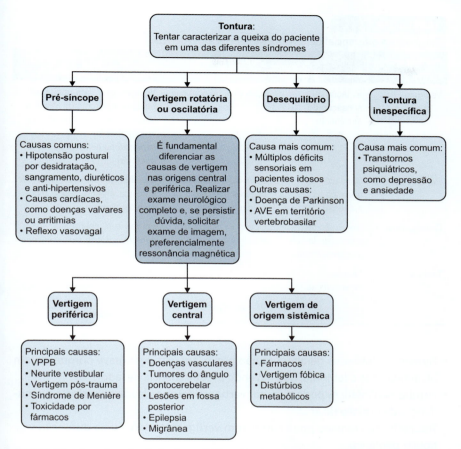

FIGURA 27.1 Investigação de tontura. AVE: acidente vascular encefálico; VPPB: vertigem posicional paroxística benigna.

- Assim como na migrânea clássica, os fatores ambientais, alimentares e de estilo de vida estão associados ao surgimento da crise; som, luz e movimento podem desencadear ou estimular a tontura. Contudo, o diagnóstico de migrânea basilar continua sendo um diagnóstico de exclusão
- Transtorno do pânico é outra situação comum na sala de emergência. Além das queixas típicas desse quadro, a tontura pode ser a mais incômoda
- Diversas medicações têm a tontura como efeito colateral, e sempre devem ser valorizadas no paciente em uso de polifarmácia, particularmente no idoso, com menor reserva vestibular

Parte 4 • Emergências Neurológicas

> **TABELA 27.6**
> **Diagnóstico diferencial de tontura na sala de emergência.**

Manifestação clínica	Tipo de sensação	Características temporais	Diagnóstico diferencial
Vertigem	Rotação ou sensação de movimento	Episódica ou contínua	Vertigem periférica posicional benigna, síndrome de Menière, labirintite, isquemia em região vertebrobasilar Isquemia ou hemorragia cerebelar
Pré-síncope	Sensação de desmaio ou mal-estar	Episódica, pode durar segundos e melhorar com o decúbito	Desidratação, anemia, isquemia cardíaca, arritmia, sepse, hipo ou hiperglicemia
Desequilíbrio	Sensação de instabilidade nos membros inferiores	Contínuo, mas pode variar na intensidade	Perda visual, neuropatia periférica, déficit multissensorial
Tontura	Queixas inespecíficas	-	Medicações, transtorno psiquiátrico (ansiedade, ataque do pânico) Hiperventilação

- Fármacos ototóxicos geralmente não provocam vertigem grave porque afetam bilateralmente o labirinto, não havendo predominância de lado
- Fístulas perilinfáticas podem causar vertigem desencadeada por esforço ou mudanças de pressão de ar
- Traumatismo craniano pode cursar com vertigem devido a uma disfunção vestibular periférica
- Lesões com crescimento lento, como neuromas acústicos, não produzem sintomas, pois há tempo para os mecanismos compensatórios ocorrerem
- Surtos de esclerose múltipla, quando afetam o tronco cerebral ou o cerebelo, podem cursar com quadro vertiginoso.

Solicitar exames de imagem para pacientes com vertigem?

- Nos pacientes com causas periféricas de tontura e vertigem, os exames laboratoriais e de neuroimagem pouco acrescentam ao diagnóstico, não havendo achados característicos para tais patologias

Capítulo 27 • Síndromes Vertiginosas Agudas 393

- A tomografia computadorizada (TC) apresenta baixa sensibilidade (cerca de 16%) no infarto agudo de fossa posterior, principalmente pelos artefatos produzidos pela maior quantidade de ossos nessa região
- No paciente com TC normal e em tempo de trombólise, a difusão na ressonância magnética (RM) deve ser considerada, uma vez que poderá mudar a evolução natural da doença.

> **Lembrete de conduta**
>
> Ressalta-se que, mesmo em paciente visivelmente ansioso, a anamnese e o exame físico não devem ser negligenciados.

◣ Qual o tratamento da vertigem na sala de emergência?

Vertigem periférica

- O tratamento vai além do manejo da tontura (Tabela 27.7). O paciente com náuseas e vômito, que evolui com desidratação, requer, por vezes, ressuscitação volêmica, reposição hidreletrolítica e observação no setor de emergência até sua melhora clínica
- Na fase aguda, geralmente são utilizadas duas classes diferentes de medicação: antiemético e supressor vestibular (anti-histamínico, benzodiazepínico e anticolinérgicos). É de extrema importância salientar que muitos desses agentes são eficazes na fase aguda, porém dificilmente agem como profiláticos da tontura ou vertigem, além de retardar os mecanismos naturais compensatórios
- Podem ser utilizados:
  - Dimenidrinato (50 a 100 mg, pelas vias oral [VO], intramuscular [IM] ou intravenosa [IV])
  - Meclizina (12,5 a 25 mg VO)
  - Prometazina (25 mg, em 2 vezes, VO, IM, IV)
  - Hidroxizina (25 a 100 mg VO, IM)
- Os efeitos colaterais sedativos significativos desses fármacos são bem aceitos por promoverem o descanso, auxiliando na melhora do paciente; no entanto, devem ser administrados com cautela no idoso devido à possibilidade de reação extrapiramidal (metoclopramida, bromoprida, prometazina) e maior efeito anticolinérgico (especialmente, retenção urinária)
- Devido à metabolização hepática, doses menores de bromoprida, metoclopramida, diazepam, ondansetrona e dimenidrinato devem ser utilizadas em pacientes com insuficiência hepática

TABELA 27.7

Tratamento da vertigem periférica.

Fármaco	Apresentação (mg/cp ou ampola)	Dose	Via de administração	Intervalo (em horas)
Dimenidrinato*	50	50 a 100 mg	VO, IV, IM	A cada 8 ou 12h
Meclizina	25	12,5 a 25 mg	VO	A cada 12 ou 24h
Metoclopramida*	10	10 mg	VO, IV, IM	A cada 8 ou 12h
Ondansetrona*	4 ou 8	4 a 8 mg	IM	A cada 8 ou 12h
Bromoprida*	10	10 mg	VO, IM	A cada 8h
Escopolamina	0,5	0,5	Transdérmica	1 vez/dia, por 3 dias
Diazepam**	10	10 mg	VO, IV, IM	A cada 12
Prometazina***	50	25 mg	IM	A cada 12
Hidroxizina	25	25 a 100 mg	VO, IM	A cada 8 ou 12h

IM: intramuscular; IV: intravenoso; VO: via oral. *Medicações de primeira escolha. **Em associação a outras medicações. ***Casos refratários.

- Pela atividade colinérgica, cuidados devem ser adotados para pacientes asmáticos, com glaucoma, enfisema, doença pulmonar crônica, dispneia e retenção urinária
- Quanto às interações, pode ocorrer potencialização dos fármacos depressores do SNC, como tranquilizantes, antidepressivos, sedativos
- Quanto ao tratamento não medicamentoso, porém não menos importante, repouso, hidratação e cautela ao movimentar-se são essenciais para recuperação do indivíduo
- Depois de vários dias, atividade física progressiva e exercícios de reabilitação vestibular ajudam na estimulação e na adaptação do sistema vestibular.

Vertigem central

- Como explicado, a identificação dos quadros de origem central requer diagnóstico preciso e tratamento específico, seja nos casos de AVE hiperagudo com tratamento trombolítico medicamentoso ou tratamento profilático nos casos de acidente isquêmico transitório
- Anticoagulação plena com heparina é indicada para os infartos de origem cardioembólica (p. ex., infarto agudo do miocárdio recente ou fibrilação atrial), com exceção da endocardite bacteriana. Dissecção da artéria vertebral é outra indicação possível

- Quando não há indicação de anticoagulação plena, os pacientes com isquemia vertebrobasilar podem receber agentes antiplaquetários (ácido acetilsalicílico, ticlopidina, clopidogrel)
- Pacientes com hemorragia ou infarto cerebelar que evoluem com hemiparesia ou diminuição do nível de consciência podem estar com tronco cerebral comprimido ou hidrocefalia aguda
  - Essas são indicações para intervenção cirúrgica de urgência, seja drenagem de hematoma, ressecção da área infartada ou derivação ventriculoperitoneal ou ventricular externa
- O monitoramento cuidadoso desses pacientes ao longo dos primeiros dias é fundamental.

◥Bibliografia

Fernandes JG. Vertigens e tonturas. In: Duncan BB. Medicina ambulatorial: condutas de atenção primária baseadas em evidências. 3. ed. Porto Alegre: Artmed; 2004. pp. 1174-80.

Ganança MM. Conceitos na terapia de vertigem. Rev Bras Med. 2000;12-6.

Hwang DY, Silva GS, Furie KL, Greer DM. Comparative sensitivity of computed tomography vs. magnetic resonance imaging for detecting acute posterior fossa infarct. J Emerg Med. 2012;42(5):559-65.

Kanashiro AMK, Pereira CB, Melo ACP, Scaf M. Diagnóstico e tratamento das principais síndromes vestibulares. Arq Neuropsiquiatr. 2005;63(1):140-4.

Kattah JC, Talkad AV, Wang DZ, Hsieh Y, Newman-Toker DE. HINTS to diagnose stroke in the acute vestibular syndrome: three-step bedside oculomotor examination more sensitive than early MRI diffusion-weighted imaging. Stroke. 2009;40(11):3504-10.

Kerber KA. Vertigo and dizziness in the emergency department. Emerg Med Clin North Am. 2009;27(1):39-50.

Newman-Toker DE. Diagnosing dizziness in the emergency department – Why "what do you mean by 'dizzy'?" should not be the first question you ask. Tese de doutorado. Universidade Johns Hopkins; 2007.

Tarnutzer AA, Berkowitz AL, Robinson KA, Hsieh YH, Newman-Toker DE. Does my dizzy patient have a stroke? A systematic review of bedside diagnosis in acute vestibular syndrome. CMAJ. 2011;183(9):E571-92.

28

Paralisias Flácidas Agudas

Fábio de Nazaré Oliveira e Rômulo Augusto dos Santos

Considerações importantes

- As paralisias flácidas agudas (PFA) constituem um grupo de doenças caracterizadas por uma fraqueza muscular associada a outros sinais neurológicos
- Quatro pontos clínicos devem ser avaliados para caracterizar as PFA: distúrbio sensitivo, teste de reflexos, dor e fraqueza proximal
- Dentre as variadas etiologias, as mais comuns na prática clínica são a síndrome de Guillain-Barré (SGB), a *miastenia gravis*, as paralisias periódicas e as miopatias necrosantes
- Em geral, a SGB é causada por processo infeccioso que precede o déficit motor (caracterizado por fraqueza simétrica e ascendente, de evolução rápida, com redução dos reflexos tendinosos, diplegia facial, paresia orofaríngea e respiratória, além de alterações de sensibilidade em mãos e pés)
- *Miastenia gravis* apresenta sintomas mais discretos, como fraqueza muscular flutuante, que surge principalmente ao fim do dia ou após algum estresse, e costuma melhorar ao repouso. Na emergência, deve-se atentar para a crise miastênica, pois nela pode haver comprometimento da função ventilatória
- Entre os exames subsidiários, destacam-se o do líquido cefalorraquidiano (LCR), a eletroneuromiografia (ENMG) e, às vezes, a biopsia muscular. Outros exames podem ser solicitados para verificação, sobretudo, de diagnósticos diferenciais, como os bioquímicos gerais, o eletrocardiograma (ECG), as sorologias e a imagem de neuroeixo
- A terapêutica é mandatória em casos graves, pois, em 25 a 30% dos casos, o paciente será submetido à assistência ventilatória, e o tratamento diminui o tempo de suporte ventilatório. Nos casos leves, duas opções terapêuticas principais são oferecidas: a plasmaférese e a imunoglobulina intravenosa (IV), ambas com desfechos similares
- Complicações dependerão da etiologia da PFA. Os fatores de pior prognóstico são: idade avançada, rápida progressão dos sintomas, fraqueza muscular grave à admissão no hospital, necessidade de ventilação mecânica, síndrome diarreica precedente e baixos valores de potencial de ação muscular à ENMG

Quais conceitos anatômicos devem ser conhecidos na análise das paralisias flácidas agudas?

Resenha anatômica

- A unidade motora consiste em uma rede neuronal formada por célula do corno anterior da medula espinal, sua respectiva raiz (anterior), plexo nervoso (cervical, torácico ou lombossacro), nervo periférico e, por fim, junção neuromuscular e fibras musculares por ela inervadas
- A paralisia flácida é originada pela interrupção de unidades motoras em qualquer ponto. Sendo assim, a correta etiologia da síndrome de PFA depende da topografia da lesão neurológica e, a partir desta, descobre-se o possível diagnóstico etiológico
- Para sistematizar a abordagem médica-diagnóstica, há quatro pontos topográficos e clínicos a serem avaliados para caracterização das PFA. Desse modo, ao se observarem os acometimentos neurológicos da lesão, pode-se consultar a lista de neuropatias que contemplam tais achados. Os pontos clínicos são:
  - Distúrbio sensitivo
  - Teste de reflexos
  - Dor
  - Fraqueza proximal
- De acordo com tais pontos, pode-se classificar o achado conforme descrito a seguir.
  - Doenças do corno anterior da medula: os pacientes apresentam reflexos diminuídos e fraqueza proximal, mas não têm alterações sensitivas nem dor
  - Polineuropatias: quando puramente motora, os pacientes apresentam reflexos diminuídos e fraqueza proximal, mas não têm alterações sensitivas nem dor; quando sensorimotora, apresentam alteração sensitiva, reflexos diminuídos e dor, sem fraqueza proximal
  - Doença da transmissão neuromuscular: os pacientes apresentam fraqueza proximal, mas sem alterações de sensibilidade, reflexo ou dor.
  - Doença muscular: os pacientes apresentam importante fraqueza proximal, dor, reflexos diminuídos, mas sem alterações de sensibilidade.

Etiologias comuns

- Muitas etiologias são raras, e as mais relatadas na prática clínica são a síndrome de Guillain-Barré (SGB), a *miastenia gravis*, as paralisias periódicas e as miopatias necrosantes. Certamente, a SGB é a mais prevalente e comum, por isso é válido melhor caracterizá-la e diferenciá-la de outras etiologias

- A SGB é uma paralisia inflamatória aguda decorrente da disfunção de nervos periféricos e cranianos. Na maioria das vezes, decorre de um processo infeccioso precedendo, em algumas semanas, o quadro neurológico (seja este um processo gripal ou gastrenterite aguda), porém as infecções podem ser subclínicas
- Entre os agentes mais comumente associados estão o *Campylobacter jejuni* e o herpes-vírus (sejam eles o citomegalovírus ou Epstein-Barr), porém outros agentes podem também estar envolvidos. Imunizações ou cirurgias podem frequentemente anteceder o evento
- Nessa síndrome, existe uma agressão imunomediada do sistema nervoso periférico
- Autoanticorpos são gerados contra antígenos do axônio e da mielina, bloqueando a condução nervosa e, associado a esse processo, existe uma cadeia imunológica extensa envolvendo sistema complemento, infiltrado macrofágico-linfocítico e citocinas
- A Tabela 28.1 lista as principais etiologias das PFA conforme a topografia acometida.

TABELA 28.1
Etiologias das paralisias flácidas agudas.

Topografia	Etiologia
Doença do corno anterior da medula	Atrofia muscular espinal progressiva/esclerose lateral amiotrófica Poliomielite Outros vírus neutrotópicos (vírus Coxsackie, enteroviroses, vírus do Oeste do Nilo)
Polineuropatia	Síndrome de Guillain-Barré: polirradiculopatia desmielinizante inflamatória aguda, neuropatia axonal motora aguda, neuropatia axonal sensorimotora aguda Hiperpotassemia Hipofosfatemia Porfiria Difteria Vasculites Polineuropatia do paciente crítico Doença de Lyme
Doença da transmissão neuromuscular	*Miastenia gravis* Botulismo Bloqueadores neuromusculares Acidentes ofídicos
Doença do músculo	Paralisia hipopotassêmica aguda (depleção crônica de potássio, paralisia periódica tireotóxica) Paralisia periódica hipopotassêmica familiar Miopatias necrosantes Deficiência de maltase ácida Miopatias mitocondriais

Quais as manifestações clínicas nos diferentes grupos de paralisia flácida aguda?

Síndrome de Guillain-Barré

- A história habitual da SGB é de um quadro infeccioso precedendo o déficit motor. Assim, após um período prodrômico (geralmente de 1 a 4 semanas da infecção), o paciente queixa-se de déficit motor variado, devido à heterogeneidade da síndrome
- A despeito dessa heterogeneidade, na SGB clássica, caracteriza-se sobretudo uma fraqueza simétrica de evolução rápida, com diminuição de reflexos tendinosos, diplegia facial, paresia orofaríngea e respiratória, além de alterações de sensibilidade em mãos e pés (Tabela 28.2)
- No quadro clássico da SGB, o déficit sensorimotor inicia-se pelas extremidades e ascende de maneira simétrica para tronco, braços e nervos cranianos
- Há predomínio de acometimento motor em comparação ao sensitivo, que pode ser de fraqueza distal leve à tetraplegia total. Pode acometer musculatura respiratória, necessitando, por vezes, de ventilação assistida.

TABELA 28.2

Critérios diagnósticos para a síndrome de Guillain-Barré.

Variáveis	Comentários
Aspectos necessários para o diagnóstico	Perda progressiva de força nos membros Arreflexia
Aspectos que sustentam fortemente o diagnóstico	Progressão dos sintomas em até 4 semanas Simetria relativa dos sintomas Alterações moderadas de sensibilidade Envolvimento de pares cranianos (principalmente o facial) Recorrência dos sintomas em 2 a 4 semanas Disfunção autonômica Ausência de febre no início Hiperproteinorraquia com celularidade $< 10/mm^3$ Achados eletrodiagnósticos típicos
Aspectos de diagnóstico duvidoso	Nível de sensibilidade preservado Marcada e persistente assimetria de sinais e sintomas Disfunção intestinal ou vesical grave ou persistente Liquor > 50 células/mm^3
Aspectos que excluem o diagnóstico	Diagnóstico de botulismo ou *miastenia gravis* Diagnóstico de poliomielite ou neuropatia tóxica Metabolização anormal da porfirina Difteria

Miastenia gravis

- Os sintomas da *miastenia gravis* são mais discretos, cursando com fraqueza muscular flutuante que surge sobretudo ao fim do dia ou após algum estresse, e costuma melhorar ao repouso
- Tal fraqueza pode acometer grupamentos específicos, como a musculatura palpebral e ocular, causando ptose e diplopia (fase inicial), ou ser generalizada (fase mais tardia). Outros sintomas incluem dificuldade na mastigação e na deglutição, refluxo nasal e disartria
- A crise miastênica ocorre quando há fatigabilidade da musculatura respiratória, desencadeando insuficiência respiratória no paciente, que necessita, com frequência, de ventilação mecânica, plasmaférese ou imunoglobulina
- Diferentemente da SGB, na *miastenia gravis* os reflexos estão preservados, bem como a sensibilidade.

Porfiria

- A neuropatia porfírica pode ser causada por três formas principais de porfirias: porfiria intermitente aguda (PIA), coproporfiria hereditária (CPH) e porfiria variegada (PV)
- As manifestações neurológicas agudas são similares nesses três tipos de porfirias e podem afetar tanto o sistema nervoso central quanto o periférico
- Os sintomas ocorrem de maneira intermitente, como ataques, que podem ser desencadeados por determinados fármacos (principalmente indutores de P-450), alterações hormonais e restrições dietéticas
- A neuropatia periférica é principalmente motora, acomete primeiro a musculatura proximal, sobretudo dos membros superiores, mas também pode afetar nervos cranianos e sensitivos
- Os reflexos tendinosos são, em geral, diminuídos ou ausentes. Raramente ocorre progressão para paralisia respiratória e bulbar
- Os sintomas centrais incluem ansiedade, insônia, depressão, desorientação, alucinações e crises convulsivas.

Quais exames complementares devem ser solicitados na sala de emergência?

- Os critérios diagnósticos para a SGB dependem dos exames complementares, mostrando, assim, sua importância. Dentre eles, destaca-se o do liquor, que se apresenta com dissociação proteíno-citológica

Capítulo 28 • Paralisias Flácidas Agudas

- Até a primeira semana, o liquor pode apresentar-se normal, porém há aumento da concentração proteica na terceira e na quarta semanas, embora a celularidade permaneça normal
- Quando houver > 10 células/mm^3, devem-se aventar outros diagnósticos, como associação de doenças (vírus da imunodeficiência humana [HIV], citomegalovírus, doença de Lyme e lúpus eritematoso sistêmico)
- À ENMG, há evidências de desmielinização ao exame, e a velocidade de condução nervosa mostra-se reduzida, porém pode estar normal no início do quadro
- De modo geral, a gravidade das alterações neurológicas não tem relação com o grau de alentecimento da condução ou da perda axônica
- Em regime de exceção, pode-se solicitar o estudo histológico do nervo periférico acometido (exame não obrigatório para definição diagnóstica nem terapêutica). À microscopia óptica, ocorre uma desmielinização segmentar focal, com infiltrados perivasculares e endoneurais de linfócitos e monócitos ou macrófagos
- Outros exames subsidiários podem ser solicitados para verificação, sobretudo, de diagnósticos diferenciais:
  - Investigação laboratorial geral envolvendo dosagem sérica de sódio, potássio, cálcio, magnésio, fósforo, creatinoquinase (CPK)
  - Sorologias e outros exames podem ser solicitados conforme suspeita clínica, como HIV, herpes-vírus (citomegalovírus e Epstein-Barr), sífilis, doença de Lyme, porfirias, hormônios tireoidianos, dosagem de metais pesados, provas de atividade inflamatória sistêmica
  - ECG
  - Exames radiológicos de neuroeixo (indicados quando há suspeita de lesões medulares).

Qual a abordagem terapêutica na sala de emergência?

- A terapêutica é mandatória em **casos graves**, pois em 25 a 30% dos casos o paciente será submetido à assistência ventilatória, e o tratamento diminui o tempo de suporte ventilatório (Figura 28.1)
- Nos **casos leves a moderados**, podem-se considerar condutas conservadoras. As opções terapêuticas disponíveis são:
  - Plasmaférese (200 a 250 mℓ/kg, em 4 a 6 sessões, por 8 a 10 dias)
  - Imunoglobulina intravenosa (400 mg/kg/dia durante 5 dias consecutivos)
  - Ambas as opções têm eficácia similar, e não há benefício quando instituídas após 2 semanas de evolução da doença, nem com seu uso combinado. Além disso, o uso isolado de glicocorticoides ou em associação à terapêutica também não é preconizado

Parte 4 • Emergências Neurológicas

> Iniciar a abordagem como paciente crítico, monitoramento cardiovascular com atenção especial para insuficiência respiratória e instabilidade hemodinâmica, o que exige atendimento imediato

> Na anamnese, caracterizar se há diagnósticos neurológicos anteriores ou antecedentes familiares. Perguntar ativamente sobre pródromos infecciosos, consumo alimentar não habitual, ingestão de substâncias (álcool, diuréticos), exposição ambiental a substâncias ou insetos (p. ex., carrapatos), bem como vacinação recente e mordedura de animais (verificar atentamente antecedentes clínicos pessoais e medicações de uso habitual)

> Caracterizar a topografia da lesão neurológica e registrar início e progressão dos sintomas. Verificar se há déficit sensitivo, acometimento de pares cranianos ou sintomas disautonômicos associados

> Em grandes flutuações da pressão arterial, recomenda-se monitoramento intra-arterial. Em casos de hipotensão, preconiza-se uso de cristaloides e baixas doses de agentes vasoativos, se necessário. Nos episódios de hipertensão grave (PAM > 125 mmHg), recomenda-se uso de labetalol, esmolol ou nitroprussiato de sódio. Em todos esses casos, outras condições clínicas, como tromboembolismo pulmonar, sepse, hemorragia gastrintestinal, hipoxemia e distúrbios hidreletrolíticos, devem ser descartadas

> Controle da dor neuropática aguda geralmente é obtido com carbamazepina ou gabapentina. Anti-inflamatórios não esteroides podem ser usados, assim como os opioides, os quais devem ser manejados com cautela devido aos seus efeitos adversos. Antidepressivos tricíclicos, tramadol e pregabalina podem também ser usados como terapia de manutenção

> Instituir profilaxia para tromboembolismo venoso com heparina de baixo peso molecular 40 mg, por via subcutânea, 1 vez/dia, até o paciente estar apto novamente à deambulação. Deve-se evitar uso de succinilcolina durante intubação orotraqueal

> Traqueostomia deve ser considerada nos pacientes que apresentam rápida evolução para falência ventilatória, sem alterações importantes nos testes de função pulmonar.

FIGURA 28.1 Investigação e tratamento de suporte das paralisias flácidas agudas. PAM: pressão arterial média.

- O paciente deve ser conduzido em unidade de terapia intensiva (UTI) quando há evidência de instabilidade hemodinâmica, déficit motor que potencialmente acomete a ventilação ou disfunção autonômica grave. Dentre as possíveis manifestações de disautonomia, destacam-se: taquicardia (principal), retenção urinária, hipertensão arterial sistêmica (HAS) alternada com hipotensão, arritmias cardíacas, íleo adinâmico e ausência de sudorese.

◀ Quais as complicações mais comuns nas paralisias flácidas agudas?

- As complicações dependerão da etiologia da PFA
- No caso da SGB, após 1 ano da doença, aproximadamente 40% dos pacientes ainda apresentam déficit neurológico motor, 16% permanecem com comprometimento da deambulação, cerca de 5 a 10% dependem do suporte ventilatório por vários meses, e 2% desenvolverão polirradiculoneuropatia inflamatória desmielinizante crônica
- A taxa de mortalidade varia de 4 a 5%, a despeito dos cuidados intensivos, sendo as principais causas: embolia pulmonar, síndrome da angústia respiratória aguda, sepse e disautonomia
- Falha terapêutica com progressão do déficit motor ocorre em até 10% dos pacientes com SGB; nesses casos, pode-se tentar novamente tratamento usado antes (imunoglobulina intravenosa ou plasmaférese)
- Os fatores de pior prognóstico são: idade avançada, rápida progressão dos sintomas (menos de 7 dias), fraqueza muscular grave à admissão hospitalar, necessidade de ventilação mecânica, síndrome diarreica precedente e baixos valores de potencial de ação muscular à ENMG (redução de mais de 20% na amplitude motora distal).

◀ Bibliografia

Asimos AW. Evaluation of the adult with acute weakness in the emergency department. Disponível em: www.uptodate.com. Acesso em: 30/11/2020.

Baehr M, Frotscher M. Duus – Diagnóstico topográfico em neurologia: anatomia, fisiologia, sinais, sintomas. 4. ed. Rio de Janeiro: Guanabara Koogan; 2008.

Epstein SK. Respiratory muscle weakness due to neuromuscular disease: management. Disponível em: www.uptodate.com. Acesso em: 30/11/2020.

Miller ML. Approach to the patient with muscle weakness. Disponível em: www.uptodate.com. Acesso em: 30/11/2020.

Rowland LP, Pedley TA. Merritt – Tratado de neurologia. 12. ed. Rio de Janeiro: Guanabara Koogan; 2011.

Rutkove SB. Overview of polyneuropathy. Disponível em: www.uptodate.com. Acesso em: 30/11/2020.

Vriesendorp FJ. Treatment and prognosis of Guillain-Barré syndrome in adults. Disponível em: www.uptodate.com. Acesso em: 30/11/2020.

Parte 5

Emergências Cardiovasculares

Seção A Hipertensão Arterial Sistêmica e Insuficiência Cardíaca, 407

- **29** Emergências Hipertensivas, 407
- **30** Insuficiência Cardíaca Aguda, 421

Seção B Distúrbios do Ritmo Cardíaco, 449

- **31** Bradiarritmias e Marca-Passo, 449
- **32** Taquiarritmias e Cardioversão Elétrica, 462
- **33** Fibrilação Atrial, 479
- **34** Síncope, 498

Seção C Desconforto Torácico e Síndromes Coronarianas Agudas, 511

- **35** Embolia Pulmonar, 511
- **36** Síndrome Coronariana Aguda sem Supradesnivelamento do Segmento ST, 541
- **37** Síndrome Coronariana Aguda com Supradesnivelamento do Segmento ST, 570

Seção A
Hipertensão Arterial Sistêmica e Insuficiência Cardíaca

29

Emergências Hipertensivas

**Ariádine Augusta Maiante, Joyce Gonçalves Berteli,
Renato Augusto Tambelli e Rômulo Augusto dos Santos**

Considerações importantes

- A crise hipertensiva (CH) representa situações clínicas que cursam com elevação aguda da pressão arterial (PA), geralmente níveis de PA sistólica (PAS) ≥ 180 mmHg e diastólica (PAD) ≥ 120 mmHg, podendo ser classificada em dois tipos: urgência hipertensiva (UH) e emergência hipertensiva (EH)
- A EH manifesta-se com aumento acentuado da PA associado a lesão de órgão-alvo (LOA) e risco imediato de morte, fato que requer tratamento imediato com o uso de fármacos por via intravenosa e monitoramento intensivo
- A UH caracteriza-se por elevações da PA, sem lesão orgânica ou risco de morte iminente, o que possibilita a redução mais lenta dos níveis de PA em período de 24 a 48 horas. Nesses casos, a terapia farmacológica oral deverá ser utilizada
- O tratamento da EH consiste no uso de fármacos intravenosos, com o objetivo da diminuição em torno de 25% do valor da PA na primeira hora
- A prescrição de nitroprussiato de sódio por via intravenosa (IV) é de 50 mg (1 ampola) diluídos em 250 mℓ de solução salina (SS) a 0,9% ou soro glicosado (SG) a 5%; iniciar titulação na dose entre 1 e 8 µg/kg/min
- Na suspeita de dissecção de aorta, deve-se aplicar o escore de risco *Aortic Dissection Detection Risk* (ADDRS) que guiará o emergencista para solicitação de dosagem do dímero-D ou exames de imagem confirmatórios.

◤Quais conceitos se deve conhecer sobre hipertensão na sala de emergência?

- A EH está ligada a um quadro clínico mais geral definido como crise hipertensiva (CH)

- Ela é classificada quando ocorre elevação da PA de maneira aguda, correspondente a valores de PAS ≥ 180 mmHg e/ou PAD ≥ 120 mmHg, podendo ou não representar lesões orgânicas agudas em coração, cérebro, rins e artérias
- A CH apresenta duas subdivisões (Figura 29.1), associada não apenas ao aumento da PA, mas a existência ou não de LOA: UH e a EH

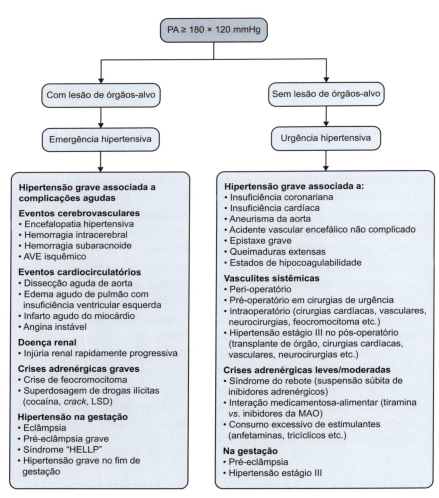

FIGURA 29.1 Diferenciação entre urgências e emergências hipertensivas. AVEi: acidente vascular encefálico isquêmico; LSD: dietilamida do ácido lisérgico; MAO: monoamina oxidase; PA: pressão arterial.

- A EH caracteriza-se por elevação da PA associada a LOA, sendo uma condição clínica mais grave e com risco de morte imediato. Assim, necessita de instituição da terapêutica de forma rigorosa, com uso de medicamentos intravenosos, além de monitoramento com cuidados intensivos
- A UH resulta na elevação da PA, sem comprometimento de LOA, e o alvo da normotensão pode ser obtido entre 24 e 48 horas após a primeira medida registrada
- Os mecanismos da fisiopatogenia da EH englobam o desequilíbrio do sistema de autorregulação do leito vascular com comprometimento do fluxo sanguíneo e aumento da resistência vascular periférica, associado à ativação do sistema renina–angiotensina–aldosterona que provoca vasoconstrição
- A quebra da hemostasia causa lesão vascular e consequente efeito pró-trombótico com repercussão isquêmica e desenvolvendo as possíveis LOA já elucidadas previamente
- A autorregulação do fluxo sanguíneo (Figura 29.2) ocorre especificamente para os órgãos nobres/alvo, dentre eles o sistema nervoso central (SNC) e o coração, sendo essencial seu conhecimento e reconhecimento para a realização da abordagem terapêutica ideal. No fluxo sanguíneo cerebral (FSC), esse controle é mantido pela relação entre pressão de perfusão cerebral (PPC) e a resistência cerebrovascular (RCV), sendo a PPC equivalente a diferença entre a pressão arterial média (PAM) e a pressão intracraniana (PIC), incluindo sua variação, resultando na irrigação adequada dos tecidos
- Os pacientes com normotensão apresentam adequação desse sistema, uma vez que a PPC é equivalente à PA. Por outro lado, os hipertensos são mais suscetíveis a alterações na autorregulação
- Qualquer mudança no sistema resulta em diminuição da perfusão tecidual, ocasionando LOA.

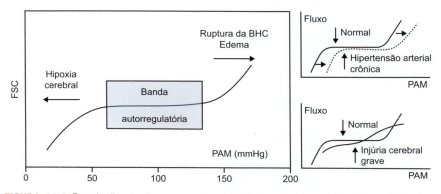

FIGURA 29.2 Regulação do fluxo sanguíneo. BHC: barreira hematencefálica; FSC: fluxo sanguíneo cerebral; PAM: pressão arterial média.

Como deve ser feita a avaliação clínico-laboratorial do paciente hipertenso na sala de emergência?

A avaliação do paciente hipertenso na sala de emergência envolve a obtenção de sua história clínica e seu exame físico detalhado, com posterior direcionamento para as possíveis complicações e existência ou não de LOA, essencial não somente para classificar o quadro como EH, mas principalmente para definição da terapêutica.

Anamnese

- Sinais e sintomas: cefaleia, náuseas, vômito (sinais de aumento da PIC), desconforto torácico (isquemia miocárdica ou dissecção de aorta), agitação, *delirium*, convulsão e dispneia (edema pulmonar)
- Antecedentes pessoais: uso de medicações anti-hipertensivas, incluindo a adesão ao tratamento; uso de substâncias simpatomiméticas ou ilícitas; comprovação ou suspeita de gravidez.

Exame físico

- Verificação de pulsos em membros superiores e inferiores
- Aferição da PA em ambos os braços (diferenças ≥ 20 mmHg podem sugerir dissecção aguda de aorta)
- Sinais sugestivos de congestão pulmonar: taquipneia, terceira bulha, crepitações pulmonares, estase jugular
- Alteração ao fundo de olho: sinais de retinopatia hipertensiva ou papiledema.

Exames complementares indicados de acordo com o contexto clínico

- Eletrocardiograma (ECG)
- Radiografia de tórax
- Urina I
- Eletrólitos
- Marcadores de necrose miocárdica
- Coleta de liquor
- Tomografia computadorizada
- Ressonância magnética
- Ultrassonografia *point of care* (USPOC) – ultrassonografia à beira do leito: tem sido usado rotineiramente no cenário da sala emergência, otimizando o tempo de diagnóstico e reavaliação das EH, tornando possível a instituição de terapia com maior acurácia.

- A Figura 29.3 mostra um esquema com tais exames complementares.

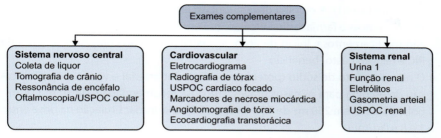

FIGURA 29.3 Exames complementares nas urgências e emergências hipertensivas. USPOC: ultrassonografia *point of care* (ultrassonografia à beira do leito).

> **Lembrete de conduta**
>
> O emergencista deverá estar atento a cenários atípicos para dissecção de aorta:
> - ECG com supradesnivelamento de segmento ST em parede inferior por dissecção da artéria coronária direita
> - Sinal neurológico focal em hemicorpo direito por acometimento da artéria carótida interna esquerda.

Qual o tratamento geral da hipertensão na sala de emergência?

- A terapia farmacológica para a EH tem como objetivo principal a redução rápida da PA, a fim de impedir a progressão das LOA
- Nos casos sem lesão aguda, a terapia oral deve ser realizada, porém nos casos graves com disfunção orgânica a via intravenosa é prioritária. Assim, o paciente que se encaixe nesta última classificação deverá ser internado em unidade de terapia intensiva (UTI), submetido a tratamento farmacológico com medicações intravenosas e monitoramento contínuo
- O manuseio de valores da PA na EH ocorrerá da seguinte maneira:
  - ↓ PA ≤ 25% na primeira hora
  - ↓ PA 160/100 a 110 mmHg em 2 a 6 horas
  - Alvo da PA em torno de 135/85 mmHg em 24 a 48 horas
- É importante ressaltar que a terapia proposta para o tratamento da EH deve basear-se na etiologia específica que a desencadeou, considerando o sistema ou órgão-alvo acometido, cardiovascular, cerebral, entre outros

Parte 5 • Emergências Cardiovasculares

- No Brasil, os fármacos disponíveis para uso parenteral nas EH são: nitroprussiato de sódio, nitroglicerina, labetalol, esmolol, metoprolol, hidralazina e enalaprilato (Tabela 29.1). A escolha deverá fundamentar-se em suas características farmacocinéticas e farmacodinâmicas, o que engloba: curva dose–resposta, interação medicamentosa, início de ação, reversibilidade, não comprometimento da PIC e relação custo–benefício
- O nitroprussiato de sódio (potente vasodilatador arterial e venoso) é a medicação de escolha para os casos graves; sua dose recomendada é de 50 mg (1 ampola) diluídos em 250 mℓ de SS a 0,9% ou SG a 5%. Iniciar titulação na dose entre 1 e 8 µ/kg/min.

◥Qual o tratamento específico das emergências hipertensivas?

Dissecção aguda de aorta

- Uma das causas de maior mortalidade na sala de emergência
- A classificação mais usada é a de Stanford, segundo a qual divide-se da seguinte maneira (Figura 29.4):
  - Tipo A: implica o envolvimento da aorta ascendente, proximal à origem da artéria subclávia esquerda, com ou sem extensão à aorta descendente
  - Tipo B: não há envolvimento da aorta ascendente, isto é, a jusante da raiz da subclávia esquerda
- Clinicamente, a dissecção aguda de aorta pode manifestar-se por dor torácica típica, irradiada para dorso, epigastralgia, de início súbito e alta intensidade
- Sintomas como sudorese e palidez podem ocorrer com frequência
- O exame físico nem sempre apresenta alterações, porém é de fundamental importância fazer a palpação de pulsos periféricos e verificar a PA nos quatro membros
- Muitas vezes o quadro é inespecífico, não apresentando características típicas ao exame físico que possam diferenciar de uma síndrome coronariana aguda
- Alguns cenários relacionados com dissecção de aorta devem ser lembrados, como:
  - Infarto agudo do miocárdio (IAM) com supradesnivelamento de ST em parede inferior: a dissecção poderá acarretar isquemia da artéria coronária direita, já que seu óstio é próximo à crosta da aorta
  - AVEi: pacientes com dissecção da artéria carótida interna esquerda podem manifestar sinal neurológico focal

TABELA 29.1

Terapia medicamentosa para emergência hipertensiva.

Fármacos	Modo de administração	Início	Duração	Vantagens	Desvantagens
Nitroglicerina (vasodilatador arterial e venoso do doador de óxido nítrico)	Infusão contínua (5 a 15 mg/h)	2 a 5 min	3 a 5 min	Perfusão coronariana	Cefaleia, eficácia variável, taquifilaxia
Nitroprussiato de sódio (vasodilatador arterial e venoso)	Infusão contínua (0,5 a 10 mg/kg/min)	Imediato	1 a 2 min	Titulação	Intoxicação por tiocianato, hipotensão, náuseas, vômito, espasmo muscular
Metoprolol (betabloqueador)	Ataque: 5 mg IV (repetir a cada 10 min, até 20 mg se necessário)	5 a 10 min	3 a 4 h	Redução do consumo de O_2	Bradicardia, BAV, broncospasmo
Labetalol (alfa e betabloqueador)	Ataque: 20 a 80 mg a cada 10 min Infusão contínua: 2 mg/min (máximo de 300 mg/24 h)	5 a 10 min	2 a 6 h	Betabloqueador e vasodilatador	Náuseas, vômito, BAV, broncospasmo, hipotensão ortostática
Esmolol (betabloqueador ultrasseletivo de ação ultrarrápida)	Ataque: 500 mg/kg Infusão intermitente: 25 a 50 mg/kg/min (aumentar 25 mg/kg/min a cada 10 a 20 min; máximo de 300 mg/kg/min)	1 a 2 min	1 a 20 min	Betabloqueador seletivo	Bradicardia, BAV, broncospasmo
Hidralazina (vasodilatador de ação direta)	10 a 20 mg IV ou 10 a 40 mg IM a cada 6 h	10 a 20 min IV ou 20 a 30 min IM	3 a 12 h	Eclâmpsia ou eclâmpsia iminente	Taquicardia, cefaleia, vômito; piora da angina e do IAM; cuidado com PIC elevada
Enalaprilato (IECA)	Infusão intermitente: 1,25 a 5 mg a cada 6 h	15 min	4 a 6 h	ICC, IVE aguda	Hipotensão, injúria renal
Furosemida (diurético de alça)	Infusão	5 a 10 min	30 a 90 min	ICC, IVE	Hipopotassemia

BAV: bloqueio atrioventricular; ICC: insuficiência cardíaca congestiva; IAM: infarto agudo do miocárdio; IECA: inibidor da enzima conversora de angiotensina; IM: intramuscular; IV: intravenoso; IVE: insuficiência ventricular esquerda; PIC: pressão intracraniana.

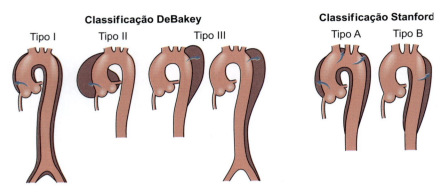

FIGURA 29.4 Classificação das dissecções agudas de aorta.

- O diagnóstico da dissecção aguda de aorta deve seguir da seguinte maneira:
  - Avaliar características de alto risco na amnese e exame físico – ADDRS (Figura 29.5):
    - 1 ponto: condições de alto risco, como antecedente de síndrome de Marfan, manipulação aórtica prévia, aneurisma de aorta torácica, história pessoal ou familiar de aortopatia

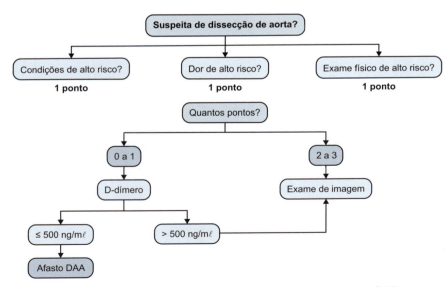

FIGURA 29.5 Investigação diagnóstica de dissecção aguda de aorta (DAA).

- □ 1 ponto: dor torácica lancinante irradiada para o dorso
- □ 1 ponto: exame físico de alto risco com assimetria de pulsos, déficit neurológico focal, hipotensão, sopro diastólico em foco aórtico ou diferença ≥ 20 mmHg entre os membros
- ○ Solicitar dosagem de dímero-D:
  - □ 0 a 1 ponto:
    - ♦ > 500 ng/mℓ: exame de imagem confirmatório
    - ♦ < 500 ng/mℓ: descartada hipótese diagnóstica de dissecção (valor preditivo negativo de 99,7%)
- ○ Exames de imagem (Figura 29.6):
  - □ 2 ou 3 pontos ou se dosagem de dímero-D > 500 ng/mℓ
  - □ Pacientes instáveis devem ser submetidos a ecocardiograma transtorácico e/ou transesofágico
  - □ Pacientes com estabilidade hemodinâmica podem realizar angiotomografia computadorizada de tórax (Figura 29.7)

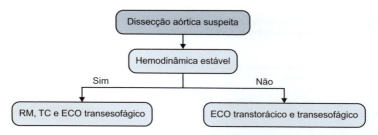

FIGURA 29.6 Exames de imagem para investigação de dissecção aguda de aorta. ECO: ecocardiograma; RM: ressonância magnética; TC: tomografia computadorizada.

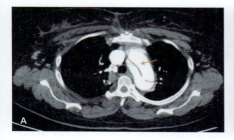 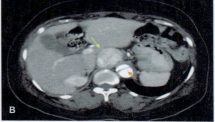

FIGURA 29.7 Angiotomografia computadorizada de tórax mostrando dissecção de aorta.

Parte 5 • Emergências Cardiovasculares

- O tratamento será distinto, de acordo com o tipo da dissecção de aorta (Figuras 29.8 e 29.9), porém o uso de betabloqueador e vasodilatador arterial é mandatório sempre:
  - Nitroprussiato de sódio 50 mg diluído em 250 mℓ de SG a 5% ou SS a 0,9% na dose de 2 a 8 µg/kg/min
  - Metoprolol 5 mg IV em 5 minutos a cada 15 minutos (máximo de 20 mg) até atingir betabloqueio
- Sempre que houver a suspeita clínica de dissecção de aorta, deve-se procurar a equipe de cirurgia cardiovascular para avaliação de terapia cirúrgica (Figura 29.10).

Recomendações	Classe de evidência	Nível de evidência
Cirurgia imediata para evitar ruptura/tamponamento/morte	I	C
Enxerto reto na aorta ascendente, se raiz e valva aórtica normais	I	C
Enxerto reto na aorta ascendente e ressuspensão valvar aórtica, se raiz da aorta normal e valva insuficiente por perda de sustentação	I	C
Tubo valvado, se aorta ascendente dilatada ou ectasia anuloaórtica e valva aórtica insuficiente	I	C
Auto ou homoenxerto, se situação anterior (acima) associada à endocardite	IIa	C
Ressuspensão valvar aórtica e remodelamento da raiz da aorta em síndrome de Marfan	IIa	C
Reparo parcial do arco aórtico (*hemiarch repair*), se dissecção comprometer o arco, mas não houver destruição ou lesão da íntima	I	C
Reconstrução total do arco, se houver destruição ou lesão da íntima dentro dele	I	C
Quando o arco for abordado, realizar reconstrução aberta com método de proteção cerebral (PCC hipotérmica – retroperfusão cerebral – cerebroplegia – perfusão axilar)	I	C
Enxerto(s) de veia(s) safena(s), se óstios coronarianos comprometidos pela delaminação e não passíveis de reimplante	I	C

FIGURA 29.8 Tratamento das dissecções agudas de aorta tipo A. PCC: parada cardiocirculatória.

Recomendações	Classe de evidência	Nível de evidência
Manejo clínico com analgesia e controle agressivo da PA	I	C
Tratamento cirúrgico, se dor persistente/recorrente, sinais de expansão, ruptura ou má perfusão de extremidades	I	C
Fenestração endovascular, se isquemia mesentérica, renal, de membros inferiores, ou déficits neurológicos	IIa	C
Stent para desobstruir origem de ramo visceral ou para manter fenestração aberta	IIa	C
Fenestração por balão ou implante de *stent*, se compressão grave do lúmen verdadeiro, com ou sem reentrada distal	IIa	C
Implante de *stent* no lúmen verdadeiro para tratar compressão por falso lúmen	IIa	C
Implante de *stent* recoberto no lúmen verdadeiro para ocluir lesão intimal e promover trombose do falso lúmen	IIa	B

FIGURA 29.9 Tratamento das dissecções agudas de aorta tipo B. PA: pressão arterial.

O boxe a seguir apresenta as definições das recomendações e evidências, muito útil para a compreensão das classes e dos níveis destacados, tanto neste quanto em capítulos posteriores.

Classes de recomendações e níveis de evidências

Recomendações

▶ **Classe I:** condições para as quais existem evidências conclusivas, ou, na falta delas, consenso geral de que o procedimento é seguro e eficaz

▶ **Classe II:** condições para as quais há evidências conflitantes e/ou divergência de opinião sobre segurança e utilidade/eficácia do procedimento

▶ **Classe IIa:** peso ou evidência/opinião a favor do procedimento, ou seja, a maioria aprova

▶ **Classe IIb:** segurança e utilidade/eficácia menos bem estabelecida, não havendo predomínio de opiniões a favor

▶ **Classe III:** condições para as quais há evidências e/ou consenso de que o procedimento não é útil/eficaz e, em alguns casos, pode ser prejudicial

Evidências

▶ **Nível A:** dados obtidos a partir de múltiplos estudos randomizados de bom porte, concordantes e/ou de metanálise robusta de estudos clínicos randomizados

▶ **Nível B:** dados obtidos a partir de metanálise menos robusta, a partir de um único estudo randomizado ou de estudos não randomizados (observacionais)

▶ **Nível C:** dados obtidos de opiniões consensuais de especialistas

Adaptado de Nicolau JC. *et al.*, 2021.

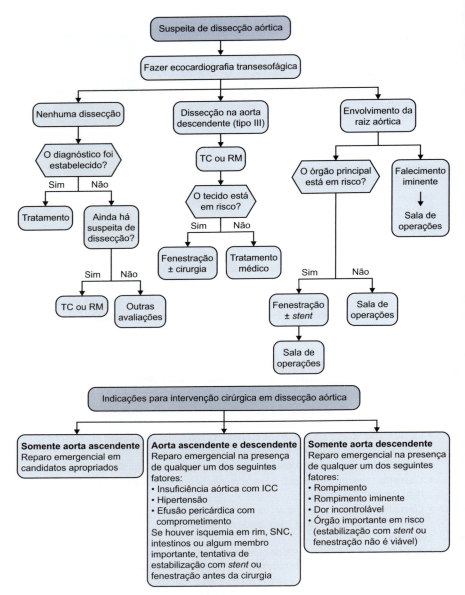

FIGURA 29.10 Tratamento cirúrgico da dissecção aguda de aorta. ICC: insuficiência cardíaca congestiva; RM: ressonância magnética; SNC: sistema nervoso central; TC: tomografia computadorizada.

Encefalopatia hipertensiva

- Disfunção neurológica com sinais e sintomas de edema cerebral, decorrente do aumento excessivo da PA com valores acima do limite superior da autorregulação cerebral, presentes com maior prevalência em pacientes já hipertensos
- Caracteriza-se por cefaleia, náuseas, vômito e estado confusional agudo
- Fundoscopia pode apresentar papiledema bilateral
- Diagnóstico confirmado quando há melhora do estado neurológico, após redução da PA para faixa autorregulatória
- O tratamento consiste no monitoramento adequado, incluindo vigilância respiratória e neurológica, e controle de sintomas (náuseas, vômito e cefaleia)
- Nitroprussiato de sódio é o fármaco de escolha para a encefalopatia hipertensiva, com o objetivo de redução da PA em aproximadamente 10 a 15% na primeira hora e não mais que 25% ao fim do primeiro dia.

Acidente vascular encefálico isquêmico

- EH com sinais e sintomas neurológicos agudos, e cenário clínico complicado
- A recomendação do controle da pressão arterial (PA) em pacientes com AVEi agudo é a utilização de fármacos intravenosos, com o intuito de redução em torno de 10 a 15% do valor basal da PA na primeira hora apenas se:
  - PAS ≥ 220 mmHg ou PAD ≥ 120 mmHg, se o paciente não for candidato à trombólise
  - PAS ≤ 185 mmHg e PAD ≤ 110 mmHg, nos casos de indivíduos que serão submetidos à terapêutica trombolítica com alteplase.

Acidente vascular encefálico hemorrágico (AVEh)

- A hemorragia intracerebral aguda, associada à elevação da PA, resulta em pior prognóstico e maior risco de morte por ter relação direta com a expansão do hematoma recém-formado
- A diretriz europeia aconselha a redução da PA no AVEh, quando PAS ≥ 220 mmHg, optando pelo uso de fármacos intravenosos e com o intuito de atingir PAS ≤ 180 mmHg.

◤Bibliografia

Ahmed N, Wahlgren N, Brainin M, Castillo J, Ford GA, Kaste M *et al.* Relationship of blood pressure, antihypertensive therapy, and outcome in ischemic stroke treated with intravenous thrombolysis: retrospective analysis from Safe Implementation of

Thrombolysis in Stroke-International Stroke Thrombolysis Register (SITS-ISTR). Stroke. 2009;40(7):2442-9.

Astarita A, Covella M, Vallelonga M, Cesareo M, Totaro S, Ventre L *et al.* Hypertensive emergencies and urgencies in emergency departments: a systematic review and meta-analysis. J Hypertens. 2020;38(7):1203-10.

Elliott WJ. Clinical features in the management of selected hypertensive emergencies. Prog Cardiovasc Dis. 2006;48(5):316-25.

Elliott WJ, Varon J. Evaluation and treatment of hypertensive emergencies in adults. 2020. UpToDate. Disponível em: https://www.uptodate.com/contents/evaluation-and-treatment-of-hypertensive-emergencies-in-adults?search=emerg%C3%AAncia%20hipertensiva&source=search_result&selectedTitle=1~150&usage_type=default&display_rank=1. Acesso em: 27/07/2020.

Katz JN, Gore JM, Amin A, Anderson FA, Dasta JF, Ferguson JJ *et al.* Practice patterns, outcomes, and end-organ dysfunction for patients with acute severe hypertension: the Studying the Treatment of Acute hyperTension (STAT) registry. Am Heart J. 2009;158(4):599-606.

Nicolau JC, Feitosa Filho GS, Petriz JL, Furtado RHM, Precoma DB, Lemke W *et al.* Diretrizes da Sociedade Brasileira de Cardiologia sobre angina instável e infarto agudo do miocárdio sem supradesnível do segmento ST – 2021. Arq. Bras. Cardiol. 2021:117(1).

Salvetti M, Paini A, Colonetti E, Tarozzi L, Bertacchini F, Aggiusti C *et al.* Hypertensive emergencies and urgencies: a single-centre experience in Northern Italy 2008-2015. J Hypertens. 2020;38(1):52-8.

Vilela-Martin JF, Yugar-Toledo JC, Rodrigues MC, Barroso WKS, Carvalho LCBS, González FJT *et al.* Posicionamento Luso-Brasileiro de Emergências Hipertensivas – 2020. Arq Bras Cardiol. 2020;114(4):736-51.

Zampaglione B, Pascale C, Marchisio M, Cavallo-Perin P. Hypertensive urgencies and emergencies. Prevalence and clinical presentation. Hypertension. 1996;27(1):144-7.

30

Insuficiência Cardíaca Aguda

Elzo Thiago Brito Mattar e Rômulo Augusto dos Santos

Considerações importantes

- Insuficiência cardíaca aguda (ICA) é uma das principais causas de atendimento nos serviços de emergência e merece atenção especial por ser uma síndrome de alta mortalidade
- Condições que impõem alto risco imediato à vida, como choque cardiogênico, infarto agudo do miocárdio (IAM), entre outras, devem ser reconhecidas rapidamente (< 30 minutos após admissão à emergência)
- Na suspeita de ICA, proceder rapidamente às medidas de estabilização, com base na estratificação de risco e no perfil clínico-hemodinâmico
- Identificar a etiologia da ICA ou seus fatores precipitantes é importante para o sucesso do tratamento
- Os peptídeos natriuréticos cerebrovasculares (BNP/NT e proBNP) devem ser dosados de rotina e, por apresentarem alta sensibilidade, níveis normais praticamente descartam a hipótese de ICA
- O ecocardiograma deve ser feito em até 48 horas após a admissão à emergência. Se o paciente estiver instável, realizá-lo imediatamente, à beira do leito
- Utilizar agentes inotrópicos apenas em pacientes com baixo débito cardíaco. Vasopressores serão destinados exclusivamente aos pacientes instáveis hemodinamicamente e àqueles que não reagirem aos inotrópicos
- Betabloqueadores não devem ser suspensos, a menos que o paciente apresente hipotensão sintomática ou choque cardiogênico.

Quais as classificações da insuficiência cardíaca?

- Insuficiência cardíaca (IC) é uma síndrome clínica complexa, na qual o coração é incapaz de bombear sangue para atender às necessidades metabólicas tissulares ou pode fazê-lo somente com elevadas pressões de enchimento, que em formas avançadas pode reduzir a fração de ejeção de ventrículo esquerdo (FEVE)

- Tal síndrome pode ser causada por alterações estruturais ou funcionais cardíacas e caracteriza-se por sinais e sintomas típicos, que resultam da redução no débito cardíaco e/ou das elevadas pressões de enchimento no repouso ou no esforço
- Implícito na definição de IC está o conceito de que ela possa ser causada por anormalidade na função sistólica, produzindo redução do volume sistólico (IC sistólica) ou anormalidade na função diastólica, provocando defeito no enchimento ventricular (IC diastólica), que também determina sintomas típicos de IC
- As duas disfunções (sistólica e diastólica) podem estar presentes no mesmo paciente
- Neste capítulo, será abordada a ICA, caracterizada pelo rápido início ou piora dos sinais e sintomas de IC e responsável por aproximadamente 190 mil internações anuais no Brasil, segundo Departamento de Informática do Sistema Único de Saúde do Brasil (DATASUS)
- O registro BREATHE, promovido pela Sociedade Brasileira de Cardiologia, forneceu dados para obtenção de retrato da ICA em nosso país
  - As principais etiologias foram: isquêmica (30%), hipertensiva (20%), cardiomiopatia dilatada idiopática (15%), valvar (12%) e doença de Chagas (11%) (Figura 30.1)

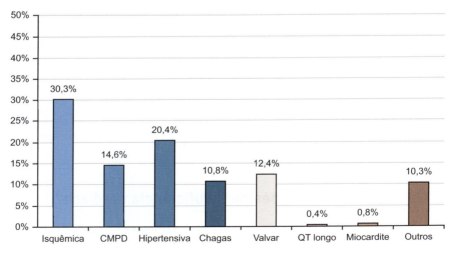

FIGURA 30.1 Principais etiologias de insuficiência cardíaca. CMPD: cardiomiopatia dilatada. (Fonte: Registro Brasileiro BREATHE.)

Capítulo 30 • Insuficiência Cardíaca Aguda 423

- Os pacientes apresentaram alta taxa de mortalidade intra-hospitalar (13%)
- Esse registro mostra que ainda há muito a ser feito em prevenção, combatendo-se os principais fatores de risco que causam IC, e na implementação de melhor abordagem terapêutica ao paciente portador dessa doença.

A ICA é classificada de acordo com quatro aspectos seguintes:

- Síndrome clínica da apresentação:
  - Insuficiência ventricular esquerda
  - IC congestiva (ICC)
  - Choque cardiogênico
  - Edema agudo de pulmão
- Tempo de evolução da doença:
  - ICA nova
  - IC crônica agudizada
- Tipo de disfunção ventricular:
  - IC com fração de ejeção preservada (ICFEp): FEVE > 50%
  - IC com fração de ejeção intermediária (ICFEi): FEVE entre 40 e 50%
  - IC com fração de ejeção reduzida (ICFEr): FEVE < 40%
- Modelo clínico-hemodinâmico: por meio do exame clínico avalia a congestão ou o baixo débito cardíaco
  - Quente–congesto: sem baixo débito, mas com congestão
  - Quente–seco: sem baixo débito ou congestão
  - Frio–congesto: baixo débito e congestão
  - Frio–seco: baixo débito, mas sem congestão.

Como fazer a abordagem inicial do paciente com suspeita de insuficiência cardíaca?

- Na suspeita de IC, a primeira atitude a ser tomada pelo médico emergencista é identificar os pacientes com alto risco imediato à vida e instituir o tratamento adequado para cada condição em menos de 30 minutos (Tabela 30.1)
- Após descartadas as condições de alto risco imediato à vida, deve-se iniciar o processo de confirmação diagnóstica, que será baseado na anamnese e nos exames físico e complementares
- Nesse processo, deverá ser pesquisado o fator precipitante da descompensação, estabelecidos perfil clínico-hemodinâmico e estratificação do risco clínico (Figura 30.2), sendo finalizado em até 2 horas, para favorecer o início precoce do tratamento.

TABELA 30.1
Condições que representam alto risco imediato à vida na insuficiência cardíaca.

Alto risco imediato à vida	Intervenções
Insuficiência respiratória aguda	Cateter de oxigênio, VNI, IOT + suporte mecânico ventilatório, broncodilatadores
IAM	Angioplastia primária, trombólise
Choque cardiogênico	Inotrópicos, BIA, suporte mecânico circulatório
Sinais neurológicos de AVE	Avaliação neurológica, protocolo AVE
Taquiarritmia ou bradiarritmia instável	Cardioversão elétrica, marca-passo provisório (transcutâneo/transvenoso)
EH	Nitroprussiato de sódio, nitroglicerina IV
Fator causal mecânico ou lesão valvar aguda	Ecocardiograma transesofágico, intervenção cirúrgica ou percutânea
EP	Trombólise
Comorbidades: sepse e cetoacidose diabética	Protocolo de sepse e de cetoacidose

AVE: acidente vascular encefálico; BIA: balão intra-aórtico; EH: emergência hipertensiva; EP: embolia pulmonar; IAM: infarto agudo do miocárdio; IOT: intubação orotraqueal; IV: intravenosa; VNI: ventilação não invasiva.

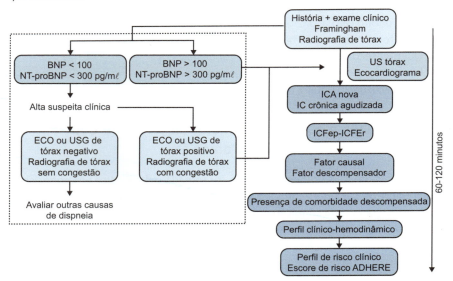

FIGURA 30.2 Avaliação diagnóstica admissional da insuficiência cardíaca aguda (ICA). USG: ultrassonografia; BNP: peptídeo natriurético cerebral; NT-proBNP: fragmento N-terminal do peptídeo natriurético cerebral tipo B; ECO: ecocardiograma; ICFEp: insuficiência cardíaca com fração de ejeção preservada; ICFEr: insuficiência cardíaca com fração de ejeção reduzida.

Capítulo 30 • Insuficiência Cardíaca Aguda 425

> **Lembrete de conduta**
>
> ▸ Choque cardiogênico é definido por pressão arterial sistólica (PAS) ≤ 90 mmHg e evidência de sinais clínicos de vasoconstrição periférica (oligúria, cianose e diaforese)
> ▸ Níveis de lactato sérico > 2 mmol/ℓ indicam choque nesse contexto
> ▸ Em caso de monitoramento invasivo, o índice cardíaco será < 2,2 ℓ/min/m² e a pressão de oclusão da artéria pulmonar (PoAP) ≥ 15 mmHg.

◣ Como diagnosticar insuficiência cardíaca na sala de emergência?

Anamnese e exame físico

O diagnóstico de IC é clínico, portanto, as principais ferramentas a serem utilizadas serão a anamnese e o exame físico, na busca por sinais e sintomas de congestão pulmonar ou sistêmica e/ou baixo débito cardíaco (Tabela 30.2), que serão importantes para estabelecer o perfil clínico-hemodinâmico.

TABELA 30.2

Identificação de congestão e baixo débito cardíaco.

Sinais e sintomas de congestão	Sinais e sintomas de baixo débito cardíaco
Dispneia progressiva aos esforços	PAS < 90 mmHg
Dispneia paroxística noturna	PAS < 110 mmHg em pacientes previamente
Ortopneia	hipertensos
Taquipneia (FR > 22 irpm)	Fadiga
Esforço respiratório	Extremidades frias com perfusão reduzida
Edema pulmonar agudo	Sudorese fria
Turgência jugular a 45°	PA com largura de pulso* < 25%
Reflux o hepatojugular	Desorientação
Galope de terceira bulha	Níveis elevados de lactato
Estertores pulmonares crepitantes	
Edema de membros inferiores	
Ascite	
Cardiomegalia à radiografia de tórax	
Hipertensão venocapilar ou derrame pleural à radiografia de tórax	

*Largura de pulso corresponde à diferença entre a pressão arterial sistólica (PAS) e a pressão arterial diastólica (PAD), dividindo o resultado pela multiplicação da PAS por 100. FR: frequência respiratória; PA: pressão arterial.

Lembrete de conduta

Hipotensão arterial não é o mesmo que hipoperfusão, mas, frequentemente, hipoperfusão é acompanhada de hipotensão.

Escore clínico de Framingham

O emergencista pode utilizar critérios diagnósticos mais objetivos, e os mais indicados pelas principais diretrizes são os critérios de Framingham (Tabela 30.3).

TABELA 30.3

Diagnóstico clínico de insuficiência cardíaca pelos critérios de Framingham.

Critérios maiores	Critérios menores
Dispneia paroxística noturna	Edema de tornozelos bilateral
Turgência jugular	Tosse norturna
Crepitações pulmonares	Hepatomegalia
Cardiomegalia	Derrame pleural
Edema agudo de pulmão	Diminuição da capacidade funcional em 1/3 da
Terceira bulha (galope)	máxima registrada previamente
Aumento da PVC (> 16 cmH$_2$O no átrio direito)	Taquicardia (FC > 120 bpm)
Reflexo hepatojugular	
Perda de peso > 4,5 kg em 5 dias em resposta ao tratamento	

Para diagnóstico de IC, devem ser constatados dois critérios maiores ou um maior e dois menores.
FC: frequência cardíaca; PVC: pressão venosa central.

Fatores precipitantes e comorbidades descompensadas

- Embora a descompensação possa ocorrer sem um fator causal ou precipitante, na maioria das vezes, encontram-se um ou mais fatores envolvidos (Tabela 30.4).

TABELA 30.4

Fatores de descompensação da insuficiência cardíaca aguda.

• Fármacos inapropriados	• Arritmias ventriculares frequentes
• HAS não controlada	• Doença da tireoide
• Dieta inadequada	• Fibrilação ou *flutter* atrial
• Endocardite	• Álcool/drogas ilícitas
• Estresse emocional/físico	• Marca-passo DDD ou VVI
• EP	• Desnutrição
• IAM	• Dissecção aórtica
• Diabetes não controlado	• Injúria renal aguda
• Miocardite	• Infecção
• Anemia	• Insuficiência mitral ou aórtica agudizada

DDD: marca-passo de dupla câmara; EP: embolia pulmonar; HAS: hipertensão arterial sistêmica; IAM: infarto agudo do miocárdio; VVI: marca-passo unicameral.

- Segundo dados do registro BREATHE (Tabela 30.5), os mais prevalentes são não adesão ao tratamento medicamentoso ou dietético (sobrecarga hidrossalina), infecção e alterações do ritmo cardíaco (taquiarritmias ou bradiarritmias). Uma vez identificado o fator precipitante, caso seja possível, este deverá ser tratado imediatamente.
- Cerca de 75% dos pacientes apresentam ao menos uma comorbidade, sendo as mais comumente observadas diabetes, doença pulmonar obstrutiva crônica (DPOC), asma brônquica, hipotireoidismo, injúria renal crônica agudizada, ansiedade e depressão
- A identificação e a compensação clínica dessas comorbidades são necessárias para o tratamento adequado da IC.

TABELA 30.5

Causas de descompensação observadas no registro BREATHE.

Causas da descompensação	% (= 1.250)
Infecção	22,7
Má adesão medicamentosa	29,9
Aumento da ingestão de sódio e de água*	8,9
Doença valvar aguda	6,6
Arritmia cardíaca	12,5
EP	0,4
Outros	32,4

*Total com informação completa: 1.242 pacientes. EP: embolia pulmonar.

Peptídeos natriuréticos

- Peptídeo natriurético cerebral (BNP) e fragmento N-terminal do BNP tipo B (NT-proBNP) devem ser dosados de rotina na avaliação diagnóstica de todos os pacientes com dispneia aguda ou suspeita de IC, para ajudar na diferenciação de outras causas não cardíacas de dispneia aguda
- Por apresentarem alta sensibilidade, níveis normais (BNP < 100 pg/mℓ e NT-proBNP < 300 pg/mℓ) praticamente descartam o diagnóstico de IC; por outro lado, níveis elevados não descartam a possibilidade de causa não cardíaca
- A Tabela 30.6 exemplifica várias situações em que as dosagens desses peptídeos natriuréticos aparecem elevadas.

TABELA 30.6
Causas de concentrações elevadas dos peptídeos natriuréticos.

Cardíaco	Não cardíaco
Insuficiência cardíaca	Idade avançada
Síndromes coronarianas agudas	Embolia pulmonar
Miocardite	Hipertensão pulmonar
Hipertrofia ventricular esquerda	AVE isquêmico
Cardiomiopatia hipertrófica	Hemorragia subaracnóidea
Cardiomiopatia restritiva	Injúria renal
Doenças valvares	Doença hepática crônica
Doenças congênitas	Síndromes paraneoplásicas
Taquiarritmias atriais e ventriculares	Doença pulmonar obstrutiva crônica
Contusão cardíaca	Sepse
Cardioversão	Anemias crônicas
Uso de desfibrilador implantável	Tireotoxicose
Procedimentos cirúrgicos cardíacos	

AVE: acidente vascular encefálico.

- Em algumas situações, como edema agudo de pulmão, insuficiência mitral aguda e *cor pulmonale* agudo, os níveis podem não estar elevados
- Se houver alta suspeita, outros exames (ecocardiograma, ultrassonografia [USG] ou radiografia de tórax) deverão ser realizados antes de se excluir definitivamente o diagnóstico de IC
- Os valores de referência para os peptídeos natriuréticos estão na Tabela 30.7.

Lembrete de conduta

Em pacientes em uso do medicamento sacubitril-valsartana, a inibição da neprilisina pelo sacubitril promove elevação nos níveis séricos do BNP, mas não do NT-proBNP, interferindo na acurácia diagnóstica daquele peptídeo natriurético. Nesses pacientes, deve-se usar o NT-proBNP.

TABELA 30.7
Valores de referência dos peptídeos natriuréticos.

BNP	NT-proBNP	Interpretação
< 100 pg/mℓ	< 300 mg/dℓ	Avaliar outras causas de dispneia
100 a 500 pg/mℓ	300 a 900 pg/mℓ	Necessita de correlação clínica para confirmar o diagnóstico de IC
> 500 pg/mℓ	> 900 pg/mℓ	Indicam fortemente o diagnóstico de IC

IC: insuficiência cardíaca.

Outros exames laboratoriais importantes

- Troponina ultrassensível:
  - Em pacientes com IC, frequentemente são observados níveis elevados de troponina decorrente de injúria miocárdica crônica
  - Para diferenciar de síndrome coronariana aguda (SCA), deve-se fazer a associação com a clínica apresentada pelo paciente e por outros exames alterados, como eletrocardiograma (ECG) com alteração no segmento ST-T e/ou aparecimento de ondas Q patológicas ou ecocardiograma evidenciando nova área isquêmica
  - Importante salientar que, para o diagnóstico de IAM sem supradesnivelamento do segmento ST, é preciso ter curva ascendente ou descendente de troponina e, em casos como estes em que há injúria crônica, a variação a ser considerada é de 20%
  - A troponina também poderá estar elevada no tromboembolismo pulmonar (TEP) e este deve ser um diagnóstico diferencial na sala de emergência
  - Quando alterada, a troponina deverá ser dosada a cada 24 horas
- Gasometria arterial:
  - Não deverá ser feita de rotina
  - Indicada quando não for possível obter saturação de oxigênio ($SatO_2$) por oximetria de pulso ou quando houver necessidade de avaliação das pressões parciais de O_2 e CO_2
  - Para verificação de pH e de CO_2, deve-se solicitar gasometria venosa
- Lactato sérico: se alterado, avaliar a cada 12 horas; caso contrário, monitorar a cada 24 horas
- Hemograma: solicitar a cada 24 horas com objetivo de controlar possíveis quadros infecciosos associados ou queda de hemoglobina como fator de descompensação da IC
- Proteína C reativa: mensurar a cada 24 horas para monitoramento de infecções associadas
- Função renal e eletrólitos: solicitar a cada 6 a 12 horas, durante terapêutica intensa de descongestão
- Hepatograma:
  - Exames de função hepática e/ou transaminases podem aparecer alterados devido ao quadro de congestão hepática
  - Função hepática alterada é marcador de pior prognóstico

- Hormônio tireoestimulante (TSH):
  - Deverá ser solicitado se houver suspeita ou antecedente pessoal de doença tireoidiana ou se paciente tiver > 60 anos
  - Tanto hipotireoidismo descompensado quanto tireotoxicoses podem ser fatores precipitantes de IC aguda
- Procalcitonina: poderá ser solicitada, quando houver suspeita de infecção coexistente em paciente com IC, particularmente para diagnóstico diferencial de pneumonia, e para guiar antibioticoterapia quando bem indicada.

Eletrocardiograma de 12 derivações

- Exame de extrema importância e raramente encontra-se normal em pacientes com IC (alto valor preditivo negativo)
- Útil para identificar ritmo cardíaco e sobrecargas atriais e/ou ventriculares, e para detectar fatores precipitantes, como taquiarritmias (p. ex., fibrilação atrial de alta resposta ventricular), bradiarritmias e SCA
  - Deverá ser realizado a cada 24 horas.

Radiografia de tórax

- A radiografia de tórax deve ser realizada no leito e em pacientes de baixo risco, no gabinete, em projeção posteroanterior e perfil (se possível)
- Possibilita avaliação da área cardíaca e da congestão pulmonar e ajuda na diferenciação de causas torácicas e pulmonares da dispneia, porém, deve-se ter ciência de que uma radiografia sem alterações não descarta o diagnóstico de congestão pulmonar, principalmente em pacientes com IC crônica agudizada
- Deverá ser realizada a cada 24 horas.

Ecocardiograma transtorácico

- Deve ser realizado em todos os pacientes nas primeiras 48 horas da admissão à emergência
- A realização precoce desse exame apresenta particular importância nos pacientes com choque cardiogênico e ICA nova, e as definições do fator etiológico, do grau da disfunção ventricular, da avaliação da congestão pulmonar e sistêmica, e da identificação de fator mecânico (p. ex., insuficiência mitral aguda) são importantes para o direcionamento precoce da terapêutica admissional
- Em pacientes instáveis hemodinamicamente, o ecocardiograma deve ser feito imediatamente.

Ultrassonografia de tórax

- Técnica cada vez mais difundida nas emergências e unidades de terapia intensiva (UTI), apresenta alta acurácia para detectar congestão pulmonar e sistêmica
- Não há necessidade de médico especialista em ecocardiografia, podendo ser realizado por emergencista ou intensivistas com conhecimento técnico
- Estima o tipo e o grau de disfunção ventricular e faz diagnóstico do fator causal, mas não substitui o clássico ecocardiograma transtorácico
- Por ser portátil e de fácil execução, possibilita repetidas reavaliações, com monitoramento clínico-hemodinâmico em resposta à terapêutica.

Monitoramento invasivo

- Monitoramento invasivo com cateter de artéria pulmonar (Swan-Ganz) nos pacientes com ICA é indicado somente nas situações clínicas de instabilidade hemodinâmica sem definição da condição volêmica ou do débito cardíaco, para melhor definição da estratégia terapêutica
- Monitoramento invasivo da pressão arterial (PAI) e obtenção de acesso venoso central com objetivo de auxiliar no diagnóstico não devem ser procedimentos rotineiros
- Durante o uso de agentes inotrópicos/vasopressores e em pacientes com anasarca ou edema importante de membros superiores que prejudique o ajuste adequado do manguito, PAI pode ser considerada.

◥Como estabelecer o perfil clínico-hemodinâmico da insuficiência cardíaca na sala de emergência?

- A avaliação clínica de sinais de congestão pulmonar ou sistêmica e da presença ou não de baixo débito cardíaco estabelece quatro modelos clínico-hemodinâmicos, conforme Figura 30.3. Essa classificação ajuda a estabelecer as prioridades terapêuticas e uma estimativa inicial do prognóstico
- O perfil quente–úmido é o mais prevalente nas emergências e é de melhor prognóstico; já o perfil frio–úmido é o de pior prognóstico, representa cerca de 20% dos atendimentos e apresenta alto índice de mortalidade
- O problema dessa classificação é a sua baixa acurácia em determinar com precisão a real condição clínico-hemodinâmica do paciente utilizando apenas a avaliação clínica
- Associar ecocardiograma transtorácico ou USG de tórax aumenta significativamente a acurácia.

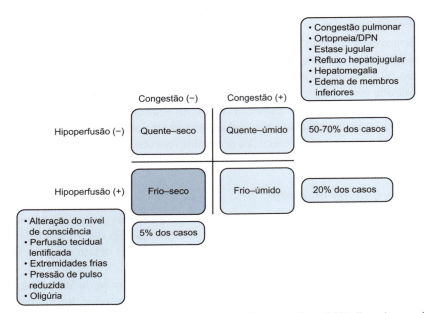

FIGURA 30.3 Perfis clínico-hemodinâmicos da insuficiência cardíaca. DPN: dispneia paroxística noturna.

▌Como estratificar o risco clínico de morte por insuficiência cardíaca na sala de emergência?

- A identificação do risco clínico na admissão à emergência, que prediz a mortalidade intra-hospitalar, é importante para definir o protocolo terapêutico a ser adotado, o tipo de unidade de internação (enfermaria ou UTI) e qual paciente poderá ter alta precoce (Figura 30.4)
- Indicadores do perfil de risco clínico admissional (Tabela 30.8) e escores de risco são usados nessa estratificação
- O escore mais empregado é o do registro ADHERE, que utiliza as variáveis PAS, *blood urea nitrogen* (BUN; ou ureia) e creatinina sérica (Tabela 30.9)
- O protocolo terapêutico tem quatro etapas principais, que necessitam ser cumpridas para o alcance dos benefícios clínicos. São elas:
  - Diagnóstico rápido e tratamento intenso e precoce para descongestão da IC aguda
  - Monitoramentos clínico e laboratorial frequentes para detectar e corrigir precocemente o desenvolvimento de complicações
  - Orientação terapêutica e de hábitos de vida pré-alta hospitalar
  - Reavaliação clínica e laboratorial em até 7 dias pós-alta hospitalar.

Capítulo 30 • Insuficiência Cardíaca Aguda 433

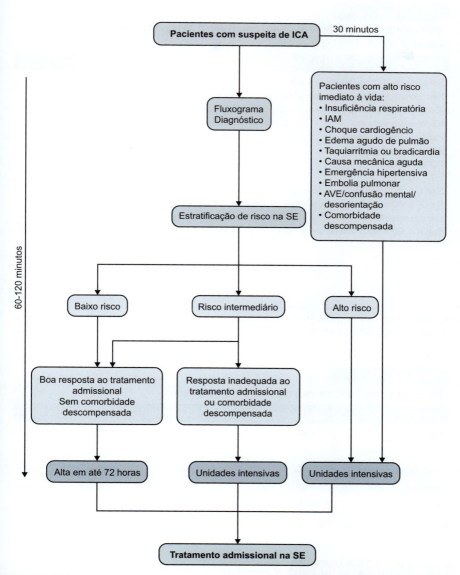

FIGURA 30.4 Abordagem admissional na insuficiência cardíaca aguda (ICA) na sala de emergência (SE). IAM: infarto agudo do miocárdio; AVE: acidente vascular encefálico.

TABELA 30.8

Indicadores do perfil de risco clínico admissional na insuficiência cardíaca aguda (ICA).

Baixo risco	Alto risco
Sem fatores de risco imediato à vida	Fatores de risco imediato à vida
Sem comorbidades descompensadas	Comorbidade descompensada
ICA nova por crise hipertensiva	ICA nova
IC crônica agudizada	Perfil frio–congesto
Perfil quente–congesto	PAS < 90 mmHg
PAS > 110 mmHg	FC > 130 bpm ou < 40 bpm
FC < 130 bpm	FR > 32 irpm com esforço respiratório
FR < 32 irpm	$SatO_2$ < 90% sem suporte de oxigênio
$SatO_2$ > 90% sem suporte de oxigênio	$SatO_2$ < 90% com suporte de oxigênio após VNI de até 90 min
$SatO_2$ > 90% com suporte de oxigênio, sem esforço respiratório	Necessidade de suporte inotrópico ou vasodilatador por via intravenosa contínua
$SatO_2$ > 90% após VNI de até 90 min	Disfunção orgânica acometendo ≥ 2 órgãos
Creatinina < 2 mg/ℓ	Troponina I elevada
Ureia < 92 mg/ℓ	Lactato ≥ 2 mmol/ℓ
	Infecção ou inflamação aguda
	Agitação ou alteração do nível de consciência

IC: insuficiência cardíaca; ICA: insuficiência cardíaca aguda; FC: frequência cardíaca; FR: frequência respiratória; PAS: pressão arterial sistólica; $SatO_2$: saturação de oxigênio; VNI: ventilação não invasiva.

TABELA 30.9

Escala e risco ADHERE de mortalidade intra-hospitalar.

Efeito de risco	BUN (mg/dℓ)	PAS (mmHg)	Mortalidade (%)
Baixo	≤ 43	≥ 115	2,14
Intermediário baixo	≤ 43	≤ 115	5,49
Intermediário médio	≥ 43	≥ 115	6,4
Intermediário alto	≥ 43 (Cr ≤ 2,7)	≤ 115	12,28
Alto	≥ 43 (Cr ≥ 2,7)	≤ 115	21,9

BUN: *blood urea nitrogen*; PAS: pressão arterial sistólica; Cr: creatinina.

Lembrete de conduta

▶ O perfil de risco deve ser continuamente reavaliado durante a internação

▶ Qualquer mudança de parâmetro pode elevar o risco e modificar a estratégia terapêutica.

Qual a conduta na sala de emergência para pacientes com insuficiência cardíaca?

- Na sala de emergência, o tratamento baseia-se na combinação de suporte ventilatório, diureticoterapia e vasodilatadores, de acordo com o perfil clínico-hemodinâmico do paciente (Figura 30.5)
- Na maioria dos casos, a condução com furosemida intravenosa, oxigenoterapia e inibidores da enzima conversora de angiotensina (IECA) pode oferecer grande alívio ao paciente, enquanto medidas mais complexas são preparadas
- Vasopressores e inotrópicos são reservados para casos mais graves.

Suporte respiratório

- Se $SatO_2 < 90\%$, deve-se iniciar oxigenoterapia com cateter nasal ou máscara, com oxigênio a 100%, 3 a 5 ℓ/min
- Em pacientes com DPOC, iniciar oxigenoterapia com fluxo de 1 a 2 ℓ/min, objetivando manter $SatO_2$ entre 88 e 92%, a fim de evitar hipercapnia e bradipneia
- Se hipoxemia associada a desconforto respiratório e taquipneia (frequência respiratória [FR] > 25 irpm), deve-se iniciar ventilação não invasiva (VNI), caso não haja contraindicação
- Indicações de suporte ventilatório invasivo:
  - Se paciente persistir sintomático mesmo com outras formas não invasivas de suporte ventilatório
  - Se paciente persistir hipoxêmico (pressão parcial de oxigênio [pO_2] < 60 mmHg), hipercápnico (pressão parcial de dióxido de carbono [pCO_2] > 50 mmHg) ou com acidose (pH < 7,35)
  - Insuficiência respiratória aguda, com choque cardiogênico e desorientação
  - Se houver contraindicação ao uso de VNI.

> **Lembrete de conduta**
>
> VNI diminui retorno venoso e, consequentemente, reduz a pressão arterial, mas deve ser usada com cautela em pacientes hipotensos e/ou hipoperfundidos.

Diureticoterapia

- Seu objetivo é reduzir a congestão que ocorre na maioria dos pacientes com ICA
- Suas principais apresentações e posologias encontram-se na Tabela 30.10.

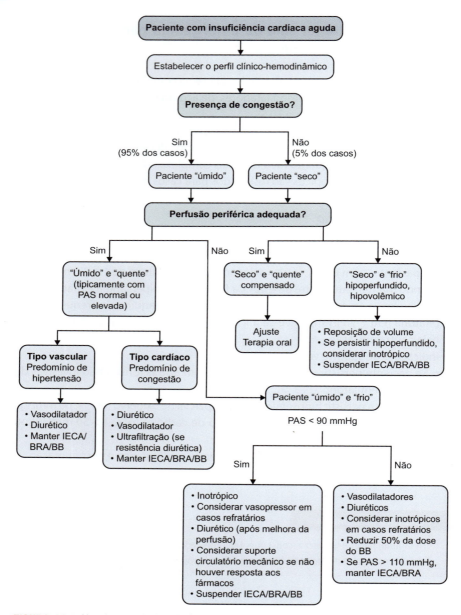

FIGURA 30.5 Abordagem da insuficiência cardíaca na sala de emergência. PAS: pressão arterial sistólica; IECA: inibidores da enzima conversora de angiotensina; BRA: bloqueadores do receptor de angiotensina II; BB: betabloqueadores.

TABELA 30.10
Posologia e intervalos de aplicação dos diuréticos.

Diuréticos	Via	Dose inicial (mg)	Intervalo (horas)	Dose máxima (mg)
Diuréticos de alça				
Furosemida	IV	20	A cada 4 ou 6 h	240
Bumetanida	IV	0,5 a 2	A cada 6 h	10
Tiazídicos				
Hidroclorotiazida	VO	25	A cada 12 ou 24 h	100
Clortalidona	VO	12,5	A cada 12 ou 24 h	50
Indapamida	VO	2,5	A cada 24 h	5
Poupadores de potássio				
Espironolactona	VO	25	A cada 12 ou 24 h	50
Amilorida	VO	2,5	A cada 24 h	20
Trianterene	VO	25	A cada 24 h	100

IV: intravenosa; VO: via oral.

- Dentre todos os fármacos disponíveis, o diurético de alça é o de escolha, e a furosemida é o mais disponível nas emergências do Brasil
- Deverá ser iniciada o mais cedo possível e de maneira intensa, buscando, como meta primária, a rápida melhora dos sintomas
- A furosemida produz um efeito potente de ação rápida (15 minutos após administração intravenosa) e de curta duração (cerca de 3 horas)
  - Seu principal mecanismo natriurético é o bloqueio do sistema cotransportador $Na^+ K^+ 2Cl$, localizado na membrana celular luminal do ascendente da alça de Henle, responsável (direta ou indiretamente) pela reabsorção de mais de 25% do sódio e cloro filtrados
  - Além desses eletrólitos, promove aumento da excreção de potássio, cálcio e magnésio
  - Quando administrada por via intravenosa, inibe um segundo sistema cotransportador, o $Na^+ K^+ 1Cl$, presente nas células do músculo liso vascular, promovendo venodilatação e consequente redução aguda da pré-carga, com benefício imediato ao paciente com IC aguda (ICA)
  - Esse cotransportador $Na^+ K^+ 1Cl$ é amplamente expresso em todo o corpo, inclusive no ouvido, o que justifica o risco de ototoxicidade
  - Devido ao seu efeito natriurético, reduz também a reatividade vascular das catecolaminas, que é aumentada em pacientes hipertensos

438 Parte 5 • Emergências Cardiovasculares

- Posologia da furosemida:
  - Paciente sem uso prévio de diurético: administrar 20 a 40 mg IV em *bolus*
  - Paciente usuário de diurético: administrar 1 a 2,5 vezes a dose oral em uso prévio
    - Por exemplo: paciente em uso domiciliar de furosemida 40 mg VO, às 8 e às 16 horas (80 mg/dia)
    - Deve-se administrar 20 mg – 4 ampolas (80 mg) IV em *bolus*
- O estudo DOSE, randomizado para avaliar estratégias diuréticas, comparou baixa dose de furosemida (1 vez a dose oral em uso prévio) com alta dose (2,5 vezes a dose oral em uso prévio)
  - A alta dose foi associada a maior alívio de dispneia, perda de peso e perda de volume, apesar de piora transitória da função renal
  - Após esse estudo, as diretrizes recentes indicam a opção dessas duas doses iniciais.

Metas clínicas da diureticoterapia
- Diurese (1 ℓ nas primeiras 6 horas, 1,5 a 2,5 mℓ/kg/h) e 3 a 5 ℓ em 24 horas
- Ausência de ortopneia e esforço respiratório em 24 horas
- Ausência de dispneia aos mínimos esforços em até 72 horas
- $SatO_2 > 90\%$ em ar ambiente
- Frequência cardíaca (FC) < 100 bpm
- FR < 22 ipm
- PAS entre 110 e 130 mmHg (individualizada, considerando-se a PAS basal do paciente).

Causas de resposta inadequada à diureticoterapia
- Inicialmente devem-se avaliar via de administração e dose ofertada
- A via de administração oral apresenta, em condições normais, biodisponibilidade de aproximadamente 50%
- Em pacientes com ICA, pode haver edema de alças intestinais comprometendo a velocidade de absorção e a biodisponibilidade, o que promoverá baixo efeito natriurético
- Nesse caso, o ideal é mudar a via de administração para intravenosa, que conta com biodisponibilidade de 100%
- Se ainda não houver resposta após essa mudança, será necessário rever a dose, buscando atingir a dose-resposta do diurético
- Em um exemplo prático, se administrada furosemida 40 mg em *bolus* e após 2 horas não houver diurese satisfatória (> 250 mℓ), deve-se infundir uma dose

Capítulo 30 • Insuficiência Cardíaca Aguda

maior (3 ampolas ou 60 mg) e reavaliar o quadro em 2 horas, e assim sucessivamente até obtenção da resposta esperada
- Encontrada a dose efetiva, esta deverá ser prescrita a cada 4 ou 6 horas, objetivando uma diurese de 3 a 5 ℓ em 24 horas
- Caso a meta de diurese não seja alcançada, o bloqueio sequencial do néfron, com utilização de antagonista de aldosterona e diurético tiazídico, deverá ser empregado
- Associado ao diurético de alça, prescreve-se espironolactona na dose de 25 a 50 mg/dia, com atenção especial à função renal e ao nível do potássio, e hidroclorotiazida na sua dose diurética, ou seja, de 50 a 100 mg/dia
- Outra medida é rever a forma de administração intravenosa. Em vez de *bolus*, utilizar infusão contínua
- Utilizando bomba de seringa (sem diluir – 10 mg/mℓ), administra-se de 5 a 30 mg/h de furosemida
- Apesar de o estudo DOSE não demonstrar benefício na infusão contínua quando comparada à administração em *bolus*, há possíveis vantagens neste esquema terapêutico, como:
  - Concentração tubular alta e permanente
  - Redução dos efeitos do reflexo tubuloglomerular (*feedback*)
  - Melhor estimativa de perda
  - Menor possibilidade de efeitos adversos
- O estudo AVOID-HF propõe um fluxograma de diureticoterapia para o paciente congesto pela administração de furosemida intravenosa objetivando um volume de diurese de 3 a 5 ℓ em 24 horas. Se esse objetivo não for alcançado nas primeiras 24 a 48 horas e o paciente persistir congesto, deve-se:
  - Avaliar a causa tratável de resistência diurética (Tabela 30.11)
  - Realizar bloqueio sequencial de néfron, com introdução de antagonista de aldosterona e diurético tiazídico
  - Considerar administração de agente inotrópico, se constatado baixo débito cardíaco
  - Introduzir nitrato intravenoso
- Outra opção interessante é utilizar o esquema de diureticoterapia apresentado na Tabela 30.12.

Indicações de ultrafiltração
- Se, após 72 horas, apesar de todas as medidas tomadas, o paciente apresentar volume de diurese < 3 ℓ em 24 horas e persistir congesto, considerar ultrafiltração (UF)

TABELA 30.11

Fatores determinantes de resistência à ação diurética da furosemida.

Fatores de resistência	Medidas terapêuticas
Hiponatremia	Reposição de sódio (solução hipertônica)
Hipotensão arterial	Suspensão de vasodilatadores e betabloqueadores; uso de inotrópicos
Hipoalbuminemia	Reposição de albumina 1 h antes da administração da furosemida
Uso crônico prévio de diuréticos	Associação a diuréticos tiazídicos e espironolactona
Baixo débito cardíaco	Inotrópicos ou vasodilatadores
Hipovolemia relativa	Solução hipertônica
Injúria renal	Altas doses de diuréticos ou ultrafiltração ou diálise

TABELA 30.12

Esquema sugerido para pacientes resistentes à diureticoterapia.

Dose atual	Dose recomendada	
Furosemida (mg/dia)	Furosemida	Tiazídico
< 80	40 mg em *bolus* IV + 5 mg/h	0
81 a 160	80 mg em *bolus* IV + 10 mg/h	Meia dose
161 a 240	80 mg em *bolus* IV + 20 mg/h	Dose cheia
> 240	80 mg em *bolus* IV + 30 mg/h	Dose cheia

- A ultrafiltração venovenosa envolve a remoção do excesso de fluidos, por meio de membrana semipermeável, com um gradiente de pressão transmembrana. Não deve ser realizada de rotina e é indicação absoluta em pacientes com hipervolemia refratária e/ou injúria renal aguda
- Em distúrbios metabólicos, além da hipervolemia, indica-se a hemodiálise, nos pacientes que desenvolvem injúria renal aguda ou agudização da injúria renal crônica.

Outras medidas

- A furosemida é altamente ligada às proteínas plasmáticas (98%), principalmente à albumina
- A hipoalbuminemia (< 3 g/dℓ), principalmente quando < 2 g/dℓ, pode ser uma causa de resistência à ação deste diurético por diminuir a secreção no lúmen tubular proximal e a disponibilidade na alça de Henle

Capítulo 30 • Insuficiência Cardíaca Aguda

- Reposição de albumina é ainda controversa, sem evidência direta de benefício em pacientes com IC. Ao se optar pela administração intravenosa de albumina, deve-se aguardar 1 hora e administrar furosemida em *bolus*
- Em pacientes com hiponatremia e hipervolemia refratária, a administração de solução salina (SS) hipertônica (em média a 3%) parece ser uma medida segura e eficaz para aumentar a diurese e preservar a função renal. Administram-se 100 mℓ da SS a 3% em 30 minutos, 2 vezes/dia, seguidos de *bolus* de alta dose de furosemida.

Vasodilatadores

- Indicados para alívio dos sintomas em paciente com ICA e PAS > 90 mmHg (sem hipotensão sintomática)
- O benefício dessa classe de fármacos está no efeito duplo de diminuição do tônus venoso (para otimizar pré-carga) e do tônus arterial (diminuição da pós-carga). Consequentemente, melhoram o desempenho do ventrículo esquerdo e aumentam o volume sistólico e o débito cardíaco
- Em pacientes com ICA e PA elevada, os vasodilatadores deverão ser a terapia inicial para melhora dos sintomas e diminuição da congestão
- Contraindicações: hipotensão arterial (PAS < 90 mmHg ou sintomas de hipotensão), choque cardiogênico, hipovolemia ou sepse
- Na prática, há dois vasodilatadores disponíveis para uso: nitroglicerina e nitroprussiato de sódio (Tabela 30.13).

TABELA 30.13

Efeitos hemodinâmicos dos vasodilatadores intravenosos.

Vasodilatador	DC	PCP	PA	FC	Ação arterial/venosa
Nitroglicerina	↑	↓↓↓	↓↓	↑	6 vezes mais venosa do que arterial
Nitroprussiato de sódio	↑↑↑	↓↓↓	↓↓↓	↑	Mesma atuação

DC: débito cardíaco; FC: frequência cardíaca; PA: pressão arterial; PCP: pressão capilar pulmonar.

Nitroglicerina (Tridil®)

- Nitrato orgânico, assim como dinitrato de isossorbida, com efeito venodilatador acentuado e com ação nas artérias coronárias epicárdicas
- Fármaco de escolha na suspeita ou confirmação de SCA
- Diluição: ampola de 50 mg/10 mℓ + solução salina (SS) a 0,9% ou solução glicosada (SG) a 5% de 240 mℓ, por via intravenosa, em infusão contínua

- Dose recomendada: iniciar com 10 a 20 µg/min (máximo de 200 µg/min)
- Ajustes a cada 5 a 15 minutos.

Nitroprussiato de sódio (Nipride®)

- Composto inorgânico que promove vasodilatação balanceada, com ações arterial e venosa
- Pelo efeito arterial, proporciona redução mais potente e rápida da pressão arterial, sendo o fármaco de escolha na maioria das emergências hipertensivas
- Pelo efeito de vasodilatação microvascular coronariana (e sem efeito nas artérias epicárdicas), não deverá ser utilizado em vigência de SCA, pois poderá ocasionar desvio do fluxo sanguíneo e aumento da área isquêmica
- Diluição: ampola de 50 mg/2 mℓ + SS a 0,9% ou SG a 5% de 248 mℓ, por via intravenosa, em infusão contínua
- Dose recomendada: iniciar com 0,3 a 0,5 µg/kg/min (máximo de 5 µg/kg/min)
- Ajustes a cada 3 a 5 minutos.

> **Lembrete de conduta**
>
> Vasodilatadores devem ser evitados ou utilizados com cautela em pacientes com estenose mitral e/ou aórtica grave.

Inotrópicos

- Indicados para pacientes com hipotensão arterial sintomática, baixo débito cardíaco com disfunção orgânica ou no choque cardiogênico
- O objetivo dessa terapêutica é melhorar o débito cardíaco, manter pressão de perfusão e fluxo adequado para os órgãos.

Dobutamina

- Agonista β-adrenérgico com efeito dose-dependente
- Apresenta potencial arritmogênico e tem sua eficácia reduzida com uso prolongado ou se betabloqueadores forem associados
- Não causa hipotensão, podendo ser utilizada mesmo se PAS < 90 mmHg
- Se ocorrer choque cardiogênico, deve ser usada em conjunto com a norepinefrina
- Diluição: ampola de 250 mg/20 mℓ + SS a 0,9% ou SG a 5% de 200 mℓ, por via intravenosa, em infusão contínua
- Dose recomendada: iniciar com 5 µg/kg/min (máximo de 20 µg/kg/min)
- Ajustes a cada 15 minutos.

Milrinona

- Inibidor da fosfodiesterase III, tendo efeito inodilatador; portanto, apresenta risco de hipotensão
- Promove aumento do débito cardíaco e queda da resistência vascular pulmonar sem aumentar o consumo de oxigênio pelo miocárdio
- Não deve ser utilizada em quadros isquêmicos por seu efeito arritmogênico
- Diluição: ampola de 20 mg/20 mℓ + SS a 0,9% ou SG a 5% de 230 mℓ, por via intravenosa, em infusão contínua
- Dose recomendada: iniciar com 0,375 µg/kg/min (máximo de 0,75 µg/kg/min)
- Ajustes a cada 4 horas.

Levosimendana

- Sensibilizador de cálcio e troponina C, de custo elevado, sem superioridade em relação à dobutamina
- Promove aumento do débito cardíaco e queda da resistência vascular pulmonar sem aumentar o consumo de oxigênio pelo miocárdio
- Pode ser utilizada em usuários de betabloqueador, porém é contraindicada, se PAS < 90 mmHg
- Diluição: ampola de 25 mg/10 mℓ + SS a 0,9% ou SG a 5% de 240 mℓ, por via intravenosa, em infusão contínua
- Dose recomendada: iniciar com 0,05 µg/kg/min (máximo de 0,2 µg/kg/min)
- Ajustes a cada 4 horas
- Infusão contínua por apenas 24 horas, apresentando efeito prolongado por até 1 semana.

> **Lembrete de conduta**
>
> Não se devem utilizar agentes inotrópicos em pacientes sem sinais de baixo débito cardíaco.

Vasopressores

- Indicados para pacientes com importante hipotensão arterial ou choque cardiogênico, apesar do tratamento com inotrópico, com o objetivo de aumentar a pressão arterial e manter a adequada perfusão de órgãos vitais
- Devido ao mecanismo de vasoconstrição periférica importante, podem ser deletérios por aumentar a pós-carga do ventrículo esquerdo. Devem ser utilizados apenas se necessário e pelo menor tempo possível

- No Brasil, há duas opções disponíveis: dopamina e norepinefrina. Em estudo comparativo entre estes dois fármacos, uma subanálise sugere que a norepinefrina causa menos efeitos colaterais e associa-se a menor mortalidade, sendo o medicamento de escolha.

Norepinefrina
- Catecolamina endógena com potente efeito α-adrenérgico e discreta ação β-adrenérgica
- Vasopressor de escolha nos choques distributivos ou mistos, por ter menor potencial arritmogênico
- Diluição: 4 ampolas de 4 mg/4 mℓ + SS a 0,9% ou SG a 5% de 234 mℓ, por via intravenosa, em infusão contínua
- Dose recomendada: iniciar com 0,05 µg/kg/min (máximo de 1 µg/kg/min)
- Ajustes a cada 3 a 5 minutos.

Dispositivos de assistência circulatória
- Indicados para pacientes portadores de IC crônica ou aguda que não conseguem ser estabilizados com terapia medicamentosa
- Podem ser usados para aliviar o ventrículo esquerdo e garantir a manutenção da perfusão de órgãos-alvo.

Balão intra-aórtico
- Dispositivo de relativa acessibilidade, com baixa complexidade de manejo
- Indicações convencionais:
  - Suporte circulatório antes de correção cirúrgica de complicação mecânica aguda (p. ex., ruptura do septo interventricular e insuficiência mitral aguda)
  - Miocardite aguda fulminante
  - Em pacientes selecionados com isquemia ou IAM antes, durante e depois da intervenção percutânea ou revascularização cirúrgica
  - Não existem evidências robustas do benefício da utilização do balão intra-aóritco (BIA) em outras causas de choque cardiogênico.

Betabloqueadores
- Medicação indispensável ao paciente com IC, por diminuir mortalidade e promover remodelamento reverso do ventrículo esquerdo, mas cuidados especiais devem ser adotados em relação a pacientes com ICA (Tabela 30.14)
- Betabloqueadores são inotrópicos negativos e, quando iniciados em paciente descompensado e congesto, podem causar piora clínica e risco de choque cardiogênico

TABELA 30.14

Betabloqueadores utilizados na insuficiência cardíaca.

Bloqueadores	Dose inicial	Dose-alvo
Bisoprolol	1,25 mg 1 vez/dia	10 mg 1 vez/dia
Carvedilol	3,125 mg 2 vezes/dia	50 mg 2 vezes/dia
Succinato de metoprolol	25 g 1 vez/dia	200 mg 1 vez/dia

- Se o paciente não fazia uso prévio desse fármaco, o betabloqueador deverá ser iniciado apenas em caso de estabilidade hemodinâmica, sem sinais de congestão
- Em usuários ambulatoriais de betabloqueador:
  - Manter a dose em pacientes sem evidência de hipotensão arterial sintomática ou de baixo débito cardíaco
  - Reduzir a dose em 50%, ou suspendê-la na admissão à emergência, em pacientes com sinais de baixo débito cardíaco
  - Reduzir a dose em 50% nos pacientes com hipotensão arterial sem baixo débito cardíaco
  - Suspender a dose em pacientes com choque cardiogênico ou séptico, estenose aórtica crítica, asma brônquica descompensada ou bloqueio atrioventricular avançado
  - A suspensão inadvertida está diretamente associada a piora do prognóstico.

Inibidores da enzima conversora da angiotensina e bloqueadores de receptor da angiotensina

- Iniciar ou manter IECA ou BRA na ausência de hipotensão arterial sintomática e na ausência de outras contraindicações. A Tabela 30.15 mostra as principais posologias.
- Os IECA são os fármacos de escolha na IC, mas, em casos de intolerância, deve-se optar pelos BRA
- Intolerância aos IECA é caracterizada por tosse persistente e debilitante (aproximadamente 10 a 20% dos casos) ou ocorrência de angioedema (< 1%)
- A taxa de outros efeitos adversos, como hipotensão, hiperpotassemia ou disfunção renal, é semelhante entre IECA e BRA
- Nos casos de hiperpotassemia persistente e recorrente e/ou perda de função renal com IECA/BRA, a terapia vasodilatadora alternativa deve ser considerada (em geral, associação de nitrato e hidralazina)
- Devido ao risco de piora da função renal, hiperpotassemia e hipotensão arterial, esses fármacos devem ser introduzidos em doses baixas (especialmente nos

TABELA 30.15

Inibidores da enzima conversora da angiotensina (IECA) e bloqueadores de receptor da angiotensina (BRA) utilizados na insuficiência cardíaca.

Fármaco	Dose inicial	Dose-alvo
IECA		
Captopril	6,25 mg 3 vezes/dia	50 mg 3 vezes/dia
Enalapril	2,5 mg 2 vezes/dia	10 a 20 mg 2 vezes/dia
Ramipril	1,25 a 2,5 mg 1 vez/dia	10 mg 1 vez/dia
Lisinopril	2,5 a 5 mg 1 vez/dia	20 a 40 mg 1 vez/dia
Perindopril	2 mg 1 vez/dia	8 a 16 mg 1 vez/dia
BRA		
Candesartana	4 a 8 mg 1 vez/dia	32 mg 1 vez/dia
Losartana	25 a 50 mg 1 vez/dia	100 a 150 mg 1 vez/dia
Valsartana	40 a 80 mg 1 vez/dia	320 mg 1 vez/dia

pacientes com pressão arterial limítrofe) e titulação progressiva, até se alcançarem as doses-alvo que garantem os benefícios documentados nos grandes estudos clínicos multicêntricos

- Aceita-se aumento de até 50% da creatinina basal, valor absoluto de até 3 mg/dℓ, ou *clearance* da creatinina estimado > 25 mℓ/min/m^2, sem necessitar reduzir suas dosagens. Nesses casos, é recomendável estreita vigilância da função renal e dos níveis de potássio
- Se o potássio > 5,5 mEq/ℓ, creatinina > 3,5 mg/dℓ ou taxa de filtração glomerular < 20 mℓ/min/m^2, deve ser considerada a suspensão das medicações.

Antagonista de aldosterona

- Indicado em IC com FEVE < 35% após uso de diurético intravenoso e na ausência de contraindicações
- Atua no bloqueio sequencial de néfrons em casos de resistência à ação do diurético de alça, potencializando volume de diurese e descongestão
- Tem função poupadora de potássio quando ocorre uso de doses elevadas de furosemida
- Dose recomendada de espironolactona: inicial – 25 mg, 1 vez/dia; alvo – 25 a 50 mg/dia

Capítulo 30 • Insuficiência Cardíaca Aguda

- Não se deve associar antagonista da aldosterona a IECA e BRA, pelo risco de efeitos colaterais, em especial de hiperpotassemia
- O uso de espironolactona em pacientes com injúria renal e níveis séricos limítrofes de potássio deve ser feito com cautela, necessitando-se de monitoramentos frequentes e periódicos da função renal e de eletrólitos
- Portanto, deve-se evitar o uso de espironolactona em pacientes com injúria renal avançada (creatinina > 2,5 mg/dℓ) e em pacientes com hiperpotassemia persistente (potássio > 5,5 mmol/ℓ)
- Em pacientes com *clearance* de creatinina < 30 mℓ/min/m^2, não se deve associar espironolactona a IECA ou BRA, devido ao risco de hiperpotassemia.

Associação entre hidralazina e nitrato

- Essa associação deverá ser utilizada caso haja contraindicação ao uso de IECA/BRA, principalmente nos casos de piora da função renal e hiperpotassemia
- Dose recomendada de hidralazina: inicial – 25 mg 3 vezes/dia; alvo – 100 mg 3 vezes/dia
- Dose recomendada de mononitrato de isossorbida: 20 mg 2 vezes/dia.

Digitálicos

- Poderão ser utilizados para controle de FC em portadores de fibrilação atrial com resposta ventricular não controlada, apesar de terapêutica otimizada
- Existem duas apresentações disponíveis:
  - Digoxina: 0,125 a 0,25 mg/dia VO
  - Deslanosídeo: 0,8 a 1,6 mg/dia IV (ampolas de 0,4 mg).

> **Lembrete de conduta**
>
> Alguns medicamentos como amiodarona e verapamil podem aumentar a concentração sérica da digoxina, elevando o risco de intoxicação digitálica.

Bibliografia

Booth RA, Hill SA, Don-Wauchope A, Santaguida PL, Oremus M, McKelvie R *et al*. Performance of BNP and NT-proBNP for diagnosis of heart failure in primary care patients: a systematic review. Heart Fail Rev. 2014;19(4):439-51.

Butler J, Gheorghiade M, Metra M. Moving away from symptoms-based heart failure treatment: misperceptions and real risks for patients with heart failure. Eur J Heart Fail. 2016;18(4):350-2.

Comitê Coordenador da Diretriz de Insuficiência Cardíaca; Rohde LEP, Montera MW, Bocchi EA, Clausell NO, Albuquerque DCA. Diretriz Brasileira de Insuficiência Cardíaca Crônica e Aguda. Arq Bras Cardiol. 2018;111(3):436-539.

Costanzo MR, Ronco C, Abraham WT, Agostoni P, Barasch J, Fonarow GC *et al*. Extracorporeal ultrafiltration for fluid overload in heart failure: current status and prospects for further research. J Am Coll Cardiol. 2017;69(19):2428-45.

Ellison DH, Felker GM. Diuretic treatment in heart failure. N Engl J Med. 2017;377:1964-75. Felker GM, Lee KL, Bull DA, Redfield MM, Stevenson LW, Goldsmith SR *et al*. Diuretic strategies in patients with acute decompensated heart failure. N Engl J Med. 2011;364(9):797-805.

Ponikowski P, Voors AA, Anker SD, Bueno H, Cleland JGF, Coats AJS *et al*. 2016 ESC Guidelines for the diagnosis and treatment of acute and chronic heart failure: The Task Force for the diagnosis and treatment of acute and chronic heart failure of the European Society of Cardiology (ESC) Developed with the special contribution of the Heart Failure Association (HFA) of the ESC. Eur Heart J. 2016;37(27):2129-200.

Yancy CW, Jessup M, Bozkurt B, Butler J, Casey Jr. DE, Colvin *et al*. 2017 ACC/AHA/HFSA Heart Failure Focused Update. JACC. 2017;70(6):776-803.

Seção B
Distúrbios do Ritmo Cardíaco

31

Bradiarritmias e Marca-Passo

Rômulo Augusto dos Santos e Julio Massao Ito Filho

Considerações importantes

- No cenário da emergência, todo paciente com frequência cardíaca (FC) < 50 bpm deve realizar eletrocardiograma (ECG) de 12 derivações para melhor análise do ritmo cardíaco
- Pacientes com bradiarritmia e critérios de instabilidade (alteração aguda do estado mental, sinais de choque ou dor torácica) necessitam de intervenção imediata e instalação de marca-passo
- Na sala de emergência, as condições mais relevantes são: bloqueio atrioventricular (BAV) de 2º grau Mobitz II, BAV de 2º grau avançado, BAV de 3º grau ou total (BAVT), fibrilação atrial com baixa resposta ventricular, intoxicações digitálica e exógenas
- O fármaco de escolha para bradiarritmia sintomática é a atropina. Outras medicações utilizadas são dopamina, epinefrina e aminofilina
- Marca-passo transcutâneo deve ser considerado em todo paciente com bradiarritmia e instabilidade hemodinâmica. É importante lembrar que o paciente necessitará de analgesia/sedação
- Após estabilização do paciente com marca-passo transcutâneo ou medicações cronotrópicas, deve ser considerada a passagem do marca-passo transvenoso
- Causas relevantes de bradiarritmia na emergência: isquemia miocárdica, distúrbios hidreletrolíticos, infecções, pós-cirurgia cardíaca, medicamentos, intoxicações exógenas e hipotermia.

◤Qual a definição de bradiarritmia e suas principais causas?

- Alteração do ritmo cardíaco com FC < 60 bpm. Quando tal alteração é a causa dos sintomas, a FC geralmente é < 50 bpm

Parte 5 • Emergências Cardiovasculares

- A FC reduzida pode produzir perfusão sistêmica eficaz para muitas pessoas (p. ex., atletas), mas pode ser bastante inadequada para outras
- Pacientes assintomáticos não necessitam de intervenção na emergência
- O tratamento é indicado somente nos casos em que a bradiarritmia, independentemente do seu tipo ou causa, provoca redução significativa da pressão arterial sistêmica (PA) com sinais clínicos de baixo débito cardíaco
- Por meio de história clínica, exames físico e complementares, podem-se identificar causas intrínsecas ou extrínsecas de disfunção do nó sinusal ou bloqueio atrioventricular (BAV) (Tabela 31.1).

TABELA 31.1
Causas de bradiarritmia.

Intrínsecas	Extrínsecas
- Idiopática (degenerativa)	- Síndromes mediadas pelo sistema nervoso autônomo (síncope neurocardiogênica, hipersensibilidade do seio carotídeo)
- Isquêmicas	
- Doenças infiltrativas (sarcoidose, amiloidose, hemocromatose)	- Medicações (betabloqueadores, bloqueadores do canal de cálcio, digoxina)
- Doenças infecciosas	- Intoxicações exógenas
- Pós-cirurgia cardíaca	- Distúrbios hidreletrolíticos (hipo e hiperpotassemia)
- Distrofia muscular	- Hipotermia
- Colagenoses	- Hipotireoidismo

Bloqueios atrioventriculares

- No cenário da emergência, as bradiarritmias sintomáticas com maior necessidade de intervenção são BAV de 2º grau Mobitz II, BAV de 2º grau avançado e BAVT, conhecidos como bloqueios avançados, indicativos de lesão infra-feixe de His, com pior prognóstico de recuperação
- Outras condições importantes são a fibrilação atrial com baixa resposta ventricular, as intoxicações digitálica e exógenas, e as doenças do nó sinusal.

Manifestações clínicas

- Síncope (no BAVT é denominada ataque de Stokes-Adams, caracterizado por perda súbita da consciência, sem pródromos, geralmente acarretando lesões corporais e com retorno ao nível neurológico basal), pré-síncope, tontura, "sensação de cabeça vazia", fraqueza, fadiga, diminuição do nível de consciência, crise convulsiva, dispneia, desconforto ou dor torácica, sudorese, hipotensão ortostática, hipotensão arterial, congestão pulmonar ou outros sinais e sintomas de insuficiência cardíaca

- Outro ponto importante: a bradiarritmia pode ser secundária a outra doença, como nos casos de infarto agudo do miocárdio (IAM) e hiperpotassemia em pacientes com injúria renal; nesses casos, deve-se direcionar também o tratamento para a causa de base
- Investigação de perda transitória da consciência deve incluir causas cardiogênicas e não cardiogênicas, conforme Figura 31.1.

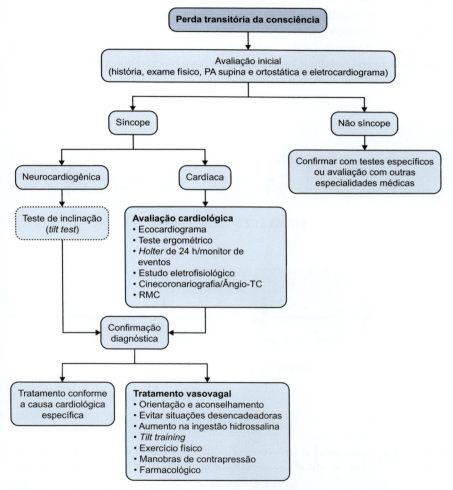

FIGURA 31.1 Investigação de perda transitória da consciência. Ângio-TC: angiotomografia computadorizada; PA: pressão arterial; RMC: ressonância magnética cardiovascular.

Quais são as bradiarritmias benignas na sala de emergência?

- Bradicardia sinusal (Figura 31.2): onda P com orientação normal; para cada onda P há um complexo QRS
- Bradicardia juncional (Figura 31.3): ritmo que tem origem no nó atrioventricular, com onda P ausente ou presente após o QRS com orientação invertida
- Bloqueio atrioventricular de 1º grau (Figura 31.4): caracteriza-se por alentecimento da condução atrioventricular, com intervalo PR > 200 ms e condução 1:1 (uma onda P para um QRS). Geralmente os pacientes são assintomáticos. Deve-se lembrar de que betabloqueadores, digitálicos e bloqueadores de canal de cálcio podem ocasionar aumento do intervalo PR

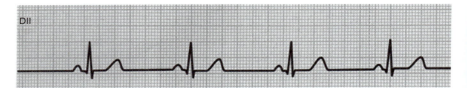

FIGURA 31.2 Bradicardia sinusal.

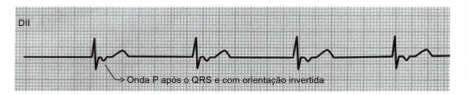

FIGURA 31.3 Bradicardia juncional.

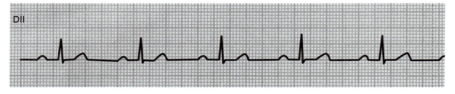

FIGURA 31.4 Bloqueio atrioventricular de 1º grau.

- BAV de 2º grau Mobitz I (Figura 31.5): caracteriza-se por aumento gradativo do intervalo PR até bloqueio na condução atrioventricular, com uma onda P não conduzida. Uma maneira de identificar esta condição é checar o intervalo PR do batimento pré e pós-bloqueio; o intervalo PR do batimento "pós" é sempre menor do que o "pré".

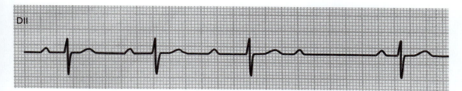

FIGURA 31.5 Bloqueio atrioventricular de 2º grau Mobitz I.

Quais são as bradiarritmias malignas na sala de emergência?

- BAV de 2º grau Mobitz II (Figura 31.6): notam-se batimentos com intervalo PR fixo e, repentinamente, uma onda P bloqueada
- BAV 2:1 (Figura 31.7): nesse caso, para cada 2 batimentos de origem atrial, 1 é conduzido e o outro não; observa-se que o intervalo entre ondas P é constante, tendo-se como diagnóstico diferencial BAV 2:1 variante de Wenckebach

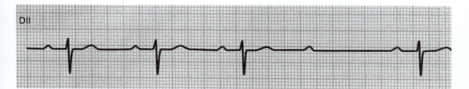

FIGURA 31.6 Bloqueio atrioventricular de 2º grau Mobitz II.

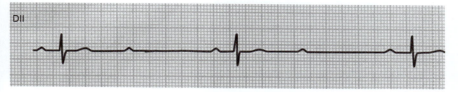

FIGURA 31.7 Bloqueio atrioventricular 2:1.

- BAVT (3º grau) (Figura 31.8): caracterizado pela dissociação da atividade elétrica atrial e ventricular; observam-se ondas P não relacionadas com o QRS. Pode ser intermitente ou permanente
- BAV de 2º grau avançado (Figura 31.9): nesta condição, tem-se condução em menos da metade dos batimentos, 3:1, 4:1, 5:1
- Fibrilação atrial com baixa resposta ventricular (Figura 31.10): ausência de onda P com linha de base isoelétrica ou irregularidades finas e complexo QRS com intervalo R-R irregular e frequência < 60 bpm
- Intoxicação digitálica (Figura 31.11): depressão do segmento ST/onda T com concavidade voltada para cima (aspecto de "colher ou pá de pedreiro").

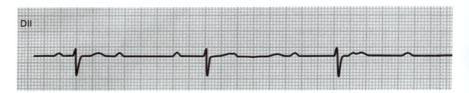

FIGURA 31.8 Bloqueio atrioventricular total.

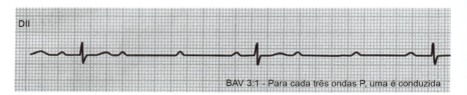

FIGURA 31.9 Bloqueio atrioventricular de 2º grau avançado.

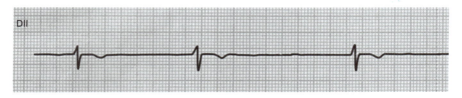

FIGURA 31.10 Fibrilação atrial com baixa resposta ventricular.

Capítulo 31 • Bradiarritmias e Marca-Passo   455

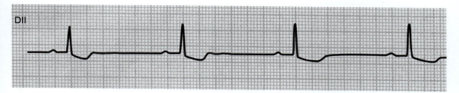

FIGURA 31.11 Intoxicação digitálica.

> **Lembrete de conduta**
>
> As bradiarritmias malignas requerem intervenção imediata com necessidade de marca-passo.

Qual a abordagem terapêutica inicial da bradiarritmia?

- Toda bradiarritmia com repercussão clínica significativa requer intervenção imediata (Figura 31.12)
- Inicialmente, deve-se checar se o paciente está com bom suporte ventilatório e via aérea pérvia, realizar monitoramento cardíaco contínuo e oximetria de pulso, estabelecer acesso venoso calibroso e realizar ECG para identificar o ritmo
- Diversas medicações podem ajudar na abordagem inicial das bradiarritmias sintomáticas na sala de emergência (Tabela 31.2).

Atropina

- Fármaco de escolha para o tratamento da bradiarritmia sintomática, sendo benéfica para qualquer BAV de nível nodal (acima do feixe de His)
- Deve-se usar com cautela nos casos de síndrome coronariana aguda
- Pode reverter bradiarritmia mediada por agentes colinérgicos
- Útil como medida temporária até a instalação de marca-passo transcutâneo
- Dose recomendada de 0,5 mg por via intravenosa (IV), a cada 3 a 5 minutos; dose máxima de 3 mg
- Ineficaz em pacientes pós-transplante cardíaco, devido à denervação vagal.

Dopamina

- Infusão de 5 a 20 µg/kg/min, podendo associar-se à epinefrina ou ser administrada isoladamente
- A dose deve ser titulada de acordo com a resposta

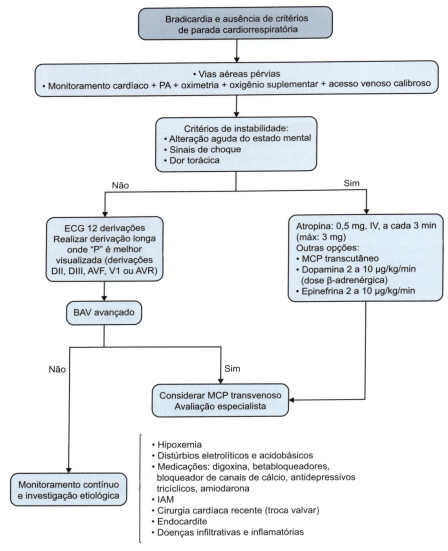

FIGURA 31.12 Avaliação do paciente com bradicardia na sala de emergência. BAV: bloqueio atrioventricular; ECG: eletrocardiograma; IAM: infarto agudo do miocárdio; IV: intravenoso; MCP: marca-passo; PA: pressão arterial.

Capítulo 31 • Bradiarritmias e Marca-Passo

TABELA 31.2
Medicações utilizadas na bradiarritmia sintomática.

Medicação	Dose	Considerações
Atropina	Ampola = 0,25 mg Dose: 0,5 mg IV, repetir a cada 3 min Máximo = 3 mg	Causa bloqueio reversível dos receptores muscarínicos Doses < 0,5 mg podem causar redução paradoxal da FC Não tem efeito em transplantados cardíacos
Dopamina	Ampola = 50 mg Dose: 5 a 10 µg/kg/min (β-adrenérgica); 10 a 20 µg/kg/min (α-adrenérgica)	Atua em receptores α (aumento da resistência periférica e da PA) e β-adrenérgicos (cronotrópico e inotrópico cardíaco) de acordo com a dose
Epinefrina	Ampola = 1 ou 4 mg Dose: 2 a 10 µg/min	No coração, atua predominantemente nos receptores β-adrenérgicos (cronotrópico e inotrópico positivos) Pode piorar isquemia no IAM

FC: frequência cardíaca; IAM: infarto agudo do miocárdio; IV: intravenoso; PA: pressão arterial.

- Montagem da solução sugerida:
  - 5 ampolas de dopamina (50 mg/ampola) + 200 mℓ de soro glicosado (SG) a 5%
  - Cálculo (mℓ/h ou microgotas/min) = peso × dose/16,6.

Epinefrina

- Pode ser usada se não houver resposta à atropina ou ao marca-passo
- A infusão é de 2 a 10 µg/min e titulada de acordo com a resposta do paciente.

Aminofilina

- Pacientes com infarto de parede inferior com bradiarritmia e bloqueios de alto grau (malignos): 250 mg IV, em *bolus*
- Pacientes com choque neurogênico por traumatismo raquimedular e bradiarritmia sintomática: 3 a 6 mg/kg, diluídos em 100 mℓ de solução salina (SS) a 0,9%, em 30 minutos
- Transplantados cardíacos com bradiarritmia: 3 a 6 mg/kg, diluídos em 100 mℓ de SS a 0,9%, em 30 minutos.

Lembrete de conduta

A aminofilina é uma terapia válida para pacientes com bradiarritmias de alto grau em infartos de artéria coronária direita, pacientes com traumatismo raquimedular e choque neurogênico e em transplantados cardíacos.

Como instalar o marca-passo transcutâneo?

- Deve ser considerado em todo paciente com bradiarritmia e instabilidade hemodinâmica, visto que o implante e o início de estimulação são mais ágeis que o marca-passo transvenoso (Figura 31.13)
- É importante lembrar que o paciente necessitará de analgesia e sedação superficial
- Após implante, considerar passagem de marca-passo transvenoso.

Como implantar o marca-passo transvenoso?

- Modalidade utilizada para estabilizar pacientes com bradiarritmia sintomática até o tratamento etiológico; maior eficácia em relação aos métodos já abordados
- Deverá ser implantado por meio de um acesso venoso central
- A Figura 31.14 apresenta o passo a passo para instalação desse dispositivo.

Cuidados com o marca-passo provisório

- Verificar condições de bateria 2 vezes ao dia, assim como os limiares de comando e sensibilidade, mantendo margens de segurança adequadas
- Curativo e cuidados diários no local do implante, com identificação de sinais precoces de infecção local
- Repouso relativo
- Monitoramento cardíaco contínuo.

Lembrete de conduta

- ▶ O marca-passo transvenoso é um procedimento de alta complexidade e deverá ser introduzido por meio de acesso venoso central por emergencista experiente
- ▶ Após a passagem do dispositivo, uma radiografia de tórax deverá ser realizada para avaliar o posicionamento do cateter e descartar possíveis complicações do procedimento, como o pneumotórax.

Capítulo 31 • Bradiarritmias e Marca-Passo   459

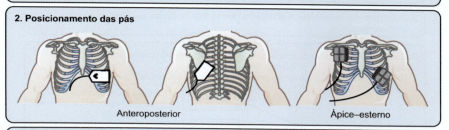

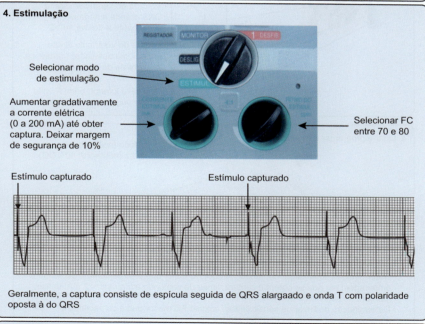

FIGURA 31.13 Sequência de implantação do marca-passo (MCP) transcutâneo. FC: frequência cardíaca; IV: intravenoso.

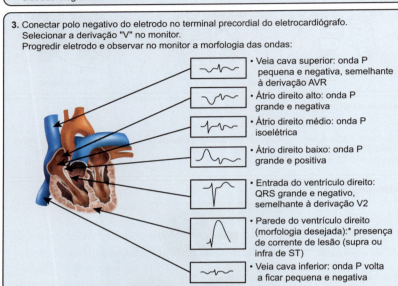
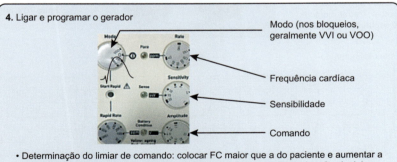

FIGURA 31.14 Sequência de implantação do marca-passo (MCP) transvenoso. FC: frequência cardíaca. *Se o paciente apresenta bradicardia, não é recomendado determinar o limiar de sensibilidade.

Bibliografia

Deakin CD, Nolanb JP, Soarc J, Sunded K, Kostere RW, Smith GB *et al*. European Resuscitation Council Guidelines for Resuscitation 2010 Section 4. Adult advanced life support. Resuscitation. 2010;81(10):1305-52.

Dickinson O, Chen LY, Francis GS. Atrial fibrillation and heart failure: intersecting populations, morbidities, and mortality. Heart Fail Rev. 2014;19(3):285-93.

Gonzalez MM, Timerman S, Gianotto-Oliveira R, Polastri TF, Canesin MF, Schimidt A *et al*. I Diretriz de Ressuscitação Cardiopulmonar e Cuidados Cardiovasculares de Emergência da Sociedade Brasileira de Cardiologia. Arq Bras Cardiol. 2013;101(2 Suppl 3):1-221.

Kusumoto FM, Schoenfeld MH, Barrett C, Edgerton JR, Ellenbogen KA, Gold MR *et al*. 2018 ACC/AHA/HRS Guideline on the evaluation and management of patients with bradycardia and cardiac conduction delay: executive summary. J Am Coll Cardiol. 2019;74(7):932-87.

Lamas GA, Lee KL, Sweeney MO, Silverman R, Leon A, Yee R *et al*. Mode selection trial in sinus-node dysfunction. Ventricular pacing or dual-chamber pacing for sinus-node dysfunction. N Engl J Med. 2002;346(24):1854-62.

Link MS, Atkins DL, Passman RS, Halperin HR, Samson RA, White RD *et al*. Part 6 – Electrical therapies: automated external defibrillators, defibrillation, cardioversion, and pacing: 2010 American Heart Association Guidelines for Cardiopulmonary Resuscitation and Emergency Cardiovascular Care Circulation. 2010;122(18 Suppl 3):S706-19.

Mond HG, Proclemer A. The 11th World Survey of Cardiac Pacing and Implantable Cardioverter-defibrillators: calendar year 2009 – a World Society of Arrhythmia's Project. Pacing Clin Electrophysiol. 2011;34(8):1013-27.

Monfredi O, Dobrzynski H, Mondal T, Boyett MR, Morris GM. The anatomy and physiology of the sinoatrial node – a contemporary review. Pacing Clin Electrophysiol. 2010;33(11):1392-406.

32

Taquiarritmias e Cardioversão Elétrica

Rômulo Augusto dos Santos e Julio Massao Ito Filho

Considerações importantes

- As taquiarritmias apresentam um amplo espectro clínico, que varia de assintomatologia até instabilidade hemodinâmica e morte súbita. Normalmente, observa-se comprometimento hemodinâmico nas frequências cardíacas (FCs) > 150 bpm, exceto se o paciente apresentar disfunção cardiológica
- Cardioversão elétrica deve ser considerada em pacientes com taquiarritmia e comprometimento hemodinâmico
- Em pacientes em estado crítico, deve-se sempre tentar estabelecer relação de causa e efeito entre a taquiarritmia e a condição clínica vigente (sepse grave/choque séptico, uso de fármacos vasoativos em doses altas, hipovolemia e hemorragias graves, entre outros)
- Em pacientes estáveis, com QRS estreito e intervalo R-R regular, pode-se considerar adenosina como manobra diagnóstica ou terapêutica
- No eletrocardiograma (ECG) com QRS estreito e intervalo R-R irregular, as principais hipóteses são: fibrilação atrial, taquicardia atrial multifocal ou *flutter* atrial com condução atrioventricular (AV) variável
- Caso a taquiarritmia cesse após infusão de adenosina, as principais hipóteses são taquicardia por reentrada nodal (TRN) ou atrioventricular (TAV)
- Na emergência, pacientes com QRS largo devem ser conduzidos como taquicardia de origem ventricular. Se o paciente apresentar-se estável, podem-se aplicar critérios para diferenciação de taquicardia de origem supraventricular ou consulta com especialista
- Conceitos:
  - Cardioversão elétrica sincronizada: fibrilação atrial, *flutter* atrial, taquicardias por reentrada e taquicardia ventricular (TV) monomórfica com pulso
  - Desfibrilação: TV polimórfica ou TV/fibrilação ventricular (FV) sem pulso.

Qual a definição de taquicardia e suas principais causas fisiopatológicas?

- Alteração do ritmo cardíaco com FC > 100 bpm
- Espectro clínico bastante variável, desde assintomatologia até instabilidade hemodinâmica
- Geralmente observa-se comprometimento hemodinâmico nos ritmos > 150 bpm, exceto se o paciente apresentar disfunção cardiológica
- Diversas taquiarritmias em indivíduos assintomáticos não necessitam de intervenção imediata, mas devem ser documentadas para posterior definição diagnóstica e terapêutica apropriada
- Em indivíduos sintomáticos, deve-se estabelecer relação de causa e efeito entre a taquiarritmia e os sinais e sintomas presentes; em muitos casos, a FC elevada pode ser uma resposta à outra condição, por exemplo, quadro séptico ou hipovolemia decorrente de hemorragia.

Etiologia e fisiopatologia

No cenário da emergência, os principais mecanismos da taquiarritmia são:

- Automatismo: devido ao aumento do automatismo, um conjunto de células miocárdicas assume o comando da despolarização cardíaca com FC elevada. Pode ser secundária a alterações hidreletrolíticas, farmacológicas ou autonômicas
- Reentrada: ocorre a formação de um circuito que altera a condução normal do impulso elétrico. Geralmente apresenta pelo menos duas vias. Pode ser interrompida por fatores que alteram a velocidade de condução ou do período refratário dessas vias
- Atividade deflagrada (pós-potenciais): mecanismo iniciado por pós-despolarizações, que consiste em oscilações do potencial de membrana induzidas por um ou mais potenciais de ação precedentes. São divididos em pós-potenciais precoces (*torsade de pointes*) ou tardios (arritmias da intoxicação digitálica), de acordo com a fase do potencial em que ocorrem. Quando tais impulsos se perpetuam, produzem taquiarritmia.

Manifestações clínicas

- A consequência funcional de uma taquiarritmia é a redução do débito cardíaco
- Sinais e sintomas de comprometimento hemodinâmico: alteração do nível de consciência, hipotensão arterial sistêmica (com sinais de redução da perfusão), congestão pulmonar e dor precordial anginosa.

Quais as principais taquicardias supraventriculares (QRS estreito)?

- Taquicardia sinusal (Figura 32.1): onda P com orientação normal e FC > 100 bpm
- Taquicardia atrial (Figura 32.2): onda P de morfologia diferente da sinusal e FC > 100 bpm
- Fibrilação atrial de alta resposta (Figura 32.3): ausência de onda P com linha de base isoelétrica ou irregularidades finas e complexo QRS com intervalo R-R irregular; FC > 100 bpm
- *Flutter* atrial (Figura 32.4): atividade elétrica atrial organizada com frequência entre 240 e 340 bpm; apresenta padrão característico de ondas F, com aspecto em "dentes de serrote", negativas nas derivações inferiores (circuito anti-horário)

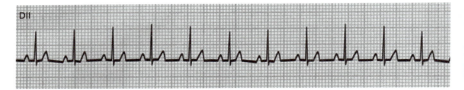

FIGURA 32.1 Taquicardia sinusal.

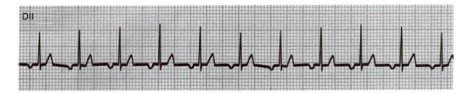

FIGURA 32.2 Taquicardia atrial.

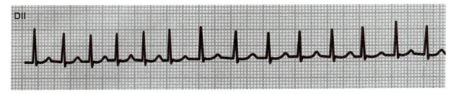

FIGURA 32.3 Fibrilação atrial de alta resposta.

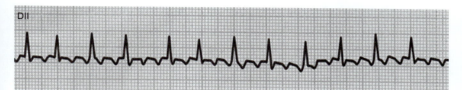

FIGURA 32.4 *Flutter* atrial.

- Taquicardia por reentrada nodal (TRN) (Figura 32.5): notam-se QRS estreito, pseudo-ondas "s" em parede inferior e pseudo "r" em V1 indicando ativação atrial no sentido nó AV → nó sinusal. Essa ativação retrógrada atrial ocorre em até 80 ms após o início do QRS
- Taquicardia por reentrada atrioventricular (TAV) ortodrômica (Figura 32.6): nota-se QRS estreito; a onda P retrógrada localiza-se no segmento ST (esta pode apresentar morfologia diversa dependendo da localização da via acessória)

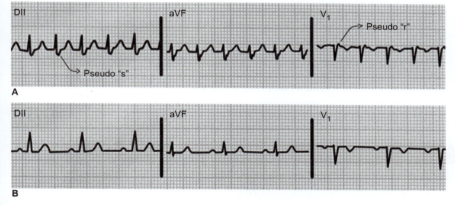

FIGURA 32.5 Eletrocardiograma mostrando taquicardia por reentrada nodal. **A.** Durante arritmia. **B.** Após infusão de adenosina.

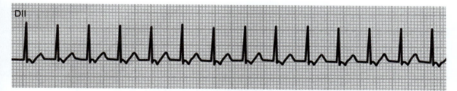

FIGURA 32.6 Taquicardia por reentrada atrioventricular.

- Taquicardia juncional (Figura 32.7): ausência de onda P sinusal com QRS de mesma morfologia do ritmo basal e FC > 100 bpm
- Taquicardia atrial multifocal (Figura 32.8): ondas P com mais de 3 morfologias distintas e FC > 100 bpm.

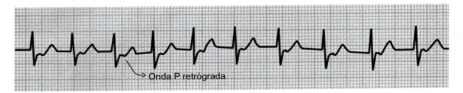

FIGURA 32.7 Taquicardia juncional.

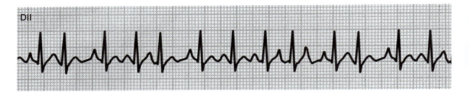

FIGURA 32.8 Taquicardia atrial multifocal.

> **Lembrete de conduta**
>
> Havendo qualquer sinal de instabilidade no paciente com taquiarritmia, o emergencista deverá se perguntar: a causa dessa instabilidade é a taquiarritmia (FC > 150 bpm)? Caso a resposta seja positiva, ele deverá se preparar para a cardioversão elétrica sincronizada imediatamente.

Quais as principais taquicardias ventriculares (QRS largo)?

- TV monomórfica (Figura 32.9): três batimentos sucessivos, morfologia uniforme e FC > 100 bpm; considerada sustentada se > 30 segundos

Capítulo 32 • Taquiarritmias e Cardioversão Elétrica   467

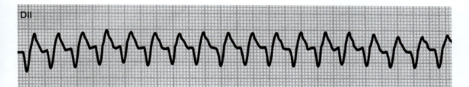

FIGURA 32.9 Taquicardia ventricular monomórfica.

- TV polimórfica (Figura 32.10): notam-se QRS de morfologia variável e FC > 100 bpm; considerada sustentada se > 30 segundos
- TV tipo *torsade de pointes* (Figura 32.11): notam-se QRS largo, polimórfico e oscilações em torno da linha de base.

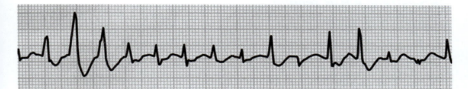

FIGURA 32.10 Taquicardia ventricular polimórfica.

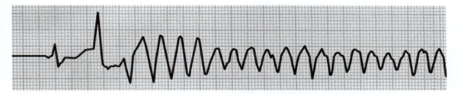

FIGURA 32.11 Taquicardia ventricular tipo *torsade de pointes*.

Lembrete de conduta

A TV polimórfica com pulso é a exceção na conduta das taquiarritmias com instabilidade; nesses casos, deve-se realizar desfibrilação elétrica, pois haverá grande dificuldade de sincronização e o ritmo provavelmente evoluirá para parada cardiorrespiratória.

Qual a conduta nas taquicardias de QRS estreito?

- Taquicardias com QRS estreito (< 120 ms)
  - R-R regular: TRN, TAV, taquicardia atrial, *flutter* atrial e taquicardia juncional
  - R-R irregular: fibrilação atrial, taquicardia atrial multifocal e *flutter* atrial (condução AV variável)
  - Outra forma de divisão é com base da dependência do nó AV para manutenção da arritmia:
    - Dependente do nó AV: TRN, TAV e taquicardia juncional
    - Não dependente do nó AV: fibrilação atrial, taquicardia atrial multifocal, *flutter* atrial, taquicardia atrial e taquicardia sinusal.

Manobras diagnósticas nas taquicardias de QRS estreito e R-R regular

Manobras vagais

- Nas taquicardias de QRS estreito com R-R regular, podem-se realizar manobras vagais com o paciente monitorado, para fins diagnósticos. Elas estimulam os barorreceptores carotídeos, aumentando a resposta vagal e reduzindo a resposta simpática; consequentemente, há dimunuição da atividade do nó sinusal e do nó AV. Desse modo, pode-se interromper uma taquiarritmia na qual o circuito depende do nó AV. São elas:
  - Manobra de Valsalva: exige que o paciente force a respiração com a glote fechada; para isso, solicita-se ao paciente que faça uma expiração com o dorso da mão ocluindo boca e narinas, realizando-se uma leve pressão sobre seu abdome para aumentar a resistência
  - Massagem do seio carotídeo: primeiramente, deve-se descartar a possibilidade de sopro carotídeo (contraindicação formal para a realização)
    - Outras contraindicações: acidente vascular encefálico (AVE) prévio, infarto agudo do miocárdio (IAM) nos últimos 6 meses e história de arritmia ventricular grave
    - Técnica: com o paciente em decúbito dorsal, realiza-se a massagem na região inferior ao ângulo da mandíbula, na altura da cartilagem tireoidiana, na região do pulso carotídeo, por 5 a 10 segundos; pode-se repetir o procedimento na região contralateral
    - Caso seja observada a redução da FC, deve-se interromper a massagem e checar o ritmo cardíaco.

Adenosina

- Pode ser utilizada nas taquicardias de QRS estreito e R-R regular como medida diagnóstica e, nos casos em que o circuito da arritmia depende do nó AV, como medida terapêutica (Figura 32.12)
- Promove alentecimento da condução pelo nó AV e vasodilatação coronariana
- Apresenta meia-vida de 5 a 10 segundos
- Efeitos colaterais: sensação de "morte iminente", *flush* facial, hipotensão, dor torácica, dispneia, borramento visual
- Contraindicações: bloqueio atrioventricular (BAV) de 2º e 3º graus, disfunção do nó sinusal e fibrilação atrial pré-excitada.

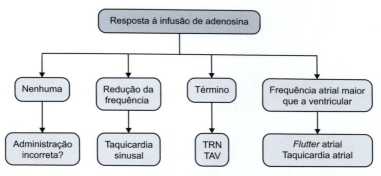

FIGURA 32.12 Respostas clínicas à administração de adenosina. TAV: taquicardia atrioventricular; TRN: taquicardia por reentrada nodal.

Fármacos antiarrítmicos usados nas taquicardias de QRS estreito e R-R regular

- Caso não haja resolução após a realização de manobras vagais e adenosina, pode-se considerar administração de outros bloqueadores do nó AV, como os bloqueadores de canal de cálcio não di-hidropiridínicos e betabloqueadores (Tabela 32.1)
- Importante ressaltar que tais fármacos não devem ser administrados se o paciente apresentar sinais e sintomas clínicos compatíveis com insuficiência cardíaca congestiva
- O resumo das condutas em taquicardias de QRS estreito é apresentado na Figura 32.13.

Parte 5 • Emergências Cardiovasculares

TABELA 32.1

Fármacos usados no tratamento das taquiarritmias na sala de emergência.

Fármaco	Dose	Considerações
Adenosina	Ampola = 6 mg Doses: • Primeira dose = 6 mg + *flush* de 20 mℓ de SS a 0,9% • Segunda dose = 12 mg + *flush* de 20 mℓ de SS a 0,9% Máximo = 18 mg	Atua bloqueando temporariamente e aumentando o período refratário do nó AV Meia-vida de 5 a 10 s Efeito reduzido em pacientes em uso de metilxantinas Efeitos colaterais: sensação de "morte iminente", *flush* facial, broncospasmo
Amiodarona	Ampola = 150 mg Ataque: 150 mg + 100 mℓ de SS a 0,9% ou SG a 5%. Pode-se repetir a cada 15 min Manutenção: 1 mg/min nas primeiras 6 h e 0,5 mg/min nas 18 h seguintes Opcional: 6 ampolas + 232 mℓ de SS a 0,9% Infundir a 16,6 mℓ/h nas primeiras 6 h e 8,3 mℓ/h nas 18 h restantes Máximo = 2,2 g/dia	Prolonga a duração do potencial de ação Efeitos colaterais: bradicardia e hipotensão Diminui a metabolização da digoxina e da varfarina Prolonga intervalo QT
Diltiazem	Ampola = 25 mg Dose: 0,25 mg/kg em 2 min; após 15 min, pode-se administrar 0,35 mg/kg	Bloqueia os canais de cálcio, causando atraso na condução do nó AV e prolongamento do período refratário Não usar se houver sinais clínicos de disfunção ventricular Efeitos colaterais: bradicardia e hipotensão
Tartarato de metoprolol	Ampola = 5 mg Dose: 5 mg lentamente a cada 15 min Máximo = 15 mg	Betabloqueador seletivo (β1) Usar com cautela em asmáticos (atividade β1 seletiva limitada) Não usar se houver sinais clínicos de disfunção ventricular
Propafenona	Comprimido = 300 mg Dose: 450 a 600 mg Máximo = 900 mg/dia	Bloqueia canais de sódio Efeitos colaterais: sabor metálico na boca, constipação intestinal, arritmias
Lidocaína	*Bolus* inicial de 1 a 1,5 mg/kg Após 5 a 10 min, administrar 0,5 a 0,75 mg/kg Manutenção: 1 a 4 mg/min	Bloqueia canais de sódio (efeito mais importante em nível ventricular) Pode ser utilizada na TV monomórfica estável, especialmente no paciente pós-IAM Pode ocasionar efeitos pró-arrítmicos
Sulfato de magnésio	Ampola 10% (10 mℓ) = 1 g Ataque: 1 a 2 g, IV, em 1 a 2 min Manutenção: 3 a 20 mg/min Dose máxima para adultos = 40 g/dia Antídoto: gluconato de cálcio	Sinais de intoxicação por magnésio: rubor, sudorese, hipotensão, diminuição dos reflexos, hipotermia, hipotonia e depressão respiratória

AV: atrioventricular; IAM: infarto agudo do miocárdio; IV: intravenoso; SG: solução glicosada; SS: solução salina; TV: taquicardia ventricular.

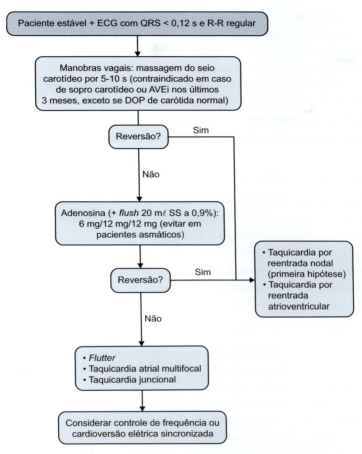

FIGURA 32.13 Abordagem das taquicardias com QRS estreito. AVEi: acidente vascular encefálico isquêmico; DOP: Doppler; ECG: eletrocardiograma; SS: solução salina.

Qual a conduta na taquiarritmia de QRS largo?

Taquicardias com QRS largo (> 120 ms)

- Abordagem diagnóstica das taquicardias com QRS largo é um desafio clínico
- Até 80% das apresentações têm origem ventricular, aumentando para 90% caso o paciente apresente doença cardíaca estrutural. Desse modo, é racional que a abordagem terapêutica seja direcionada para taquicardia de origem ventricular

Parte 5 • Emergências Cardiovasculares

- Dentre as taquiarritmias de origem supraventricular com este padrão morfológico, podem-se citar: taquicardia supraventricular (TSV) com condução aberrante, taquicardia antidrômica (Wolff-Parkinson-White), taquicardia mediada por marcapasso e taquicardia com hiperpotassemia
- Em pacientes instáveis, a cardioversão elétrica é mandatória; em pacientes estáveis, pode-se analisar o ritmo e programar terapêutica
- Ao analisar o traçado eletrocardiográfico, pode-se dividir as taquicardias com QRS largo em dois grupos: TV monomórfica e TV polimórfica.

Taquicardia ventricular monomórfica

- Definida como uma sequência de 3 ou mais batimentos de origem abaixo do feixe de His com morfologia uniforme do QRS e FC > 100 bpm; é classificada como sustentada quando sua duração > 30 segundos
- Em pacientes estáveis com TV monomórfica sustentada, pode-se optar pela cardioversão química com amiodarona ou procainamida (ver Tabela 32.1); caso não haja resposta, proceder à cardioversão elétrica.

Taquicardia ventricular polimórfica

- Definida como uma sequência de 3 ou mais batimentos de origem abaixo do feixe de His com morfologia variável do QRS, intervalo R-R irregular e FC > 100 bpm; é classificada como sustentada quando sua duração > 30 segundos
- A TV polimórfica sustentada deve ser interpretada como FV e tratada com desfibrilação imediata com 200 J (bifásico) ou 360 J (monofásico)
- Após reversão, é importante analisar o intervalo QT; se estiver aumentado, pode-se suspeitar de que o quadro foi ocasionado por *torsade de pointes* (um dos subtipos de TV polimórfica)
- Nos casos de *torsade de pointes*, o traçado eletrocardiográfico apresenta-se com uma taquicardia de QRS largo, morfologia variável e eixo do QRS oscilando em torno da linha de base
- O tratamento de primeira linha consiste em sulfato de magnésio (ver Tabela 32.1); em pacientes não responsivos ou bradicárdicos, o marca-passo transvenoso deve ser considerado para manter estimulação próxima de 100 bpm (tal medida diminui o intervalo QT)
- Fatores predisponentes: fármacos que prolongam o intervalo QT (Tabela 32.2), hipopotassemia, hipomagnesemia e hipocalcemia.

TABELA 32.2
Fármacos que aumentam o intervalo QT.

Tipo de fármaco	Exemplo(s)
Antidisrítmico da classe IA	Quinidina, procainamida
Antidisrítmico da classe III	Sotalol, amiodarona
Antipsicóticos	Haloperidol, fenotiazida
Antipsicóticos atípicos	Quetiapina, risperidona, zotepina
Inibidores da captação da serotonina	Fluoxetina, paroxetina, sertralina
Antibióticos macrolídeos	Eritromicina, claritromicina, azitromicina
Agonistas 5-HT1	Zolmitriptano, naratriptano
Agentes antimaláricos	Cloroquina, hidroxicloroquina
Agentes pró-cinéticos	Cisaprida

Critérios de Brugada
- Método para diferenciar as TV das TSVs com aberrância de condução (Figura 32.14)

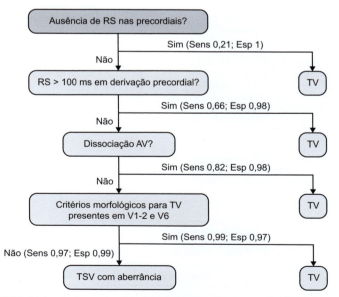

FIGURA 32.14 Critérios de Brugada. AV: atrioventricular; Esp: especificidade; Sens: sensibilidade; TV: taquicardia ventricular; TSV: taquicardia supraventricular.

- Não devem ser usados de rotina no cenário de emergência, devido à complexidade de aplicação e à necessidade de treinamento
- Consistem em 4 critérios e, havendo um critério positivo, o diagnóstico será de TV; se todos forem negativos, o diagnóstico será de TSV com aberrância de condução. São eles:
  - Ausência de RS nas derivações precordiais
  - Intervalo entre início da onda R e nadir da onda S > 100 ms
  - Dissociação entre P e QRS
  - Critérios morfológicos para TV em V1-V2 e V6
- O resumo das condutas em taquicardias de QRS largo é apresentado na Figura 32.15.

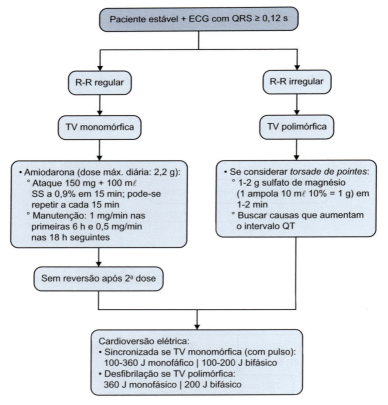

FIGURA 32.15 Abordagem das taquicardias com QRS largo. ECG: eletrocardiograma; SS: solução salina; TV: taquicardia ventricular.

Lembrete de conduta

Fibrilação atrial em pacientes com síndrome de Wolff-Parkinson-White (com pré-excitação):
▶ O tratamento de escolha é a cardioversão elétrica
▶ Em pacientes estáveis, pode-se optar por cardioversão química
▶ Fármacos contraindicados: adenosina, betabloqueadores, bloqueador canal de cálcio e digoxina.

◢ Como fazer a cardioversão elétrica sincronizada?

Para realização dessa técnica (Figuras 32.16 e 32.17), devem ser adotados os seguintes passos:

1. Paciente com acesso venoso, deixar à disposição material para intubação e aspiração
2. Verificar vias aéreas (retirar próteses dentárias)
3. Checar ventilação do paciente; geralmente utiliza-se a bolsa-valva-máscara (AMBU)
4. Sedar paciente sempre que possível (fentanila + midazolam ou propofol)
5. Selecionar o modo de sincronização no aparelho de cardioversão
6. Selecionar o nível de energia de acordo com a arritmia:
   a) *Flutter* atrial: a partir de 50 J
   b) TRN ou vias acessórias: a partir de 50 a 100 J
   c) Fibrilação atrial: a partir de 120 J
   d) TV monomórfica: a partir de 100 J
7. Aplicar gel nas pás e posicioná-las sobre o tórax (posição ápice-esterno é a mais adequada)
8. Aplicar pressão equivalente a 13 kg sobre as pás
9. Certificar-se de que o operador e terceiros não estejam em contato com a maca ou o paciente. Carregar o cardioversor e aplicar o choque mantendo as pás por alguns segundos sobre o tórax do paciente, visto que pode haver algum atraso até a sincronização.

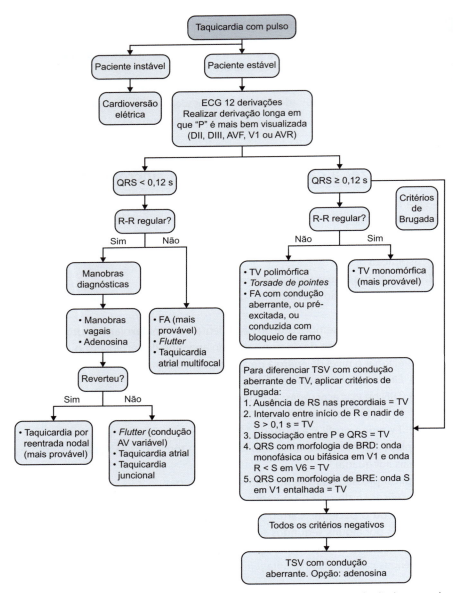

FIGURA 32.16 Indicações de cardioversão elétrica ou química para taquiarritmias na sala de emergência. AV: atrioventricular; BRD: bloqueio de ramo direito; BRE: bloqueio de ramo esquerdo; ECG: eletrocardiograma; FA: fibrilação atrial; TV: taquicardia ventricular; TSV: taquicardia supraventricular.

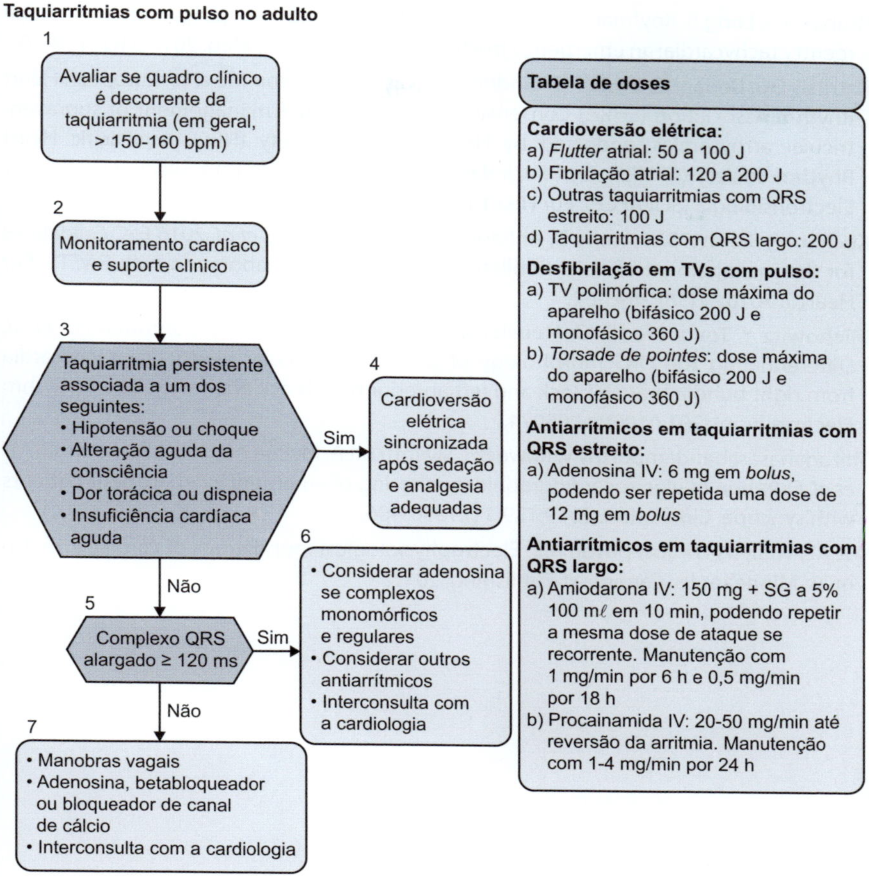

Taquiarritmias com pulso no adulto

1 — Avaliar se quadro clínico é decorrente da taquiarritmia (em geral, > 150-160 bpm)

2 — Monitoramento cardíaco e suporte clínico

3 — Taquiarritmia persistente associada a um dos seguintes:
- Hipotensão ou choque
- Alteração aguda da consciência
- Dor torácica ou dispneia
- Insuficiência cardíaca aguda

→ Sim → **4** — Cardioversão elétrica sincronizada após sedação e analgesia adequadas

Não ↓

5 — Complexo QRS alargado ≥ 120 ms

→ Sim → **6**
- Considerar adenosina se complexos monomórficos e regulares
- Considerar outros antiarrítmicos
- Interconsulta com a cardiologia

Não ↓

7
- Manobras vagais
- Adenosina, betabloqueador ou bloqueador de canal de cálcio
- Interconsulta com a cardiologia

Tabela de doses

Cardioversão elétrica:
a) *Flutter* atrial: 50 a 100 J
b) Fibrilação atrial: 120 a 200 J
c) Outras taquiarritmias com QRS estreito: 100 J
d) Taquiarritmias com QRS largo: 200 J

Desfibrilação em TVs com pulso:
a) TV polimórfica: dose máxima do aparelho (bifásico 200 J e monofásico 360 J)
b) *Torsade de pointes*: dose máxima do aparelho (bifásico 200 J e monofásico 360 J)

Antiarrítmicos em taquiarritmias com QRS estreito:
a) Adenosina IV: 6 mg em *bolus*, podendo ser repetida uma dose de 12 mg em *bolus*

Antiarrítmicos em taquiarritmias com QRS largo:
a) Amiodarona IV: 150 mg + SG a 5% 100 mℓ em 10 min, podendo repetir a mesma dose de ataque se recorrente. Manutenção com 1 mg/min por 6 h e 0,5 mg/min por 18 h
b) Procainamida IV: 20-50 mg/min até reversão da arritmia. Manutenção com 1-4 mg/min por 24 h

FIGURA 32.17 Critérios de gravidade e tratamento do paciente com taquiarritmia. IV; intravenosa; SG: solução glicosada; TV: taquicardia ventricular.

◣ Bibliografia

Alabed S, Sabouni A, Providencia R, Atallah E, Qintar M, Chico TJA. Adenosine versus intravenous calcium channel antagonists for supraventricular tachycardia. Cochrane Database Syst Rev. 2017;10(10):CD005154.

Baxi RP, Hart KW, Vereckei A, Miller J, Chung S, Chang W *et al.* Vereckei criteria as a diagnostic tool amongst emergency medicine residents to distinguish between ventricular tachycardia and supra-ventricular tachycardia with aberrancy. J Cardiol. 2012;59(3):307-12.

Brubaker S, Long B, Koyfman A. Alternative treatment options for atrioventricular-nodal-reentry tachycardia: an emergency medicine review. J Emerg Med. 2018;54(2):198-206.

Katritsis DG, Boriani G, Cosio FG, Hindricks G, Jais P, Josephson ME *et al.* European Heart Rhythm Association (EHRA) Consensus document on the management of supraventricular arrhythmias, endorsed by Heart Rhythm Society (HRS), AsiaPacific Heart Rhythm Society (APHRS), and Sociedad Latinoamericana de Estimulacion Cardiaca y Electrofisiologia (SOLAECE). Eur Heart J. 2018;39(16):1442-5.

Kirchhof P, Benussi S, Kotecha D, Ahlsson A, Atar D, Casadei B *et al.* 2016 ESC Guidelines for the management of atrial fibrillation developed in collaboration with EACTS. Eur Heart J. 2016;37(38):2893-62.

Michowitz Y, Tovia-Brodie O, Heusler I, Sabbag A, Rahkovich M, Shmueli HB *et al.* Differentiating the QRS morphology of posterior fascicular ventricular tachycardia from right bundle branch block and left anterior hemiblock aberrancy. Circ Arrhythm Electrophysiol. 2017;10(9):e005074.

Thiruganasambandamoorthy V, Rowe BH, Sivilotti MLA, McRae AD, Arcot K, Nemnom MJ *et al.* Duration of electrocardiographic monitoring of emergency department patients with syncope. Circulation. 2019;139(11):1396-406.

Wit AL, Wellens HJ, Josephson ME. Electrophysiological foundations of cardiac arrhythmias. Minneapolis: Cardiotext Publishing; 2017.

33

Fibrilação Atrial

Rômulo Augusto dos Santos, Thiago Baccili Cury Megid, Eduardo Palmegiani e Adalberto Menezes Lorga Filho

Considerações importantes

- Fibrilação atrial (FA) é a arritmia mais frequente na sala de emergência, com incidência maior em idosos e em pacientes com cardiopatias. Ela pode ser de origem cardíaca ou extracardíaca. A identificação da etiologia é importante para direcionar o tratamento tanto da arritmia quanto da doença causadora

- O diagnóstico da FA é confirmado ao se identificar a irregularidade das bulhas cardíacas e do pulso, e por meio do eletrocardiograma, no qual é observada a instabilidade do intervalo R-R, ausência de ondas P e tremor na linha de base

- Os diagnósticos diferenciais possíveis são: *flutter* atrial, taquicardia atrial, taquicardia atrial multifocal; quando há QRS largo, os possíveis diagnósticos diferenciais são taquicardia ventricular (TV) e FA pré-excitada

- Pacientes com instabilidade clínica (dor precordial, hipotensão e congestão pulmonar) devem ser prontamente submetidos à cardioversão elétrica (CVE)

- Quase todos os pacientes beneficiam-se do controle de frequência cardíaca (FC) inicial, mesmo aqueles que serão submetidos à reversão para ritmo sinusal. A escolha da medicação deve ser feita de maneira individualizada, de acordo com o quadro clínico e as comorbidades do paciente

- Para pacientes estáveis clinicamente e sem uso de anticoagulantes, o médico emergencista deve tentar identificar o exato momento do início da arritmia; quando a FA se iniciou em menos de 48 horas, deve-se avaliar o risco de evento embólico por meio de escore específico e pode ser realizada a cardioversão; porém, quando incidir há mais de 48 horas ou seu início não pode ser estabelecido, a reversão é contraindicada, devido ao risco de cardioembolia. Nesse contexto, o controle de FC deve ser instituído e programada a cardioversão, química ou elétrica, após anticoagulação oral plena por 3 semanas ou após a exclusão de diagnóstico de trombos em átrio esquerdo pelo ecocardiograma transesofágico (ETE)

- A cardioversão química pode ser tentada inicialmente para pacientes estáveis hemodinamicamente, de baixo risco e com FA iniciada em menos de 48 horas. O fármaco de escolha deve respeitar as comorbidades e alterações estruturais cardíacas dos pacientes

- Pacientes que tiveram FA pré-excitada revertida, que apresentam outras doenças de base que precisem ser tratadas e necessidade de se iniciar o tratamento antiarrítmico ou anticoagulante devem ser internados.

Quais as principais causas de fibrilação atrial?

- A fibrilação atrial (FA) é a arritmia sustentada mais frequente atualmente, com prevalência entre 1 e 2% na população mundial com tendência a duplicar de acordo com o envelhecimento da população
- Ela associa-se a uma chance 2 vezes maior de mortalidade por cardioembolia, 5 vezes maior de acidente vascular encefálico (AVE) (1 em cada 5 eventos isquêmicos está relacionado com cardioembolia), piora na função ventricular esquerda e na qualidade de vida
- A FA está relacionada a etiologias cardíacas e extracardíacas (Tabela 33.1)
  - Dentre as etiologias **cardíacas** mais frequentes, destacam-se: doença cardíaca hipertensiva, doença arterial coronariana, insuficiência cardíaca e valvopatias (especialmente doença reumática)
  - Entre as causas **extracardíacas**, as mais comumente relacionadas com FA são obesidade, síndrome metabólica e injúria renal crônica
- O médico emergencista deve atentar-se também às causas reversíveis de FA, como intoxicação alcoólica (*holliday heart*), hipertireoidismo e uso de drogas ilícitas, como cocaína e *crack*, pois nelas são adotadas outras condutas de tratamento

TABELA 33.1

Causas cardíacas e extracardíacas de fibrilação atrial.

Causas cardíacas	Causas extracardíacas
- Doença cardíaca hipertensiva	- Idade
- Coronariopatia	- Obesidade
- Valvopatias	- Síndrome metabólica
- Insuficiência cardíaca	- Injúria renal
- Cardiopatias congênitas	- Tireotoxicose
- Cardiomiopatia hipertrófica	- Álcool
- Pós-operatório de cirurgia cardíaca	- Drogas ilícitas
- Cardiomiopatias	- Pós-operatório de cirurgia não cardíaca

Capítulo 33 • Fibrilação Atrial | 481

- Os sintomas de FA são extremamente variados, e o exame físico muitas vezes é inalterado (Tabela 33.2).

TABELA 33.2

Principais sinais e sintomas em pacientes admitidos com fibrilação atrial na emergência.

Sintomas	Exame físico
• Palpitações arrítmicas • Lipotimia • Angina de peito • Dispneia • Síncope	• Pulso irregular • Bulhas cardíacas arrítmicas • Variação da intensidade da primeira bulha • Discordância entre bulhas cardíacas e pulso arterial • Estertor se houver congestão pulmonar • Hipotensão arterial

◢Quais os principais diagnósticos diferenciais de fibrilação atrial na sala de emergência?

Diversas arritmias podem confundir-se com FA na sala de emergência, e o escopo de diagnóstico diferencial deverá estar disponível para o emergencista (Tabela 33.3).

TABELA 33.3

Diagnóstico diferencial de fibrilação atrial (FA).

Diagnóstico diferencial	Achados no ECG
Flutter atrial	Ondas F mais bem visualizadas nas derivações inferiores Pode apresentar condução AV fixa (2:1; 3:1) ou variável
Taquicardia atrial	Ondas P de mesma morfologia, com frequência elevada, também podendo apresentar condução AV fixa ou variável
Taquicardia atrial multifocal	Comum em pacientes com pneumopatia associada Ondas P com mais de uma morfologia
TV	FA de alta frequência e QRS largo podem ser confundidos com TV Intervalo R-R e critérios para diferenciação de TSV com aberrância e TV (p. ex., critérios de Brugada) devem ser analisados
FA pré-excitada	Ocorre obrigatoriamente em pacientes com VA, acometendo qualquer idade. ECG com R-R irregular, QRS largo e FC pode estar elevada (até 300 bpm), de acordo com velocidade de condução da VA

AV: atrioventricular; ECG: eletrocardiograma; FC: frequência cardíaca; TSV: taquicardia supraventricular; TV: taquicardia ventricular; VA: via acessória.

> **Lembrete de conduta**
>
> O paciente com FA de longa data deve ser avaliado globalmente, pois outras patologias podem ser responsáveis por sua instabilidade hemodinâmica. Por exemplo, em um paciente com sepse, hipotenso e taquicárdico, em que a FA foi diagnosticada há anos, a elevação da FC não é causa da descompensação clínica, mas apenas uma resposta natural do organismo diante do quadro infeccioso.

Quais exames complementares podem ser úteis na fibrilação atrial?

Eletrocardiograma

- Confirma o diagnóstico da FA no departamento de emergência
- O estado fibrilatório dos átrios é traduzido pela ausência de onda P, tremor na linha de base e irregularidade do intervalo R-R, geralmente estreito por se tratar de arritmia supraventricular (Figura 33.1)
- A frequência ventricular relaciona-se com a condução intrínseca do nó atrioventricular (AV) e o uso de fármacos (betabloqueadores, inibidores dos canais de cálcio, digitálicos)
- O QRS pode estar alargado, na condução aberrante (bloqueio de ramo prévio ou dependente da frequência) ou pré-excitação ventricular
- Na emergência, a FA aguda normalmente manifesta-se com alta resposta ventricular, podendo dificultar a identificação da irregularidade do intervalo R-R e do tremor da linha de base pela proximidade entre os complexos QRS, principalmente em traçados curtos (Figura 33.2)

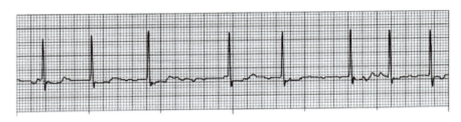

FIGURA 33.1 Eletrocardiograma em ritmo de fibrilação atrial, com tremor da linha de base e irregularidade do intervalo R-R.

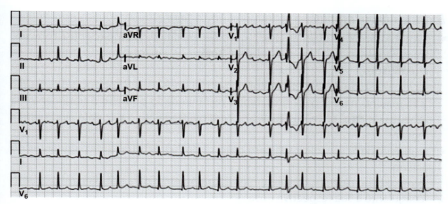

FIGURA 33.2 Eletrocardiograma em ritmo de fibrilação atrial com resposta ventricular alta, fato que pode dificultar o diagnóstico diferencial com outras taquicardias supraventriculares.

- O médico emergencista pode acreditar que se trata de um quadro de taquicardia supraventricular (TSV) de outra etiologia. Com a realização do DII longo, há maior chance de se notar a variabilidade do intervalo R-R e diagnosticar FA. Persistindo a dúvida, a realização de manobra vagal pode diminuir a condução pelo nó AV e, consequentemente, aumentar o intervalo R-R, facilitando a visualização do tremor da linha de base
- Situação rara que deverá ser considerada em pacientes com FA é a associação com a síndrome de Wolff-Parkinson-White (Figura 33.3).

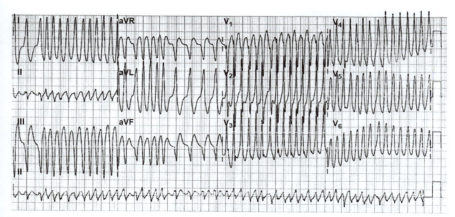

FIGURA 33.3 Eletrocardiograma de paciente com fibrilação atrial pré-excitada, com R-R irregular, QRS alargado e frequência cardíaca elevada.

Exames laboratoriais

- Hormônio tireoestimulante (TSH): deve ser solicitado para pacientes com sintomas sugestivos de hipertireoidismo (sudorese, emagrecimento, tremores de extremidades)
  - O insucesso do reestabelecimento do ritmo sinusal e a recorrência da arritmia são maiores nesses pacientes, sendo recomendado primeiro o tratamento da doença de base e, depois, realizar a cardioversão caso o paciente ainda esteja em FA
- Creatinina: deve ser solicitada caso opte-se por administrar anticoagulantes no paciente
  - A medida do *clearance* de creatinina é fundamental para decidir o melhor anticoagulante e sua respectiva dose
  - Em pacientes com *clearance* de creatinina < 30 mℓ/min, contraindica-se o uso de dabigatrana e recomenda-se a redução das doses de rivaroxabana para 15 mg/dia e edoxabana para 30 mg/dia
- Troponina: deve ser solicitada naqueles pacientes que apresentam sintomas anginosos e/ou alterações eletrocardiográficas sugestivas de síndrome coronariana aguda
- Pró-peptídeo natriurético tipo B (ProBNP): auxilia no diagnóstico de insuficiência cardíaca e tem implicação prognóstica
- Hemograma completo: auxilia no diagnóstico de infecção e de anemia em pacientes admitidos com FA, podendo o paciente, em ambas as situações, apresentar-se taquicárdico e eventualmente com palpitações
  - O emergencista deve ter cuidado para não interpretar o quadro clínico como FA aguda em pacientes com FA persistente ou permanente em vigência de quadro anêmico ou infeccioso
- Ecocardiograma: auxilia no diagnóstico de insuficiência cardíaca (IC) e valvopatias, além de medir o tamanho dos átrios; o ecocardiograma transtorácico pode auxiliar no diagnóstico de trombos intracavitários, embora não seja o melhor método
  - Apesar de útil, não deve postergar o início do tratamento da FA na emergência, principalmente em pacientes com instabilidade hemodinâmica.

◤Priorizar o controle da frequência cardíaca ou a reversão do ritmo da fibrilação atrial na sala de emergência?

- Na emergência, o médico frequentemente se depara com pacientes com FA de início recente (< 48 horas) ou permanente que apresentaram alguma piora no quadro clínico

Capítulo 33 • Fibrilação Atrial

- Em geral, esses pacientes são encaminhados para assistência hospitalar de urgência devido a sintomas significativos, como instabilidade clínica (isquemia cardíaca, hipotensão, síncope ou sinais e sintomas de insuficiência cardíaca) ou evidência de pré-excitação ventricular (síndrome de Wolff-Parkinson-White)
- História clínica e exame físico detalhados na chegada ao serviço de emergência, como descrito anteriormente, são importantes para diagnóstico do tempo de arritmia, comorbidades e possíveis causas (incluindo as reversíveis)
- Avaliação com ECG, testes laboratoriais e exames de imagem, devem ser individualizados e solicitados de acordo com anamnese e exame físico, para confirmação e suporte diagnóstico
- Inicialmente, devem-se realizar controle de FC (a não ser naqueles pacientes que necessitem de cardioversão imediata por instabilidade clínica), avaliação da necessidade do uso de anticoagulantes e pesquisa por causas reversíveis de FA
- Em seguida, deve-se individualizar a estratégia definitiva de tratamento, mantendo apenas o controle de FC ou a busca pela reversão para ritmo sinusal (cardioversão associada à terapia antiarrítmica)
- Segundo a literatura baseada em evidências, atualmente, concluiu-se que nenhuma das estratégias citadas é superior a outra, devendo a decisão sobre qual adotar ser individualizada para cada paciente
- Entretanto, em 2020, o estudo EAST-AFNET 4 demonstrou superioridade da estratégia de controle de ritmo na FA de início recente (< 1 ano) em relação ao tratamento habitual com controle de FC. O desfecho composto por morte cardiovascular, acidente vascular encefálico (AVE) ou hospitalização por descompensação cardiovascular teve maior benefício naqueles em que se optou por cardioversão.

A Tabela 33.4 descreve algumas características que favorecem a estratégia de controle de ritmo sinusal (cardioversão).

TABELA 33.4

Critérios clínicos que favorecem a estratégia de controle de ritmo sinusal.

- Instabilidade clínica
- Sintomas persistentes
- FA pré-excitada
- Falha na estratégia de controle de FC
- Taquicardiomiopatia
- Primeiro episódio de FA
- Causa reversível
- Pacientes jovens em programação de ablação de FA

FA: fibrilação atrial; FC: frequência cardíaca.

- As principais razões para se optar pelo controle de ritmo sinusal são: pacientes idosos com múltiplas comorbidades, oligo ou assintomáticos, ou indivíduos com prognóstico de vida ruim, em que os riscos da cardioversão são maiores que os benefícios do ritmo sinusal
- Outra situação são pacientes com baixa probabilidade de retornarem ou se manterem em ritmo sinusal, devido à FA de longa data ou a alterações estruturais cardíacas importantes.

Controle da frequência cardíaca

- Pacientes sem sinais ou sintomas de instabilidade clínica que não necessitam de CVE imediata, se taquicárdicos, beneficiam-se de uma estratégia inicial de controle da FC, com finalidade de tentar melhorar seus sintomas e quadro clínico, até melhor definição da estratégia a ser adotada (controle de ritmo sinusal *vs.* controle de FC)
- Pacientes com FA há mais de 48 horas, ou de duração indeterminada, estão expostos a maior risco de cardioembolia, e a cardioversão não deveria ser realizada sem a exclusão de diagnóstico de trombos em átrio esquerdo com ETE ou anticoagulação por 3 semanas
- Enquanto se espera pela realização de ETE ou período seguro de anticoagulação, controle de FC é indispensável para melhora dos sintomas
- Alguns pacientes podem ser portadores de FA permanente, com uma descompensação secundária a outras comorbidades (infecção, falta da medicação, anemia); o controle de FC até correção das causas de descompensação da FA é fundamental no tratamento desses indivíduos
- Os fármacos a serem utilizados e a via de administração para controle da FC devem ser individualizados de acordo com as comorbidades e o quadro clínico do paciente (Figura 33.4). As principais opções e suas respectivas doses são descritas na Tabela 33.5, e o grau de recomendações encontra-se na Figura 33.5.

Controle do ritmo sinusal (cardioversão)

Nos casos em que se optou pelo controle de ritmo sinusal, algumas considerações devem ser feitas, por exemplo, excluir hipótese de hipertireoidismo, situação em que a cardioversão não deveria ser tentada, pelos seus riscos e pela chance de recidiva.

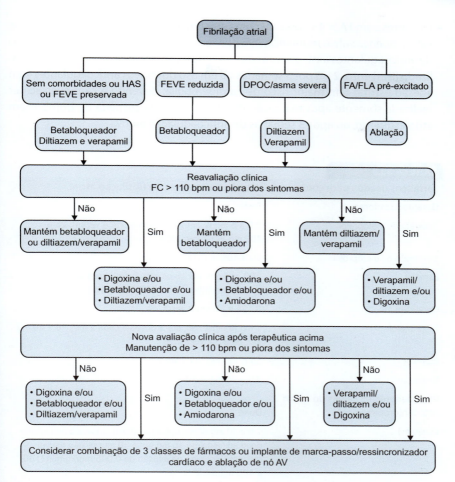

FIGURA 33.4 Critério para seleção dos fármacos no controle da frequência cardíaca (FC) na fibrilação atrial (FA). AV: atrioventricular; FEVE: fração de ejeção de ventrículo esquerdo; FLA: *flutter* atrial; DPOC: doença pulmonar obstrutiva crônica; HAS: hipertensão arterial sistêmica.

Momento da cardioversão

- Nos pacientes com instabilidade clínica (isquemia cardíaca, (FC) hipotensão/hipoperfusão ou IC), CVE imediata deve ser realizada
- Em pacientes estáveis, o momento da reversão para ritmo sinusal deve ser definido de acordo com o tempo de evolução da arritmia

Parte 5 • Emergências Cardiovasculares

- Pacientes com FA > 48 horas ou com características de alto risco, como prótese valvar, doença valvar reumática, AVE prévio e que não estejam em uso adequado de anticoagulantes (antagonistas da vitamina K com índice internacional normalizado [INR] entre 2 e 3 por 3 semanas ou em uso dos novos anticoagulantes com adesão estrita) têm maior risco de cardioembolia, devendo a cardioversão ser realizada somente após realização de ETE para excluir suspeita de trombos em átrio esquerdo, ou após 3 semanas de anticoagulação efetiva

TABELA 33.5
Fármacos usados para controle de frequência cardíaca na fibrilação atrial.

Betabloqueadores	Dose
Tartarato de metoprolol	2,5 a 5 mg IV em 2 min (repetir até 4 vezes); 25 a 100 mg VO 2 vezes/dia
Succinato de metoprolol	50 a 400 mg VO 1 vez/dia
Esmolol	500 µg/kg IV em *bolus* (em 1 min); após essa dose, se necessário, repetir 50 a 300/kg/min IV
Carvedilol	3,125 a 50 mg 2 vezes/dia
Propranolol	1 mg IV em 1 min, até 3 doses a cada 2 min; 10 a 40 mg VO, de 3 a 4 vezes/dia
Atenolol	25 a 100 mg VO 1 vez/dia
Bisoprolol	2,5 a 20 mg VO 1 vez/dia
Bloqueadores de canais do cálcio não di-hidropiridínicos	**Dose**
Verapamil	2,5 a 10 mg IV em *bolus* por 5 min, podendo administrar dose adicional de 10 mg após 30 min se não houver resposta, seguido de infusão de 0,005 mg/kg/min (180 a 480 mg/dia VO)
Diltiazem	0,25 mg/kg IV em *bolus* por 2 min, seguido de 5 a 15 mg/h (60 a 360 mg/dia VO)
Digitálicos	**Dose**
Digoxina	0,5 mg IV em *bolus* (0,75 a 1,5 mg em 24 h divididos em 2 a 4 doses) (0,0625 a 0,25 mg/dia VO)
Outros	**Dose**
Amiodarona	300 mg IV em 30 a 60 min, seguido de 900 a 1.200 mg em 24 h

IV: intravenoso; VO: via oral.

Recomendação	Classe de evidência	Nível de evidência
Betabloqueadores ou bloqueadores dos canais de cálcio (verapamil/diltiazem), na ausência de hipotensão e FEVE > 40%	I	B
Betabloqueadores e/ou digoxina são recomendados quando FEVE < 40%	I	B
Combinação de fármacos deve ser considerada se apenas uma medicação não controlar a FC	IIa	B
Amiodarona IV pode ser considerada em caso de instabilidade hemodinâmica ou disfunção ventricular esquerda grave	II	B
Na presença de pré-excitação, betabloqueadores, bloqueadores dos canais de cálcio (verapamil/diltiazem), digoxina e adenosina	III	C

FIGURA 33.5 Recomendação dos fármacos para controle de frequência cardíaca na emergência.

- As recomendações para cardioversão nos casos de FA < 48 horas, sem prótese valvar mecânica ou estenose mitral moderada/importante, sofreram modificações na última diretriz europeia
- Se FA < 12 horas, sem histórico de fenômenos tromboembólicos ou naqueles com FA > 12 horas e ≤ 48 horas com escore de CHA_2DS_2-VASc de 1 para homens e 2 para mulheres, a cardioversão pode ser realizada apenas com a administração de heparina ou uma dose dos novos anticoagulantes (preferencialmente 2 horas antes), sem a necessidade de ETE ou uso de varfarina durante 3 semanas
- Se FA >12 horas e ≤ 48 horas com escore de CHA_2DS_2-VASc ≥ 2 para homens e ≥ 3 para mulheres, a nova sugestão é proceder com anticoagulação pré-cardioversão da mesma maneira que aqueles com FA ≥ 48 horas (ETE ou 3 semanas prévias de anticoagulação efetiva)
- Em indivíduos com FA de tempo indeterminado, é prudente seguir com a mesma estratégia para pacientes com FA há mais de 48 horas.

Local da cardioversão

- Pacientes com indicação de internação podem aguardar até melhor estabilização do quadro clínico para se proceder à cardioversão, a qual pode ser realizada em ambiente hospitalar
- Nos casos estáveis e sem indicação de internação, a cardioversão na sala de emergência já se mostrou efetiva e segura, podendo ser realizada tanto com fármacos quanto com corrente elétrica.

Como proceder à anticoagulação nos casos de fibrilação atrial?

- FA com duração > 48 horas (ou tempo indeterminado):
  - Como dito anteriormente, o risco de cardioembolia é maior neste grupo. Em pacientes estáveis que não fazem uso de anticoagulantes ou que o fazem e estejam fora de faixa terapêutica (ou em uso inadequado, no caso dos novos anticoagulantes), a cardioversão deve ser realizada após exclusão de diagnóstico de trombos em átrio esquerdo com ETE (desde que a anticoagulação já tenho iniciado) ou após anticoagulação efetiva por 3 semanas (Figura 33.6)
  - Naqueles com instabilidade clínica e necessidade de cardioversão imediata, a anticoagulação deve ser iniciada prontamente

Recomendação	Classe de evidência	Nível de evidência
Pacientes com FA em programação de cardioversão, NOACs são recomendados com a mesma segurança e eficácia da varfarina	I	A
FA > 48 h, ou duração desconhecida, ACO efetiva é recomendada por, no mínimo, 3 semanas antes da CV	I	B
ECO TE é recomendado para excluir trombos intracardíacos como alternativa à ACO por 3 semanas antes da CV	I	B
Em pacientes com risco de TE, é recomendada ACO por longo período, de acordo com as recomendações CHADS-VASC, independentemente de método de CV, manutenção do ritmo sinusal ou primeiro episódio diagnosticado	I	B
Quando trombo é identificado em ECO TE, ACO por pelo menos 3 semanas é recomendada antes da CV	I	B
É importante a adesão aos NOACs antes e após a CV	Ia	C
ACO efetiva é recomendada assim que possível, antes da CV de FA	IIa	B
Em pacientes com FA > 24 h, ACO deve ser continuada por pelo menos 4 semanas em pacientes sem fatores de risco para TE	IIa	B
Quando trombo é identificado em ECO TE, repetir esse exame antes da CV	IIa	C
Em pacientes com FA < 24 h e CHADS-VASC = 0 (homens) e 1 (mulheres), ACO após CV por 4 semanas pode ser desconsiderada	IIb	C

FIGURA 33.6 Recomendação de anticoagulação na sala de emergência. ACO: anticoagulação oral; CV: cardioversão; ECO TE: ecocardiograma transesofágico; FA: fibrilação atrial; FLA: *flutter* atrial; NOACs: novos anticoagulantes orais; TE: tromboembolismo.

Capítulo 33 • Fibrilação Atrial

- Em ambos os casos, a anticoagulação deve ser mantida por, no mínimo 4 semanas, independentemente do risco de cardioembolia. Após tal período, a decisão de manter anticoagulação deve basear-se no risco individual, pelo escore CHA_2DS_2-VASc (Tabela 33.6), no qual pacientes com escore ≥ 2 devem receber anticoagulação, exceto se houver contraindicações
- Pacientes que usam anticoagulantes de maneira correta e em faixa terapêutica podem ser submetidos à cardioversão, com manutenção da anticoagulação após o procedimento
- A escolha do anticoagulante deverá considerar alguns fatores, como necessidade de internação, função renal e nível socioeconômico do paciente (Tabela 33.7)
- FA com duração < 48 horas: como descrito anteriormente, esse subgrupo de pacientes teve mudanças em diretrizes recentes, devendo-se levar em conta o risco individual de cardioembolia e a duração da FA (< 12 horas ou entre 12 e 48 horas) para se decidir a estratégia de antiocoagulação pré-cardioversão.

Lembrete de conduta

▶ A dabigatrana não deve ser usada em pacientes com *clearance* de creatinina < 30 mℓ/min; já a rivaroxabana e a edoxabana não devem ser usadas naqueles com *clearance* de creatinina < 15 mℓ/min

▶ Os novos anticoagulantes (rivaroxabana, dabigatrana, apixabana e edoxabana) são contraindicados em portadores de FA com estenose mitral moderada/importante ou com próteses cardíacas mecânicas.

TABELA 33.6

Escore CHA_2DS_2-VASc.

Fatores de risco	Pontuação
Insuficiência cardíaca	1
HAS	1
Idade > 75 anos	2
Diabetes melito	1
AVE/AIT/TE prévio	2
Doença cardiovascular	1
Idade entre 65 e 74 anos	1
Sexo feminino	1

AIT: acidente isquêmico transitório; AVE: acidente vascular encefálico; HAS: hipertensão arterial sistêmica; TE: tromboembolismo.

TABELA 33.7
Dose de anticoagulantes na cardioversão.

Anticoagulante	Dose
HNF	Dose de ataque: 60 a 70 UI/kg (máximo de 4.000 UI) Dose de manutenção: manter HNF até TTPa > 1,5 a 2×
HBPM (enoxaparina)	1 mg/kg de peso (máximo de 100 mg) a cada 12 h ClCr < 30 mℓ/min – 1 mg/kg, 1 vez/24 h
Dabigatrana	ClCr > 50 mℓ/min – 150 mg a cada 12 h ClCr 30 a 50 mℓ/min e idade entre 75 e 80 anos – 110 mg a cada 12 h ClCr < 30 mℓ/min – contraindicado
Rivaroxabana	ClCr > 50 mℓ/min – 20 mg, 1 vez/24 h ClCr 15 a 49 mℓ/min – 15 mg, 1 vez/24 h ClCr < 15 mℓ/min – contraindicado
Apixabana	5 mg a cada 12 h Se 2 dos 3 fatores a seguir estiverem presentes, reduzir dose para 2,5 mg a cada 12 h: • Idade > 80 anos • Cr > 1,5 mg/dℓ • Peso < 60 kg
Edoxabana	ClCr > 50 mℓ/min – 60 mg, 1 vez/24 h ClCr 15 a 49 mℓ/min – 30 mg, 1 vez/24 h • Peso < 60 kg – 30 mg, 1 vez/24 h • Uso concomitante de cetoconazol, eritromicina ou ciclosporina – 30 mg, 1 vez/24 h ClCr < 15 mℓ/min – contraindicado

ClCr: *clearance* de creatinina; Cr: creatinina; HBPM: heparina de baixo peso molecular; HNF: heparina não fracionada; TTPa: tempo de tromboplastina parcial ativada.

◤Como realizar as cardioversões química e elétrica?

Cardioversão química

- Vantagens:
  - Não necessita de sedação anestésica para sua realização, o que pode ser importante em pacientes graves, em que o risco de sedação é maior que o benefício da cardioversão
  - Em caso de tentativa previamente à CVE, os antiarrítmicos podem aumentar a chance de reversão do choque
- Desvantagens:
  - Menos eficaz que a CVE

- Alguns fármacos, com os das classes IC (propafenona) e III (amiodarona), podem organizar a FA em *flutter* de frequência mais lenta, possibilitando uma condução 1:1 no nó AV, o que pode causar elevadas frequências ventriculares e instabilidade clínica (Figura 33.7). Tal fato pode ser evitado com uso de betabloqueadores, verapamil ou diltiazem
- Os principais medicamentos utilizados no Brasil e suas doses encontram-se nas Tabelas 33.8 e 33.9.

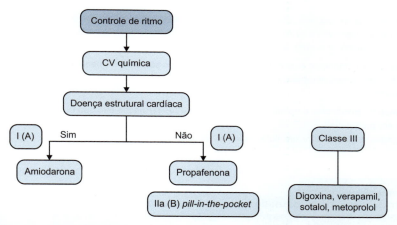

FIGURA 33.7 Fármacos utilizados para cardioversão (CV) química, grau de recomendação e nível de evidência.

Cardioversão elétrica

- Vantagens (Figura 33.8):
  - Maior chance de reversão para ritmo sinusal
  - Pré-tratamento com fármacos antiarrítmicos aumenta chance de reversão e manutenção do ritmo após cardioversão
  - Segura e com poucas complicações, geralmente é o método mais utilizado
- Desvantagens:
  - Necessita de jejum
  - Sedação anestésica profunda
  - Podem ocorrer bradicardias após reversão, principalmente em pacientes com disfunção do nó sinusal e/ou AV
  - Alta taxa de recidiva se não for utilizado fármaco antiarrítmico de manutenção após o procedimento

TABELA 33.8

Grau de recomendação para fármacos utilizados para cardioversão em fibrilação atrial (FA).

Classe I: evidências e concordância de que o seguinte fármaco é efetivo para cardioversão de FA
Propafenona

Classe IIa: evidências e opiniões em favor da utilidade na cardioversão da FA com os seguintes fármacos
Amiodarona
Propafenona no esquema *pill-in-the-pocket* (pacientes fora do hospital): uso concomitante de fármaco que alenteça o nó AV (betabloqueadores, diltiazem, verapamil), para prevenir condução rápida desse nó se ocorrer *flutter*

Classe IIb: evidências e opiniões sobre a utilidade do seguinte fármaco na cardioversão de FA são menos estabelecidas
Quinidina

Classe III: evidências e opiniões de que os seguintes fármacos não são úteis ou podem até ser prejudiciais
Digoxina, verapamil, diltiazem, betabloqueadores (sotalol)

TABELA 33.9

Fármacos antiarrítmicos usados para cardioversão química em fibrilação atrial.

Fármacos	Características e informações relevantes
Amiodarona	Único antiarrítmico disponível no Brasil que pode ser usado na ICC Dose de ataque: 150 mg IV em 10 min Dose de manutenção: 1 mg/min nas primeiras 6 h, seguido de 0,5 mg/min nas próximas 18 h Efeitos adversos: flebite, hipotensão, bradicardia, aumento do intervalo QT, *torsade de pointes* (raro)
Propafenona	Contraindicada para pacientes com doença arterial coronariana e alteração estrutural cardíaca Dose única: 450 mg VO (massa > 70 kg); 600 mg VO (massa > 70 kg) Efeitos adversos: *flutter* atrial com condução AV 1:1, arritmias ventriculares, hipotensão

AV: atrioventricular; ICC: insuficiência cardíaca congestiva; IV: intravenoso; VO: via oral.

- Técnica da CVE na sala de emergência: algumas recomendações devem ser seguidas para a realização da CVE; a posição das pás, o uso de gel e o conhecimento do funcionamento dos cardioversores são essenciais para o sucesso do procedimento e estão resumidos na Tabela 33.10.

Recomendação	Classe de evidência	Nível de evidência
FA/FA pré-excitada com instabilidade hemodinâmica	I	C
FA de alta resposta ventricular que não responde à terapia farmacológica	I	C
CVE deve ser repetida em caso de falha na primeira tentativa, para restaurar ritmo sinusal	I	B

FIGURA 33.8 Recomendação de cardioversão elétrica (CVE) em caso de fibrilação atrial (FA) na sala de emergência.

TABELA 33.10

Técnica de cardioversão elétrica (CVE) em caso de fibrilação atrial (FA) na sala de emergência.

CVE sincronizada	Recomendações
Posição e uso das pás	Posição anteroposterior apresenta maior taxa de sucesso do que a posição anterolateral e pode ser utilizada em caso de falha nas primeiras tentativas da última posição mencionada
Gel	Diminui a resistência transtorácica e aumenta o sucesso do procedimento
Cardioversores	Bifásicos são mais efetivos que monofásicos, em razão da onda de pulso apresentar duas fases distintas durante a cardioversão Sequências de choques para FA: • Monofásicos: 200 J – 300 J – 360 J • Bifásicos: 100 J – 200 J – 200 J

Lembrete de conduta

▶ Pacientes com FA associada à instabilidade clínica devem ser submetidos a CVE imediata, bem como portadores de FA pré-excitada (Figura 33.9)

▶ Naqueles com alteração estrutural cardíaca, o único fármaco disponível no Brasil para cardioversão química é a amiodarona

▶ Pacientes com FA valvar foram pouco representados nos estudos com os novos anticoagulantes; logo, estes fármacos não devem ser usados para profilaxia antitrombótica neste subgrupo de pacientes

▶ A função de sincronismo nos cardiodesfibriladores deve estar ligada em toda CVE, evitando degeneração para arritmias ventriculares.

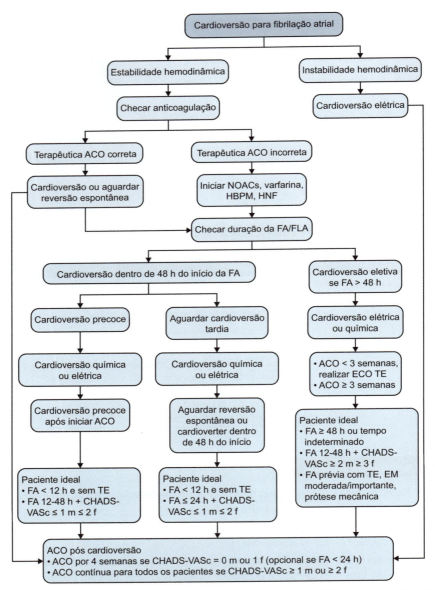

FIGURA 33.9 Manejo da fibrilação atrial (FA) na sala de emergência. ACO: anticoagulação oral; ECO TE: ecocardiograma transesofágico; EM: estenose mitral; f: feminino; FLA: *flutter* atrial; m: masculino; NOACs: novos anticoagulantes orais; HBPM: heparina de baixo peso molecular; HNF: heparina não fracionada; TE: tromboembolismo.

Bibliografia

AHA/ACC/HRS guideline for the management of patients with atrial fibrillation: a report of the American College of Cardiology/American Heart Association Task Force on Practice Guidelines and the Heart Rhythm Society. Circulation. 2014;129:2246-80.

Camm AJ, Lip GYH, Caterina R, Savelieva I, Atar D, Hohnloser SH *et al.* 2012 focused update of the ESC Guidelines for the management of atrial fibrillation. Eur Heart J. 2012;33:2719-47.

Cohn BG, Keim SM, Yealy DM. Is emergency department cardioversion of recent-onset atrial fibrillation safe and effective. J Emerg Med. 2013;45(1):117-27.

European Heart Rhythm Association; European Association for Cardio-Thoracic Surgery; Camm AJ, Kirchhof P, Lip GYH, Schotten U *et al.* Guidelines for the management of atrial fibrillation: The Task Force for the Management of Atrial Fibrillation (ESC). Eur Heart Journal. 2010;31(19):2369-429.

Kirchhof P, Eckardt L, Loh P, Weber K, Fischer RJ, Seidl KH *et al.* Antero-posterior versus anterior-lateral electrode positions for external cardioversion of atrial fibrillation: a randomised trial. Lancet. 2002;360(9342):1275-9.

Reisinger J, Gstrein C, Winter T, Zeindlhofer E, Höllinger K, Mori M *et al.* Optimization of initial energy for cardioversion of atrial tachyarrhythmias with biphasic shocks. Am J Emerg Med. 2010;28(2):159-65.

Steffel J, Collins R, Antz M, Cornu P, Desteghe L, Haeusler KG *et al.* 2021 European Heart Rhythm Association Practical Guide on the use of non-vitamin K antagonist oral anticoagulations in patients with atrial fibrillation. Europace. 2021;23(10):1612-76.

Stiell IG, Macle L, CCS Atrial Fibrillation Guidelines Committee. Canadian Cardiovascular Society Atrial Fibrillation Guidelines 2010: management of recent-onset atrial fibrillation and flutter in the emergency department. Can J Cardiol. 2011;27(1):38-46.

34

Síncope

Danilo Fernando Martin e Rômulo Augusto dos Santos

Considerações importantes

- Síncope é uma causa frequente de procura às emergências no Brasil (3 a 5% dos atendimentos), sendo essencial diferenciar os variados tipos desse evento por anamnese e exame físico
- Os mecanismos malignos responsáveis pela síncope, como embolia pulmonar grave e arritmias ventriculares, apresentam alta mortalidade e devem ser reconhecidos precocemente pelo emergencista
- Todos os pacientes com suspeita de síncope devem ter a glicemia capilar aferida na sala de emergência
- As síncopes mais comuns são as reflexas ou neuromediadas (vasovagal, hipersensibilidade do seio carotídeo e situacional)
- Os casos graves, ameaçadores à vida, geralmente têm origem cardiogênica (arritmias, cardiopatias estruturais e tromboembolismo pulmonar extenso)
- Neste capítulo, os escores de OESIL e EGSYS são os mais recomendados para indicação de internação dos pacientes com síncope (pontuações ≥ 2 e ≥ 3, respectivamente)
- O escore de EGSYS é mais capaz de identificar possíveis síncopes neuromediadas, se a pontuação do paciente for < 3
- O tratamento da síncope reflexa (mais comum) baseia-se em orientações educacionais de comportamento, hidratação oral, ajuste de medicações em uso e, se necessário, fludrocortisona ou midodrina podem ser utilizadas.

O que é síncope?

- Definida como a perda transitória da consciência, que altera o estado normal do tônus muscular, seguida por recuperação espontânea dos sentidos, geralmente precipitada por hipoperfusão cerebral
- Os mecanismos são variados, assim como os sintomas, o tempo, a ocorrência de pródromos ou sintomas precipitantes, e as formas benignas não têm impacto na

mortalidade, mas as cardíacas e malignas podem evoluir para mortalidade em 18 a 36% dos casos

- Framingham mostrou que a síncope é responsável por cerca de 3 a 5% das consultas em emergências e pode chegar até 3% de internações hospitalares. O reconhecimento dos tipos de síncope e o estabelecimento de sua estimativa de risco pode inferir grande diferencial ao médico nas unidades de emergência, bem como para seus pacientes e familiares, desmistificando a doença, tratando e investigando quando necessário.

As principais causas de síncope são descritas na Tabela 34.1.

TABELA 34.1

Principais causas de síncope na sala de emergência.

Classificação fisiopatológica	Causas
Neuromediada	Vasovagal, situacional, hipersensibilidade do seio carotídeo
Origem cardíaca	Cardiopatia estrutural, arritmias
Síndromes hipotensivas	Hipotensão ortostática e pós-prandial
Origem neurológica	Disfunção autonômica, doença cerebrovascular
Origem endocrinológica	Neuropatia diabética, insuficiência suprarrenal, hipopituitarismo

O que questionar na anamnese da síncope?

Na síncope, a anamnese é algo imprescindível, assim como o exame físico e a história de comorbidades do paciente. Saber a história pregressa de cada paciente fará a diferença na elucidação diagnóstica e na necessidade de investigação individualizada.

As perguntas mais importantes para a anamnese serão:

- Antes de desmaiar, apresentou sintomas?
  - Tonturas, borramento visual, zumbido no ouvido, fraqueza muscular sugerem síncopes neuromediadas de características mais benignas
- Quando estava desmaiado, conseguia ouvir algo ao redor ou interagir com alguém?
  - Ouvir vozes, sentir alguém tocando ou ajudando pode ser um diferencial de lipotimia e somatizações, quando positivas
- Apresentou perda esfincteriana de urina ou fezes?
  - Mais comum em crises epilépticas

Parte 5 • Emergências Cardiovasculares

- Apresentou tremores ou salivação?
  - Crises convulsivas comumente são confundidas com síncope (Tabela 34.2): esses sintomas ocorrem com frequência em crises epilépticas, porém algumas taquiarritmias podem provocar baixo fluxo cerebral e ocasionar convulsões
- Quanto tempo durou a síncope?
  - Síncopes do tipo "liga e desliga" geralmente são rápidas, como a própria expressão sugere, durando segundos a minutos, e apresentam características malignas, geralmente de origem cardiológica
- Quantas vezes ocorreram tais sintomas?
  - Quanto maior o número de eventos, mais aprofundada deverá ser a investigação
- Quando foi o episódio anterior?
  - Crises sequenciadas têm características de maior periculosidade por potenciais variantes (distúrbios hidreletrolíticos, surgimentos de áreas de necrose/fibrose cardíaca) que propiciam arritmias
- Apresenta doenças cardiológicas prévias?
  - Arritmias, insuficiência cardíaca ou doença arterial coronariana.

TABELA 34.2

Diferenças clínicas entre síncope e crise epiléptica.

Síncope	Convulsão
Pródromos de tontura, mal-estar, náuseas, sudorese, borramento visual	Aura
Duração curta até retomar a consciência	Duração prolongada
Movimentos involuntários não são comuns	Geralmente há movimentos involuntários
Não há salivação	Há salivação
Incontinência urinária e/ou fecal infrequentes	Incontinência urinária e/ou fecal frequentes
Retoma a consciência orientado	Retoma a consciência desorientado
Não há mordedura da língua	Há mordedura da língua
Geralmente em pé, em locais quentes, após micção e evacuação forçadas. Pode ocorrer em qualquer situação, mesmo deitado. Sugere gravidade	Geralmente ocorre em qualquer situação, mesmo deitado
Palidez, sudorese	Lábios e extremidades arroxeados

Capítulo 34 • Síncope 501

Lembrete de conduta

▶ Aferir a pressão arterial (PA) do paciente em pé e deitado com intervalo de 3 a 5 minutos para diagnosticar síncope neuromediada

▶ A glicemia capilar deverá ser avaliada em todo paciente com suspeita clínica de síncope na sala de emergência

▶ O emergencista sempre deverá realizar um eletrocardiograma (ECG) de 12 derivações nos casos de suspeita de síncope.

Como são classificados os principais tipos de síncopes?

Síncope vasovagal

- Tipo mais comum na emergência, dentre as neuromediadas
- Ocorre por exacerbação clínica reflexa, que provoca hipotensão devido à vasodilatação rápida
- Geralmente, acompanha sintomas como palidez cutânea, tonturas e turvações visuais, sudorese e diaforese; tem história prolongada, mas não necessariamente doença estrutural cardíaca
- Pode ser ocasionada por reflexos de dor, medo, sensação de estresse físico ou emocional.

Síncope por hipersensibilidade do seio carotídeo

- Após virada rápida da cabeça e movimentos de pescoço, podendo associar-se a barbearias, devido à posição e à toalha ao redor do pescoço, a objetos e adornos (colares apertados, fantasias, roupas de isolamentos, máscaras malposicionadas e elásticos fortes)
- Pode ser estimulada com massagem do seio carotídeo durante o atendimento na emergência, onde, com paciente monitorado, ocorre a bradicardia; podendo ter pausas de batimento por mais de 3 segundos ou queda na pressão arterial sistólica (PAS) > 50 mmHg até 5 segundos após a massagem do seio carotídeo
- Cuidado para não realizar a manobra caso o paciente apresente sopros nas carótidas, em virtude da possibilidade de aterosclerose local e movimentação de placas, que, mesmo sendo raras, pode ocasionar acidente vascular encefálico (AVE).

Síncope cardíaca

- Relaciona-se com a dificuldade do coração em manter o débito cardíaco, ocasionando hipofluxo cerebral que provocará a síncope

- Pode ter formas difusas e complexas, causadas por: alterações estruturais cardíacas, como em estenose aórtica, bloqueios complexos (bloqueios atrioventriculares – BAV), taquiarritmias (supraventriculares e ventriculares)
- Geralmente não apresentam pródromos; no máximo, ocasionam palpitações e são de caráter "liga-desliga"
- Atenção especial quando ocorrer por esforço ou em pacientes deitados (posição supina)
- Tem importante correlação com histórias familiares de morte súbita e alterações estruturais em ecocardiograma e elétricas em ECG
- Suspeitos de síncope de origem cardíaca devem ser investigados sempre que possível e, de preferência, em ambiente hospitalar.

Hipotensão postural ou ortostática

- Definida por queda de mais de 20 mmHg na PAS, após aferir pressão deitado e depois de 3 a 5 minutos em pé
- Pode ocorrer com PAS < 90 mmHg após a manobra de ortostatismo ou teste de inclinação provocado (*tilt test*)
- Tem importante associação com o uso de medicações hipotensoras e vasodilatadoras, assim como diuréticos em idosos
- O principal mecanismo envolvido é a disautonomia do sistema nervoso autônomo, devido a doenças ou fármacos
- Cursa com sintomas característicos, como visão escurecida ou turva, confusão mental transitória, fraqueza muscular, palpitações e tremores
- Pode ocorrer após esforço físico ou refeições, uso de drogas ilícitas ou excesso de bebida alcoólica
- Prevalente em doenças sistêmicas como Parkinson, Addison, amiloidose e diabetes melito com neuropatia.

Quais as principais causas cardiológicas de síncope?

A síncope de origem cardiogênica apresenta elevada taxa de mortalidade. Deve-se atentar para suas principais causas, como:

- Doenças valvares obstrutivas (estenose aórtica)
- Isquemias coronarianas ou infarto agudo do miocárdio (IAM)
- Pericardites e miocardites
- Tamponamento cardíaco
- Dissecções agudas de aorta

- Tromboembolismos pulmonares
- Bloqueios de ramo (Figura 34.1)
- Bradicardias: doenças do nó sinusal e atrioventriculares (Figuras 34.2 e 34.3)
- Síndromes hereditárias – Brugada, QT longo e doenças canaliculares (Figura 34.4)
- Taquicardias paroxísticas (supra ou ventriculares; Figura 34.5)
- Fármacos e distúrbios hidreletrolíticos (hipomagnesemia, hipocalcemia, hipopotassemia e hiperpotassemia) podem funcionar como indutores de taquiarritmias com risco de QT longo (> 460 ms) e causar síncope (Tabela 34.3).

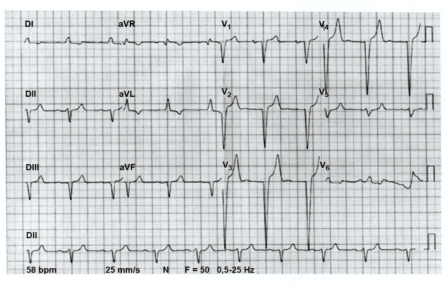

FIGURA 34.1 Bloqueio de ramo esquerdo.

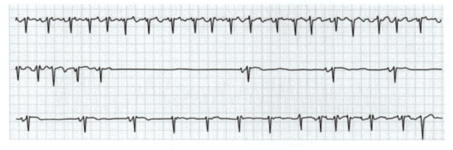

FIGURA 34.2 Síndrome brádi-táqui.

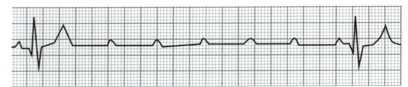

FIGURA 34.3 Bloqueio atrioventricular avançado.

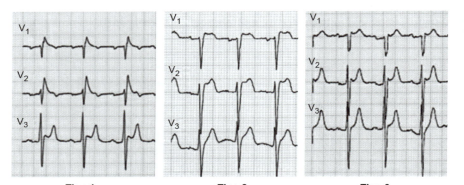

Tipo 1　　　　　　　　Tipo 2　　　　　　　　Tipo 3
FIGURA 34.4 Tipos de síndrome de Brugada. (Adaptada de Madeira *et al.* 2015.)

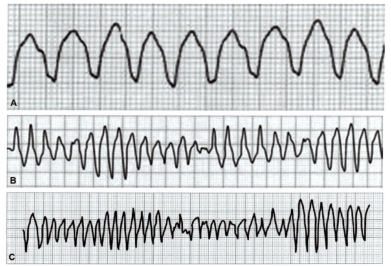

FIGURA 34.5 Taquicardias ventriculares. **A.** Taquicardia ventricular monomórfica. **B.** Taquicardia ventricular polimórfica. **C.** *Torsade de pointes*.

TABELA 34.3

Fármacos indutores de QT longo.

Antiarrítmicos	Antibióticos	Antidepressivos	Antipsicóticos	Outros
Amiodarona	Levofloxacino	Amitriptilina	Haloperidol	Cisaprida
Sotalol	Ciprofloxacino	Desipramina	Droperidol	Sumatriptano
Quinidina	Moxifloxacino	Imipramina	Quetiapina	Zolmitriptano
Procainamida	Claritromicina	Doxepina	Tioridazina	Arsênico
	Eritromicina	Fluoxetina	Ziprasidona	Dolasetrona
	Cetoconazol	Sertralina		Metadona
	Itraconazol	Venlafaxina		

◤Quais os escores de risco de síncope mais usados na sala de emergência?

Escore de OESIL

- Atualmente usado com ferramenta para decisão clínica para as emergências hospitalares
- Utiliza dados de anamnese e ECG de 12 derivações
- Quando a pontuação for ≥ 2 (alto risco), os pacientes deverão ser monitorados; avaliar a necessidade de investigação adicional em unidade de internação hospitalar
- Contudo, se a pontuação for 0 ou 1, trata-se provavelmente de patologia benigna e a mortalidade cai bruscamente, possibilitando realizar investigação ambulatorial com segurança (Tabela 34.4).

TABELA 34.4

Escore de OESIL.

> 65 anos	1 ponto
Presença de doença cardiovascular	1 ponto
Síncope sem pródromos	1 ponto
Alterações eletrocardiográficas: arritmia supraventricular, distúrbios de condução, sobrecarga ventricular (esquerda ou direita), desvio do eixo para a esquerda, áreas inativas sugerindo isquemia anterior, anormalidades no segmento ST ou onda T	1 ponto
Mortalidade em 12 meses: 0 a 1 ponto: 0,8% 2 pontos: 19,6% 3 pontos: 34,7% 4 pontos: 57,1%	

Escore de EGSYS

- Usa dados de anamnese e ECG de 12 derivações
- Se negativo, há maior probabilidade de síncopes neuromediadas (Figura 34.6)
- Escore ≥ 3 é considerado o melhor discriminador para o diagnóstico de síncope cardíaca, com sensibilidade de 95% e especificidade de 61%. Isso confere um valor preditivo negativo de 99%
- Escore > 4 tem sensibilidade de 32% e especificidade de 99%
- No acompanhamento, uma pontuação > 3 revelou índice de mortalidade significativamente maior (alto risco); portanto, requer internação hospitalar para investigação
- A Tabela 34.5 mostra a pontuação do escore de EGSYS de acordo com as variáveis clínico-eletrocardiográficas.

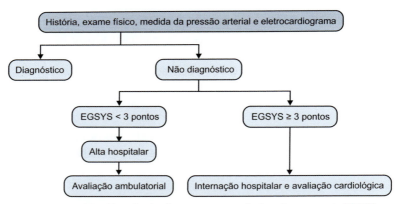

FIGURA 34.6 Identificação de síncope neuromediada pelo escore de EGSYS.

TABELA 34.5
Escore de EGSYS.

Variável clínica	Pontuação
Palpitações	4
Alterações eletrocardiográficas ou cardiopatia	3
Síncope por esforço	3
Síncope em posição supina	2
Pródromos neurovegetativos	–1
Fatores precipitantes ou desencadeantes presentes	–1

Capítulo 34 • Síncope

Lembrete de conduta

- ▶ Sempre internar pacientes com síncope associados aos critérios a seguir:
  - ○ OESIL ≥ 2 pontos
  - ○ EGSYS ≥ 3 pontos
- ▶ Exames adicionais deverão ser solicitados conforme o risco do paciente com síncope, de acordo com os escores anteriormente descritos (Tabela 34.6)
- ▶ Todos os pacientes de alto risco deverão ser internados para investigação com Holter ou estudo eletrofisiológico e exclusão de hipóteses de arritmias
- ▶ Casos de baixo risco podem ser investigados ambulatorialmente.

TABELA 34.6

Exames complementares no paciente com síncope.

Alto risco	Baixo risco
▪ Holter e ILR: monitorar eventos arritmogênicos, como bloqueio bifascicular, doença do nó sinusal (FC < 50 bpm e/ou bloqueio sinoatrial), TVS ou TVNS ▪ Estudo eletrofisiológico: procedimento invasivo, reservado para alta suspeita de arritmias em pacientes sem alterações significativas durante o Holter ▪ ECO: ajuda a identificar áreas de IAM antigo (mesmo com FE normal)	▪ Massagem do seio carotídeo: ajuda a identificar síncope reflexa ▪ Manobra de Valsalva ou *deep breathing test*: usados para identificar síncope por disautonomia ▪ *Tilt test*: indicado em pacientes > 40 anos e/ou síncope por rotação de cabeça

ILR: registradores de *loop* interno; IAM: infarto agudo do miocárdio; ECO: ecocardiograma; FE: fração de ejeção ventricular; FC: frequência cardíaca; TVS: taquicardia ventricular sustentada; TVNS: taquicardia ventricular não sustentada.

◤Qual o tratamento para a síncope reflexa na sala de emergência?

As causas de síncope relacionadas com arritmias ou tromboembolismo pulmonar serão discutidas em outros capítulos deste livro. Por sua maior prevalência, neste tópico será abordada a terapêutica das síncopes reflexas (Figura 34.7).

Síncope vasovagal

- Acalmar o paciente e a família sobre a benignidade do quadro
- Desmistificar os potenciais causadores (permanência em pé por períodos prolongados, desidratação, medicações vasodilatadoras e diuréticos)

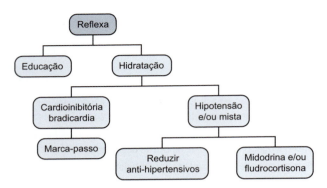

FIGURA 34.7 Investigação e tratamento da síncope reflexa.

- Orientar o reconhecimento de sintomas prévios à síncope, deitar-se (posição supina) ou contrair os músculos dos membros superiores e inferiores ajudando na melhora do retorno venoso
- Caso não haja sintomas da pré-síncope, pode-se recomendar aumento da ingestão hídrica para 2 a 3 ℓ/dia
- Levantar os pés da cabeceira da cama em 20 cm ajuda a regularizar a resposta dos barorreceptores, reduzindo os sintomas
- Incentivar exercícios aeróbicos
- Em casos mais graves, pode-se indicar o *tilt training*:
  - Iniciado em ambiente hospitalar até melhora clínica e, depois, realizar rotineiramente em casa
  - Consiste em afastar os pés da parede em cerca de 1 passo (15 cm), encostando os ombros na mesma com um movimento de inclinação
  - Essa manobra tem que ser feita de forma assistida, com intervalos de 10 minutos, ampliando até 30 minutos ao dia
  - Caso o paciente tenha sintomas durante o exercício, deverá reduzir o tempo pela metade, evoluindo nos próximos dias mais lentamente até sua adaptação
- Betabloqueadores podem ser usados para melhora de sintomas, porém sua prescrição ainda é contestada e seu benefício verificado apenas após os 40 anos de idade
- Fludrocortisona na dose de 0,1 a 0,3 mg/dia mostra redução de recorrência de síncope em 26%, comparada ao placebo
- Se houver suspeita clínica de bradicardia sintomática, o implante de marca-passo definitivo de dupla câmara deverá ser considerado
- Outras opções terapêuticas podem ser sugeridas nesses casos (Tabela 34.7).

TABELA 34.7

Tratamento da síncope reflexa.

Tratamento	Uso/doses	Efeitos adversos
Ingestão de sal e líquidos (dieta)	> 3 ℓ/dia e 150 a 250 mEq de Na ou 3 g de sal adicional	Pouca adesão, edema, descontrole pressórico ou descompensação de insuficiência cardíaca
Handgrip e *crossing legs*	Início dos sintomas	Evitar que paciente se deite de imediato
Ingestão de 200 mℓ de líquido antes de levantar ou durante refeição	Efeito agudo de aumento na PA nos disautonômicos	Não tem efeitos adversos
Meias elásticas	30 a 40 mmHg (até a cintura, preferencialmente)	Calor, dificuldade de colocar
Tilt training	1 a 2 vezes/dia	Pouca adesão, traumatismos
Inclinação da cama	30 a 45°	Escorregar da cama
Exercício aeróbico leve	Melhora do retorno venoso	Piora com exercícios vigorosos ou aumento de hidratação
Betabloqueadores (atenolol,* propranolol, metoprolol*)	Menor dose possível	Hipotensão, bradicardia, pré-síncope. Não efetivo em jovens
Fludrocortisona	0,1 a 0,2 mg; máximo de 0,4 mg Muito útil na hipotensão ortostática	Hipopotassemia, hipomagnesemia, edema, cefaleia, piora da ICC
Fluoxetina, paroxetina,* sertralina	20 a 50 mg/dia	Náuseas, anorexia, insônia
Venlafaxina	Dose inicial: 75 mg	Náuseas, anorexia, HAS
Piridostigmina	60 mg, 2 vezes/dia	Náuseas, diarreia
Tratamento psicológico	Psicoterapia	Melhora da autoestima e da confiança
Midodrina*	5 a 10 mg a cada 4 h	HAS; custo elevado (fármaco importado)
Marca-passo cardíaco com câmara dupla e funções *rate drop sense*	Ativado automaticamente com a redução na FC	Invasivo, permanente, caro, não isento de complicações. Não previne o componente vasodepressor

FC: frequência cardíaca; HAS: hipertensão arterial sistêmica; ICC: insuficiência cardíaca congestiva; Na: sódio; PA: pressão arterial. *Avaliado por estudos randomizados.

Hipotensão postural

- Em pacientes jovens, deve-se estimular dieta normossódica e ingestão hídrica em abundância e, se necessário, prescrever fludrocortisona
- Em pacientes idosos, deve-se atentar para maior prevalência de doenças cardiovasculares e renais.

◢Bibliografia

Bloomfield DM. Strategy for the management of vasovagal syncope. Drugs Aging. 2002;19(3):179-202.

Brignole M, Moya A, Lange FJ, Deharo JC, Elliott PM, ESC Scientific Document Group *et al*. 2018 ESC Guidelines for the diagnosis and management of syncope. Eur Heart J. 2018;39(21):1883-948.

Del Rosso, Ungar A, Maggi R, Giada F, Petix NR, Santo T *et al*. Clinical predictors of cardiac syncope at initial evaluation in patients referred urgently to a general hospital: the EGSYS Score. Heart. 2008;94(12):1620-6.

Gismondi R. Síncope: nova diretriz indica as melhores condutas para a prática clínica. PEBMED. Disponível em: https://pebmed.com.br/sincope-nova-diretriz-indica-as-melhores-condutas-para-a-pratica/. Acesso em: 15/10/2020.

Klen GJ. Sincope. Clin Cardiol. 1997;2:165-341.

Madeira M, Caetano F, Providência R, Almeida I, Trigo J, Nascimento J *et al*. Padrão de Brugada tipo 1 induzido pela febre. Rev Port Cardiol. 2015;34:287.e1-7.

Timerman A, Souza AGMR, Fragata Filho AA, Armaganijan D, Bertolami MC, Meneghelo RS. Condutas terapêuticas do Instituto Dante Pazzanese de Cardiologia. 2. ed. São Paulo: Atheneu; 2015.

Seção C
Desconforto Torácico e Síndromes Coronarianas Agudas

35

Embolia Pulmonar

Lucas de Souza Rodero e Rômulo Augusto dos Santos

Considerações importantes

- A embolia pulmonar (EP) aguda é uma condição altamente prevalente e potencialmente fatal, devendo sempre ser suspeitada em pacientes com sintomas respiratórios de início súbito, dor torácica e naqueles admitidos na sala de emergência com instabilidade hemodinâmica não explicada por outras causas
- Pacientes com suspeita de EP devem ser submetidos à avaliação de probabilidade clínica (Wells ou Genebra)
- Angiotomografia de tórax é o exame de escolha para o diagnóstico de EP; porém, quando não disponível no serviço, outros como cintilografia pulmonar (ventilação [V]/perfusão [Q]), ultrassonografia (USG) com Doppler de membros inferiores, dentre outros, também podem corroborar o diagnóstico
- A estratificação de risco de óbito deve ser realizada em todos os pacientes com diagnóstico de EP, pois auxiliará na adoção de conduta para cada caso: anticoagulação plena ou terapia trombolítica
- Tratamento com anticoagulação plena deve ser iniciado de imediato para todos os casos confirmados de EP e/ou de maneira empírica naqueles com probabilidade alta ou intermediária, desde que com baixo risco de sangramento, até que a hipótese seja confirmada ou descartada
- Anticoagulação parenteral ou por via oral continua sendo a base do tratamento, inclusive com os novos anticoagulantes orais (NOACs) inibidores da trombina e do fator Xa
- A trombólise restringe-se aos pacientes com alto risco e em alguns casos selecionados de risco intermediário alto, cujo quadro clínico se deteriore ao longo da internação e não haja nenhuma contraindicação absoluta. Quando bem indicada, tem benefício maior se realizada nas primeiras 48 horas, porém essa "janela terapêutica" poderá ser estendida até 14 dias do diagnóstico. Os principais trombolíticos são estreptoquinase, ativador do plasminogênio tecidual – alteplase (t-PA) e tenecteplase.

O que é embolia pulmonar?

- A EP é definida como obstrução do leito vascular arterial dos pulmões, seja de ramos segmentares ou subsegmentos, originada na maioria das vezes por trombos oriundos de veias proximais dos membros inferiores
- A EP aguda é uma condição altamente prevalente e potencialmente fatal, por isso é importante seu reconhecimento precoce
- É a complicação mais temível da trombose venosa profunda (TVP), sendo a principal causa evitável em ambiente hospitalar, desde que a profilaxia adequada seja indicada para cada paciente de acordo com o risco
- Atualmente, é a terceira causa de mortalidade cardiovascular, do infarto agudo do miocárdio (IAM) e do acidente vascular encefálico (AVE)
- Os fatores de riscos são de suma importância na avaliação da EP, já que, somados à condição clínica do paciente, podem corroborar ainda mais os casos de tromboembolismo venoso (TEV). A Tabela 35.1 lista os principais fatores de risco para TEV
- A dificuldade de diagnóstico da EP é muito significativa, já que em até 70% dos casos identificados em necropsias, não havia a suspeita desse quadro
- Sua incidência tem aumentado com o envelhecimento da população e a ampliação de morbidades associadas, como neoplasias, indivíduos acamados por doenças crônicas e/ou cirurgias
- A EP aguda interfere tanto na circulação pulmonar/sistêmica quanto na troca gasosa, podendo elevar a sobrecarga aguda (pós-carga) do ventrículo direito e desencadear uma série de eventos que agravarão o quadro hemodinâmico do

---

TABELA 35.1

Fatores de risco para tromboembolismo venoso (TEV).

- Fratura de membro inferior
- Hospitalizações por ICC, IAM ou fibrilação/*flutter* atrial (nos últimos 3 meses)
- Cirurgia de quadril e joelho
- Traumatismo importante (*major*)
- TEV prévio
- TRM
- Neoplasias malignas
- Imobilismo
- Estrogenioterapia

IAM: infarto agudo do miocárdio; ICC: insuficiência cardíaca congestiva; TRM: traumatismo raquimedular.

paciente, ocasionando risco de óbito em algumas ocasiões quando não identificada e tratada de maneira adequada (Figura 35.1)
- De maneira geral, a manifestação clínica pode sugerir a gravidade da EP. Tosse, hemoptise ou dor pleurítica sugerem EP de baixa carga embólica, com acometimento periférico em vasos de pequeno calibre; já síncope, cianose ou hipoxemia indicam EP extensa, bilateral ou "em cavaleira".

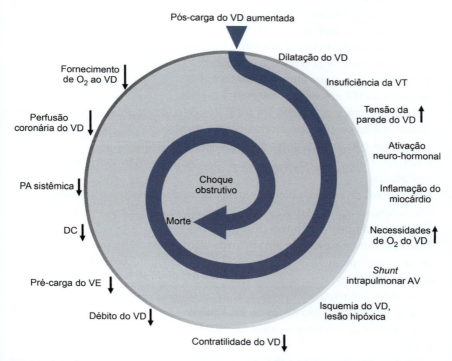

FIGURA 35.1 Fatores para colapso hemodinâmico e morte na embolia pulmonar aguda. AV: arteriovenoso; DC: débito cardíaco; PA: pressão arterial; VD: ventrículo direito; VE: ventrículo esquerdo; VT: valva tricúspide.

Lembrete de conduta

Importância da avaliação sequenciada em etapas na sala de emergência:
▶ O passo inicial é identificar a **probabilidade** de EP ser o diagnóstico
▶ Após o diagnóstico, deve-se avaliar o **risco** de morte por EP.

Parte 5 • Emergências Cardiovasculares

◥Quais as manifestações clínicas da embolia pulmonar?

- O quadro clínico da EP pode estar oculto, dissimulado ou sugestivo, podendo ser desde um achado incidental até causa de morte súbita
- Diversos diagnósticos diferenciais devem ser incluídos na avaliação do paciente com suspeita de EP
- A identificação dos fatores de risco para TEV tem papel definitivo no diagnóstico e no tratamento da EP (Tabela 35.2)
- A repercussão do tromboembolismo pulmonar (TEP) agudo depende fundamentalmente da carga embólica e da condição cardiopulmonar subjacente
- TVP sintomática ocorre em < 50% dos casos
- Suspeitar de TEP nos seguintes cenários clínicos:
  - Sintomas torácicos agudos em pacientes com fatores de risco para TEV associado a síncope, pós-operatórios, parto e puerpério
  - Pacientes criticamente enfermos ou politraumatizados
  - Taquiarritmias súbitas e inexplicáveis em pacientes com sintomas respiratórios
  - Portadores de arritmias crônicas associadas a dor pleurítica ou hemoptise
  - Descompensação inexplicável de insuficiência cardíaca congestiva (ICC) ou doença pulmonar obstrutiva crônica (DPOC)
  - Parada cardiorrespiratória em atividade elétrica sem pulso ou assistolia
- Os sinais e sintomas de EP são inespecíficos, porém fornecem indícios da doença quando presentes:
  - Dispneia; na maioria das vezes, é de início súbito, mas também pode manifestar-se por quadros arrastados ou subagudos
  - Dor pleurítica geralmente devido ao trombo periférico, causando irritação pleural
  - Dor torácica em região subesternal, podendo ser por trombos centrais com comprometimento e isquemia de ventrículo direito, característica semelhante à síndrome coronariana aguda
  - Síncope, sintoma isolado ou associado a outros achados; quando presente, pode representar comprometimento importante da artéria pulmonar proximal e de grande extensão, ocasionando maior risco de morte nos casos de EP
  - Tosse com ou sem hemoptise
  - Taquicardia (na maioria das vezes, com ritmo sinusal)
  - Edema assimétrico de membros inferiores
  - Instabilidade hemodinâmica (alta mortalidade na EP).

TABELA 35.2

Diagnósticos diferenciais de embolia pulmonar.

- Síndrome coronariana aguda
- Pericardite
- Embolia cardíaca
- DPOC exacerbada
- Hipertensão pulmonar
- Aneurisma de aorta torácica
- Tumores torácicos
- Pneumotórax
- Tamponamento cardíaco
- Fratura de arcos costais
- Asma
- Pneumonias

DPOC: doença pulmonar obstrutiva crônica.

Lembrete de conduta

- ▶ Em muitos casos de TEP, as queixas são muito inespecíficas, como uma simples palpitação, leve dispneia, tosse, entre outros sintomas
- ▶ Importante salientar que só diagnostica quem pensa na patologia, e se os pacientes tiverem algum desses sintomas e não puderem ser explicados por outra etiologia, EP pode ser uma boa hipótese.

◥Como investigar a embolia pulmonar por escores de probabilidade pré-teste?

- Exames complementares gerais fazem parte da rotina da sala de emergência, e bioquímica básica, função renal, hemograma e gasometria devem ser solicitados
- Radiografia de tórax também pode ser requerida, principalmente nos casos de baixa e/ou intermediárias probabilidades pré-teste.

Radiografia de tórax

- Nos casos de EP, até 80% das radiografias de tórax mostram-se alteradas, muitas vezes sem qualquer relação com a doença de base. Portanto, é um exame de baixa sensibilidade utilizado para diagnóstico diferencial que pode apresentar atelectasias laminares, derrame pleural, elevação de cúpula diafragmática, cardiomegalia, linhas B de Kerley, entre outros achados
- Alguns sinais raros podem ser mais específicos para EP, como:
  - Sinal de Westermark: oligoemia focal (Figura 35.2)
  - Corcova de Hampton: consolidação de área em forma de cunha que se estende até a pleura, geralmente relacionada com infarto pulmonar e hemoptise (Figura 35.3)
  - Sinal de Palla: dilatação da artéria pulmonar, alguns casos com visualização do trombo (Figura 35.4).

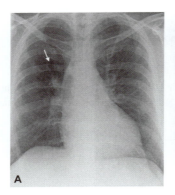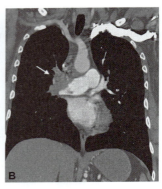

FIGURA 35.2 Radiografia (**A**) e tomografia computadorizada de tórax (**B**) com redução da vascularização em ramos da artéria pulmonar direita (*seta*).

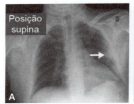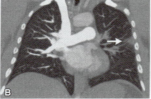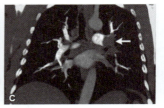

FIGURA 35.3 Radiografia (**A**) e tomografia computadorizada (**B** e **C**) de tórax evidenciando área consolidativa em forma de cunha, representando infarto pulmonar. (Adaptada de McGrath e Groom, 2013.)

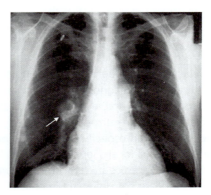

FIGURA 35.4 Radiografia de tórax com dilatação de ramo principal da artéria pulmonar e trombo intraluminal (*seta*).

Eletrocardiograma

- Geralmente não há alterações específicas
- A principal manifestação (40% dos casos) em paciente com EP é a taquicardia sinusal (Figura 35.5)
- Portadores de fibrilação atrial crônica podem ter descompensação aguda com aumento da resposta ventricular na EP (Figura 35.6)

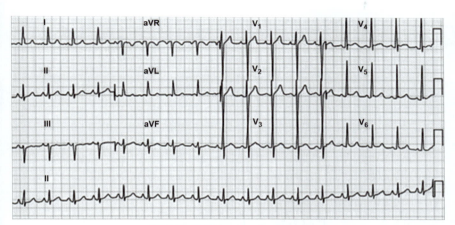

FIGURA 35.5 Taquicardia sinusal.

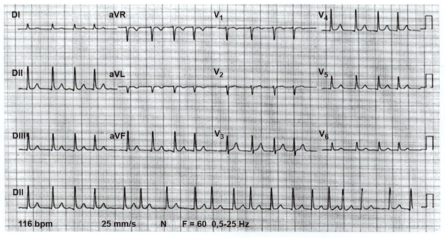

FIGURA 35.6 Fibrilação atrial de alta resposta ventricular.

- O padrão S1Q3T3 (Figura 35.7) não é patognomônico para EP (< 20% dos casos; especificidade de 62%), podendo representar apenas patologias relacionadas com hipertensão arterial pulmonar com desvio do eixo cardíaco para a direita:
  - Onda "s" em DI
  - Onda "Q patológica" em DIII
  - Onda T invertida em DIII

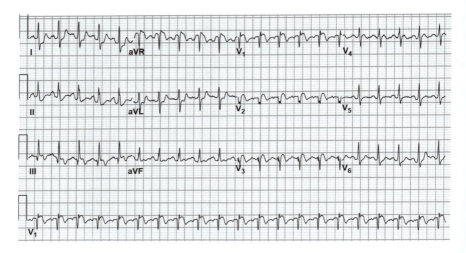

FIGURA 35.7 Padrão S1Q3T3.

Avaliação da probabilidade clínica (pré-teste)

- A somatória de sinais e sintomas, antecedentes clínicos e fatores de risco direciona para a probabilidade pré-teste de se tratar de um caso de EP antes de se solicitarem exames confirmatórios ou de exclusão.

Escore de Wells ou Wells modificado

- O escore mais utilizado é o de Wells (Tabela 35.3), por sua praticidade e fácil memorização, porém também apresenta altos índices de falso-negativos, pois seu critério de maior pontuação é extremamente subjetivo (diagnóstico diferencial alternativo menos provável que EP)
- Recomenda-se, portanto, que o médico pontue esse item apenas se realmente não houver outra possibilidade aparente, incluindo outros achados de história clínica e exame físico

TABELA 35.3

Critérios de Wells e Wells modificado.

Critérios	Pontuação
Sinais objetivos de TVP (edema, dor à palpação)	3
Diagnóstico alternativo menos provável que TEP	3
FC > 100 bpm	1,5
Imobilização ≥ 3 dias consecutivos ou cirurgia nas últimas 4 semanas	1,5
TVP ou TEP prévios	1,5
Hemoptise	1
Neoplasia maligna (ativa ou término do tratamento < 6 meses)	1

FC: frequência cardíaca; TEP: tromboembolismo pulmonar; TVP: trombose venosa profunda. Probabilidade pelos critérios de Wells: baixa se < 2 pontos; intermediária se entre 2 e 6 pontos; alta se > 6 pontos. Probabilidade pelos critérios de Wells modificados: improvável se ≤ 4 pontos; provável se > 4 pontos.

- A interpretação deverá ser feita da seguinte maneira – Wells clássico:
  - Alta probabilidade (> 6 pontos): solicitação de exame confirmatório (angiotomografia computadorizada de tórax *multislice* ou cintilografia V/Q) e introdução de anticoagulação plena
  - Intermediária probabilidade (2 a 6 pontos): solicitação de exame de rastreamento (dímero-D) e introdução de anticoagulação plena
  - Baixa probabilidade (< 2 pontos): avaliação do escore *Pulmonary Embolism Rule-Out Criteria* (PERC) para solicitação ou não de exame de rastreamento (dímero-D); não se deve introduzir anticoagulação plena nesses casos
- Para Wells modificado, a interpretação deverá ser feita da seguinte maneira:
  - Alta probabilidade (≥ 4 pontos): solicitação de exame confirmatório (angiotomografia computadorizada de tórax *multislice* ou cintilografia V/Q) e introdução de anticoagulação plena
  - Baixa probabilidade (< 4 pontos): avaliação do escore PERC para solicitação ou não de exame de rastreamento (dímero-D); não se deve introduzir anticoagulação plena nesses casos.

Escore de Genebra

- Esse escore é mais complexo e apresenta maior sensibilidade em relação ao escore de Wells. A interpretação deverá ser feita da seguinte maneira – Genebra original (Tabela 35.4):
  - Alta probabilidade (≥ 11 pontos): solicitação de exame confirmatório (angiotomografia computadorizada de tórax *multislice* ou cintilografia V/Q) e introdução de anticoagulação plena

Parte 5 • Emergências Cardiovasculares

TABELA 35.4

Critérios de Genebra revisados para predição clínica de embolia pulmonar.

Itens	Versão original	Versão simplificada
EP ou TVP prévias	3	1
FC entre 75 e 94 bpm	3	1
FC ≥ 95 bpm	5	2
Cirurgia ou fratura no mês anterior	2	1
Hemoptise	2	1
Câncer ativo	2	1
Dor unilateral em membro inferior	3	1
Dor ou palpação venosa profunda em um membro inferior ou edema unilateral	4	1
Idade > 65 anos	1	1
Probabilidade clínica		
Escore em 3 níveis		
Baixa	0 a 3 pontos	0 a 2 pontos
Intermediária	4 a 10 pontos	2 a 4 pontos
Elevada	≥ 11 pontos	≥ 5 pontos
Escore em 2 níveis		
EP improvável	0 a 5 pontos	0 a 2 pontos
EP provável	≥ 6 pontos	≥ 3 pontos

EP: embolia pulmonar; TVP: trombose venosa profunda.

○ Intermediária probabilidade (4 a 10 pontos): solicitação de exame de rastreamento (dímero-D) e introdução de anticoagulação plena
○ Baixa probabilidade (0 a 3 pontos): avaliação do escore PERC para solicitação ou não de exame de rastreamento (dímero-D); não se deve introduzir anticoagulação plena nesses casos.

Escore PERC

• Para pacientes classificados como baixa probabilidade ou EP improvável nos critérios de Wells e Genebra, deve-se utilizar o escore de PERC (do inglês *Pulmonary Embolism Rule-Out Criteria*) (Tabela 35.5), cuja função é auxiliar na exclusão dessa hipótese diagnóstica, pois ele identifica o paciente que não necessita de exames complementares, sendo o risco de EP muito baixo

Capítulo 35 • Embolia Pulmonar — 521

TABELA 35.5
Escore PERC.

Idade ≥ 50 anos	sim/não
Hemoptise	sim/não
História de cirurgia ou traumatismo com necessidade de IOT nas últimas 4 semanas	sim/não
TVP ou TEP prévio	sim/não
Uso de estrógeno	sim/não
FC ≥ 100 bpm	sim/não
Oxímetro de pulso < 95% em ar ambiente	sim/não
Edema unilateral de membros inferiores	sim/não

FC: frequência cardíaca; IOT: intubação orotraqueal; TEP: tromboembolismo pulmonar; TVP: trombose venosa profunda.

- Nesse escore, se houver uma resposta negativa para todas as questões citadas, há um alto valor preditivo também negativo para EP, mas apenas uma resposta positiva já indica a impossibilidade de excluir tal patologia
- Nos casos dos escores de Wells e Genebra com probabilidade intermediária ou alta, o escore PERC não deverá ser utilizado. A investigação a partir desse escore exige o dímero-D, metodologia ELISA (do inglês *Enzyme Linked ImmunonoSorbent Assay*).

Dímero-D

- Produto da fibrinólise de trombos que serve fundamentalmente como um exame de rastreamento
- Encontra-se aumentado na ativação da coagulação e da fibrinólise simultaneamente, tendo um alto valor preditivo negativo
- Tem alta sensibilidade (94%) e baixa sensibilidade (45%)
- Pode elevar-se em diversas situações, como:
  - IAM
  - AVE
  - Sepse e coagulação intravascular disseminada (CIVD)
  - Insuficiência cardíaca descompensada
  - Sangramentos agudos
  - Dissecção aguda de aorta
  - Gestação e puerpério
  - Neoplasias

- Esse exame deve ser indicado nos casos em que a probabilidade pré-teste seja intermediária/baixa (Wells) ou EP improvável (Wells modificado):
  - Método ELISA > 500 µg/ℓ ou > 10 vezes a idade em maiores de 50 anos:
    - Positivo: prosseguir investigação com angiotomografia computadorizada de tórax *multislice* + anticoagulação plena
  - Método ELISA < 500 µg/ℓ ou < 10 vezes a idade em maiores de 50 anos:
    - Negativo: EP excluída e não se deve proceder à anticoagulação do paciente.

Angiotomografia computadorizada de tórax *multislice*

- Método de escolha para pacientes com alta probabilidade para EP (Figura 35.8)
- Boa visualização da vasculatura pulmonar, quando o contraste é injetado corretamente, além de auxílio na avaliação de gravidade por sinais indiretos de hipertensão pulmonar e sobrecarga do ventrículo direito
- Possibilita avaliar diagnósticos diferenciais por meio da visualização do parênquima pulmonar
- Tem valor preditivo positivo de 97%
- Pode ser útil na avaliação de pacientes potencialmente instáveis, predizendo o uso de terapia trombolítica.

Cintilografia pulmonar V/Q

- A cintilografia V/Q (Figura 35.9) tem a vantagem de utilizar carga radioativa baixa em relação à angiotomografia de tórax, porém tem menor disponibilidade, necessitando de um setor específico no hospital

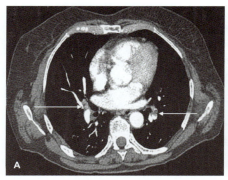
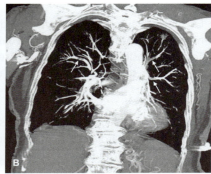

FIGURA 35.8 Angiotomografia computadorizada de tórax *multislice* mostrando embolia pulmonar bilateral (*setas*) com dilatação de câmaras cardíacas direitas.

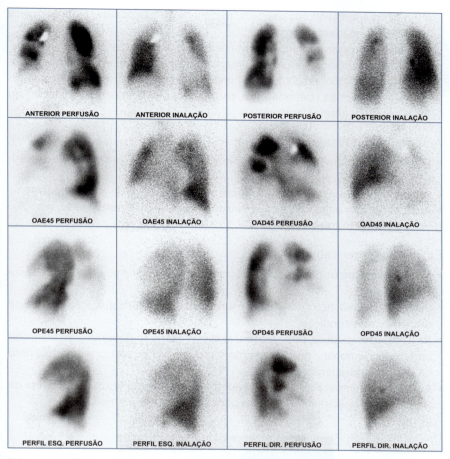

FIGURA 35.9 Cintilografia ventilação–perfusão com alta probabilidade confirmatória de embolia pulmonar.

- Não pode ser realizada em paciente muito sintomático (mais grave) pela necessidade de preparo e entendimento para ajudar na técnica do método
- É realizada com albumina marcada com tecnécio-99
- Grupos com melhor indicação: gestantes, pacientes com doença renal avançada e história de anafilaxia com contraste
- Interpretação:
  - Alta probabilidade: anticoagulação indicada e não há necessidade de testes diagnósticos adicionais

- Intermediária/baixa probabilidade: não exclui diagnóstico de TEP, já que cerca de 25% dos pacientes têm EP:
  - Pode haver esse padrão, se identificada pneumopatia de base
  - Caso haja alteração de parênquima na radiografia de tórax na entrada, a avaliação da cintilografia V/Q ficará prejudicada; nesses casos, são necessários testes adicionais confirmatórios, como o Doppler de membros inferiores ou o ecocardiograma transtorácico.

Arteriografia pulmonar
- Exame padrão-ouro para diagnóstico de EP (Figura 35.10), porém é muito invasivo e, por isso, pouco utilizado
- Eficiente em casos com alta suspeita em angiotomografia de tórax negativa
- Atualmente não é tão indicado, em virtude da altíssima sensibilidade da angiotomografia de tórax *multislice*.

Ecocardiograma transtorácico
- Não é um exame obrigatório como parte da avaliação diagnóstica em paciente com EP
- Auxilia no diagnóstico diferencial e é fundamental para estratificação de risco de morte por essa condição
- Na decisão terapêutica, pode mostrar sinais de dilatação de ventrículo direito, hipertensão pulmonar e rebatimento do septo interventricular, predizendo o risco de choque cardiogênico
- Auxilia na confirmação diagnóstica em alguns casos pela visualização direta de trombos intracavitários ou em ramo principal de artéria pulmonar.

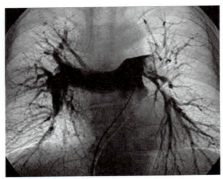

FIGURA 35.10 Arteriografia pulmonar com falha de enchimento em ramos de artéria pulmonar esquerda.

Doppler venoso dos membros inferiores

- Acurácia de 99 e 90% em pacientes com trombose acima e abaixo dos joelhos, respectivamente
- Método não invasivo e sem contraindicações
- Pode ser usado em pacientes com contraindicações à angiotomografia de tórax e naqueles em que a cintilografia V/Q é um método inadequado (pneumopatas)
- O critério diagnóstico validado é a incompleta compressibilidade da veia em fossa poplítea e região inguinal na USG de 4 pontos
- Medidas de fluxo não são confiáveis
- A constatação de TVP aguda proximal em paciente com alta probabilidade de EP é considerada suficiente para início de terapêutica. É importante salientar que um resultado negativo não exclui tal diagnóstico e outros exames podem ser solicitados para confirmação se ainda houver alta suspeição clínica (Figura 35.11).

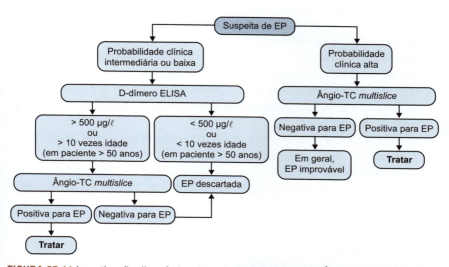

FIGURA 35.11 Investigação diagnóstica da embolia pulmonar (EP). Ângio-TC: angiotomografia computadorizada *multislice*.

Lembrete de conduta

Algumas diretrizes indicam o Doppler venoso profundo de membros inferiores para todos os pacientes com diagnóstico de EP com o objetivo de verificar a existência de possíveis trombos residuais.

Como estratificar o risco de morte em pacientes com embolia pulmonar?

- A estratificação de risco em pacientes com EP aguda é obrigatória para determinar a abordagem terapêutica adequada e requer a avaliação de três conjuntos de critérios prognósticos (clínicos, imaginológicos e laboratoriais por meio de biomarcadores).

Indicadores clínicos (instabilidade hemodinâmica e escore PESI)

- Todo paciente com instabilidade hemodinâmica, choque ou insuficiência respiratória aguda deverá ser submetido à terapia trombolítica, exceto se houver contraindicações absolutas (Tabela 35.6)
- O escore PESI (do inglês *Pulmonary Embolism Severity Index*) é aplicado por meio da utilização de dados clínicos e exames complementares, prevendo qual o risco de óbito nos próximos 30 dias (Tabela 35.7)
- A interpretação desse estadiamento é a seguinte:
  - PESI I e II: baixo risco de morte e não se orientam formalmente ecocardiograma, peptídeo natriurético cerebral (BNP) e troponina
  - PESI III e IV: recomenda-se avaliar o ventrículo direito por imagem (ecocardiograma e/ou angiotomografia computadorizada de tórax) e solicitar biomarcadores
  - PESI V: indica alto risco de mortalidade, devendo-se considerar terapia trombolítica
- A versão simplificada do escore (sPESI) também poderá ser utilizada (Tabela 35.8) e qualquer pontuação já indica gravidade, tratando-se, no mínimo, de risco intermediário (Figura 35.12).

TABELA 35.6

Critérios clínicos de alto risco para embolia pulmonar (EP).

Parada cardiorrespiratória	Choque obstrutivo	Hipotensão persistente
Necessidade de ressuscitação cardiopulmonar	PAS < 90 mmHg ou uso de vasopressores Hipoperfusão de órgãos-alvo (estado mental alterado, pele fria e úmida, oligúria/anúria e/ou lactato sérico aumentado)	PAS < 90 mmHg ou queda ≥ 40 mmHg com duração superior a 15 min sem evidências de arritmias, hipovolemia ou sepse

PAS: pressão arterial sistólica.

Capítulo 35 • Embolia Pulmonar 527

TABELA 35.7

Escore de estratificação de risco (PESI).

Variáveis	Pontuação
Idade	Idade em anos
Sexo masculino	+ 10
História de câncer	+ 30
História de ICC	+ 10
História de DPOC	+ 10
FC ≥ 110 bpm	+ 20
PAS < 100 mmHg	+ 30
FR ≥ 30 irpm	+ 20
Temperatura < 36°C	+ 20
Estado mental alterado agudamente	+ 60
Saturação arterial de oxigênio < 90%	+ 20
Classificação (mortalidade em 30 dias)	
Classe 1: ≤ 65 pontos	Muito baixa: 0 a 1,6%
Classe 2: 66 a 85 pontos	Baixa: 1,7 a 3,5%
Classe 3: 86 a 105 pontos	Intermediária: 3,2 a 7,1%
Classe 4: 106 a 125 pontos	Alta: 4 a 11,4%
Classe 5: > 125 pontos	Muito alta: 10 a 24,5%

DPOC: doença pulmonar obstrutiva crônica; FC: frequência cardíaca; FR: frequência respiratória; ICC: insuficiência cardíaca congestiva; PAS: pressão arterial sistólica.

TABELA 35.8

Escore de estratificação de risco – sPESI (simplificado).

Variáveis	Pontuação
Idade > 80 anos	1
História de câncer	1
História de ICC ou DPOC	1
FC ≥ 110 bpm	1
PAS < 100 mmHg	1
Saturação arterial de oxigênio < 90%	1
Classificação (mortalidade em 30 dias)	
Zero ponto	Baixa: 0 a 2,1%
≥ 1 ponto	Alta: 8,5 a 13,3%

FC: frequência cardíaca; DPOC: doença pulmonar obstrutiva crônica; ICC: insuficiência cardíaca congestiva; PAS: pressão arterial sistólica.

Risco de morte	Parâmetros			
	Hipotensão ou choque	PESI III a V ou sPESI ≥ 1	Sinais de disfunção ventricular direita nos exames de imagem	Biomarcadores
Alto	Presente	Sim	Presentes	Positivos
Intermediário alto	Ausente	Sim	Presentes	Positivos
Intermediário baixo	Ausente	Sim	Presentes ou ausentes	Positivos ou negativos
Baixo	Ausente	Não	Sem necessidade de exames de imagem	Sem necessidade de coleta de biomarcadores

FIGURA 35.12 Classificação do risco de morte precoce em paciente com embolia pulmonar de acordo com sinais clínicos, exames imaginológicos e biomarcadores.

Indicadores imaginológicos

- Ecocardiograma transtorácico:
  - Dilatação e disfunção de ventrículo direito podem ocorrer em até 25% dos casos de EP, com ou sem instabilidade
  - Esses achados isolados já indicam maior risco de complicações e/ou morte
  - Pode ser realizado *point of care* (à beira do leito) e depende da experiência do médico no manejo
- Angiotomografia computadorizada de tórax:
  - Também é capaz de mostrar sinais de sobrecarga ventricular por aumento do diâmetro da artéria pulmonar
  - Consegue calcular a relação entre ventrículos (VD/VE > 1)
  - Identifica o desvio do septo interventricular, com rebatimento para a esquerda, reduzindo o enchimento diastólico ventricular
  - Esses achados também indicam maior risco na ausência da realização do ecocardiograma transtorácico.

Indicadores laboratoriais de gravidade (biomarcadores)

- Troponinas:
  - Quando as isoformas das troponinas (T ou I) estão elevadas, indicam lesão miocárdica e corroboram risco aumentado de complicações
  - As troponinas ultrassensíveis elevam-se em mais de 50% dos casos de EP; portanto, têm maior importância se negativas, delimitando grupos de baixo risco

Capítulo 35 • Embolia Pulmonar

- BNP ou pró-BNP:
  - Quando elevados, indicam que houve distensão e dilatação das câmaras cardíacas em função do comprometimento hemodinâmico na EP:
    - BNP > 75 a 100 pg/mℓ
    - Pró-BNP > 600 pg/mℓ
  - Valores normais podem corroborar o tratamento domiciliar pelo baixo risco de morte precoce.

Condução clínica com base na estratificação de risco

- A estratificação de risco é fundamental para guiar a conduta individualizada de cada grupo, porém é importante lembrar que o quadro clínico é dinâmico e muitos fatores podem variar durante a internação do paciente
- A evolução, principalmente do risco intermediário–alto para o alto, poderá ocorrer, alterando a conduta imediatamente
- Os grupos de risco são subdivididos em:
  - Alto risco: pacientes com EP + hipotensão/choque/hipoxemia
    - Trombólise imediatamente + anticoagulação plena com heparina não fracionada (HNF)
    - Monitoramento em unidade de terapia intensiva (UTI)
  - Intermediário–alto risco: pacientes normotensos com sPESI ≥ 1 associado a marcadores laboratoriais elevados e alterações ecocardiográficas
    - Anticoagulação plena e monitoramento preferencialmente em UTI
    - Indicar trombólise se instabilidade clínica
  - Intermediário–baixo risco: pacientes normotensos com sPESI ≥ 1 associado a biomarcadores elevados isolados ou alterações ecocardiográficas isoladas ou ausência de ambos
    - Anticoagulação plena e monitoramento contínuo em leito de enfermaria
    - Geralmente não evoluem para necessidade de trombólise
    - Cuidado maior naqueles com sinais de hipertensão pulmonar ou dilatações em câmaras cardíacas no ecocardiograma ou na angiotomografia de tórax
  - Baixo risco: pacientes normotensos com sPESI < 1
    - Anticoagulação plena apenas (heparina de baixo peso molecular [HBPM] ou fondaparinux, ou os novos anticoagulantes orais [NOACs]).

Lembrete de conduta

A EP pode ocorrer mesmo em pacientes com alargamentos de tempo de tromboplastina parcial ativada (TTPa) e/ou índice internacional normalizado (INR). Portanto, não descartar essa hipótese diagnóstica em pacientes com coagulopatia e quadro clínico sugestivo.

◥Qual a conduta terapêutica para pacientes com embolia pulmonar de acordo com a estratificação de risco?

Pode-se dividir o tratamento da EP em 3 pilares: suporte geral, anticoagulação e terapias de reperfusão.

Suportes clínico e hemodinâmico

Expansão volêmica criteriosa

- Terapias de primeira linha nos casos de hipotensão
- Realizar pequenas alíquotas de volume (solução cristaloide) e reavaliar os índices
- O aumento do débito cardíaco após a reposição volêmica é inversamente proporcional à dilatação do ventrículo direito
- Evitar reduzir o retorno venoso e a pré-carga é fundamental para evitar o choque cardiogênico; pacientes com comprometimento importante de câmaras direitas devem ter a infusão realizada com cautela, sob o risco de agravo do quadro clínico
- Hipervolemia pode ser deletéria, pois rebate o septo interventricular para a esquerda diminuindo o débito cardíaco de ventrículo esquerdo, por redução do enchimento diastólico.

Vasopressores e inotrópicos

- O objetivo é manter a pressão arterial média > 65 mmHg
- Se ocorrer hipotensão, iniciar vasopressor precocemente e considerar reduzir a infusão de cristaloide
- Estudos demonstram que a norepinefrina parece ter maior benefício para suporte ao ventrículo direito, além de promover perfusão coronariana adequada
  - Dose recomendada: 0,03 a 2 μg/kg/min
- Dopamina deverá ser evitada pelo seu potencial arritmogênico, já que também se liga aos receptores β-1-adrenérgicos no miocárdio
  - Em estados de hipoperfusão periférica, a dobutamina pode ser utilizada com cautela, pois aumenta a frequência cardíaca e provoca queda na pressão arterial.

Oxigenoterapia e suporte ventilatório

- Utilizar suporte de oxigênio apenas para evitar a hipoxemia tissular e a lesão de órgão-alvo, mantendo a saturação > 90%

- Em casos de necessidade de ventilação mecânica, manter volume corrente, pressão expiratória final positiva (PEEP) e pressão de platô baixos, a fim de evitar redução abrupta do retorno venoso
- Tanto a ventilação não invasiva quanto a invasiva aumentam a pós-carga de ventrículo direito e reduzem sua pré-carga por aumento da pressão intratorácica, podendo piorar o choque.

Oxigenação por membrana extracorpórea

- Indicada por períodos curtos devido aos riscos de complicações, como eventos hemorrágicos e infecção de corrente sanguínea
- Método pode ser utilizado como "ponte" para embolectomia cirúrgica em casos de resposta clínica ruim após a trombólise, com manutenção da instabilidade
- É importante que a equipe tenha experiência com esse procedimento, que é de altíssima complexidade.

Anticoagulação

- Deve ser iniciada de maneira empírica nos casos de intermediária ou alta probabilidades, na ausência de risco elevado de sangramento, até que os exames confirmatórios sejam realizados
- Os tratamentos a seguir devem ser realizados se a taxa de filtração glomerular (TFG) > 30 mℓ/min. Caso contrário, deve-se utilizar o protocolo com HNF e posterior transição para varfarina após 48 horas com INR entre 2 e 3
- A terapia parenteral deve ser mantida por no mínimo 5 dias até transição completa para os anticoagulantes orais. Nos pacientes sem instabilidade hemodinâmica, geralmente inicia-se tratamento com HBPM ou fondaparinux, ajustadas conforme o peso.

Heparinas de baixo peso molecular e fondaparinux

Primeira linha de tratamento em pacientes com EP e necessidade de hospitalização (Tabela 35.9). Já podem ser associados à varfarina desde o início da terapêutica. São eles:
- Enoxaparina:
  - Dose recomendada: 1,5 mg/kg/dia (máximo de 150 mg)
  - Dose alternativa: 1 mg/kg a cada 12 horas
  - Considerar 0,75 mg/kg a cada 12 horas, se pacientes > 75 anos
  - Não utilizar se peso < 40 kg ou > 100 kg

Parte 5 • Emergências Cardiovasculares

TABELA 35.9

Heparinas de baixo peso molecular e fondaparinux em pacientes de baixo e intermediário riscos.

Medicação	Dosagem	Dose máxima	Observações
Enoxaparina	1 mg/kg a cada 12 h ou 1,5 mg/kg, 1 vez/dia	150 mg/dose	Posologia a cada 12 h deve ser preterida se peso < 40 kg ou > 100 kg
Dalteparina	200 UI/kg/dia por 30 dias, e, depois dessa dose, 150 UI/kg/dia	18.000 UI/dia	Esquema preconizado para portadores de neoplasia em atividade. Se necessidade de doses diárias > 18.000 UI, trocar para enoxaparina
Nadroparina	86 UI/kg a cada 12 h ou 171 UI/kg/dia	17.100 UI/dia	Não indicado para pacientes com peso > 100 kg. Se necessidade de doses diárias > 17.100 UI, trocar para enoxaparina
Fondaparinux	5 mg/dia (< 50 kg) 7,5 mg/dia (50 a 100 kg) 10 mg/dia (> 100 kg)	–	Não usar se TFG < 30 mℓ/min

Todas as medicações descritas na tabela são por via subcutânea (SC). TFG: taxa de filtração glomerular.

- Dalteparina:
  - Melhor opção para pacientes oncológicos
  - Se peso > 90 kg, deve-se administrar enoxaparina
  - Dose recomendada: 200 UI/kg/dia durante 30 dias, seguidos por 150 UI/kg/dia
  - Máximo de 18.000 UI/dia
- Fondaparinux:
  - Ajuste da dose de acordo com o peso
  - Não pode ser usado em pacientes com TFG < 30 mℓ/min
  - Doses recomendadas:
    - Pacientes < 50 kg: 5 mg/dia
    - Pacientes entre 50 e 100 kg: 7,5 mg/dia
    - Pacientes > 100 kg: 10 mg/dia.

Heparina não fracionada

- Pode ser utilizada nas situações já citadas, porém seu uso é preferencial em pacientes com instabilidade hemodinâmica (absorção mais previsível) ou alteração grave de função renal com TFG < 30 mℓ/min

Capítulo 35 • Embolia Pulmonar

- Mais bem indicada para obesos ou pacientes com peso < 40 kg
- Dose de ataque: 80 UI/kg por via intravenosa (IV), em *bolus* (máxima de 4.000 UI)
- Apresentação: ampola de 5.000 UI/mℓ (portanto, o *bolus* máximo será de 0,8 mℓ)
- Dose de manutenção: 18 UI/kg a cada hora (Tabela 35.10)
- Montagem da prescrição:
  - HNF 2 mℓ (10.000 UI) + solução salina (SS) a 0,9% de 200 mℓ IV, em bomba de infusão contínua (BIC)
  - Concentração da solução: 50 UI/mℓ
- Monitorar o TTPa a cada 6 horas, mantendo-o entre 46 e 70 segundos.

Novos anticoagulantes orais inibidores diretos da trombina e do fator Xa

- Não devem ser iniciados empiricamente em pacientes com instabilidade hemodinâmica
- Não podem ser utilizados se TFG < 30 mℓ/min
- Pacientes com riscos baixo, intermediário baixo e intermediário alto podem utilizar NOACs (sempre por via oral), desde que não apresentem sinais de deterioração clínica
- Em pequenas EP, nos casos de baixo risco, o paciente pode já receber alta precoce com prescrição de NOACs para uso ambulatorial

TABELA 35.10

Ajuste de heparina não fracionada (HNF) por via intravenosa.

HNF	
Dose inicial	80 UI/kg em *bolus* (máximo: 4.000 UI)
Dose de manutenção	18 UI/kg/h em bomba de infusão com ajuste de TTPa a cada 6 h
Ajuste da HNF conforme TTPa	
Valores de TTPa	*Mudança na infusão*
< 35 s (relação < 1,2)	*Bolus*: 80 UI/kg Aumentar a infusão em 4 UI/kg/h
35 a 45 s (relação 1,2 a 1,5)	*Bolus*: 40 UI/kg Aumentar a infusão em 2 UI/kg/h
46 a 70 s (relação 1,5 a 2,3)	Nenhuma alteração
71 a 90 s (relação 2,3 a 3)	Reduzir a infusão em 2 UI/kg/h
> 90 s (relação > 3 vezes)	Suspender a infusão por 1 h Reduzir a infusão em 3 UI/kg/h

TTPa: tempo de tromboplastina parcial ativada.

Parte 5 • Emergências Cardiovasculares

- Os novos NOACs podem ser utilizados da seguinte maneira (Tabela 35.11):
  - Rivaroxabana e apixabana em monoterapia sem necessidade de HBPM ou fondaparinux
  - Dabigatrana e edoxabana devem ser administrados após 5 a 7 dias de HBPM ou fondaparinux
- Posologias:
  - Rivaroxabana: pode ser iniciada isoladamente para pacientes de baixo risco, sem necessidade de heparinização parenteral, na dose de 15 mg, a cada 12 horas, por 21 dias e, a seguir, da dose de 20 mg/dia

TABELA 35.11
Anticoagulantes orais para manejo da embolia pulmonar.

Medicamentos	Orientações e formas de administração
Varfarina	Dose inicial: 5 mg, 1 vez/dia Iniciar junto com a HBPM e manter até atingir alvo terapêutico (INR entre 2 e 3) Medicação de baixo custo, geralmente encontrada na rede pública Tem antídoto, caso ocorra sangramento em decorrência de superdosagem (vitamina K)
Dabigatrana	Dose recomendada: 150 mg a cada 12 h Iniciar após 5 a 7 dias de HBPM Não precisa de controle Contraindicada, se TFG < 30 mℓ/min
Edoxabana	Dose recomendada: 60 mg, 1 vez/dia Reduzir pela metade, se TFG < 50 mℓ/min Não utilizar, se TFG < 30 mℓ/min Iniciar após 5 a 7 dias de HBPM Não precisa de controle
Rivaroxabana	Pode ser utilizada como monoterapia, sem necessidade de uso concomitante de anticoagulantes parenterais Dose inicial: 15 mg a cada 12 h, por 21 dias Dose de manutenção: 20 mg, 1 vez/dia Contraindicada, se TFG < 30 mℓ/min Não precisa de controle
Apixabana	Pode ser utilizada como monoterapia, sem necessidade de uso concomitante de anticoagulantes parenterais Dose inicial: 10 mg a cada 12 h, por 7 dias Dose de manutenção: 5 mg a cada 12 h Contraindicada, se TFG < 25 mℓ/min Não precisa de controle

HBPM: heparina de baixo peso molecular; INR: índice internacional normalizado; TFG: taxa de filtração glomerular.

- Apixabana: pode ser iniciada isoladamente para pacientes de baixo risco, sem necessidade de heparinização parenteral na dose de 10 mg, a cada 12 horas, por 7 dias e, a seguir, na dose de 5 mg a cada 12 horas
- Dabigatrana: deve-se manter a heparinização parenteral por 5 a 7 dias e suspendê-la 2 horas antes da próxima aplicação. Dose recomendada de 150 mg, a cada 12 horas
- Edoxabana: deve-se manter a heparinização parenteral por 5 a 7 dias e suspendê-la 2 horas antes da próxima aplicação. Dose recomendada de 60 mg/dia.

Varfarina sódica

- Inibidor dos fatores de coagulação vitamina K-dependentes, podendo aumentar o risco de eventos trombóticos leves nas primeiras 48 horas de uso por inibir proteínas C e S
- Deve ser iniciada desde o primeiro dia, se administrada HBPM ou fondaparinux
- Se a opção for HNF, o TTPa deverá estar na faixa correta por 48 horas idealmente antes de iniciar a varfarina
- Dose inicial: 5 mg por via oral (VO) cedo
- O objetivo é manter o INR entre 2 e 3
- Em idosos, pode-se considerar iniciar 2,5 mg/dia e titular gradualmente.

Terapia trombolítica

Risco alto

- Atualmente, a terapia trombolítica sistêmica, seguida de anticoagulação plena, é amplamente aceita nos casos de EP aguda com instabilidade hemodinâmica, desde que não haja contraindicação absoluta ao uso dos fibrinolíticos (Tabela 35.12).
- A fibrinólise tem como objetivo principal restaurar a perfusão pulmonar e diminuir a sobrecarga no ventrículo direito de maneira muito mais rápida do que a anticoagulação isolada (Tabela 35.13). Apresenta maior benefício quando realizada nas primeiras 48 horas do evento, embora haja uma "janela terapêutica" de até 14 dias
- No Brasil, os principais representantes dessa classe de medicações atualmente são:
  - t-PA: 100 mg IV, diluídos em SS a 0,9% de 100 a 200 mℓ em BIC em 2 horas (uso concomitante de HNF nas doses habituais)
  - Estreptoquinase: 1.500.000 UI IV, diluídos em SS a 0,9% de 100 a 200 mℓ em 1 a 2 horas. Alternativa: 250.000 UI em 30 minutos, seguidos de 100.000 UI/hora em 24 horas

TABELA 35.12
Contraindicações à trombólise na embolia pulmonar.

Absolutas	Relativas
• Qualquer sangramento prévio no SNC • AVEi nos últimos 6 meses • Neoplasia ou lesão atual em SNC • Politraumatismo, TCE ou cirurgia de grande porte nas últimas 3 semanas • Sangramento digestivo nos últimos 30 dias • Sangramento ativo, exceto menstruação	• AIT nos últimos 6 meses • Uso atual de anticoagulação oral • Gravidez ou primeira semana pós-parto • Punção em locais não compressíveis nos últimos 7 dias • Hipertensão refratária (PAS > 180 mmHg) • Reanimação traumática • Doença hepática avançada • Endocardite infecciosa • Úlcera péptica ativa

AIT: ataque isquêmico transitório; AVEi: acidente vascular encefálico isquêmico; PAS: pressão arterial sistólica; SNC: sistema nervoso central; TCE: traumatismo cranioencefálico.

TABELA 35.13
Trombolíticos utilizados na embolia pulmonar

Trombolíticos	Dose
t-PA	Regime preferencial: 100 mg IV em 2 h Alternativa: 0,6 mg/kg durante 15 min (máximo 50 mg)
Estreptoquinase	Regime preferencial: 1,5 milhão de UI IV em 2 h Alternativa: 250.000 UI IV, em 30 min, seguidos de 100.000 UI/h por 24 h
Tenecteplase*	Peso < 60 kg: 30 mg Peso entre 60 e 69 kg: 35 mg Peso entre 70 e 79 kg: 40 mg Peso entre 80 e 89 kg: 45 mg Peso ≥ 90 kg: 50 mg
Uroquinase	Regime preferencial: 4.400 UI/kg em 10 min, seguidos de 4.400 UI/kg/h por 12 h Alternativa: 3 milhões de UI durante 2 h

*Administrada por via intravenosa (IV), dose única, em *bolus*. t-PA: ativador de plasminogênio tecidual (alteplase).

- Em casos dramáticos, nos quais a instabilidade do paciente não possibilita exames diagnósticos confirmatórios, pode-se utilizar o ecocardiograma transtorácico à beira do leito e, havendo disfunção aguda de ventrículo direito, é possível indicar a terapia com t-PA (Figura 35.13).

Capítulo 35 • Embolia Pulmonar

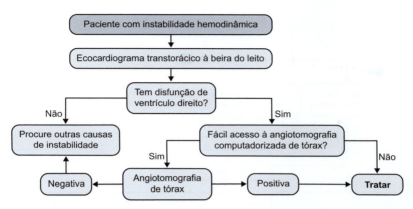

FIGURA 35.13 Manejo diagnóstico e terapêutico de embolia pulmonar em pacientes instáveis sem condições de transporte para exames confirmatórios.

Risco intermediário alto

- Naqueles com biomarcadores elevados, sinais de aumento e disfunção ventricular e com sPESI ≥ 1, sem evidência de instabilidade hemodinâmica, a anticoagulação parenteral ou VO deve ser administrada imediatamente
- Atualmente, a discussão é sobre os benefícios da terapia trombolítica nesses pacientes, indicação ainda bastante controversa. As diretrizes afirmam que a maioria desses pacientes não se beneficiariam, pois o estudo PHEITO mostrou redução de mortalidade, mas com aumento significativo da morbidade, principalmente relacionada com sangramentos cerebrais
- Em alguns casos selecionados, pode-se tentar a fibrinólise, desde que em ambiente monitorado, com manutenção do paciente em UTI durante, ao menos, 48 horas
- Há ainda alguns estudos em andamento e outros já concluídos que propõem como alternativa de tratamento para esses pacientes a utilização de 50% da dose de t-PA associada à anticoagulação plena, promovendo, assim, o mesmo efeito sistêmico com redução das alterações hemodinâmicas e do risco de sangramento. Ainda não é uma recomendação formal e rotineira, devendo-se discutir o caso individualmente com uma equipe experiente na condução e no acompanhamento desses pacientes.

Embolectomia

- Havendo contraindicações aos trombolíticos, terapias alternativas devem ser aventadas, como a embolectomia por cateter ou cirurgia, desde que haja no serviço de referência uma equipe experiente e capacitada, já que são procedimentos extremamente invasivos e com alta taxa de mortalidade (Figura 35.14)

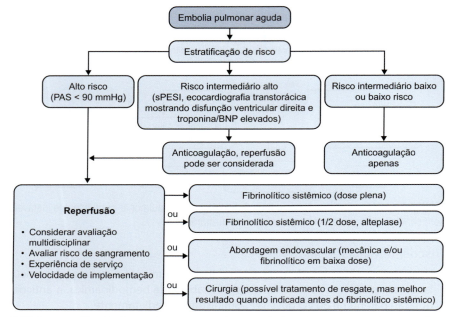

FIGURA 35.14 Manejo da terapia de reperfusão na embolia pulmonar aguda. BNP: peptídeo natriurético cerebral; PAS: pressão arterial sistólica; sPESI: versão simplificada do escore PESI.

- Indicações:
  - Pacientes com EP hemodinamicamente instáveis e com contraindicação absoluta aos trombolíticos
  - Opção após falha terapêutica da fibrinólise pulmonar.

Filtro de veia cava

- Atualmente existe apenas uma recomendação de filtro de veia cava, que é o paciente com TEV agudo com contraindicação ao uso de anticoagulantes. Isso ocorre, por exemplo, em hepatopatas e pacientes que necessitem de abordagem cirúrgica.

> **Lembrete de conduta**
>
> Caso o paciente esteja em uso de HNF e opte-se por terapia trombolítica, a conduta será:
> ▶ t-PA – uso de HNF concomitantemente nas doses habituais
> ▶ Estreptoquinase – Suspender HNF por 12 horas e reiniciar após TTPa chegar em 2 vezes o controle. Não se deve repetir o *bolus*.

Como conduzir a embolia pulmonar na gestação?

- A EP permanece como uma das principais causas de morte materna, com risco de TEV superior se comparado ao de uma mulher não grávida de mesma idade. Esse risco se eleva ao longo da gestação e atinge o pico durante o período pós-parto
- O diagnóstico é um desafio, uma vez que os sintomas podem ser semelhantes aos de uma gravidez normal. Dados recentes sugerem que a estratégia baseada em avaliação de probabilidade, utilização de dímero-D, ecocardiograma e USG com Doppler pode excluir com segurança a possibilidade de EP na gestação
- Em gestantes com suspeita de EP e sinais de TVP aguda, o Doppler venoso profundo de membros inferiores deve ser considerado, para evitar irradiação desnecessária. Tanto a exposição materna como a fetal à radiação são baixas utilizando métodos de imagem modernos
- Cintilografia pulmonar V/Q ou angiotomografia de tórax *multislice* (protocolos de baixa radiação) devem ser consideradas para exclusão de hipótese de EP na gestação, caso o resultado da USG com Doppler profundo de membros inferiores seja negativo (Figura 35.15)
- A enoxaparina é o tratamento de escolha, pois não atravessa a barreira placentária e, consequentemente, não proporciona risco de hemorragia fetal ou de teratogenicidade. Deve ser considerada a trombólise ou a embolectomia cirúrgica na gestante com EP aguda de alto risco.

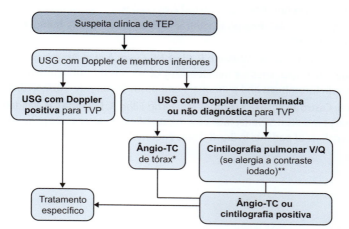

FIGURA 35.15 Avaliação diagnóstica para embolia pulmonar durante a gravidez e o pós-parto. Ângio-TC: angiotomografia computadorizada; TEP: tromboembolismo pulmonar; TVP: trombose venosa profunda; USG: ultrassonografia. *Ângio-TC com protocolo de baixa radiação. **Se a cintilografia V/Q for não diagnóstica, deve-se realizar ângio-TC.

Bibliografia

American College of Emergency Physicians Clinical Policies Subcommittee (Writing Committee) on Thromboembolic Disease; Wolf SJ, Hahn SA, Nentwich LM, Raja AS, Silvers SM *et al*. Clinical policy: critical issues in the evaluation and management of adult patients presenting to the emergency department with suspected acute venous thromboembolic disease. Ann Emerg Med. 2018;71(5):e59-109.

Fernandes CJCS, Jardim CVP, Alves Jr. JL, Oleas FAG, Morinaga LTK, Souza R. Reperfusão no tromboembolismo pulmonar agudo. J Bras Pneumol. 2018;44(3):237-43.

Jiménez D, Bikdeli B, Barrios D, Morillo R, Nieto R, Guerassimova I *et al*. Management appropriateness and outcomes of patients with acute pulmonary embolism. Eur Respir J. 2018;51(5):1800445.

Kearon C, Akl EA, Ornelas J, Blaivas A, Jimenez D, Bounameaux H *et al*. Antithrombotic therapy for VTE disease: CHEST Guideline and Expert Panel Report. Chest. 2016;149(2):315-52.

Konstantinides SV, Meyer G, Becattini C, Bueno H, Geersing GJ, Harjola VP *et al*. 2019 ESC Guidelines for the diagnosis and management of acute pulmonary embolism developed in collaboration with the European Respiratory Society (ERS): the task force for the diagnosis and management of acute pulmonary embolism of the European Society of Cardiology (ESC). Eur Respir J. 2019;54(3):1901647.

Maestre A, Trujillo-Santos J, Riera-Mestre A, Jiménez D, Micco P, Bascuñana J *et al*. Identification of low-risk patients with acute symptomatic pulmonary embolism for outpatient therapy. Ann Am Thorac Soc. 2015;12(8):1122-9.

McGrath BM, Groom AG. Images in clinical medicine. Hampton's hump. N Engl J Med. 2013;368(23):2219.

Ortel TL, Neumann I, Ageno W, Beyth R, Clark NP, Cuker A *et al*. American Society of Hematology 2020 Guidelines for management of venous thromboembolism: treatment of deep vein thrombosis and pulmonary embolism. Blood Adv. 2020;4(19):4693-738.

Soriano LA, Castro TT, Vilalva K, Borges MC, Pazin-Filho A, Miranda CH. Validation of the Pulmonary Embolism Severity Index for risk stratification after acute pulmonary embolism in a cohort of patients in Brazil. J Bras Pneumol. 2019;45(1):e20170251.

36

Síndrome Coronariana Aguda sem Supradesnivelamento do Segmento ST

Elzo Thiago Brito Mattar e Rômulo Augusto dos Santos

Considerações importantes

- Exame eletrocardiográfico deverá ser realizado e interpretado em até 10 minutos após a admissão de pacientes com dor torácica
- O biomarcador de necrose miocárdica de escolha é a troponina ultrassensível (Trop-US), de acordo com os últimos consensos, por sua alta sensibilidade e especificidade
- Importante estabelecer a diferenciação entre injúria miocárdica e infarto agudo do miocárdio (IAM)
- Oxigenoterapia deverá ser administrada apenas para pacientes com saturação de oxigênio ($SatO_2$) < 90% ou com sinais clínicos de desconforto respiratório agudo
- Morfina não deve ser administrada de maneira rotineira, mas apenas em casos de dor refratária ao tratamento antianginoso (nitrato/betabloqueador otimizados)
- Administrar preferencialmente ticagrelor e prasugrel em tratamento antiplaquetário associado ao ácido acetilsalicílico (AAS). Clopidogrel será usado apenas se esses fármacos citados não estiverem disponíveis ou forem contraindicados
- Se o cateterismo cardíaco for realizado nas primeiras 24 horas após admissão à emergência, o bloqueador de P2Y12 deverá ser empregado idealmente na sala de hemodinâmica (pós-tratamento)
- Os escores GRACE, HEAVEN (clínicos) e CRUSADE (hemorragias) têm fundamental importância na estratificação de risco do paciente com síndromes coronarianas agudas (SCA) e devem ser aplicados previamente na sala de emergência.

◥Qual a definição atualizada de síndrome coronariana aguda sem supradesnivelamento do segmento ST?

- A síndrome coronariana aguda sem supradesnivelamento do segmento ST (SCASSST) é caracterizada por dor torácica aguda sem supradesnivelamento

persistente do segmento ST, associada ou não a outras alterações no eletrocardiograma (ECG) que sugiram isquemia miocárdica de alguma natureza com amplo espectro de gravidade
- As principais manifestações no ECG nesses casos são:
  - Elevação transitória do segmento ST
  - Infradesnivelamento transitório ou persistente do segmento ST
  - Inversão de onda T
  - Outras alterações inespecíficas da onda T (plana ou pseudonormalização)
  - ECG normal
- Nesse grupo, estão os pacientes com angina instável (AI), ou seja, sem alterações de marcadores de necrose miocárdica, e aqueles com infarto agudo do miocárdio sem supradesnivelamento do segmento ST (IAMSSST), quando há elevação de marcadores de necrose miocárdica (Figura 36.1)
- É essencial conhecer a definição de infarto, principalmente para distingui-lo de injúria ou lesão miocárdica

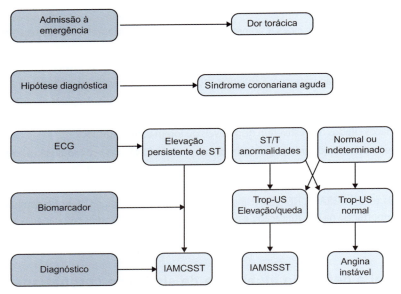

FIGURA 36.1 Características da síndrome coronariana aguda sem supradesnivelamento do segmento ST. Trop-US: troponina ultrassensível. IAMCSST: infarto agudo do miocárdio com supradesnivelamento do ST; IAMSSST: infarto agudo do miocárdio sem supradesnivelamento do ST. (Redesenhada de Roffi *et al.*, 2016.)

- A detecção de níveis elevados de troponina (acima do percentil 99) caracteriza a lesão miocárdica, que pode ser causada por uma série de fatores ou comorbidades. Se ocorrer elevação dos níveis desse marcador, constata-se uma lesão aguda
- O IAM é a lesão aguda associada à evidência clínica de isquemia miocárdica (Figura 36.2).

Em 2018, European Society of Cardiology (ESC), American College of Cardiology (ACC), American Heart Association (AHA) e World Heart Federation (WHF) divulgaram a quarta definição universal de IAM, atualizando seu conceito (Tabela 36.1) e seus subtipos (Tabela 36.2).

- Existem duas possíveis justificativas para os níveis do biomarcador troponina estarem alterados (Figura 36.3):
  - Variações de Trop-US > 20% geralmente significam IAM ou lesão aguda do miocárdio
  - Variações < 20% sugerem injúria miocárdica crônica, como a encontrada nos portadores de doença renal crônica e insuficiência cardíaca congestiva (ICC)
- Neste capítulo, será discutida a utilização de biomarcadores no diagnóstico de SCASSST.

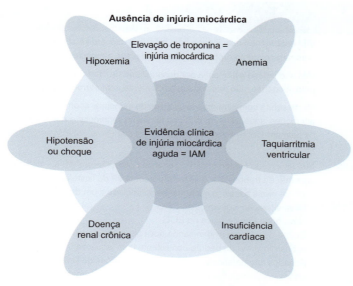

FIGURA 36.2 Fatores envolvidos em injúria miocárdica. IAM: infarto agudo do miocárdio.

TABELA 36.1
Definição universal de infarto agudo do miocárdio (IAM).

Definição de lesão miocárdica	A expressão "lesão miocárdica" deve ser empregada quando os valores de troponina cardíaca apresentam-se acima do percentil 99 do limite da normalidade, em pelo menos uma dosagem. Essa lesão é considerada aguda se houver comprometimento dinâmico, com ascensão ou queda dos valores basais. Valores de troponina persistentemente elevados definem a lesão miocárdica crônica
Definição de IAM (subtipos 1, 2 e 3)	Lesão miocárdica aguda envolvendo isquemia miocárdica, com as seguintes características: • Sintomas sugestivos de isquemia miocárdica aguda • Nova alteração isquêmica no ECG • Nova onda Q patológica no ECG • Exame de imagem evidenciando nova alteração de contratilidade ou perda de miocárdio viável, consistente com etiologia isquêmica • Identificação de trombo intracoronariano por angiografia ou necropsia (apenas para tipo 1)

ECG: eletrocardiograma.

TABELA 36.2
Subtipos de infarto agudo do miocárdio (IAM).

Classificação (tipos)		Descrição
1		IAM espontâneo relacionado com isquemia miocárdica secundária a evento coronariano, como ruptura ou erosão de placa aterosclerótica coronariana
2		IAM secundário a isquemia por desequilíbrio de oferta/demanda de oxigênio pelo miocárdio, não relacionado diretamente com aterotrombose coronariana
3		Morte súbita com sintomas sugestivos de isquemia, acompanhada de novas alterações isquêmicas no ECG ou fibrilação ventricular e que ocorre antes de os biomarcadores serem coletados ou de sua elevação; IAM confirmado por necropsia
4	a	IAM associado à intervenção coronariana percutânea ≤ 48 h – definido por aumento de troponina > 5 vezes o percentil 99 do limite da normalidade ou 20% de níveis basais já aumentados, associado a um dos seguintes achados: • Nova alteração isquêmica no ECG • Nova onda Q patológica no ECG • Exame de imagem evidenciando nova alteração de contratilidade ou perda de miocárdio viável de padrão consistente com isquemia miocárdica • Achados angiográficos mostrando complicações de limitação do fluxo da artéria coronária (dissecção, oclusão de vaso epicárdico, perda de circulação colateral e embolização distal)

(continua)

TABELA 36.2
Subtipos de infarto agudo do miocárdio (IAM). (*Continuação*)

Classificação (tipos)		Descrição
4	b	IAM associado à trombose de *stent* constatada por angiografia ou necropsia
	c	IAM relacionado com reestenose *intrastent* ou pós-angioplastia na ausência de outras lesões ou trombo intracoronariano que o justifiquem
5		IAM associado à cirurgia de revascularização miocárdica ≤ 48 h – definido pelo aumento > 10 vezes o percentil 99 do limite da normalidade ou 20% de níveis basais já aumentados, associado a um dos seguintes achados: • Nova onda Q patológica no ECG • Exame de imagem evidenciando nova alteração de contratilidade ou perda de miocárdio viável de padrão consistente com isquemia miocárdica • Achado angiográfico mostrando oclusão de novo enxerto ou artéria coronária nativa

ECG: eletrocardiograma. (Adaptada de Thygesen *et al.*, 2018.)

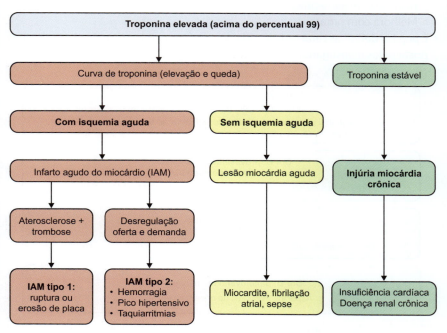

FIGURA 36.3 Elevações de troponina em diversos contextos clínicos.

◣Como fazer a abordagem inicial do paciente com dor torácica?

- A abordagem inicial consiste na realização de anamnese, exame físico, ECG e dosagem de biomarcador de injúria miocárdica
- Na suspeita de SCA, o paciente com dor torácica deverá ser mantido em repouso absoluto, em leito de emergência, até elucidação diagnóstica. Nesse caso, a conduta inicial consiste em monitoramento eletrocardiográfico, oximetria de pulso, pressão arterial não invasiva e obtenção de acesso venoso
- As características da dor torácica pela anamnese devem ser analisadas da seguinte forma:
  - Intensidade
  - Duração
  - Localização
  - Irradiações
  - Fatores desencadeantes
  - Alteração com postura/movimento
  - Relação com alimentação
  - Melhora com nitrato
- É preciso definir as características da dor conforme a classificação de angina proposta pelos investigadores do estudo CASS (Figura 36.4).

Dor A: definitivamente anginosa
Principal hipótese: SCA
Dor retroesternal precipitada por esforço com irradiação para ombro, pescoço ou braço esquerdo, atenuada por repouso ou nitrato em menos de 10 min

Dor B: provavelmente anginosa
Principal hipótese: SCA
Apresenta a maioria das características da dor definitivamente anginosa

Dor C: provavelmente não anginosa
Principal hipótese: SCA
Dor de característica atípica que não preenche critérios para dor anginosa

Dor D: definitivamente não anginosa
Aspectos evidentes de origem não cardíaca

FIGURA 36.4 Classificação de dor torácica/angina proposta pelo estudo CASS. SCA: síndrome coronariana aguda.

Capítulo 36 • Síndrome Coronariana Aguda sem Supradesnivelamento do Segmento ST

- Ainda na anamnese, é importante obter informações de história pessoal, comorbidades e antecedentes familiares que possam estar relacionados com maior probabilidade de SCA:
  - Idade avançada (> 55 anos em homens e > 65 anos em mulheres) e sexo masculino
  - Fatores de risco para aterosclerose: tabagismo, diabetes melito, dislipidemia, hipertensão arterial sistêmica (HAS) e injúria renal crônica
  - Antecedente familiar de doença arterial coronariana (DAC) em parentes de primeiro grau (homens com < 55 anos e mulheres com < 65 anos)
  - Aterosclerose prévia sintomática, como doenças arterial obstrutiva periférica, carotídea ou coronariana
  - Doenças inflamatórias crônicas, como lúpus eritematoso sistêmico ou artrite reumatoide
- O exame físico pode colaborar na identificação de pacientes de maior risco (com sinais de disfunção ventricular grave ou complicações mecânicas) e no diagnóstico diferencial da dor torácica não coronariana
- Entre os achados de mau prognóstico, destacam-se sopro sistólico em foco mitral, taquicardia, taquipneia, hipotensão, sudorese, pulsos finos, terceira bulha e estertores pulmonares. Alterações do exame físico possibilitam o diagnóstico diferencial com outras causas de dor torácica:
  - Cardíacas: pericardite (atrito pericárdico), tamponamento cardíaco (pulso paradoxal), estenose aórtica (sopro sistólico aórtico), miocardiopatia hipertrófica (sopro sistólico ejetivo paraesternal que aumenta com manobra de Valsalva)
  - Não cardíacas: dissecção de aorta (divergência de pulso e pressão entre os braços e sopro diastólico de insuficiência aórtica), embolia pulmonar/infarto pulmonar (atrito pleural), pneumotórax (murmúrio vesicular diminuído e timpanismo à percussão), musculoesquelética (dor à palpação)
- Enquanto ocorre a anamnese e o exame físico, o ECG deverá ser realizado e interpretado em até 10 minutos após a admissão hospitalar, assim como a coleta de exames laboratoriais que possam contribuir para o diagnóstico (biomarcadores cardíacos) e para condições associadas à injúria miocárdica:
  - Função renal basal: exame importante, pois o paciente poderá ser submetido à cineangiocoronariografia, e o contraste aplicado é nefrotóxico
  - *Clearance* de creatinina estimado (CKD-EPI): em caso de necessidade de prescrição de anticoagulante
  - Perfil lipídico completo nas primeiras 24 horas da admissão à emergência
  - Glicemia: dosar e controlar os níveis de glicose, pois valores $\geq$ 180 mg/dℓ associam-se a maior morbimortalidade.

Como interpretar o eletrocardiograma nas síndromes coronarianas agudas sem supradesnivelamento do segmento ST?

- O ECG de 12 derivações é o primeiro exame diagnóstico a ser realizado na suspeita de SCA e deve ser realizado o mais rápido possível, idealmente, em até 10 minutos após admissão hospitalar. Com esse exame, é possível diagnosticar ou descartar hipótese de infarto agudo do miocárdio com supradesnivelamento do segmento ST (IAMCSST)
- Na SCASSST, o ECG pode mostrar-se normal, mas comumente existem alterações sugestivas de isquemia miocárdica, como:
  - Elevação transitória do segmento ST
  - Infradesnivelamento transitório ou persistente do segmento ST $\geq$ 0,5 mm, em duas derivações contíguas ou mais, deve ser valorizado
  - Inversão de onda T, outras alterações inespecíficas (plana ou pseudonormalização)
- Nos casos em que o ECG esteja normal ou indeterminado, principalmente em pacientes sintomáticos, o exame deve ser repetido pelo menos uma vez, em até 6 horas. Nesse cenário, o ideal é repetir o ECG a cada 15 a 30 minutos nas primeiras 2 horas após admissão.

Padrões eletrocardiográficos específicos

- Síndrome de Wellens: ondas T bifásica ou T *plus-minus* em V1 a V3 são indicativas de lesão em terço proximal de artéria descendente anterior, como descrito em 1982 por Wellens, definindo a síndrome que leva o seu nome (Figura 36.5)
- Dinâmica de ST: alterações dinâmicas no segmento ST (depressão ou elevação do ST) ou inversões da onda T durante episódio doloroso, que se resolvam ao menos parcialmente quando os sintomas são aliviados, são importantes marcadores de prognóstico adverso, ou seja, com subsequente IAM ou morte
- Vasospasmo: elevação transitória de segmento ST caracteriza a clássica descrição da angina variante de Prinzmetal ou angina vasospástica. Quando ocorre concomitantemente nas derivações anteriores e inferiores (refletindo isquemia extensa), associa-se a maior risco de morte súbita
- Supradesnivelamento de ST em derivação aVR: essa derivação, que há muito tempo foi negligenciada, merece bastante atenção (Figura 36.6)
  - Na última definição universal de IAM, publicada em 2018, o texto reforça a importância dessa derivação e sugere que o supradesnivelamento de ST nessa derivação deva ser conduzido como SCACSST

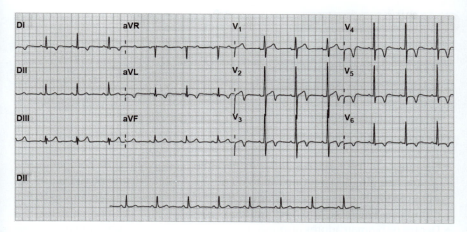

FIGURA 36.5 Síndrome de Wellens – Onda T bifásica em V2 e V3 e onda T de padrão isquêmico em V3, V4, V5 e V6 (simétrica e > 2 mm de profundidade).

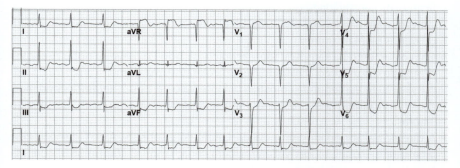

FIGURA 36.6 Supradesnivelamento do segmento ST em derivação aVR e infradesnivelamento do segmento ST em DI, DII, DIII, aVF e de V3 a V6.

- Esse supradesnivelamento do ST em aVR associado ao infradesnivelamento do ST em 6 derivações ou mais, principalmente em DI, DII e V4 a V6, deve ser conduzido como SCA de muito alto risco, com necessidade de estratificação invasiva e imediata (até 2 horas)
- Essa alteração eletrocardiográfica é sugestiva de lesão de tronco de artéria coronária esquerda ou comprometimento multiarterial.

> **Lembrete de conduta**
>
> Em pacientes sintomáticos e com ECG de 12 derivações normal ou indeterminado, nunca esquecer de pesquisar as derivações adicionais V3R, V4R, V7, V8 e V9, pois pode-se estar diante de um IAMCSST por oclusão da artéria coronária direita ou circunflexa.

◤Como interpretar os biomarcadores de necrose miocárdica?

- Devem ser mensurados em todos os pacientes com suspeita de coronariopatia aguda. Eles são úteis para auxiliar tanto no diagnóstico quanto no prognóstico
- Após realizado o exame, o resultado deve ser liberado, idealmente, em até 60 minutos, para não retardar o diagnóstico
- Dentre os biomarcadores disponíveis, a troponina é o que apresenta maior sensibilidade e especificidade para lesão miocárdica
- As troponinas convencionais (qualitativas) apresentam uma limitação: baixa sensibilidade para detecção antes de 6 horas do início do quadro
- Com o surgimento da Trop-US, esse problema foi resolvido, com aumento significativo da sensibilidade quando coletada com menos de 3 horas do início dos sintomas. Em um serviço com Trop-US disponível, não há necessidade da coleta de outros biomarcadores
- Com o aumento da sensibilidade e acurácia da Trop-US, deve-se optar por algoritmos de diagnóstico acelerado, sendo coletada uma primeira amostra na admissão (T0 h) e a segunda amostra com intervalo de 1 ou 2 horas (dependendo do *kit* disponível no serviço); caso não seja possível, coletar com intervalo de 3 horas
- A diretriz da Sociedade Europeia de Cardiologia sobre SCASSST disponibiliza uma lista de todos os *kits* validados para seriar Trop-US (Tabela 36.3) com intervalo de 1 ou de 2 horas e orienta, se disponível, a dar preferência ao *kit* com intervalo de 1 hora, o que propicia rápido diagnóstico e menor tempo do paciente na sala de emergência. Para considerar que houve curva de Trop-US, o aumento ou a queda do valor deve ser o orientado pelo *kit* utilizado
  - Em geral, para considerar que houve lesão miocárdica aguda, a variação deve ser ≥ 20%
  - Variações menores configuram lesões crônicas, como as que ocorrem em nefropatas
  - Não havendo variações, a conduta dependerá das características da dor torácica e das alterações eletrocardiográficas, podendo se tratar de AI ou diversas outras etiologias extracardíacas

Capítulo 36 • Síndrome Coronariana Aguda sem Supradesnivelamento do Segmento ST

TABELA 36.3

Lista dos principais *kits* validados para o algoritmo de diagnóstico acelerado de injúria miocárdica (ng/dℓ).

Algoritmos de 0 a 1 h	Muito baixo	Baixo	Ausência de variação relevante em 1 h	Alto	Variação relevante em 1 h
hs-cTn T (Elecsys: Roche)	< 5	< 12	< 3	≥ 52	≥ 5
hs-cTn I (Architect: Abbott)	< 4	< 5	< 2	≥ 64	≥ 6
hs-cTn I (Centaur: Siemens)	< 3	< 6	< 3	≥ 120	≥ 12
hs-cTn I (Access: Beckman Coulter)	< 4	< 5	< 4	≥ 50	≥ 15
hs-cTn I (Clarity: Singulex)	< 1	< 2	< 1	≥ 30	≥ 6
hs-cTn I (Vitros: Clinical Diagnostics)	< 1	< 2	< 1	≥ 40	≥ 4
hs-cTn I (Panthfast: LSI Medience)	< 3	< 4	< 3	≥ 90	≥ 20
hs-cTn I (Triage True: Quidel)	< 4	< 5	< 3	≥ 60	≥ 8
Algoritmo de 0 a 2 h					
hs-cTn T (Elecsys: Roche)	< 5	< 14	< 4	≥ 52	≥ 10
hs-cTn I (Architect: Abbott)	< 4	< 6	< 2	≥ 64	≥ 15
hs-cTn I (Centaur: Siemens)	< 3	< 8	< 7	≥ 120	≥ 20
hs-cTn I (Access: Beckman Coulter)	< 4	< 5	< 5	≥ 50	≥ 20
hs-cTn I (Clarity: Singulex)	< 1	ND	ND	≥ 30	ND
hs-cTn I (Vitros: Clinical Diagnostics)	< 1	ND	ND	≥ 40	ND
hs-cTn I (Panthfast: LSI Medience)	< 3	ND	ND	≥ 90	ND
hs-cTn I (Triage True: Quidel)	< 4	ND	ND	≥ 60	ND

ND: não definido.

- Caso haja disponibilidade apenas da troponina qualitativa ou não haja troponina no serviço, o biomarcador a ser utilizado deverá ser a creatinoquinase (CK-MB) massa.

Como fazer a estratificação de risco do paciente com síndrome coronariana aguda sem supradesnivelamento de segmento ST?

- Com o objetivo de estabelecer prognóstico e definir conduta, é necessário estratificar o risco de cada paciente

- Por meio de dados demográficos, sintomas, achados eletrocardiográficos e biomarcadores, há uma série de calculadoras de risco, como TIMI Risk e GRACE.

TIMI
- O escore TIMI Risk (Figura 36.7), que foi desenvolvido pelo banco de dados do estudo TIMI (*Thrombolysis in Myocardial Infarction*) 11B, é de fácil execução. Nele foram identificados 7 marcadores independentes de pior prognóstico, conferindo 1 ponto para cada um desses itens, sendo o paciente classificado em baixo risco (escores de 0 a 2), risco intermediário (escores de 3 a 4) ou alto risco (escores de 5 a 7).

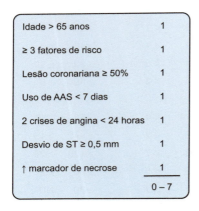
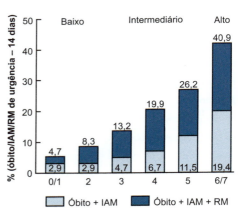

FIGURA 36.7 Escore de risco TIMI. AAS: ácido acetilsalicílico; IAM: infarto agudo do miocárdio; RM: revascularização miocárdica.

GRACE
- O escore de risco GRACE (*Global Registry of Acute Coronary Events*) proporciona uma estratificação mais acurada tanto na admissão quanto na alta hospitalar (Figura 36.8) e fornece uma estimativa de óbito intra-hospitalar ou morte e IAM em 6 meses após a alta
- Seu ponto negativo é sua maior complexidade, necessitando de computador ou *smartphone* para o cálculo de risco
- Na última atualização da diretriz europeia de SCASSST, publicada em 2020, foi eleito o escore de risco de escolha
  - Pacientes que pontuaram > 140 foram considerados de alto risco, e os que ficaram abaixo disso foram classificados como baixo risco. Essa diretriz, de forma surpreendente, aboliu o risco intermediário.

Idade (anos)	0-100
Frequência cardíaca	0-46
PAS (mmHg)	58-0
Creatinina (mg/dℓ)	1-28
ICC (Killip)	0-59
PCR na admissão	39
Desvio de ST	28
Elevação dos marcadores de necrose	1-372

Risco	Pontos	% Morte hospitalar
Baixo	1-108	< 1
Intermediário	109-140	1-3
Alto	> 140	> 3

FIGURA 36.8 Escore de risco GRACE. ICC: insuficiência cardíaca congestiva; PAS: pressão arterial sistólica; PCR: proteína C reativa.

HEART

- A Sociedade Brasileira de Cardiologia (SBC), mediante a recente Diretriz de Angina Instável e IAMSSST, publicada em 2021, apresenta 3 novos escores de risco: HEART, ADAPT e EDACS (Figura 36.9)
- Nesse documento, a orientação é que seja utilizado o escore HEART, que avalia o risco de um evento cardíaco maior (IAM, necessidade de revascularização ou morte) em 6 semanas após sua apresentação inicial em pacientes atendidos com dor torácica.
- Pelo escore HEART, a pontuação de 0 a 3 possibilita identificar 35 a 46% de pacientes de baixo risco, exibindo alta sensibilidade e valor preditivo negativo, enquanto pacientes com pontuação de 7 a 10 apresentam alto risco com uma taxa de eventos superior a 50% em semanas
- Quando comparado ao escores GRACE e TIMI, o HEART demonstrou maior assertividade em distinguir pacientes de baixo risco para eventos cardíacos maiores, com menor taxa de perda e maior acurácia para a estratificação de risco inicial na sala de emergência. Em resumo, o primeiro escore a ser utilizado deverá ser o HEART, que definirá com maior acurácia quem realmente é de baixo risco. Em segundo lugar, utiliza-se o escore de risco GRACE para definir melhor quem serão os de alto risco. Aqueles de baixo risco que apresentarem testes provocativos positivos serão reclassificados como risco intermediário.

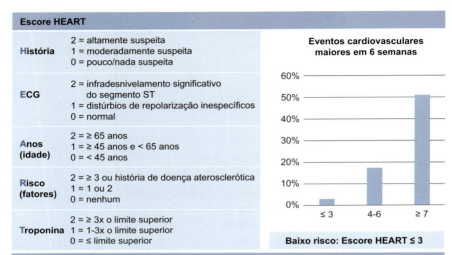

FIGURA 36.9 Escores de estratificação de risco clínico para dor torácica indicados pela SBC. DAC: doença arterial coronariana; ECG: eletrocardiograma.

CRUSADE

- Além da estratificação do risco de evento isquêmico, deve-se avaliar o risco de hemorragia nesses pacientes, pois esse sintoma associa-se a pior prognóstico
- Um dos escores de escolha para esse fim é o CRUSADE (*Can Rapid Risk Stratification of Unstable Angina Patients Supress Adverse*), com uma acurácia relativamente alta para estimar o risco de hemorragia por incorporar variáveis de admissão e de tratamento
- Pela pontuação obtida na Tabela 36.4, estima-se o risco de hemorragia maior.

TABELA 36.4

Escore de risco de hemorragia CRUSADE.

Fator prognóstico	Escores
Hematócrito basal (%)	
< 31	9
31 a 33,9	7
34 a 36,9	3
37 a 39,9	2
> 40	0
Clearance de creatinina (mℓ/min)	
< 15	39
16 a 30	35
31 a 60	28
61 a 90	17
91 a 120	7
> 120	0
Frequência cardíaca (bpm)	
< 70	0
71 a 80	1
81 a 90	3
91 a 100	6
101 a 110	8
111 a 120	10
> 120	11

(*continua*)

TABELA 36.4

Escore de risco de hemorragia CRUSADE. (*Continuação*)

Fator prognóstico	Escores
Sexo	
Masculino	0
Feminino	8
Sinais de IC na apresentação	
Não	0
Sim	6
Doença vascular prévia	
Sim	0
Não	6
Diabetes melito	
Sim	0
Não	6
PAS (mmHg)	
< 90	10
91 a 100	8
101 a 120	5
121 a 180	1
181 a 200	3
> 200	5

IC: insuficiência cardíaca; PAS: pressão arterial sistólica.

◤Qual a conduta conforme a estratificação de risco?

Como escrito anteriormente, a estratificação de risco define o prognóstico e estabelece a conduta a ser adotada.

Muito alto risco

O primeiro passo é identificar os pacientes de muito alto risco:

- Instabilidade hemodinâmica ou choque cardiogênico
- Dor torácica refratária ao tratamento medicamentoso
- Arritmias malignas ou parada cardiorrespiratória
- Complicações mecânicas do IAM

- Insuficiência cardíaca aguda
- Alterações recorrentes do segmento ST-T com elevação intermitente do segmento ST
- Supradesnivelamento do segmento ST na derivação aVR e infradesnivelamento do segmento ST em 6 derivações ou mais, principalmente em DI, DII, V4 a V6.

Nesses casos, a conduta é a estratificação invasiva imediata (cateterismo cardíaco em < 2 horas).

A Diretriz Brasileira de Angina Instável e IAMSSST, publicada em 2021, propõe um fluxograma diagnóstico, demonstrado na Figura 36.10.

Alto risco

Todo paciente encaminhado para internação hospitalar é considerado de alto risco. Nesse grupo estão:

- Diagnosticados com IAMSSST
- GRACE > 140
- ECG com alterações isquêmicas e/ou elevação da troponina e/ou alterações de motilidade observadas ao ecocardiograma transtorácico.

O paciente de alto risco deverá ser submetido à estratificação invasiva precoce (cateterismo < 24 horas).

Risco intermediário

Os pacientes que forem estratificados como de risco intermediário, conforme Tabela 36.5, deverão ser submetidos à estratificação invasiva em menos de 72 horas.

Baixo risco

- O paciente considerado como baixo risco deverá ser submetido à estratificação não invasiva
- Pode-se utilizar o teste ergométrico (TE) na sala de emergência, ecocardiograma de estresse ou cintilografia de perfusão miocárdica. O TE é o exame de primeira escolha para pacientes que possam realizar exercício, por ser procedimento de baixo custo, ter larga disponibilidade e baixa frequência de intercorrências. Para ser submetido a esse exame, o paciente deverá ser observado por 9 a 12 horas e preencher os seguintes critérios:
  - ECG basal e biomarcadores (necrose) sem alterações
  - Ausência de sintomas (dor precordial ou dispneia)
  - Estabilidade hemodinâmica e condições adequadas para o esforço físico
  - Descartadas contraindicações absolutas: doenças agudas da aorta, tromboembolismo pulmonar, miocardite e pericardite

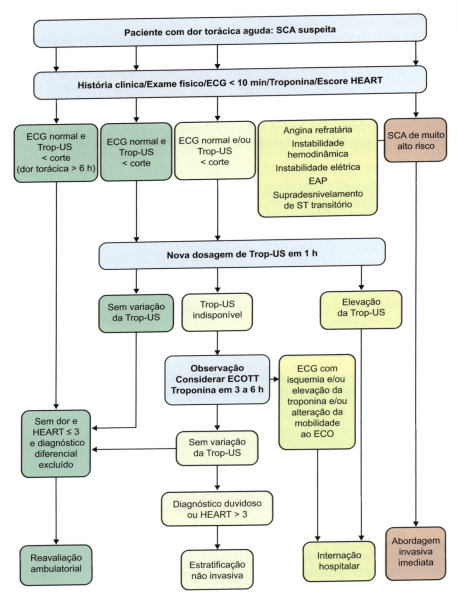

FIGURA 36.10 Fluxo de investigação da síndrome coronariana aguda (SCA) sem supradesnivelamento do segmento ST. ECG: eletrocardiograma; EAP: edema agudo pulmonar; ECO: ecocardiograma; ECOTT: ecocardiograma transtorácico; Trop-US: troponina ultrassensível.

Capítulo 36 • Síndrome Coronariana Aguda sem Supradesnivelamento do Segmento ST

TABELA 36.5

Seleção de estratégia de tratamento da síndrome coronariana aguda sem supradesnivelamento do segmento ST de acordo com a estratificação de risco inicial.

Muito alto risco	Alto risco	Risco intermediário
Instabilidade hemodinâmica ou choque cardiogênico Arritmia ventricular maligna ou PCR Complicações mecânicas ICA Alterações dinâmicas ST-T recorrentes ↓ **Invasiva imediata** **IC**	Troponina positiva Alteração dinâmica ST-T GRACE > 140 ↓ **Invasiva precoce** **(menor que 24 h)** **IA**	DM ou injúria renal ICC ou FEVE < 40% Angina pós-IAM ICP ou CRVM prévios GRACE entre 109 e 140 ou sintomas recorrentes ou teste funcional positivo ↓ **Invasiva** **(menor que 72 h)** **IA**

FEVE: fração de ejeção do ventrículo esquerdo; IAM: infarto agudo do miocárdio; ICA: insuficiência cardíaca aguda; ICC: insuficiência cardíaca congestiva; ICP: intervenção coronariana percutânea; CRVM: cirurgia de revascularização miocárdica; DM: diabetes melito; PCR: parada cardiorrespiratória.

- Devido ao seu alto valor preditivo negativo, se o resultado do TE for normal e o paciente evidenciar boa capacidade funcional, recomenda-se alta precoce
- Na impossibilidade de realização do TE (dificuldade de locomoção) ou ECG não interpretável (bloqueio de ramo esquerdo, marca-passo artificial, fibrilação atrial ou sobrecarga ventricular esquerda), o paciente pode ser submetido a exames provocativos de isquemia associados à imagem não invasiva, como:
  - Ecocardiografia de estresse: método de estratificação funcional em pacientes sem dor torácica recorrente ou evidências eletrocardiográficas de isquemia e/ou elevação de troponina
  - Cintilografia miocárdica de estresse (físico ou farmacológico): método de estratificação funcional em pacientes sem dor torácica recorrente, sem evidências eletrocardiográficas de isquemia e/ou elevação de troponina. A cintilografia de perfusão miocárdica em repouso na dor torácica aguda é recomendada para estratificação de risco em pacientes com suspeita clínica de coronariopatia aguda e ECG não diagnóstico (Classe I) e pode ser utilizada para determinar origem isquêmica da dor (Classe IIa)

- Angiotomografia de artérias coronárias: pode ser usada em pacientes com dor torácica aguda de probabilidade baixa a intermediária para DAC, com ECG não diagnóstico e marcadores de necrose miocárdica negativos
  - Essa abordagem, de acordo com estudos, está relacionada com reduções de custo e tempo de internação, com aparente aumento do número de angiografias invasivas e revascularização miocárdica
  - Um ponto negativo é o fato de envolver administração de contraste, com risco de nefrotoxicidade.

Muito baixo risco

Uma mudança nessa diretriz é a proposta de reavaliação ambulatorial, dispensando estratificação não invasiva ou internação hospitalar em pacientes de muito baixo risco com:

- Escore HEART < 3, associado à troponina negativa de acordo com protocolo institucional
- ECG sem alteração isquêmica e ausência de antecedentes de DAC.

Esses casos podem ser liberados do serviço de emergência com segurança para reavaliação ambulatorial.

Qual a conduta na sala de emergência?

Oxigenoterapia

- Ofertar oxigênio apenas para pacientes com $SatO_2$ < 90% ou sinais clínicos de desconforto respiratório.

Morfina

- Embora a morfina tenha ótima eficácia no controle da angina e da ansiedade, há cada vez mais evidências de que ela interfira na ação de todos os inibidores da P2Y12 (clopidogrel, ticagrelor e prasugrel). Por isso, será administrada apenas nestas situações:
  - Dor contínua, apesar da terapia anti-isquêmica otimizada
  - Contraindicação ao uso de nitrato ou betabloqueador
- Efeitos colaterais: náuseas, vômito, hipotensão, bradicardia e depressão respiratória
- Modo de administração: lento; administrando-se pequenas doses (2 a 4 mg), diminui o risco de efeitos colaterais

Capítulo 36 • Síndrome Coronariana Aguda sem Supradesnivelamento do Segmento ST — 561

- Dose recomendada: morfina 2 a 4 mg diluídos em 10 ml de solução salina (SS) a 0,9%; administrar a cada 5 minutos, respeitando-se a dose máxima de 25 mg
- Contraindicações absolutas: hipotensão (PAS < 100 mmHg) e infarto de ventrículo direito.

Nitratos

- Primeira escolha de tratamento antianginoso
- Devem ser iniciados na sala de emergência por via sublingual, nestas três possíveis apresentações:
  - Nitroglicerina (0,4 mg/comprimido): dose máxima de 1,2 mg
  - Dinitrato de isossorbida (5 mg/comprimido): dose máxima de 15 mg
  - Mononitrato de isossorbida (5 mg/comprimido): dose máxima de 15 mg
- Devem ser administrados com intervalo de 5 minutos, respeitando-se as doses máximas
- Se não houver alívio da dor ou o paciente estiver hipertenso e/ou com sinais de congestão, iniciar nitrato intravenoso:
  - Nitroglicerina 50 mg/10 ml: diluir em 250 ml de SS a 0,9% ou solução glicosada (SG) a 5% por via intravenosa (IV), em bomba de infusão contínua (BIC)
    - Iniciar com 10 μg/min
    - Aumentar 10 μg/min, a cada 5 minutos, até obter melhora sintomática ou redução da pressão arterial (queda da PAS não deve ser superior a 30% ou PAS não atingindo < 110 mmHg)
    - Dose máxima = 400 μg/min
    - O tratamento intravenoso deverá ser mantido por 24 a 48 horas da última angina e sua suspensão deverá ser feita de forma gradual
    - Contraindicações absolutas: hipotensão arterial importante (PAS < 100 mmHg), infarto de ventrículo direito, uso prévio de sildenafila nas últimas 24 horas ou de tadalafila nas últimas 48 horas
    - Efeito colateral comum: cefaleia.

Betabloqueadores

- Na angina, seus benefícios estão relacionados com sua ação nos receptores β-1-adrenérgicos
- Diminuem frequência cardíaca (FC), pressão arterial e contratilidade miocárdica, provocando redução do consumo de oxigênio pelo miocárdio

- Indicações:
  - Via oral: nas primeiras 24 horas em pacientes sem contraindicações (sinais de insuficiência cardíaca, sinais de baixo débito, risco aumentado de choque cardiogênico ou outras contraindicações ao betabloqueador)
  - Via intravenosa: pacientes de risco intermediário e alto com isquemia persistente, taquicardia e hipertensão, desde que não apresentem sinais clínicos e/ou radiológicos de ICC
- A administração preferencial é por via oral (VO)
- Caso haja necessidade de utilização por via intravenosa (isquemia persistente, taquiarritmia e/ou hipertensão), deve-se respeitar o tempo de 15 minutos para iniciar a posologia oral
- Os mais utilizados são:
  - Atenolol: 25 a 50 mg VO, a cada 12 horas, podendo ser iniciado 15 minutos após a última dose intravenosa
  - Metoprolol: 5 mg em 1 a 2 minutos IV, a cada 5 minutos até completar a dose máxima de 15 mg. Caso utilize a via oral: 50 a 100 mg, a cada 12 horas, podendo ser iniciado 15 minutos após a última administração intravenosa
- As contraindicações ocorrem em pacientes com risco de choque cardiogênico (Tabela 36.6):
  - Idade > 70 anos
  - PAS < 100 mmHg
  - FC > 110 ou < 60 bpm
  - Killip > II
  - Se história de asma ou doença pulmonar obstrutiva crônica (DPOC), a contraindicação será apenas na vigência de broncospasmo
  - Sintomas relacionados com vasospasmo por uso de cocaína durante intoxicação aguda.

TABELA 36.6

Contraindicações aos betabloqueadores.

- FC < 60 bpm
- PAS < 100 mmHg
- Intervalo PR > 0,24 s
- BAV de 2º ou 3º graus
- História de asma ou DPOC
- Doença vascular periférica grave
- Disfunção ventricular grave
- Classe Killip ≥ II

BAV: bloqueio atrioventricular; DPOC: doença pulmonar obstrutiva crônica; FC: frequência cardíaca; PAS: pressão arterial sistólica.

Ácido acetilsalicílico

- Recomendado na sala de emergência o mais precoce possível em todos os pacientes sem contraindicação
- Dose de ataque: 165 a 300 mg VO
- De forma prática, administrar de 2 a 3 comprimidos de AAS 100 mg macerados ou pedir ao paciente para mastigá-los
- Dose de manutenção: 75 a 100 mg/dia (uso contínuo, *ad eternum* ou se surgirem contraindicações)
- Contraindicações absolutas: hipersensibilidade conhecida, úlcera péptica ativa, discrasia sanguínea ou hepatopatia grave
- Em caso de contraindicação por hipersensibilidade, o AAS poderá ser substituído por um bloqueador da P2Y12 em monoterapia de manutenção (preferencialmente ticagrelor ou prasugrel).

Bloqueadores da P2Y12

- Classe composta por 3 fármacos: clopidogrel, prasugrel e ticagrelor
- Devem ser administrados para pacientes estratificados como de intermediário e alto riscos
- Clopidogrel e prasugrel são tienopiridínicos e promovem uma ligação irreversível com o receptor P2Y12, causando uma inativação definitiva da plaqueta, o que os diferencia do ticagrelor, em que o bloqueio é reversível
- Em estudos comparativos, tanto o prasugrel (TRITON) quanto o ticagrelor (PLATO) foram superiores ao clopidogrel em diminuírem eventos isquêmicos. Por isso, a recomendação é a utilização preferencialmente de ticagrelor ou prasugrel
- O AAS, indubitavelmente, deverá ser administrado na sala de emergência, em pré-tratamento, ou seja, antes da realização do cateterismo cardíaco
- A questão que vem sendo discutida nas últimas diretrizes é o momento correto de se administrar o bloqueador da P2Y12: pré ou pós-tratamento. A orientação é que o momento ideal para a administração seja após o cateterismo cardíaco, com conhecimento da anatomia e da definição da estratégia definitiva de tratamento (conservadora, angioplastia com implante de *stent* ou revascularização cirúrgica), desde que o cateterismo cardíaco seja realizado em menos de 24 horas
- Se a previsão de realização do cateterismo cardíaco for superior a 24 horas ou o tratamento for definido como conservador, optar pelo pré-tratamento, administrando clopidogrel ou ticagrelor na sala de emergência
- O prasugrel não deve ser utilizado em pré-tratamento, já que é necessário conhecimento da anatomia arterial coronariana antes de seu uso.

> **Lembrete de conduta**
>
> Após evento isquêmico (síndromes com ou sem supradesnivelamento de ST), a dupla agregação plaquetária deverá ser mantida minimamente por 12 meses.

Clopidogrel

- Deverá se a opção em pacientes com elevado risco de hemorragia e na indisponibilidade do ticagrelor ou prasugrel
- Fármaco de escolha em usuários de anticoagulação oral, por ser o único com evidência direta nesse cenário
- Dose de ataque: 300 mg (4 comprimidos de 75 mg)
- Se o paciente for submetido à intervenção coronariana percutânea (ICP), a dose de ataque poderá ser de 600 mg (8 comprimidos de 75 mg), seguidos de 150 mg/dia, por 1 semana, e depois disso, 75 mg/dia de dose de manutenção. Esse esquema só poderá ser feito em pacientes com baixo risco de hemorragia (escore CRUSADE)
- Dose de manutenção: 75 mg/dia durante, no mínimo, 12 meses
- Em caso de necessidade de revascularização cirúrgica, suspender o clopidogrel 5 dias antes do procedimento.

Ticagrelor

- Dose de ataque: 180 mg (2 comprimidos de 90 mg)
- Dose de manutenção: 90 mg, a cada 12 horas, por 12 meses, no mínimo
- Contraindicações absolutas: doença crônica renal dialítica e insuficiência hepática moderada/grave
- Em caso de revascularização cirúrgica, deverá ser suspenso 3 a 5 dias antes do procedimento.

Prasugrel

- Não pode ser administrado em esquema de pré-tratamento (sem anatomia conhecida), na sala de emergência
- Dose de ataque: 60 mg (6 comprimidos de 10 mg)
- Dose de manutenção: 10 mg/dia, por 12 meses, no mínimo
- Pacientes $\geq$ 75 anos ou peso $\leq$ 60 kg, ajustar dose para 5 mg/dia
- Contraindicação absoluta: ataque isquêmico transitório ou acidente vascular encefálico (AVE) prévio
- Em caso de necessidade de revascularização cirúrgica, suspender o clopidogrel 7 dias antes do procedimento.

Antitrombínicos

- A terapia anticoagulante deve ser administrada o mais rápido possível em todos os pacientes com SCASSST, visto que a utilização desses compostos reduz as incidências de IAM e óbito, sendo empregada poucas horas após o diagnóstico
- Há 3 opções: heparina não fracionada (HNF), heparina de baixo peso molecular (enoxaparina) e fondaparinux (Tabela 36.7)
- Em pacientes que serão encaminhados para a estratificação invasiva, a enoxaparina mostrou-se superior à HNF, devido às seguintes características:
  - Maior atividade antifator Xa em relação ao fator IIa
  - Inibição mais efetiva na produção de trombina
  - Inibição maior do que as HNF na via do fator tecidual
  - Indução menos frequente de plaquetopenia

TABELA 36.7

Doses dos anticoagulantes de acordo com a função renal do paciente.

Medicamento	Recomendação		
	Função renal normal ou IRC estágios 1 a 3 (ClCr $\geq$ 30 mℓ/min/1,73 m²)	IRC estágio 4 (ClCr entre 15 e 29 mℓ/min/1,73 m²)	IRC estágio 5 (ClCr $\geq$ 15 mℓ/min/1,73 m²)
HNF	Antes da coronariografia: 60 a 70 UI/kg em *bolus* IV (máximo de 5.000 UI) e infusão (12 a 15 UI kg/h) com alvo de TTPa 1,5 a 2,5 vezes o controle Durante coronariografia: 70 a 100 UI/kg IV, em pacientes não coagulados ou 50 a 70 UI/kg se uso concomitante com inibidores GPIIbIIIa	Sem ajuste de dose	Sem ajuste de dose
HBPM (enoxaparina)	1 mg/kg SC, a cada 12 h > 75 anos: 75% da dose	1 mg/kg a cada 24 h	Não recomendado
Fondaparinux	2,5 mg SC, a cada 24 h	Não recomendado, e ClCr < 20 mℓ/min/1,73 m²	Não recomendado

ClCr: *clearance* de creatinina; HBPM: heparina de baixo peso molecular; HNF: heparina não fracionada; IRC: injúria renal crônica; IV: intravenoso; SC: subcutâneo; TTPa: tempo de tromboplastina parcial ativada.

- Administração por via subcutânea, por sua grande biodisponibilidade
- Anticoagulação previsível em virtude de menor ligação em proteínas plasmáticas
- Não necessita de monitoramento de níveis plasmáticos
- No cenário do paciente de muito alto risco, que será submetido à estratificação invasiva imediata, a heparina deverá ser administrada na sala de hemodinâmica, assim como recomendado nos casos de angioplastia primária
- Se a opção for pelo fondaparinux e houver necessidade posterior de realização de cateterismo cardíaco, recomenda-se o uso de HNF durante esse procedimento para diminuir o risco de trombose de cateter. O hemodinamicista deverá ser avisado
- Em pacientes com peso $\geq$ 150 kg, o uso de enoxaparina na dose padrão de 1 mg/kg/dose aumenta o risco de hemorragia; portanto, em obesidade mórbida, orienta-se administrar HNF em BIC com controle adequado do tempo de tromboplastina parcial ativada (TTPa)
- Em relação à utilização da HNF, após iniciada a dose de manutenção em BIC, deve-se começar o controle do TTPa, com a primeira coleta a ser feita 3 horas após início da infusão. Depois disso, manter controle a cada 6 horas, objetivando preservar TTPa de 1,5 a 2,5 vezes o controle
- As principais recomendações sobre o uso de anticoagulantes na SCASSST estão na Figura 36.11
- Enoxaparina ou fondaparinux devem ser utilizados por 8 dias ou até a alta do paciente (o que ocorrer primeiro)
- Após ICP, com resolução da artéria comprometida pelo evento, a anticoagulação plena poderá ser suspensa, caso não haja outra indicação
- Manter HNF em BIC por 48 horas.

Inibidores da glicoproteína IIb-IIIa

- Por não serem tão eficazes na redução de eventos isquêmicos e de aumentarem o risco de hemorragia, seu uso rotineiro não é recomendado
- O emprego desses fármacos, como um terceiro antiagregante plaquetário, deve ser reservado para pacientes que não apresentem alto risco hemorrágico e tenham alto risco isquêmico/trombótico por critérios clínicos e angiográficos
- Basicamente, será indicação do hemodinamicista.

Hipolipemiantes

- Iniciar tratamento precoce com dose alta de estatina de alta potência em todos os pacientes, independentemente dos níveis de LDL, desde que não existam contraindicações

Capítulo 36 • Síndrome Coronariana Aguda sem Supradesnivelamento do Segmento ST

Anticoagulantes – Sumário de recomendações e evidências	Classe de evidência	Nível de evidência
Uso de HNF em pacientes com disfunção renal grave (*clearance* < 15 mℓ/min)	I	A
Uso de enoxaparina até a revascularização, por 8 dias ou até a alta hospitalar	I	A
Uso de fondaparinux por 8 dias ou até a alta hospitalar como alternativa à enoxaparina, especialmente no paciente de elevado risco hemorrágico	I	B
Nos pacientes em uso de fondaparinux, administrar HNF 85 UI/kg IV no momento da ICP ou 60 UI/kg naqueles que estiverem recebendo inibidores da GP IIb/IIa	I	B
Uso de HNF em pacientes com peso > 150 kg	IIa	B
Uso de enoxaparina preferencialmente à HNF em pacientes com *clearance* ≥ 15 mℓ/min/1,73 m²), a não ser que cirurgia de revascularização miocárdica esteja planejada para as próximas 24 horas	IIa	B
Uso preferencial de HNF na emergência em pacientes com estudo hemodinâmico de imediato	IIa	C
Troca de heparinas (HNF e enoxaparina)	III	
Uso de enoxaparina em pacientes com *clearance* de creatinina < 15 mℓ/min e peso > 150 kg	III	
Uso de fondaparinux em pacientes com *clearance* de creatinina < 20 mℓ/min	III	
Uso de fondaparinux isoladamente na ICP	III	

FIGURA 36.11 Uso de anticoagulação na síndrome coronariana aguda sem supradesnivelamento do segmento ST. GP: glicoproteína; HNF: heparina não fracionada; ICP: intervenção coronariana percutânea.

- Seus principais esquemas terapêuticos são:
  - Atorvastatina 40 a 80 mg/dia
  - Rosuvastatina 20 a 40 mg/dia
  - Sinvastatina 40 mg associada à ezetimiba 10 mg
- O paciente que apresentou evento coronariano, ou seja, manifestação clínica de doença aterosclerótica, será considerado de muito alto risco cardiovascular para tratamento de dislipidemias, segundo a última diretriz brasileira. Os alvos de controle de perfil lipídico serão:
  - LDL colesterol < 50 mg/dℓ
  - Colesterol não HDL < 80 mg/dℓ

- Se o paciente estiver em uso de dose máxima ou tolerada de estatina e não tiver atingido a meta terapêutica, ezetimiba deverá ser associada ao tratamento
- Inibidores da PCSK9 podem ser utilizados em pacientes com hipercolesterolemia familiar.

Inibidores da enzima conversora de angiotensina e bloqueadores de receptores da angiotensina II

- Os inibidores da enzima conversora da angiotensina (IECA) devem ser administrados a pacientes de riscos intermediário e alto com disfunção ventricular esquerda, HAS ou diabetes melito (Tabela 36.8)
- Os IECA poderão ser administrados a todos os pacientes de riscos intermediário e alto, mas com baixo nível de recomendação (classe IIb), já que o benefício é maior naqueles com disfunção ventricular, por promoverem melhora do remodelamento cardíaco, com diminuição da progressão para insuficiência cardíaca
- Em caso de intolerância ao IECA, devem-se prescrever bloqueadores dos receptores da angiotensina II (BRA).

TABELA 36.8

Uso de inibidores da enzima conversora da angiotensina (IECA) na síndrome coronariana aguda sem supradesnivelamneto do segmento ST.

IECA	Dose inicial	Dose-alvo
Captopril	6,25 mg na dose inicial, seguidos de 12,5 mg a cada 12 h	50 mg a cada 8 h
Enalapril	2,5 mg a cada 12 h	10 mg a cada 12 h
Ramipril	2,5 mg a cada 12 h	5 mg a cada 12 h
Lisinopril	5 mg/dia	10 mg/dia

Bibliografia

Braunwald E. Braunwald's Heart Disease – a Textbook of Cardiovascular Medicine. 10th ed. Rio de Janeiro: Elsevier; 2017.

European Society of Cardiology (ESC). ESC Guidelines for the management of acute coronary syndromes in patients presenting without persistent ST segment elevation. Eur Heart J. 2020;1-79.

Furtado RHM, Nicolau JC, Guo J, Im K, White JA, Sabatine MS et al. Morphine and cardiovascular outcomes among patients with non-ST-segment elevation acute coronary syndromes undergoing coronary angiography. J Am Coll Cardiol. 2020;75(3):289-300.

Lemos J. Increasingly sensitive assays for cardiac troponins: a review. JAMA. 2013; 309(21):2262-9.

Nicolau JC, Feitosa-Filho G, Petriz JL, Furtado RHM, Précoma DB, Lemke W *et al*. Diretrizes da Sociedade Brasileira de Cardiologia sobre Angina Instável e Infarto Agudo do Miocárdio sem Supradesnível do Segmento ST. Arq Bras Cardiol. 2021;117(1):181-264.

Roffi M, Patrono C, Collet J-P, Mueller C, Valgimigli M, Andreotti F *et al*. 2015 ESC Guidelines for the management of acute coronary syndromes in patients presenting without persistent ST-segment elevation: Task Force for the Management of Acute Coronary Syndromes in Patients Presenting without Persistent ST-Segment Elevation of the European Society of Cardiology (ESC). Eur Heart J. 2016;37(3):267-315.

Sociedade Brasileira de Cardiologia (SBC). Diretriz Brasileira de Insuficiência Cardíaca Crônica e Aguda. Arq Bras Cardiol. 2018;111(3):436-539.

Thygesen K, JS Alpert, Jaffe AS, Chaitman BR, Bax JJ, Morrow DA *et al*. Fourth universal definition of myocardial infarction. Eur Heart J. 2018; 72(18):2231-64.

Zwaan C, Bär FW, Wellens HJ. Characteristic electrocardiographic pattern indicating a critical stenosis high in left anterior descending coronary artery in patients admitted because of impending myocardial infarction. Am Heart J. 1982;103(4 Pt 2):730-6.

37

Síndrome Coronariana Aguda com Supradesnivelamento do Segmento ST

Rômulo Augusto dos Santos

Considerações importantes

- O infarto agudo do miocárdio com supradesnivelamento de ST (IAMCSST) deverá ser conduzido com terapia de reperfusão miocárdica, seja por intervenção coronariana percutânea (ICP) primária, ou terapia trombolítica
- Todo paciente com suspeita síndrome coronariana aguda (SCA) deverá receber ácido acetilsalicílico (AAS) na chegada à sala de emergência
- Após confirmação de supradesnivelamento de ST, o emergencista deverá fazer imediatamente uma combinação com outro antiplaquetário. O clopidogrel e o ticagrelor podem ser utilizados tanto em terapia trombolítica como na angioplastia primária. O prasugrel não deverá ser utilizado, se a escolha for a fibrinólise
- Oxigenoterapia apenas em pacientes com saturação de oxigênio (SatO$_2$) abaixo de 90%, visto que a hiperóxia aumenta o risco de arritmias e reinfarto
- Uso de nitratos e morfina pode ser deletério em pacientes com infarto de ventrículo direito, portanto, sempre que houver supradesnivelamento do segmento ST em parede inferior, é recomendável realizar outro eletrocardiograma (ECG) para avaliação de V3R e V4R
- Os critérios de Sgarbossa-Smith auxiliam o médico a confirmar a possibilidade de IAMCSST em pacientes portadores de bloqueio de ramo esquerdo crônico
- Terapia fibrinolítica deverá ser priorizada se o paciente não puder ser transferido para um centro de hemodinâmica em 90 minutos. Em outros cenários, a ICP é o procedimento de escolha
- Após terapia de recanalização coronariana, o médico deverá realizar outro exame eletrocardiográfico em 90 minutos para avaliar se existem critérios de reperfusão.

Como identificar dor torácica sugestiva de infarto agudo do miocárdio?

- Dor ou equivalente isquêmico associado a alterações eletrocardiográficas (supradesnivelamento de ST ou bloqueio de ramo esquerdo/direito presumivelmente novo)
- Dor torácica geralmente iniciada aos esforços ou estresse:
  - Característica visceral em até 85% dos casos, sendo mais comumente caracterizada como queimação, aperto ou opressão
  - Acompanhada de náuseas, sudorese, palpitações ou dispneia
  - Irradiação para membros superiores, região cervical ou torácica posterior
  - Duração superior a 20 minutos
  - Pode melhorar ou não após nitrato intravenoso (IV) ou sublingual (SL)
- Existem 5 principais subtipos de infarto agudo do miocárdio (IAM) conforme mostrado na Tabela 37.1.
- Atenção para quadros atípicos e equivalentes isquêmicos:
  - Dispneia, tontura e síncope
  - Mais comuns em mulheres, idosos, diabéticos e revascularizados
- Exame físico geralmente inespecífico (quando alterações são constatadas, costuma haver maior gravidade – Tabela 37.2):
  - Terceira bulha
  - Congestão pulmonar
  - Choque cardiogênico.

TABELA 37.1

Classificação clínica dos diferentes tipos de infarto agudo do miocárdio (IAM).

Tipo 1	IAM espontâneo relacionado com isquemia, devido a evento coronariano primário, como erosão de placa e/ou ruptura, fissura ou dissecção
Tipo 2	IAM secundário a isquemia, devido a aumento da demanda de oxigênio ou diminuição dessa oferta (p. ex., anemia, hipertensão ou hipotensão, espasmo coronariano)
Tipo 3	Morte súbita cardíaca, geralmente acompanhada de sintomas sugestivos de isquemia miocárdica, com nova presumível supradesnivelamento do segmento ST ou BRE; ou evidência de trombo recente em angiografia coronariana e/ou necropsia
Tipo 4a	IAM associado a procedimento percutâneo
Tipo 4b	IAM associado à trombose de *stent* documentada por angiografia coronariana ou necropsia
Tipo 5	IAM associado à cirurgia de revascularização miocárdica

BRE: bloqueio de ramo esquerdo.

Parte 5 • Emergências Cardiovasculares

TABELA 37.2

Classificação do infarto agudo do miocárdio com supradesnivelamento de ST quanto à gravidade (Killip-Kimbal).

Grupo	Aspecto clínico/hemodinâmico	Frequência (%)	Mortalidade (%)
I	Sem sinais de congestão pulmonar	40 a 50	6
II	Terceira bulha; estertores pulmonares	30 a 40	17
III	Edema agudo de pulmão	10 a 15	38
IV	Choque cardiogênico	5 a 15	81

◣Como interpretar o eletrocardiograma com supradesnivelamento de ST?

- É padrão de qualidade de um pronto atendimento realizar um exame eletrocardiográfico em até 10 minutos da admissão de pacientes com dor torácica à sala de emergência
- Característica eletrocardiográfica do supradesnivelamento do segmento ST:
  - Contexto clínico que sugira SCA
  - Elevação do ponto J e do segmento ST, com concavidade ou convexidade (mais específica) superior desse segmento em duas ou mais derivações contíguas (Tabela 37.3) que explorem a região envolvida, de pelo menos 1 mm no plano frontal, e as precordiais esquerdas

TABELA 37.3

Derivações contíguas de acordo com a parede miocárdica.

Parede miocárdica	Derivações ao ECG
Anterosseptal	V1, V2 e V3
Anterior	V1, V2, V3 e V4
Anterior localizada	V3, V4 ou V3 a V5
Anterolateral	V4, V5, V6, D1 e aVL
Anterior extensa	V1 a V6, D1 e aVL
Lateral baixa	V5 e V6
Lateral alta	D1 e aVL
Inferior	D2, D3 e aVF

ECG: eletrocardiograma.

Capítulo 37 • Síndrome Coronariana Aguda com Supradesnivelamento do Segmento ST

- Para derivações precordiais V2 e V3 (Figura 37.1), considerar:
  - Mulheres ≥ 1,5 mm
  - Homens > 40 anos: ≥ 2 mm
  - Homens < 40 anos: ≥ 2,5 mm
- Bloqueio de ramo esquerdo/direito novo.

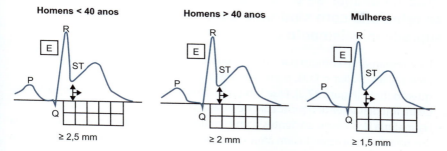

FIGURA 37.1 Avaliação do supradesnivelamento de ST nas derivações V2 e V3.

Infarto de ventrículo direito

- Associa-se ao infarto da parede inferior e/ou lateral do ventrículo direito, principalmente em paciente que apresentar supradesnivelamento do segmento ST em parede inferior (DII, DIII e aVF).
- Elevação do segmento ST em derivações precordiais direitas (V1, V3R, V4R, V5R e V6R), particularmente com supradesnivelamento do ST superior a 0,5 mm em V4R (Figura 37.2).

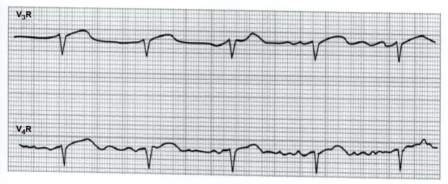

FIGURA 37.2 Infarto de ventrículo direito com supradesnivelmento em V4R.

> **Lembrete de conduta**
> Ausência de supradesnivelamento de ST em V3R e V4R não descarta a hipótese de IAM de ventrículo direito, uma vez que tais alterações eletrocardiográficas podem ser transitórias.

◣ Como avaliar se o bloqueio de ramo esquerdo antigo se relaciona com síndrome coronariana aguda com supradesnivelamento de segmento ST?

- É extremamente comum pacientes chegarem à sala de emergência com dor torácica e, ao avaliar o ECG, o emergencista identificar um bloqueio de ramo esquerdo (BRE) (Figura 37.3). Esse bloqueio considerado novo ou agudo, desencadeará imediatamente o protocolo de IAMCSST
- Na maioria dos casos, pacientes com bloqueios de ramo anteriores ao início da dor torácica já apresentavam alterações estruturais e/ou doenças cardíacas em acompanhamento
- O BRE caracteriza-se por:
    - QRS alargado ≥ 120 ms como condição fundamental
    - Ausência de onda Q em DI, aVL, V5 e V6
    - Ondas R" alargadas com entalhes e/ou empastamentos medioterminais em DI, aVL, V5 e V6
    - Onda R com crescimento lento de V1 a V3
    - Ondas S alargadas com espessamento e/ou entalhes em V1 e V2
    - Deflexão em V5 e V6 ≥ 50 ms
    - Eixo elétrico de QRS entre −30° e + 60°
    - Infradesnivelamento de ST e onda T assimétrica em posição de retardo medioterminal

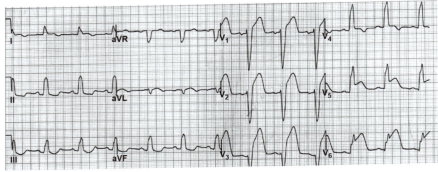

FIGURA 37.3 Bloqueio de ramo esquerdo.

Capítulo 37 • Síndrome Coronariana Aguda com Supradesnivelamento do Segmento ST

- Nesses casos, a análise do segmento ST é prejudicada, porém existe um escore (Sgarbossa) que pode ajudar a elucidar a possibilidade de IAMCSST mesmo na vigência de BRE antigo. A somatória dos critérios de Sgarbossa > 3 pontos configura alta probabilidade de IAMCSST
- São considerados critérios positivos (Figura 37.4):
  - Supradesnivelamento de segmento ST concordante com o QRS ≥ 1 mm: 5 pontos
  - Infradesnivelamento de segmento ST em V1-V2-V3 ≥ 1 mm: 3 pontos
  - Supradesnivelamento de segmento ST discordante com o QRS ≥ 5 mm: 2 pontos
- Como a sensibilidade dos critérios de Sgarbossa é baixa (cerca de 20%), recomenda-se acrescentar o critério de Smith (Figura 37.5), que considera a relação de proporcionalidade entre o ST e o QRS
- A medida da relação entre o supradesnivelamento do ST no ponto J pela amplitude da onda S ou R – que deve ser ≤ –0,25, ou seja, um supradesnivelamento ou infradesnivelamento do segmento ST discordante > 25% da amplitude do complexo QRS – é critério para diagnosticar IAM com BRE
- A substituição do critério de Sgarbossa ST discordante ≥ 5 mm por esse de Smith, com manutenção dos outros dois (critérios 1 e 2), resultou em significativa melhora na acurácia (melhora da sensibilidade e manutenção da alta especificidade) para o diagnóstico de IAM associado a BRE (Figura 37.6)
- Basta a presença de pelo menos qualquer um dos três seguintes critérios em uma derivação (Sgarbossa-Smith ou Sgarbossa modificado):
  - Supradesnivelamento do ST concordante ≥ 1 mm
  - Infradesnivelamento de ST ≥ 1 mm e V1-V3

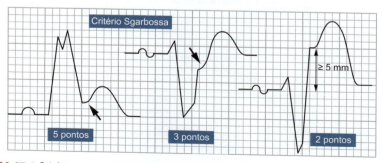

FIGURA 37.4 Critérios de Sgarbossa: avaliação de síndrome coronariana aguda com supradesnivelamento de ST em pacientes com BRE antigo.

- Supradesnivelamento de ST em qualquer derivação, ≥ 1 mm e ≥ 25% da amplitude da onda S precedente (critério de Smith) (razão ST/onda S ≥ 25%).

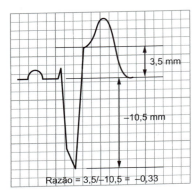

FIGURA 37.5 Critério de Smith – Sgarbossa modificado.

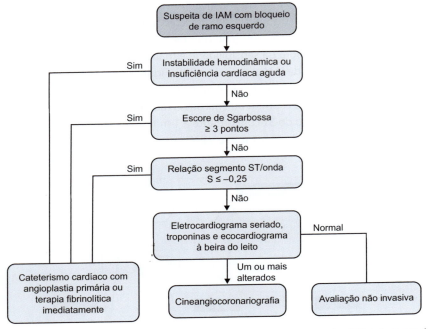

FIGURA 37.6 Conduta em dor torácica aguda e bloqueio de ramo esquerdo. IAM: infarto agudo do miocárdio. (Redesenhada de Cai *et al.*, 2013.)

Capítulo 37 • Síndrome Coronariana Aguda com Supradesnivelamento do Segmento ST

◢ Quais padrões eletrocardiográficos podem ocorrer no infarto agudo de miocárdio com supradesnivelamento de ST e como se correlacionam com a artéria coronária acometida?

Existem padrões clássicos que sugerem o leito arterial coronariano acometido pela isquemia aguda. A seguir, serão abordados os mais encontrados na sala de emergência.

Infarto agudo do miocárdio em parede anterior

- Supradesnivelamento do segmento ST em V1-V6, podendo acometer DI e aVL (anterior extenso – Figura 37.7)
- Avaliar se o segmento ST apresenta infradesnivelamento ou não em DIII e aVF:
  - Se isoelétrico ou com supradesnivelamento de ST – oclusão de artéria descendente anterior distal ou da primeira diagonal
  - Se com infradesnivelamento de ST – verificar a soma dos infradesnivelamentos de ST em DIII e aVF:
    - Se > 2,5 mm: oclusão proximal à primeira diagonal
    - Se < 2,5 mm: oclusão distal à primeira diagonal.

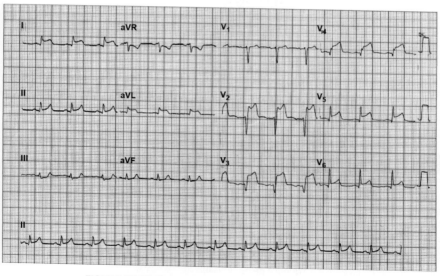

FIGURA 37.7 Infarto anterior extenso (V1-V6 + DI e aVL).

Infarto agudo do miocárdio em parede lateral
- Supradesnivelamento do segmento ST em V5-V6 (parede lateral baixa)
- Supradesnivelamento do segmento ST em DI e aVL (anterior extenso).

Na Figura 37.8, é apresentado esse tipo de IAM.

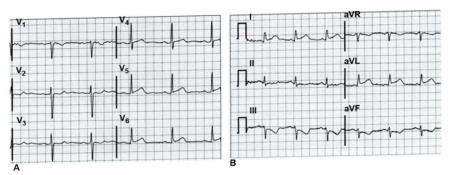

FIGURA 37.8 Infarto de parede lateral baixa (V5-V6) (**A**) e alta (DI e aVL) (**B**).

Infarto agudo do miocárdio em parede inferior
- Supradesnivelamento do segmento ST em DII, DIII e aVF
- Avaliar DI:
  - Infradesnivelamento > 0,5 mm: artéria coronária direita (Figura 37.9)
  - Supradesnivelamento > 0,5 mm: artéria circunflexa dominante (Figura 37.10)
  - Se isoelétrico – próximo passo:
    - Supradesnivelamento de ST DII < DIII: artéria coronária direita (ver Figura 37.7)
    - Supradesnivelamento de ST DII ≥ DIII: artéria circunflexa dominante (ver Figura 37.8)

> **Lembrete de conduta**
>
> Algumas características eletrocardiográficas do IAM de parede inferior podem ajudar a entender a artéria acometida:
>
> ▸ Artéria coronária direita: supradesnivelamento de DIII > DII + infradesnivelamento de D1 e/ou aVL (≥ 0,5 mm).
> ▸ Artéria circunflexa dominante: supradesnivelamento de DII > DIII (menor risco de infarto de ventrículo direito e isquemia de nó sinusal).

Capítulo 37 • Síndrome Coronariana Aguda com Supradesnivelamento do Segmento ST

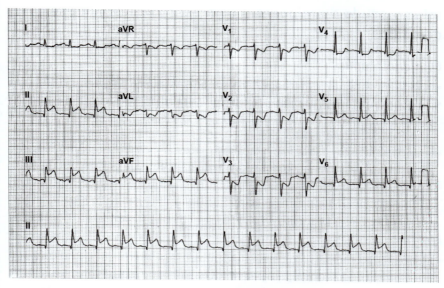

FIGURA 37.9 Infarto de parede inferior (DII, DIII e aVF) – artéria coronária direita.

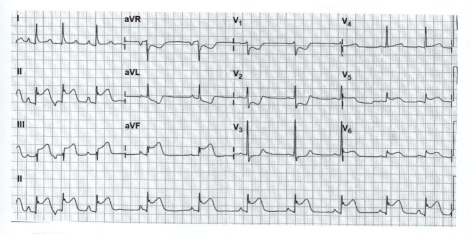

FIGURA 37.10 Infarto de parede inferior (DII, DIII e aVF) – artéria coronária circunflexa.

Qual é o tratamento de suporte do paciente com infarto agudo do miocárdio com supradesnivelamento do segmento ST?

Oxigenoterapia

- Rotina em pacientes com congestão pulmonar ou queda da $SatO_2 < 90\%$
- Independentemente da oferta de oxigênio, a oximetria de pulso deve ser mantida durante todo o atendimento inicial, até que o paciente seja encaminhado para a unidade coronariana
- Atentar para riscos da suplementação desnecessária de O_2, sobretudo aumento da resistência vascular periférica e, consequentemente, da pressão arterial (PA)
- Estudo AVOID evidenciou o aumento do risco de arritmias e recorrência de infarto em pacientes com suplementações excessivas de oxigênio.

Morfina

- Muito utilizada no passado para tratamento do IAM, a morfina passou a ser menos utilizada depois que alguns pequenos trabalhos mostraram uma redução ou atraso na ação de alguns agentes antiagregantes plaquetários em pacientes com prescrição concomitante do opioide; portanto, deve ser utilizada apenas nos casos em que não houver melhora da angina após o uso de nitratos
- Ações do medicamento:
  - Alívio da dor com redução da frequência cardíaca (FC) e da PA
  - Venodilatação por reduções da pré-carga e da tensão parietal
  - Vasodilatação arterial por diminuição da pós-carga
  - Depressão do sistema nervoso central (SNC)
  - Depressão do nível de consciência secundária ao uso excessivo de morfina, o que comprovadamente aumenta a morbimortalidade hospitalar, exigindo atenção
- Dose recomendada: 2 a 5 mg diluídos em 10 mℓ de solução salina (SS) a 0,9%; repetir a cada 5 a 15 minutos
- Efeitos colaterais: náuseas, vômito, hipotensão, bradicardia e depressão respiratória
- Antídoto: naloxona 0,1 a 0,2 mg por via intravenosa (IV), a cada 15 minutos
- Contraindicação:
  - Hipotensão
  - Bradicardia
  - IAM de ventrículo direito.

Capítulo 37 • Síndrome Coronariana Aguda com Supradesnivelamento do Segmento ST

Nitratos

- Fármacos com ação em regiões venosa (principal), arterial e coronariana
- Sua ação é reduzir o retorno venoso e a área de isquemia
- Utilizados por até 48 horas, por via intravenosa, seguidos de administração oral para dor de origem isquêmica, hipertensão arterial sistêmica ou congestão pulmonar
- Contraindicações:
  - Pressão arterial sistólica (PAS) < 90 mmHg
  - FC > 100 bpm ou < 50 bpm
  - Uso de inibidores da fosfodiesterase para disfunção erétil (nas últimas 24 horas para sildenafila e 48 horas para tadalafila)
  - Suspeita de infarto de ventrículo direito
- Dinitrato de isossorbida: tomar 1 comprimido de 5 mg, por via sublingual, a cada 5 minutos (dose máxima: 15 mg)
- Nitroglicerina (50 mg/10 mℓ):
  - Diluir em 250 mℓ de SS a 0,9% ou solução glicosada (SG) a 5%, por via intravenosa
  - Iniciar com 10 µg/min (3 mℓ/h) – aumentar 5 µg/min, a cada 3 a 5 minutos
  - Elevar a dosagem até efeito desejado (dose máxima = 400 µg/min).

Ácido acetilsalicílico

- Antiagregante plaquetário com função de inibir o tromboxano A2
- Em prevenção secundária, promove redução de novos infartos, acidente vascular encefálico (AVE) ou morte cardiovascular em até 23% isoladamente (42% quando associado ao fibrinolítico)
- Administrar ao paciente tão logo haja a possibilidade do diagnóstico, na dose de 160 a 325 mg (idealmente 200 mg), mantendo dose posterior de 100 mg/dia
- Contraindicações:
  - Hipersensibilidade conhecida
  - Úlcera péptica ativa
  - Discrasia sanguínea ou hepatopatia grave.

Inibidores da P2Y12

Clopidogrel

- O uso dos antiplaquetários inibidores do receptor da P2Y12 em associação ao AAS está consagrado como terapia efetiva no IAM
- Promove redução significativa de 36% em desfecho combinado de artéria ocluída à cinecoronariografia, morte ou IAM recorrente antes da cineangiocoronariografia, com baixa taxa de sangramento em ambos os grupos

Parte 5 • Emergências Cardiovasculares

- Não se associa a maior taxa de sangramento, nem mesmo quando seu uso foi suspenso com menos de 5 dias da cirurgia de revascularização miocárdica
- Dupla antiagregação plaquetária deve ser iniciada tão cedo quanto possível, sendo mantida por 12 meses
- Após fibrinólise ou angioplastia primária, deve ser mantido por até 12 meses, na dose de 75 mg/dia
- Trombólise: dose de ataque de 300 mg (75 mg, se > 75 anos)
- ICP primária: 600 mg (75 mg, se > 75 anos)
- Dose de manutenção: 75 mg/dia.

Prasugrel

- Tienopiridínico de terceira geração, hidrolisado no trato gastrintestinal, apresenta início de ação mais rápido e maior capacidade de inibição plaquetária, em comparação ao clopidogrel
- Origina um produto intermediário que é biotransformado por enzimas hepáticas do citocromo P450 em uma única etapa, criando o metabólito ativo, que se liga irreversivelmente ao receptor da adenosina difosfato (ADP) P2Y12 da superfície das plaquetas
- Recentemente os estudos STEMI e ISAR REACT 5 trouxeram uma surpresa no uso dessa medicação em pacientes com SCA com indicação de estratificação invasiva
- A estratégia de utilizar o prasugrel na sala de hemodinâmica na síndrome coronariana aguda com supradesnivelamento do segmento ST (SCACSST), após rápido reconhecimento da anatomia coronariana ou na sala de emergência, foi mais efetiva do que o uso de ticagrelor na sala de emergência, independentemente da anatomia coronariana, na redução de eventos cardiovasculares, sobretudo, sem diferenças em relação a sangramento maior
- Com a administração da dose de ataque de 60 mg, uma inibição máxima é atingida em 2 a 4 horas
- Quanto à sua posologia, recomenda-se a dose de ataque de 60 mg, seguida da dose de manutenção de 10 mg 1 vez/dia
- Trombólise: não utilizar
- ICP primária: 60 mg (utilizar após reconhecer anatomia coronariana)
- Dupla antiagregação com AAS deverá ser mantida por 12 meses
- Contraindicação: idade $\geq$ 75 anos, AVE prévio e peso < 60 kg.

Ticagrelor (inibição reversível da P2Y12)

- Antagonista reversível, não tienopiridínico, que inibe diretamente o receptor da P2Y12 da superfície das plaquetas; tem início de ação mais rápido do que o clopidogrel

Capítulo 37 • Síndrome Coronariana Aguda com Supradesnivelamento do Segmento ST

- Apesar de atuar no mesmo receptor dos tienopiridínicos pertence à classe química das ciclopentiltriazolopirimidinas
- De modo semelhante ao prasugrel, o tratamento com ticagrelor induz maior inibição plaquetária em relação ao clopidogrel
- Recomenda-se a dose de ataque de 180 mg, seguida da dose de manutenção de 90 mg, 2 vezes/dia
- Não são necessários ajustes de dose em tratamento de idosos, nem para pacientes com alteração da função renal; no entanto, como não há informações disponíveis em relação ao tratamento de pacientes em programa de hemodiálise, não é recomendada sua administração nesses casos
- Também não é necessário ajuste de dose para pacientes com alteração da função hepática
- Trombólise: 180 mg < 75 anos (não utilizar, se faixa etária ≥ 75 anos)
- ICP primária: 180 mg
- Dupla antiagregação com AAS deverá ser mantida por 12 meses
- Contraindicação: doença renal terminal ou insuficiência hepática moderada/grave.

Anticoagulação

- Diferentemente dos antiplaquetários, essa classe de medicamentos atua na cascata de coagulação, auxiliando na manutenção da patência arterial coronariana e diminuindo a formação de trombos intracavitários
- As heparinas de baixo peso molecular (HBPM) apresentam a vantagem de aplicação subcutânea, sem necessidade de controle do tempo de tromboplastina parcial ativada (TTPa); além disso, causam menos sangramento se comparada à heparina não fracionada (HNF), com eficácia semelhante.

Heparina de baixo peso molecular

- Pacientes < 75 anos devem receber o anticoagulante em *bolus* de 30 mg IV, seguidos de 1 mg/kg por via subcutânea (SC), a cada 12 horas
- Pacientes ≥ 75 anos não devem receber o fármaco em *bolus*, apenas a dose de manutenção de 0,75 mg/kg SC, a cada 12 horas
- Pacientes com taxa de filtração glomerular (TFG) < 30 mℓ/min devem receber a dose de 1 mg/kg/dia
- Tratamento deve ser mantido por até 8 dias ou alta hospitalar.

Heparina não fracionada

- O benefício do uso da HNF nas SCA foi evidenciado antes mesmo da utilização do AAS e da terapia trombolítica
- *Bolus* de 60 UI/kg (máximo de 4.000 UI), seguido de infusão contínua de 12 UI/kg por 48 horas, objetivando-se manter TTPa entre 50 e 70 segundos.

Fondaparinux (inibidor do fator Xa)

- *Bolus* de 2,5 mg SC, com manutenção de 2,5 mg/dia
- Utilizado apenas adjunto à terapia fibrinolítica, sendo proscrito seu uso concomitante à angioplastia primária (aumento na incidência de trombose de cateter).

Lembrete de conduta

- ▶ Em supradesnivelamento de ST, administrar nitrato sublingual para descartar a possibilidade de espasmo coronariano (angina de Prinzmetal)
- ▶ Cuidado especial no supradesnivelamento de ST em parede inferior:
  - ○ Traçar ECG com as derivações V3R, V4R, V7 e V8
  - ○ Na ausência de supradesnivelamento em V3R e V4R (que seria sugestivo de infarto do ventrículo direito), é autorizada a administração do nitrato.

◣ Como fazer a terapia de reperfusão miocárdica nos pacientes com infarto agudo de miocárdio com supradesnivelamento do segmento ST (angioplastia primária *versus* trombólise)?

- O pilar do tratamento do IAMCSST é a reperfusão imediata da artéria obstruída, o que pode ser feito com angioplastia primária por meio de ICP ou fibrinólise (trombolítico)
- Na diretriz, definem-se dois marcos temporais: *first medical contact* (FMC) e "diagnóstico do IAM", sendo este a prioridade, devendo ser firmado em até 10 minutos do FMC. Em seguida, o emergencista deve decidir entre fibrinólise e angioplastia primária.

Definição de estratégia para abertura da artéria coronária

- Estimativa para *wire crossing*, isto é, para abrir a lesão por angioplastia (equivalente ao tempo porta-balão): se > 120 minutos (incluindo transferência hospitalar), optar pela fibrinólise
- Tempo estimado < 120 minutos: angioplastia é a escolha (Figura 37.11)
- A meta é 60 minutos para *wire crossing* em hospitais com hemodinâmica *in situ* e 90 minutos se for transferir; ou seja, admite-se perder até 30 minutos no transporte.

Capítulo 37 • Síndrome Coronariana Aguda com Supradesnivelamento do Segmento ST

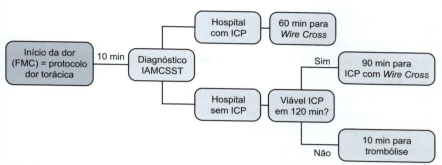

FIGURA 37.11 Definição da estratégia de abertura da artéria coronária comprometida de acordo com o tempo. FMC: *first medical contact*; IAMCSST: infarto agudo do miocárdio com supradesnivelamento do segmento ST; ICP: intervenção coronariana percutânea.

Intervenção coronariana percutânea

- Mais vantajosa que a terapia fibrinolítica em alguns aspectos, como redução de complicações mecânicas e risco de sangramento
- A partir de 3 horas do início dos sintomas, passa a ter superioridade bem estabelecida se comparada à terapia trombolítica
- Acesso radial preferencial
- A recomendação para *stent* farmacológico é colocada como nível I de evidência, ou seja, deve ser feito salvo contraindicações
- Não se recomenda a aspiração dos trombos como rotina, apenas como exceção
- Orienta-se a estratégia de revascularização completa, isto é, tratando o vaso acometido e outras lesões significativas (> 50 a 70% de obstrução). Não está claro se vale a pena abrir todas as lesões na angioplastia primária ou "em segundo tempo", isto é, em um segundo cateterismo dias depois
- Ressalva: evidência ainda é IIa e há espaço para mais estudos, pois já há pesquisas mostrando que, em pacientes estáveis, o ideal é a técnica *fractional flow reserve* (FFR) para guiar quais lesões devem ser tratadas. Essa técnica mede as diferenças de pressão em uma estenose da artéria coronária para determinar a probabilidade desse estreitamento impedir o fornecimento de oxigênio ao músculo cardíaco
- O estudo CULPRIT-SHOCK mostrou, de maneira surpreendente, que, no grupo de pacientes com choque cardiogênico e IAM em curso, deve-se apenas abrir a lesão acometida pela isquemia, sendo as demais deixadas para um segundo momento. Em pacientes com choque cardiogênico, houve aumento de lesão renal e necessidade dialítica no grupo que abriu todas as artérias durante a intervenção inicial; portanto, em casos graves, o objetivo é permitir um procedimento mais rápido a fim de dar suporte à má perfusão sistêmica.

Intervenção coronariana percutânea primária | Indicações formais

- Pacientes com diagnóstico de IAM e, sintomas iniciados a menos de 12 horas e com viabilidade de efetivar o procedimento com retardo < 90 minutos após diagnóstico
- Pacientes com sintomas entre 12 e 24 horas, associados a instabilidade hemodinâmica, isquemia persistente e/ou arritmias graves
- Independentemente do tempo de início dos sintomas com choque cardiogênico e/ou disfunção ventricular grave ou reversão após parada cardiorrespiratória
- Transferência para centro de cardiologia intervencionista em pacientes com contraindicação formal à fibrinólise
- Transferência de um centro clínico para um de cardiologia intervencionista com paciente apresentando > 3 horas do início dos sintomas, expectativa de realizar ICP primária em < 90 minutos.

Intervenção coronariana percutânea de resgate | Indicação formal

Insucesso da fibrinólise comprovado por ausência de sinais clínicos ou eletrocardiográficos de reperfusão, além da persistência de sintomas isquêmicos ou instabilidade hemodinâmica.

Terapia fibrinolítica

- Pacientes em hospitais sem capacidade de realizar ICP e que não podem ser transferidos para centros intervencionistas em até 90 minutos do primeiro contato médico, desde que não haja contraindicações (Tabela 37.4)
- Efetiva se aplicada nas 12 horas iniciais, com resultados mais significativos em até 3 horas após sintomas torácicos
- Existem 3 principais fibrinolíticos para a prática clínica: estreptoquinase, alteplase e tenecteplase (Tabela 37.5).

Estreptoquinase

- Dose: 1,5 milhão UI em 100 mℓ de SG a 5% ou SS a 0,9%
- Administrar em 30 minutos
- Causa hipotensão, portanto se deve evitar morfina nesses casos. Se ocorrer essa complicação, a trombólise deverá ter sua infusão reduzida temporariamente e reiniciada em velocidade habitual após expansão com cristaloide e elevação da PA
- Associar HNF por 48 horas ou enoxaparina por até 8 dias.

Capítulo 37 • Síndrome Coronariana Aguda com Supradesnivelamento do Segmento ST

TABELA 37.4

Contraindicações aos fibrinolíticos.

Contraindicações absolutas	Contraindicações relativas
• Qualquer sangramento intracraniano prévio • AVEi nos últimos 3 meses • Dano ou neoplasia no SNC • Traumatismo significativo na cabeça ou no rosto nos últimos 3 meses • Sangramento ativo ou diátese hemorrágica (exceto menstruação) • Qualquer lesão vascular cerebral conhecida (malformação arteriovenosa) • Dissecção aguda de aorta • Discrasia sanguínea	• História de AVEi > de 3 meses ou doenças intracranianas não listadas nas contraindicações absolutas • Gravidez • Uso atual de antagonistas de vitamina K (quanto maior o INR, maior o risco de sangramento) • Sangramento interno recente < 2 a 4 semanas • Ressuscitação cardiopulmonar traumática e prolongada ou cirurgia de grande porte < 3 semanas • HAS não controlada (PAS > 180 mmHg ou PAD < 110 mmHg) • Punções não compressíveis • História de HAS crônica significativa e não controlada • Úlcera péptica ativa • Exposição prévia à estreptoquinase

AVEi: acidente vascular encefálico isquêmico; HAS: hipertensão arterial sistêmica; INR: índice internacional normalizado; PAD: pressão arterial diastólica; PAS: pressão arterial sistólica; SNC: sistema nervoso central.

TABELA 37.5

Doses dos fibrinolíticos na sala de emergência.

Agente	Tratamento
STK	1.500.000 UI em 100 mℓ de SS a 0,9% ou SG a 0,5% em 30 a 60 min
t-PA	15 mg IV, em *bolus*, seguidos de 0,75 mg/kg em 30 min e, em seguida, 0,5 mg/kg em 60 min, sem exceder a dose máxima de 100 mg
TNK	*Bolus* único: • < 60 kg: 30 mg • 60 a 70 kg: 30 mg • 70 a 80 kg: 30 mg • 80 a 90 kg: 30 mg • > 90 kg: 30 mg

STK: estreptoquinase; t-PA: alteplase; TNK: tenecteplase.

Alteplase

• Dose: 15 mg IV, em *bolus*, + 0,75 mg/kg em 30 min + 0,5 mg/kg em 60 minutos
• Tempo total de infusão: 90 minutos

- Não exceder dose máxima de 100 mg
- Associar: HNF por 48 horas ou enoxaparina por até 8 dias
- A Figura 37.12 resume a terapia de recanalização coronariana.

Tenecteplase
- Dose: calculada de acordo com o peso (ver Tabela 37.5), intravenosa, em *bolus*
- Associar: HNF por 48 horas ou enoxaparina por até 8 dias.

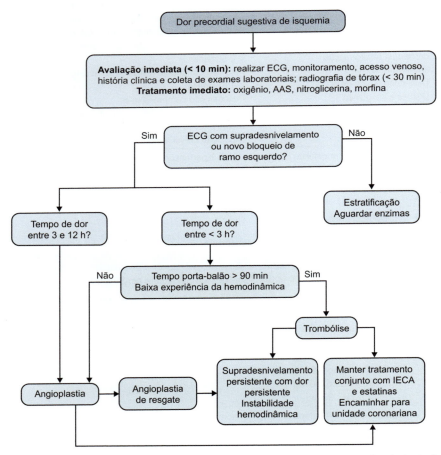

FIGURA 37.12 Manejo do paciente com infarto agudo do miocárdio com supradesnivelamento do segmento ST. AAS: ácido acetilsalicílico; ECG: eletrocardiograma; IECA: inibidor da enzima conversora da angiotensina.

Quais os critérios de reperfusão no infarto agudo do miocárdio com supradesnivelamento do segmento ST?

- Após a terapia de abertura da artéria coronária comprometida, independentemente se com fibrinólise ou angioplastia primária, o emergencista deve analisar se houve reperfusão adequada ou se uma angioplastia de resgate será necessária
- A diretriz orienta que todos os pacientes sejam submetidos a uma nova coronariografia, preferencialmente entre 2 e 24 horas após início do quadro, mas deixa claro que ainda há pouca evidência nessa recomendação de tempo. A única certeza é que todos os pacientes com IAMCSST trombolisados devem realizar a coronariografia
- Antes disso, a anticoagulação plena idealmente deve ser feita com HBPM (enoxaparina), mantida durante toda a internação, até um máximo de 8 dias, independentemente do método de recanalização utilizado
- São critérios de reperfusão:
  - Critério eletrocardiográfico: um novo exame deverá ser realizado após 90 minutos da trombólise ou da ICP primária:
    - Diminuição $\geq 50\%$ na derivação com maior supradesnivelamento de ST
    - Diminuição $\geq 50\%$ na soma de todas as derivações com supradesnivelamento de ST
    - Arritmias de reperfusão: ritmo idioventricular acelerado, definido como três ou mais batimentos de origem ventricular com frequência entre 60 e 110 bpm (Figura 37.13)
  - Diminuição da dor com melhora hemodinâmica
  - Pico precoce das enzimas cardíacas (creatinofosfoquinase miocárdio-específica [CK-MB] após 6 horas).

Quais medicações adjuvantes devem ser utilizadas nos pacientes com infarto agudo do miocárdio com supradesnivelamento do segmento ST?

Betabloqueadores

- Fármacos que reduzem a FC, a PA e o inotropismo, atuando, assim, de modo sinérgico para diminuir o consumo de oxigênio pelo miocárdio
- Além disso, eles melhoram a perfusão miocárdica (aumentam o fluxo subendocárdico e o fluxo das colaterais), o que reduz as taxas de ruptura miocárdica, limita o tamanho do infarto e melhora a função cardíaca

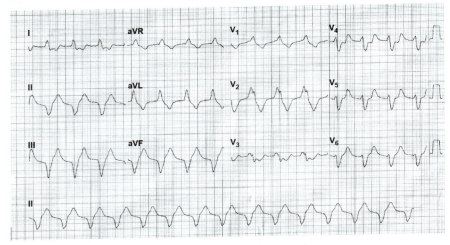

FIGURA 37.13 Ritmo idioventricular acelerado.

- As ações antiarrítmicas são importantes na fase aguda do IAM
- Atualmente, é evidente que o risco de desenvolvimento de choque cardiogênico nos pacientes que utilizam betabloqueador venoso na fase aguda do IAM é maior entre os pacientes com disfunção ventricular esquerda moderada a grave, constituindo, assim, uma contraindicação para seu uso
- Os betabloqueadores intravenosos devem ser indicados com mais critério no IAM, sendo necessário inicialmente avaliar o risco de o paciente desenvolver choque cardiogênico nas primeiras 24 horas
- Dentre os fatores de risco mais importantes estão: idade > 70 anos, PAS < 120 mmHg, FC > 110 bpm ou insuficiência cardíaca congestiva (ICC) pela classificação de Killip-Kimbal > 1 (ver Tabela 36.6, no Capítulo 36, *Síndrome Coronariana Aguda sem Supradesnivelamento do Segmento ST*)
- Além disso, outras contraindicações aos betabloqueadores também devem ser consideradas antes de se indicar essa classe de medicamentos, como intervalo PR > 240 ms, bloqueio atrioventricular de segundo ou terceiro graus e asma brônquica em atividade ou doença pulmonar com broncospasmo)
- Indicações adicionais são persistência ou recorrência dos sintomas isquêmicos após terapia antianginosa e taquiarritmias, como fibrilação atrial com alta resposta ventricular, sempre após a exclusão de disfunção ventricular moderada a grave, por meio de um método de imagem (p. ex., ecocardiograma)
- De maneira geral, pode-se dividir a administração dos betabloqueadores no IAM em imediata e tardia

Capítulo 37 • Síndrome Coronariana Aguda com Supradesnivelamento do Segmento ST

- O uso imediato relaciona-se com a administração do fármaco na fase precoce do infarto, e a administração tardia ocorre após 24 horas do início dos sintomas ou até a alta hospitalar, com vistas, portanto, à prevenção secundária
- Na ausência de contraindicações, essa classe de fármacos deve ser iniciada nas primeiras 24 horas, de preferência por via oral, após a admissão do paciente, reservando-se a via intravenosa para casos selecionados (isquemia recorrente, HAS não controlada, taquicardia sinusal)
- As doses recomendadas estão descritas na Tabela 37.6
- É importante salientar que a disfunção ventricular esquerda (moderada a grave), na fase aguda do IAM, constitui indicação para o uso de betabloqueadores, sendo o carvedilol o fármaco preferencial, uma vez que já foi testado. Apesar de estar comprovado seu benefício na fase aguda, não há unanimidade em relação ao tempo de utilização na prevenção secundária
- De modo geral, recomenda-se seu uso por pelo menos 1 ano, na ausência de outras indicações específicas (disfunção ventricular com ou sem insuficiência cardíaca), quando deve ser utilizado indefinidamente.

TABELA 37.6

Doses dos betabloqueadores em pacientes com infarto agudo do miocárdio com supradesnivelamento do segmento ST.

Betabloqueador	Dose inicial	Dose-alvo
Metoprolol	25 mg a cada 12 h	50 a 100 mg a cada 12 h
Carvedilol	3,125 mg a cada 12 h	25 mg a cada 12 h
Atenolol	12,5 mg a cada 12 h	50 a 100 mg a cada 12 h
Propranolol	20 mg a cada 8 h	40 a 80 mg a cada 8 h
Metoprolol IV	5 mg a cada 5 min (dose máxima de 15 mg)	25 mg VO, após dose IV; 50 a 100 mg VO a cada 12 h

IV: via intravenosa; VO: via oral.

Inibidores da enzima conversora da angiotensina

- Medicamentos com maior benefício em pacientes com risco elevado
- Na fase inicial do IAM, deve ser usado nas primeiras 24 horas do quadro clínico (Tabela 37.7)
- Uso de rotina, por tempo indeterminado, em pacientes com disfunção ventricular, diabetes melito (DM) ou injúria renal crônica (IRC), ou por pelo menos 5 anos em pacientes > 55 anos e um ou mais fatores de risco (HAS, dislipidemia, tabagismo ou microalbuminúria)

TABELA 37.7

Doses de inibidores da enzima conversora da angiotensina (IECA) nos pacientes com infarto agudo do miocárdio com supradesnivelamento do segmento ST.

IECA	Dose inicial	Dose-alvo
Captopril	6,25 mg, seguidos de 12,5 mg a cada 12 h	50 mg a cada 8 h
Enalapril	2,5 mg a cada 12 h	10 mg a cada 12 h
Ramipril	2,5 mg a cada 12 h	5 mg a cada 12 h
Lisinopril	5 mg/dia	10 mg/dia
Trandolapril	1 mg/dia	4 mg/dia

- Iniciado na menor dose possível, com ajustes a cada 24 horas, até dose máxima preconizada ou tolerada pelo paciente
- Os bloqueadores do receptor de angiotensina II também podem ser utilizados nesse contexto (valsartana inicialmente 20 mg a cada 12 h, com dose-alvo de 320 mg/dia).

Estatinas

- Deve-se solicitar o perfil lipídico do paciente nas primeiras 24 horas de internação
- Em coronariopatas, o LDL-alvo é < 50 mg/dℓ
- As estatinas podem ser iniciadas já na internação, idealmente no 1º dia, aumentando a chance de adesão do paciente ao tratamento e apresentando efeito pleiotrópico com estabilização da placa de aterosclerose
- Recomenda-se iniciar o tratamento com uma estatina de alta potência, como a atorvastatina 80 mg, à noite, ou a rosuvastatina 20 a 40 mg em qualquer horário do dia.

◥Bibliografia

Avezum Jr. A, Feldman A, Carvalho ACC, Sousa ACS, Mansur AP, Bozza AEZ *et al*. V Guideline of the Brazilian Society of Cardiology on Acute Myocardial Infarction Treatment with ST Segment Elevation. Arq Bras Cardiol. 2015;105(2):1-105.

Cai Q, Mehta N, Sgarbossa EB, Pinski SL, Wagner GS, Califf RM *et al*. The left bundle-branch block puzzle in the 2013 ST-elevation myocardial infarction guideline: from falsely declaring emergency to denying reperfusion in a high-risk population. Are the Sgarbossa Criteria ready for prime time? Am Heart J. 2013;166(3):409-13.

Cullen L, Parsonage WA, Greenslade J, Lamanna A, Hammett CJ, Than M *et al*. Delta troponin for the early diagnosis of AMI in emergency patients with chest pain. Int J Cardiol. 2013;168(3):2602-8.

Gonzalez MM, Timerman S, Gianotto-Oliveira R, Polastri TF, Canesin MF, Schimidt A *et al*. I Diretriz de Ressuscitação Cardiopulmonar e Cuidados Cardiovasculares de Emergência da Sociedade Brasileira de Cardiologia. Arq Bras Cardiol. 2013;101 (2 Suppl 3):1-221.

Hamm CM, Bassand JP, Agewall S, Bax J, Boersma E, Bueno H *et al*. ESC Guidelines for the management of acute coronary syndromes in patients presenting without persistent ST-segment elevation. The Task Force for the management of acute coronary syndromes (ACS) in patients presenting without persistent ST-segment elevation of the European Society of Cardiology (ESC). Eur Heart J. 2011;32(23):2999-3054.

Ibanez B, James S, Agewall S, Antunes MJ, Bucciarelli-Ducci C, Bueno H *et al*. 2017 ESC guidelines for the management of acute myocardial infarction in patients presenting with ST-segment elevation: the task force for the management of acute myocardial infarction in patients presenting with ST-segment elevation of the European Society of Cardiology (ESC). Eur Heart J. 2018;39(2):119-77.

McNamara RL, Herrin J, Wang Y, Curtis JP, Bradley EH, Magid DJ *et al*. Impact of delay in door-to-needle time on mortality in patients with ST-segment elevation myocardial infarction. Am J Cardiol. 2007;100(8):1227-32.

Nicolau JC, Timerman A, Piegas LS, Marin-Neto JA, Rassi Jr. A. Guidelines for unstable angina and non-ST-segment elevation myocardiaL INFARCTION OF THe Brazilian Society of Cardiology (II Edition, 2007). Arq Bras Cardiol. 2007;89(4):e89-131.

Sinnaeve PR, Armstrong PW, Gershlick AH, Goldstein P, Wilcox R, Lambert Y *et al*. ST-segment-elevation myocardial infarction patients randomized to a pharmaco-invasive strategy or primary percutaneous coronary intervention: Strategic Reperfusion Early After Myocardial Infarction (STREAM) 1-year mortality follow-up. Circulation. 2014; 130(14):1139-45.

Parte 6

Emergências Respiratórias

38 Exacerbação da Asma e da Doença Pulmonar Obstrutiva Crônica, 597

39 Pneumonia Adquirida na Comunidade, 613

40 Derrames Pleurais, 625

41 Pneumotórax, 640

38

Exacerbação da Asma e da Doença Pulmonar Obstrutiva Crônica

Rômulo Augusto dos Santos, Lucas de Souza Rodero e Airton Hajime Sanomia

Considerações importantes

- Exacerbação de asma refere-se ao aumento progressivo de dispneia, sibilância, aperto no peito ou qualquer combinação desses sintomas com os principais desencadeantes do quadro, como inalação de alergênios, uso de medicamentos e infecções, principalmente virais
- Na maioria das vezes, exames complementares não são necessários para os casos de asma, sendo utilizados apenas em casos de gravidade ou dúvida diagnóstica
- Em geral, o tratamento dessas crises de asma baseia-se na utilização de duas classes de medicamentos: broncodilatadores e corticosteroides sistêmicos
- Reavaliações constantes dos pacientes durante todo o atendimento têm ajudado os médicos não familiarizados com esse cenário a manter uma linha de tratamento e condução do caso
- Exacerbação da doença pulmonar obstrutiva crônica (DPOC) é definida como um evento no curso natural da doença, de caráter agudo, caracterizado por mudança nos sintomas habituais (dispneia, tosse ou expectoração)
- O escarro purulento é um sinal presumível de etiologia bacteriana, sendo desnecessária a pesquisa microbiológica de rotina pelo escarro, não sendo possível distinguir entre patógenos verdadeiros ou flora residente (colonização)
- Os pilares do tratamento dessas exacerbações são compostos por: oxigenoterapia; broncodilatadores; corticosteroide sistêmico; antibiótico, quando necessário; suporte ventilatório, não invasivo e invasivo quando necessário
- Orientar o paciente sobre os sinais precoces de exacerbação tem sido uma estratégia importante para evitar que atinjam estágios mais graves, com perda funcional e aumento da mortalidade imediata e tardia.

Como classificar a asma conforme a gravidade na sala de emergência?

- A asma é uma doença inflamatória crônica das vias aéreas associada a hiper-responsividade brônquica, reversível espontaneamente ou com tratamento, com acentuação dos sintomas, principalmente durante a noite ou início da manhã, de maneira gradual, geralmente progressiva e em um período de 5 a 7 dias
- Os quadros asmáticos podem ser precipitados por diversos fatores etiológicos que devem ser investigados na sala de emergência (Tabela 38.1)
- Caracteriza-se clinicamente por manifestações bem típicas e relativamente simples de se detectar, como (Tabela 38.2):
  - Aumento progressivo da dispneia
  - Tosse
  - Sibilância

TABELA 38.1

Fatores desencadeantes da exacerbação da asma brônquica.

- Infecções: sobretudo virais, podendo estar envolvidos agentes bacterianos
- Inalação de alergênios: ácaro, fungos, pelos e penas de animais, insetos, polens
- Inalação de irritantes: produtos de limpeza, inseticidas, perfumes, tintas
- Fármacos: AAS, AINE, IECA, betabloqueadores, pilocarpina
- Fatores emocionais: estresse, ansiedade
- Mudança brusca de temperatura
- Exercício físico
- Poluição, exposição à fumaça de cigarro
- Alterações hormonais
- Falta de adesão ao tratamento

AAS: ácido acetilsalicílico; AINE: anti-inflamatório não esteroide; IECA: inibidor da enzima conversora da angiotensina.

TABELA 38.2

Características clínicas da asma.

- História prévia de crise grave, com necessidade de ventilação mecânica
- Internação ou atendimento em emergência por crise de asma no último ano
- Uso atual ou recente de corticosteroide oral
- Uso excessivo de β-2-agonista de curta duração
- História de doença psiquiátrica, incluindo uso de sedativos ou drogas ilícitas
- Comorbidades cardíacas ou pulmonares
- História de não adesão ao tratamento
- Rápida piora clínica
- Baixo nível socioeconômico

Capítulo 38 • Exacerbação da Asma e da Doença Pulmonar Obstrutiva Crônica

- ○ Desconforto torácico
- ○ Piora da função pulmonar por diminuição do fluxo de ar das vias aéreas (pico de fluxo expiratório [PFE] ou do volume expiratório forçado no primeiro segundo [VEF1])
- • Para uma abordagem sistematizada das crises de asma, são recomendadas as seguintes etapas:
  - ○ Avaliação e classificação da intensidade dessas exacerbações
  - ○ Tratamento de acordo com o grau de gravidade e os fármacos disponíveis
  - ○ Avaliação da resposta ao tratamento, critérios de alta e de transferência para a unidade de internação
  - ○ Conduta na alta hospitalar
- • A avaliação inicial do paciente asmático com exacerbação deve ser de feita de maneira rápida e objetiva, abrangendo:
  - ○ A função pulmonar como medida do PFE
  - ○ A saturação de oxigênio ($SatO_2$) por meio de medidas seriadas de gasometria arterial ou oximetria de pulso
  - ○ O estado atual do paciente por parâmetros clínicos (Tabela 38.3).

TABELA 38.3

Classificação da intensidade da crise asmática em adultos.

Achados	Leve a moderada	Grave	Muito grave
Impressão clínica	Sem alterações	Sem alterações	Cianose, sudorese e exaustão
Estado mental	Normal	Agitação	Agitação, confusão e sonolência
Dispneia	Ausente ou leve	Moderada	Intensa
Fala	Frases completas	Frases incompletas	Frases curtas ou monossilábicas
Musculatura acessória	Retrações leves/ausentes	Retrações acentuadas	Retrações acentuadas
Sibilância	Localizada	Localizada ou difusa	Ausente com murmúrio vesicular diminuído
FR (irpm)	Normal ou aumentada	Aumentada	Aumentada
FC (bpm)	< 110	> 110	> 140 ou bradicardia
PEF (% previsto)	> 50%	30 a 50%	< 30%
$SatO_2$ (ar ambiente)	> 95%	91 a 95%	< 90%
pO_2 (ar ambiente)	Normal	> 60 mmHg	< 60 mmHg
pCO_2 (ar ambiente)	< 40 mmHg	< 45 mmHg	≥ 45 mmHg

FC: frequência cardíaca; FR: frequência respiratória; pO_2: pressão parcial de oxigênio; pCO_2: pressão parcial de dióxido de carbono; PFE: pico de fluxo expiratório; $SatO_2$: saturação de oxigênio.

◥Qual a conduta na crise asmática na sala de emergência?

O tratamento da crise de asma baseia-se em quadro clínico, medidas de PFE e oximetria, obedecendo o uso de fármacos em uma sequência prioritária e após reavaliações periódicas da resposta clínica a cada etapa do tratamento.

Oxigenoterapia

- O oxigênio pode ser fornecido por cânula nasal, máscara facial (simples ou de Venturi), campânula ou tenda, tendo como principal meta manter a $SatO_2 \geq 92\%$ em adultos, gestantes e crianças. Em pacientes com doenças cardiovasculares, o objetivo é manter $SatO_2 > 95\%$.

Broncodilatadores de curta duração

- A medida inicial do tratamento das crises consiste na administração de doses repetidas de broncodilatadores de curta duração (β-2-agonistas; SABA) a cada 10 a 30 minutos na primeira hora (Tabela 38.4)
- Podem ser ofertados por dispositivo de aerossol dosimétrico acoplado a um espaçador ou a fluxo contínuo de ar comprimido (nebulização), devendo ser veiculados à solução salina 3 a 4 mℓ, com fluxo de oxigênio de 6 a 8 ℓ
- O uso desses fármacos por via subcutânea (SC) ou intravenosa (IV) restringe-se como recurso extremo para evitar a evolução do quadro para insuficiência respiratória e necessidade de ventilação mecânica invasiva (VMI).

TABELA 38.4

Broncodilatadores de curta duração na asma.

- Fenoterol:
  - *Spray*: 100 mg/*puff*, 2 a 4 jatos a cada 10 a 30 min
  - Nebulização: 5 mg/mℓ, 10 a 20 gotas a cada 10 a 30 min

- Salbutamol:
  - *Spray*: 100 a 200 µg/*puff*, 2 a 4 jatos a cada 10 a 30 min
  - Nebulização: 5 mg/mℓ, 10 a 20 gotas a cada 10 a 30 min

- Terbutalina:
  - Solução injetável: 0,5 mg/mℓ, 0,25 a 0,5 mℓ SC

SC: via subcutânea.

Glicocorticoides

- Corticosteroides aceleram a recuperação, pois reduzem a inflamação, as recidivas e as hospitalizações, assim como o risco de progressão para asma fatal. São essenciais nas exacerbações, devendo ser administrados na primeira hora, o mais precoce possível (Tabela 38.5)
- A via de administração oral (VO) e intravenosa apresenta a mesma eficácia, mas costuma-se dar preferência à via intravenosa nos pacientes com sinais de gravidade ou rebaixamento do nível de consciência, devido ao risco de broncoaspiração
- Após a melhora clínica do paciente, deve-se manter o uso de corticosteroide por via oral por pelo menos 5 dias.

TABELA 38.5

Glicocorticoides usados na asma.

- Prednisona:
  - Dose: 0,5 a 1 mg/kg VO, máximo de 60 mg

- Hidrocortisona:
  - Dose: 3 a 5 mg/kg IV (200 a 300 mg), em *bolus*

- Metilprednisolona:
  - Dose: 40 a 60 mg
  - Dose de manutenção: 60 a 125 mg IV, a cada 6 h

IV: via intravenosa; VO: via oral.

Anticolinérgico de curta duração

- O brometo de ipratrópio é um fármaco alternativo e administrado por inalação
- Nas crises mais graves, pode ser empregado com um SABA, em doses repetidas
- Seu benefício parece ser mais acentuado nos pacientes com DPOC, diminuindo sua necessidade de internação hospitalar
- Uso na asma:
  - *Spray*: 20 μg/*puff*, 4 a 8 jatos a cada 20 minutos
  - Nebulização: 0,25 mg/mℓ, 20 a 40 gotas a cada 20 minutos.

Sulfato de magnésio

- Indicado como fármaco alternativo nas crises muito graves, sem reação ao tratamento inicial, propiciando resposta em 1 a 2 horas após sua infusão
- Uso na asma: solução injetável: 2 g (4 mℓ) diluídos em 50 a 100 mℓ de solução salina (SS) a 0,9% em infusão lenta (superior a 20 minutos).

Xantinas

- Essas substâncias, mais especificamente a aminofilina, não têm indicação no tratamento inicial das crises de asma
- Em pacientes em estado muito grave ou em crises refratárias, esse fármaco pode ser considerado, porém sempre deve-se atentar à similaridade em relação às faixas terapêutica e tóxica, podendo desencadear efeitos adversos cardiovasculares, neurológicos e gastrintestinais, sendo considerados de segunda linha nessas situações
- Uso na asma:
  - Adultos: 250 mg (ampola com 250 mg/10 mℓ) IV, em 20 a 30 minutos
  - Crianças: não há recomendação clara para uso.

Lembrete de conduta

- ▶ Atentar para o diagnóstico prévio de asma, pois nem todo quadro de broncospasmo tratado na sala de emergência é uma exacerbação asmática
- ▶ Asfixia ainda é a principal causa de morte por asma e decorre, provavelmente, do não reconhecimento da gravidade da crise por parte de pacientes e médicos, devendo-se atentar para os sinais de gravidade, sobretudo falência da musculatura acessória e hipoxemia acentuada.

◥Quais as etiologias da exacerbação de doença pulmonar obstrutiva crônica e os seus critérios clínicos?

- A DPOC é uma enfermidade respiratória caracterizada pela obstrução crônica do fluxo aéreo, que não é totalmente reversível, muitas vezes com caráter progressivo, associada a uma resposta inflamatória anormal dos pulmões à inalação de partículas ou gases nocivos, ocasionada principalmente pelo tabagismo
- Exacerbação é definida pelo *Global Initiative for Obstructive Lung Disease* (GOLD) como um evento no curso natural da doença caracterizado por uma mudança na dispneia basal do paciente, tosse e/ou expectoração que está além das variações diárias normais, de início agudo, e que pode justificar uma mudança na medicação habitual de um paciente com DPOC
- A mortalidade imediata e tardia após exacerbações continua alta, portanto, identificação e tratamento precoces são muito importantes nesses casos. Essas

Capítulo 38 • Exacerbação da Asma e da Doença Pulmonar Obstrutiva Crônica

exacerbações estão associadas principalmente ao aumento da inflamação das vias aéreas, que tem como principais causas quadros infecciosos, tanto virais quanto bacterianos

- Estudos mostram que cerca de 50% das exacerbações são causadas por bactérias, e em casos graves, 80% desses eventos agudos apresentam como causas vírus respiratórios e/ou bactérias
- As bactérias mais prevalentes associadas às exacerbações são:
  - *Haemophilus influenzae*
  - *Streptococcus pneumoniae*
  - *Moraxella catarrhalis*
- Na doença avançada, ganham importância patógenos como *Pseudomonas aeruginosa* e *Enterobacteriaceae*; já as bactérias atípicas são responsáveis pela minoria das exacerbações
- O diagnóstico de uma exacerbação é exclusivamente clínico, de acordo com os sinais e sintomas apresentados pelo paciente (critérios de Anthoniesen), tendo como principais queixas uma mudança aguda das seguintes manifestações:
  - Piora da dispneia basal
  - Aumento na quantidade de escarro
  - Piora do aspecto do escarro
- Para tratamento das exacerbações dessas manifestações, poderão ser usados ou não antibióticos. Recentes atualizações da GOLD recomendam o uso de antibióticos nas exacerbações da asma em três situações:
  - Quando os três critérios de Anthonisen estiverem presentes
  - Quando dois critérios estiverem presentes, sendo um deles o escarro purulento
  - Quando houver necessidade de VMI ou ventilação mecânica não invasiva (VMNI).

Lembrete de conduta

- ▶ Para definir um paciente como portador de DPOC, é necessário quadro clínico compatível, somado a alteração funcional, fato essencial para condução de um paciente em crise, pois, na falta desse diagnóstico prévio (clínico e funcional), deve-se atentar para outras patologias
- ▶ Avaliar se há critérios de Anthonisen, pois o uso indiscriminado de antibióticos sem necessidade impacta na mortalidade dos pacientes, pois pode induzir resistência a cepas antes sensíveis.

604 · Parte 6 • Emergências Respiratórias

◀Como avaliar a gravidade na exacerbação de doença pulmonar obstrutiva crônica?

- A avaliação de gravidade das exacerbações é fundamental, podendo muitas vezes determinar a terapêutica a ser empregada, tendo como principais pontos história clínica, exame físico e exames adicionais que podem corroborar a gravidade
- Considerar internação dos pacientes com exacerbação de DPOC nas seguintes situações:
  - Insuficiência respiratória aguda grave (aumento da dispneia, alterações do nível de consciência)
  - Hipoxemia refratária, acidose respiratória com hipercapnia
  - Complicações como pneumotórax, tromboembolismo pulmonar ou pneumonia
  - Descompensação de condições associadas como insuficiência cardíaca congestiva (ICC) ou diabetes
  - Falta de condições socioeconômicas para realizar o tratamento em domicílio
  - DPOC em estágio avançado
- O risco de evolução desfavorável durante a instituição do tratamento está ligado principalmente a desenvolvimento de acidose respiratória, comorbidades significativas e necessidade de VMI ou VMNI
- As principais indicações para terapia intensiva são apresentadas na Tabela 38.6, e a classificação das exacerbações de DPOC, de acordo com sua gravidade, constam na Tabela 38.7.

◀Qual a conduta na exacerbação de doença pulmonar obstrutiva crônica na sala de emergência?

- Os principais objetivos na exacerbação dos pacientes com DPOC são identificar e tratar precocemente as causas, a fim de evitar sua piora clínica, que muitas vezes podem evoluir para hipercapnia grave ou falência da musculatura acessória, necessitando assim de VMNI ou até intubação orotraqueal (IOT), dentre outras complicações que podem aumentar a mortalidade intra-hospitalar desse paciente. Para evitar tais complicações e agravos, algumas medidas terapêuticas iniciais podem ser adotadas e serão abordadas a seguir.

Capítulo 38 • Exacerbação da Asma e da Doença Pulmonar Obstrutiva Crônica — 605

TABELA 38.6

Indicações de terapia intensiva na exacerbação de doença pulmonar obstrutiva crônica.

- Dispneia grave refratária à terapia emergencial
- Mudança no estado mental (confusão, letargia, coma)
- Hipoxemia persistente ou progressiva (pO_2 < 40 mmHg) e/ou hipercapnia grave (pCO_2 > 60 mmHg) e/ou acidose respiratória grave (pH < 7,25), apesar do oxigênio suplementar e da VMNI
- Necessidade de VMI por falência respiratória ou acidose respiratória refratária a medidas não invasivas
- Instabilidade hemodinâmica com necessidade de fármacos vasoativos

pO_2: pressão parcial de oxigênio; pCO_2: pressão parcial de dióxido de carbono; VMI: ventilação mecânica invasiva; VMNI: ventilação mecânica não invasiva.

TABELA 38.7

Classificação das exacerbações de doença pulmonar obstrutiva crônica.

Exacerbação leve	Um dos critérios cardinais de Anthonisen, mais um achado adicional (infecção de vias aéreas superiores, febre sem causa aparente, sibilos, aumento da tosse, aumento das frequências respiratória ou cardíaca)
Exacerbação moderada	Dois critérios cardinais de Anthonisen
Exacerbação grave	Todos os critérios cardinais de Anthonisen

Oxigenoterapia

- A oferta de oxigênio é uma das medidas terapêuticas primordiais na fase aguda dos sintomas, visando à $SatO_2$ entre 90 e 92%, com uma pressão parcial de oxigênio (pO_2) de 60 a 70 mmHg. Existem variados dispositivos disponíveis para fornecimento de oxigênio de maneira adequada durante uma exacerbação de DPOC. São eles:
  - Máscaras de Venturi que possibilitam uma oferta precisa de fração de oxigênio inspirado (FiO_2), podendo ser tituladas em 24, 28, 35, 40 ou 60%
  - Cateter nasal que pode fornecer aproximadamente 40% de FiO_2, quando titulado até 6 ℓ/min

- Máscaras simples de oxigênio quando for necessária uma oferta maior de oxigênio, não atingida pelo cateter nasal; podem proporcionar uma oferta de FiO_2 de até 55% com base em taxa de fluxo de 6 a 10 ℓ/min
- Máscara de reservatório, composto por válvulas de sentido unidirecional que podem fornecer uma concentração de oxigênio inspirado de até 90% aproximadamente.
- Concentrações elevadas de oxigênio na maioria das vezes não são necessárias para corrigir a hipoxemia desses pacientes.

Broncodilatadores de curta duração

- A medida inicial no tratamento das crises consiste na administração de doses repetidas de SABA a cada 10 a 30 minutos na primeira hora (ver Tabela 38.4, pois os mesmos fármacos e doses são indicados na DPOC)
- Essa administração deve ser por dispositivo de aerossol dosimetrado acoplado a um espaçador ou a fluxo contínuo de ar comprimido (nebulização) devendo ser veiculado à SS 3 a 4 mℓ, com fluxo de oxigênio de 6 a 8 ℓ/min
- O uso desses fármacos por via subcutânea restringe-se como recurso extremo a fim de evitar a evolução do quadro para insuficiência respiratória e a necessidade de VMI, ou em pacientes com incapacidade do uso dessas substâncias por dispositivos inalatórios.

Anticolinérgico de curta duração

- O brometo de ipratrópio é um fármaco alternativo e administrado por inalação, com boa resposta principalmente em pacientes com DPOC
- Uso na asma:
  - Spray: 20 μg/puff, 4 a 8 jatos a cada 20 minutos
  - Nebulização: 0,25 mg/mℓ, 20 a 40 gotas a cada 20 minutos
- Nas crises mais graves, pode ser empregado com um SABA em doses repetidas
- Seu benefício clínico parece ser mais acentuado nos pacientes com DPOC, diminuindo a necessidade de internação hospitalar.

Glicocorticoides

- O uso de glicocorticoides na exacerbação da DPOC proporciona a redução da taxa de falha terapêutica e do tempo de internação hospitalar, além de determinar melhora rápida do VEF1 e da pO_2

Capítulo 38 • Exacerbação da Asma e da Doença Pulmonar Obstrutiva Crônica

- As formulações orais são rapidamente absorvidas com boa biodisponibilidade sistêmica, tão eficazes quanto a aplicação intravenosa, no entanto, em pacientes graves ou com incapacidade de tomar medicação por via oral, a preferência é pela via intravenosa (ver Tabela 38.5, pois os mesmos fármacos e doses são indicados na DPOC)
- A manutenção dos glicocorticoides é individualizada de acordo com a resposta clínica de cada paciente, porém estudos mostram eficácia em manutenção por volta de 5 a 14 dias.

Antibioticoterapia

- O uso de antibióticos nas exacerbações da DPOC é frequente durante o curso clínico da doença, apresentando-se como principal dificuldade e desafio clínico estabelecer se a causa é viral, bacteriana ou não infecciosa (Tabela 38.8)
- As recentes atualizações recomendam o uso de antibióticos nas exacerbações agudas em três situações:
  - Com três critérios presentes
  - Com dois critérios de Anthonisen, desde que um deles seja o escarro purulento
  - Necessidade de uso de VMI ou VMNI nas exacerbações

TABELA 38.8	
Antibióticos utilizados nas exacerbações da doença pulmonar obstrutiva crônica.	
Exacerbações leves	Amoxicilina-clavulanato 500 a 850/125 mg VO, a cada 8 h
Exacerbações moderadas*	Amoxicilina-clavulanato 50 a 100 mg/kg IV, a cada 8 h, associada a macrolídeo (azitromicina 500 mg IV, 1 vez/dia; ou claritromicina 500 mg IV, a cada 12 h) Quinolonas respiratórias (levofloxacino 750 mg IV, 1 vez/dia; ou moxifloxacino 400 mg IV, 1 vez/dia)
Exacerbações moderadas ou graves**	Quinolonas respiratórias*** Betalactâmico associado a inibidor de betalactamase (amoxicilina-clavulanato 50 a 100 mg/kg IV, a cada 8 h; ou piperacilina-tazobactam 4,5 g IV, a cada 6 h) Cefalosporina de 4ª geração (cefepima 2 g IV, a cada 8 h)

*Classes III a IV de GOLD, com comorbidades ou três ou mais exacerbações anuais. ** Pacientes em ventilação mecânica ou com fatores de risco para *Pseudomonas*. ***Se possibilidade de *Pseudomonas*, administrar dose elevada de levofloxacino (750 mg, 1 vez/dia, ou ciprofloxacino 400 mg IV, a cada 8 h). IV: via intravenosa; VO: via oral.

Parte 6 • Emergências Respiratórias

- Deve-se ter em mente que o principal preditor de infecção bacteriana é a mudança da coloração do escarro de branco para amarelado ou verde, característica que compõe um dos critérios de Anthonisen: escarro purulento. Apesar disso, a avaliação deverá ser individualizada, devendo se correlacionar os sinais e sintomas com os exames complementares solicitados durante o primeiro atendimento
- Os fatores de risco apontados por alguns autores como preditores de pior prognóstico são:
  - Idade ≥ 65 anos
  - VEF1 ≤ 50% do predito
  - Ocorrência de três ou mais exacerbações por ano
  - Cardiopatias associadas.

> **Lembrete de conduta**
>
> A oxigenação adequada deve ser assegurada mesmo que promova hipercapnia aguda, muitas vezes tolerada por pacientes com hipercapnia crônica, no entanto, ao menor sinal de piora clínica (acidemia acentuada, depressão do nível de consciência ou arritmias cardíacas), deve-se pensar na correção de tal distúrbio com VMI ou VMNI.

◣Quando indicar ventilação mecânica não invasiva ou invasiva em asma ou doença pulmonar obstrutiva crônica?

Ventilação mecânica não invasiva

Na crise grave de asma, suas indicações são:

- Parada respiratória ou cardiorrespiratória (PCR)
- Sinais de fadiga e esforço progressivo
- Alteração da sensibilidade, com perda da patência de suas vias aéreas superiores (proteção das vias aéreas)
- Hipercapnia acentuada
- Hipoxemia não corrigida com suplementação de oxigênio.

Na exacerbação de DPOC, as indicações são:

- Desconforto respiratório acentuado, com taquipneia (frequência respiratória [FR] > 25 irpm) e uso de musculatura acessória
- Acidose respiratória moderada a grave (pH < 7,35 e ou hipercapnia – pCO_2 > 45 mmHg).

No entanto, esse dispositivo não pode postergar uma medida mais invasiva quando necessário, com as seguintes contraindicações:

- Parada respiratória
- Instabilidade cardiovascular
- Mudança do nível de consciência, com paciente não cooperativo
- Risco de aspiração
- Traumatismo craniofacial
- Anomalias nasofaríngeas fixas
- Queimaduras
- Obesidade extrema.

Ventilação mecânica invasiva

A VMI geralmente reserva-se nos casos em que pacientes apresentam alguma contraindicação ao uso de VMNI, ou evoluem com falência respiratória, hipercapnia refratária às terapêuticas prévias, entre outras causas, como:

- Impossibilidade de uso de VMNI ou falência ao dispositivo
- Falência de musculatura acessória, com movimentos paradoxais
- FR > 35 irpm
- Persistência de hipoxemia com degradação do quadro clínico
- Acidose respiratória grave
- PCR
- Rebaixamento do nível de consciência
- Complicações cardiovasculares (choque ou hipotensão).

O resumo das terapêuticas de asma e DPOC pode ser observado nas Figuras 38.1 e 38.2.

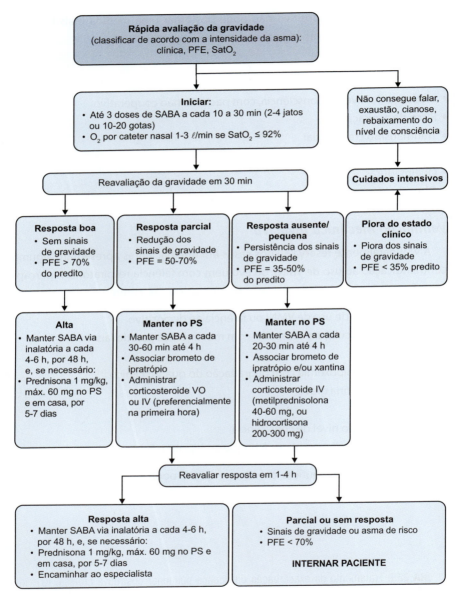

FIGURA 38.1 Tratamento da exacerbação da asma em adultos. IV: via intravenosa; PFE: pico de fluxo expiratório; PS: pronto-socorro; SABA: broncodilatador de curta duração; SatO$_2$: saturação de oxigênio; VO: via oral.

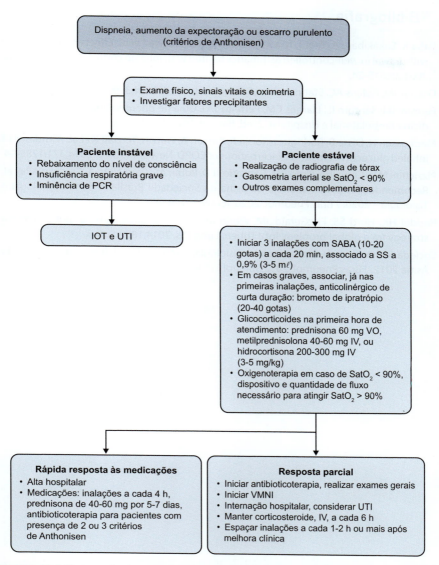

FIGURA 38.2 Tratamento da exacerbação da doença pulmonar obstrutiva crônica. IOT: intubação orotraqueal; IV: via intravenosa; PCR: parada cardiorrespiratória; SABA: broncodilatador de curta duração; $SatO_2$: saturação de oxigênio; SS: solução salina; UTI: unidade de terapia intensiva; VMNI: ventilação mecânica não invasiva; VO: via oral.

Bibliografia

Baba K, Sakakibara A, Yagi T, Niwa S, Hattori T, Koishikawa I *et al*. Effects of theophylline withdrawal in well-controlled asthmatics treated with inhaled corticosteroid. J Asthma. 2001;38:615-24.

Drazen JM, Gelijns AC. Statin strikeout. New Engl J Med. 2014;370(23):2240-1.

Feresin SM, Santoro IL, Llarges CM, Perfeito JAJ. Guia de pneumologia. In: Guias de Medicina Ambulatorial e Hospitalar. 2. ed. Barueri: Manole; 2014. pp. 307-26.

Magnussen H, Disse B, Rodriguez-Roisin R, Kirsten A, Watz H, Tetzlaff K *et* al. Withdrawl of inhaled glucocorticoids and exacerbations of COPD. New Engl J Med. 2014;371:1285-94.

Pizzichini MM, Carvalho-Pinto RM, Cançado JED, Rubin AS, Cerci Neto A, Cardoso AP *et* al. Recomendações para o manejo da asma da Sociedade Brasileira de Pneumologia e Tisiologia – 2020. J Bras Pneumol. 2020;46(1):e20190307.

Reddel HK, Hurd SS, FitzGerald JM. World asthma day. GINA 2014: a global asthma strategy for a global problem. Int J Tuberc Lung Dis. 2014;18(5):505-6.

Sociedade Brasileira de Pneumologia e Tisiologia. Diretrizes Brasileiras para o Manejo da Asma 2012. J Bras Pneumol. 2012;38(Supl 1):S1-S46.

39

Pneumonia Adquirida na Comunidade

Rômulo Augusto dos Santos, Lucas de Souza Rodero e Airton Hajime Sanomia

Considerações importantes

- Pneumonia adquirida na comunidade (PAC) é uma doença potencialmente grave, constituindo-se a principal causa de óbito entre as doenças infecciosas, caracterizada principalmente por sintomas como: tosse seca ou produtiva, dispneia e febre na maioria dos casos; outros sintomas também podem estar envolvidos, porém são menos frequentes

- O pneumococo é o principal agente etiológico da PAC no mundo, porém vale lembrar que essa infecção pode ter origem mista

- Radiografia de tórax é exame indispensável na condução do paciente com suspeita de PAC, tanto para diagnóstico quanto para estratificação da gravidade

- Exames complementares como o microbiológico, para estabelecer a etiologia, a bioquímica, a gasometria arterial, e os biomarcadores de gravidade podem ser necessários para condução e decisão do local da internação e condução do caso

- Escores como CURB-65 e PORT foram criados para predizer gravidade e auxiliar na decisão terapêutica e no melhor local para condução do caso

- A gravidade do quadro do paciente é o principal aspecto a ser avaliado para escolha do antibiótico a ser empregado. Influenciam nessa decisão também as comorbidades e os fatores de risco para agentes específicos como *Pseudomonas*

- A associação de antibióticos para pacientes com indicação de internação tem mostrado melhores resultados terapêuticos, como reduções na mortalidade e menores índices de falhas, tendo como principal esquema betalactâmicos com macrolídeo

- O tempo de tratamento preconizado para quadros leves e moderados é de 7 a 10 dias e em casos graves, 14 a 21 dias, porém o julgamento clínico deve sempre prevalecer, considerando que a utilização desses antibióticos por tempo prolongado pode induzir resistência de alguns patógenos.

Quais os principais agentes etiológicos relacionados com a pneumonia adquirida na comunidade?

- PAC é uma doença inflamatória aguda do trato respiratório inferior, de causa infecciosa, em indivíduos fora do ambiente hospitalar ou que surgem em até 48 horas da internação
- Enfermidade comum e potencialmente grave, principalmente em idosos e pacientes com múltiplas comorbidades
- Principal causa de morte em doenças infecciosas e a 5ª no *ranking* geral entre adultos
- Muitas vezes, a identificação etiológica não é possível, e a implementação da terapêutica empírica ocorre de acordo com a gravidade e a epidemiologia da doença
- Pneumonia hospitalar deverá ser considerada em:
  - Pacientes com pneumonia que estiveram hospitalizados em unidades de pronto atendimento ou enfermaria usando antibioticoterapia intravenosa (IV) por 2 dias ou mais nos 90 dias precedentes
  - Pacientes provenientes de instituições de cuidados de longa permanência
  - Pacientes de receberam antibióticos por via intravenosa, foram submetidos a quimioterapia ou tratamento de escaras nos 30 dias anteriores à instalação da doença
  - Pacientes em hemodiálise
  - Pacientes com quadros de desnutrição importante ou uso de corticoterapia imunossupressora
- Pneumococo é o agente mais isolado (30 a 45% dos casos), independentemente de idade e faixa de risco. Pneumococos, germes atípicos e vírus representam a maioria dos agentes envolvidos na PAC (Tabela 39.1)
- Bactérias como *Pseudomonas aeruginosa* e bacilos gram-negativos raramente são causadores de PAC, porém devem ser suspeitados em alguns grupos ou situações (Tabela 39.2)

TABELA 39.1

Agentes etiológicos das pneumonias adquiridas na comunidade.

Tratamento ambulatorial	Tratamento (internação em enfermaria)	Tratamento em UTI
S. pneumoniae	S. pneumoniae	S. pneumoniae
M. pneumoniae	M. pneumoniae	Bacilos gram-negativos
C. pneumoniae	C. pneumoniae	H. influenzae
Vírus	Vírus	Legionella spp.
H. influenzae	H. influenzae	S. aureus

UTI: unidade de terapia intensiva.

TABELA 39.2

Fatores de risco para bacilos gram-negativos e *Pseudomonas*.

Bacilos gram-negativos	*Pseudomonas aeruginosa*
▪ PAC grave (PORT III, IV, V)	▪ Internação prévia menor em menos de 30 dias
▪ Aspiração de conteúdo contaminado	▪ Pneumopatia associada (DPOC, bronquiectasias, fibrose intersticial pulmonar)
▪ Paciente residentes em casa de longa permanência	▪ Imunocomprometidos ou neutropênicos
▪ Portadores de comorbidades	▪ Uso prévio de antibióticos nos últimos 3 meses

DPOC: doença pulmonar obstrutiva crônica; PAC: pneumonia adquirida na comunidade.

- Existe ainda a possibilidade de etiologia mista, tanto em PAC de tratamento ambulatorial como nas nosocomiais, independentemente da faixa etária
- Etiologia viral é frequente na PAC, ocupando a segunda colocação entre os patógenos mais comuns em diversas séries epidemiológicas.

Como é feito o diagnóstico de pneumonia adquirida na comunidade?

- O diagnóstico de PAC é clínico e radiológico, porém em alguns casos devem-se realizar exames laboratoriais complementares para predizer a necessidade de tratamento intra-hospitalar, bem como a gravidade do quadro, por meio de escores de risco
- Em alguns pacientes, principalmente idosos, as únicas manifestações podem ser febre e alteração de sensibilidade, sem qualquer sintoma respiratório, tornando necessária a realização de exames adicionais como a radiografia de tórax
- Quadro clínico:
  - Tosse (82%)
  - Febre (78%)
  - Dispneia (50%)
  - Dor torácica pleurítica
  - Adinamia
- Principal achado no exame físico é a síndrome de condensação que cursa com:
  - Frêmito toracovocal aumentado à palpação
  - Macicez ou submacicez à percussão
  - Murmúrio vesicular diminuído com crepitações (estertores), além de sopro tubário à ausculta
  - Broncofonia, egofonia e pectoriloquia afônica à ausculta
- Os exames complementares necessários são apresentados na Tabela 39.3

TABELA 39.3

Exames complementares na pneumonia adquirida na comunidade (PAC).

Radiografia de tórax (PA e perfil)	Essencial para diagnóstico, estratificação da gravidade e diagnóstico diferencial da PAC
Oximetria de pulso	Deve ser realizada de rotina na emergência Se $SpO_2 \leq 90\%$, deve-se realizar gasometria arterial
Hemograma e bioquímica	Necessária coleta apenas quando houver indicação de internação Auxilia em casos de dúvidas quanto à necessidade ou não de internação e na realização do escore de gravidade
Proteína C reativa (PCR) e pró-calcitonina	Ajuda no diagnóstico da PAC, quando não há condições de realização da radiografia de tórax, mas existem sinais de infecção respiratória. Observar os seguintes resultados de exames: • PCR < 20 mg/ℓ, com sintomas há mais de 24 h: diagnóstico de PAC pouco provável • PCR > 100 mg/ℓ, com sintomas: diagnóstico de PAC provável • Pró-calcitonina < 0,1 mg/ℓ: praticamente descarta PAC, não necessitando de antibiótico • Pró-calcitonina > 0,25 mg/ℓ: PAC provável, indicando antibioticoterapia

PA: posteroanterior; SpO_2: saturação periférica de oxigênio.

- O padrão radiológico mais frequente são opacidades alveolares, homogêneas, com broncograma aéreo, caracterizando-se uma imagem de consolidação, porém também pode haver outras evidências radiológicas
- Tomografia computadorizada (TC) de tórax apresenta maior sensibilidade, mas reserva-se apenas para casos de dúvidas diagnósticas ou alterações radiográficas que necessitem de melhor visualização do parênquima ou pleura (cavitações, imagens císticas, lesões parenquimatosas atípicas, derrame pleural septado)
- Exames microbiológicos para o diagnóstico etiológico são necessários em casos graves, embora suas limitações sejam consideráveis (Tabela 39.4).

Lembrete de conduta

▶ Sempre procurar diferenciar as pneumonias entre comunitárias e hospitalares, pois a descoberta dos agentes microbianos guia a antibioticoterapia adequada

▶ Na PAC o diagnóstico microbiológico é sabidamente difícil, mesmo com todos os exames disponíveis

▶ O isolamento de um agente não o torna único, sendo possível o envolvimento de diversos patógenos, o que condiciona a associação de diferentes classes antibióticas no tratamento.

TABELA 39.4
Rotina microbiológica na pneumonia adquirida na comunidade.

	Hemocultura	Cultura de escarro	Antígeno urinário (pneumococo/ *Legionella*)	Lavado broncoalveolar/ aspirado traqueal	Outros
Internação	Sim	Sim	Sim	Não	–
Internação em UTI	Sim	Sim	Sim	Sim, após IOT	–
Falha no tratamento	Sim	Sim	Sim	Considerar	–
Etilismo	Sim	Sim	Sim	Não	–
Doença estrutural	Não	Sim	Não	Não	–
Cavitação	Sim	Sim	Não	Não	BAAR
Derrame pleural	Sim	Sim	Sim	Não	Toracocentese

BAAR: bacilos álcool-acidorresistentes; IOT: intubação orotraqueal; UTI: unidade de terapia intensiva.

◤Como avaliar a gravidade das pneumonias?

- Para auxiliar o médico na tomada de decisão quanto ao local de tratamento e ao risco de óbito dos pacientes com PAC, foram criados alguns escores
- Apesar de suas limitações, os dois escores principais são PORT/PSI e CURB-65. Escore de PORT e índice de gravidade na PAC (PSI) são apresentados nas Tabelas 39.5 e 39.6, respectivamente.
- Também são usados os critérios de CURB-65 e CRB-65, este último quando não há disponibilidade de realização de exames laboratoriais em local de atendimento primário (Figura 39.1)
- Recomenda-se que, além das cinco classes de risco descritas de acordo com os critérios de PORT, outros parâmetros devem ser avaliados como preditores decisivos para a indicação de internação. São eles:
  - Avaliação de doenças associadas
  - Oxigenação: saturação periférica de oxigênio (SpO_2) < 90% define internação
  - Radiografia de tórax: mais de um lobo acometido e derrame pleural determinam internação
  - Análise de fatores sociais e cognitivos: familiar ou cuidador que possa avaliar a resposta ao tratamento, capacidade de entendimento da prescrição

Parte 6 • Emergências Respiratórias

TABELA 39.5

Escore PORT.

Características		Pontos
Fatores demográficos	Homem (idade)	Anos
	Mulher (idade)	Anos − 10
	Residente em casa de repouso (idade)	Anos + 10
Comorbidades	Câncer*	+ 30
	Doença hepática**	+ 20
	ICC***	+ 10
	DCV****	+ 10
	Injúria renal*****	+ 10
Exame físico	Estado mental alterado	+ 20
	FR > 30 irpm	+ 20
	PAS < 90 mmHg	+ 20
	Temperatura < 35°C ou > 40°C	+ 15
	FC > 125 bpm	+ 10
Laboratório e radiologia	pH > 7,35	+ 30
	Ureia > 30 mg/dℓ	+ 20
	Sódio < 130 mg/dℓ	+ 20
	Glicemia > 250 mg/dℓ	+ 10
	Hematócrito < 30%	+ 10
	pO_2 < 60 mmHg ou $SatO_2$ > 90%	+ 10
	Derrame pleural	+ 10

*Câncer ativo ou diagnóstico no último ano (exceto carcinoma basocelular ou escamoso de pele). **Quadro clínico, laboratorial ou histológico de cirrose ou hepatite crônica ativa. ***Diagnóstico clínico, radiográfico, ecocardiográfico ou ventriculografia. ****Diagnóstico clínico (AIT ou AVE) ou por exames de imagem (TC ou RM). *****Injúria renal prévia. AIT: ataque isquêmico transitório; AVE: acidente vascular encefálico; DCV: doença cerebrovascular; FC: frequência cardíaca; FR: frequência respiratória; ICC: insuficiência cardíaca congestiva; pO_2: pressão parcial de oxigênio; PAS: pressão arterial sistólica; RM: ressonância magnética; $SatO_2$: saturação de oxigênio; TC: tomografia computadorizada.

- o Consideração de fatores econômicos: acesso aos medicamentos, facilidade para retorno de reavaliação
- o Avaliação da adesão ao tratamento oral
- o Julgamento clínico
- • O escore de gravidade CURB-65 é apresentado na Figura 39.1

TABELA 39.6
Índice de gravidade na pneumonia adquirida na comunidade (escore PSI).

Escala de risco	Pontos	Mortalidade (%)	Local de tratamento
PORT I	Ausência de preditores	0,1 a 0,4	Ambulatorial
PORT II	< 71	0,6 a 0,7	Ambulatorial
PORT III	71 a 90	0,9 a 2,8	Breve no PS e alta, se estiver estável
PORT IV	91 a 130	8,2 a 9,3	Internado
PORT V	> 130	27 a 31,1	Internado (considerar UTI)

PS: pronto-socorro; UTI: unidade de terapia intensiva.

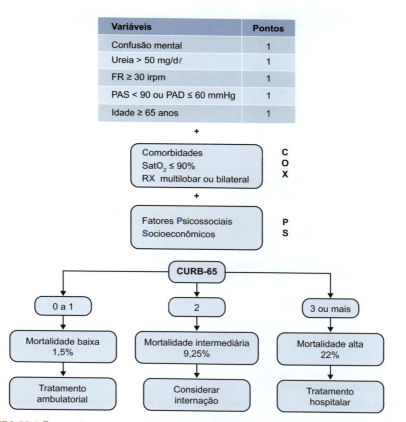

FIGURA 39.1 Escore de gravidade CURB-65. FR: frequência respiratória; PAD: pressão arterial diastólica; PAS: pressão arterial sistólica.

Parte 6 • Emergências Respiratórias

- Outros sistemas de pontuação, como o escore de SMART-COP e os critérios de Ewing, têm sido desenvolvidos para predizer principalmente a PAC grave e a necessidade de internação em unidade de terapia intensiva (UTI)
- No escore de SMART-COP (Tabela 39.7), pacientes com valores ≥ 3 necessitam de internação em UTI e são classificados com PAC grave
- Os critérios de Ewing (Tabela 39.8) são adotados pelo Consenso Brasileiro de Pneumonia de 2009 como caracterização de PAC grave. Por eles um critério maior ou dois menores são indicativos de internação em UTI.

TABELA 39.7

Escore de SMART-COP.

Variável	Pontos
PAS < 90 mmHg	2
pO_2 < 60 mmHg ou $SatO_2$ < 90%	2
Confusão mental	1
FC > 125 bpm	1
Infiltrado multilobar	1
FR > 30 irpm	1
pH < 7,34	2
Albumina < 3,4 g/dℓ	1

FC: frequência cardíaca; FR: frequência respiratória; pO_2: pressão parcial de oxigênio; PAS: pressão arterial sistólica; $SatO_2$: saturação de oxigênio.

TABELA 39.8

Critérios de Ewing.

Critérios maiores	Critérios menores
Choque séptico Necessidade de ventilação mecânica	Envolvimento de dois ou mais lobos PAS < 90 mmHg pO_2/FiO_2 < 250

pO_2: pressão parcial de oxigênio; FiO_2: fração inspirada de oxigênio; PAS: pressão arterial sistólica.

Lembrete de conduta

Vale lembrar que os escores de gravidade e indicadores de internação são ferramentas para auxílio na condução do caso, porém o julgamento clínico de cada profissional deve prevalecer.

Capítulo 39 • Pneumonia Adquirida na Comunidade **621**

◀Qual o tratamento da pneumonia adquirida na comunidade na sala de emergência?

- Para estabelecer o tratamento de PAC considera-se principalmente a gravidade do quadro (Figura 39.2), responsável pela decisão do local de tratamento (ambulatorial, enfermaria ou UTI)
- Avaliação adicional abrange comorbidades e fatores de risco para alguns agentes, o que também influencia a decisão terapêutica
- Preconiza-se que a primeira dose do antibiótico deva ser administrada o mais rápido possível, ainda na sala de emergência, e que não seja postergada para depois da realização de exames
- O tratamento recomendado para pacientes com boa resposta clínica é de até 7 dias
- Casos graves com internação em UTI e na suspeita ou conformação de *Pseudomonas* devem ser estendidos para até 14 dias
- Pacientes internados devem receber antibioticoterapia por via intravenosa, sendo substituída pela via oral assim que houver melhora clínica
- A continuidade do tratamento pode ser realizada em domicílio após melhora clínica hospitalar
- As seguintes medidas adjuvantes são fundamentais:
  - Oxigenoterapia quando hipoxemia ($SatO_2 < 92$ a 94%)
  - Suporte ventilatório mecânico invasivo ou não, quando indicado
  - Ressuscitação volêmica ou vasopressores quando indicados
  - Profilaxia para eventos tromboembólicos em pacientes acamados ou com fatores de risco
  - Estudos recentes demonstram benefício no uso de corticoides em PAC grave, com possibilidade de melhora clínica mais rápida e menor risco de falência do tratamento, porém não mostraram impacto na mortalidade, podendo ser utilizados com cautela em casos específicos e julgamento clínico criterioso
- Para tratamentos diferenciados de pacientes com PAC, ver Tabelas 39.9 a 39.11.

TABELA 39.9

Tratamentos de pacientes com pneumonia adquirida na comunidade (PAC).

Sem necessidade de internação
- Pacientes previamente hígidos e sem uso de antibiótico prévio nos últimos 3 meses:
  - Macrolídeo
  - Betalactâmico
- Pacientes com comorbidades que usam antibiótico prévio nos últimos 3 meses:
  - Quinolonas respiratórias
  - Betalactâmico + macrolídeo

(continua)

Parte 6 • Emergências Respiratórias

TABELA 39.9

Tratamentos de pacientes com pneumonia adquirida na comunidade (PAC). (*Continuação*)

Com necessidade de internação em enfermaria
- Quinolonas respiratórias
- Betalactâmico + macrolídeo

Com necessidade de internação em UTI
- Pacientes sem fator de risco para *Pseudomonas*:
  - Betalactâmico + quinolonas (ou macrolídeo)
- Pacientes com fator de risco para *Pseudomonas*:
  - Betalactâmico *antipseudomonas* + ciprofloxacino (ou levofloxacino 750 mg/dia)

UTI: unidade de terapia intensiva.

TABELA 39.10

Tratamento da pneumonia adquirida na comunidade de acordo com o escore PORT.

PORT	Pontos	Tratamento	Antibiótico
I	Sem preditores	Ambulatorial	Macrolídeo ou amoxicilina *Alternativa: quinolonas respiratórias*
II	< 71	Ambulatorial	Macrolídeo ou amoxicilina *Alternativa: quinolonas respiratórias*
III	71 a 90	Internação breve	Betalactâmico + macrolídeo IV *Alternativa: quinolonas respiratórias*
IV	91 a 130	Internação em enfermaria	Betalactâmico + macrolídeo IV *Alternativa: quinolonas respiratórias*
V	> 130	Internação em enfermaria ou UTI	Betalactâmico + macrolídeo IV *Alternativa: quinolonas respiratórias* *Risco para Pseudomonas*: betalactâmico *antipseudomonas* + ciprofloxacino (ou levofloxacino 750 mg/dia)

IV: via intravenosa; UTI: unidade de terapia intensiva.

TABELA 39.11

Principais antibióticos e posologia recomendada para o tratamento da pneumonia adquirida na comunidade (PAC).

Antibióticos		*Clearance* de creatinina > 50	*Clearance* de creatinina 10 a 50	*Clearance* de creatinina < 10
Macrolídeos	Azitromicina	500 mg 1 vez/dia	500 mg 1 vez/dia	500 mg 1 vez/dia
	Claritromicina	500 mg a cada 12 h	250 mg a cada 8 h	250 mg a cada 12 h
Betalactâmicos	Ceftriaxona	2 a 4 g 1 vez/dia	2 a 4 g 1 vez/dia	2 a 4 g 1 vez/dia
	Cefotaxima	1 a 2 g a cada 8 h	1 a 2 g a cada 12 ou 24 h	1 a 2 g 1 vez/dia
	Amoxicilina + clavulanato*	500/125 mg a cada 8 h	500/125 mg a cada 12 h	500/125 mg 1 vez/dia
	Ampicilina + sulbactam	1 a 2 g a cada 6 h	1 a 2 g a cada 12 h	1 a 2 g 1 vez/dia
Betalactâmicos *antipseudomonas*	Imipeném	500 mg a cada 6 ou 8 h	250 mg a cada 6 h	250 mg 1 cada 12 h
	Meropeném	1 g a cada 8 h	1 g a cada 12 h	500 mg a vez/dia
	Cefepima	2 g a cada 8 h	2 g a cada 12 ou 24 h	1 g 1 vez/dia
	Ceftazidima	2 g a cada 8 h	2 g a cada 12 ou 24 h	2 g a cada 24 ou 48 h
	Piperacilina + tazobactam	4,5 g a cada 6 ou 8 h	2,25 g a cada 6 h	2,25 g a cada 8 h
Quinolonas	Levofloxacino**	500 mg 1 vez/dia	500 mg a cada 24 ou 48 h	500 mg a cada 48 h
	Moxifloxacino	400 mg 1 vez/dia	400 mg 1 vez/dia	400 mg 1 vez/dia
	Ciprofloxacino***	500 mg a cada 12 ou 8 h	250 mg a cada 12 h	250 mg a cada 12 h

*Dose recomendada para PAC grave (50 a 100 mg/dose de amoxicilina, divididos a cada 8 h). **Se suspeita de *pseudomonas*, utilizar dose de 750 mg/dia. ***Posologia intravenosa e para pacientes com risco de *pseudomonas* é de 400 mg a cada 8 horas.

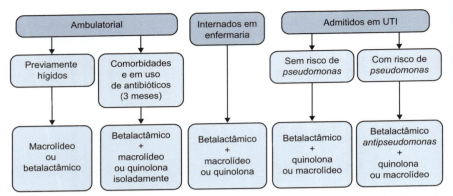

FIGURA 39.2 Tratamento da pneumonia adquirida na comunidade. UTI: unidade de terapia intensiva.

Bibliografia

Amato MB, Meade MO, Slutsky AS, Brochard L, Costa ELV, Schoenfeld DA et al. Driving pressure and survival in the acute respiratory distress syndrome. N Engl J Med. 2015;372(8):747-55.

Baron EJ, Miller JM, Weinstein MP, Richter SS, Gilligan PH, Thomson Jr. RB, Bourbeau P et al. A guide to utilization of the microbiology laboratory for diagnosis of infectious diseases: 2013 recommendations by the Infectious Diseases Society of America (IDSA) and the American Society for Microbiology (ASM). Clin Infec Dis. 2013;57(4):e22-121.

Blum CA, Nigro N, Briel M, Schuetz P, Ullmer E, Suter-Widmer I et al. Adjunct prednisone therapy for patients with community-acquired pneumonia: a multicenter, double-blind, randomized, placebo-controlled trial. Lancet. 2015;385(9977):1511-8.

Correa RA, Lundgren FLC, Pereira-Silva JL, Silva RLF, Cardoso AP, Lemos ACM et al. Diretrizes brasileiras para pneumonia adquirida na comunidade em adultos imunocompetentes – 2009. J Bras Pneumol. 2009;35(6):574-601.

Ferrer M, Torres A. Noninvasive ventilation for acute respiratory failure. Curr Opin Crit Care. 2015;21(1):1-6.

Frat JP, Thille AW, Mercat A, Girault C, Ragot S, Perbet S et al. High flow oxygen through nasal cannula in acute hypoxemic respiratory failure. N Engl J Med. 2015;372(23):2185-96.

Pereira CAC, Holanda MA. Medicina Respiratória. São Paulo: Atheneu, 2014.

Torres A, Sibila O, Ferrer M, Polverino E, Menendez R, Mensa J et al. Effect of corticosteroids on treatment failure among hospitalized patients with severe community-acquired pneumonia and high inflammatory response. A randomized clinical trial. JAMA. 2015;313(7):677-86.

40

Derrames Pleurais

Rômulo Augusto dos Santos e Guilherme de Abreu Pereira

Considerações importantes

- Derrames pleurais devem ser sempre puncionados na sala de emergência, quando não houver ainda etiologia definida
- Derrames pleurais bilaterais em pacientes com insuficiência cardíaca congestiva (ICC) e sem sinais de toxemia podem ser tratados empiricamente com diureticoterapia, seguida de avaliação da resposta clínica: não havendo melhora os pacientes deverão ser submetidos à toracocentese
- Derrames bilaterais associados à febre sempre devem ser puncionados
- A análise do líquido pleural tem como objetivo diferenciar transudatos de exsudatos por meio dos critérios de Light
- Se durante a toracocentese houver saída de líquido turvo-purulento ou o resultado da bacterioscopia for positivo, a drenagem é indicada independentemente da bioquímica
- Indicações de drenagem de tórax de acordo com bioquímica pleural nos exsudatos: pH < 7,2; desidrogenase láctica (DHL) > 1.000 UI/ℓ ou glicose < 30 mg/dℓ
- Em derrames exsudativos neutrofílicos, a antibioticoterapia empírica deverá ser com ceftriaxona associada a um macrolídeo
- Empiemas devem ter sua cobertura antibiótica ampliada para anaeróbios (associar metronidazol ou clindamicina).

◥ Como diagnosticar um derrame pleural?

- Derrame pleural é o acúmulo anormal de líquidos entre as pleuras visceral e parietal, que, em condições fisiológicas, podem apresentar um volume de 0,1 mℓ/kg
- Apesar de a anamnese ser essencial para descoberta etiológica de um derrame pleural, o quadro só desencadeia queixas em casos de volumes significativos de líquidos entre as pleuras

- Pode se desenvolver por elevação da pressão hidrostática capilar pulmonar, aumento de permeabilidade, pressão negativa no espaço pleural ou redução da pressão coloidosmótica em estados hipoalbuminêmicos
- Transudatos costumam estar relacionados com doenças sistêmicas, nas quais não ocorre patologia pleural/pulmonar, tendo seu mecanismo dependente de queda da pressão oncótica plasmática ou elevação da pressão hidrostática
- Exsudatos formam-se a partir de vazamentos de líquidos e proteínas através de uma membrana, indicando doença local
- Muitos casos costumam ocorrer de forma oligossintomática, principalmente se o desenvolvimento do derrame for subagudo, com capacidade de adaptação; porém casos agudos manifestam-se por dor torácica ventilatório-dependente, dispneia e tosse geralmente seca, desencadeada pela inflamação da pleura parietal ou por distorções da arquitetura brônquica
- Exame clínico: ausência de frêmito toracovocal, macicez à percussão, diminuição de murmúrios vesiculares (ocorre em derrames > 300 mℓ) e detecção de egofonia na transição do derrame pleural com parênquima pulmonar
- Diversos exames imaginológicos podem ser úteis na investigação dos derrames pleurais (Tabela 40.1), como:
  - Radiografia de tórax: velamento de seio costofrênico possibilita a identificação de derrames a partir de 150 mℓ na incidência posteroanterior:
    - A radiografia em perfil pode auxiliar na identificação de derrames menores, assim como uma tomografia computadorizada (TC) de tórax
    - Até 75 mℓ de líquido pleural evidencia apenas opacificação do recesso costofrênico posterior
    - Para que haja imagem dos seios costofrênicos laterais, é necessário volume mínimo de 150 a 200 mℓ de líquido pleural
    - Em derrames pleurais volumosos (Figuras 40.1 e 40.2), pode haver opacificação total do hemitórax acometido, e a diferenciação com atelectasia deverá ser avaliada pelo desvio traqueal para o lado oposto ao derrame, enquanto nas situações de atelectasia haverá desvio ipsolateral da traqueia
  - Ultrassonografia *point of care* (USPOC) de tórax: imagem anecoica compatível com derrame pleural, além de sinal da coluna e ausência de espelhamento de vísceras abdominais (Figura 40.3).

◥Quais indicações para puncionar um derrame pleural?

- A investigação dos derrames pleurais objetiva a diferenciação entre transudatos e exsudatos (Figura 40.4)

Capítulo 40 • Derrames Pleurais

TABELA 40.1
Exames de imagem úteis para avaliação de derrames pleurais.

Parâmetro	Detalhes
Radiografia de tórax	Volume e localização do derrame, pesquisa de lesões pulmonares, mediastinais, vasculares e ósseas; avaliação da área cardíaca
USG e TC de tórax	Características do derrame (livre, loculado, com debris), identificação de lesões pleurais, vasculares (trombos e êmbolos), parenquimatosas tumorais ou avitárias, atelectasias, adenopatias
Cintilografia pulmonar	Avaliação de TEP
USG e TC de abdome	Avaliação de neoplasias, adenopatias e doenças renais, ginecológicas ou do sistema digestório; pesquisa de ascite
Exames cardiológicos	Eletrocardiograma, ecocardiograma com Doppler, teste ergométrico ou MIBI com dipiridamol, cineangiocoronariografia na avaliação de causas cardiovasculares de derrame pleural, como ICC e pericardite constritiva
TC-SPECT	Determinação de lesões neoplásicas locais e sistêmicas
Outros exames	Mamografia, USG e mapeamento da tireoide

TC: tomografia computadorizada; TC-SPECT: tomografia computadorizada por emissão de prótons; TEP: tromboembolismo pulmonar; USG: ultrassonografia.

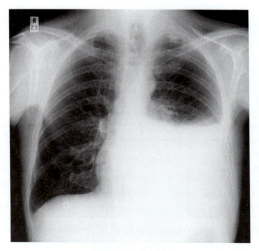

FIGURA 40.1 Derrame pleural volumoso à esquerda com desvio contralateral da traqueia.

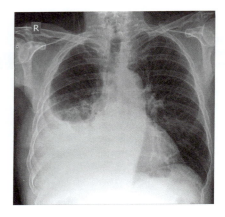

FIGURA 40.2 Derrame pleural volumoso à direita.

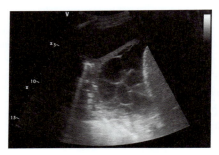

FIGURA 40.3 Efusão pleural septada à ultrassonografia torácica *point of care*.

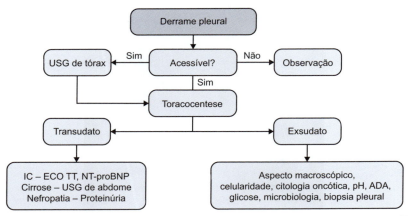

FIGURA 40.4 Investigação de derrames pleurais. ADA: adenosina deaminase; NT-proBNP: porção N terminal do pró-hormônio peptídio natriurético do tipo B; ECO TT: ecocardiograma transtorácico; IC: insuficiência cardíaca; USG: ultrassonografia.

Capítulo 40 • Derrames Pleurais   629

- Derrame pleural puncionável: para espessura de 10 mm em avaliação radiográfica ou ultrassonográfica, indica-se com segurança a toracocentese (Figura 40.5)

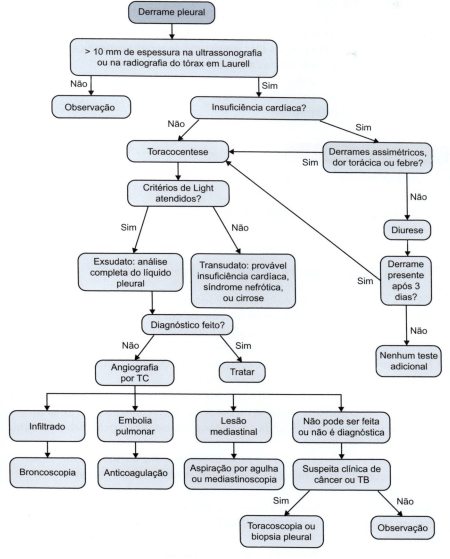

FIGURA 40.5 Indicações de toracocentese. TB: tuberculose; TC: tomografia computadorizada.

Parte 6 • Emergências Respiratórias

- Sempre que houver dúvida diagnóstica quanto à etiologia, deve ser realizada toracocentese nos seguintes casos:
  - Derrame francamente assimétrico
  - Derrame volumoso
  - Manifestação de febre ou dor pleurítica
- A toracocentese pode ser dispensada em casos de alta probabilidade de transudato com melhora em poucos dias em virtude de terapia específica, como o uso de furosemida em insuficiência cardíaca descompensada
- Descartar punção quando:
  - Índice internacional normalizado (INR) > 3
  - Plaquetas < 25.000/mm³.

Lembrete de conduta

Caso haja indicação clínica de toracocentese e o paciente apresente algum tipo de coagulopatia, deve-se indicar esse procedimento:

▶ Se plaquetas < 25.000/mm³: transfundir 1 unidade de plaquetas randômicas/10 kg de peso

▶ Se INR > 3: vitamina K 10 mg por via intravenosa (IV), em *bolus*.

◥Como deverá ser realizada a toracocentese?

- Técnica asséptica e analgesia local com lidocaína (2 a 3 mℓ)
- Evitar retirada de volume superior a 1.500 mℓ em toracocentese de alívio pelo risco de edema pulmonar por reexpansão; apesar de pouco frequente, pode causar insuficiência respiratória pelo aumento súbito da pressão capilar pulmonar
- Puncionar em porção superior de costela inferior de espaço intercostal para evitar lesão de feixe vasculoneural (Figura 40.6)
- Em casos de derrame pleural moderado a volumoso, a toracocentese deve ser realizada com o paciente sentado, no ponto de intersecção da linha axilar posterior, com uma linha que circunde o hemitórax. Nesse ponto geralmente localiza-se o sexto espaço intercostal
- USPOC de tórax na realização do procedimento reduz o risco de complicações como pneumotórax ou hemotórax e deverá ser realizada em pacientes com derrames pequenos
- Radiografia torácica após toracocentese não é obrigatória, devendo ser realizada se houver suspeita de pneumotórax: tosse ou desconforto respiratório após procedimento
- Complicações são raras e relacionam-se com derrames pequenos e operadores inexperientes (Tabela 40.2).

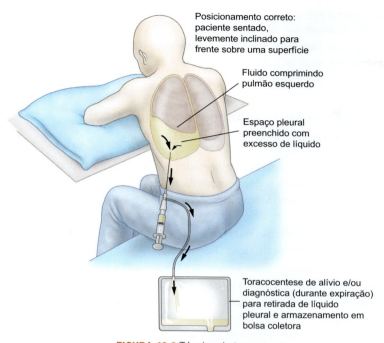

FIGURA 40.6 Técnica da toracocentese.

TABELA 40.2

Fatores de risco para complicações associadas à toracocentese.

Fatores relacionados ao paciente
- Derrame pequeno (< 250 mℓ)
- Derrame multiloculado
- Obesidade
- Posição do paciente (posição supina)
- Ventilação mecânica

Fatores relacionados ao procedimento
- Operador inexperiente ou mal treinado
- Ausência de orientação ultrassonográfica
- Drenagem de grandes volumes de líquido (> 1.500 mℓ)

Fatores relacionados com o sistema hospitalar
- Equipe de apoio não capacitada ou inexperiente
- Sistema não padronizado
- Ausência de padrões de qualidade
- Ausência de revisão rotineira dos desfechos dos procedimentos específicos dos médicos

Parte 6 • Emergências Respiratórias

> **Lembrete de conduta**
>
> O posicionamento adequado do paciente e a boa analgesia (2 a 3 mℓ de lidocaína) aumentam a chance de sucesso na coleta do líquido pleural.

◥Como interpretar resultados laboratoriais do líquido pleural?

- A aparência do líquido pleural é importante e pode sugerir o diagnóstico. Aspecto serossanguinolento sugere neoplasia, traumatismo ou embolia pulmonar com infarto distal. Aspecto leitoso indica quilotórax, e aspiração purulenta sugere empiema
- A primeira etapa da avaliação é diferenciar o derrame pleural entre transudato ou exsudato pelos critérios de Light (Tabela 40.3):
  - Relação proteína pleural/proteína sérica > 0,5
  - Relação DHL pleural/DHL sérica > 0,6
  - DHL pleural > 2/3 do limite superior normal da DHL sérica
- Caso esses critérios sejam limítrofes, pode-se usar:
  - Gradiente de albumina (albumina sérica – albumina do líquido pleural) > 1,2: indica transudato
  - Colesterol no líquido pleural > 45 mg/dℓ: indica exsudato
  - Relação bilirrubina pleural/bilirrubina sérica > 0,6: indica exsudato
- A rotina laboratorial deverá conter:
  - Proteínas totais (pleural e sérica):
    - A maioria dos transudatos apresenta proteína pleural < 3 g/dℓ, embora a diureticoterapia possa elevar esses valores
    - Nos casos de tuberculose pleural, geralmente os valores são > 4 g/dℓ
    - Em casos de discrasias plasmocitárias como o mieloma múltiplo, pode haver níveis de proteína no líquido pleural > 7 g/dℓ
  - DHL pleural e sérica: níveis > 1.000 UI/ℓ na pleura sugerem empiema, artrite reumatoide ou neoplasia. Se associar-se o derrame parapneumônico neutrofílico, a drenagem pleural é indicada
  - Celularidade com diferencial:
    - Predomínio neutrofílico sugere lesão aguda, principalmente de etiologia bacteriana
    - Predomínio linfocítico comum em tuberculose, neoplasia e algumas colagenoses

TABELA 40.3
Critérios de Light.

Critérios de Light	Exsudato	Transudato
Proteína pleural/sérica	> 0,5	< 0,5
DHL pleural/sérica	> 0,6	< 0,6
DHL pleural	> 2/3 do limite superior da DHL sérica	< 2/3 do limite superior da DHL sérica

DHL: desidrogenase láctica.

- Glicose:
  - Valores < 30 mg/dℓ: típico de pleurite reumatoide e empiema
  - Valores entre 30 e 50 mg/dℓ: característico de derrame pleural maligno, pleurite tuberculosa, pleurite lúpica e ruptura esofágica
- pH:
  - < 7,3 tem correlação com exsudatos que cursam com consumo de glicose pleural
  - < 7,2 sugere derrame parapneumônico complicado e/ou empiema, e indicam drenagem torácica
- Culturas de líquido pleural:
  - Apresenta baixa sensibilidade, com especificidade em cerca de 50% dos casos
  - Ideal que coleta seja em frascos de hemocultura
- Outros exames podem ser solicitados de acordo com a suspeita clínica na sala de emergência (Tabela 40.4).

TABELA 40.4
Exames adicionais do líquido pleural.

Exames	Utilidade clínica
ADA	> 40 U/ℓ sugere tuberculose, desconsiderar em caso de empiema
Citologia oncótica	Confirma diagnóstico de neoplasia, porém sensibilidade variável de acordo com o tipo de câncer
Triglicerídeos	> 110 mg/dℓ indica quilotórax
Amilase	Sugere pancreatite (aguda e crônica), ruptura esofágica e neoplasia
Creatinina	Relação pleural/sérica > 1 sugere urinotórax
NT-proBNP	Pouco valor adicional em relação ao mesmo exame sérico para avaliar insuficiência cardíaca

ADA: adenosina deaminase; NT-proBNP: porção N terminal do pró-hormônio peptídio natriurético do tipo B.

◀Quais as principais etiologias dos derrames pleurais?

Após a diferenciação entre transudato e exsudato, buscam-se as etiologias específicas (Tabela 40.5).

TABELA 40.5

Etiologias dos derrames pleurais.

Transudatos	Exsudatos
Insuficiência cardíaca	Pneumonia
Cirrose hepática	Neoplasia*
Síndrome nefrótica	Tuberculose
Diálise peritoneal	Infecções fúngicas e virais
Hipoalbuminemia	Embolia pulmonar*
Urinotórax	Pancreatite
Atelectasia	Doenças do colágeno
	Sarcoidose*
	Síndrome da veia cava superior*
	Pericardite constritiva*
	Pós-revascularização miocárdica
	Hipotireoidismo*
	Amiloidose*
	Induzido por fármacos

*Menos frequentemente podem causar transudatos.

Insuficiência cardíaca congestiva

- Causa mais comum de transudato na prática clínica, sendo frequentemente bilateral
- Se o derrame for de origem cardiogênica, porém unilateral, isso ocorrerá à direita
- Melhora com otimização do tratamento para ICC por meio de diuréticos de alça, betabloqueadores e bloqueio do sistema renina–angiotensina–aldosterona
- Toracocentese é indicada em casos de febre, dor pleurítica e permanência do quadro após otimização da diureticoterapia.

Derrames parapneumônicos

- Classificados de acordo com seus estágios em simples, complicados ou empiemas (Tabela 40.6)

TABELA 40.6

Estágios dos derrames parapneumônicos (DPP).

Estágio	Aspecto do líquido pleural	Laboratório
DPP não complicado	Claro	pH = 7,2; DHL < 1.000 UI/ℓ e glicose > 40 mg/dℓ. Não há bactérias no Gram, e a cultura é negativa
DPP complicado	Claro ou turvo	pH < 7,2; DHL > 1.000 UI/ℓ e glicose < 40 mg/dℓ. Pode haver bactérias na coloração por Gram e/ou cultura positiva
Empiema	Purulento	Independe dos achados de laboratório

DHL: desidrogenase láctica.

- Geralmente ocorrem de maneira secundária a quadros de pneumonias bacterianas
- Sempre que houver derrames parapneumônicos complicados ou empiema, a drenagem torácica é indicada.

Tuberculose pleural

- Geralmente unilateral, com lesão parenquimatosa pulmonar em 1/3 dos pacientes
- Nos primeiros 15 dias ocorre predomínio neutrofílico; após esse período os linfócitos passam a ser dominantes
- Cultura para micobactérias com resultado positivo em 15% dos casos apenas
- Causa de nível de adenosina deaminase (ADA) elevado
- Pode haver remissão espontânea sem terapêutica específica.

Derrame pleural maligno

- Unilateral e com grande volume causado por doença metastática
- A citologia oncótica é positiva em 86% dos casos
- Não havendo melhora após terapia específica, pode-se indicar a pleurodese para alívio dos sintomas.

Artrite reumatoide

- Evolução lenta e características bioquímicas semelhantes ao empiema pleural, com predomínio neutrofílico, com valores de glicose muito reduzidos e de ADA elevados e proteínas aumentadas

Parte 6 • Emergências Respiratórias

- Seu diagnóstico é feito pela dosagem pleural do fator reumatoide
- Costuma associar-se a manifestações sistêmicas e lesão articular avançada da artrite reumatoide.

Lembrete de conduta

▶ Derrames pleurais de evolução aguda costumam ser parapneumônicos ou embolia pulmonar

▶ Já os quadros subagudos e crônicos tendem a ser oligossintomáticos pela adaptação do paciente.

◥Qual o manejo do derrame pleural parapneumônico?

- A terapêutica será estabelecida de acordo com a causa do derrame pleural
- Os derrames parapneumônicos devem ser diferenciados de acordo com suas formas clínicas, pois a conduta a ser adotada dependerá dessa distinção (Tabela 40.7)

TABELA 40.7

Conduta nos derrames parapneumônicos (DPP).

Anatomia	Bacterioscopia	Bioquímica	Categoria	Risco	Drenagem
DPP < 10 mm	Sem necessidade de toracocentese	–	1	Muito baixo	Não
DPP > 10 mm e < 1/2 hemitórax	Gram e cultura negativos	e pH > 7,2	2	Baixo	Não*
DPP > 1/2 hemitórax, loculações ou espessamento pleural	Gram ou cultura positivos	ou pH < 7,2	3	Moderado	Sim
Empiema	Aspecto purulento franco	–	4	Alto	Sim

*Se a evolução clínica for desfavorável, considerar drenagem ou toracocentese repetidas.

Capítulo 40 • Derrames Pleurais

- Antibioticoterapia empírica para pneumonia deverá ser iniciada imediatamente, seguindo algumas orientações:
  - Cobertura para microrganismos frequentes da pneumonia adquirida na comunidade (PAC) ou relacionados com a assistência em saúde, quando pertinente:
    - Ceftriaxona 2 g IV, associada à azitromicina 500 mg IV (ambas 1 vez/dia)
    - Levofloxacino 500 a 750 mg IV 1 vez/dia
  - Considerar cobertura para anaeróbios
  - Evitar aminoglicosídeos que não têm boa penetração pleural
- Nos casos de empiemas, a antibioticoterapia poderá seguir esquema proposto na Tabela 40.8
- Indicações de drenagem torácica nos casos complicados:
  - Cultura positiva ou Gram marcado na bacterioscopia
  - pH < 7,2 (melhor marcador para drenagem)
  - Glicose < 60 mg/dℓ e DHL > 1.000 UI/ℓ (marcadores menos confiáveis para drenagem)
  - Empiema (aspecto purulento)
  - Derrame pleural loculado
- Um resumo do manejo dos derrames pleurais parapneumônicos pode ser observado nas Figuras 40.7 e 40.8

TABELA 40.8

Antibioticoterapia nos empiemas pleurais.

Empiema por PAC	Empiema por pneumonia hospitalar
Cefalosporina de 3ª geração associada ao metronidazol ou quinolona respiratória associada ao metronidazol Em caso de alergia à penicilina, usar clindamicina	Betalactâmico *anti-pseudomonas* IV (cefepima, imipeném, meropeném, piperacilina–tazobactam) associado ao metronidazol ou ampicilina–sulbactam ou amoxicilina–clavulanato (imipeném 0,5 a 1 g IV a cada 6 h; ou piperacilina–tazobactam 3,375 a 4,5 g IV a cada 6 h; metronidazol 500 mg IV a cada 6 h; ampicilina–sulbactam 1,5 a 3 g IV a cada 6 h; amoxicilina–clavulanato 500 mg IV a cada 8 h) Cobrir anaeróbios, estafilococos, gram-positivos e gram-negativos

IV: via intravenosa; PAC: pneumonia adquirida na comunidade.

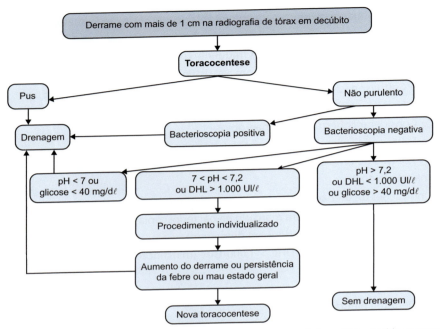

FIGURA 40.7 Indicações de drenagem nos derrames parapneumônicos. DHL: desidrogenase láctica.

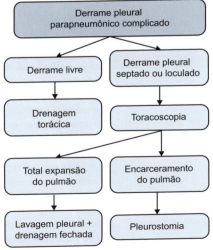

FIGURA 40.8 Indicações de lavagem pleural e pleurostomia em derrames complicados.

Bibliografia

Fartoukh M, Azoulay E, Galliot R, Le Gall JR, Baud F, Chevret S *et al*. Clinically documented pleural effusions in medical ICU patients: how useful is routine thoracentesis? Chest. 2002;121(1):178-84.

Light RW. Parapneumonic effusions and empyema. Proc Am Thorac Soc. 2006;3(1):75-80.

Light RW. Pleural Diseases. 4th ed. Philadelphia: Lippincott Williams & Wilkins; 2001.

Marks DJB, Fisk MD, Koo CY, Pavlou M, Peck L, Lee SF *et al*. Thoracic empyema: a 12-year study from a UK tertiary cardiothoracic referral centre. PLoS One. 2012;7(1):1-8.

Maskell N. British Thoracic Society pleural disease guidelines – 2010 update. Thorax. 2010;65(8):667-9. Porcel JM, Vives M. Distribution of pleural effusion in congestive heart failure. South Med J. 2006;99(1):98-9.

Schildhouse RJ, Lai A, Barsuk JH, Mourad M, Chopra V. Safe and effective bedside thoracentesis: A review of the evidence for practicing clinicians. J Hosp Med. 2017;12(4):266-76.

Wilcox ME, Chong CAKY, Stanbrook MB, Tricco AC, Wong C, Straus SE. Does this patient have an exudative pleural effusion? The rational clinical examination systematic review. JAMA. 2014;311(23):3422-31.

41

Pneumotórax

Gilmar Felisberto Junior e Renato Augusto Tambelli

Considerações importantes

- Pneumotórax é um problema pulmonar causado por retenção e/ou acúmulo de ar no espaço pleural; pode ser espontâneo, traumático ou iatrogênico
- A reserva cardiopulmonar é um importante fator relacionado com os sintomas desse quadro
- Pacientes com doenças pulmonares podem apresentar sintomas intensos, a despeito do tamanho do pneumotórax
- Pacientes sintomáticos devem ser monitorados e receber oxigênio suplementar e analgesia, se houver dor
- O diagnóstico de pneumotórax hipertensivo é clínico, ocorrendo com mais frequência em pacientes que recebem suporte ventilatório com pressão positiva
- Drenagem pleural fechada deverá ser realizada em todos os casos em que houver instabilidade e/ou sinais de insuficiência respiratória
- Exames de imagens são importantes no auxílio diagnóstico e devem preceder a drenagem pleural sempre que o paciente estiver estável
- A ultrassonografia pulmonar à beira do leito (*ultrasound point of care* [USPOC]) apresenta alta acurácia no diagnóstico do pneumotórax e atualmente desempenha papel fundamental no manejo dessa condição na sala de emergência.

◥Quando esperar um pneumotórax na sala de emergência?

- Pneumotórax é uma emergência causada por acúmulo e/ou retenção de ar no espaço pleural que pode ocorrer de maneira espontânea, traumática ou iatrogênica
- Pneumotórax espontâneo:
  - Pneumotórax espontâneo primário (PEP) – não há doença pulmonar subjacente:
    - Ocorre tipicamente em pacientes jovens

Capítulo 41 • Pneumotórax

- ◻ Mais frequente em homens, tabagistas (risco 20 vezes maior), longilíneos e magros (IMC < 22 kg/m²)
- ◻ Incidência entre 7 e 18 casos por 100 mil habitantes
- ○ Pneumotórax espontâneo secundário (PES) – há comprometimento pulmonar:
  - ◻ Comum em pacientes acima de 50 anos
  - ◻ Incidência entre 6 e 26 casos por 100 mil habitantes
  - ◻ Pode ocorrer em qualquer enfermidade pulmonar, sendo a doença pulmonar obstrutiva crônica (DPOC) a condição mais comumente associada
  - ◻ Causas menos frequentes são as doenças intersticiais, pneumocistose, neoplasias, linfangioleiomiomatose, síndrome de Marfan e pneumotórax catamenial
- Pneumotórax traumático:
  - ○ Frequência de até 1/5 dos pacientes vítimas de politraumatismo
  - ○ Pode ocorrer nos ferimentos abertos e fechados
  - ○ Lesões da árvore traqueobrônquica também podem acarretar pneumotórax
- Pneumotórax iatrogênico:
  - ○ As principais causas são o barotrauma e os acidentes de punção central
  - ○ A realização de punção guiada por imagem reduz drasticamente a incidência de pneumotórax
- Pneumotórax hipertensivo:
  - ○ Comum em pacientes com pneumotórax instalado e que recebem suporte ventilatório invasivo
  - ○ Raramente ocorre em pacientes com ventilação espontânea
  - ○ Pode ser evolução de um pneumotórax fechado de qualquer natureza.

Quais as manifestações clínicas do pneumotórax esperadas na admissão?

Em geral, as manifestações clínicas dependerão da etiologia, do tamanho do pneumotórax e da reserva cardiopulmonar do indivíduo.

Pneumotórax espontâneo primário

- Dor torácica de intensidade variável é o sintoma mais comum, podendo irradiar para o ombro. Dispneia pode ou não ocorrer
- Habitualmente, os pacientes demoram mais de 3 dias para procurar auxílio médico, momento no qual o colapso pulmonar começa a causar repercussão na respiração
- O exame físico pode ser normal, nos casos em que o volume de ar no espaço pleural é pequeno, mas algumas alterações podem ser evidenciadas, como redução da expansibilidade e do frêmito toracovocal, timpanismo e redução dos murmúrios vesiculares.

Pneumotórax espontâneo secundário

- Quadro clínico inicial pode ser dramático, mesmo com pneumotórax de pequeno volume, uma vez que os pacientes apresentam baixa reserva funcional
- Dispneia é o sintoma mais frequente, muitas vezes sem relação com a quantidade de ar acumulado no espaço pleural
- Pode haver dor torácica
- Exame físico de difícil avaliação, uma vez que já existem alterações como redução de expansibilidade e do frêmito, hipertimpanismo e redução dos murmúrios vesiculares.

Pneumotórax no traumatismo torácico fechado

- Pode ser isolado, porém é mais comum quando há fratura de arcos costais
- Alguns pacientes podem ser assintomáticos
- Os sintomas mais comuns são dor torácica ipsolateral e dispneia
- O exame físico pode mostrar enfisema subcutâneo, dor à palpação e crepitações nos locais de fraturas dos arcos costais. O hipertimpanismo e a redução dos murmúrios vesiculares nem sempre são evidentes, mas devem ser investigados durante a avaliação
- Dor torácica é a principal causa de dificuldade respiratória e hipoxia. Deve-se ter cuidado com condições associadas ao pneumotórax, sendo o hemotórax e a contusão pulmonar as mais frequentes.

Pneumotórax no traumatismo torácico aberto

- Ocorre sempre que houver comunicação entre a cavidade pleural e o meio externo
- A traumatopneia é o som característico dessa condição. Ocorre durante a passagem do ar para dentro e para fora da cavidade pleural
- Sintomas mais comuns são dispneia e hipoxia, podendo haver comprometimento hemodinâmico, devido ao balanço mediastinal.

Pneumotórax hipertensivo

- Condição potencialmente fatal, com sintomas de grande intensidade
- Diagnóstico clínico
- Além dos sintomas ventilatórios, os pacientes apresentam sinais de choque obstrutivo, secundário ao desvio do mediastino, e redução da pré-carga
- Taquicardia, hipotensão, distensão venosa jugular e desvio da traqueia para o lado contralateral são frequentes
- Exame físico pulmonar mostra redução da expansibilidade, hipertimpanismo e ausência de murmúrios vesiculares no lado comprometido.

Qual o papel da propedêutica no diagnóstico do pneumotórax?

- Diagnóstico clínico muitas vezes desafiador, principalmente nos casos em que o quadro é frustro ou naqueles pacientes com doenças pulmonares sobrejacentes
- Exames de imagens são importantes para a confirmação diagnóstica e oferecem análises adicionais, como evidência de derrame pleural associado
- Radiografia simples é o exame mais barato e acessível, apresentando razoável sensibilidade e boa especificidade, não havendo diferenças entre a realização do exame em inspiração ou expiração máxima (Figura 41.1)
- Cuidado especial para as situações de pneumotórax pequenos que podem ser ocultos, portanto, a ausência de pneumotórax na radiografia não descarta seu diagnóstico
- USPOC é uma excelente ferramenta para diagnóstico do pneumotórax
- Atualmente utilizada na emergência como quinto pilar do exame físico, a USPOC pulmonar apresenta sensibilidade diagnóstica maior do que a radiografia e parecida com a da tomografia computadorizada (TC) de tórax, podendo ser útil também para guiar a drenagem torácica, reduzindo risco de complicações
- No modo B (Figura 41.2), nas janelas pulmonares anteriores, deve-se procurar pela ausência de *lung sliding* e pelo *lung point*, achados com alta especificidade no diagnóstico do pneumotórax. No modo M também é possível encontrar o sinal "do código de barras" (Figura 41.3)

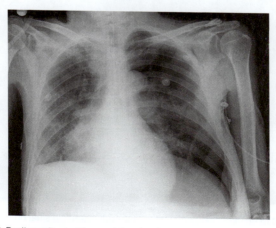

FIGURA 41.1 Radiografia de tórax evidenciando pneumotórax volumoso à esquerda.

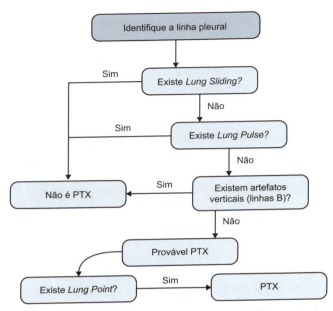

FIGURA 41.2 Diagnóstico ultrassonográfico de pneumotórax (PTX) na sala de emergência. (Adaptada de Volpicelli *et al.*, 2011.)

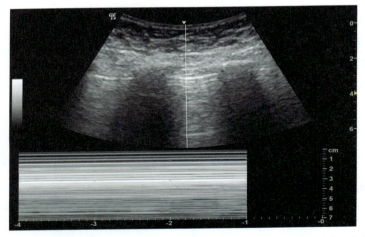

FIGURA 41.3 Modo M de ultrassonografia pulmonar evidenciando o sinal do "código de barras", sugestivo de pneumotórax.

- A TC do tórax (Figura 41.4) é o exame mais acurado. Não deve ser feita como de rotina, principalmente em pacientes assintomáticos ou oligossintomáticos.

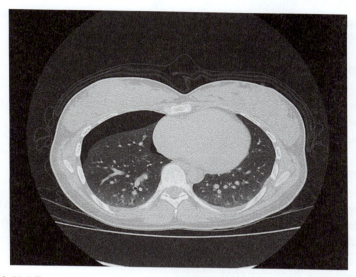

FIGURA 41.4 Tomografia computadorizada de tórax evidenciando pneumotórax à direita.

Qual a conduta inicial no tratamento do pneumotórax na sala de emergência?

- A origem e o quadro clínico inicial do pneumotórax são os principais pontos a serem considerados na tomada de decisão
- Pacientes com sintomas respiratórios devem ser monitorados e receber oxigênio suplementar
- Tratamento preventivo da dor.

Pneumotórax espontâneo primário

- Pacientes assintomáticos e com pneumotórax de pequeno volume, geralmente laminares, não necessitam de drenagem pleural imediata
- Drenagem pleural fechada deverá ser realizada em caráter de urgência sempre que o paciente apresentar sinais clínicos de desconforto respiratório, hipoxia e manifestações hemodinâmicas
- Drenos de menor calibre (18 e 24 F) são alternativas seguras para esses pacientes.

Pneumotórax espontâneo secundário

- Pacientes assintomáticos e com pneumotórax de pequeno volume podem ser observados em ambiente hospitalar
- Drenagem pleural fechada deve ser realizada sempre que houver sintomas, independentemente do tamanho do pneumotórax.

Pneumotórax no traumatismo torácico fechado

- Controle adequado da dor é fundamental
- Pneumotórax simples e de pequeno volume pode ser tratado de maneira conservadora
- Drenagem pleural fechada é indicada quando há sintomas respiratórios.

Pneumotórax no traumatismo torácico aberto

- A medida inicial é a confecção de curativo de três pontas
- Pacientes com insuficiência respiratória devem receber suporte ventilatório invasivo
- O tratamento definitivo é cirúrgico, com síntese da parede e drenagem pleural fechada por contra-abertura.

Pneumotórax hipertensivo

- Por ser uma condição potencialmente fatal, instituir tratamento quando houver suspeição diagnóstica
- Realizar toracocentese de alívio com agulha de grosso calibre (p. ex., Jelco 14), no quarto ou quinto espaço intercostal, na altura da linha axilar média, para o procedimento ser mais efetivo
- Após punção de alívio, executar drenagem pleural fechada.

Lembrete de conduta

- ▶ Não realizar drenagem pleural fechada de rotina, principalmente naqueles pacientes estáveis
- ▶ Em pneumotórax hipertensivo, deve-se adotar conduta na ocasião do diagnóstico, e não esperar resultados dos exames de imagem
- ▶ A USPOC pulmonar é uma excelente ferramenta no diagnóstico e no tratamento do pneumotórax
- ▶ Sempre confirmar a posição do dreno e se há expansão pulmonar após a realização de drenagem pleural fechada.

Bibliografia

Brown SGA, Ball EL, Perrin K, Asha SE, Braithwaite I, Egerton-Warburton D *et al*. Conservative versus interventional treatment for spontaneous pneumothorax. N Engl J Med. 2020;382(5):405-15.

Cases Susarte I, Sánchez González A, Plasencia Martínez JM. Should we perform an inspiratory or an expiratory chest radiograph for the initial diagnosis of pneumothorax? Radiologia. 2018;60(5):437-40.

Dennis BM, Bellister SA, Guillamondegui OD. Thoracic trauma. Surg Clin North Am. 2017;97(5):1047-64.

Hallifax R, Janssen JP. Pneumothorax – time for new guidelines? Semin Respir Crit Care Med. 2019;40(3):314-22.

Laan DV, Vu TD, Thiels CA, Pandian TK, Schiller HJ, Murad MH *et al*. Chest wall thickness and decompression failure: a systematic review and meta-analysis comparing anatomic locations in needle thoracostomy. Injury. 2016;47(4):797-804.

Lichtenstein DA. Lung ultrasound in the critically ill. Ann Intensive Care. 2014;4(1):1.

Volpicelli G. Sonographic diagnosis of pneumothorax. Intensive Care Med. 2011; 37(2):224-32.

Walker SP, Barratt SL, Thompson J, Maskell NA. Conservative management in traumatic pneumothoraces: an observational study. Chest. 2018;153(4):946-53.

Parte 7

Emergências com Manifestações Gastrintestinais

42 Náuseas e Vômito, 651

43 Diarreias Agudas, 664

44 Pancreatite Aguda, 679

45 Peritonite Bacteriana Espontânea, 697

46 Encefalopatia Hepática, 705

47 Hemorragia Digestiva Alta, 715

42

Náuseas e Vômito

Rômulo Augusto dos Santos

Considerações importantes

- Náusea é a desagradável sensação de vômito iminente e pode ocorrer isoladamente ou acompanhada dessa expulsão forçada do conteúdo gástrico, de dispepsia ou outros sintomas gastrintestinais
- As consequências ou complicações de náuseas e vômito (depleção de líquidos, hipopotassemia e alcalose metabólica) devem ser identificadas e corrigidas. Grande variedade de distúrbios pode produzir náuseas com ou sem vômito. O diagnóstico diferencial diversificado deve ser abordado inicialmente com história cuidadosa e exame físico minucioso
- Na maioria dos casos, testes adicionais não são necessários (p. ex., um paciente com história clínica e resultado de exame sugestivo de gastrenterite)
- O tratamento deve ser guiado pela duração dos sintomas, frequência e gravidade, bem como pelas características dos episódios de vômito e os sintomas associados
- Pacientes com náuseas e vômito crônico que ocorre de maneira inexplicável devem ser submetidos à endoscopia digestiva alta para identificação de doenças e tratamento específico
- Poucos ensaios terapêuticos de alta qualidade compararam a eficácia de diferentes fármacos por tipos de náuseas e vômito. Apesar disso, em quadros agudos ou crônicos são administrados antieméticos ou pró-cinéticos, dependendo da causa subjacente. Metoclopramida, domperidona e bromoprida são excelentes antieméticos antagonistas dopaminérgicos para uso na emergência
- Deve-se atentar para os possíveis efeitos neurológicos extrapiramidais, principalmente com a metoclopramida. Sua dose padrão pode chegar a 10 mg por via intravenosa (IV), a cada 8 horas. Em casos mais intensos, podem-se associar outras classes de fármacos. A ondansetrona, um antagonista da serotonina, poderá ser usada até 16 mg IV a cada 8 horas
- Em pacientes com vômito associado a tratamento quimioterápico potente, a dexametasona na dose de 4 mg a cada 6 horas é uma opção muito usada, porém sempre em associação a outro antiemético, pois seu efeito não é significativo isoladamente.

Quais conceitos básicos sobre náuseas e vômito devem ser conhecidos?

- Náusea é a desagradável sensação de vômito iminente e pode surgir isoladamente ou acompanhada deste. Ocorre quando a glote fecha e os músculos respiratórios contrariam a contração do músculo abdominal para evitar a expulsão de conteúdo gástrico (vômito)
- Pacientes com náuseas e vômito agudo tipicamente procuram serviço de emergência após horas a alguns dias do quadro
- Na sala de emergência devem-se descartar distúrbios que ameaçam à vida, como obstrução intestinal, isquemia mesentérica, pancreatite aguda e infarto agudo do miocárdio (IAM)
- Náuseas e vômito afetam 6 a 68% dos pacientes com câncer, e em 30 a 50% daqueles com síndrome da imunodeficiência adquirida (SIDA), insuficiência cardíaca (IC) e injúria renal
- Em geral, cerca de 50% dos pacientes em cuidados paliativos apresentam esses sintomas
- Para adequada investigação, é necessário conhecer o paciente e a evolução de sua doença, os tratamentos realizados e os medicamentos em uso, bem como a existência de outros sintomas
- A avaliação de náuseas e vômitos envolve a investigação de frequência, duração, intensidade, aspecto, volume, fatores causadores ou agravantes (como o uso de medicamentos), desconfortos físico, social, emocional, financeiro, efetividade e satisfação em relação ao tratamento proposto
- Variadas vias aferentes e eferentes induzem o vômito:
  - Área postrema no assoalho do quarto ventrículo, que contém uma "zona de gatilho quimiorreceptora" sensível a muitos fatores humorais, incluindo neurotransmissores, medicamentos e toxinas
  - Área na medula conhecida como núcleo do trato solitário, que pode servir como um gerador central de padrão para o vômito
  - Informações de fatores humorais pela área postrema e pelos aferentes viscerais através do nervo vago podem convergir nesse local
  - O conteúdo gástrico é expelido como resultado do relaxamento do estômago e do esfíncter esofágico inferior, com uma contração retrógrada no intestino delgado e no antro proximal. A seguir, há contração da musculatura abdominal e contração inicial do músculo cricofaríngeo seguida de relaxamento segundos antes do vômito.

Capítulo 42 • Náuseas e Vômito

◢Quais as principais causas de náuseas e vômito na sala de emergência?

Distúrbios agudos

- Gastrenterite aguda:
  - Infecções bacterianas, virais e parasitárias são patógenos causadores dessa doença, que é caracterizada por diarreia e/ou vômito
  - O vômito é especialmente comum em infecções causadas por rotavírus, adenovírus entéricos, norovírus e *Staphylococcus aureus*
  - Exames de laboratório geralmente são desnecessários em adultos
  - Não costuma haver associação entre os resultados laboratoriais anormais e a necessidade de hidratação intravenosa
- Distúrbios possíveis no pós-operatório:
  - Cerca de um terço dos pacientes cirúrgicos tem náuseas, vômito ou ambos depois de receber anestesia geral
  - Os fatores de risco incluem sexo feminino, não tabagistas, com história prévia de náuseas e vômito pós-operatórios e uso de opioides
- Neurite vestibular: distúrbio labiríntico agudo caracterizado pelo rápido início de vertigem grave com náuseas, vômito e instabilidade da marcha
- Quimioterapia:
  - Náuseas e vômito são efeitos colaterais comuns da quimioterapia antineoplásica
  - Terapia antiemética preventiva é indicada quando regimes de quimioterapia altamente emetogênicos são usados
- Fármacos e substância psicoativa:
  - Vários medicamentos são associados com náuseas, portanto, uma história cuidadosa sobre os fármacos usados é obrigatória; nessa anamnese devem-se incluir os medicamentos sem receita médica
  - Uso de maconha tem sido associado a vômitos recorrentes, com características semelhantes às da síndrome de vômitos cíclicos. Comportamento compulsivo de banho pode ser uma pista para identificar hiperêmese por canabinoides (maconha)
- Síndromes coronarianas agudas (SCA):
  - Em casos mais graves, principalmente de isquemias em parede ventricular inferior, pode haver náuseas e vômito associados
  - Podem também se relacionar com o uso de morfina ou vasodilatadores coronarianos, comuns nesses pacientes.

Condições crônicas

- Gestação:
  - Até 74% das mulheres grávidas sofrem de náuseas e/ou vômito, e 50% têm vômitos isolados
  - Os fatores de risco incluem: baixa escolaridade ou renda, ascendência afro-americana, feto do sexo feminino, gestação múltipla
  - Esses sintomas quase sempre se iniciam nas primeiras 9 semanas de gravidez. Quando ocorrem após esse período, devem ser investigadas as causas, considerando-se o diagnóstico diferencial de náuseas e vômitos em pacientes não grávidas
  - O diagnóstico de hiperêmese gravídica é confirmado em pacientes mais gravemente afetados, ocorrendo em até 1% das gestações
- Gastroparesia:
  - Náuseas podem ser característica de gastroparesia, mas há uma correlação pouco significativa entre os sintomas, as arritmias gástricas e a taxa de esvaziamento
  - Disfunção motora gástrica pode ser identificada por ensaios especiais (tais como cintilografia gástrica) em uma grande proporção desses pacientes
- Refluxo gastresofágico: náuseas ocasionalmente podem ser o sintoma de apresentação da doença do refluxo gastresofágico
- Obstrução da saída gástrica:
  - Estenose pilórica pode ocorrer a partir de malignidades ou úlcera péptica
  - Edema inflamatório associado a úlceras pode reagir à terapia de supressão ácida e à sucção nasogástrica
  - O tratamento da estenose fibrótica benigna pode ser realizado cirurgicamente ou por via endoscópica
- Síndrome do vômito cíclico:
  - Caracteriza-se por episódios repetidos de náuseas e vômito que duram horas a dias com intervalos livres de sintomas
  - Tem sido mais frequentemente descrita em crianças nas quais os sintomas em geral começam nos primeiros anos escolares e cessam espontaneamente na puberdade
  - Em adultos, a doença consiste em episódios de náuseas e vômito durante 3 a 6 dias em um padrão estereotipado específico para cada paciente
- Síndrome da ruminação: distúrbio comportamental mais comumente identificado entre as crianças mentalmente desfavorecidas, embora seja cada vez mais reconhecida entre adolescentes e adultos de capacidade mental normal.

> ### Lembrete de conduta
>
> ▸ Gestantes que iniciam ou têm exacerbação das náuseas após a 9ª semana de gestação devem ser investigadas para etiologias extragravídicas
>
> ▸ É importante salientar que a maioria dos pacientes com náuseas pode ser tratada com fármacos apenas para combater os sintomas, não necessitando de exames complementares.

◤Quais características clínicas podem estar associadas a náuseas e vômito?

- Dor abdominal:
  - Associada a vômito muitas vezes indica etiologia orgânica
  - Distensão e sensibilidade à palpação sugerem obstrução intestinal
  - Associada a vômito de alimentos ingeridos horas mais cedo sugere gastroparesia
  - Pode estar relacionada com isquemias coronarianas, principalmente na parede inferior
- Período do dia: pela manhã são característicos da gravidez até a 8ª semana
- Aspecto do vômito: se fecaloide, sugere obstrução intestinal ou fístula gastrocólica
- Vertigem e nistagmo: típicos de neurite vestibular ou isquemia cerebelar
- Bulimia: associada a erosão dentária, aumento da glândula parótida e calos no dorso das mãos
- Cefaleia: vômito pode indicar associação com enxaqueca, porém diversas patologias graves podem se relacionar com náuseas e vômito, como:
  - Meningites: vômito não precedidos por náusea
  - Tumores cerebrais
  - Sangramentos de sistema nervoso central (SNC)
- Diarreia: sintomas semelhantes sofridos simultaneamente por pessoas, em contato com o paciente, que tenham ingerido alimentos ou líquidos da mesma fonte sugerem agente patogênico viral ou bacteriano comum.

> ### Lembrete de conduta
>
> Dor abdominal é a manifestação clínica mais frequente relacionada com náuseas e vômito. Sua presença pode indicar desde gastrenterocolite aguda até patologias cirúrgicas ou SCA.

Quais exames complementares são necessários em pacientes com náuseas e vômito?

- Na maioria dos casos, não há necessidade de solicitação de exame laboratorial ou de imagem
- Grande parte dos pacientes tem patologias benignas relacionadas e apenas a terapêutica sintomática é necessária.

Exames laboratoriais gerais

- Hemograma: pode ajudar a descartar os diagnósticos de anemia, resultante de inflamação ou perda crônica de sangue; leucocitose, que ocorre também em condições inflamatórias; ou leucopenia, decorrente de vírus
- Perfil de ferro: perda crônica de sangue pode também afetar os níveis de ferritina, transferrina e ferro, com aumento de capacidade de ligação desse íon
- β-hCG (gonadotrofina coriônica humana): em mulheres, a realização de teste de gravidez também é recomendada, sempre ressaltando que os vômitos são mais intensos nas primeiras 8 semanas de gestação e, se permanecerem após esse período, outras causas deverão ser pesquisadas
- Eletrólitos, função renal e gasometria venosa: é muito comum a associação de vômito com hipopotassemia por perda volêmica, alcalose metabólica e elevação da relação ureia/creatinina > 40.

Radiografia de abdome

- A radiografia simples de abdome pode servir como teste inicial, caso evidencie níveis líquidos; ausência de ar no cólon sugere obstrução de intestino delgado
- Distensão luminal difusa e ausência propedêutica de ruídos hidroaéreos sugerem íleo paralítico; e ar subdiafragmático, perfuração visceral
- Radiografia contrastada de abdome pode acrescentar dados, caso a suspeita seja de obstrução intestinal.

Endoscopia digestiva alta

- A avaliação estrutural do sistema digestório é indicada sempre que história, exame físico e exames complementares iniciais não auxiliarem o diagnóstico
- Muitas vezes a dispepsia crônica sobrepõe-se com náuseas e vômito
- A maioria dos pacientes com náuseas e vômito inexplicáveis após avaliação de rotina deve ser submetida à endoscopia digestiva alta para identificar doenças que devem ter tratamento específico

Capítulo 42 • Náuseas e Vômito

- Exame padrão-ouro nessas condições
- Útil para verificar lesões de mucosa esofágica e gastroduodenal, sendo mais específico e sensível para esse fim que os estudos contrastados do trato gastrintestinal alto
- Em caso de paciente com sintomas dispépticos associados e endoscopia normal, aumenta-se muito a chance de quadro meramente funcional.

Qual a conduta medicamentosa para náuseas e vômito?

- Poucos ensaios terapêuticos de alta qualidade compararam a eficácia de diferentes fármacos em alguns tipos de náuseas e vômito
- Os principais medicamentos disponíveis no Brasil de uso fácil na sala de emergência constam na Tabela 42.1
- Em ações paliativas, há outros fármacos que se enquadrariam em cuidados de enfermagem, mas não serão listados
- Nesse contexto, os fármacos podem ser divididos em três grandes categorias:
  - Antieméticos: primariamente atuam no SNC, como os anti-histamínicos, os anticolinérgicos, os antidopaminérgicos, os antagonistas 5-HT3 e os antagonistas da neurocinina 1 (NK1)
  - Pró-cinéticos: têm ação predominantemente periférica, como os agonistas 5-HT4, agentes antidopaminérgicos periféricos e os análogos da somatostatina
  - Medicações utilizadas em situações especiais: é possível elencar a utilização de benzodiazepínicos no tratamento preventivo das náuseas, os glicocorticoides na prevenção de náuseas e vômito agudo pós-quimioterapia e a possível utilização dos agentes canabinoides e antipsicóticos
- Devido à diversidade da fisiopatogenia de náuseas e vômito, o uso de fármacos deverá ser feito em cada situação específica. Por isso, esquemas de medicamentos recomendados na pós-quimioterapia são distintos daqueles utilizados na obstrução intestinal.

Antagonistas dopaminérgicos

Metoclopramida

- Antagonista do receptor de dopamina que combina propriedades antieméticas e pró-cinéticas
- Indicações: gastroparesia e quadros agudos de gastrenterocolite

Parte 7 • Emergências com Manifestações Gastrintestinais

- Efeitos colaterais: pode ser associado a efeitos secundários extrapiramidais
- Via de administração: subcutânea (SC) ou intravenosa (IV). Quando administrada por via intravenosa, utilizando uma infusão lenta ao longo de 15 minutos, associa-se a menor incidência de acatisia em comparação com a dose em *bolus*, sem diminuição de sua eficácia
- Dose recomendada: 10 a 30 mg IV diluídos em 100 mℓ de solução salina (SS) a 0,9%, em 15 minutos a cada 8 horas. Pode chegar até 120 mg/dia.

TABELA 42.1

Terapêutica usada em náuseas e vômito.

Síndrome	Quadro clínico	Causas	Tratamento
Estase gástrica	Náuseas predominantes Piora com alimentação Náuseas melhoram após episódio de vômito Ruídos hidroaéreos normais ou diminuídos	Câncer gástrico Hepatomegalia ou ascite com compressão gástrica Neuropatias paraneoplásicas Neuropatia diabética Opioides	Metoclopramida Domperidona Bromoprida
Metabólica	Náuseas predominantes Pouca melhora após episódio de vômito Agravado pelo cheiro da comida	Hipercalcemia Metástases hepáticas Uropatia obstrutiva Obstrução intestinal Opioides Quimioterapia	Haloperidol Antagonistas serotoninérgicos Dexametasona
Hipertensão intracraniana	Náuseas e vômito Pior pela manhã Sinais neurológicos	Tumores cerebrais primários ou secundários Acometimento meníngeo	Dexametasona
Vestibular	Náuseas e vômito Agravada pelo movimento da cabeça	Metástases cerebrais Opioides Vestibulopatia	Prometazina Dimenidrinato
Obstrução intestinal e dismotilidade	Parcial: ruídos hidroaéreos diminuídos em caso de íleo paralítico; aumentados na obstrução parcial Completa: dor em cólica constante, ausência de flatulência ou movimentos intestinais	Câncer intestinal Carcinomatose peritoneal Ascite Obstrução intestinal	Parcial: metoclopramida, dexametasona Completa: haloperidol, dexametasona, anti-histamínico
Ansiedade	Náuseas ou vômito intermitentes Ansiedade associada	Transtornos de ansiedade	Benzodiazepínicos Tricíclicos

Domperidona e bromoprida

- Outros antagonistas da dopamina com efeito pro-cinético
- Mecanismo de ação: a domperidona penetra a barreira hematencefálica e como resultado a ansiedade e a distonia são muito menos comuns do que com o uso de metoclopramida
- Indicações: gastroparesia e quadros agudos de gastrenterocolite
- Dose recomendada: 10 mg IV a cada 6 a 8 horas.

Antagonista serotoninérgico
Ondansetrona

- Antagonistas da serotonina formam a pedra angular da terapia para o controle da êmese aguda com agentes de quimioterapia e podem ser utilizados para outras causas de náuseas e vômito
- Mecanismo de ação: atuam na área postrema do tronco cerebral, conhecida como centro do vômito
- Indicação: êmese induzida por quimioterapia, radioterapia e pós-operatória
- Dose recomendada: 8 a 16 mg IV a cada 8 a 12 horas.

Macrolídeo
Eritromicina

- Revisão sistemática de ensaios clínicos publicados de terapia com eritromicina oral para vários tipos de gastroparesia revelou que todos os estudos eram metodologicamente fracos e que a melhora dos sintomas ocorreu em menos de 50% dos pacientes
- Janela terapêutica estreita, acima da qual dor abdominal e náuseas são comuns. Assim, ela pode melhorar o esvaziamento gástrico, sem amenizar as náuseas
- Dose recomendada: 3 mg/kg IV a cada 8 horas, seguidos de 250 mg por via oral (VO) a cada 8 horas.

Anti-histamínico
Dimenidrinato

- Indicações: utilizados principalmente em casos de vômito por neurite vestibular e hiperêmese gravídica
- Mecanismo de ação: diminuem o reflexo de vômito no SNC
- Dose recomendada: 10 a 50 mg IV a cada 6 a 8 horas, com dose máxima de 300 mg/dia.

Fenotiazina

Clorpromazina

- Indicação: efeito marcante no vômito associado a crises refratárias de migrânea
- Dose recomendada: 10 mg IV diluídos em 250 a 500 mℓ de SS a 0,9%, lentamente, a cada 6 horas.

Antipsicótico

Haloperidol

- Indicações e efeito colateral: útil no tratamento de náuseas e vômito, porém tem menor eficácia e pode causar alterações como sedação excessiva, alargamento de intervalo QT e acatisia
- Dose recomendada: 5 mg IV a cada 6 horas.

Glicocorticoide

Dexametasona

- Indicação: útil em quadros refratários de vômito, geralmente em pacientes oncológicos (seu uso é rotineiro em pacientes tratados com quimioterapia)
- Sempre utilizados em associação com outras medicações antieméticas
- Dose recomendada: 4 a 10 mg IV a cada 6 a 8 horas.

Lembrete de conduta

- ▶ A metoclopramida é um excelente antiemético, porém seu uso pode causar sintomas neurológicos extrapiramidais. Nesses casos, pode-se utilizar anti-histamínicos como o dimenidrinato
- ▶ Em casos refratários de vômito, uma opção de boa resposta é a associação de ondansetrona 8 a 16 mg a cada 8 a 12 horas com dexametasona 4 mg a cada 6 horas.

◥Quais medidas dietéticas e comportamentais podem ser úteis no manejo de pacientes com náuseas e vômito?

- As medidas dietéticas devem ser adequadas às necessidades do indivíduo, suas preferências e seus hábitos alimentares e, ao serem adotadas com os medicamentos antieméticos, podem ajudar a reduzir a frequência e a dose deles
- Medidas simples como o fracionamento da dieta em pequenas refeições em intervalos menores e em ambiente tranquilo e arejado, manutenção de horários

estabelecidos para alimentação, oferta de pequenas quantidades de carboidrato e de alimentos que sejam da preferência do paciente podem ajudar no controle desses sintomas
- Importante evitar que o paciente se deite logo após as refeições, mantendo sua cabeça elevada por até 1 a 2 horas após a ingestão de alimentos, assim como não oferecer preparações em temperaturas extremas, preferindo alimentos frios
- Não fornecer alimentos azedos, como limão, picles ou balas duras, nem bebidas durante as refeições; no entanto, deve-se priorizar a ingestão de oito a dez copos de líquidos entre as refeições para evitar desidratação. Essa manobra minimiza a pressão no estômago, reduzindo a ocorrência de refluxo gastresofágico
- Dentre os líquidos, boas opções são sucos, chás, caldos, gelatinas e lascas de gelos, e limitar o uso de cafeinados, incluindo refrigerantes à base de cola
- Refeições com alto teor proteico, comparadas àquelas ricas em carboidratos e gordura, tiveram efeito positivo em reduzir náuseas em adultos. Uma das justificativas desse benefício seria a diminuição das disritmias gástricas
- Orientar e educar o paciente e seu cuidador é fundamental para o sucesso no manejo de náuseas e vômito
- De acordo com recomendação do Instituto Nacional do Câncer (INCA, 2000), deve-se evitar oferecer alimentos se as náuseas decorrerem de estase gástrica. Nesses casos e na obstrução intestinal proximal, a literatura indica a terapia nutricional por via enteral
- Um resumo da investigação etiológica e da terapêutica de náuseas e vômito é apresentado nas Figuras 42.1 e 42.2.

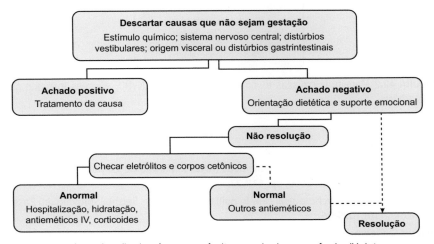

FIGURA 42.1 Investigação de náuseas e vômito na sala de emergência. IV: intravenosos.

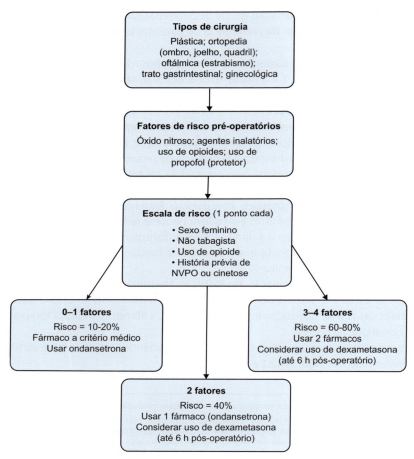

FIGURA 42.2 Manejo de náuseas e vômito pós-operatórios. NVPO: náuseas e vômito pós-operatórios.

Bibliografia

Academia Nacional de Cuidados Paliativos (ANCP). Manual de Cuidados Paliativos. Rio de Janeiro: Diagraphic; 2009. pp. 117-23.

Akechi T. Essential psychological care in palliative medicine. Seishin Shinkeigaku Zasshi. 2010;112(10):1029-36.

Alvarez O, Freeman A, Bedros A, Call SK, Volsch J, Kalbermatter O et al. Randomized double-blind crossover ondansetron dexamethasone versus ondansetron – placebo study for the treatment of chemotherapy-induced nausea and vomiting in pediatric patients with malignancies. J Pediatr Hematol Oncol. 1995;17:145-50.

Antonarakis ES, Evans JL, Heard GF, Noonan LM, Pizer BL, Hain RD. Prophylaxis of acute chemotherapy-induced nausea and vomiting in children with cancer: what is the evidence? Pediatr Blood Cancer. 2004;43(6):651-8.

Asbury N, Walshe A. Involving women with breast cancer in the development of a patient information leaflet for anticipatory nausea and vomiting. Eur J Oncol Nurs. 2005; 9(1):33-43.

Büssing A, Brückner U, Enser-Weis U *et al*. Modulation of chemotherapy-associated immunosuppression by intravenous application of Viscum album L. extract (Iscador): a randomized physe II study. Eur J Integr Med. 2008;1(Suppl 1):S44-54.

Carlsson M, Arman M, Backman M, Flatters U, Hatschek T, Hamrin E. A five-year follow-up of quality of life in women with breast cancer in anthroposophic and conventional care. Evid Based Complement Alternat Med. 2006;3(4):523-31.

Cherny NI. Taking care of the terminally ill cancer patient: management of gastrointestinal symptoms in patients with advanced cancer. Ann Oncol. 2004;15(Suppl 4):iv205-13.

43

Diarreias Agudas

**Renato Ferneda de Souza, Ariádine Augusta Maiante,
Joyce Gonçalves Berteli e Renato Augusto Tambelli**

Considerações importantes

- A principal causa de diarreia é a não infecciosa
- O diagnóstico é predominantemente clínico-epidemiológico, sendo a anamnese ferramenta fundamental para a investigação etiológica
- A diarreia do viajante tem relação direta com a mudança alimentar de regiões mais ricas para os locais de pouco recurso
- Na investigação etiológica, o objetivo é diferenciar a diarreia inflamatória da não inflamatória
- Pacientes toxemiados apresentam maior relação com a diarreia inflamatória, necessitando de hidratação imediata por via intravenosa (IV)
- O *Clostridium difficile* desenvolve diarreia aguda (DA) pela produção de toxinas citopáticas e tem relação com o uso de antibióticos nas últimas 4 semanas
- O tratamento principal é o suporte por meio da hidratação adequada e dos cuidados alimentares
- Atenção especial às parasitoses intestinais, pois estas têm tratamentos e evoluções específicos, com metronidazol e albendazol como antiparasitários mais recomendados.

◥Como deve ser a avaliação inicial do paciente com diarreia?

- No Brasil, a diarreia aguda (DA) é uma condição clínica comum na sala de emergência e sua manifestação tem relação direta com saneamento básico, higiene pessoal ou ingestão de alimento contaminado
- A DA é uma condição em que ocorre a eliminação de fezes amolecidas em uma quantidade maior que o normal, além do aumento do número de evacuações (três episódios no mínimo) que duram menos de 14 dias (Tabela 43.1)

Capítulo 43 • Diarreias Agudas **665**

- As causas dividem-se em quatro categorias principais: não infecciosas, virais, bacterianas e parasitárias
- Nos quadros infecciosos (Tabela 43.2), frequentemente estão envolvidos microrganismos não invasivos, ativos no intestino, que causam diarreia aquosa em virtude de interações variadas com a mucosa intestinal. Esses microrganismos não se disseminam além da mucosa intestinal e induzem a secreção de fluidos pela produção de enterotoxinas, como a *Escherichia coli* enterotóxica e o *Vibrio cholerae*
- No caso dos microrganismos invasivos, estes penetram o epitélio intestinal e causam distúrbio inflamatório, como a infecção por *Shigella*

TABELA 43.1

Classificação da diarreia de acordo a manifestação clínica.

Categoria	Manifestação clínica
Diarreia aguda	Três ou mais evacuações aquosas, com consistência diminuída, em um período de 24 h
Disenteria	Evacuações aquosas, com consistência diminuída e sangue visível nas fezes
Diarreia persistente	Episódio de diarreia de início agudo e duração > 14 dias

TABELA 43.2

Etiologia infecciosa das diarreias agudas.

Bacterianas	*Aeromonas* spp. *Campylobacter* spp. *Clostridium difficile* *Escherichia coli* (êntero-hemorrágica, enterotoxigênica, enteroinvasiva) *Plesiomonas* spp. *Salmonella* spp. *Shigella* spp.
Virais	Adenovírus Norovírus Rotavírus
Parasitas e protozoários	*Cryptosporidium* *Cyclospora* *Entamoeba histolytica* *Giardia lamblia* *Microsporidia*

- A etiologia inclui agentes bacterianos, virais ou parasitários, que podem apresentar manifestações clínicas distintas, porém não suficientes para definição etiológica do causador. Em geral, a sua manifestação consiste na alteração do hábito intestinal com diminuição da consistência das fezes, aumento do volume e da frequência fecal (três ou mais evacuações ao dia) e com duração inferior a 2 semanas
- A diarreia é o resultado do aumento da secreção intestinal mediado por uma enterotoxina ou por lesão intestinal, resultando em diminuição da absorção local, mediada pela citocina ou ação direta do patógeno
- A etiologia viral costuma ter apresentação clínica autolimitante, em torno de 7 dias, sendo rotavírus, enterovírus, astrovírus e adenovírus os agentes etiológicos mais comuns
- Indivíduos com história de viagens ou atividade sexual oral–anal, associada a DA com duração > 1 semana, podem ter como agente causador protozoários (giardíase e *Cryptosporidium*)
- O *Clostridium difficile* pode ser o agente causador quando houver associação de antibióticos ou hospitalização recentes
- A avaliação inicial deve incluir os seguintes pontos: início do quadro, sua duração, a gravidade da doença por meio da análise de sinais e sintomas, do grau de hidratação, assim como se deve identificar as características das fezes
- Da mesma maneira, é importante questionar sobre viagens realizadas, uso de antibióticos recentes, alimentos de etiologia duvidosa ou contato com familiares ou outras pessoas com o mesmo quadro clínico.

Anamnese

- Início, frequência das fezes, tipo e volume
- Sangue nas fezes
- Vômito
- Comorbidades
- Uso de medicamentos recentes, incluindo antibióticos
- Antecedentes médicos.

Exame físico

- Febre e toxemia
- Icterícia
- Alteração do estado mental
- Pulso/frequências cardíaca e respiratória
- Pressão arterial
- Grau de desidratação (Tabela 43.3)

TABELA 43.3

Avaliação do grau de desidratação em pacientes na sala de emergência.

		Plano A	Plano B	Plano C
Avaliação	Estado geral	Normal	Irritável/hipoativo	Letárgico/comatoso
	Olhos	Normais	Fundos	–
	Mucosa	Normal	Seca	–
	Sede	Normal	Sedento	Incapaz de beber
	Pulso radial	Normal	Volume baixo	Ausente/incontável
	Turgidez da pele	Normal	Reduzida	–
Diagnóstico		Não há desidratação	Certa desidratação Observam-se pelo menos *dois* sinais, incluindo no mínimo *um* sinal-chave	Desidratação grave Observam-se sinais de "desidratação leve", no mínimo *um* sinal-chave
Tratamento		Evitar a desidratação Reavaliar periodicamente Reavaliação frequente	Reidratar com SRO, exceto se não puder beber	Reidratar com líquidos IV e SRO Reavaliação mais frequente

IV: via intravenosa; SRO: solução de reidratação oral.

- São fatores de risco e veículos de contaminação para as diarreias infecciosas (Tabela 43.4):
  - Viagem recente
  - Alimentos incomuns (frutos do mar, refeições em restaurantes ou lanchonetes)
  - Atividade sexual remunerada
  - Uso de drogas ilícitas intravenosas (pessoas em risco de infecção por vírus da imunodeficiência humana (HIV) e desenvolvimento da síndrome da imunodeficiência adquirida (SIDA)
  - Uso recente de antibióticos e outras medicações, como: antagonistas H2, omeprazol; antiácidos; antiarrítmicos; anti-inflamatórios; anti-hipertensivos; antineoplásicos; antiretrovirais; colchicina; metformina; análogos da prostaglandina; suplementos vitamínicos e minerais
- Deve-se avaliar pelo menos um dos seguintes sinais para justificar a solicitação de exames laboratoriais:
  - Desidratação grave e/ou taquicardia, hipotensão ortostática, oligúria e letargia
  - Idade ≥ 70 anos
  - Diarreia por mais de 3 a 7 dias
  - Sangue/muco nas fezes

TABELA 43.4
Veículos de contaminação relacionados com os agentes etiológicos.

Veículo	Patógeno clássico
Água	*Vibrio cholerae*, norovírus, *Giardia* sp. e *Cryptosporidium* sp.
Alimentos	
Aves domésticas	*Salmonella*, *Campylobacter* e *Shigella* sp.
Carne bovina	*E. coli* êntero-hemorrágica, *Taenia saginata*
Carne suína	Tênia
Frutos do mar	*Vibrio cholerae*, *Vibrio parahaemolyticus* e *Vibrio vulnificus*; *Salmonella* sp.; tênia e anisaquíase
Queijo	*Listeria* sp.
Ovos	*Salmonella* sp.
Alimentos contendo maionese	Intoxicações alimentares por *Staphylococcus* e *Clostridium*; *Salmonella*
Tortas	*Salmonella*, *Campylobacter*, *Cryptosporidium* e *Giardia* sp.
Zoonoses (animais de estimação e gado)	Maioria das bactérias, vírus e parasitas entéricos
Interpessoal (incluindo contato sexual)	
Creches	*Salmonella*, *Campylobacter*, *Cryptosporidium* e *Giardia* sp.; vírus; *Clostridium difficile*
Hospitais, antibióticos ou quimioterapia	*Clostridium difficile*
Piscina	*Giardia* sp. e *Cryptosporidium* sp.
Viagem internacional	*E. coli* de vários tipos; *Salmonella*, *Shigella*, *Campylobacter*, *Giardia* e *Cryptosporidium* sp.; *Entamoeba histolytica*

- Imunossupressão (medicamentos/HIV)
- Dor abdominal em pacientes > 50 anos
- Temperatura axilar maior ou igual a 38,5°C
- Mais de 10 evacuações/dia
- Diarreia do viajante que curse com disenteria
- Diarreias associadas à assistência à saúde.

Exames complementares

- Coprocultura
- Pesquisa de leucócitos fecais

Capítulo 43 • Diarreias Agudas

- Pesquisa de antígenos fecais
- Testes imunológicos (ELISA)
- Pesquisa de sangue oculto nas fezes
- Indicações para coleta de hemocultura:
  - Menores de 3 meses de idade
  - Sinais de sepse
  - Suspeita de febre tifoide
  - Manifestações sistêmicas de infecções
  - Imunocomprometidos
  - Risco aumentado para anemia hemolítica
- Em portadores de SIDA, pesquisar por patógenos oportunistas:
  - *Cryptosporidium*
  - Ciclosporídio
  - Cistoisosporídio
  - Microsporidia
  - *Mycobacterium avium.*

Lembrete de conduta

Diarreia secundária à terapia antirretroviral e quimioterapia são causas não infecciosas de DA em imunocomprometidos

◥ Qual a importância clínica da etiologia para a condução da diarreia aguda na sala emergência?

Diarreia viral

- Segunda doença infecciosa mais frequente e maioria dos casos de DA, principalmente em crianças e idosos
- Apenas 1,5 a 5,6% das coproculturas são positivas
- Os vírus causadores são: norovírus, rotavírus, adenovírus entérico, astrovírus e sapovírus
- Comum em surtos em comunidades fechadas como creches, hospitais, pacientes em internação domiciliar, escolas e cruzeiros
- O quadro clínico evolui com diarreia não sanguinolenta, geralmente sem componente inflamatório e dura de 7 a 10 dias
- Nos casos que evoluem para formas graves, os pacientes apresentam vômito e diarreia aquosa em intensidade que causa desidratação, dores abdominais, febre baixa, mialgia e cefaleia, com possibilidade de óbito.

Diarreia bacteriana

- O diagnóstico laboratorial é confirmado por coprocultura
- Os agentes mais comuns são: *Campylobacter jejuni*, *E. coli*, *Salmonella* e *Shigella*
- Incidência de 1:1.000 de desenvolvimento da síndrome de Guillain-Barré entre 1 e 3 semanas após o quadro diarreico inicial
- Pode cursar com diarreia sanguinolenta e dores do tipo cólica
- Geralmente o quadro é autolimitado e dura entre 3 e 7 dias
- No caso das diarreias relacionadas com a assistência à saúde e institucional, merecem destaque as causadas pelo *Clostridium difficile*
- Sua transmissão ocorre por mãos contaminadas e está relacionada com o uso de antibióticos
- Seus esporos sobrevivem por longos períodos no ambiente e resistem à higienização com álcool em gel
- O diagnóstico é comprovado pela pesquisa das toxinas A e B nas fezes, associado ao quadro clínico sugestivo
- O termo "intoxicação alimentar" define um grupo de doenças resultantes da ingestão de água e alimentos contaminados por agentes infecciosos e tem a diarreia como manifestação principal
  - Estima-se que 10 milhões de pessoas (20 a 50% dos viajantes internacionais) desenvolvam essa doença a cada ano
  - Em geral os sintomas surgem na primeira semana de viagem, e o fator de risco principal é o local de destino
  - As bactérias são responsáveis por cerca de 80% dos casos, além de vírus e parasitas
  - O risco de infecção pode ser reduzido com a adoção de medidas comportamentais, como a seleção de alimentos seguros e o consumo de água tratada.

Diarreia parasitária

- Dezenas de infecções parasitárias são responsáveis por grande parte dos casos de DA, especialmente em regiões com más condições higiênico-sanitárias
- Cada etiologia parasitária tem diferentes ciclos de vida e apresentações clínicas
- O diagnóstico deve ser confirmado pelo exame parasitológico de fezes (EPF) em 3 a 6 amostras, consecutivas ou não, para maior sensibilidade
- As infecções podem ser:
  - Amebíase: causada pela *Entamoeba histolytica*, infecta 1% da população mundial e geralmente é assintomática; pode manifestar-se dor abdominal tipo cólica, febre, disenteria e tenesmo

Capítulo 43 • Diarreias Agudas 671

- Giardíase: causada pelo *Giardia lamblia*, é mais comum em crianças; manifesta-se por diarreia, constipação intestinal, esteatorreia, anorexia, meteorismo, náuseas, epigastralgia, pirose, plenitude gástrica e digestão difícil
- Estrongiloidíase:
  - Causada pelo *Strongyloides stercoralis*, que pode viver indefinidamente no solo como formas livres, apresenta alta prevalência de infecção
  - O contágio ocorre pela penetração das larvas na pele e pode causar eritema e prurido local
  - Pode manifestar-se por diarreia, flatulência, necrose e edema intestinal
  - Devido à peculiaridade de seu ciclo de vida em excretar larvas, e não ovos, essa infecção pode disseminar-se para pulmão, fígado e vias biliares, com apresentações clínicas específicas.

◤Como deve ser a abordagem terapêutica das diarreias agudas na sala de emergência?

- Um adequado plano de hidratação deverá ser realizado de acordo com a gravidade do quadro (Figura 43.1)

Etapas	A	B	C
Observe			
Estado geral	Bem, alerta	Irritado, intranquilo	Comatoso, hipotônico*
Olhos	Normais	Fundos	Muito fundos e secos
Lágrimas	Presentes	Ausentes	Ausentes
Sede	Bebe normal, sem sede	Sedento, bebe rápido e avidamente	Bebe mal ou não é capaz de beber*
Explore			
Sinal da prega	Desaparece rapidamente	Desaparece lentamente	Desaparece muito lentamente (mais de 2 s)
Pulso	Cheio	Rápido, fraco	Muito fraco ou ausente*
Decida			
	Sem sinais de desidratação	Se apresentar dois ou mais sinais, **paciente está desidratado**	Se apresentar dois ou mais sinais, incluindo pelo menos um dos destacados com asterisco (*), **paciente está com desidratação grave**
Trate			
	Use o plano A	Use o plano B (pese o paciente)	Use o plano C (pese o paciente)

FIGURA 43.1 Estados clínicos de hidratação na sala de emergência.

Parte 7 • Emergências com Manifestações Gastrintestinais

- Em idades extremas e pacientes com comorbidades, é fundamental adotar a conduta descrita a seguir para melhor prognóstico, visto que muitas vezes esses pacientes têm dificuldade de acesso à água por conta própria.

Hidratação oral
- A principal medida a ser instituída é a reidratação por via oral (VO), sempre que possível
- O plano A (Figura 43.2) poderá ser instituído em domicílio para prevenção da desidratação
- O plano B (Figura 43.3) deverá ser iniciado na sala de emergência ou na unidade de saúde com o intuito de alta precoce e acompanhamento ambulatorial.

Hidratação parenteral e sintomáticos
- O plano C é indicado se houver hipotensão, alteração do nível de consciência, taquicardia ou episódios persistentes de vômito (Figura 43.4)
- Expansão inicial com 20 mℓ/kg de solução cristaloide (solução salina [SS] a 0,9% ou lactato de Ringer) na 1ª hora, seguida de reposição contínua, até melhora clínica
- Antieméticos, analgésicos e antitérmicos podem ser necessários
- O uso de antidiarreicos não é recomendado nos casos manifestos com sangue ou na suspeita de infecção por *E. coli*, devido ao risco de complicações, como megacólon tóxico e síndrome hemolítico-urêmica:
  - Nos casos com mais de 5 episódios/dia de diarreia, recomenda-se utilizar o racecadotrila em primeira linha e a loperamida como segunda escolha
- O uso de probióticos apresenta evidências fracas quanto à sua eficácia, portanto não é recomendado em DA.

Antibioticoterapia empírica
- A indicação de antimicrobianos reserva-se aos seguintes achados:
  - Quantidade de evacuações diárias entre 6 e 10
  - Diarreia com sangue, muco ou pus
  - Pesquisa de leucócitos positiva nas fezes
  - Dor abdominal significativa
  - Repercussões sistêmicas e/ou instabilidades hemodinâmicas
  - Imunocomprometidos
  - Diarreia dos viajantes em casos moderados a graves
- Na Figura 43.5 é apresentado um esquema de antibióticos a serem prescritos para adultos na diarreia aguda

PLANO A
PARA PREVENIR A DESIDRATAÇÃO NO DOMICÍLIO

Orientar paciente e/ou acompanhante o que se deve fazer no domicílio:

1. **Oferecer ou ingerir mais líquido que o habitual para prevenir a desidratação:**

   - O paciente deve tomar líquidos caseiros (água de arroz, soro caseiro, chá, suco ou sopas) ou SRO após cada evacuação diarreica

   - Não utilizar refrigerante e não adoçar chá ou suco

2. **Manter a alimentação habitual para prevenir a desnutrição:**

   - Continuar o aleitamento materno

   - Manter a alimentação habitual para as crianças e os adultos

3. **Se o paciente não melhorar em 2 dias ou se apresentar qualquer um dos sinais a seguir, levá-lo imediatamente ao serviço de saúde:**

   - Piora na diarreia
   - Episódios repetidos de vômito
   - Muita sede
   - Recusa de alimentos
   - Sangue nas fezes
   - Diminuição da diurese

4. **Orientar o paciente e/ou acompanhante a:**

   - Reconhecer os sinais de desidratação

   - Preparar e administrar a SRO

   - Praticar medidas de higiene oral e domiciliar (lavagem adequada das mãos, tratamento da água e higienização dos alimentos)

5. **Administrar zinco 1 vez/dia, durante 10 a 14 dias:**

   - Até 6 meses de idade: 10 mg/dia

   - Maiores de 6 meses de idade: 20 mg/dia

Idade	Quantidade de líquidos que devem ser oferecidos/ingeridos após evacuação diarreica
Menores de 1 ano	50 a 100 mℓ
De 1 a 10 anos	100 a 200 mℓ
Maiores de 10 anos	Quantidade que o paciente aceitar

FIGURA 43.2 Hidratação oral domiciliar. SRO: solução de reidratação oral.

PLANO B
PARA TRATAR A DESIDRATAÇÃO POR VIA ORAL
NA UNIDADE DE SAÚDE

1. **Administrar solução de reidratação oral (SRO):**
   - A quantidade de solução ingerida dependerá da sede do paciente
   - A SRO deverá ser administrada continuamente, até que desapareçam os sinais de desidratação
   - Apenas como orientação inicial, o paciente deverá receber de 50 a 100 mℓ/kg, para ser administrado no período de 4 a 6 h

2. **Durante a reidratação, reavaliar o paciente:**
   - Se desaparecerem os sinais de desidratação, utilize o Plano A
   - Se continuar desidratado, indicar a sonda nasogástrica (gastróclise)
   - Se o paciente evoluir para desidratação grave, seguir o Plano C

3. **Durante a permanência do paciente ou acompanhante no serviço de saúde, orientá-lo a:**
   - Reconhecer os sinais de desidratação
   - Preparar e administrar a SRO
   - Praticar medidas de higiene pessoal e domiciliar (lavagem adequada das mãos, tratamento da água e higienização dos alimentos)

FIGURA 43.3 Hidratação oral na sala de emergência. O plano B deve ser realizado na unidade de saúde, os pacientes deverão permanecer na unidade até a reidratação completa.

- A Tabela 43.5 resume o uso de antibióticos na DA em adultos e crianças
- Terapia específica será instituída nos casos de diarreias parasitárias, e os fármacos mais utilizados e recomendados estão listados na Tabela 43.6
- Sulfametoxazol + trimetoprima (400/80 mg – 2 comprimidos a cada 12 horas, por 14 dias) é indicado nos casos de *Cyclospora* e *Isospora belli*
- Os casos de diarreia pelo *Clostridium difficile* devem ser tratados com metronidazol por via oral (500 mg a cada 8 horas, por 7 a 10 dias)
  - Para as suspeitas de resistência: vancomicina por via oral (125 mg a cada 6 horas, por 7 a 10 dias)
- A Figura 43.6 resume a investigação das DA na sala de emergência.

PLANO C
PARA TRATAR A DESIDRATAÇÃO GRAVE NA UNIDADE HOSPITALAR

O Plano C contempla duas fases para todas as faixas etárias: a fase rápida e a fase de manutenção de reposição

Fase rápida – menores de 5 anos (fase de expansão)		
Solução	Volume	Tempo de administração
SS a 0,9%	Iniciar com 20 ml/kg de peso Repetir essa quantidade até que a criança esteja hidratada, reavaliando os sinais clínicos após cada fase de expansão administrada	30 min
	Para recém-nascidos e cardiopatas graves, começar com 10 ml/kg de peso	

Avaliar o paciente continuamente

Fase rápida – maiores de 5 anos (fase de expansão)		
Solução	Volume total	Tempo de administração
1ª SS a 0,9%	30 ml/kg	30 min
2ª Ringer Lactato ou solução polieletrolítica	70 ml/kg	2h30

Fase de manutenção e reposição – para todas as faixas etárias		
Solução	Volume em 24 h	
SG a 5% + SS a 0,9% na proporção de 4:1 (manutenção) +	Peso até 10 kg	100 ml/kg
	Peso de 10 a 20 kg	1.000 ml + 50 ml/kg de que exceder 10 kg
	Peso acima de 20 kg	1.500 ml + 20 ml/kg de que exceder 20 kg
SG a 5% + SS a 0,9% na proporção de 1:1 (reposição) +	Iniciar com 50 ml/kg/dia. Reavaliar esta quantidade de acordo com as perdas do paciente	
KCl a 10%	2 ml para cada 100 ml de solução da fase de manutenção	

Avaliar o paciente continuamente. Se não houver melhora da desidratação, aumentar a velocidade de infusão
- Quando o paciente puder beber, geralmente 2 a 3 horas após o início da reidratação venosa, iniciar a reidratação por via oral com SRO, mantendo a reidratação intravenosa
- Interromper a reidratação por via intravenosa somente quando o paciente puder ingerir SRO em quantidade suficiente para se manter hidratado. Essa quantidade variará a cada paciente, dependendo do volume de suas evacuações
- Lembrar que a quantidade de SRO a ser ingerida deve ser maior nas primeiras 24 horas de tratamento
- Observar o paciente por pelo menos 6 horas.

FIGURA 43.4 Hidratação intravenosa na sala de emergência. SG: soro glicosado; SRO: solução de reidratação oral; SS: solução salina. Os pacientes que estiverem sendo reidratados por via intravenosa devem permanecer na unidade de saúde até que estejam completamente hidratados e conseguindo manter a hidratação pela via oral.

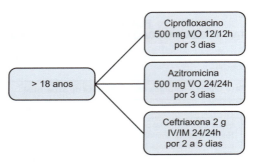

FIGURA 43.5 Antibioticoterapia empírica em adultos nas diarreias agudas. IV: via intravenosa; VO: via oral.

TABELA 43.5
Antibioticoterapia para adultos e crianças com diarreia aguda bacteriana.

Antibiótico	Crianças	Adultos
Primeira linha		
Azitromicina	10 mg/kg/dia 1 vez/dia, por 5 dias	500 mg 1 vez/dia, por 5 dias
Ceftriaxona	50 mg/kg/dia 1 vez/dia, IM ou IV, por 3 a 5 dias	–
Ciprofloxacino	15 mg/kg/dia a cada 12 h, por 3 dias	500 mg a cada 12 h, por 3 dias
Segunda linha		
Sulfametoxazol–trimetoprima	50 mg/kg/dia a cada 12 h, por 5 dias	800/160 mg a cada 12 h, por 5 dias
Ácido nalidíxico	60 mg/kg/dia a cada 6 h, por 5 dias	1 g a cada 8 h, por 5 dias

IM: via intramuscular; IV: via intravenosa.

TABELA 43.6
Tratamento empírico das diarreias agudas parasitárias.

Antiparasitários

- Albendazol 400 mg VO 1 vez/dia, por 3 dias OU
- Mebendazol 100 mg VO 2 vezes/dia, por 3 dias + secnidazol 1.000 mg VO dose única
- Albendazol 400 mg VO 1 vez/dia, por 3 dias + metronidazol 500 mg VO 2 vezes/dia, por 5 dias
- Ivermectina 200 µg/kg VO dose única
- Nitazoxanida 500 mg VO 2 vezes/dia, por 3 dias

VO: via oral.

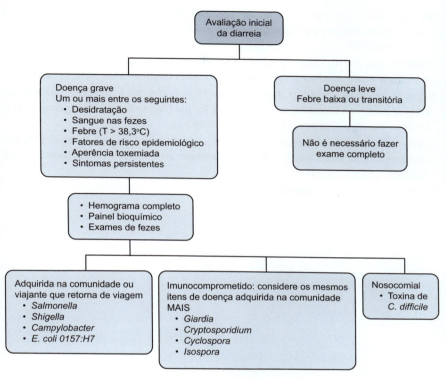

FIGURA 43.6 Manejo da diarreia aguda na sala de emergência. T: temperatura.

> **Lembrete de conduta**
>
> A antibioticoterapia será necessária em apenas 1 a 5% dos casos, já que a maioria dos pacientes responde adequadamente à terapia de suporte e hidratação.

Bibliografia

Banyai K, Estes MK, Martella V, Parashar UD. Viral gastroenteritis. Lancet. 2018; 392(10142): P175-86.

Czepiel J, Dróżdż M, Pituch H, Kuijper EJ, Perucki W, Mielimonka A. Clostridium difficile infection: review. Eur. J. Clin. Microbiol. Infect. Dis. 2019;38:1211-21.

Moraes AC, Castro FMM. Diarreia aguda. Jornal Brasileiro de Medicina. 2013;100(3).

Petra FG, Wolffs CA, van Well GTJ, van Loo IHM. Replacing traditional diagnostics of fecal viral pathogens by a comprehensive panel of real-time PCRs. J Clin Microbiol. 2011;49:1926-31.

Riddle MS, DuPont HL, Connor BA, ACG Clinical Guideline. Diagnosis, treatment, and prevention of acute diarrheal infections in adults. Am J Gastroenterol. 2016;111:602-22.

Shane AL, Mody RK, Crump JA, Tarr PI, Steiner TS, Kotloff K. 2017 Infectious Diseases Society of America Clinical Practice Guidelines for the Diagnosis and Management of Infectious Diarrhea. Clin Infect Dis. 2017;65(12):e45-80.

Szajewska H, Guarino A, Hojsak I, Indrio F, Kolacek S, Orel R. Use of probiotics for the management of acute gastroenteritis in children: an update. J Pediat Gastroenterol Nutrition. 2020;71(2):261-9.

Torres Filho HM. Gastroenterites infecciosas. Jornal Brasileiro de Medicina. 2013;101(2).

44

Pancreatite Aguda

Rômulo Augusto dos Santos

Considerações importantes

- O diagnóstico de pancreatite aguda (PA) é estabelecido por pelo menos dois dos seguintes elementos:
  - Início agudo de dor abdominal persistente, epigástrica, muitas vezes irradiando para o dorso
  - Elevação da lipase ou amilase séricas três vezes o limite superior da normalidade de referência do laboratório associada a essa dor
  - Achados característicos da pancreatite em exames imaginológicos (tomografia computadorizada [TC] com contraste, ressonância magnética [RM] ou ultrassono-grafia [USG] transabdominal)
- A lipase sérica é especialmente útil em pacientes que procuram atendimento médico tardiamente com suspeita de PA, sendo mais sensível em comparação à amilase em pacientes com pancreatite secundária ao álcool
- Em pacientes com dor abdominal e elevação característica de lipase ou amilase séricas três vezes o limite superior da normalidade; nenhum exame complementar de imagem é necessário para estabelecer o diagnóstico de PA
- Em pacientes com dor abdominal que não seja característica de PA ou amilase e/ou lipase menor que três vezes o limite superior do normal, deve-se realizar TC com contraste para estabelecer o diagnóstico de PA e descartar outras causas de dor abdominal
- Na maioria dos pacientes com PA, a doença é de gravidade leve com recuperação completa em 3 a 5 dias, sem complicações ou falência de órgãos. No entanto, 20% têm pancreatite aguda moderada ou grave, com complicações locais ou sistêmicas ou falência de órgãos
- A fluidoterapia é o procedimento inicial, assim como o controle da dor, preferencialmente com fentanila ou meperidina, que, embora ainda de maneira controversa, mostraram-se superiores à morfina nesses pacientes com relação a efeitos colaterais e complicações

> - Nos casos leves, a dieta por via oral (VO) deverá ser estimulada precocemente assim que o paciente tiver condições clínicas e melhora dos parâmetros laboratoriais
> - A antibioticoterapia empírica deverá ser adotada na suspeita de quadros infecciosos. A profilaxia não é indicada em casos de PA independentemente da gravidade.

◀ Como classificar a pancreatite aguda de acordo com sua gravidade?

- A PA é um processo inflamatório agudo do pâncreas. Sua mortalidade varia de 3% em pacientes com pancreatite edematosa intersticial a 17% nos pacientes que desenvolvem necrose pancreática
- De acordo com a classificação de Atlanta, PA pode ser dividida em duas grandes categorias:
  - Pancreatite edematosa intersticial: caracterizada pela inflamação aguda dos tecidos do parênquima pancreático e adjacências, mas sem necrose tecidual reconhecível
  - Pancreatite necrosante aguda: caracterizada por inflamação associada a necrose do parênquima do pâncreas e/ou peripancreática
- Com relação à gravidade, PA é classificada em:
  - Leve: sem características de insuficiência de órgãos e complicações locais ou sistêmicas
  - Moderada a grave: caracterizada por disfunção orgânica transitória (< 48 horas), mas sem complicações locais ou sistêmicas persistentes (> 48 horas)
  - Grave: caracterizada por insuficiência de órgãos persistente (> 48 horas), que pode envolver um ou vários órgãos
- A gravidade da PA deve ser avaliada por exame clínico para quantificar perdas de fluidos precoces, medida do escore Apache II, confirmar falência de órgãos (particularmente cardiovascular, respiratória ou comprometimento renal) e diagnosticar a síndrome de resposta inflamatória sistêmica (SIRS)
- Embora as dosagens de amilase e lipase sejam úteis para o diagnóstico de pancreatite, medidas seriadas em pacientes com PA não são importantes para predizer a gravidade da doença ou o seu prognóstico
- TC abdominal não é recomendada inicialmente, a menos que haja incerteza diagnóstica, pois não há evidências de que esse exame avalie melhor a extensão da necrose pancreática ou peripancreática
  - Após 48 a 72 horas do início do quadro, alterações imaginológicas talvez possam ser evidenciadas

Capítulo 44 • Pancreatite Aguda   681

- Indicações para terapia intensiva na PA:
  - Todos os portadores de PA grave
  - Pacientes com PA e um ou mais dos seguintes parâmetros:
    - Frequência cardíaca (FC) < 40 ou > 150 bpm
    - Pressão arterial sistólica (PAS) < 80 mmHg ou pressão arterial média (PAM) < 60 mmHg ou PA diastólica (PAD) > 120 mmHg
    - Frequência respiratória (FR) > 35 irpm
    - Sódio sérico < 110 mmol/ℓ ou > 170 mmol/ℓ
    - Potássio sérico < 2 mmol/ℓ ou > 7 mmol/ℓ
    - Pressão parcial de oxigênio (pO$_2$) < 50 mmHg
    - pH < 7,1 ou > 7,7
    - Glicemia > 800 mg/dℓ
    - Cálcio sérico > 15 mg/dℓ
    - Anúria
    - Coma.

Quais as principais etiologias relacionadas com pancreatite aguda?

- As principais causas de PA são apresentadas na Tabela 44.1
- O fator comum a todas as etiologias da pancreatite aguda é a ativação precoce do tripsinogênio ainda dentro das células acinares do pâncreas, causando autodigestão e necrose tecidual
- Com a liberação de fator de necrose tumoral alfa (TNF-α) e interleucina 1 (IL-1), o quadro pode repercutir sistemicamente em virtude de alguns dos seguintes fatores:
  - Litíase biliar:
    - Responsável por cerca de 40% das PAs
    - Há obstrução do ducto pancreático ou edema transitório da papila duodenal pelo traumatismo de passagem dos cálculos biliares
    - Até 10% dos pacientes com litíase biliar desenvolverão PA em algum grau
    - O "barro biliar" consiste em bile espessa com microcálculos, é considerado uma causa de pancreatite, podendo ser correlacionado com a pancreatite idiopática em até 70% das vezes
  - Álcool:
    - Causador de aproximadamente 30% das PAs
    - Também é responsável pela pancreatite crônica

TABELA 44.1

Principais etiologias da pancreatite aguda (PA).

Causa	Frequência aproximada	Alterações clínicas	Comentários
Litíase biliar	40%	Elevação de enzimas canaliculares	A USG endoscópica pode revelar pequenas formações litiásicas nos ductos pancreáticos e nas vias biliares
Álcool	30%	História de etilismo e estigmas de doença hepática crônica	Pacientes com PA alcoólica podem ter sobreposição de pancreatite crônica
Hipertrigliceridemia	2 a 5%	Triglicerídeos > 1.000 mg/dℓ	Pode ocasionar falsos valores reduzidos de enzimas pancreáticas
Idiopática	Desconhecida	PA recorrente sem etiologia esclarecida	Quadros geralmente leves
Pós-colangiopancreatografia retrógrada endoscópica	5 a 10% dos pacientes submetidos a esse procedimento	Dor abdominal 24 a 48 h após procedimento	Sintomas podem melhorar com uso de analgesia comum e hidratação oral
Traumatismo	< 1%	Ferimentos perfurantes no abdome ou traumatismos próximo à coluna lombar	Geralmente não necessita de abordagem cirúrgica do pâncreas
Infecções	< 1%	Citomegalovírus é a causa mais comum	Tratamento sistêmico com ganciclovir

USG: ultrassonografia.

- Hipertrigliceridemia:
  - Corresponde a 15% das PAs, sendo necessários níveis plasmáticos de triglicerídeos geralmente > 1.000 mg/dℓ
  - A lesão pancreática é induzida pela liberação de ácidos graxos livres, causando disfunção endotelial e nas células acinares
  - Costumeiramente está relacionada com fatores de risco para síndrome metabólica, como obesidade, diabetes melito, entre outros

Capítulo 44 • Pancreatite Aguda

- ○ Hipercalcemia:
  - □ Causa rara de PA, desencadeada pela deposição de cálcio nos ductos pancreáticos
  - □ Tem relevância em pós-operatório de cirurgias cardíacas de grande porte, em que são infundidas de rotina grandes quantidades de gluconato de cálcio
- ○ Fármacos:
  - □ Relacionam-se com cerca de 2% dos casos de PA, normalmente por efeito tóxico direto no pâncreas
  - □ Os principais relacionados com a PA encontram-se na Tabela 44.2
- ○ Infecções:
  - □ Causa potencial de frequência desconhecida, comumente associadas ao vírus da imunodeficiência adquirida (HIV)
  - □ O HIV pode ser causa de pancreatite e facilitar infecções secundárias bacterianas, fúngicas e parasitárias no pâncreas
- ○ Tumores:
  - □ Pancreáticos, de papila duodenal e de vias biliares são causas de PA, principalmente por mecanismo compressivo.

TABELA 44.2

Fármacos associados à pancreatite aguda (PA).

Fármacos claramente associados à PA	Fármacos com associação fraca à PA	Fármacos com associação questionável à PA
Azatioprina	Sulfassalazina	Ciclosporina
Sulfametoxazol-trimetoprima	Captopril	Eritromicina
Pentamidina	Corticoides	Cetoprofeno
Metildopa	Interferona-α	Octreotida
Inibidores de proteases	Paracetamol	
	Tetraciclina	
	Estrogênios	
	Metronidazol	
	Diuréticos tiazídicos	
	Furosemida	
	Valproato	
	Liraglutida	

Lembrete de conduta

A gravidade da PA deve ser avaliada por exame clínico para quantificar perdas de fluidos precoces, confirmar falência de órgãos (particularmente cardiovascular, respiratória ou comprometimento renal) e diagnosticar a SIRS.

Parte 7 • Emergências com Manifestações Gastrintestinais

◀Como é confirmado o diagnóstico de pancreatite aguda?

- As manifestações clínicas de PA são muito características e devem estar presentes para que a avaliação enzimática/imaginológica seja solicitada. As mais comuns são:
  - Dor abdominal:
    - A maioria dos pacientes tem início agudo de dor epigástrica persistente e grave
    - Pode ocorrer no quadrante superior direito, ou, raramente, confinar-se ao lado esquerdo
    - Em casos de origem biliar, a dor é bem localizada e de início súbito, alcançando intensidade máxima em 10 a 20 minutos
    - Em pacientes com pancreatite em consequência de causas metabólicas ou álcool, o início da dor pode ser menos abrupto e sua localização imprecisa; pode persistir por várias horas a dias e ser parcialmente aliviada com inclinação do paciente para a frente
  - Náuseas e vômito: aproximadamente 90% dos pacientes apresentam esses sintomas associados, que podem persistir durante várias horas
  - Dispneia: pode ocorrer em quadros graves, por inflamação diafragmática secundária a pancreatite, efusões pleurais ou síndrome da angústia respiratória do adulto associada à acidose metabólica
  - Ao exame físico:
    - Os achados variam de acordo com a gravidade da PA
    - Em casos leves, o epigástrio pode estar minimamente doloroso à palpação
    - Em contraposição, nos pacientes com pancreatite grave, pode haver significativa sensibilidade à palpação do epigástrio ou dor difusa no abdome
    - Em 3% pode haver descoloração equimótica na região periumbilical (sinal de Cullen) ou ao longo do flanco (sinal de Turner). Esses resultados, embora não sejam específicos, sugerem hemorragia retroperitoneal em virtude de necrose pancreática
- O diagnóstico diferencial da PA inclui outras causas de dor abdominal epigástrica
- Pode haver outras causas de PA com base em características clínicas e estudos laboratoriais; no entanto, em alguns casos, se o diagnóstico de PA ainda for duvidoso, deve-se realizar uma TC abdominal com contraste para posterior avaliação.

Enzimas pancreáticas

- No início do curso da PA, há uma avaria na síntese e na secreção de enzimas digestivas do pâncreas (Tabela 44.3). A síntese continua enquanto houver um

Capítulo 44 • Pancreatite Aguda

bloqueio da secreção. Como resultado, as enzimas digestivas vazam para fora das células acinares pela membrana basolateral para o espaço intersticial e, em seguida, deslocam-se para a circulação sistêmica

TABELA 44.3
Características das enzimas pancreáticas.

	Amilase	Lipase
Início da elevação	3 a 6 h	3 a 6 h
Tempo de permanência elevada	48 a 72 h	7 a 14 dias
Valores de referência*	Até 220 UI/ℓ	Até 190 UI/ℓ
Sensibilidade	85%	85%
Especificidade	70%	80%
Outras doenças que causam elevação dessas enzimas	Isquemia intestinal, úlcera péptica perfurada, apendicite aguda, caxumba, colecistite, gestação ectópica rota, ruptura do baço, gravidez, cetoacidose diabética, entre outras	Colecistite, úlcera péptica perfurada, obstrução intestinal, injúria renal aguda e DRC, transplante de órgãos, etilismo, cetoacidose diabética, entre outras
Observações	Os valores podem ser normais no agravamento da pancreatite crônica e na pancreatite aguda decorrente de hipertrigliceridemia. Os níveis séricos não se correlacionam à gravidade da pancreatite	Os níveis séricos não se correlacionam à gravidade da pancreatite

*Os valores de referência variam conforme o laboratório e o método de mensuração.

Amilase sérica

- Eleva-se dentro de 6 a 12 horas após o início da pancreatite aguda
- Tem uma meia-vida curta, de aproximadamente 10 horas, e em casos não complicados retorna ao normal em 3 a 5 dias
- Elevação da amilase sérica três vezes o limite normal tem uma sensibilidade para o diagnóstico de PA de 83% e especificidade de 98%
- No entanto, as elevações da amilase acima de três vezes o limite normal podem não ser observadas em cerca de 20% dos pacientes com pancreatite alcoólica, por conta da incapacidade do parênquima de produzir amilase, e em 50% dos

pacientes com PA associada à hipertrigliceridemia, já que os triglicerídeos interferem com o ensaio da amilase
- Por conta da meia-vida curta da amilase, o diagnóstico de pancreatite aguda pode passar despercebido em pacientes com mais de 48 horas do início do quadro
- As elevações da amilase sérica não são específicas para a PA e podem ser observadas em outras condições, como úlcera péptica perfurada.

Lipase sérica

- Tem sensibilidade e especificidade para a PA que variam de 82 a 100%
- Eleva-se dentro de 4 a 8 horas após o início dos sintomas, com picos em 24 horas, e retorna ao normal dentro de 8 a 14 dias
- Elevações da lipase ocorrem mais precocemente e duram mais tempo, em comparação com a amilase; portanto, são especialmente úteis em pacientes que apresentam > 24 horas após o início da dor
- É mais sensível em comparação com amilase em pacientes com pancreatite secundária ao álcool.

Lembrete de conduta

O diagnóstico de PA é estabelecido por pelo menos dois dos seguintes elementos:

▶ Início agudo de dor abdominal persistente, epigástrica, muitas vezes irradiando para as costas

▶ Elevação da lipase ou amilase para três vezes acima do limite superior de referência do método, associada à dor abdominal

▶ Achados característicos da PA em exames de imagem (TC com contraste, RM, USG transabdominal)

◀ Quais são os achados de imagem na pancreatite aguda?

Radiografias abdominais e torácicas

- Os achados radiográficos costumam ser inespecíficos nos casos leves
- Pode haver sinal de íleo paralítico localizado em um segmento do intestino delgado (circular sentinela) ou sinal de corte do cólon em uma doença mais grave
- O sinal do cólon cortado evidencia escassez de ar no cólon distal por conta do espasmo funcional do cólon descendente secundário à inflamação do pâncreas
- Aproximadamente 1/3 dos pacientes tem anormalidades visíveis na radiografia torácica, como elevação de um hemidiafragma, efusões pleurais, atelectasia basal, infiltrados pulmonares ou síndrome da angústia respiratória aguda.

Ultrassonografia abdominal
- O pâncreas aparece difusamente distendido e hipoecoico
- Os cálculos podem ser visualizados na vesícula biliar ou no ducto biliar
- Fluido peripancreático aparece como uma coleção anecoica.

Tomografia computadorizada abdominal
- TC de abdome com contraste pode mostrar pancreatite edematosa intersticial aguda (Figura 44.1)

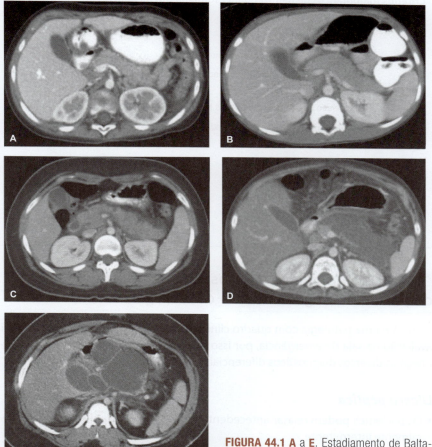

FIGURA 44.1 A a **E**. Estadiamento de Baltazar na pancreatite aguda.

- Os achados incluem alargamento focal ou difuso do pâncreas com realce heterogêneo ao contraste por via intravenosa (IV)
- Necrose do tecido pancreático é reconhecida como a falta de realce após administração de contraste
- Se realizada três ou mais dias após o início da dor abdominal, pode definir com confiabilidade necrose pancreática, sua extensão e complicações locais, e prever a gravidade da doença por meio dos critérios de Baltazar (Tabela 44.4).

TABELA 44.4

Critérios tomográficos de Baltazar para estadiamento de pancreatite aguda.

Graduação	Achado tomográfico	Pontuação
A	Pâncreas normal	0
B	Aumento focal ou difuso do pâncreas	1
C	Alterações pancreáticas associadas à inflamação peripancreática	2
D	Coleção líquida em apenas uma localização	3
E	Duas ou mais coleções e/ou evidência de gás no pâncreas ou adjacente a ele	4
Necrose pancreática		
Extensão de necrose	Ausência de necrose	0
	Menos de 30% de necrose	2
	De 30 a 50% de necrose	4
	Mais de 50% de necrose	6

◀ Quais os principais diagnósticos diferenciais de pancreatite aguda na sala de emergência?

A PA é uma patologia com quadro clínico muitas vezes inespecífico e de difícil avaliação na sala de emergência, por isso é fundamental que o emergencista conheça os diversos diagnósticos diferenciais para distinção célere.

Úlcera péptica
- Os pacientes podem relatar antecedente de dor epigástrica de longa data, geralmente intermitente
- A dor não se irradia para as costas

- Os pacientes podem apresentar história de uso de anti-inflamatórios não esteroides (AINE) ou infecção prévia com *Helicobacter pylori*
- Dosagens séricas de amilase e lipase normais.

Coledocolitíase e colangite

- Os pacientes com coledocolitíase e colangite podem ter história de cálculos biliares ou manipulação biliar, como colangiopancreatografia retrógrada endoscópica (CPRE)
- Alanina aminotransferase (ALT) e aspartato aminotransferase (AST) têm níveis tipicamente elevados no início do curso de obstrução biliar
- Com a evolução do quadro, os pacientes apresentam elevações da bilirrubina e da fosfatase alcalina, superando as elevações da ALT e AST no soro
- Níveis séricos de amilase e lipase normais.

Colecistite aguda

- Os pacientes com colecistite aguda geralmente se queixam de dor abdominal, mais comumente no quadrante superior direito ou epigástrio, que pode irradiar para o ombro direito ou para o dorso
- Diferentemente de pacientes com PA, na colecistite aguda há aumento do desconforto quando a área ao redor da fossa da vesícula biliar é palpada e pode ter uma piora associada à inspiração (sinal de Murphy)
- Discreto aumento dos níveis de transaminases e amilase juntamente com hiperbilirrubinemia pode ser relatado, mas elevação de amilase ou lipase maior que três vezes o limite superior da normalidade não se associa à colecistite.

Perfuração de víscera abdominal

- Pacientes com víscera perfurada apresentam dor abdominal de início súbito e têm sinais de peritonite e rigidez que não estão associados à PA
- Os níveis de amilase podem estar elevados, mas esse aumento não chega a ser três vezes o limite superior do normal
- Pneumoperitônio pode ser detectado em radiografia de tórax na posição vertical e na TC abdominal.

Isquemia mesentérica

- Em pacientes com isquemia mesentérica, a dor é muitas vezes periumbilical e desproporcional aos achados do exame físico

- Os pacientes podem ter fatores de risco para isquemia mesentérica, incluindo idade avançada, aterosclerose, arritmias cardíacas, doença valvar cardíaca grave, infarto agudo do miocárdio (IAM) recente e malignidade intra-abdominal
- Embora os pacientes possam ter elevações da amilase ou lipase, elas são geralmente menos acentuadas que as observadas na pancreatite aguda
- Na TC abdominal, pode haver espessamento da parede intestinal focal ou segmentar ou pneumatose intestinal com gás na veia porta.

> **Lembrete de conduta**
>
> ▶ Embora as dosagens de amilase e lipase sejam úteis para o diagnóstico de pancreatite, medidas seriadas em pacientes com PA não são importantes para predizer a gravidade da doença ou seu prognóstico
>
> ▶ TC não é recomendada inicialmente em pacientes com PA, a menos que haja incerteza diagnóstica, pois não há evidências de que esse exame avalie melhor a extensão da necrose pancreática ou peripancreática.

◣ Qual a terapêutica para pancreatite aguda de acordo com sua gravidade?

A terapêutica na PA baseia-se em fluidoterapia, analgesia e nutrição (Figura 44.2).

Fluidoterapia

- O deslocamento de fluidos para o interstício pode ultrapassar 1/3 do volume plasmático e desencadear injúria renal aguda em cerca de 20% dos casos, ocasionando taxas elevadas de mortalidade
- Infusão de soluções cristaloides pode ser necessária para restauração e manutenção do volume de fluidos intravasculares, o que requer controle simultâneo de correção dos distúrbios hidreletrolíticos e acidobásicos
- Análise da literatura revelou que o lactato de Ringer é o tipo de fluidoterapia preconizado para pacientes com PA nas primeiras horas de tratamento, exceto se a etiologia for hipercalcemia, em que se utilizará solução salina (SS) a 0,9%
- A administração da solução cristaloide deve ser estabelecida a uma taxa de 5 a 10 mℓ/kg/h, considerando-se às seguintes respostas à terapia:
  - FC < 120 bpm
  - PAM entre 65 e 85 mmHg
  - Débito urinário entre 0,5 e 1 mℓ/kg/h
  - Hematócrito entre 35 e 44%
- Quando o choque decorre da SIRS e não há resposta a essa reposição, preconiza-se o uso de aminas vasoativas

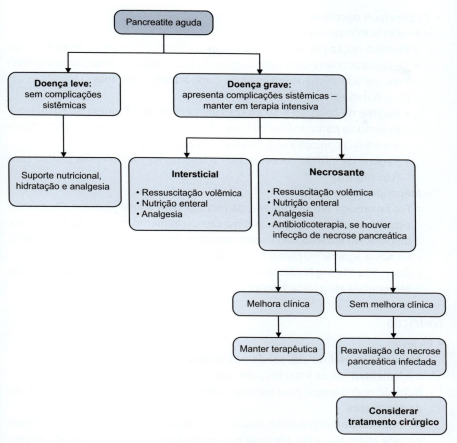

FIGURA 44.2 Tratamento da pancreatite aguda de acordo com a gravidade.

Analgesia

- Em geral a dor abdominal é o sintoma predominante na PA e deve ser tratada com analgésicos potentes
- Dor não controlada pode contribuir para a instabilidade hemodinâmica
- Fluidoterapia adequada deve ser a primeira prioridade na abordagem da dor abdominal, já que a hipovolemia pelo extravasamento vascular e a hemoconcentração podem causar dor isquêmica e resultar em acidose láctica
- Opioides são seguros e eficazes em proporcionar o controle da dor em pacientes com PA

Parte 7 • Emergências com Manifestações Gastrintestinais

- As principais opções analgésicas na PA são:
  - Fentanila intravenosa:
    - Primeira opção por ser mais segura, especialmente em casos de injúria renal
    - Tal como acontece com outros opioides, pode deprimir a função respiratória
    - Pode ser administrada em *bolus* ou como infusão constante
    - Dose habitual:
      - Regime de *bolus*: 25 a 50 µg com um período de bloqueio de 10 minutos (o tempo a partir do final de uma infusão de dose para o momento em que a máquina começa a responder a uma exigência)
      - Regime de infusão contínua: 0,01 a 0,03 µg/kg/min (ampola padrão com 0,05 mg/mℓ)
  - Meperidina intravenosa:
    - Foi favorecida em detrimento da morfina para a analgesia em PA, porque estudos mostraram que esta última causou aumento na pressão do esfíncter de Oddi. No entanto, não existem estudos clínicos que sugiram que a morfina possa agravar ou causar PA ou colecistite aguda
    - Dose: 50 a 150 mg IV (diluída em SS a 0,9% ou soro glicosado [SG] a 5%). Pode ser repetida até a cada 4 horas.

Nutrição

- PA leve:
  - Alimentação oral ou por sonda nasoenteral (com fórmula elementar ou semielementar) são os manejos preferidos
  - Nutrição oral: o tempo para reiniciar a alimentação oral depende da gravidade da pancreatite
  - Na ausência de íleo paralítico, náuseas ou vômito, a alimentação oral pode ser iniciada assim que a dor diminuir e os marcadores inflamatórios melhorarem. Isso ocorre geralmente em 24 a 48 horas após o início da PA
  - Os dados mais recentes sugerem que a realimentação precoce, quando os pacientes estão subjetivamente com fome, independentemente da resolução da dor abdominal e normalização das enzimas pancreáticas, pode ser segura
- PA moderada a grave:
  - A alimentação oral pode não ser tolerada por conta de dor pós-prandial, náuseas e vômito, relacionados com a inflamação gastroduodenal e/ou a compressão extrínseca de coleções líquidas que obstruem a saída gástrica
  - A alimentação pode ser introduzida por via enteral ou parenteral, se as necessidades calóricas e proteicas do paciente não forem atendidas; mas, quando as complicações locais começarem a melhorar, a alimentação oral pode ser iniciada e progredir conforme tolerado.

Nutrição enteral

- Ajuda a manter a barreira intestinal e impede a translocação bacteriana no intestino
- Recomendada para pacientes com PA moderada e grave que não toleram ou são incapazes de consumir o alimento pela via oral (transferência para uma unidade de cuidados intensivos, desenvolvimento de falência de órgãos ou SIRS – persistindo por mais de 48 horas)
- Essa avaliação pode ser feita normalmente nos primeiros 3 a 4 dias da doença
- Algumas diretrizes recentes têm sugerido que a nutrição enteral seja iniciada precocemente (entre 24 e 48 horas) por todos os pacientes com PA grave para diminuir o risco de infecção
- Requer posicionamento radiológico ou endoscópico de uma sonda de alimentação
- Se a colocação de um tubo de alimentação nasoenteral não for possível, a alimentação nasogástrica deve ser iniciada, não havendo superioridade entre os métodos
- Alto teor proteico e baixo de gordura, fórmulas semielementares de alimentação em decorrência da redução de enzimas digestivas pancreáticas
- Deve-se iniciá-la com 25 mℓ/h, progredindo precocemente, caso tolerado, para pelo menos 30% das necessidades diárias calculadas (25 kcal/kg de peso corporal ideal), mesmo se constatado íleo paralítico
- A maioria das dietas varia entre 1 e 1,5 kcal/mℓ, e muitas vezes o emergencista deverá fazer o cálculo até que o paciente seja transferido para unidade de terapia intensiva (UTI)
- Sinais de que a dieta não está sendo bem tolerada:
  - Aumento da dor abdominal
  - Vômito (com alimentação por sonda nasogástrica)
  - Diarreia (> 5 fezes aquosas ou > 500 mℓ por 24 horas, com exclusão de infecção por *Clostridium difficile* ou diarreia induzida por fármacos)
- Outra vantagem da nutrição enteral é a prevenção das complicações associadas à nutrição parenteral, incluindo aquelas secundárias ao acesso venoso central e a infecções da corrente sanguínea
- Em 2010, uma metanálise de oito estudos demonstrou que a nutrição enteral reduziu significativamente a mortalidade, a insuficiência de múltiplos órgãos, infecções sistêmicas e necessidade de cirurgia, em comparação à nutrição parenteral.

Nutrição parenteral

- Foge do contexto da sala de emergência
- Indicada apenas para pacientes que não toleram a alimentação enteral e estejam em UTI
- Em um estudo randomizado, 4.640 adultos em estado crítico que receberam nutrição enteral progrediram para parenteral suplementar precocemente (nas primeiras 48 horas de internação na UTI) ou tardia (após o 8º dia de internação na UTI)
- Em comparação com o grupo de início precoce, os pacientes do grupo de início tardio tiveram menores taxas de infecções de UTI (23% *versus* 26%) e menos ventilação mecânica e dias de terapia de substituição renal (redução do risco relativo de 10%).

Antibioticoterapia

- Até 20% dos pacientes com PA desenvolvem infecção extrapancreática (infecções da corrente sanguínea, pneumonia e infecções do trato urinário)
- Infecções extrapancreáticas associam-se a aumento nas taxas de mortalidade
- Quando se suspeita de uma infecção, antibioticoterapia empírica de amplo espectro deve ser iniciada enquanto a etiologia ainda está sendo pesquisada. No entanto, se as culturas forem negativas e nenhuma fonte de infecção for identificada, o tratamento deve ser interrompido
- Antibióticos profiláticos não são recomendados para pacientes com PA, independentemente do tipo (intersticial ou necrosante) ou da gravidade da doença (leve, moderada ou grave).

Manejo de complicações

- Para pacientes com PA moderada ou grave, sinais de sepse ou deterioração clínica 72 horas após a apresentação inicial, deve realizar TC com contraste para avaliar se há necrose pancreática ou extrapancreática e complicações locais, como:
  - Pseudocisto pancreático
  - Síndrome compartimental abdominal
  - Coleção necrótica, que pode estar infectada
    - Infecção de pâncreas é uma das principais causas de morbidade e mortalidade na PA. Aproximadamente 1/3 de pacientes com necrose pancreática desenvolve necrose infectada
    - Não há correlação entre a extensão da necrose e o risco de infecção

- Embora a infecção possa ocorrer no início do curso da pancreatite necrosante, é muitas vezes relatada mais tardiamente (após 10 dias)
- A maioria das infecções é monomicrobiana com organismos provenientes do intestino (*Escherichia coli, Pseudomonas, Klebsiella, Enterococcus*)
- Necrose infectada deve ser suspeitada em pacientes com necrose pancreática ou extrapancreática que se deterioram (instabilidade clínica ou sepse, aumentando a contagem de leucócitos do sangue, febre) ou não melhoram após 7 a 10 dias de internação
- Esses pacientes devem ser submetidos à punção aspirativa guiada por TC para coloração de Gram e cultura para orientar o uso de antibióticos apropriados, ou terapia empírica pode ser iniciada. Caso se opte pelo tratamento empírico, os antibióticos conhecidos por penetrarem a necrose pancreática são:
  - Carbapenêmicos: meropeném 500 mg IV a cada 8 horas
  - Quinolonas: ciprofloxacino 400 mg IV a cada 12 horas
  - Metronidazol 500 mg IV a cada 8 horas
- Necrosectomia deve ser realizada inicialmente por uma abordagem minimamente invasiva (endoscópica ou radiológica percutânea), e detalhes devem ser estudados em outra literatura, especialmente em âmbito de terapia intensiva.

Lembrete de conduta

▶ Nas fases iniciais (primeiras 12 a 24 horas) da PA, a reposição agressiva de fluidos tem sido associada à redução na morbidade e na mortalidade

▶ Não utilizar lactato de Ringer na expansão volêmica de pacientes com PA moderada ou grave por hipercalcemia

▶ Na PA leve, deve-se estimular a alimentação oral assim que possível

▶ Nutrição enteral ajuda a manter a barreira intestinal e impede a translocação bacteriana no intestino na PA moderada a grave

▶ Antibioticoterapia profilática de amplo espectro não deverá ser iniciada de rotina.

Bibliografia

Banks PA, Bollen TL, Dervenis C, Gooszen HG, Johnson CD, Sarr MG *et al*. Classification of acute pancreatitis – 2012: revision of the Atlanta classification and definitions by international consensus. Gut. 2013;62(1):102-11.

Banks PA, Freeman ML, Practice Parameters Committee of the American College of Gastroenterology. Practice guidelines in acute pancreatitis. Am J Gastroenterol. 2006;101(10):2379-400.

Garber A, Frakes C, Arora Z, Chahal P. Mechanisms and management of acute pancreatitis. Gastroenterol Res Pract. 2018;2018:6218798.

Guyatt G, Gutterman D, Baumann MH, Addrizzo-Harris D, Hylek EM, Phillips B *et al*. Grading strength of recommendations and quality of evidence in clinical guidelines: report from an American College of Chest Physicians task force. Chest. 2006;129(1):174-81.

Mentula P, Leppäniemi A. Position paper: timely interventions in severe acute pancreatitis are crucial for survival. World J Emerg Surg. 2014;9(1):15.

van Dijk SM, Hallensleben NDL, van Santvoort HC, Fockens P, van Goor H, Bruno MJ *et al*. Acute pancreatitis: recent advances through randomised trials. Gut. 2017; 66(11):2024-32.

van Santvoort HC, Bakker OJ, Bollen TL, Besselink MG, Ali UA, Am S *et al*. A conservative and minimally invasive approach to necrotizing pancreatitis improves outcome. Gastroenterology. 2011;141(4):1254-63.

Werge M, Novovic S, Schmidt PN, Gluud LL. Infection increases mortality in necrotizing pancreatitis: a systematic review and meta-analysis. Pancreatology. 2016;16(5):698-707.

45

Peritonite Bacteriana Espontânea

**Ariádine Augusta Maiante, Joyce Gonçalves Berteli
e Renato Augusto Tambelli**

Considerações importantes

- Até 50% dos pacientes com cirrose apresentarão infecção bacteriana necessitando de internação hospitalar, com taxa de mortalidade de 25%. Os organismos mais comuns são bactérias gram-negativas, principalmente a *E. coli*
- Normalmente os pacientes realizam procedimentos invasivos como a paracentese para confirmação diagnóstica em um cenário em que a coagulopatia e a trombocitopenia são comuns
- A contagem de células polimorfonucleares (PMN) do líquido ascítico > 500/mm³ é a mais específica para o diagnóstico, embora as diretrizes usem um ponto de corte > 250/mm³
- Atualmente, recomenda-se que as infecções adquiridas na comunidade sem recente exposição a antibiótico devam ser tratadas com cefalosporinas de 3ª geração
- Ceftriaxona 1 a 2 g por via intravenosa (IV), 1 vez/dia, durante 5 a 7 dias, é a terapêutica de escolha
- Pacientes cirróticos com hemorragia gastrintestinal que receberam profilaxia com cefalosporina de 3ª geração alcançaram redução significativa de PBE.

Quais os mecanismos causadores da peritonite bacterina espontânea e suas etiologias mais comuns?

- A disfunção hepática causa anormalidades na defesa do hospedeiro, e portadores de cirrose são mais vulneráveis à translocação bacteriana devido a supercrescimento bacteriano intestinal, aumento da permeabilidade e alteração das defesas imunológicas, aumentando a suscetibilidade à infecção, particularmente da PBE

Parte 7 • Emergências com Manifestações Gastrintestinais

- Pacientes com cirrose e hipertensão portal apresentam aumento da permeabilidade intestinal, resultando em translocação bacteriana e de endotoxina para linfonodos mesentéricos e outros locais externos
- Hipertensão portal, vasodilatação esplâncnica e ativação da cascata renina–angiotensina elevam a retenção de sódio e água, com consequente acúmulo na cavidade peritoneal
- A ascite é principalmente um fluido transudativo com capacidade opsônica pobre, favorecendo a proliferação bacteriana
- A biota intestinal gram-negativa é a principal causa de PBE (Tabela 45.1).

TABELA 45.1
Etiologia das peritonites bacterianas espontâneas.

Microrganismos	N (1.333)	Total (%)
Bactérias gram-negativas		
Todas as bactérias gram-negativas	732	**55**
▪ Bacilos gram-negativos	706	53
○ *E. coli*	435	33
○ *Klebsiella*	112	8
○ Outras enterobactérias	34	3
○ *Pseudomonas*	17	1
▪ Outros bacilos gram-negativos	86	6
○ Anaeróbicas	27	2
Bactérias gram-positivas		
Todas as bactérias gram-positivas	575	**43**
▪ Cocos gram-positivos	537	40
○ *Streptococcus* spp.	198	15
○ *S. pneumoniae*	44	3
○ *Staphylococcus* spp.	179	13
○ *S. aureus*	70	5
○ *Enterococcus* spp.	124	9
▪ Outros cocos gram-positivos	43	3
○ *Bacilos gram-positivos*	23	2
Outras bactérias	26	**2**

Como confirmar o diagnóstico de peritonite bacteriana espontânea?

- Suspeita-se de PBE se o paciente apresentar dor abdominal, ascite, alteração do nível de consciência e febre (Tabela 45.2)
- Hemorragias gastrintestinais altas podem estar associadas à PBE, e todo paciente com hipertensão portal e ascite deverá receber profilaxia primária com cefalosporina de 3ª geração
- Sinais de sepse devem ser investigados e tratados mesmo sem confirmação diagnóstica de PBE
- Os exames laboratoriais devem compreender:
  - Hemograma completo
  - Teste do perfil hepático (bilirrubinas, coagulograma e transaminases)
  - Função renal (ureia e creatinina)
  - Proteína C reativa
  - Urina tipo I e urocultura
- Paracentese é o estudo diagnóstico mais importante de um paciente com ascite e cirrose e, quando realizado precocemente, relaciona-se a menor mortalidade.

TABELA 45.2

Características clínicas da peritonite bacteriana espontânea.

Característica clínica	Sensibilidade	Especificidade
Febre nas últimas 24 h	35,3 (14,2 a 61,7)	81,1 (73,2 a 87,5)
Febre no exame (> 38°C)	17,7 (3,8 a 43,4)	90,1 (83,3 a 94,8)
Taquicardia (FC > 100)	56,3 (29,9 a 80,3)	47,9 (38,8 a 57,2)
Estado mental alterado	11,8 (1,5 a 36,4)	95,3 (90 a 98,3)

Paracentese

- A contagem de células PMN é importante para o diagnóstico de PBE no paciente cirrótico. Independentemente da cultura e embora a sensibilidade seja maior caso a contagem de neutrófilos $\geq 500/mm^3$, consagrou-se que:

$$Contagem > 250\ PMN = PBE$$

- A dosagem do gradiente de albumina soro–ascite (GASA), diferença entre a albumina do soro e o líquido ascítico (Tabela 45.3), é essencial no diagnóstico etiológico da ascite, principalmente relacionada com a hipertensão portal

TABELA 45.3

Etiologias da ascite pelo GASA.

GASA ≥ 1,1	GASA ≤ 1,1
HP sinusoidal (cirrose hepática): proteína < 3 HP pós-sinusoidal (ICC): > 3	Doença peritoneal: carcinomatose, tuberculose Síndrome nefrótica

GASA: gradiente de albumina soro–ascite; HP: hipertensão portal; ICC: insuficiência cardíaca congestiva.

(Figura 45.1). A coleta da albumina sérica deverá ser feita concomitantemente à retirada do líquido ascítico para análise

- Se houver suspeita de infecção do líquido ascítico, deve-se enviá-lo para cultura em frascos de hemocultura aeróbia e anaeróbia antes da introdução do tratamento com antibióticos
- A paracentese não é contraindicada em pacientes com coagulopatia, mas deve-se considerar transfusão de concentrado de plaquetas se < 40.000 a 50.000/mm³.

Ultrassonografia de abdome

- A ultrassonografia (USG) à beira do leito (USPOC) pode ser uma grande aliada no manejo do paciente com ascite na emergência (Figura 45.2). Além de fornecer pistas da possível etiologia da ascite, poderá ser útil na escolha do melhor sítio de punção (maior bolsão líquido)
- A paracentese guiada com USG em tempo real possibilita a visualização direta da agulha no espaço intraperitoneal, aumentando a segurança do procedimento e reduzindo o risco de complicações.

Lembrete de conduta

Em pacientes com proteína total no líquido ascítico > 2,5 g/dℓ, suspeita-se de componente cardiogênico ou síndrome de Budd-Chiari na etiologia da ascite.

FIGURA 45.1 Manejo da ascite e da peritonite bacteriana espontânea (PBE) no paciente cirrótico. Observação: aproximadamente 5% dos pacientes com ascite podem ter ascite mista, com mais de uma causa para o problema. A maioria desses pacientes tem hipertensão portal devido a cirrose e outro problema associado (p. ex., tuberculose ou carcinomatose peritoneal). Nesses casos, geralmente o GASA é ≥ 1,1, em decorrência da hipertensão portal. ADA: adenosina deaminase; CBAAR: cultura de bacilo álcool-ácido-resistente; DHL: desidrogenase láctica; GASA: gradiente de albumina soro–ascite; PBAAR: pesquisa de bacilo álcool-ácido-resistente; PMN: polimorfonucleares.

Capítulo 45 • Peritonite Bacteriana Espontânea

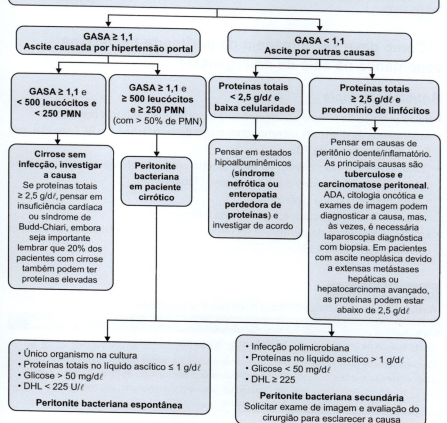

Anamnese e exame físico seguidos de paracentese
Verificar aspectos. Geralmente o líquido é amarelo citrino ou amarelo turvo.
- **Hemorrágico?** Pedir hematócrito no líquido ascítico e subtrair 1 neutrófilo para cada 250 hemácias em caso de suspeita de PBE. Pensar em punção traumática prévia ou atual e neoplasia.
- **Marrom?** Pedir dosagem de bilirrubinas séricas e no líquido ascítico. Se a concentração na ascite for maior que o nível sérico, pensar em perfuração de vesícula biliar ou de alça intestinal.
- **Leitoso?** Pensar em ascite quilosa, pedir triglicerídios no líquido ascítico.

Líquido ascítico:
- **Exames mais importantes:** 1) proteínas totais e frações no líquido ascítico e no sangue (calcular o GASA); 2) cultura do líquido ascítico – inocular em balão de hemocultura; e 3) celularidade com diferencial
- **Outros exames conforme o caso:** citologia oncótica, ADA, triglicerídios, amilase, DHL, glicose, Gram, PBAAR e CBAAR

Outros exames:
- Ultrassonografia ou tomografia de abdome
- **Exames séricos mais importantes:** tempo de protrombina, bilirrubinas totais e frações, fator V, proteínas totais e frações, transaminases, enzimas canaliculares, eletrólitos, função renal e hemograma

GASA ≥ 1,1 — Ascite causada por hipertensão portal

GASA < 1,1 — Ascite por outras causas

GASA ≥ 1,1 e < 500 leucócitos e < 250 PMN

GASA ≥ 1,1 e ≥ 500 leucócitos e ≥ 250 PMN (com > 50% de PMN)

Proteínas totais < 2,5 g/dℓ e baixa celularidade

Proteínas totais ≥ 2,5 g/dℓ e predomínio de linfócitos

Cirrose sem infecção, investigar a causa
Se proteínas totais ≥ 2,5 g/dℓ, pensar em insuficiência cardíaca ou síndrome de Budd-Chiari, embora seja importante lembrar que 20% dos pacientes com cirrose também podem ter proteínas elevadas

Peritonite bacteriana em paciente cirrótico

Pensar em estados hipoalbuminêmicos (**síndrome nefrótica ou enteropatia perdedora de proteínas**) e investigar de acordo

Pensar em causas de peritônio doente/inflamatório. As principais causas são **tuberculose e carcinomatose peritoneal**. ADA, citologia oncótica e exames de imagem podem diagnosticar a causa, mas, às vezes, é necessária laparoscopia diagnóstica com biopsia. Em pacientes com ascite neoplásica devido a extensas metástases hepáticas ou hepatocarcinoma avançado, as proteínas podem estar abaixo de 2,5 g/dℓ

- Único organismo na cultura
- Proteínas totais no líquido ascítico ≤ 1 g/dℓ
- Glicose > 50 mg/dℓ
- DHL < 225 U/ℓ

Peritonite bacteriana espontânea

- Infecção polimicrobiana
- Proteínas no líquido ascítico > 1 g/dℓ
- Glicose < 50 mg/dℓ
- DHL ≥ 225

Peritonite bacteriana secundária
Solicitar exame de imagem e avaliação do cirurgião para esclarecer a causa

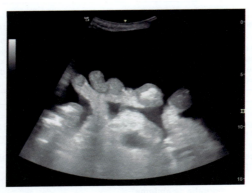

FIGURA 45.2 Ultrassonografia à beira do leito com janela abdominal da fossa ilíaca esquerda, na qual se visualizam alças intestinais em volumoso conteúdo anecoico intraperitoneal, sugestivo de ascite.

Como deve ser o manejo da peritonite bacteriana espontânea na sala de emergência?

Antibioticoterapia
- Início precoce da terapia antimicrobiana associa-se a melhores resultados
- Atualmente, as diretrizes recomendam o uso de ceftriaxona 2 g IV, 1 vez/dia, por 5 a 7 dias nos casos de PBE
- Quadros nosocomiais devem ter seu espectro antibioticoterápico ampliado para cobertura contra *Pseudomonas aeruginosa* (Tabela 45.4)
  - Meropeném 1 g IV a cada 8 horas
  - Piperacilina-tazobactam 4,5 g IV a cada 6 horas
- Em casos suspeitos de peritonite secundária, o tratamento cirúrgico deverá ser considerado (Figura 45.3).

TABELA 45.4

Antibioticoterapia para peritonites bacterianas espontâneas.

Fármaco	Indicações específicas
Cefalosporina de 3ª geração	Infecção adquirida na comunidade
Carbapenêmicos ou piperacilina-tazobactam	Infecções nosocomiais, pacientes hospitalizados nos últimos 90 dias, profilaxia com norfloxacino de longa duração, história de infecção bacteriana multirresistente, uso recente de betalactâmicos

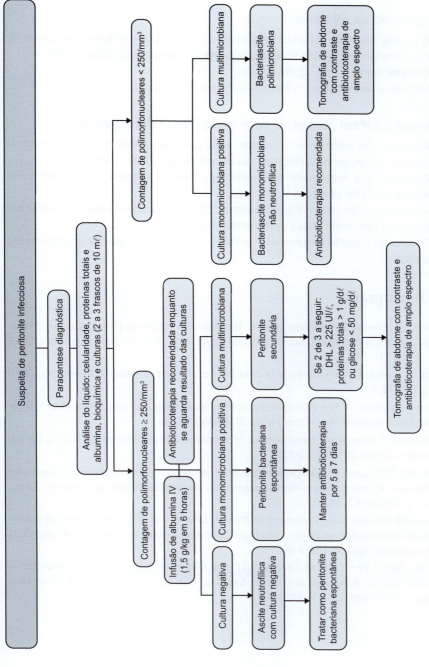

FIGURA 45.3 Distinção entre peritonite bacteriana espontânea (PBE) e peritonite secundária. DHL: desidrogenase láctica; VI: via intravenosa.

Reposição de albumina

- O uso de albumina associado a antibióticos demonstrou reduzir a incidência de injúria renal e diminuir a taxa de mortalidade hospitalar de 29 para 10%
- Dose de ataque: 1,5 g/kg em 6 horas
- Dose de manutenção: 1 g/kg no segundo e no terceiro dia.

Terapêutica em pacientes com hemorragia digestiva alta

- Infecções são relativamente comuns entre pacientes cirróticos com hemorragia gastrintestinal, sendo a PBE uma das principais causas de mortalidade
- Pacientes que receberam antibióticos profiláticos tiveram significativamente menos casos de infecções
- O uso de ceftriaxona 1 a 2 g/dia durante 7 dias é indicado para todos os pacientes cirróticos com hemorragia gastrintestinal ativa
- Terapia de suporte nutricional e probióticos podem ser aliados ao tratamento clínico.

Bibliografia

Dever JB, Sheikh MY. Review article: spontaneous bacterial peritonitis- bacteriology, diagnosis, treatment, risk factors and prevention. Aliment Pharmacol Ther. 2015; 41:1116-31.

Ichai P, Samuel D. Epidemiology of liver failure. Clin Res Hepatol Gastroenterol. 2011; 35(10):610-7.

Long B, Kpyfman A. The emergency medicine evaluation and management of the patient with cirrhosis. Am J Emerg Med. 2018;36(4):689-98.

Macintosh T. Emergency management of spontaneous bacterial peritonitis – a clinical review. Cureus. 2018;10(3):e2253.

Mercaldi CJ, Lanes SF. Ultrasound guidance decreases complications and improves the cost of care among patients undergoing thoracentesis and paracentesis. Chest. 2013;143(Suppl 2):532-8.

Moore KP, Wong F, Gines P, Bernardi M, Ochs A, Salerno F et al. The management of ascites in cirrhosis: Report on the Consensus Conference of the International Ascites Club. Hepatology. 2003;38(1):258-66.

Shi KQ, Fan YC, Ying L, Lin XF, Song M, Li LF et al. Risk stratification of spontaneous bacterial peritonitis in cirrhosis with ascites based on classification and regression tree analysis. Mol Biol Rep. 2012;39:6161-9.

46

Encefalopatia Hepática

Marconi Moreno Cedro Souza e Rômulo Augusto dos Santos

Considerações importantes

- O manejo inicial da encefalopatia hepática (EH) é feito com a avaliação dos sinais vitais e da proteção de vias aéreas
- Em todos os casos é imperativo estar atento aos diagnósticos diferenciais como eventos cerebrovasculares e hipoglicemia
- Sempre que possível, deve-se identificar e tratar o fator precipitante, que, na maioria das vezes, são quadros infecciosos, hemorragias do sistema digestório, desidratação, hipoxemia, injúria renal, constipação intestinal ou uso de benzodiazepínicos
- Pacientes com EH grau I podem ser manejados sem necessidade de internação, e na EH ≥ grau II eles deverão ser tratados em regime de internação
- O manejo do quadro agudo, além do tratamento do fator precipitante, inclui a terapia redutora de amônia
- A dosagem da amônia tem excelente valor preditivo negativo, contudo, com exceção dos pacientes com hepatite fulminante, não deve ser dosada de rotina
- Concomitantemente ao tratamento medicamentoso, deve-se manter uma dieta normoproteica (1,2 a 1,5 g/kg/dia), substituir proteína animal pela vegetal, receber aporte adequado de calorias (35 a 40 kcal/dia) e fracionar a alimentação, com lanche noturno de carboidratos complexos
- Nunca se devem restringir totalmente as proteínas, pois a sarcopenia e a desnutrição pioram o prognóstico.

◣Como identificar e classificar a encefalopatia hepática?

- A EH inclui um espectro de alterações neuropsiquiátricas potencialmente reversíveis em pacientes com disfunção hepática ou *shunt* portossistêmico e se relaciona com alterações no metabolismo da amônia
- Trata-se de distúrbio metabólico relacionado com a falha na detoxificação hepática da amônia

- A intensidade da EH varia clinicamente de inaparente ou "encoberta" (*covert*), que engloba as formas conhecidas como mínima e leve (West-Haven grau I), até o tipo aparente, clinicamente evidente (graus II, III e IV) ou *overt*, conforme o sistema *spectrum of neurocognitive impairment in cirrhosis* (SONIC)
- O quadro clínico caracteriza-se por confusão mental, letargia, alterações cognitivas e até coma
- Diversas situações clínicas podem se confundir em pacientes hepatopatas crônicos e é importante fazer o diagnóstico diferencial com outras patologias, como hemorragias do sistema nervoso central (SNC), transtornos psiquiátricos, abstinência alcoólica, intoxicações exógenas, alterações metabólico-eletrolíticas e infecções (Figura 46.1)
- A EH pode ser classificada em oculta (mínima e grau I) e clinicamente evidente (graus II a IV), de acordo com os critérios de West–Haven (Tabela 46.1), ou em tipos A a C, de acordo com a doença subjacente (Tabela 46.2). O tipo C da EH subdivide-se em: episódico, persistente e mínimo (Figura 46.2)
- O diagnóstico de EH oculta é confirmado a partir de testes neuropsicológicos e reiterado por testes clínicos
- Todos os pacientes com cirrose devem ser rastreados para EH oculta ou mínima
- Os escores validados são PHES, CFF, CRT, EncephalApp e ANT.

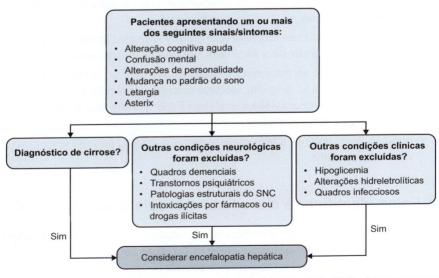

FIGURA 46.1 Diagnóstico diferencial de encefalopatia hepática (EH). SNC: sistema nervoso central.

TABELA 46.1
Estadiamento clínico da encefalopatia hepática (classificação de West-Haven).

Classificação	Manifestações clínicas
Mínima	Alterações em testes psicométricos ou neuropsicológicos; sem alterações clínicas
Grau I	Alterações de comportamento e de sono; fala arrastada
Grau II	Letargia, confusão moderada
Grau III	Estupor, discurso incoerente, dormindo, mas desperto
Grau IV	Coma

TABELA 46.2
Tipos de encefalopatia de acordo com contexto clínico.

Tipo	Doença subjacente
A	Insuficiência hepática aguda
B	Shunt portossistêmico, sem lesão hepatocelular
C	Cirrose com hipertensão portal ou shunt sistêmico

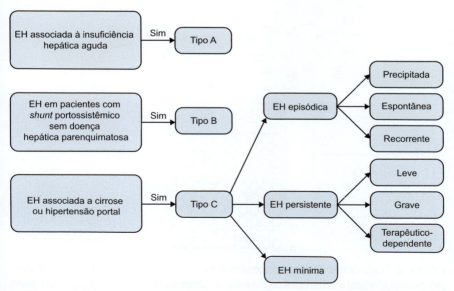

FIGURA 46.2 Subtipos de encefalopatia hepática (EH) de acordo com o mecanismo da doença.

Escore PHES

- Atualmente é considerado o padrão-ouro para diagnóstico de EH mínima e avalia cinco parâmetros direcionados à disfunção cognitiva causada pela cirrose (Figura 46.3)
- Esse escore é ajustado pela idade e pelo grau de escolaridade do paciente e é constituído pelos seguintes parâmetros (Tabela 46.3):
  - O primeiro (NCT-A) avalia a quantidade de tempo que o paciente precisou para conectar os números de 1 a 25 de maneira correta
  - O segundo (NCT-B) compreende a tarefa de conectar números e letras em ordem alternada, com 1 para A, 2 para B, e assim por diante
  - O terceiro é o teste do símbolo digital, no qual são expostas variadas imagens pequenas correspondentes a números com o objetivo de preencher as caixas corretamente em até 120 segundos
  - O quarto subteste é o *serial dotting*, em que o paciente deve fazer um ponto no centro de diversos círculos no menor tempo possível
  - O último exercício é o rastreamento de linha, cujo objetivo é traçar uma linha contínua entre outras duas sem tocá-las ou cruzá-las

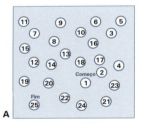
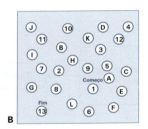
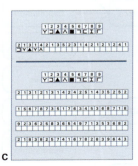
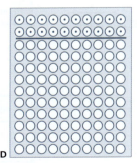
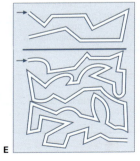

FIGURA 46.3 Cinco testes do escore psicométrico da encefalopatia hepática. Eles avaliam atenção, percepção visual e habilidades construtivas. **A.** Conexões numéricas (teste A). **B.** Conexões numéricas (teste B). **C.** Símbolos digitais. **D.** Pontilhamento seriado. **E.** Teste de linha tracejada.

Capítulo 46 • Encefalopatia Hepática **709**

- Às respostas são atribuídas pontuações, que devem ser calculadas (aplicativo) e interpretadas do seguinte modo:
  - Pontuação ≤ −5: EH oculta
  - Pontuação > −5: sem EH oculta.

TABELA 46.3

Escore psicométrico (PHES) da encefalopatia hepática (EH) oculta.

Teste	Descrição
Conexões numéricas (teste A)	Números aleatoriamente dispersos devem ser conectados na ordem correta o mais rapidamente possível
Conexões numéricas (teste B)	Números e letras aleatoriamente dispersos devem ser conectados na ordem correta o mais rapidamente possível (1-A-2-B...)
Símbolos digitais	Dígitos de 1 a 9 devem ser correspondidos de acordo com seus respectivos símbolos dentro de um período determinado
Pontilhamento seriado	Desenhar pontos dentro de cada círculo o mais rapidamente possível
Teste da linha tracejada	Uma linha tracejada deve ser seguida o mais rapidamente possível

Qual o papel da dosagem de amônia no manejo da encefalopatia hepática?

- A dosagem de amônia não deve ser priorizada na EH. Seus níveis flutuam durante o dia, podendo aumentar após ingestão de alimentos ricos em proteína, decair com os estados de jejum e, paradoxalmente, elevar-se novamente com o jejum prolongado
- Níveis normais de amônia durante episódio de alteração do nível de consciência devem direcionar o médico para realização de diagnóstico diferencial, em vez de sugerir EH
- A amonemia não deve ser alvo terapêutico, pois nem sempre se correlaciona com a melhora clínica
- O parâmetro de melhora nesses casos sempre será a resolução da sintomatologia da EH.

Lembrete de conduta

A dosagem de amônia não deve ser rotina no manejo da EH, contudo níveis normais têm um excelente valor preditivo negativo.

Quais os principais fatores precipitantes dos episódios de encefalopatia hepática?

- Variados fatores desencadeiam a EH e devem ser pesquisados já na sala de emergência. Entre eles estão:
  - Desidratação
  - Hemorragia gastrintestinal
  - Infecções (peritonite bacteriana espontânea, pneumonia e infecções do trato urinário [ITU])
  - Hipopotassemia ou alcalose metabólica (induzidas por diuréticos)
  - Disfunção renal
  - Hipovolemia
  - Hipoxemia
  - Uso de sedativos ou tranquilizantes
  - Hipoglicemia
  - Constipação intestinal
  - Trombose de veia porta ou hepática
  - Carcinoma hepatocelular
- O manejo específico de cada fator precipitante é essencial para o tratamento da EH
- Embora a recuperação do nível de consciência ocorra em até 60% dos pacientes apenas com o tratamento da causa desencadeante, medidas para o controle da EH devem ser iniciadas em paralelo, reavaliando o paciente a cada 6 a 24 horas
- A ausência de reação ao tratamento em até 72 horas indica outra causa de EH ou tratamento inadequado dela
- Reavaliação neurológica e realização de tomografia computadorizada (TC) ou ressonância magnética (RM) de crânio, além de punção liquórica, devem ser consideradas para descartar outras etiologias de encefalopatia em pacientes refratários ao tratamento habitual
- Foco séptico maior, colaterais portossitêmicas espontâneas ou ingestão de fármacos depressores do SNC devem ser afastados como causas de não resposta ao tratamento
- A princípio o uso de diuréticos deverá ser suspenso durante o episódio agudo de EH, principalmente se houver hemorragia, desidratação e/ou alterações hidreletrolíticas, pois pode causar refratariedade ao tratamento.

Lembrete de conduta

- ▶ Os dois fatores precipitantes principais são a infecção e o sangramento gastrintestinal
- ▶ Terapia específica faz parte do manejo agudo da EH.

Qual a conduta na sala de emergência?

- Além de buscar o fator precipitante da EH, o médico deverá iniciar terapias específicas para a reduzir a hiperamonemia (Figura 46.4), incluindo a lactulose, o lactitol ou a rifaximina
- O polietilenoglicol e a L-ornitina-L-aspartato (LOLA) também são um potencial redutor da amônia sérica e podem ser utilizados no manejo agudo da hiperamonemia.

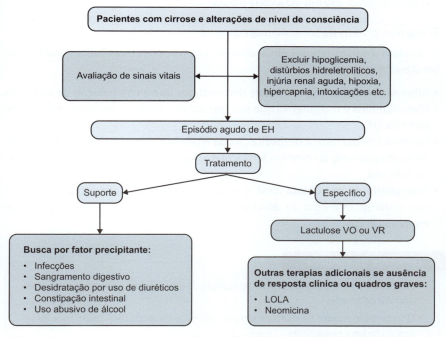

FIGURA 46.4 Tratamento da encefalopatia hepática (EH) na sala de emergência. LOLA: L-ornitina-L-aspartato; VO: via oral; VR: via retal.

Redutores de amônia

As doses das terapias disponíveis são:

- Lactulose 30 a 45 mℓ VO 2 a 4 vezes/dia
- Lactitol 67 a 100 g em 100 mℓ de água VO 2 a 4 vezes/dia
- Rifaximina 550 mg VO 2 vezes/dia.

Tratamentos adjuvantes

Caso não haja melhora significativa da EH com o uso de lactulose, algumas alternativas podem ser utilizadas para otimizar a terapêutica:

- LOLA 5 g VO, 3 vezes/dia, ou 4 ampolas por via intravenosa (IV) em 500 mℓ de soro glicosado (SG) a 5% a 20 mℓ/h
- Antibioticoterapia não absorvível:
  - Neomicina 1 g VO a cada 6 horas
  - Vancomicina 500 mg VO a cada 12 horas
  - Metronidazol 250 mg VO a cada 8 horas.

Tratamentos em desenvolvimento

Existem diversos estudos em andamento com opções terapêuticas que podem ser úteis para a melhora da EH:

- Albumina: estudos clínicos atuais demonstram que a combinação de lactulose com albumina é mais efetiva que seu uso isoladamente na melhora clínica completa da EH
- Ornitina fenilacetato: a detoxificação da amônia no fígado e no músculo é aumentada pelo uso da ornitina fenilacetato. Atualmente também em estágio clínico de uso
- Transplante de microbiota fecal: estudos clínicos em andamento demonstram que o transplante fecal de doadores saudáveis melhora a disbiose e promove melhora clínica.

> **Lembrete de conduta**
>
> ▶ A lactulose é o principal tratamento de indução da diminuição e manutenção dos níveis normais de amônia
> ▶ O tratamento redutor de amônia é sempre adjuvante, devendo ser iniciado após identificação do fator precipitante
> ▶ Não se deve empregar o tratamento redutor de amônia em excesso devido ao risco de desidratação (com os laxativos), o que pode piorar o quadro de encefalopatia.

◤Quais limitações sociais de pacientes com encefalopatia hepática?

- Estudos epidemiológicos demonstram que pacientes cirróticos com história de encefalopatia, mesmo que oculta, envolvem-se em mais acidentes e multas de trânsito. Idealmente, pacientes com episódio de EH clinicamente diagnosticada nos últimos 3 meses não devem dirigir

- Devem-se orientar esses pacientes, tanto oralmente quanto por escrito, sobre os riscos desse ato e a recomendação de não dirigir
- Na avaliação periódica dos pacientes cirróticos, deve-se sempre questionar o paciente se ele obedece à recomendação de não dirigir
- Pacientes com antecedentes de EH não devem realizar atividades de risco para si ou outrem, como manejar máquinas e/ou ferramentas.

Lembrete de conduta

Pacientes com EH clinicamente diagnosticado nos últimos 3 meses devem receber recomendação oral e escrita para não dirigir.

Qual o papel da abordagem nutricional no paciente cirrótico com encefalopatia hepática?

- Pacientes cirróticos gastam 33% mais energia que pessoas normais para qualquer atividade, principalmente em forma de ácidos graxos (de quebra de músculo e gordura)
- O período de jejum de 12 horas para um cirrótico equivale a quase 3 dias de jejum para uma pessoa normal
- A desnutrição acarreta fragilidade e sarcopenia; esta última será mais um fator na fisiopatologia para piora da EH
- O paciente deve manter ingestão mínima de 35 kcal/kg/dia, sendo 1,2 a 1,5 g/kg de proteínas, e evitar períodos de jejum prolongado ($\geq$ 4 horas)
- Proteínas de origem vegetal (feijões e tofu) são a preferência, e a ingestão calórica de carboidratos complexos no período noturno são medidas simples que melhoram o prognóstico da EH nesses pacientes.

Lembrete de conduta

A dieta do paciente com EH deve ser normoproteica (1,2 a 1,5 g/kg) e totalizando 35 kcal/kg/dia no mínimo.

Bibliografia

Bajaj JS, Lauridsen M, Tapper EB, Duarte-Rojo A, Rahimi RS, Tandon P *et al*. Important unresolved questions in the management of hepatic encephalopathy: an ISHEN consensus. Am J Gastroenterol. 2020;115(7):989-1002.

European Association for the Study of the Liver. EASL Clinical Practice Guidelines for the management of patients with decompensated cirrhosis. J Hepatol. 2018;69(2):406-60.

Leise MD, Poterucha JJ, Kamath PS, Kim WR. Management of hepatic encephalopathy in the hospital. Mayo Clin Proc. 2014;89(2):241-53.

Patidar KR. Covert and overt hepatic encephalopathy: diagnosis and management. Clin Gastroenterol Hepatol. 2015;13(12):2048-61.

Rose CF, Amodio P, Bajaj JS, Dhiman RK, Montagnese S, Taylor-Robinson SD *et al*. Hepatic encephalopathy: novel insights into classification, pathophysiology and therapy. J Hepatol. 2020;73(6):1526-47. doi: 10.1016/j.jhep. 2020.07.013. Epub 2020 Oct 21. PMID: 33097308.

Schiff ER, Maddrey WC, Sorrell ME. Schiff's Diseases of the liver. 11th ed. Wiley-Blackwell; 2011.

Vilstrup H, Amodio P, Bajaj J, Cordoba J, Ferenci P, Mullen KD *et al*. Hepatic encephalopathy in chronic liver disease: 2014 Practice Guideline by the American Association for the Study of Liver Diseases and the European Association for the Study of the Liver. Hepatology. 2014;60(2):715-35.

47

Hemorragia Digestiva Alta

Marconi Moreno Cedro Souza e Rômulo Augusto dos Santos

Considerações importantes

- O manejo da hemorragia digestiva alta (HDA), independentemente de sua causa (varicosa ou não varicosa), sempre se inicia com a garantia de monitoramento, oxigenação e estabilização hemodinâmica do paciente (avaliação da necessidade de expansão volêmica com solução cristaloide e transfusão de hemocomponentes)
- A intubação orotraqueal (IOT) deve ser realizada em casos de incapacidade de proteção da via aérea ou de hematêmese volumosa e persistente
- Todos os pacientes devem ter a estratificação de risco inicial realizada pelo escore Glasgow–Blatchford (EGB)
- Mesmo antes de identificar a origem da hemorragia, deve-se iniciar inibidor de bomba de prótons (IBP) intravenoso (omeprazol 40 mg a cada 12 horas)
- Se houver suspeita clínica de doença hepática, deve-se administrar precocemente análogos da somatostatina (terlipressina 2 a 4 mg por via intravenosa (IV), seguidos de 1 a 2 mg a cada 4 horas, ou pode-se prescrever o octreotida na dose de 50 µg em *bolus*, seguidos de 50 µg/h em infusão contínua)
- A endoscopia digestiva alta deve ser realizada apenas após estabilização inicial, idealmente < 12 horas da admissão se houver suspeita de HDA varicosa e < 24 horas se a hipótese for de HDA não varicosa
- Em caso de HDA varicosa, deve-se realizar terapia endoscópica com ligadura elástica ou escleroterapia para varizes de esôfago e, em caso de variz gástrica, injeção de cianoacrilato
- O tratamento da HDA não varicosa dependerá da causa subjacente e, no caso de doença ulcerosa, submete-se ao escore de Forrest.

◤Quais as principais causas de hemorragia digestiva alta na sala de emergência?

- A HDA manifesta-se por hematêmese (vômito com sangue vivo ou "borra de café") ou melena (fezes enegrecidas). Seu foco hemorrágico localiza-se proximalmente ao ligamento duodenal de Treitz (Figura 47.1)

716 Parte 7 • Emergências com Manifestações Gastrintestinais

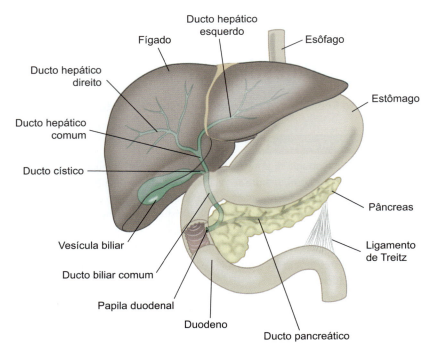

FIGURA 47.1 Anatomia na hemorragia digestiva alta: ligamento de Treitz.

- Casos de hemorragia intensa ou trânsito intestinal acelerado podem manifestar-se por enterorragia
- A incidência anual de HDA está em torno de 48 a 160 casos por 100 mil adultos, com mortalidade variando entre 10 e 14%, geralmente associada ao choque hipovolêmico
- Suas principais etiologias relacionam-se com doença ulcerosa péptica e varizes esofagogástricas (Tabela 47.1).

◤Qual a abordagem inicial do paciente com hemorragia digestiva alta?

- A estabilização do paciente é o primeiro passo a ser realizado na abordagem de qualquer causa de HDA
- O monitoramento inclui aferição de pressão arterial, traçado eletrocardiográfico e oximetria de pulso

TABELA 47.1

Principais causas de hemorragia digestiva alta.

Causas comuns	Causas menos frequentes	Causas raras
Úlcera gástrica	Lesões de Dieulafoy	Úlcera esofágica
Úlcera duodenal	Ectasias vasculares	Duodenite erosiva
Varizes esofágicas	Gastropatia hipertensiva portal	Fístula aortoentérica
Síndrome de Mallory-Weiss	Ectasias vasculares do antro	Hemofilia
	(estômago em melancia)	Fonte pancreática
	Varizes gástricas	Doença de Crohn
	Neoplasia	Lesão não identificada
	Esofagite	
	Erosões gástricas	

- Além disso, na abordagem inicial, sempre se deve garantir acesso venoso calibroso (18 G ou maior) e, se possível, uma medida de glicemia capilar. Caso haja impossibilidade de obtenção de acesso periférico, deve-se considerar puncionar uma via venosa central
- A oferta de oxigênio suplementar objetiva a saturação de oxigênio $(SatO_2) \geq 92$ a 94%
- É fundamental avaliar a necessidade de IOT, se houver hematêmese volumosa e persistente, agitação psicomotora incontrolável e incapacidade de proteger via aérea
- Em estados hipovolêmicos, pode-se estimar a gravidade de acordo com os seguintes sinais clínicos de choque:
  - Taquicardia em repouso: sugere hipovolemia leve a moderada com perdas < 15%
  - Hipotensão ortostática: sugere perdas volêmicas > 15%
  - Hipotensão em posição supina: perda de 40% ou mais do volume plasmático
- Havendo instabilidade hemodinâmica, recomenda-se vigorosa infusão de solução cristaloide até que seja alcançada uma melhora satisfatória dos sinais vitais
- O objetivo da reposição volêmica é manter a pressão arterial sistólica (PAS) > 100 mmHg. Inicialmente infundir 1 a 2 ℓ (20 mℓ/kg) de solução salina (SS) a 0,9% ou lactato de Ringer
- Ressalta-se que a reposição exagerada de volume pode aumentar o sangramento, devendo ser evitada
- A preferência é infundir soluções salinas, não soluções coloides, devido a menor custo e maior segurança
- A realização de exames complementares como hemograma, eletrólitos, ureia, creatinina e coagulograma é mandatória

Parte 7 • Emergências com Manifestações Gastrintestinais

- Gasometria arterial com lactato pode ser utilizada como adjuvante na avaliação da perfusão tecidual
- Não se deve esquecer de enviar uma amostra de sangue para realizar tipagem sanguínea.

> **Lembrete de conduta**
>
> A reposição volêmica deve ser criteriosa principalmente em pacientes com hepatopatia, pois quando realizada de maneira exagerada pode piorar o sangramento digestivo.

◣Quando realizar transfusões de hemocomponentes na hemorragia digestiva alta?

- Transfusão de concentrado de hemácias é estratégia restritiva, ou seja, pacientes não cardiopatas só devem receber transfusões em caso de hemoglobina (Hb) ≤ 7 g/dℓ; nesse caso, tendo como alvo pós-transfusional Hb entre 7 e 9 g/dℓ
- Pacientes cardiopatas devem receber transfusão de concentrado de hemácias, se Hb ≤ 8 g/dℓ; e seu alvo pós-transfusional deve ser ≥ 10 g/dℓ
- A transfusão de plaquetas é indicada apenas se sua contagem inicial $< 50.000/$mm^3, e a reposição de fatores de coagulação com transfusão de complexo protrombínico se índice internacional normalizado (INR) > 2
- Na indisponibilidade do complexo protrombínico, o plasma fresco congelado é uma alternativa na dose 10 a 15 mℓ/kg
- Pacientes com sangramento ativo e instáveis que usavam antagonistas da vitamina K (varfarina) devem receber vitamina K 10 mg IV.

> **Lembrete de conduta**
>
> Atualmente o uso de antiplaquetários, anticoagulantes e níveis de INR não são predefinidores do momento de realização da EDA no contexto da HDA, que deve ser realizada em 24 horas da admissão hospitalar.

◣Como deve ser realizada a estratificação de risco do paciente com hemorragia digestiva alta?

- A apresentação clínico-hemodinâmica do paciente com HDA é extremamente variável; desse modo, a estratificação de risco deve ser realizada corretamente para predizer a necessidade de tratamento endoscópico

- O principal guia é o EGB, que tem a função de identificar pacientes de extremo baixo risco de sangramento recorrente, para que possam receber alta precoce e realização do exame de EDA ambulatorialmente em um segundo momento (Tabela 47.2). Pontuações ≤ 1 indicam acompanhamento ambulatorial
- A estratificação correta do risco reduz a taxa de admissão hospitalar, o tempo de internação e o custo nos pacientes de extremo baixo risco (cerca de 15% de todas as HDA).

TABELA 47.2

Escore de Glasgow–Blatchford.

Fator de risco na admissão		Pontos
Ureia sérica (mg/dℓ)	≥ 38 até < 47	2
	≥ 47 até < 58	3
	≥ 58 até < 147	4
	≥ 146	6
Hb para homens (g/dℓ)	≥ 12 até < 13	1
	≥ 10 até < 12	3
	< 10	6
Hb para mulheres (g/dℓ)	≥ 10 até < 12	1
	< 10	6
PA (mmHg)	100 a 109	1
	90 a 99	2
	< 90	3
Outros marcadores	Pulso ≥ 100 bpm	1
	Melena	1
	Síncope	2
	Doença hepática	2
	Falência cardíaca	2

Hb: hemoglobina; PA: pressão arterial.

◣Quais medicamentos administrar antes de saber a origem da hemorragia digestiva?

Muitas vezes é difícil identificar a origem da hemorragia, pois muitos pacientes não apresentam estigmas de hepatopatia ou não têm EDA recente para orientar o médico na sala de emergência. Portanto, em casos duvidosos certas medicações já podem ser iniciadas empiricamente.

Inibidor de bomba de prótons

- Omeprazol intravenoso (80 mg em *bolus* seguido de 8 mg/h ou 40 a 80 mg a cada 12 horas) em pacientes com suspeita de HDA aguardando endoscopia
- Essa conduta reduz estigmas endoscópicos e necessidade de terapia endoscópica, contudo não deve ser fator de atraso para realização da endoscopia.

Procinéticos

- A infusão intravenosa de eritromicina (250 mg 30 a 120 minutos antes da endoscopia) ou metoclopramida 10 mg em pacientes selecionados pode ser útil devido à sua ação procinética
- Em pacientes que apresentam hemorragia volumosa ou ativa, essa medida pode melhorar a visualização endoscópica e diminuir a necessidade de um segundo exame, mas não há evidências de que melhore desfechos, como tempo de hospitalização, necessidade de transfusões ou de cirurgias.

Análogos de somatostatina

- Diante da suspeita de doença hepática, devem-se administrar precocemente análogos da somatostatina
- Confirmada hemorragia varicosa, devem-se manter esses fármacos por 24 a 48 horas, no mínimo, idealmente por até 5 dias em casos mais graves
- A primeira opção é a terlipressina 2 a 4 mg IV, seguidos de 1 a 2 mg a cada 4 horas
- Alternativa: octreotida 50 µg em *bolus*, seguidos de 50 µg/h em infusão contínua.

Lembrete de conduta

- ▶ A avaliação clínica é suficiente para fechar o diagnóstico de HDA e instituir o tratamento com IBP
- ▶ Caso haja algum estigma de doença hepática, também está autorizada a prescrição de análogos da somatostatina, mesmo antes da EDA.

◥Qual a conduta na hemorragia digestiva alta não varicosa?

- Nos casos de sangramentos ulcerosos, o objetivo é a combinação de terapia endoscópica associada a IBP e agentes procinéticos

Capítulo 47 • Hemorragia Digestiva Alta

- Por meio da EDA realiza-se a estratificação de risco pelo escore de Forrest (Tabela 47.3) e define-se a terapêutica
- Para pacientes com EGB ≤ 1 ponto, indica-se investigação ambulatorial
- Não é recomendado o uso rotineiro de aspiração orogástrica ou lavagem de estômago em pacientes com HDA (recomendação forte).

TABELA 47.3

Escore de Forrest.

Classificação	Descrição	Risco de ressangramento (%)
Ia	Sangramento ativo em jato	60 a 100
Ib	Sangramento em babação	50
IIa	Vaso visível	40 a 50
IIb	Coágulo aderido	20 a 30
IIc	Hematina	7 a 10
III	Fibrina	3 a 5

Endoscopia digestiva alta e terapia com inibidor da bomba de prótons

- Após a ressuscitação hemodinâmica, recomenda-se EDA precoce (≤ 24 horas)
- A EDA muito precoce (< 12 horas) pode ser considerada em pacientes com características clínicas de alto risco, como:
  - Instabilidade hemodinâmica (taquicardia, hipotensão) que persiste apesar das tentativas contínuas de ressuscitação volêmica
  - Hematêmese intra-hospitalar
  - Contraindicação à interrupção da anticoagulação
  - Suspeita de HDA varicosa
- A conduta segue um padrão de acordo com a EDA (Figura 47.2):
  - Úlceras pépticas com sangramento em jato ou escorrendo (Forrest Ia e Ib, respectivamente) ou com um vaso visível sem sangramento (Forrest IIa):
    - Ia e Ib – terapia endoscópica combinada: infusão de epinefrina associada a técnica térmica, mecânica ou esclerosante
    - IIa: pode seguir a terapia descrita anteriormente ou realizar monoterapia com técnica térmica, mecânica ou esclersosante
    - Manter terapia com altas doses de IBP por 72 horas (omeprazol 80 mg IV a cada 12 horas

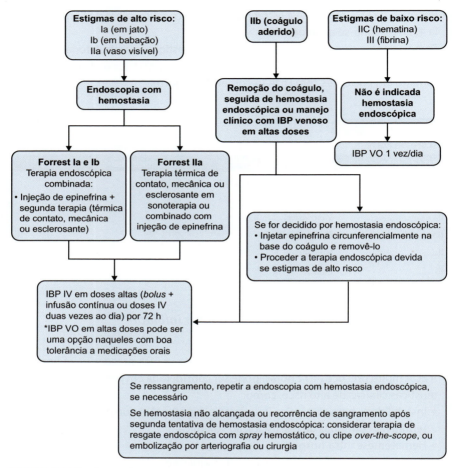

FIGURA 47.2 Conduta na hemorragia digestiva alta (HDA) não varicosa. IBP: inibidor da bomba de prótons; IV: via intravenosa; VO: via oral.

- Úlceras pépticas com um coágulo aderente (classificação Forrest IIb):
    - Indicação para a remoção endoscópica do coágulo
    - Manter terapia com altas doses de IBP por 72 horas (omeprazol 80 mg IV, a cada 12 horas
    - Após a remoção do coágulo, qualquer sangramento ativo subjacente identificado (Forrest Ia ou Ib) ou vaso visível sem sangramento (Forrest IIa) deve receber hemostasia endoscópica conforme já descrito

Capítulo 47 • Hemorragia Digestiva Alta

- Em pacientes com úlcera péptica com mancha pigmentada plana (Forrest IIc) ou base limpa (Forrest III), não se recomenda hemostasia endoscópica, pois esses quadros apresentam baixo risco de hemorragia recorrente. Em contextos clínicos selecionados, esses pacientes podem receber alta com terapia padrão de IBP oral, 1 vez ao dia (Tabela 47.4):
  - □ Omeprazol 20 a 40 mg em jejum
  - □ Pantoprazol 20 a 40 mg em jejum
  - □ Esomeprazol 20 mg em jejum
  - □ Lansoprazol 30 a 60 mg em jejum.

TABELA 47.4

Inibidores da bomba de prótons por via oral.

- Omeprazol:
  - Dose recomendada: 0,7 a 3,5 mg/kg/dia, 1 a 2 vezes/dia
  - Dosagem média: 1 mg/kg/dia
  - Adolescentes e adultos: 20 a 40 mg/dia
- Lansoprazol
  - Dose recomendada: 0,4 a 2,8 mg/kg/dia
  - Dosagens média e total: 1,2 mg/kg/dia e 60 mg/dia, respectivamente
  - < 30 kg: 15 mg/dia
  - < 30 kg: 30 mg/dia
- Esomeprazol:
  - Dose recomendada: 10 mg (< 20 kg) e 20 mg (> 20 kg)
- Pantoprazol:
  - Dose recomendada: 0,5 a 2 mg/kg, divididos em 12 a 24 h; 20 a 40 mg VO em crianças entre 5 e 16 anos

Aprovados para crianças*

- EUA: omeprazol, lansoprazol e esomeprazol
- Europa: omeprazol e esomeprazol

*Nenhum deles para crianças com menos de 1 ano de vida.

Qual a conduta na hemorragia digestiva alta varicosa?

- Nos casos de sangramentos varicosos, o objetivo é evitar o colapso hemodinâmico e possíveis complicações da doença hepática crônica, como desencadeamento de peritonite bacteriana espontânea e encefalopatia hepática (EH)
- Se a hemorragia varicosa for confirmada, a terapia com vasoconstritores esplâncnicos (terlipressina ou octreotida) deve ser continuada por no mínimo 24 a 48 horas, idealmente por 5 dias
- A conduta completa para HDA varicosa é descrita na Figura 47.3.

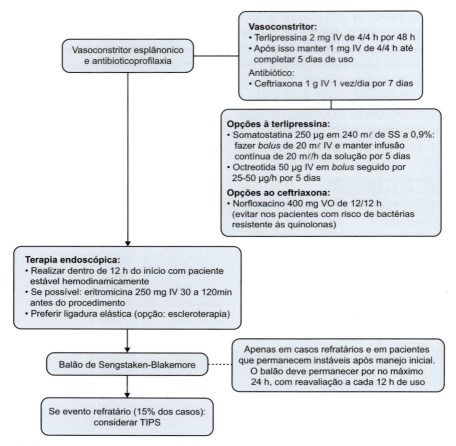

FIGURA 47.3 Conduta na hemorragia digestiva alta varicosa. IV: via intravenosa; SS: solução salina; TIPS: *transjugular intrahepatic portosystemic shunt*; VO: via oral.

Profilaxia para peritonite bacteriana espontânea

- A recomendação atual é realizar a profilaxia em todos os pacientes, mesmo aqueles com ascite de pequena monta
- Os principais esquemas de antibioticoprofilaxia são:
  - Ceftriaxona 1 g IV 1 vez/dia, por 7 dias, sendo preferencial em casos de cirrose com estadiamento Child-Pugh C ou hemorragia maciça
  - Norfloxacino 400 mg VO ou por sonda nasogástrica, a cada 12 horas, por 7 dias
  - Ciprofloxacino 400 mg IV em íleo paralítico ou hematêmese.

Endoscopia digestiva alta

- Deve ser realizada em 12 horas da admissão hospitalar, com o paciente hemodinamicamente estável
- Sempre que possível um procinético deverá ser infundido 30 a 120 minutos antes do exame EDA (eritromicina 250 mg IV)
- A hemostasia endoscópica a ser escolhida dependerá da origem do sangramento:
  - Varizes de esôfago: ligadura elástica ou escleroterapia
  - Varizes gástricas: escleroterapia com cianoacrilato ou ligadura elástica, se essas veias estiverem adjacentes à cardia
- Após a EDA, o paciente deverá ser mantido em ambiente com monitoramento por 24 a 48 horas, pelo risco de ressangramentos:
  - 1º ressangramento: nova terapia endoscópica
  - 2º ressangramento – TIPS (*transjugular intrahepatic portosystemic shunt*): contraindicado em pacientes com EH persistente ou episódica recorrente, insuficiência cardíaca descompensada, hipertensão pulmonar, sepse não controlada, obstrução de vias biliares e hepatocarcinoma com acometimento de veias hepáticas
- Nos casos de sangramento refratário, pode-se indicar o balão de Sengstaken–Blakemore.

Balão de Sengstaken–Blakemore

- Indicado nos casos de sangramento refratário, reconhecido por:
  - Incapacidade de manter PAS > 90 mmHg por 30 a 60 minutos, apesar de reposição volêmica
  - Falha no controle do sangramento, definida durante os primeiros 5 dias, segundo o Consenso Baveno VI:
    - Início da hematêmese 2 ou mais horas após a terapia farmacológica ou endoscópica
    - Queda dos níveis de Hb em 3 g/dℓ nos casos não transfundidos
    - Choque hipovolêmico
- O balão introduzido sob sedação e IOT, durante no máximo 24 horas, pelo risco de isquemia com consequente perfuração esofágica
- Para a técnica de passagem do balão, deverão ser adotados os seguintes passos:
  - Recomenda-se que o paciente esteja sob sedação e IOT para melhor manejo da via aérea e redução do risco de broncoaspiração
  - Lubrificação adequada do balão com lidocaína em gel
  - Introdução da sonda pela narina até que se visualize o balão na orofaringe; progressão por aproximadamente 45 a 50 cm

- Durante a passagem do balão, uma manobra de flexão da cabeça deve ser realizada em direção ao peito do paciente para melhorar o ângulo da sonda pelo seio piriforme
- Em seguida testa-se a sonda gástrica no estômago por meio de ausculta do borborigmo na região epigástrica
- Uma vez posicionado o balão gástrico (geralmente a via de cor branca), deve-se insuflá-lo em 200 a 300 mℓ e clampeá-lo com a pinça Kelly, bloqueando a passagem de ar
- Acoplamento suave do balão gástrico no fundo do estômago com discreta tração em direção cranial até encontrar resistência
- A pressão no balão gástrico não precisa ser aferida
- O balão esofágico (geralmente a via de cor vermelha) deve ser insuflado a seguir, mantendo-se uma pressão de até 40 mmHg no manômetro
- Fixação do balão
- Checagem de pressão no balão esofágico a cada 4 horas pela manometria, cuidando para não haver vazamentos
- O balão esofágico deve ser esvaziado por 10 a 30 minutos a cada 6 horas para reperfusão da mucosa do esôfago
- Retirada definitiva após 24 horas

• Na Figura 47.4 é mostrada a inserção do balão de Sengstaken–Blakemore.

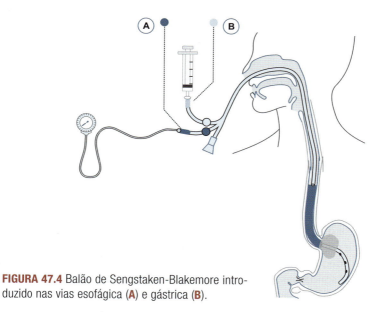

FIGURA 47.4 Balão de Sengstaken-Blakemore introduzido nas vias esofágica (**A**) e gástrica (**B**).

Bibliografia

Blatchford O, Murray WR, Blatchford M. A risk score to predict need for treatment for upper-gastrointestinal haemorrhage. Lancet. 2000; 356:1318-21.

Forrest JA, Finlayson ND, Shearman DJ. Endoscopy in gastrointestinal bleeding. Lancet. 1974;2(7877):394-7.

Gralnek IM, Stanley AJ, Morris AJ, Camus M, Lau J, Lanas A *et al.* Endoscopic diagnosis and and management of nonvariceal upper gastrointestinal hemorrhage (NVUGIH): European Society of Gastrointestinal Endoscopy (ESGE) Guideline – Update 2021. 2021;53:300-32.

Mullady DK, Wang AY, Waschke KA. AGA Clinical Practice Update on Endoscopic Therapies for Non-Variceal Upper Gastrointestinal Bleeding: Expert Review, Gastroenterology. 2020;159(3):1120-8.

Pathophysiology, Diagnosis, Management. In: Feldman M, Friedman LS, Brandt LJ. Sleisenger and Fordtran's Gastrointestinal and Liver Disease. v. 1. 11th ed. Elsevier; 2021.

The European Association for the Study of the Liver. EASL Clinical Practice Guidelines for the management of patients with decompensated cirrhosis. J Hepatol. 2018; 69(2):406-60.

Parte 8

Emergências Onco-Hematológicas

Seção A Oncologia, 731

    48 Neutropenia Febril, 731

    49 Síndrome de Lise Tumoral, 743

Seção B Hematologia, 755

    50 Terapia Transfusional, 755

    51 Complicações Relacionadas com a Anticoagulação, 765

    52 Complicações Agudas da Doença Falciforme, 771

    53 Emergências nas Hemofilias A e B, 779

Seção A
Oncologia

48

Neutropenia Febril

Rômulo Augusto dos Santos e Thalita Cristina de Mello Costa

Considerações importantes

- A neutropenia febril (NF) caracteriza-se por febre em um paciente com < 500 neutrófilos/mm^3 ou uma tendência de que essas células atinjam esses valores nas próximas 48 horas. Define-se febre como única temperatura $\geq$ 38,3°C ou aquela $\geq$ 38°C durante o período de 1 hora

- Nos pacientes neutropênicos, a febre pode ser o único sinal de infecção. Uma infecção pulmonar pode não ser evidenciada na radiografia; pleocitose no liquor pode ser modesta; uma infecção do trato urinário (ITU) pode não se manifestar com piúria

- Para pacientes de baixo risco com tratamento ambulatorial, deve-se avaliar a possibilidade de retorno ao hospital em menos de 1 hora, caso haja novos episódios de febre ou piora clínica

- A antibioticoterapia de escolha para pacientes de baixo risco é a combinação de amoxicilina-clavulanato com ciprofloxacino. Caso o paciente seja alérgico à penicilina, a amoxicilina-clavulanato poderá ser substituída pela clindamicina

- Pacientes de alto risco necessitam de hospitalização. Monoterapia com agentes betalactâmicos, como cefepima, carbapenêmicos ou piperacilina-tazobactam, é recomendada

- Não se deve iniciar empiricamente de rotina a vancomicina no tratamento da NF, entretanto, em algumas situações, sua administração empírica é necessária

- O uso de fatores estimuladores de colônia é controverso no cenário da NF, devendo ser avaliado individualmente. Aparentemente não melhora a mortalidade, mas reduz o tempo de permanência no hospital e acelera a recuperação de neutrófilos

- A prescrição de antifúngicos como tratamento da NF, sem evidências razoáveis de infecção fúngica, não encontra respaldo na literatura médica

Quais os principais conceitos sobre neutropenia febril?

- A NF ocorre em 10 a 50% dos tumores oncológicos e em mais de 80% das neoplasias hematológicas
- Apenas 20 a 30% das infecções têm focos documentados: a maioria em pele, pulmões e trato gastrintestinal
- A NF é definida por contagem de neutrófilos < 500/mm^3 ou entre 500 e 1.000/mm^3 e com tendência à queda com nadir previsto < 500/mm^3 nas próximas 48 horas
- Define-se febre como única temperatura ≥ 38,3°C ou aquela ≥ 38°C durante o período de 1 hora. Embora essa definição seja simples e objetiva, algumas recomendações de ordem prática são necessárias:
  - Se à admissão ao serviço de saúde, o paciente não apresentar resultado de hemograma para confirmação da neutropenia, ou se após a coleta existir previsão de demora de mais de 30 minutos na obtenção do resultado, o paciente deve ser considerado neutropênico se estiver entre o 10º e o 20º dia após a realização de quimioterapia
  - Se a neutropenia não for confirmada, deve-se reavaliar a prescrição antimicrobiana
- Sem o tratamento adequado, o paciente neutropênico febril pode evoluir rapidamente para óbito
- A Infectious Diseases Society of America (IDSA) recomenda que o intervalo máximo entre a internação do paciente e o início da antibioticoterapia empírica seja de 30 minutos
- Em caso de dúvidas quanto a neutropenia ou febre, a implementação imediata de antibioticoterapia empírica é a conduta com menor risco de complicação e maior benefício para o paciente, devendo ser mantida até que a adequada observação clínica e os resultados de exames laboratoriais esclareçam o diagnóstico
- A terapia empírica inicial deve conter um antibiótico ou a combinação de antibióticos com boa atividade contra *Pseudomonas*
- Não existe diferença entre mono ou politerapia de antibióticos em relação à sobrevida e à resistência bacteriana quando comparados os métodos. Entretanto, efeitos adversos graves estão mais associados à terapia com dois ou mais antibióticos
- Estudos prospectivos demonstraram que o tempo para defervescência dos pacientes neutropênicos febris tratados varia de 2 a 7 dias (mediana de 5 dias); portanto, deve-se aguardar no mínimo 72 horas antes de associar novos antibióticos

ao esquema inicial, a não ser que haja evidente deterioração clínica ou identificação de agente infeccioso não sensível
- Em cerca de 20 a 40% dos pacientes, a terapia inicial apresenta falha com persistência da febre.

Quais os principais agentes infecciosos da neutropenia febril?

- Frequentemente a etiologia da NF não é identificada, porém os agentes gram-positivos são mais comuns. Apesar disso, os patógenos gram-negativos são mais virulentos, portanto devem ter cobertura ampliada logo no início da terapêutica
- As principais causas bacterianas de NF estão listadas na Tabela 48.1.

TABELA 48.1

Etiologia bacteriana da neutropenia febril.

Patógenos gram-positivos comuns

- MRSA
- *Staphylococcus* coagulase-negativos
- *Enterococcus*
- *Streptococcus pneumoniae*
- *Streptococcus pyogenes*
- *Streptococcus viridans*

Patógenos gram-negativos comuns

- *Escherichia coli*
- *Klebsiella*
- *Enterobacter*
- *Pseudomonas aeruginosa*
- *Citrobacter*
- *Acinetobacter*
- *Stenotrophomonas maltophilia*

MRSA (do inglês *multiple-resistant Staphylococcus aureus*): *Staphylococcus aureus* resistente à meticilina.

Lembrete de conduta

- ▶ As equipes médicas, de enfermagem e de laboratório devem ter conhecimento de que o tempo entre o episódio de febre e o início do tratamento pode interferir no desfecho e no prognóstico do quadro. Portanto, há senso de urgência na NF
- ▶ A avaliação do paciente neutropênico com febre na emergência deve incluir história detalhada, exame físico completo, exames complementares e tratamento imediato.

Como deve ser feita a avaliação inicial da neutropenia febril na sala de emergência?

- Pacientes admitidos na emergência com quadro de febre e história de tratamento quimioterápico recente para câncer, ou ainda, com doença hematológica que curse com neutropenia absoluta (como aplasia de medula óssea) ou mesmo funcional (como na síndrome mielodisplásica) deverão ser submetidos à investigação de NF
- A anamnese deverá conter questionamentos sobre:
  1. Sintomas novos
  2. Administração profilática de antibióticos
  3. Infecções prévias
  4. Comorbidades
  5. Cirurgias ou procedimentos recentes
  6. Indagação sobre dor anal
- O exame físico deverá abranger a sequência:
  1. Pele (local comumente acometido)
  2. Sítio de implantação de cateter
  3. Locais de procedimentos prévios, como coleta de medula óssea
  4. Cavidade oral e orofaringe
  5. Pulmões
  6. Períneo
- Rotina laboratorial e imaginológica com:
  1. Hemograma completo
  2. Creatinina e ureia
  3. Eletrólitos
  4. Bilirrubinas
  5. Transaminases hepáticas
  6. Hemoculturas:
     - Ao menos duas amostras do sangue, de duas punções diferentes
     - Caso haja cateter implantado, coletar amostra sanguínea de cada lúmen do dispositivo e outra da veia periférica
     - Uma diferença > 120 minutos na positivação entre uma hemocultura coletada pelo cateter e no sangue periférico sugere infecção do referido dispositivo
  - Radiografia de tórax sempre deve ser solicitada
  - Liquor é indicado se houver suspeita de meningite, sempre com atenção aos níveis de plaquetas antes da punção

Capítulo 48 • Neutropenia Febril **735**

○ Parasitológico de fezes, a menos que haja história e epidemiologia sugestivas de exposição às parasitoses; se possível, a pesquisa da toxina para *Clostridium difficile* deve ser realizada

○ Urocultura é solicitada em casos de sinais ou sintomas de ITU, quando houver sonda vesical ou leucocitúria.

Lembrete de conduta

▶ Em pacientes neutropênicos, infecções de pele e tecidos moles podem não apresentar indurações, eritemas, calor ou pustulação

▶ Infecção pulmonar pode não ser evidenciada na radiografia

▶ Pleocitose no liquor pode ser modesta

▶ ITU pode não apresentar piúria

▶ Febre é, frequentemente, o único sinal de infecção.

Qual o tratamento da neutropenia febril?

● A definição do local de tratamento é um dos passos na condução da NF
● É possível tratar ambulatorialmente um paciente com NF, desde que sejam observados alguns parâmetros, que o classifica em baixo risco.

Baixo risco | Possibilidade de tratamento ambulatorial

Considera-se de baixo risco o paciente que se enquadra em todos os critérios a seguir:

● Expectativa da duração da neutropenia < 7 dias
● Poucas comorbidades
● Ausência de critérios de alto risco
● Pode ser usado o escore de risco *Multinational Association for Supportive Care in Cancer Risk-Index Score* (MASCC): considera-se baixo risco ≥ 21 pontos (Tabela 48.2).

Alto risco | Internação e antibioticoterapia intravenosa

Considera-se de alto risco o paciente que se enquadra em qualquer dos itens a seguir:

● Expectativa da duração da neutropenia > 7 dias
● Neutropenia profunda (< 100 neutrófilos/mm³)

TABELA 48.2

Escore de risco MASCC para definição do local de tratamento da neutropenia febril (NF).

Características	Pontos
Estado geral influenciado pelo episódio de NF*	5
Sem hipotensão (PAS > 90 mmHg)	5
Sem DPOC**	4
Tumor sólido ou neoplasia hematológica com infecção fúngica prévia***	4
Sem desidratação que necessite de terapia intravenosa	3
NF com sintomas moderados*	3
Paciente ambulatorial	3
Idade < 60 anos	2

O máximo valor do escore é 26. *O estado clínico do paciente influenciado pelo episódio de NF deveria ser avaliado na seguinte escala: sem sintomas ou sintomas discretos (escore 5); sintomas moderados (escore 3) e sintomas graves ou paciente moribundo (escore 0). Escores de 3 a 5 não são cumulativos. **DPOC com bronquite crônica, enfisema, diminuição do volume expiratório forçado, necessidade de terapia com oxigênio e/ou esteroides e/ou broncodilatadores na apresentação do episódio de NF. ***Infecção fúngica prévia significa estado comprovado de infecção por fungo ou tratamento empírico adotado. DPOC: doença pulmonar obstrutiva crônica; MASCC: *Multinational Association for Supportive Care in Cancer Risk-Index Score*; PAS: pressão arterial sistólica.

- Comorbidades significativas, como doença pulmonar obstrutiva crônica (DPOC), neoplasia não controlada, idade avançada, *performance status* ruim
- Hipotensão, dor abdominal, alterações neurológicas e pneumonia
- Pontuação < 21 no escore de MASCC
- Leucemias agudas em atividade
- Mucosite grave que interfira na absorção ou que cause dificuldades de deglutição ou, ainda, diarreia
- Infecção no sítio de implantação do cateter
- Hipoxemia ou novo infiltrado pulmonar visualizado na radiografia de tórax
- Evidências de insuficiência hepática (níveis de aminotransferases 5 vezes acima do normal) ou de injúria renal (com *clearance* de creatinina < 30 mℓ/min).

Antibioticoterapia inicial

Baixo risco

- Certificar-se de que o paciente conseguirá retornar ao hospital em menos de 1 hora, caso haja novos episódios de febre ou piora clínica
- Combinação de amoxicilina-clavulanato (500 mg a cada 8 horas) com ciprofloxacino (500 mg a cada 12 horas) por via oral (VO)

- Caso o paciente seja alérgico à penicilina, a amoxicilina-clavulanato poderá ser substituída pela clindamicina por via oral
- Pacientes em uso de quinolonas como medida profilática não devem ser tratados dessa maneira, necessitando ser conduzidos como alto risco.

Alto risco

- Requer hospitalização de paciente sempre
- Monoterapia com agentes betalactâmicos, como cefepima, carbapenêmicos (meropeném ou imipeném–cilastatina) ou piperacilina–tazobactam
- Embora haja controvérsias, não existem comprovações da superioridade de um antibiótico sobre outro, entre os já citados como tratamento de primeira linha
- Há evidências de aumento da mortalidade relacionado com o uso de cefepima, mas o tema ainda permanece controverso
- Outros antibióticos, como aminoglicosídeos, fluoroquinolonas e/ou vancomicina, podem ser adicionados à prescrição inicial, se houver complicações no quadro, como hipotensão e pneumonia, ou ainda na suspeita de resistência ao antibiótico.

Critérios para introdução de vancomicina à terapia primária

- A vancomicina não é um fármaco que deve ser iniciado empiricamente de rotina no tratamento da NF
- Apesar do predomínio de bactérias gram-positivas como causa de NF, não há evidências de que o início empírico desse fármaco diminua a mortalidade e a duração da febre. Além disso, *Staphylococcus* coagulase-negativo, causa comum de NF, dificilmente provoca deterioração clínica rápida e grave que justifique tratamento empírico
- As situações em que a administração empírica da vancomicina é necessária constam na Tabela 48.3
- A vancomicina não demonstrou ser inferior à teicoplanina com relação à eficácia; entretanto, há evidências de que esteja mais associada a eventos adversos, como nefrotoxicidade.

Situações especiais

- Sepse abdominal: associação com metronidazol
- Diarreia: realizar pesquisa para *Clostridium difficile* (toxinas A e B) e associar metronidazol por via oral se houver suspeita
- Suspeita de aspergilose: realizar tomografia computadorizada (TC) de tórax (investigar nódulos com halos ou imagem em vidro fosco) e de seios da face. Solicitar galactomanana sérica (antígeno da parede celular do *Aspergillus fumigatus*)

Parte 8 • Emergências Onco-Hematológicas

> ### TABELA 48.3
>
> **Indicações para a adição de antibióticos ativos contra organismos gram-positivos ao regime empírico na neutropenia febril.**
>
> - Instabilidade hemodinâmica ou outra evidência de sepse grave
> - Pneumonia comprovada radiologicamente
> - Hemocultura com crescimento de bactéria gram-positiva
> - Infecção clinicamente suspeita relacionada com o uso de cateter (p. ex., calafrios durante infusões através do cateter e celulite em torno da entrada ou saída desse dispositivo)
> - Infecções de pele ou tecidos moles em qualquer região
> - Colonização com *Staphylococcus aureus* resistente à meticilina
> - Mucosite grave
> - Pacientes em uso de quinolona como tratamento profilático

- Lesões vesiculares ou suspeita de infecção viral: iniciar aciclovir 10 mg/kg por via intravenosa (IV), a cada 8 horas; introduzir ganciclovir apenas se houver alta suspeita de infecção invasiva por citomegalovirose
- Moniliase oral: introduzir fluconazol 100 mg/dia VO durante 7 dias, e concomitantemente:
  - Prescrever nistatina 10 mℓ para bochechar e deglutir 4 vezes/dia
  - Orientar higiene oral com bicarbonato de sódio antes da medicação
- Suspeita de meningite ou meningoencefalite:
  - Avaliar sinais clínicos de hipertensão intracraniana antes da coleta de liquor e apenas se plaquetas > 50.000/mm³
  - Meningite bacteriana: cefepima + ampicilina (200 mg/kg de peso/dia) + vancomicina
  - O diagnóstico de meningoencefalite viral necessita da comprovação por ressonância magnética (RM) e eletroencefalograma
  - O tratamento deve ser realizado com aciclovir 10 mg/kg IV a cada 8 horas.

Uso de fator estimulador de colônias de granulócitos

- O uso de fatores estimuladores de colônia é controverso no cenário da NF, devendo ser avaliado individualmente
- Aparentemente seu uso não melhora a mortalidade, mas reduz o tempo de permanência no hospital e acelera a recuperação de neutrófilos
- Prescrever 5 µg/kg, por via intravenosa ou subcutânea (SC) (preferência para a via intravenosa em casos de plaquetopenia), 1 vez/dia
- Diluí-lo em 50 ou 100 mℓ de soro glicosado (SG) a 5% e infundi-lo em 30 minutos nos casos de administração intravenosa.

Capítulo 48 • Neutropenia Febril

> ### Lembrete de conduta
>
> Mesmo em pacientes considerados de baixo risco, pode ocorrer bacteriemia em consequência de alguns fatores, como:
>
> ▶ Temperatura corporal inicial ≥ 39°C
> ▶ Hipotensão
> ▶ Sítios clínicos de infecção
> ▶ Cateter venoso central
> ▶ Neutrófilos iniciais < 50 células/mm^3
> ▶ Proteína C reativa > 10 mg/dℓ

◥Como fazer o acompanhamento da neutropenia febril em enfermaria ou UTI?

Terapêutica guiada pela febre

- A antibioticoterapia deve ser reavaliada objetivamente sempre que houver achados novos ou empiricamente a cada 24 horas a partir do 3º dia (Tabela 48.4). Essa avaliação é detalhada na Figura 48.1
- Após 72 horas e paciente afebril:
  - Sem foco: deve-se manter antibioticoterapia até o paciente completar 5 dias sem febre, tendo à retirada, em mãos, culturas negativas e neutrófilos > 500 mm^3 por no mínimo 2 dias consecutivos
  - Com foco: ampliar antibiótico seguindo antibiograma; manter tempo de terapêutica sugerida para o foco
- Após 72 horas e paciente febril:
  - Sem foco: introduzir vancomicina
  - Com foco: ampliar cobertura visando ao foco
  - Em ambos os casos, no paciente febril:
    - ▫ Rever culturas
    - ▫ Repetir radiografia de tórax
    - ▫ Se neutropenia prolongada, considerar infecção fúngica (> 5 dias)
- Após 96 horas e paciente afebril:
  - Sem foco: deve-se manter antibioticoterapia até o paciente completar 5 dias sem febre, tendo à retirada, em mãos, culturas negativas e neutrófilos > 500 mm^3 por no mínimo 2 dias consecutivos
  - Com foco: ampliar antibiótico seguindo antibiograma; manter tempo de terapêutica sugerida para o foco

Parte 8 • Emergências Onco-Hematológicas

TABELA 48.4

Antibioticoterapia para neutropenia febril.

Medicamento	Dose
Piperacilina–tazobactam (Tazocin®)	ClCr: • > 50 mℓ/min: 3,375 g IV a cada 6 h • 10 a 50 mℓ/min: 2,25 g IV a cada 6 h (dose para hemodiálise) • < 10 mℓ/min: 2,25 g IV a cada 8 h
Cefepima (Maxcef®)	ClCr: • > 50 mℓ/min: 2 g IV a cada 8 h • 10 a 50 mℓ/min: 2 g IV a cada 12 ou 24 h (dose para hemodiálise) • < 10 mℓ/min: 1 g IV a cada 24 h
Vancomicina (Vancocina®) (diluir em 250 mℓ de SS a 0,9% e infundir em 2 h)	ClCr • > 50 mℓ/min: 15 mg/kg de peso IV a cada 12 h • 10 a 50 mℓ/min: 1 g IV a cada 24 a 96 h • < 10 mℓ/min: 1 g IV a cada 4 a 7 dias
Meropeném (Meronem®)	ClCr: • > 50 mℓ/min: 1 g a cada 8 h • 10 a 50 mℓ/min: 1 g IV a cada 12 h (dose para hemodiálise) • < 10 mℓ/min: 500 mg IV a cada 24 h
Imipeném (Tienam®)	ClCr: • > 50 mℓ/min: 500 mg IV a cada 6 h, a 1 g IV, a cada 8 h • 10 a 50 mℓ/min: 250 mg IV a cada 6 a 12 h (dose para hemodiálise: 500 mg a 1 g, 2 vezes/dia) • < 10 mℓ/min: 125 a 250 mg IV a cada 12 h
Metronidazol (Flagyl®)	500 mg IV ou VO, a cada 8 h
Ampicilina (diluir em 100 mℓ de SS a 0,9%)	ClCr: • > 50 mℓ/min: 200 mg/kg de peso/dia, dividido em 6 doses (4/4 h) • 10 a 50 mℓ/min: mesma dose a cada 8 a 12 h) • < 10 mℓ/min: a mesma dose a cada 24 h
Aciclovir (Zovirax®)	30 mg/kg de peso/dia IV a cada 8 h; ou VO, divididos em 5 doses por dia (a cada 4 h – não fazer a dose da madrugada)
Filgrastim (G-Csf) (Granulokine®)	5 µg/kg de peso/dia, 1 vez/dia, SC ou IV (diluir em 50 mℓ de SG a 5% e infundir em 30 min se IV)
Fluconazol	400 mg, IV ou VO, a cada 12 h

Anfotericina B 0,7 a 1 mg/kg de peso/dia, IV (dose máxima de 1,5 mg/kg/dia), não necessita de ajuste em injúria renal prévia. Se ocorrer aumento da creatinina causada pela anfotericina B, reduzir a dose em 50% ou administrar dose total em dias alternados ou usar forma lipossomal. Pacientes com injúria renal podem receber dose plena das medicações na primeira dose do tratamento. ClCr: *clearance* de creatinina; IV: via intravenosa; SC: via subcutânea; SS: solução salina; VO: via oral.

- Após 96 horas e paciente febril:
  - Sem foco: trocar cefepima por carbapenêmico
  - Com foco: ampliar antibiótico seguindo antibiograma; manter tempo de terapêutica sugerida para o foco
  - Em ambos os casos, no paciente febril:
    - Analisar causas da falha terapêutica
    - Realizar radiografia de tórax
    - Considerar pesquisa de foco fechado (TC de seios da face e pulmões)
    - Considerar infecção fúngica

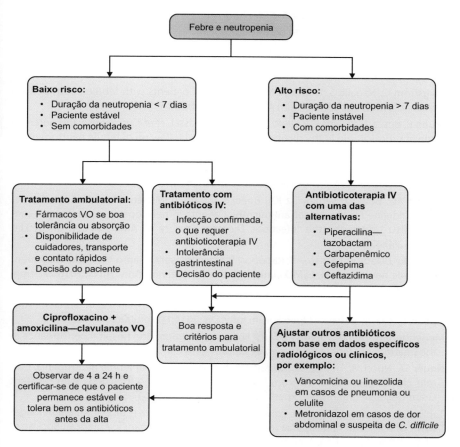

FIGURA 48.1 Investigação e tratamento da neutropenia febril. IV: via intravenosa; VO: via oral.

- Após 120 horas e paciente afebril:
  - Sem foco: deve-se manter antibioticoterapia até o paciente completar 5 dias sem febre e neutrófilos > 500 mm³ por no mínimo 2 dias consecutivos
  - Com foco: ampliar antibiótico seguindo antibiograma; manter tempo de terapêutica sugerida para o foco
- Após 120 horas e paciente febril:
  - Sem foco: devem-se introduzir antifúngicos como a anfotericina B na dose de 3 a 5 mg/kg
  - Com foco: deve-se manter antibioticoterapia sugerida para o foco
  - Em ambos os casos, no paciente febril:
    - Analisar causas da falha terapêutica
    - Considerar pesquisa de foco fechado (TC de seios da face e pulmões)
    - Contatar hematologista ou infectologista.

Bibliografia

Bergstrom C, Nagalla S, Gupta A. Management of patients with febrile neutropenia a teachable moment. JAMA Intern Med. 2018;178(4):558-9.

Bruno B, Busca A, Vallero S, Raviolo S, Mordini N, Nassi L *et al.* Current use and potential role of procalcitonin in the diagnostic work up and follow up of febrile neutropenia in hematological patients. Expert Rev Hematol [Internet]. 2017;10(6):543-50.

Crawford J, Dale DC, Lyman GH. Chemotherapy-induced neutropenia: risks, consequences, and new directions for its management. Cancer. 2004;100(2):228-37.

Freifeld AG, Bow EJ, Sepkowitz KA, Boeckh MJ, Ito JI, Mullen CA *et al.* Clinical practice guideline for the use of antimicrobial agents in neutropenic patients with cancer: 2010 Update by the Infectious Diseases Society of America. Clin Infect Dis. 2011;52(4):427-31.

Klastersky J, Naurois J, Rolston K, Rapoport B, Maschmeyer G, Aapro M *et al.* Management of febrile neutropaenia: ESMO clinical practice guidelines. Ann Oncol. 2016;27(Suppl 5):v111-8.

Libuit J, Whitman A, Wolfe R, Washington CS. Empiric vancomycin use in febrile neutropenic oncology patients. Open Forum Infec Dis. 2014;1(1):ofu006.

Meisenberg B, Clemons J, Ness J, Faust N, Clance M. Improving hospital performance in the treatment of febrile neutropenia. Support Care Cancer. 2015;23:371-5.

Nouér SA, Nucci M, Anaissie E. Tackling antibiotic resistance in febrile neutropenia: Current challenges with and recommendations for managing infections with resistant Gram-negative organisms. Expert Rev Hematol. 2015;8(5):647-58.

Taplitz RA, Kennedy EB, Bow EJ, Crews J, Gleason C, Hawley DK *et al.* Outpatient management of fever and neutropenia in adults treated for malignancy: American Society of Clinical Oncology and Infectious Diseases Society of America Clinical Practice Guideline Update. J Clin Oncol. 2018;36(14):1443-53.

49

Síndrome de Lise Tumoral

Rômulo Augusto dos Santos e Thalita Cristina de Mello Costa

Considerações importantes

- A síndrome de lise tumoral (SLT) é ocasionada pela destruição maciça de células neoplásicas, causando hiperuricemia, hiperpotassemia, hiperfosfatemia e hipocalcemia. Câncer com alta taxa de proliferação, relativamente sensível ao tratamento oncológico, desidrogenase láctica (DHL) elevada e desidratação são os principais fatores que predispõem a essa doença
- Mais frequente com neoplasias hematológicas, ocorrem mais raramente em pacientes com tumores sólidos. Em razão da gravidade do quadro relacionado com a SLT, a identificação de pacientes oncológicos com maior risco de evolução com essa síndrome é de grande importância, uma vez que a instituição rápida de medidas preventivas constitui a etapa prioritária nesse grupo de pacientes. Injúria renal aguda (IRA) com oligúria/anúria é frequente e de etiologia multifatorial (desidratação, vômito, hipotensão, liberação de mediadores inflamatórios, deposição tubular de urato e deposição tubular de cristais de fosfato de cálcio)
- A hiperpotassemia é a complicação inicial mais grave, podendo causar parada cardiorrespiratória (PCR)
- A hipocalcemia também pode provocar graves arritmias e irritabilidade neuromuscular (tetania, convulsões e estado de mal epiléptico). Hidratação visando à euvolemia e o tratamento dos distúrbios hidreletrolíticos e metabólicos são cruciais, devendo ser iniciados na sala de emergência
- O alopurinol deverá ser usado na prevenção e no tratamento da SLT (porém não reduz o ácido úrico já formado):
  - Vida média de 60 a 180 minutos, e seu metabólito – o oxipurinol – permanece ativo por mais tempo, com meia-vida de 18 a 30 horas, sendo excretado pelos rins
  - Início da ação em 24 a 72 horas
  - Dose recomendada: 100 mg por dose, a cada 8 horas, ou 200 a 400 mg/m^2 por dia, divididos em 1 a 3 doses; dose máxima: 800 mg/dia

- A rasburicase tornou-se uma excelente alternativa no tratamento de pacientes com SLT que apresentam restrições ao uso do alopurinol, como na IRA grave:
  - Dose recomendada: 0,2 mg/kg/dia, infusão por via intravenosa (IV), diluída em 50 mℓ de solução salina (SS) a 0,9%, em 30 minutos
  - Contraindicação: pacientes com deficiência de desidrogenase de glicose-6-fosfato (G6 PD)
  - Interações: não associar com alopurinol nem com alcalinização urinária
- Diálise deve ser indicada precocemente nos casos que evoluam com piora clínica apesar do tratamento ou que apresentem complicações com resposta inadequada ao tratamento clínico
- A alcalinização urinária não é mais recomendada.

◀Quais os principais conceitos sobre a síndrome de lise tumoral?

- A SLT é uma emergência oncológica caracterizada por anormalidades metabólicas decorrentes da desintegração de células tumorais, que predispõem o paciente a toxicidades clínicas como injúria renal aguda, arritmias, crises convulsivas, complicações neurológicas e morte súbita
- As alterações metabólicas incluem hiperuricemia, hiperfosfatemia, hiperpotassemia e hipocalcemia (esta última secundária à hiperfosfatemia)
- SLT primária – surge antes do início do tratamento contra o câncer, resultado do alto *turnover* de células tumorais; SLT secundária – surge após o início do tratamento quimioterápico
- Em geral a SLT ocorre pela associação de:
  - Neoplasias com alta taxa de proliferação celular, principalmente hematológicas
  - Grande carga tumoral
  - Quantidade elevada de células nos tumores hematológicos
  - Grandes massas e/ou metástases nos tumores sólidos
  - Sensibilidade relativa às modalidades terapêuticas oncológicas, como quimioterapia, radioterapia, corticosteroides, agentes hormonais, modificadores da resposta biológica, anticorpos monoclonais e novas modalidades terapêuticas, como os imunobiológicos.

◀Como fazer o diagnóstico da síndrome de lise tumoral?

- O diagnóstico e a gravidade da SLT são definidos pelo escore de Cairo-Bishop (Tabela 49.1), caracterizando-se pela alteração (elevação ou queda) de ao menos

25%, como definido a seguir, em dois ou mais valores séricos de ácido úrico, potássio, fósforo e cálcio, entre os 3 dias anteriores e os 7 dias seguintes ao início da quimioterapia:

○ Ácido úrico ≥ 8 mg/dℓ ou aumento de 25% do valor basal (não considerar esse critério em pacientes com hiperuricemia prévia)

○ Potássio ≥ 6 mEq/ℓ ou aumento de 25% do valor basal

○ Fósforo ≥ 4,5 mg/dℓ ou aumento de 25% do valor basal

○ Cálcio ≤ 7 mg/dℓ ou redução de 25% do valor basal

- SLT clínica é definida pela comprovação laboratorial associada a pelo menos uma das seguintes toxicidades clínicas, de acordo com o estadiamento de gravidade:

○ Creatinina ≥ 1,5 vez o limite superior da normalidade de acordo com o nível basal por idade e sexo

○ Arritmias/morte súbita

○ Crise convulsiva.

TABELA 49.1

Diagnóstico laboratorial de síndrome da lise tumoral (SLT).

Critérios laboratoriais ≥ 2 achados (entre 3 e 7 dias após início da terapêutica)

* Ácido úrico: > 8 mg/dℓ ou aumento superior a 25% do valor prévio
* Potássio sérico: 6 mEq/ℓ ou aumento superior a 25% do valor prévio
* Fósforo sérico: > 4,5 mg/dℓ ou aumento superior a 25% do valor prévio
* Cálcio total sérico: < 7 mg/dℓ ou redução superior a 25% do valor prévio

Critérios clínicos/IRA (SLT laboratorial associada a mais de 1 achado dos descritos a seguir)

* Creatinina sérica: > 1,5 vez o valor da normalidade
* Arritmias cardíacas ou PCR
* Convulsão

IRA: insuficiência real aguda; PCR: parada cardiorrespiratória.

Lembrete de conduta

Sempre usar o escore de Cairo-Bishop para definir tanto o diagnóstico de SLT quanto estimar sua gravidade.

Quais as características clínicas da síndrome de lise tumoral?

Os achados clínicos podem ser divididos em dois grandes grupos:

- Associados à neoplasia de base:
  - Podem ser muito variados e dependem do tipo e do local do tumor
  - Sintomas compressivos:
    - Síndrome de veia cava
    - Dores ósseas
    - Déficits neurológicos focais
  - Alterações paraneoplásicas:
    - Síndrome de secreção inapropriada de hormônio antidiurético (SIADH) e hiponatremia
    - Hipercortisolismo
    - Síndrome miastênica de Lambert-Eaton
    - Hipercalcemia
  - Febre:
    - Neutropenia febril pode ocorrer tanto em pacientes na vigência de quimioterapia (nadir entre o 10º e o 20º dia) quanto naqueles com neoplasias e invasão medular (principalmente leucemias e linfomas)
    - Pode haver febre induzida pela própria resposta inflamatória à neoplasia
    - Eventos tromboembólicos podem causar elevação da temperatura corporal
- Relacionados com a lise celular:
  - Alterações neuromusculares e arritmias: mais de 95% do potássio corporal é intracelular; portanto, em casos de lesão maciça, a hiperpotassemia pode ser grave, especialmente quando ocorre de maneira abrupta
  - A hipocalcemia grave também pode associar-se a arritmias, tetania, convulsões e fortes cãibras
  - Náuseas, vômito, anorexia, diarreia, letargia podem ser causados por acidose, hiperfosfatemia, hiperpotassemia e pela própria hiperuricemia
  - Oligoanúria e sintomas relacionados com a obstrução das vias urinárias:
    - Depósitos de urato no trato urinário e de cristais de fosfato de cálcio
    - O aumento rápido do produto cálcio e fósforo ocasiona a precipitação de cristais de fosfato de cálcio
    - Calcificação intrarrenal
    - Nefrocalcinose e nefrolitíase
    - Por conta da hiperuricemia, muitas vezes com desidratação, ocorre maciça deposição de cristais nos túbulos renais

Capítulo 49 • Síndrome de Lise Tumoral

- ▫ Além da deposição intrarrenal de urato e de fosfato de cálcio, esses cristais ocasionam prejuízo da autorregulação renal, vasoconstrição, redução do fluxo sanguíneo renal, oxidação e marcada inflamação
- ○ Convulsões:
  - ▫ Hiperfosfatemia e hipocalcemia.

> **Lembrete de conduta**
>
> As alterações mais graves na SLT são a injúria renal com hiperpotassemia, arritmias cardíacas e crises convulsivas. A hiperpotassemia e a hipofosfatemia são os distúrbios hidreletrolíticos que mais se relacionam com essas complicações.

Como fazer a classificação de risco nos casos de síndrome de lise tumoral?

- Fatores de risco:
  - ○ Potencial para rápido crescimento celular do tumor
  - ○ Nefropatia preexistente
  - ○ Sensibilidade do tumor à quimioterapia
  - ○ Aumento da DHL
  - ○ Em leucemias agudas, o risco associa-se à contagem de leucócitos e ao índice de resposta ao tratamento (leucemia linfocítica aguda com leucócitos > 100.000/$\mu\ell$ apresenta alto risco)
- Estadiamento (Tabela 49.2):
  - ○ Baixo risco: < 1% de desenvolver SLT
  - ○ Moderado risco: entre 1 e 5% de desenvolver SLT
  - ○ Alto risco: > 5% de desenvolver SLT.

Qual o tratamento da síndrome de lise tumoral?

- Objetivo: aumentar a excreção urinária de ácido úrico, potássio, fosfato e evitar o desenvolvimento de injúria renal aguda
- Prevenção: iniciar medidas 24 a 48 horas antes do início do tratamento quimioterápico
- Todos os pacientes necessitam de fluidoterapia e monitoramento do débito urinário
- Solicitar exames de ácido úrico, creatinina, potássio, fósforo e cálcio a cada 12 horas para baixo risco e risco intermediário, e a cada 6 horas para pacientes de alto risco

Parte 8 • Emergências Onco-Hematológicas

TABELA 49.2
Estadiamento de risco da síndrome de lise tumoral.

Baixo risco	Moderado risco	Alto risco
Tumores sólidos*	Leucemia mieloide aguda com leucocitose $\geq 25 \times 10^9/\ell$ e $< 100 \times 10^9/\ell$	Leucemia mieloide aguda com leucocitose $\geq 100 \times 10^9/\ell$
Mieloma múltiplo	Leucemia mieloide aguda com leucocitose $< 25 \times 10^9/\ell$ e DHL ≥ 2 vezes o limite superior da normalidade	Leucemia linfoide aguda com leucocitose $\geq 100 \times 10^9/\ell$
Leucemia mieloide crônica	Linfoma/leucemia de Burkitt em estágio precoce e DHL < 2 vezes o limite superior da normalidade	Leucemia linfoide aguda com leucocitose $< 100 \times 10^9/\ell$ e DHL ≥ 2 vezes o limite superior da normalidade
Linfoma não Hodgkin indolente	Leucemia linfoide aguda com leucocitose $< 100 \times 10^9/\ell$ e DHL < 2 vezes o limite superior da normalidade	Linfoma de Burkitt em estágio avançado ou DHL ≥ 2 vezes o limite superior da normalidade
Leucemia linfocítica crônica	Linfoma não Hodgkin de grau intermediário e DHL ≥ 2 vezes o limite superior da normalidade	Linfoma linfoblástico estágio III/IV e/ou DHL ≥ 2 vezes o limite superior da normalidade
Leucemia mieloide aguda com leucocitose $< 25 \times 10^9/\ell$ e DHL < 2 vezes limite superior da normalidade	Linfoma linfoblástico estágio I/II e DHL < 2 vezes o limite superior da normalidade	Casos de moderado risco com disfunção renal
Linfoma não Hodgkin de grau intermediário e DHL < 2 vezes o limite superior da normalidade		Casos de moderado risco com hiperpotassemia, hiperuricemia e/ou hiperfosfatemia
Linfoma anaplásico de grandes células		

*Tumores sólidos raros, como neuroblastoma, tumor de células germinativas e câncer de pulmão de pequenas células ou outros com estágio avançado ou com grandes massas devem ser classificados como risco intermediário.

- Manter balanço hídrico contínuo: checar a cada 6 horas o débito urinário
- O monitoramento do paciente deve ser feito por aproximadamente 7 dias, de acordo com a gravidade do quadro
- Importante: encaminhar rapidamente a amostra de sangue para o laboratório para evitar resultados alterados por hemólise da amostra.

Hidratação

- Todos os pacientes devem receber hidratação visando à euvolemia, se possível 3 ℓ/m^2 de área corporal em 24 horas
- Atentar para pacientes com comorbidades, como insuficiência cardíaca congestiva (ICC) ou doença renal crônica, pelo risco de hipervolemia
- Em pacientes de baixo risco, a hidratação pode ser por via oral; nos demais, por via intravenosa
- Utilizar solução salina hipotônica ou isotônica, soro glicosado (SG) a 5% ou SS a 0,9%; não adicionar potássio à solução.

Alopurinol

- Não reduz o ácido úrico já formado
- Vida média de 60 a 180 minutos, e seu metabólito – o oxipurinol – permanece ativo por mais tempo, com meia-vida de 18 a 30 horas, sendo excretado pelos rins
- Início de ação: 24 a 72 horas
- Dose recomendada: 100 mg por dose, a cada 8 horas, ou 200 a 400 mg/m^2 por dia, divididos em 1 a 3 doses
- Dose máxima: 800 mg/dia
- Ajustar pela função renal:
  - *Clearance* de creatinina (ClCr) entre 17 e 33 mℓ/min: dose diária de 200 mg
  - ClCr < 17 mℓ/min: dose diária máxima de 100 mg
  - ClCr < 5 mℓ/min: administrar rasburicase
- Efeitos colaterais (3% dos pacientes): *rash* cutâneo e hipersensibilidade, que pode incluir disfunção hepática
  - Suspender o alopurinol imediatamente e iniciar rasburicase.

Rasburicase

- Forma recombinante da urato-oxidase, metaboliza ácido úrico em alantoína
- Início de ação: 4 horas
- Dose recomendada: 0,2 mg/kg/dia, infusão intravenosa diluída em 50 mℓ de SS a 0,9%, em 30 minutos
- Tempo de tratamento: aproximadamente 3 dias, até o controle da hiperuricemia
- Efeitos colaterais (< 2% dos pacientes): cefaleia, *rash* e prurido; raramente edema, reação anafilática, anemia hemolítica, meta-hemoglobinemia (em casos de deficiência de G6 PD)
- Contraindicação: pacientes com deficiência de G6 PD
  - Investigar a doença em pacientes africanos do sexo masculino, ascendentes de origem mediterrânea
- Não associar ao alopurinol.

Outros tipos de tratamento

- Alcalinização urinária:
  - Não é recomendada
  - Apesar de aumentar a solubilidade do ácido úrico, esse benefício é suplantado pelo aumento potencial de precipitação da xantina e hipoxantina (que pode estar aumentada em pacientes em uso de alopurinol) nos túbulos renais
  - Também aumenta o pH plasmático e o risco de hipocalcemia pela redução da proporção de íons cálcio
  - Promove a precipitação de fosfato de cálcio, que é menos solúvel em pH elevado
- Leucoaférese:
  - Pode reduzir rapidamente a contagem de leucócitos em até 75%
  - O procedimento não tem demonstrado aumento no prognóstico e tornou-se uma opção terapêutica infrequente. Além disso, a rápida ação da rasburicase em 4 horas possibilita o início mais precoce do tratamento
- Diálise:
  - Tratamento definitivo para SLT sem resposta às medidas iniciais
  - Discutir cada caso com equipe da nefrologia
  - Indicações: hiperpotassemia persistente, acidose metabólica grave, hipervolemia sem normalização pelo uso de diuréticos, sintomas urêmicos (pericardite e encefalopatia grave).

Lembrete de conduta

O tratamento da SLT baseia-se em:

- ▶ Hidratação euvolêmica
- ▶ Correção hidreletrolítica
- ▶ Alopurinol (a rasburicase também poderá ser administrada caso disponível).

◥Como prevenir e tratar as complicações da síndrome de lise tumoral?

- Prevenção de acordo com o risco (Figura 49.1):
  - Baixo risco: monitoramento + hidratação em torno de 3.000 mℓ/dia + alopurinol
  - Moderado risco: monitoramento + hidratação em torno de 3.000 mℓ/dia + alopurinol
  - Alto risco: monitoramento + hidratação em torno de 3.000 mℓ/dia + rasburicase

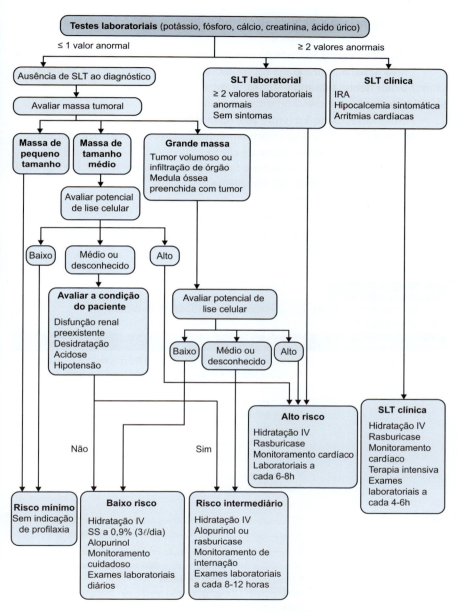

FIGURA 49.1 Manejo geral da síndrome de lise tumoral (SLT). IRA: injúria renal aguda; SS: solução salina.

Parte 8 • Emergências Onco-Hematológicas

- Complicações (Tabela 49.3):
  - IRA:
    - Descartar obstrução do trato urinário (considerar realização de ultrassonografia [USG] ou tomografia computadorizada [TC] de rins e vias urinárias)
    - Manter débito urinário > 0,5 mℓ/kg/h
  - Hipervolemia:
    - Furosemida 0,5 mg/kg (entre 20 e 40 mg) IV
    - Manitol pode ser usado, principalmente nos casos de obstrução tubular por cristais de urato ou de fosfato de cálcio
    - Se não houver melhora com medidas clínicas, considerar avaliação da equipe de nefrologia e indicação de diálise
  - Hiperuricemia sintomática:
    - Rasburicase (substituir se o paciente estiver usando alopurinol)
    - Avaliar resposta a cada 6 horas
    - Se não houver reação ao tratamento, considerar diálise

TABELA 49.3

Tratamento específico das complicações eletrolíticas na síndrome de lise tumoral (SLT).

Anormalidade metabólica	Manejo
Hiperpotassemia	Poliestireno sulfonato de cálcio, 30 a 60 g, a cada 6 h Solução polarizante: insulina regular 10 UI + SS a 50%, 50 mℓ IV em 30 min Gluconato de cálcio a 10%, 1 a 2 ampolas IV diluídas em soro, se houver arritmias ou alterações eletrocardiográficas sugestivas de hiperpotassemia Bicarbonato de sódio 1 a 2 mEq/kg, *push* IV Furosemida 40 mg IV, conforme necessário
Hiperfosfatemia	Volume: remoção do fosfato a partir de fluidos IV Quelantes de fósforo Diálise
Hipocalcemia	Gluconato de cálcio 50 a 100 mg/kg, infusão lenta IV, com monitoramento cardíaco (apenas em casos sintomáticos)
Hiperuricemia	Expansão volêmica com solução cristaloide. Alopurinol 100 mg/m^2 IV ou VO, a cada 8 h, no máximo 800 mg/dia. Ajustar dose para função renal. Removido na diálise Rasburicase 0,2 mg/kg, infusão em 30 min diariamente IV, em média por 2 dias. Não necessita de ajuste da dose para funções hepática e renal

IV: via intravenosa; SG: soro glicosado; VO: via oral.

Capítulo 49 • Síndrome de Lise Tumoral

- Hiperfosfatemia:
  - Quelante oral: hidróxido de alumínio 50 a 150 mg/kg/dia, 4 vezes/dia – no máximo por 1 a 2 dias
  - Considerar diálise em casos graves
- Hipocalcemia:
  - Sinais e sintomas: arritmias, crise convulsiva ou tetania
  - Tratamento: apenas para sintomáticos
  - Gluconato de cálcio – dose: 1 g (10 mℓ de solução a 10%) IV, em aproximadamente 10 minutos com monitoramento cardíaco contínuo
- Hiperpotassemia:
  - Alterações eletrocardiográficas (elevação da onda T, prolongamento do intervalo PR e aumento do intervalo QRS)
  - Valores > 7 mmol/ℓ são considerados emergência médica
  - Realizar medidas para tratar hiperpotassemia (resina de troca, solução polarizante, bicarbonato e furosemida)
  - Tratar toxicidade cardíaca aguda com gluconato de cálcio 1 g (10 mℓ de solução a 10%) IV, em aproximadamente 10 minutos, com monitoramento cardíaco contínuo
  - Considerar diálise em casos graves.

Bibliografia

Benoit DD, Hoste EA, Depuydt PO, Offner FC, Lameire NH, Vandewoude KH *et al.* Outcome in critically ill medical patients treated with renal replacement therapy for acute renal failure: comparison between patients with and those without haematological malignancies. Nephrol Dial Transplant. 2005;20(3):552-8.

Darmon M, Thiery G, Ciroldi M, Porcher R, Schlemmer B, Azoulay E. Should dialysis be offered to cancer patients with acute kidney injury? Intensive Care Med. 2007; 33(5):765-72.

Firwana BM, Hasan R, Hasan N, Alahdab F, Alnahhas I, Hasan S *et al.* Tumor lysis syndrome: a systematic review of case series and case reports. Postgrad Med. 2012;124(2):92-101.

Goldman SC, Holcenberg JS, Finklestein JZ, Hutchinson R, Kreissman S, Johnson FL *et al.* A randomized comparison between rasburicase and allopurinol in children with lymphoma or leukemia at high risk for tumor lysis. [Internet]. Blood. 2001;97(10):2998-3003. Disponível em: http://www.ncbi.nlm.nih.gov/pubmed/11342423. Acesso em: 25/09/2020.

Hochberg J, Cairo MS. Tumor lysis syndrome: current perspective. Haematologica. 2008; 93(1):9-13.

Howard SC, Jones DP, Pui CH. The tumor lysis syndrome. N Engl J Med. 2011;364(19): 1844-54.

Jones GL, Will A, Jackson GH, Webb NJ, Rule S. British Committee for Standards in Haematology. Guidelines for the management of tumour lysis syndrome in adults and children with haematological malignancies on behalf of the British Committee for Standards in Haematology. Br J Haematol. 2015;169(5):661-71.

Mcbride A, Westervelt P. Recognizing and managing the expanded risk of tumor lysis syndrome in hematologic and solid malignancies. J Hematol Onc. 2012;13(1):5-75.

Seção B
Hematologia

50

Terapia Transfusional

Rômulo Augusto dos Santos e Thalita Cristina de Mello Costa

Considerações importantes

- A indicação de transfusão na emergência deve basear-se principalmente no quadro clínico do paciente, pela avaliação de riscos e benefícios, não apenas pelos resultados dos exames laboratoriais
- Na prática clínica estão disponíveis variados e provenientes do sangue, sendo os hemocomponentes obtidos a partir do sangue total, por meio de processos físicos, e os hemoderivados, elaborados em escala industrial mediante o fracionamento do plasma por processos físico-químicos
- A transfusão deve ser realizada em no máximo 4 horas; no equipo deve haver um filtro para retenção de partículas e, nesse procedimento, não deve haver infusão com outros fármacos, exceto no caso do concentrado de hemácias, que pode ser administrado em um acesso compartilhado com solução salina (SS) a 0,9%
- A transfusão de concentrado de hemácias (CH) deve basear-se no quadro clínico do paciente e manter-se como estratégia restritiva para a maioria dos casos (hemoglobina-alvo entre 7 e 9 g/dℓ)
- A transfusão profilática de plaquetas deve ser realizada quando sua contagem estiver < 10.000/$\mu\ell$ sem fatores de risco associados, ou < 20.000/$\mu\ell$, mas com fatores de risco, assim como antes da realização de procedimentos invasivos em pacientes plaquetopênicos (variando conforme o procedimento)
- A transfusão terapêutica de plaquetas deve ser realizada em caso de hemorragia com dosagem de plaquetas < 50.000/$\mu\ell$ ou em pacientes com púrpura trombocitopênica imune com sangramento grave
- Plasma fresco congelado (PFC) deve ser utilizado em caso de hemorragia em pacientes com distúrbios de coagulação ou para corrigir defeitos na coagulação antes

> de procedimentos invasivos, apenas quando os fatores específicos em questão não estiverem disponíveis
>
> ■ Crioprecipitado (CRIO) é indicado para reposição de fibrinogênio (em casos de deficiência congênita ou adquirida).

◥Quais são os principais conceitos em terapia transfusional?

Definições

- Hemocomponentes são produtos obtidos a partir do sangue total por meio de processos físicos (centrifugação, congelamento)
- Hemoderivados são produtos elaborados em escala industrial, a partir do fracionamento do plasma por processos físico-químicos
- Coleta de sangue total ou de aférese (retirada do sangue do doador, seguida da separação de seus componentes por um equipamento próprio, retenção da porção do sangue que se deseja retirar na máquina e devolução dos outros componentes ao doador)
- A indicação da transfusão deve ser feita exclusivamente por médico e baseia-se principalmente em critérios clínicos, podendo ser objeto de análise por médico do serviço de hemoterapia
- Toda transfusão traz riscos, imediatos ou tardios, mas seus benefícios devem superar os riscos
- A requisição da transfusão deve ser preenchida da maneira mais completa possível, prescrita e assinada pelo médico responsável
- Não há contraindicação absoluta à transfusão em pacientes com febre. É importante diminuir a febre antes do procedimento e verificar a temperatura frequentemente. Caso esta aumente 1°C, deve-se considerar reação febril
- Nenhuma transfusão deve exceder o período de infusão de 4 horas. Quando isso ocorrer, deve-se interromper a transfusão e descartar a unidade
- Não deve ser adicionado nenhum fluido ou fármaco ao produto hemoterápico
- Hemácias podem ser transfundidas em acesso venoso compartilhado com SS a 0,9%
- Todo produto hemoterápico deve ser infundido por equipo com filtro de 170 μ capaz de reter coágulos e agregados
- As orientações fornecidas por qualquer protocolo ou guias de utilização considerar variações e particularidades dos pacientes
- Algumas situações clínicas podem necessitar de preparo especial dos hemocomponentes (Tabela 50.1).

TABELA 50.1

Procedimentos especiais para hemocomponentes.

Procedimento	Indicação	Considerações
Leucorredução (filtragem)	Reações febris não hemolíticas de repetição (pelo menos duas reações prévias) Doenças hematológicas e prevenção de infecção para citomegalovirose (discutir com hemoterapeuta)	Prevenção de complicações relacionadas com a transfusão de hemocomponentes alogênicos, devido à exposição do receptor aos leucócitos do doador
Lavagem	Reações alérgicas de repetição (pelo menos duas reações prévias)	Lavagens dos hemocomponentes celulares (hemácias e plaquetas) com SS a 0,9% estéril com a finalidade de eliminar a maior quantidade possível de plasma
Irradiação	Pacientes candidatos a transplante de medula óssea Recém-nascido de baixo peso	Impossibilita a multiplicação de linfócitos Realizada para prevenção da doença do enxerto *versus* hospedeiro associada à transfusão
Fenotipagem de antígenos eritrocitários	Pacientes sem anticorpos antieritrocitários que estão ou poderão entrar em esquema de transfusão crônica	Realizada para evitar aloimunização
Aquecimento dos hemocomponentes	Paciente que receberá sangue ou plasma em velocidade superior a 15 mℓ/kg/h, por mais de 30 min Transfusões maciças Pacientes com altos títulos de anticorpo hemolítico frio e alta amplitude térmica, que reage a 37°C Pacientes com fenômeno de Raynaud	Não aquecer componentes plaquetários, pois o processo altera sua função

◥O que se deve saber sobre a transfusão de concentrado de hemácias?

- O CH é composto por hemácias e pequena quantidade de plasma obtidos de sangue total ou por aférese
- Hematócrito (Ht) em torno de 70%

Parte 8 • Emergências Onco-Hematológicas

- Volume aproximado: 250 a 300 mℓ
- Armazenado entre 2 e 6°C, por até 35 dias (uso de citrato fosfato dextrose adenina [CPDA-1]) ou até 42 dias (em solução aditiva).

Indicações transfusionais

- Considerar estratégia restritiva para a maioria dos casos
- A transfusão deve basear-se no estado clínico do paciente e não em níveis predeterminados de Ht ou hemoglobina (Hb):
  - Hemorragias agudas: se perda volêmica > 25 a 30% da volemia total, realizar transfusão na primeira hora. Não considerar o Ht, pois ele começa a decair após 1 a 2 horas
  - Anemias euvolêmicas:
    - Considerar transfusão para Hb ≤ 7 g/dℓ
    - Alvo de Hb entre 7 e 9 g/dℓ
    - Paciente em pós-operatório: transfundir se Hb ≤ 8 g/dℓ ou se houver sintomas (dor torácica, hipotensão ortostática, taquicardia não responsiva à ressuscitação volêmica ou insuficiência cardíaca congestiva [ICC])
    - Pacientes hospitalizados, estáveis hemodinamicamente com doença cardiovascular prévia: transfundir se Hb ≤ 8 g/dℓ ou se sintomas
    - Sepse:
      - ♦ Ressuscitação inicial: transfundir se houver clara evidência de oferta de oxigênio inadequada para manter alvo de Hb entre 9 e 10 g/dℓ
      - ♦ Fase tardia: abordagem restritiva: alvo de Hb entre 7 e 9 g/dℓ
    - Pacientes com cuidados neurológicos:
      - ♦ Traumatismo craniano: alvo de Hb entre 7 e 9 g/dℓ
      - ♦ Traumatismo craniano com evidência de isquemia cerebral: manter Hb > 9 g/dℓ
      - ♦ Hemorragia subaracnóidea: alvo de Hb entre 8 e 10 g/dℓ
      - ♦ Acidente vascular encefálico isquêmico (AVEi) agudo: manter Hb > 9 g/dℓ
    - Síndrome coronariana aguda (SCA): manter Hb > 8 g/dℓ
    - Paciente crítico com angina estável: manter Hb > 7 g/dℓ
    - Desmame ventilatório: manter Hb > 7 g/dℓ
- Na Figura 50.1 é apresentado um esquema sobre a transfusão de CH.

Doses

- Transfundir a quantidade de hemácias suficiente para a correção dos sinais e sintomas ou para manter o alvo de Hb desejado, de acordo com as indicações

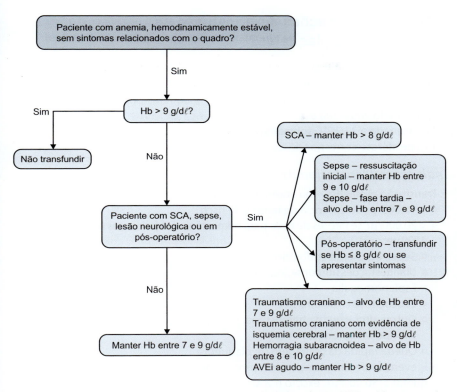

FIGURA 50.1 Indicações de transfusão de concentrado de hemácias. AVEi: acidente vascular encefálico isquêmico; Hb: hemoglobina; SCA: síndrome coronariana aguda.

- Em adultos, um CH normalmente eleva o Ht em 3% e a Hb em 1 g/dℓ:
  - Exemplo: paciente com sepse em fase tardia, já realizada ressuscitação inicial, com Hb = 6,5 – transfundir 1 UI de CH para manter Hb acima de 7 g/dℓ. Considerar maior número de concentrados se o paciente ainda apresentar sintomas
- Avaliar resposta após 1 a 2 horas da transfusão (solicitar Hb e Ht). Considerar 30 minutos para pacientes ambulatoriais
- Tempo de infusão: entre 60 e 120 minutos.

> **Lembrete de conduta**
>
> Em crianças, 8 a 10 mℓ/kg de CH aumenta a Hb em aproximadamente 2 g/dℓ ou 6% do Ht.

760 Parte 8 • Emergências Onco-Hematológicas

◀Quais as indicações de transfusão de concentrado de plaquetas?

- O concentrado de plaquetas (CP) é obtido do sangue total, contém $> 5,5 \times 10^{10}$ plaquetas por bolsa e tem volume aproximado 50 a 60 mℓ
- O CP obtido por aférese contém $> 3 \times 10^{11}$ plaquetas por bolsa e tem volume aproximado 200 a 300 mℓ
- Armazenado a 22/±2°C sob agitação contínua
- 1 UI de aférese corresponde a 6 a 8 UI de CP unitários.

Indicações transfusionais
- Transfusão profilática – na ausência de hemorragia:
  - $< 10.000/\mu\ell$ se ausência de fatores de risco
  - $< 20.000/\mu\ell$ se fatores de risco para hemorragia em pacientes plaquetopênicos:
    - Febre
    - Sepse ou uso de antibióticos
    - Manifestações hemorrágicas menores (petéquias, equimoses, gengivorragias)
    - Esplenomegalia
    - Leucocitose ($> 30.000/\mu\ell$)
    - Outras alterações da hemostasia, principalmente a leucemia mieloide aguda subtipo M3 (promielocítica)
    - Queda rápida da contagem de plaquetas
  - Prevenção de sangramento em procedimentos invasivos visando manter plaquetas $> 50.000/\mu\ell$, exceto nas seguintes situações:
    - Cirurgias oftalmológicas e neurológicas: manter acima de 100.000/$\mu\ell$
    - Biopsia de medula óssea: manter $> 20.000/\mu\ell$
- Transfusão terapêutica:
  - Pacientes com hemorragia: manter plaquetas $> 50.000/\mu\ell$
  - Transfusões maciças: transfundir se plaquetas $< 50.000/\mu\ell$ e se $< 100.000/\mu\ell$ havendo alterações graves da hemostasia, traumatismo múltiplo ou de sistema nervoso central (SNC)
  - Púrpura trombocitopênica trombótica: transfundir apenas em caso de hemorragia que coloque em risco a vida do paciente. Sempre associar à transfusão corticosteroide ou imunoglobulina.

Doses
- Um concentrado de plaquetas randômicas para cada 7 a 10 kg de peso do paciente (para um adulto, em média, a dose é de 5 a 10 UIs) ou 1 UI de plaquetas por aférese
- 1 UI de plaquetas aumenta a contagem em aproximadamente 5.000/$\mu\ell$ em adultos de 70 kg.

> **Lembrete de conduta**
>
> Considerar transfusão profilática se plaquetas < 30.000/µℓ para paciente em ventilação mecânica ou alto risco de hemorragia.

◤Quais as indicações de transfusão de concentrado de plasma fresco congelado?

- O PFC é preparado a partir do sangue total por separação e congelamento em menos de 8 horas da coleta
- Rico em fatores de coagulação (V, VII e IX) e fibrinogênio com volume aproximado entre 180 e 250 mℓ
- Armazenado em temperaturas inferiores a −20°C por até 1 ano.

Indicações transfusionais

- O PFC é indicado para o paciente com sangramento associado à deficiência de um ou mais fatores de coagulação, como:
  - Aqueles que necessitem transfusão maciça após traumatismo (definida como necessidade transfusional estimada de 1 volemia sanguínea em 24 horas ou aproximadamente 10 CH para um adulto). PFC: CH = 1:3
  - Hemorragia grave por uso de anticoagulantes orais (varfarina) ou necessidade de reversão urgente da anticoagulação. Deve-se considerar associar vitamina K
  - Sangramento ou risco de sangramento causado por deficiência de múltiplos fatores de coagulação: considerar tempo de tromboplastina parcial ativada (TTPa) > 1,5 vez o limite superior da normalidade
  - Pacientes hepatopatas com sangramento ativo
  - Coagulação intravascular disseminada (CIVD): apenas se houver sangramento
  - Púrpura trombocitopênica trombótica: uso do PFC como líquido de reposição na plasmaférese é a primeira linha de tratamento.

Contraindicações transfusionais

- Expansão volêmica
- Sangramento sem coagulopatia
- Correção de testes anormais da coagulação na ausência de sangramento
- Estados de perda proteica e imunodeficiências

Parte 8 • Emergências Onco-Hematológicas

- Não transfundir plasma em outras situações sem discussão prévia com hemoterapeuta responsável pelo serviço, pois PFC não teve impacto na mortalidade e há aumento do risco de infecções e lesão pulmonar aguda relacionada com transfusão (TRALI, do inglês *transfusion-related acute lung injury*), como em qualquer outra terapia transfusional.

Doses

- Em torno de 10 a 20 mℓ/kg/dia: os níveis dos fatores de coagulação aumentam em 20 a 30%, normalizando.

Quais as indicações de transfusão de crioprecipitado?

- O CRIO é formado por glicoproteínas de alto peso molecular como os fatores VIII:C, VIII e XIII, fibrinogênio e fibronectina com volume aproximado 15 mℓ
- Armazenado a −18°C
- Cada bolsa de CRIO contém 20 a 30% da bolsa inicial de PFC.

Indicações transfusionais

- Reposição de fibrinogênio em paciente com hemorragia e deficiência isolada congênita ou adquirida desse fator de coagulação, quando não se dispuser do concentrado de fibrinogênio industrial
- Cada bolsa contém 150 mg de fibrinogênio
- Pacientes com CIVD: deve-se manter fibrinogênio > 150 mg/dℓ.

Doses

- Transfundir 1 a 1,5 bolsa de CRIO para cada 10 kg (8 a 10 bolsas em adultos)
- Cada bolsa aumentará o fibrinogênio em 5 a 10 mg/dℓ no adulto
- Pode ser realizado o cálculo para quantidade de bolsas necessárias de acordo com a dosagem do fibrinogênio, como a seguir:

$$\text{Número de bolsas necessárias} = \frac{\text{mg de fibrinogênio desejado}}{250 \text{ mg de fibrinogênio por bolsa}}$$

$$\text{Fibrinogênio desejado} = \frac{\left(\begin{array}{c} \text{nível de} \\ \text{fibrinogênio} \\ \text{desejado} \end{array} - \begin{array}{c} \text{fibrinogênio} \\ \text{inicial} \end{array} \right) \times \begin{array}{c} \text{volume} \\ \text{plasmático (m}\ell\text{)} \end{array}}{100 \text{ mg/d}\ell}$$

$$\text{Volume sanguíneo (m}\ell\text{)} = \text{peso (kg)} \times 70 \text{ m}\ell\text{/kg}$$

$$\text{Volume plasmático (m}\ell\text{)} = \text{volume sanguíneo (m}\ell\text{)} \times (1 - \text{Ht})$$

> **Lembrete de conduta**
>
> A quantidade de CRIO pode ser reduzida quando houver administração concomitante de CH ou CP porque eles contêm 2 a 4 mg de fibrinogênio por mℓ, o que corresponde a 2 UI de CRIO.

Quais as indicações de transfusão de concentrado de granulócitos?

- Obtido de um único doador por aférese
- Deve conter no mínimo 1×10^{10} granulócitos
- Contém leucócitos, plaquetas e cerca de 20 a 50 mℓ de hemácias
- Volume aproximado de 220 mℓ
- Devem ser transfundidos assim que possível após a coleta.

Indicações transfusionais

- Discutir todos os casos com hemoterapeuta do serviço
- Há indicação para pacientes com recuperação medular esperada para mais de 5 a 7 dias, com febre, e que estejam infectados, sem resposta ao tratamento com antibióticos de amplo espectro.

Doses

- 5 µg/kg/dia ou 0,5 mUI/kg/dia
- Doses mais elevadas podem ser consideradas em casos específicos, sendo recomendada a discussão com o serviço de hematologia.

Bibliografia

Brasil. Ministério da Saúde. Secretaria de Atenção à Saúde, Departamento de Atenção Especializada. Guia para o uso de hemocomponentes. Brasília: Ministério da Saúde; 2008.

Carson JL, Grossman BJ, Kleinman S, Tinmouth AT, Marques MB, Fung MK *et al*. Red blood cell transfusion: a Clinical Practice Guideline. Ann Intern Med. 2012;157(1):49-58.

Carson JL, Sieber F, Cook DR, Hoover DR, Noveck H, Chaitman BR *et al*. Liberal versus restrictive blood transfusion strategy: 3-year survival and cause of death results from the FOCUS randomised controlled trial Lancet. 2015;385(9974):1183-9.

Holst LB, Haase N, Wetterslev J, Wernerman J, Guttormsen AB, Karlsson S *et al*. Lower *versus* higher hemoglobin threshold for transfusion in septic shock. N Engl J Med. 2014;371(15):1381-91.

Kumar A, Mhaskar R, Grossman BJ, Kaufman RM, Tobian AA, Kleinman S *et al*. Platelet transfusion: a systematic review of the clinical evidence. AABB Platelet Transfusion Guidelines Panel. Transfusion. 2015;55(5):1116-27.

Rohde JM, Dimcheff DE, Blumberg N, Saint S, Langa KM, Kuhn L *et al*. Health care–associated infection after red blood cell transfusion. A systematic review and meta-analysis. JAMA. 2014;311(13):1317-26.

Salpeter SR, Buckley JS, Chatterjee S. Impact of more restrictive blood transfusion strategies on clinical outcomes: a meta-analysis and systematic review. Am J Med. 2014;127(2):124-31.

Shander A, Gross I, Hill S, Javidroozil M, Sledge S. A new perspective on best transfusion practices. Blood Transfus. 2013;11(2)193-202.

51

Complicações Relacionadas com a Anticoagulação

Rômulo Augusto dos Santos e Thalita Cristina de Mello Costa

Considerações importantes

- Complicações relacionadas com o uso de anticoagulantes são frequentes na prática clínica
- A terapia anticoagulante pode ser realizada por meio de antagonistas da vitamina K (varfarina, femprocumona e acenocumarol), inibidores dos fatores Xa e IIa
- A varfarina, antagonista da vitamina K (AVK), é o anticoagulante mais utilizado no Brasil e apresenta difícil manejo
- O monitoramento da terapia anticoagulante com AVK é feito por meio do índice internacional normalizado (INR), que, na maioria das vezes, deve estar entre 2 e 3
- A necessidade de reversão da anticoagulação deve considerar a etiologia do sangramento e de sua gravidade, a imposição de procedimentos invasivos e o valor de INR
- A reversão da anticoagulação por AVK pode ser realizada por suspensão da vitamina K (seja ela administrada por via oral [VO] ou intravenosa [IV]), transfusão de plasma fresco congelado (PFC) e/ou uso de concentrado de complexo protrombínico (CCP) ativado
- O tratamento de hemorragias relacionadas com o uso de heparinas pode ser realizado com o sulfato de protamina (1 mg para cada 100 U de heparina não fracionada (HNF) administrada)
- A reversão da anticoagulação por agentes não AVK é alvo de diversos estudos, porém ainda não está disponível na prática clínica.

◢ Como controlar os sangramentos relacionados com anticoagulantes orais?

- Os AVK são:
  - Varfarina
  - Femprocumona
  - Acenocumarol

Parte 8 • Emergências Onco-Hematológicas

- Promovem a inibição da gamacarboxilação dos fatores de coagulação II, VII, IX, X (produzidos no fígado), mediante o bloqueio da conversão de vitamina K oxidada em reduzida
- Apresentam efeito anticoagulante completo após 3 dias (correspondendo à meia-vida do fator II, a mais longa dos fatores de coagulação)
- Os novos anticoagulantes são:
  - Inibidores do fator Xa (rivaroxabana e apixabana)
  - Inibidores do fator IIa (dabigatrana):
    - Não necessitam de monitoramento da dose; meia-vida relativamente curta
    - Não há tratamento específico para a reversão da ação anticoagulante
    - O uso de hemocomponentes não está estabelecido, podendo apenas auxiliar no controle de hemorragia.

Varfarina

- Absorção: porção proximal do intestino delgado
- Pico de concentração: entre 2 e 8 horas
- Metabolização e excreção: hepática e renal (90%), respectivamente
- Apresentação: comprimidos de 2,5, 5 e 7,5 mg
- Monitoramento – INR: alvo terapêutico geralmente entre 2 e 3 na maioria dos casos
- O controle da anticoagulação com o uso de varfarina é de difícil manejo devido à variação de resposta individual ao fármaco e à interação com medicamentos e alimentos.

Indicações de reversão

Pacientes com sangramento, necessidade de procedimentos invasivos e/ou INR muito alargado.

Terapêutica

- Interrupção do tratamento com AVK
- A medicação pode ser suspensa para pacientes que serão submetidos a procedimentos invasivos ou para aqueles com INR muito elevado com baixo risco de sangramento
- Para que valores de INR entre 6 e 10 decaiam para 4, em geral são necessários 2,5 dias sem a varfarina, 1 dia sem acenocumarol e mais do que 2,5 dias para femprocumona
- A associação de vitamina K_1, por via oral, à suspensão do AVK reduz para 1,4 dia no vaso da varfarina. Quando administrada por via intravenosa, esse tempo é reduzido para 24 horas

- A Figura 51.1 resume as indicações de reversão dos antagonistas de vitamina K, tanto em pacientes sem sangramento quanto na vigência de algum evento hemorrágico.

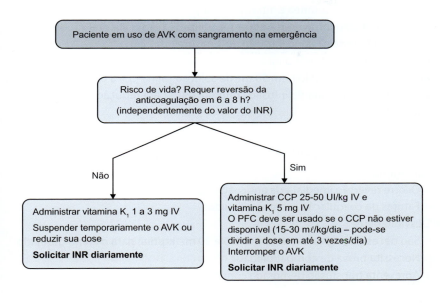

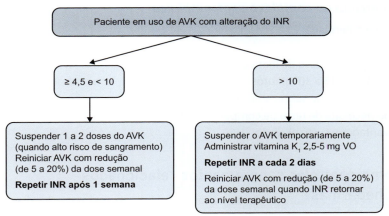

FIGURA 51.1 Reversão da anticoagulação com vitamina K. AVK: antagonista da vitamina K; CCP: concentrado de complexo protrombínico; INR: *international normalized ratio* (índice internacional normalizado); IV: via intravenosa: PFC: plasma fresco congelado; VO: via oral.

Vitamina K₁ (fitomenadiona)

- Vias de administração: oral (VO), intramuscular (IM), subcutânea (SC) ou intravenosa (IV)
  - Evitar as vias subcutânea e intramuscular pelo risco de hematomas no local
  - A apresentação intravenosa pode ser utilizada para a via oral (pode-se diluir em água filtrada na concentração de 1 mg/mℓ)
- Início de ação: 1 a 3 horas para a via intravenosa e 4 a 6 horas para a via oral
- Preparação: pode-se diluir em 50 mℓ de solução salina (SS) a 0,9% e infundir em 20 minutos em bomba de infusão contínua (BIC) para redução do risco reações anafilactoides.

Plasma fresco congelado

- Vantagens:
  - Ocorre reversão imediata da anticoagulação com o uso de PFC
  - Fatores de coagulação prontos e diluídos
- Desvantagens:
  - São necessários grandes volumes (15 a 30 mℓ/kg/dia) para o efeito desejado
  - Necessita prova de compatibilidade
  - Apresenta transfusão demorada com risco de sobrecarga volêmica.

Concentrado de complexo protrombínico

- Dose recomendada: 25 a 50 UI/kg IV
- Vantagens:
  - Passa por processo de inativação viral
  - Infusão em 15 a 30 minutos
  - Risco mínimo de sobrecarga volêmica
  - Não necessita de teste de compatibilidade
- Desvantagem: custo elevado.

Como controlar sangramentos relacionados com heparinas?

- As HNF e as de baixo peso molecular (HBPM) são utilizadas frequentemente na prática clínica e seu manejo para controle de hemorragias é bem conhecido
- Agem estimulando a função da antitrombina III de inibir a ativação da trombina.

Heparina não fracionada

- Antídoto: sulfato de protamina
- Dose recomendada: 1 mg para cada 100 U de HNF administradas; deverá ser calculada a dose de HNF utilizada nas últimas horas de acordo com a infusão
- Dose máxima: 50 mg IV, em 10 minutos
  - Exemplo: paciente com 10 mℓ/h de HNF em BIC:
    - Prescrição: HNF 2 mℓ (5.000 UI/mℓ) + 200 mℓ SS a 0,9%
    - Concentração: 50 UI/mℓ
    - Dose na última hora: 10 × 50 = 500 UI
    - Dose de protamina: 500/100 = 50 mg em 10 minutos

Heparina de baixo peso molecular | Dalteparina e enoxaparina

- Antídoto: sulfato de protamina (reversão parcial, 60% aproximadamente)
- Dose recomendada: 1 mg para 100 UI nas primeiras 8 horas da administração
- Segunda dose: 0,5 mg para 100 UI pode ser repetida
- Considerar o uso de PFC para hemorragias mais volumosas.

Lembrete de conduta

Durante a realização da reversão da anticoagulação, não se pode esquecer dos riscos de eventos trombóticos, portanto estes devem ser avaliados em contraponto aos benefícios dessa conduta.

Bibliografia

Ageno W, Gallus AS, Wittkowsky A, Crowther M, Hylek EM, Palareti G. Oral anticoagulant therapy: antithrombotic therapy and prevention of thrombosis. 9th ed. American Colege of Chest Physicians Evidence-Based Clinical Practice Guidelines. Chest. 2012;131(2 suppl):e44S-88S.

Covas DT, Ubiali AEM, Santis GC. Manual de medicina transfusional. 2. ed. São Paulo: Atheneu; 2014.

Garcia AA, Oliveira LCO. Anticoagulantes – indicações e complicações. Controle da anticoagulação. In: Zago MA, Falcão RP, Pasquini R (Ed.). Tratado de hematologia. São Paulo: Atheneu; 2013. pp. 693-708.

HarterK, Levine M, Henderson SO. Anticoagulation drug therapy: a review. Western J Emerg Med. 2015;16(1):11-7.

Keeling D, Baglin T, Tait C, Watson H, Perry D; British Committee for Standards in Haematology. Guidelines on oral anticoagulation with warfarin – fourth edition. Br J Haematol. 2011;154(3):311-24.

Kuramatsu JB, Gerner ST, Schellinger PD, Glahn J, Endres M, Sobesky J *et al*. Anticoagulant reversal, blood pressure levels, and anticoagulant resumption in patients with anticoagulation-related intracerebral hemorrhage. JAMA. 2015;313:824-36.

Parry-Jones AR, Di Napoli M, Goldstein JN, Schreuder FH, Tetri S, Tatlisumak T *et al*. Reversal strategies for vitamin k antagonists in acute intracerebral hemorrhage. Ann Neurol. 2015;78:54-62.

Weitz JI, Pollack Jr CV. Practical management of bleeding in patients receiving non-vitamin K antagonist oral anticoagulants. Thromb Haemost. 2015;114(6):1113-26.

52

Complicações Agudas da Doença Falciforme

Rômulo Augusto dos Santos e Thalita Cristina de Mello Costa

Considerações importantes

- As principais complicações agudas da doença falciforme são: crise vasoclusiva, síndrome torácica aguda (STA), acidente vascular encefálico (AVE) e priapismo
- Crises vasoclusivas são causadas por obstrução de microvasculatura por hemácias falcizadas e desencadeiam isquemia, associada à ativação de resposta inflamatória. Seu manejo baseia-se em analgesia, hidratação adequada e tratamento da causa predisponente, como infecções, desidratação e distúrbios hidreletrolíticos
- A STA é grave e tem etiologia multifatorial (infecção, infarto pulmonar, atelectasia), sendo caracterizada por infiltrado pulmonar e/ou febre, e pode ter evolução desfavorável se não for bem conduzida. Seu tratamento fundamenta-se em oxigenoterapia, hidratação, analgesia, antibioticoterapia, suportes ventilatório e transfusional
- Pacientes com doença falciforme têm maior incidência de AVE do que a população geral, e essa lesão pode ser de origem isquêmica (maioria dos casos) ou hemorrágica (malformações). Seu tratamento visa manter o nível de hemoglobina (Hb) ≥ 8 g/dℓ e o percentual de hemoglobina S (HbS) < 30%
- Priapismo deve ser tratado com analgesia e hidratação inicialmente, porém intervenções urológicas podem ser necessárias dependendo da gravidade do quadro.

◣Quais as principais emergências relacionadas com a doença falciforme?

- A doença falciforme compreende um conjunto de hemoglobinopatias, nas quais se inclui a HbS, caracterizada pela capacidade de sofrer polimerização quando desoxigenada e alterar a configuração morfológica das hemácias, que apresentarão formato de foice (Figura 52.1) na circulação

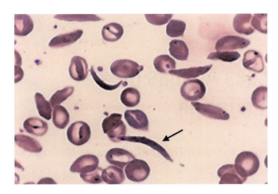

FIGURA 52.1 Drepanócitos (hemácias em formato de foice).

- As hemácias falcizadas têm meia-vida mais curta que as normais. Esse fenômeno é responsável pela anemia hemolítica apresentada pelo paciente. Além disso, são capazes de provocar oclusão de microcirculação, desencadeando uma resposta inflamatória intensa e, consequentemente, as complicações abordadas a seguir
- Compreende principalmente os seguintes genótipos:
  - Anemia falciforme (HbSS)
  - Hemoglobinopatia SC (HbSC): interação de anemia falciforme e hemoglobinopatia C
  - S-betatalassemia: interação de anemia falciforme e betatalassemia
  - Estado heterozigoto (HbAS ou traço falciforme): não tem implicação clínica
- Os principais eventos clínicos emergenciais em adultos com doença falciforme são (Figura 52.2):
  - Crise vasoclusiva
  - STA
  - AVE
  - Priapismo
  - Anemia intensa em pré-operatório e gestação.

Como conduzir as crises vasoclusivas na sala de emergência?

- Episódios dolorosos resultantes da oclusão de microvasculatura por hemácias falcizadas, causando isquemia, associada à ativação de resposta inflamatória
- Tem como fatores precipitantes:
  - Infecções

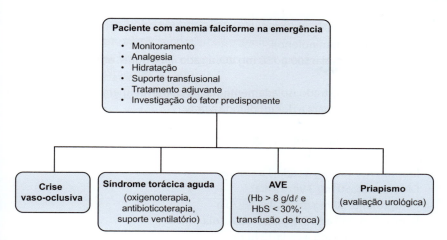

FIGURA 52.2 Principais emergências acarretadas pela doença falciforme. AVE: acidente vascular encefálico.

- Desidratação, distúrbios hidreletrolíticos ou aumento da acidez sanguínea
- Situações de hipoxia
- Exposição a baixas temperaturas
- Estresse físico (exercícios, traumatismos ou ato cirúrgico).

Pacientes sem sinais clínicos de desidratação

- Hidratação por via oral (VO) preferencialmente: fornecer 60 mℓ/kg em 24 horas
- Em pacientes impossibilitados de ingerir essa quantidade de líquido, seja por náuseas, vômito ou dor muito intensa, deve-se optar pela hidratação por via intravenosa (IV) com solução salina (SS) a 0,9% nessa mesma dose.

Pacientes com sinais clínicos de desidratação

- Iniciar hidratação intravenosa, inicialmente com SS a 0,9% ou lactato de Ringer 500 mℓ
- Avaliar clinicamente se há desenvolvimento de edema pulmonar e radiologicamente evidência de cardiomegalia
- Repetir aplicação de hidratação intravenosa se for necessário para melhorar o estado do quadro (mas não como tentativa de melhorar a crise dolorosa)
- Caso seja necessário internação, manter hidratação intravenosa com cristaloide e estimular ingestão de líquidos por via oral.

Analgesia

- Paracetamol (acetaminofeno):
  - Dose recomendada: 500 a 750 mg VO, a cada 4 a 6 horas, até dose máxima de 4 g/dia
  - Pode ser administrado isoladamente para a dor leve ou em combinação com outros fármacos para a dor moderada a grave
- Dipirona:
  - Dose recomendada: 500 a 1.000 mg IV a cada 6 horas
- Anti-inflamatórios orais:
  - Ibuprofeno: 400 mg a cada 4 a 6 horas
  - Diclofenaco: 50 mg 3 vezes/dia
  - Cetoprofeno: 50 mg de 2 a 4 vezes/dia
  - Naproxeno: 250 a 550 mg 2 a 4 vezes/dia
  - Nimesulida: 100 mg a cada 12 horas
  - Piroxicam: 20 mg a cada 12 horas
- Opioides fracos:
  - Codeína: 15 a 60 mg VO a cada 4 a 6 horas
  - Oxicodona: 5 a 30 mg VO a cada 4 a 6 horas
  - Tramadol:
    - Oral: 50 mg a cada 12 horas
    - Intravenoso: 50 a 100 mg a cada 12 horas
- Morfina:
  - Protótipo do tratamento da dor intensa, permanecendo amplamente utilizada para a doença falciforme
  - Via intravenosa: 1 a 3 mg, a cada 5 minutos, até atingir o alívio da dor
- Fentanila:
  - Tem um perfil muito mais lipossolúvel que a morfina
  - Via intravenosa:
    - Dor intensa: 25 a 50 µg a cada 5 minutos
    - Dor moderada a grave: 50 a 100 µg, a cada 2 a 5 minutos, até o alívio da dor.

Oxigenoterapia

Oferecer oxigênio (cateter ou máscara) para manter saturação de oxigênio ($SatO_2$) ≥ 92%.

Antibioticoterapia

- Em pacientes com doença falciforme, a leucometria basal em geral é elevada e não deve ser usada isoladamente para indicar antibioticoterapia

Capítulo 52 • Complicações Agudas da Doença Falciforme

- Caso o paciente apresente temperatura aferida ≥ 37,8°C, devem-se prescrever antibióticos de amplo espectro
- Considerar uso de amoxicilina–clavulanato ou cefalosporina de 3ª geração (cobertura para *Streptococcus pneumoniae, Haemophilus influenzae* B, meningococos e *Salmonella*):
  - Amoxicilina–clavulanato 500/125 mg VO a cada 8 horas
  - Ceftriaxona 2 g IV 1 vez/dia
- Associar azitromicina 500 mg, VO ou IV, 1 vez/dia em caso de sintomas respiratórios
- Associar ciprofloxacino (cobertura para *Yersinia*), se o paciente estiver usando quelante de ferro ou apresentar diarreia:
  - Via oral: 500 mg a cada 12 horas
  - Via intravenosa: 400 mg a cada 12 horas.

Transfusão de hemácias

- O nível de Hb pode cair até 1 a 2 g/dℓ durante uma crise vasoclusiva não complicada, não se tratando de indicação absoluta de transfusão
- Transfundir nas seguintes situações:
  - Sinais ou sintomas que aparentem ser decorrentes da anemia, incluindo taquicardia inexplicada, taquipneia, hipotensão e fadiga intensa
  - Queda > 2 g/dℓ da Hb basal do paciente, ou sempre que ≤ 5 g/dℓ
- Não transfundir mais de 2 UI de concentrado de hemácias sem reavaliação clínica e laboratorial
- Utilizar hemácias filtradas e fenotipadas (colocar na observação do pedido de transfusão).

Investigação da etiologia

- Todos os pacientes: hemograma, creatinina, sódio, potássio e provas inflamatórias (proteína C reativa [PCR] ou velocidade de hemossedimentação [VHS])
- Exames específicos:
  - Radiografia de tórax: se febre, taquipneia, dor torácica, tosse e/ou queda da SatO$_2$
  - Gasometria arterial: se SatO$_2$ ≤ 92% ou sonolência
  - Função hepática: se dor abdominal, esplenomegalia
  - Urina I e urocultura: se febre ou sintomas urinários
  - Hemoculturas: se febre com calafrios, hipotensão ou outro sinal de sepse
  - Ultrassonografia (USG) de abdome: se dor abdominal importante.

> **Lembrete de conduta**
>
> Mesmo com queda importante de Hb, os pacientes com doença falciforme não devem ser transfundidos em quantidades > 2 UI de concentrados de hemácias, sob os riscos de piora clínica, reação transfusional ou hipervolemia.

◥Como conduzir a síndrome torácica aguda na sala de emergência?

- A STA caracteriza-se por quadro pulmonar grave, de etiologia multifatorial, de rápida evolução e potencialmente fatal
- Seu diagnóstico exige a evidência de um novo infiltrado pulmonar envolvendo pelo menos um segmento pulmonar em combinação com febre e sintomas pulmonares, como tosse, dispneia, taquipneia ou dor torácica, em paciente com doença falciforme. Muitas vezes é precedido em dias por uma crise vasoclusiva
- Possíveis etiologias: infecções pulmonares, infartos pulmonares por embolia gordurosa, atelectasias resultantes de hipoventilação por dor musculoesquelética, vaso-oclusão da vasculatura pulmonar.

Oxigenoterapia

- Indicada quando a pressão parcial de oxigênio (pO_2) na gasometria arterial é < 80 mmHg ou a $SatO_2$ < 92%.

Hidratação

- De maneira semelhante às crises vasoclusivas, deve ser suficiente apenas para manter o paciente euvolêmico, evitando-se a hiperidratação e consequente edema pulmonar agudo.

Analgesia

- Aliviar a dor como nas crises vasoclusivas, porém deve-se ter maior cautela com uso de opioides, por conta de risco de depressão respiratória.

Antibioticoterapia

- Embora a prevalência de infecções pulmonares como causa de STA em adultos seja bem menor que em crianças, é prudente iniciar na emergência antibioticoterapia de amplo espectro, pelo menos até que se avalie adequadamente

- Cefalosporinas de 3ª geração associadas a um macrolídeo são os fármacos de escolha
- Em períodos do ano de maior incidência da influenza H_1N_1, o uso de oseltamivir também é indicado.

Suporte ventilatório

- Pode haver rápida evolução para insuficiência respiratória
- O emprego de ventilação mecânica é muitas vezes necessário e não deve ser retardado
- Normalmente o paciente apresenta melhora clínica em até 48 horas, e esse suporte pode ser descontinuado.

Transfusão de hemácias

- Deve ser indicada transfusão quando houver queda nos níveis basais de Hb do paciente, com o cuidado dessa perda não ser > 10 g/dℓ, por risco de hiperviscosidade e piora do quadro pulmonar.

Lembrete de conduta

Todo portador de doença falciforme com suspeita clínica de STA deve ser prontamente avaliado com radiografia de tórax e gasometria arterial, principalmente se a oximetria de pulso mostrar $SatO_2 < 92\%$.

◥Como conduzir o acidente vascular encefálico isquêmico na sala de emergência?

- O AVE tem maior incidência em pacientes falciformes que na população geral
- Na maioria das vezes são eventos isquêmicos, mas eventos hemorrágicos por malformações vasculares também podem ocorrer
- Uma vez confirmado o diagnóstico por exame de imagem, é indicada transfusão de concentrado de hemácias com o intuito de manter o nível de Hb > 8 g/dℓ
- Se o nível basal de Hb já for > 8 g/dℓ, deve ser realizada a transfusão de troca de urgência, com intuito de diminuir o percentual de HbS para < 30%
- Transfusão de troca: sangria de 500 mℓ, hidratação com 500 mℓ de SS a 0,9%, nova sangria de 500 mℓ e então transfusão de concentrado de hemácias no mesmo volume.

Como conduzir o priapismo na sala de emergência?

- O priapismo é uma ereção prolongada e dolorosa, não necessariamente acompanhada de desejo ou estímulo sexual, em geral persistente por mais de 4 horas
- Trata-se de uma emergência urológica
- Sempre que durar além de 4 horas, a equipe da urologia deve avaliar o paciente, que deve receber analgesia e hidratação intravenosa
- Caso não haja melhora com as medidas iniciais, geralmente é indicada a aspiração intracavernosa de sangue e irrigação do corpo cavernoso com agonista adrenérgico (10 mℓ de solução de epinefrina 1:1.000.000), realizada antes de 12 horas do início do priapismo
- Se o priapismo persistir por mais de 12 horas, a equipe da urologia deve aventar a possibilidade de *shunt* venoso cirúrgico.

> **Lembrete de conduta**
>
> ▶ Transfusão simples de hemácias exclusivamente pelo quadro de priapismo é controversa
> ▶ Cuidado para não elevar a Hb ≥ 10 g/dℓ, por risco de hiperviscosidade e piora clínica.

Bibliografia

Ballas SK, Gupta K, Adams-Graves P. Sickle cell pain: a critical reappraisal. Blood. 2012;120(18):3647-56.

Chou ST. Transfusion therapy for sickle cell disease: a balancing act. Hematology Am Soc Hematol Educ Program. 2013; 2013:439-46.

Gellen-Dautremer J, Brousse V, Arlet JB. [Management of acute complications in sickle cell disease.] Rev Prat. 2014;64(8):1114-9.

Okomo U, Meremikwu MM. Fluid replacement therapy for acute episodes of pain in people with sickle cell disease. Cochrane Database Syst Rev. 2015;3:CD005406.

Paul RN, Castro OL, Aggarwal A, Oneal PA. Acute chest syndrome: sickle cell disease. Eur J Haematol. 2011;87:191-207.

Tonino SH, Nur E, Otten HM, Wykrzykowska JJ, Hoekstra JBL, Biemond BJ. Chest pain in sickle cell disease. Neth J Med. 2013;71(5):265-9.

Verduzco LA, Nathan DG. Sickle cell disease and stroke. Blood. 2009; 114(25):5117-25.

Vicari P, Figueiredo MS. Priapismo na doença falciforme (Sickle cell priapism). Rev Bras Hematol Hemoter. 2007;29(3):275-8.

53

Emergências nas Hemofilias A e B

Rômulo Augusto dos Santos e Thalita Cristina de Mello Costa

Considerações importantes

- A hemofilia é um distúrbio de natureza congênita, com padrão de herança genética ligada ao cromossomo X que causa deficiência e/ou ausência dos fatores de coagulação VIII (hemofilia A) ou IX (hemofilia B)
- Hemorragias, principalmente intra-articulares, são responsáveis por muitos atendimentos em serviços de emergência e seu manejo correto é de extrema importância para evitar deformidades permanentes, como a artropatia hemofílica
- As hemofilias A e B são classificadas como:
  - Leve: dosagem sérica de 5 a 40 UI/dℓ (5 a 40%) do fator de coagulação correspondente
  - Moderada: 1 a 5 UI/dℓ (1 a 5%) do fator de coagulação
  - Grave: < 1 UI/dℓ (< 1%) do fator de coagulação
- O tratamento dos sangramentos consiste na reposição do fator em questão, de acordo com o tipo e a gravidade desse quadro
- Diante da suspeita de sangramento, deve-se realizar a administração do fator relacionado à doença de base (hemofilia A ou B), por via intravenosa (IV), antes mesmo que o diagnóstico seja confirmado
- Cálculo da dose do fator a ser administrada:
  - Fator A: multiplicar o peso do paciente (kg) pelo nível de fator desejável em UI/dℓ (ou %) e pela constante 0,5
  - Fator B: a dose é calculada multiplicando-se o peso do paciente (kg) pelo nível de fator desejável em UI/dℓ (ou %)
  - O tratamento das hemorragias em pacientes hemofílicos com inibidor deve ser realizado com a administração intravenosa de concentrado de complexo protrombínico ativado (CCPA – FEIBA)
- Procedimentos invasivos, odontológicos e cirurgias devem ser realizados após administração profilática do fator em questão.

Como são classificadas as hemofilias de acordo a gravidade?

- Hemofilia é um distúrbio hemorrágico, na maioria dos casos de natureza congênita, com padrão de herança genética ligada ao cromossomo X que causa deficiência e/ou ausência dos fatores de coagulação VIII (hemofilia A) ou IX (hemofilia B)
- Cerca de 30% dos casos de hemofilia são ocasionados por uma mutação nova
- Segundo a literatura, a incidência das hemofilias A e B é semelhante em diferentes populações e grupos raciais
- A hemofilia A é o tipo mais comum, representando 80 a 85% de todos os casos
- Hemartroses agudas, apesar de não oferecerem risco imediato à vida, são causas frequentes de procura aos serviços médicos, em virtude da dor limitante, de absenteísmo em escolas e atividades de trabalho, e limitação funcional com deformidades permanentes (artropatia hemofílica)
- As hemorragias são as principais manifestações, podendo acometer articulações, músculos e outros sítios, acarretando dor articular, hematúria, epistaxe, melena, hematêmese e hemorragia intracraniana. Eles são classificados como espontâneos ou precedidos por traumatismo
- Sítios de sangramento em pacientes hemofílicos:
  - Hemartroses (80%)
  - Musculares (10 a 20%)
  - Sistema nervoso central (< 5%)
  - Outros (5 a 10%).

Classificação

- Leve: dosagem sérica de 5 a 40 UI/dℓ (5 a 40%) do fator de coagulação correspondente
- Moderada: 1 a 5 UI/dℓ (1 a 5%) do fator de coagulação
- Grave: < 1 UI/dℓ (< 1%) do fator de coagulação.

Como fazer o cálculo para dose de reposição do fator de coagulação?

- Para reposição do fator VIII, na ausência de inibidor, a cada unidade desse fator infundido por kg de peso corporal, há aumento de 2 UI/dℓ (2%) de sua concentração plasmática; por outro lado, a cada unidade do fator IX infundido por kg de peso corporal, há aumento de 1 UI/dℓ (1%) de sua concentração. Portanto, tem-se o seguinte cálculo:

○ Para hemofilia A:

$$\text{Fator VIII} = \frac{\text{peso do paciente (kg)} \times \text{nível de fator desejável em UI/d}\ell \text{ (ou \%)}}{2}$$

▫ Exemplo: para elevar o fator VIII de paciente de 60 kg em 50 UI/dℓ ou 50%, deve-se considerar o seguinte:

$$\text{Dose} = 60 \times 50 \text{ (UI/d}\ell \text{ ou \%)} \times 0,5 = 1.500 \text{ UI IV}$$

○ Para hemofilia B:

$$\text{Fator IX} = \text{peso do paciente (kg)} \times \text{nível de fator desejável em UI/d}\ell \text{ (ou \%)}$$

▫ Exemplo: para elevar o fator IX de paciente de 60 kg em 50 UI/dℓ ou 50%, deve-se considerar o seguinte:

$$\text{Dose} = 60 \times 50 \text{ (UI/d}\ell \text{ ou \%): } 3.000 \text{ UI IV}$$

Lembrete de conduta

▸ Não prescrever ácido acetilsalicílico e derivados
▸ Não prescrever diclofenaco e derivados
▸ Não fazer aplicações intramusculares, exceto vacinas.

◥Como controlar sangramentos em hemofílicos de acordo com o sítio acometido?

Hemartrose

● Sangramento agudo intra-articular, espontâneo e/ou após traumatismo, que causa limitação de movimento, dor local, sensação de parestesia, edema com ou sem calor e rubor na articulação afetada
● Conduta:
  ○ Repouso da articulação, compressa de gelo local (10 a 15 minutos a cada 2 a 4 horas até alívio da dor), analgesia
  ○ Elevação do fator de coagulação em 40 a 60%/dose, a cada 24 horas para hemofilias A ou B, por pelo menos 2 dias, podendo se estender por mais dias (média de 5 dias), dependendo da extensão e da gravidade do acometimento.

Epistaxe

- Sangramento proveniente da mucosa nasal, espontâneo ou induzido
- Conduta:
  - Comprimir o local com gelo e gaze
  - Anti-histamínicos e descongestionantes nasais são úteis
  - Administrar antifibrinolítico como o ácido épsilon aminocaproico (EACA) na dose de 200 mg/kg VO a cada 6 horas, entre 3 e 7 dias, ou o ácido tranexâmico, 25 a 30 mg/kg VO a cada 8 horas, entre 3 e 7 dias
- Em geral, não é necessário reposição de fator, porém, se a hemorragia não cessar, apesar das medidas adotadas, recomendam-se 30% de fator VIII ou IX por 1 dia.

Hemorragia muscular

- Sangramento no interior de uma musculatura, determinando dor local, posição antálgica, edema, associado ou não a sinais e sintomas neurovasculares
- A identificação e o manejo precoces são fundamentais para prevenção de hemorragia com risco à vida, contraturas permanentes e/ou pseudotumores
- Conduta:
  - Ileopsoas e demais grupos musculares profundos:
    - Na hemorragia do músculo iliopsoa, as manifestações clínicas são dor em abdome inferior, virilha e dorso, posição antálgica com membro inferior semifletido e dor à extensão da articulação do quadril
    - Além disso, o paciente pode apresentar parestesia na região medial da coxa e/ou perda do reflexo patelar
    - Elevar o fator VIII ou IX a 80 a 100%/dose, a cada 12 horas nos dois primeiros dias e, em seguida, reduzi-lo para 60%/dose, 1 vez/dia se houver melhora clínica, por 3 a 5 dias
    - Caso o paciente não apresente evidências de compressão neurovascular, deve-se elevar o fator VIII ou IX a 80%/dia nos dois primeiros dias e, em seguida, a 60%/dia por mais 3 a 5 dias
    - Analgesia e repouso da musculatura
  - Musculatura superficial:
    - Elevar o fator VIII ou IX a 40 a 60%/dia por pelo menos 3 dias
    - Analgesia e repouso da musculatura.

Traumatismo craniano

- Elevar fator VIII ou IX a 80 a 100% imediatamente à chegada do paciente ao serviço hospitalar

- Posteriormente, deverá ocorrer avaliação neurológica e realização de exame de imagem (tomografia computadorizada [TC] ou ressonância magnética [RM] encefálicas) para descartar hemorragia intracraniana
- Se houver manifestação neurológica focal, manter fator VIII ou IX a 100%/dose, a cada 12 horas no segundo dia; e a 50%/dose, a cada 12 horas até completar 7 dias
- Quando houver necessidade de punção liquórica, deve-se elevar o fator VIII ou IX a 100% imediatamente à punção.

Hemorragia em tórax ou região cervical, assoalho de língua ou face

- Elevar o fator VIII ou IX a 80 a 100% e manter 50%/dose a cada 12 horas para hemofilia A e 40%/dose a cada 12 horas para hemofilia B por 3 a 7 dias
- Nos casos de sangramentos leves sem piora após primeiro dia de evolução, manter 30%/dia de fator VIII ou IX por mais 3 a 7 dias
- Em alguns casos, há necessidade de manutenção com 50%/dia para fator VIII ou 30%/dia para fator IX por até 21 dias.

Sangramento gastrintestinal

- Elevar o fator VIII a 80 a 100% e fator IX a 80% a cada 12 ou 24 horas, dependendo da gravidade da hemorragia nos primeiros dias
- Se melhora, manter fator VIII ou IX em 50%/dia ou 30%/dia respectivamente por 7 a 14 dias ou até 3 dias após cessar a hemorragia
- O uso de EACA 200 mg/kg/dia, a cada 6 horas, ou de ácido tranexâmico 25 a 30 mg/kg/dia, a cada 8 horas por 5 a 7 dias pode ser útil.

Hematúria

- Presença de sangue na urina, causada ou não por doenças subjacentes
- Conduta:
  - A reposição de fator não é recomendada no primeiro momento
  - Nas hematúrias macroscópicas, deve-se monitorar a anemia, proceder à hidratação vigorosa e tratar infecção urinária, se houver
  - Se a hematúria não melhorar em 48 a 72 horas, recomenda-se elevar fator VIII ou IX em 30 a 50%/dia durante 3 a 5 dias ou até a melhora dessa condição.

◀Como realizar a profilaxia de sangramento em pacientes com hemofilia submetidos a procedimentos invasivos?

- Nos pequenos procedimentos cirúrgicos, deve-se elevar o fator VIII ou IX a 50 a 80% pouco antes do procedimento e manter a 30 a 80% por mais 1 a 5 dias dependendo do procedimento e das complicações
- Nos procedimentos de médio e grande portes, elevar o fator VIII ou IX a 80 a 100% no pré-operatório
- Manter 60 a 80% a cada 12 horas do 1º ao 3º dia do pós-operatório.

Lembrete de conduta

- ▶ Procedimentos como aplicação de vacinas por via intramuscular, punção arterial ou mielograma não indicam uso profilático de fator
- ▶ Biopsia de pele: elevar o fator específico a 50%, dose única
- ▶ Biopsia de mucosa: elevar o fator específico a 30%, dose única e repetir, se necessário
- ▶ Broncoscopia/endoscopia digestiva alta (EDA) com biopsia: no preparo, elevar o fator específico a 80%, dose única.

◀Como realizar o tratamento do sangramento agudo com inibidor em portadores de hemofilia?

- Cerca de 20 a 30% dos pacientes hemofílicos desenvolvem anticorpos inibitórios (os chamados inibidores) do fator VIII ou IX nas primeiras 150 doses de exposição ao fator
- Esses inibidores são mais prevalentes na hemofilia A e ocorrem especialmente nos pacientes portadores de casos graves com sangramentos frequentes
- A informação da presença ou não do inibidor é fundamental para conduta adequada no tratamento do sangramento agudo (checar no prontuário do paciente)
- Tratamento (Figura 53.1): CCPA – FEIBA – 75 a 100 UI/kg/dose IV, 1 vez/dia, ou a cada 12 horas
- Nos casos de inibidor em portadores de hemofilia B com história de reação alérgica ao fator IX, deverá ser utilizado o fator VII recombinante na dose de 90 μg/kg IV, que varia de dose única a algumas aplicações diárias.

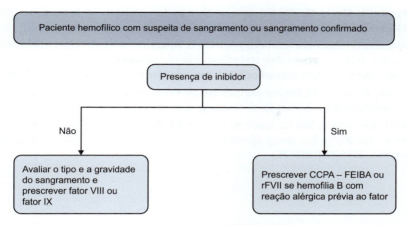

FIGURA 53.1 Tratamento do paciente hemofílico. CCPA – FEIBA: concentrado de complexo protrombínico parcialmente ativado; rFVII: fator VII recombinante.

Lembrete de conduta

- Não puncionar veias profundas ou artérias a não ser em situações de extrema necessidade, com infusão prévia de fator
- Nunca realizar punção lombar sem elevar o fator a 100%
- Não puncionar hemartroses.

Bibliografia

Calvez T, Chambost H, Claeyssens-Donadel S, d'Oiron R, Goulet V, Guillet B et al. Recombinant factor VIII products and inhibitor development in previously untreated boys with severe hemophilia A. Blood. 2014;124(23):3398-408.

Collins PW, Young G, Knobe K, Karim FA, Angchaisuksiri P, Banner C et al. Recombinant long-acting glycopegylated factor IX in hemophilia B: a multinational randomized phase 3 trialblood. 2014;124(26):3880-6.

Ferreira AA, Leite ICG, Bustamante-Teixeira MT, Guerra MR. Hemophilia A in Brazil – epidemiology and treatment developments. J Blood Med. 2014;5:175-84.

Hermans C, Moerloose P, Fischer K, Holstein K, Klamroth R, Lambert T et al. Management of acute haemarthrosis in haemophilia a without inhibitors: literature review, European survey and recommendations. Haemophilia. 2011;17(3):383-92.

Kempton CL, Meeks SL. Toward optimal therapy for inhibitors in hemophilia. 2014; 124(23):3365-72.

Martinowitz U, Lissitchkov T, Lubetsky A, Jotov G, Barazanibrutman T, Voigt C *et al*. Results of a phase I/II open-label, safety and efficacy trial of coagulation factor IX (recombinant), albumin fusion protein in haemophilia B patients. Haemophilia. 2015;21(6):784-90.

Srivastava A, Brewer AK, Mauser-Bunschoten EP, Key NS, Kitchen S. World Federation of Hemophilia *et al*. Guidelines for the management of hemophilia. 2013;19(1):e1-47.

Tran HT, Sorensen B, Rea CJ, Bjørnsen S, Ueland T, Pripp AH *et al*. Tranexamic acid as adjunct therapy to bypassing agents in haemophilia A patients with inhibitors. Haemophilia. 2014;20(3):369-75.

Parte 9

Emergências Relacionadas com o Trato Urinário

54 Infecções do Trato Urinário, 789

55 Rabdomiólise, 802

56 Injúria Renal Aguda e Emergências Dialíticas, 811

54

Infecções do Trato Urinário

Ariádine Augusta Maiante, Joyce Gonçalves Berteli, Renato Augusto Tambelli e Bruno Cardoso

Considerações importantes

- As infecções do trato urinário (ITUs) incluem cistite (infecção da bexiga/trato urinário inferior) e pielonefrite (infecção renal/trato urinário superior)
- As ITUs associadas ao uso de cateter vesical de longa permanência aumentam as taxas de morbidade e mortalidade, e são a causa mais comum de sepse. Os fatores de risco incluem sexo feminino, idade avançada e diabetes
- São ocasionadas por uma ampla gama de patógenos, incluindo bactérias gram-negativas e gram-positivas, bem como fungos. O agente mais comum é a *Escherichia coli* uropatogênica
- As manifestações clínicas são variáveis, desde a ausência de sintomas até choque séptico e falência de múltiplos órgãos
- Caracterização clínica imprescindível para decisão terapêutica, escolha do antibiótico apropriado e local de tratamento (domiciliar ou hospitalar)
- Infecção urinária não complicada: geralmente tratamento domiciliar, sem necessidade de exames
- Infecção urinária complicada: necessita de exames, porém deve-se avaliar a necessidade de internação para cada paciente
- Bacteriúria assintomática não deve ser tratada de rotina, apenas em casos selecionados.

◤Quais os principais tipos de infecção do trato urinário e suas etiologias?

- As ITU são infecções bacterianas extremamente comuns e afetam 150 milhões de pessoas a cada ano em todo o mundo
- As sequelas graves incluem recorrências frequentes, pielonefrite com sepse, dano renal em crianças pequenas, parto prematuro e complicações causadas pelo uso frequente de antimicrobianos, como resistência a antibióticos de alto nível e colite *por Clostridium difficile*

Parte 9 • Emergências Relacionadas com o Trato Urinário

- Normalmente começa por meio de contaminação periuretral por um uropatógeno localizado no intestino, seguida pela colonização da uretra e subsequente migração desse patógeno para a bexiga, um evento que requer apêndices como flagelos e pili
- Na bexiga, as consequências das complexas interações hospedeiro–patógeno determinam se os uropatógenos são bem-sucedidos na colonização ou não
- A pielonefrite também pode ser causada pela disseminação hematogênica por bacteriemia
- As ITU incluem:
  - Cistite: infecção da bexiga/trato urinário inferior
  - Pielonefrite: infecção renal/trato urinário superior
  - Bacteriúria assintomática: contagem significativa de colônias na urocultura, sem sinais clínicos de infecção
- O termo "ITU complicada" se refere às manifestações da doença em qualquer uma das características apresentadas na Tabela 54.1

TABELA 54.1

Critérios para definição da infecção do trato urinário complicada.

- Gravidez
- Sintomas por 7 ou mais dias antes da consulta
- Infecção nosocomial
- Falência renal
- Obstrução urinária
- História de infecção urinária na infância
- Anormalidades funcionais ou anatômicas do trato urinário
- Manipulação recente do trato urinário
- Sonda vesical, nefrostomia, derivação urinária
- Pós-transplante renal
- Imunossupressão
- Sexo masculino

Lembrete de conduta

▶ Não se deve considerar automaticamente pacientes com anormalidades urológicas prévias, condições imunocomprometedoras, ou com diabetes melito mal controlado como ITU complicada se não houver relação com sintomas superiores ou sistêmicos

▶ Pressupõe-se potencial ITU complicada em todos os pacientes do sexo masculino, sendo idealmente solicitado exame de imagem nesses casos.

- *Escherichia coli* é a causa mais frequente de infecções agudas complicadas (Tabela 54.2)
- Outros uropatógenos como *Klebsiella* spp. e *Proteus* spp., *Pseudomonas,* enterococos, estafilococos e fungos também são frequentes
- Mecanismos de resistência a antibióticos ocorrem constantemente na ITU
- Há particular preocupação com os organismos da família *Enterobacteriaceae*, incluindo *E. coli* e *K. pneumoniae*, que adquiriram plasmídeos codificadores das betalactamases de espectro estendido (ESBL), promovendo resistência às cefalosporinas de 3ª geração, principalmente.

TABELA 54.2

Etiologia microbiológica das infecções do trato urinário.

Organismos	Não complicada (%)	Complicada (%)
Gram-negativos		
Escherichia coli	70 a 90	21 a 54
Proteus mirabilis	1 a 2	1 a 10
Klebsiella sp.	1 a 2	2 a 17
Citrobacter sp.	< 1	5
Enterobacter sp.	< 1	2 a 10
Pseudomonas aeruginosa	< 1	2 a 19
Outros	< 1	6 a 20
Gram-positivos		
Staphylococcus saprophyticus (coagulase-negativo)	5 a 20 (ou mais)	1 a 4
Enterococcus	1 a 2	1 a 23
Streptococcus do grupo B	< 1	1 a 4
Staphylococcus aureus	< 1	1 a 2
Outros	< 1	2

◥Como fazer a avaliação clínica inicial de uma suspeita de infecção do trato urinário na sala de emergência?

- Muitas vezes a própria queixa do paciente já direciona o diagnóstico
- É importante lembrar que alguns subgrupos de pacientes podem apresentar sintomas atípicos e apenas manifestações de toxemia e confusão mental, como idosos e aqueles com bexiga neurogênica ou antecedente de traumatismo raquimedular

Parte 9 • Emergências Relacionadas com o Trato Urinário

- Os sintomas e sinais de cistite incluem disúria, frequência e urgência urinária, dor suprapúbica e hematúria (Tabela 54.3)
- Pacientes com ITU aguda complicada também apresentam febre ou outras características de doença sistêmica (incluindo calafrios, calafrios ou fadiga acentuada ou mal-estar)
- Manifestações de pielonefrite classicamente incluem febre, calafrios, dor no flanco, náuseas e vômito
- Sintomas atípicos também foram descritos, como dor epigástrica ou em abdome inferior; porém, nesses casos, devem-se investigar outras patologias (Tabela 54.4)
- A piúria ocorre na maioria dos casos de ITU, porém pode apresentar-se em variadas patologias que fazem parte do diagnóstico diferencial (Tabela 54.5).

TABELA 54.3
Sinais e sintomas das infecções do trato urinário.

Cistite	Pielonefrite
Disúria	Febre ($\geq$ 38°C)
Polaciúria	Calafrios
Urgência miccional	Dor em flancos
Dor suprapúbica	Dor lombar espontânea ou à punhopercussão
Hematúria	Náuseas/vômito

TABELA 54.4
Diagnósticos diferenciais das infecções do trato urinário.

Patologias	Achados característicos
Prostatite aguda	Dor perineal ou pélvica, sintomas obstrutivos (retenção urinária), próstata edemaciada e dolorosa ao toque retal
Uretrite	Ulcerações na uretra, secreção uretral
Vaginite	Secreção vaginal ou odor, prurido e dispareunia
Anormalidades uretrais	Divertículos ou estenose de uretra
Cistite intersticial	Diagnóstico de exclusão
Doença inflamatória pélvica	Secreção cervical e endocervical, dor à palpação do colo do útero e de seus anexos
Nefrolitíase	Hematúria macroscópica
Abdome agudo inflamatório	Exames de imagem são necessários para diagnóstico

TABELA 54.5
Resultados do exame de urina tipo I nas infecções do trato urinário.

Resultados	Sensibilidade (%)	Especificidade (%)
Piúria	95	71
Esterase leucocitária	75 a 96	94 a 98
Nitrito*	60 a 80	80 a 85
Bactéria	40 a 70	85 a 95

*Negativo para germes não redutores de nitrato (enterococo, *S. saprophyticus*, *Acinetobacter*).

Suspeita de complicações

- Bacteriemia ou sepse
- Choque e/ou injúria renal aguda (IRA)
- Obstrução do trato urinário
- Instrumentação recente do trato urinário ou outras anormalidades anatômicas em pacientes idosos ou com diabetes melito
- A pielonefrite aguda também pode ser complicada pela progressão para abscesso corticomedular renal, perinéfrico, pielonefrite enfisematosa ou necrose papilar
- Na avaliação inicial, além da urina tipo I (ver Tabela 54.5) e da urocultura também devem ser solicitados hemograma completo, creatinina, ureia, eletrólitos e glicemia
- Em mulheres em idade fértil solicitar β-hCG
- Os exames serão adaptados de acordo com apresentação clínica do quadro (Figura 54.1)
- Em paciente com urosepse ou sinais de disfunção orgânica, solicitar exames específicos conforme protocolo de atendimento do paciente séptico.

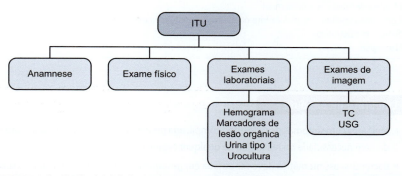

FIGURA 54.1 Avaliação inicial do paciente com suspeita de infecção do trato urinário (ITU). TC: tomografia computadorizada; USG: ultrassonografia.

Quando solicitar avaliação radiológica em casos de infecção do trato urinário?

- Sempre que houver suspeita de ITU complicada, a solicitação do exame de imagem torna-se obrigatória na sala de emergência (Tabela 54.6)
- A ultrassonografia (USG) e a tomografia computadorizada (TC) do trato geniturinário são os exames sugeridos para avaliação de anomalias morfológicas e/ou complicações
- Os exames de imagem têm o objetivo de pesquisar causas que possam atrasar a resposta terapêutica ou justificar a intervenção cirúrgica, como cálculo ou obstrução, ou diagnosticar uma complicação de infecção, como um abscesso renal
- Ultrassonografia à beira do leito (USPOC, do inglês *ultrasound ponit-of-care*) de rins e vias urinárias (Figura 54.2) é uma ferramenta valiosa para diagnóstico de ITU complicada, principalmente em situações obstrutivas com retenção urinária, cálculos e hidronefrose, assim como na avaliação da relação corticomedular renal e dos jatos urinários na bexiga ao Doppler.

TABELA 54.6

Indicações de exame de imagem (avaliação radiológica) nos casos de infecção do trato urinário.

- Sexo masculino
- Infecção urinária não complicada, com persistência dos sintomas após 48 a 72 h de antibioticoterapia apropriada
- História de litíase ou cólica renal
- Episódios repetidos de pielonefrite ou alteração anatômica do trato urinário
- Sintomas obstrutivos
- Urosepse

Lembrete de conduta

- ▶ Mulheres com sintomas de cistite não complicada podem ter terapêutica empírica iniciada, sem necessidade de realização de qualquer exame complementar
- ▶ Bacteriúria assintomática deve ser tratada em gestantes, neutropênicos e naqueles submetidos a procedimentos urológicos.

Capítulo 54 • Infecções do Trato Urinário   795

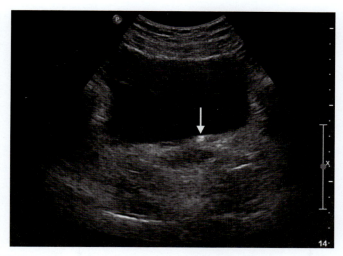

FIGURA 54.2 Ultrassonografia à beira do leito de abdome: janela retrovesical evidenciando cálculo renal obstrutivo em junção ureterovesical.

Qual o tratamento da infecção do trato urinário na sala de emergência?

- A internação é indicada para pielonefrite complicada, pacientes sépticos ou gravemente enfermos, febre persistente, dor refratária, incapacidade de uso de medicamentos por via oral (VO) ou resistência à adesão ao tratamento (Figura 54.3)
- Terapia antimicrobiana empírica deve ser iniciada imediatamente, considerando-se os fatores de risco para resistência aos medicamentos, incluindo o uso prévio de antimicrobianos e uroculturas anteriores
- Em tese, as cistites devem ser consideradas como infecções não complicadas e seu tratamento geralmente é ambulatorial (Tabela 54.7), porém pacientes com sintomas sistêmicos devem ser internados e utilizar antibioticoterapia por via intravenosa (IV), conforme protocolo de pielonefrite aguda
- Já a antibioticoterapia para pielonefrite aguda dependerá da diferenciação em quadros não complicados (Tabela 54.8) e complicados (Tabela 54.9)
- Importante lembrar do ajuste da dose do antimicrobiano de acordo com a função renal, pela avaliação da taxa de filtração glomerular (TFG), tanto em casos agudos quanto crônicos (Tabelas 54.10 e 54.11).

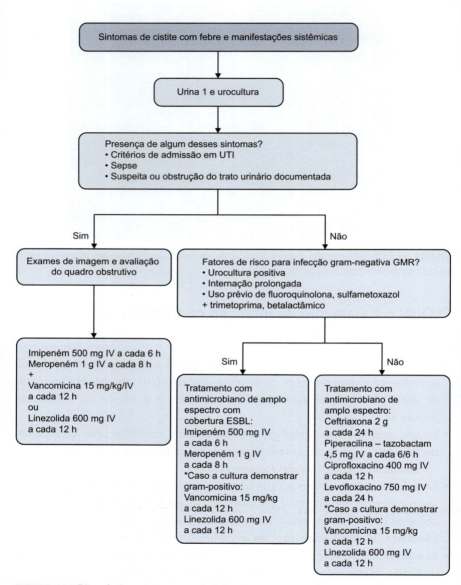

FIGURA 54.3 Diagnóstico e tratamento de infecção do trato urinário (ITU). IV: via intravenosa; UTI: unidade de terapia intensiva.

Capítulo 54 • Infecções do Trato Urinário

TABELA 54.7

Antibioticoterapia para cistite não complicada.

- Primeira linha de tratamento:
  - Fosfomicina 3 g VO em dose única
  - Nitrofurantoína 100 mg VO, a cada 6 h, por 5 dias
- Segunda linha de tratamento:
  - Norfloxacino 400 mg VO, a cada 12 h, por 3 dias
  - Ciprofloxacino 500 mg VO, a cada 12 h, por 3 dias
  - Levofloxacino 500 mg VO, em dose única diária por 3 dias
  - Betalactâmicos por 3 a 7 dias*

*Amoxicilina e ampicilina não são recomendadas para tratamento de cistite, exceto se isolados enterococos, estreptococos β-hemolíticos do grupo B ou durante a gestação. VO: via oral.

TABELA 54.8

Antibioticoterapia para pielonefrite não complicada.*

- Se resistência às fluoroquinolonas for < 10%:
  - Ciprofloxacino 500 mg VO, a cada 12 h, por 7 dias
  - Levofloxacino 750 mg VO, 1 vez/dia, por 5 a 7 dias
- Se resistência às fluoroquinolonas for > 10%:
  - Ceftriaxona 1 a 2 g, IV ou IM, 1 vez/dia, por 7 dias

*Duração do tratamento: 5 a 7 dias. IM: via intramuscular; IV: via intravenosa; VO: via oral.

TABELA 54.9

Antibioticoterapia para pielonefrite complicada.*

- Primeira linha de tratamento:
  - Ceftriaxona 2 g IV 1 vez/dia
  - Cefepima 2 g IV a cada 8 h
  - Ciprofloxacino 400 mg IV a cada 12 h
  - Levofloxacino 750 mg IV 1 vez/dia
- Pielonefrite com drenagem urinária incompleta e/ou pacientes imunossuprimidos:
  - Ampicilina–sulbactam 1,5 g IV a cada 6 h
  - Piperacilina–tazobactam 4,5 g IV a cada 6 h
  - Meropeném 1 g IV a cada 8 h
  - Imipeném 500 mg IV a cada 6 h

*Duração do tratamento: 10 a 14 dias. As doses apresentadas são para pacientes com função renal normal. Para gestantes, evitar quinolonas e imipeném.

TABELA 54.10

Antibioticoterapia para infecção do trato urinário em pacientes com função renal preservada.

Antibiótico	% do fármaco absorvido por excreção renal dos metabólitos ativos	Função renal normal
Penicilinas		
Amoxicilina	90	500 mg VO 3 vezes/dia
Amoxicilina–clavulanato	Clavulanato: 20 a 60	500 mg VO 3 vezes/dia, ou 875 mg VO 2 vezes/dia
Ampicilina	90	1 a 2 g IV a cada 6 h
Piperacilina	50 a 80	200 a 300 mg/kg/dia IV 4 vezes/dia
Piperacilina–tazobactam	Tazobactam: 60 a 80	3,375 mg IV a cada 6 h
Cefalosporinas		
Cefalexina	> 80 (18)	500 mg VO 4 vezes/dia
Cefazolina	> 80	1 g IV a cada 8 h
Ceftriaxona	50	1 a 2 g IV a cada 24 h
Ceftazidima	80 a 90	1 a 2 g IV a cada 8 ou 12 h
Cefepima	85	1 a 2 g a cada 12 h
Macrolídeos		
Claritromicina	20 a 30 (10 a 15)	500 mg VO a cada 12 h
Azitromicina	6	500 mg VO 1 vez/dia
Aminoglicosídeos		
Gentamicina	99	5 mg/kg/dia IV, divididos em até 3 doses
Amicacina	99	15 mg/kg/dia IV, divididos em até 3 doses

Carbapenêmicos		
Imipeném	70 a 76	500 mg IV a cada 6 h
Meropeném	70 a 80	1 g IV a cada 8 h
Ertapeném	40	1 g IV 1 vez/dia
Fluoroquinolonas		
Norfloxacino	25 a 40	400 mg VO 2 vezes/dia
Ciprofloxacino	40	250 a 750 mg VO, ou 400 mg IV, a cada 12 h
Levofloxacino	70 a 80	750 mg, VO ou IV, 1 vez/dia
Moxifloxacino	20	400 mg, VO ou IV, 1 vez/dia
Outros		
Vancomicina	> 90	1 g IV a cada 12 h
Teicoplanina	> 90	6 a 12 mg/kg IV a cada 12 h
Daptomicina	54	4 mg/kg IV 1 vez/dia
Linezolida	35	600 mg, VO ou IV, a cada 12 h
Tigeciclina	32	500 mg IV a cada 6 h
Antifúngicos		
Anfotericina B	< 10	0,5 a 1 mg/kg IV 1 vez/dia
Anfotericina B lipossomal	< 1	1 a 5 mg/kg/dia IV
Fluconazol	80	100 a 400 mg, VO ou IV, 1 vez/dia
Voriconazol	< 1	6 mg/kg IV, 1 vez, seguidos de 200 mg IV, 2 vezes/dia
Micafungina	< 1	50 a 100 mg IV 1 vez/dia

IM: via intramuscular; IV: via intravenosa; VO: via oral.

TABELA 54.11

Antibioticoterapia para infecção do trato urinário em pacientes com redução da taxa de filtração glomerular (TFG).

Antimicrobianos	Dose se função renal normal	TFG > 50 a 90 mℓ/min	TFG 10 a 50 mℓ/min	TFG < 10 mℓ/min
Amicacina	7,5 mg/kg a cada 12 h, ou 15 mg/kg a cada 24 h	7,5 mg/kg a cada 12 h, ou 15 mg/kg a cada 24 h	30 a 50: 7,5 mg/kg, 1 vez/dia 10 a 30: 7,5 mg/kg a cada 48 h	7,5 mg/kg a cada 72 h
Gentamicina	1,7 mg/kg a cada 8 h	5 a 7 mg/kg a cada 24 h ou 1,6 a 2,3 mg/kg a cada 8 h	1,7 mg/kg a cada 12 a 48 h	1,7 mg/kg a cada 48 a 72 h
Imipeném	0,5 g a cada 6 h	500 mg a cada 6 a 8 h	250 mg a cada 6 a 12 h	250 mg a cada 12 h
Meropeném	1 g a cada 8 h	1 g a cada 8 h	1 g a cada 12 h	0,5 g a cada 24 h
Ertapeném	1 g 1 vez/dia	1 g a cada 24 h	0,5 g a cada 24 h	0,5 g a cada 24 h
Ciprofloxacino	400 mg a cada 12 h	100% da dose	50 a 75%	50% da dose
Levofloxacino	750 mg 1 vez/dia	750 mg a cada 24 h	20 a 49: 750 mg a cada 48 h	< 20: uma dose de 750 mg; depois mais 500 mg a cada 48 h
Cefepima	2 g a cada 8 h (dose máxima)	2 g a cada 8 h	2 g a cada 12 a 24 h	1 g a cada 24 h
Piperacilina–tazobactam	4,5 g a cada 6 h	100%	2,25 g a cada 6 h	2,25 g a cada 8 h
Amoxicilina–clavulanato	500/125 mg a cada 8 h	500/125 mg a cada 8 h	500/125 mg a cada 12 h	500 mg 1 vez/dia
Ampicilina	2 g a cada 6 h	A cada 6 h	A cada 6 a 12 h	A cada 12 a 24 h
Nitrofurantoína	100 mg 1 vez/dia	100%	Evitar	Evitar
Aztreonam	2 g de 8/8 h	100%	50 a 75%	25%
Fluconazol	100 a 400 mg a cada 24 h	100%	50%	50%

Bibliografia

Flores-Mireles AL, Walker JN, Caparon M, Hultgren SJ. Urinary tract infections: epidemiology, mechanisms of infection and treatment options Trends Mol Med. 2016;22 (11):946-57.

Golan Y. Empiric therapy for hospital-acquired, gram-negative complicated intra-abdominal infection and complicated urinary tract infections: a systematic literature review of current and emerging treatment options. BMC Infect Dis. 2015;15:313.

Hooton TN. Catheter-associated urinary tract infection in adults, UpToDate. Disponível em: https://www.uptodate.com/contents/catheter-associated-urinary-tract-infection-in-adults?search=URINARY%20INFECTIONS&topicRef=8063&source=see_link. Acesso em: 28/10/2020.

Linsenmeyer K, Strymish J, Gupta K. Two simple rules for improving the accuracy of empiric treatment of multidrug-resistant urinary tract infections. Antimicrob Agents Chemother. 2015;59(12):7593-6.

McLellan LK, Hunstad DA. Urinary tract infection: pathogenesis and outlook. Crit Care Clin. 2013;29(3):699-715.

Nicolle LE. Urinary tract infection. Crit Care Clin. 2013;29(3):699-715.

Singh KP, Li G, Mitrani-Gold FS, Kurtinecz M, Wetherington J, Tomayko JF et al. Systematic review and meta-analysis of antimicrobial treatment effect estimation in complicated urinary tract infection. Antimicrob Agents Chemother. 2013;57(11):5284-90.

55

Rabdomiólise

Rômulo Augusto dos Santos e Bruno Cardoso

Considerações importantes

- Aproximadamente metade dos pacientes com rabdomiólise desenvolverá injúria renal aguda (IRA)
- O emergencista deve pesquisar exaustivamente a etiologia, em virtude da variedade de fatores relacionados a ela (substâncias psicoativas e fármacos, crise convulsiva, abstinência alcoólica, traumatismos, entre outros)
- O tratamento inclui: prevenção da injúria renal, identificação das complicações e seu tratamento e resolução da causa desencadeante do dano muscular
- A reposição volêmica adequada deve ser iniciada assim que possível, buscando euvolemia, evitando a hiperidratação
- O uso de manitol é controverso
- Alcalinização urinária não tem sido mais indicada de rotina pelas principais diretrizes, porém se a creatinofosfoquinase (CPK) > 30.000 UI/ℓ ou houver acidose metabólica/hiperpotassemia graves com injúria renal aguda (IRA), o uso de bicarbonato pode ser implementado com cautela
- A hiperpotassemia é o distúrbio mais temido e deve ser tratada prontamente, pelo potencial risco de arritmias fatais
- A hipocalcemia somente deve ser tratada se houver sintomas típicos (tetania, laringospasmo ou convulsões) ou associada à alteração eletrocardiográfica (alargamento de intervalo QT).

◤Quais as principais causas de rabdomiólise?

- Rabdomiólise é a lesão (necrose) do músculo estriado com liberação de constituintes das células (eletrólitos, mioglobina, aldolase, creatinoquinase [CK], desidrogenase láctica [DHL], alanina aminotransferase [ALT] e aspartato aminotransferase [AST]) no líquido extracelular e na circulação, responsável por 7 a 10% dos casos de IRA nos EUA

Capítulo 55 • Rabdomiólise 803

- Aproximadamente 46% dos pacientes com rabdomiólise desenvolvem IRA e a maioria recupera a função renal
- Suas principais etiologias são descritas na Tabela 55.1.

TABELA 55.1

Causas de rabdomiólise.

Traumatismo	Síndrome do esmagamento
Esforço	Exercícios extenuantes, convulsões, síndrome de abstinência
Hipoxia muscular	Oclusão arterial, imobilização prolongada ou perda da consciência
Defeitos genéticos	Deficiência de carnitina, doença de McArdle, deficiência de carnitina–palmitoil transferase
Infecciosas/inflamatórias	Influenza A e B, vírus Coxsackie, vírus Epstein-Barr, HIV, herpes-vírus simples, citomegalovírus, malária, *Legionella*, *Streptococcus pyogenes*, *Staphylococcus aureus*, *Salmonella*, *E. Coli*, leptospirose, *Clostridium*, polimiosite, dermatomiosite, tétano
Alterações da temperatura corporal	Insolação, hipertermia maligna, hipotermia, síndrome neuroléptica maligna, queimaduras, choque elétrico
Distúrbios hidreletrolíticos	Hipopotassemia, hipocalcemia, hipofosfatemia, estado hiperosmolar não cetótico, cetoacidose diabética, feocromocitoma, hiperaldosteronismo, insuficiência suprarrenal, hipotireoidismo e hipertireoidismo
Substâncias psicoativas e fármacos/toxinas	Síndrome da infusão do propofol, estatinas, fibratos, ciclosporina, quetiapina, álcool, heroína, cocaína, anfetamina, metadona, LSD, antipsicóticos, *ecstasy*, inibidores seletivos de serotonina, zidovudina, colchicina, lítio, anti-histamínicos, amiodarona, quinolonas, macrolídeos, daptomicina, sulfametoxazol–trimetoprima, anfotericina B, succinilcolina, intoxicação por cogumelos, monóxido de carbono, acidentes com serpentes, vespas e abelhas

LSD: dietilamida do ácido lisérgico.

◣Qual a apresentação clínica da rabdomiólise?

- Apresentação clínica ampla, desde assintomática até injúria renal com necessidade de terapia dialítica
- Tríade clássica: dor muscular (mialgia), fraqueza e urina escurecida
- O emergencista deve investigar rabdomiólise em pacientes comatosos ou com imobilização prolongada, que não estejam aptos a dar informações durante anamneses

- Achados sugestivos de rabdomiólise:
  - Evidência de necrose na pele ou sinais de múltiplos traumatismos ou esmagamento
  - Alterações laboratoriais como hiperpotassemia, hiperfosfatemia, hipocalcemia ou elevação de ureia e creatinina séricas
- Diversos diagnósticos diferenciais devem ser lembrados durante o contexto clínico de rabdomiólise (Tabela 55.2).

TABELA 55.2

Diagnósticos diferenciais de rabdomiólise.

IAM	Dor torácica ou equivalente isquêmico, alterações eletrocardiográficas. Pode aumentar CPK, porém há elevação significativa de troponina
Hematúria e hemoglobinúria	Urina tipo 1 com hematúria, sinais sistêmicos de hemólise (elevação dos reticulócitos e DHL)
Miopatias inflamatórias	Geralmente o desenvolvimento dos sintomas demora semanas a meses; fraqueza muscular proximal e simétrica, achados sistêmicos compatíveis com miopatia inflamatória
Miopatia necrosante autoimune	Geralmente não há melhora da fraqueza nem diminuição dos níveis de CPK com a cessação da estatina. Apresenta resposta terapêutica ao uso de imunossupressores
TVP	Mialgia não associada a elevação significativa de CPK e/ou mioglobinúria. Diagnóstico com Doppler venoso

CPK: creatinofosfoquinase; DHL: desidrogenase láctica; IAM: infarto agudo do miocárdio; TVP: trombose venosa profunda.

> **Lembrete de conduta**
>
> Aproximadamente metade dos pacientes com rabdomiólise pode apresentar-se inicialmente assintomático.

◤Como confirmar o diagnóstico de rabdomiólise na sala de emergência?

- O diagnóstico de rabdomiólise é confirmado por exames laboratoriais, associados a história clínica compatível
- Exames iniciais:
  - CPK: em geral aumentada entre 4 e 10 vezes. A elevação inicia-se 12 horas após o dano muscular, alcança concentração sérica máxima entre 1 e 3 dias, e declina após 3 a 5 dias

Capítulo 55 • Rabdomiólise

- Hemograma completo: verificar se há hemólise microangiopática com plaquetopenia
- Eletrólitos e testes bioquímicos (sódio, potássio, cálcio total e ionizado, fósforo), creatinina, ureia, glicemia e ácido úrico
- Gasometria venosa: é comum pacientes com injúria renal apresentarem acidose metabólica
- Coagulograma: alargamentos de tempo de tromboplastina parcial ativada (TTPa) podem indicam coagulação intravascular disseminada (CIVD)
- Urina tipo I: mioglobinúria (teste de fita positivo para hemácias, porém sem hematúria no exame microscópico de urina).

> **Lembrete de conduta**
>
> ▶ O eletrocardiograma (ECG) é fundamental para avaliar alterações clássicas de hiperpotassemia ou hipocalcemia
>
> ▶ Alargamento de QRS, aumento de intervalo PR, apiculamento de onda T ou elevação de intervalo QT podem ser observados nesses casos.

Qual a conduta para rabdomiólise na sala de emergência?

Os objetivos do tratamento da rabdomiólise são:

- Prevenir IRA
- Identificar e tratar os distúrbios hidreletrolíticos potencialmente graves
- Descontinuar o fator de dano muscular.

Reposição volêmica

- Solução cristaloide (solução salina [SS] a 0,9% ou lactato de Ringer): 1 a 2 ℓ/h dependendo da situação e da gravidade do caso
- O objetivo central é a euvolemia, portanto a hiperidratação é contraindicada
- Preservar débito urinário de 3 mℓ/kg/h (200 a 300 mℓ/h)
- Manter reposição volêmica até CPK < 5.000 UI/ℓ e fita urinária negativar para hematúria
- Não há evidências benéficas do uso de manitol.

Alcalinização urinária

- Não tem sido recomendada pelas últimas diretrizes em virtude do risco de complicações relacionadas com o uso do bicarbonato (Tabela 55.3)

TABELA 55.3

Riscos do tratamento com bicarbonato de sódio na rabdomiólise.

- Hipernatremia e hiperosmolaridade
- Sobrecarga de volume
- Hipercapnia e acidose intracelular
- Maior afinidade da Hb pelo O_2
- Estímulo a enzimas glicolíticas
- Queda no cálcio ionizado
- Alcalose de rebote

Hb: hemoglobina.

- Apesar disso, em situações especiais como CPK > 30.000 UI/ℓ ou acidose metabólica/hiperpotassemia graves com injúria renal aguda, o uso de bicarbonato pode ser considerado
- Não administrar se houver hipocalcemia grave, ph arterial ≥ 7,5 ou bicarbonato sérico ≥ 30 mEq/ℓ
- Usar solução com 150 mℓ de bicarbonato de sódio a 8,4% + 850 mℓ de soro glicosado (SG) a 5% ou água destilada, por infusão intravenosa (IV) inicial de 200 mℓ/h, ajustando-se a dose para alcançar um pH urinário > 6,5
- Dosar pH (sérico e urinário) e cálcio sérico a cada 2 horas durante a infusão
- Suspender a infusão de bicarbonato se após 3 a 4 horas do início do tratamento:
  - pH urinário não totalizar > 6,5
  - pH arterial ≥ 7,5
  - Paciente desenvolver hipocalcemia sintomática
  - Bicarbonato sérico > 30 mEq/ℓ
- Se a diurese for estabelecida, manter bicarbonato até CPK < 5.000 UI/ℓ.

Correção eletrolítica

- O distúrbio mais temido na rabdomiólise é a hiperpotassemia, sendo a principal causa de mortalidade aguda nesses pacientes (Figura 55.1)
- A terapêutica baseia-se em 3 medidas (Tabela 55.4):
  - Estabilização da membrana miocárdica pela infusão de cálcio (gluconato ou cloreto de cálcio)
  - Troca iônica recolocando o potássio no espaço intracelular (bicarbonato de sódio, β-agonista ou glicoinsulinoterapia)
  - Excreção corporal de potássio (furosemida, hemodiálise ou poliestirenossulfonato de cálcio – Sorcal®)

Capítulo 55 • Rabdomiólise

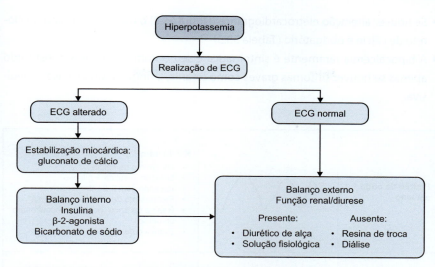

FIGURA 55.1 Tratamento da hiperpossatemia na rabdomiólise. ECG: eletrocardiograma.

TABELA 55.4
Tratamento da hiperpotassemia na sala de emergência.

Medida	Prescrição	Início de ação	Duração	Atenção
Gluconato de cálcio a 10%	10 a 20 mℓ IV em 2 a 3 min	1 a 3 min	0,5 a 1 h	Uso de digitálicos
Bicarbonato de sódio a 8,4%	50 mℓ IV em 20 min	15 a 30 min	1 a 2 h	Hipervolemia Hipocalcemia
Solução polarizante	10 UI de INS R + 100 mℓ G a 50% IV em 10 min	15 a 60 min	4 a 6 h	Hipo ou hiperglicemia
β-2-agonista	Salbutamol 10 gotas aerossol	15 a 30 min	2 a 4 h	Arritmias Coronariopatia
Furosemida	40 a 80 mg IV em *bolus*	0,5 a 2 h	4 a 6 h	Hipovolemia DRC – IRA
Poliestirenossulfonato de cálcio	30 a 60 g VO ou enema	1 a 2 h	4 a 6 h	Constipação intestinal
Diálise	Ajuste do K$^+$	Imediata	Duração da diálise (3 a 4 h)	Risco de hipotensão e arritmias

DRC: doença renal crônica; G: glicose; IV: via intravenosa; IRA: injúria renal aguda; ISN R: insulina regular; VO: via oral.

- Se houver alteração eletrocardiográfica (Figura 55.2) o uso de gluconato ou cloreto de cálcio é obrigatório (Tabela 55.5)
- A hipocalcemia raramente é sintomática e seu tratamento deve ser instituído apenas se houver sintomas graves como tetania, laringospasmo e crise convulsiva.

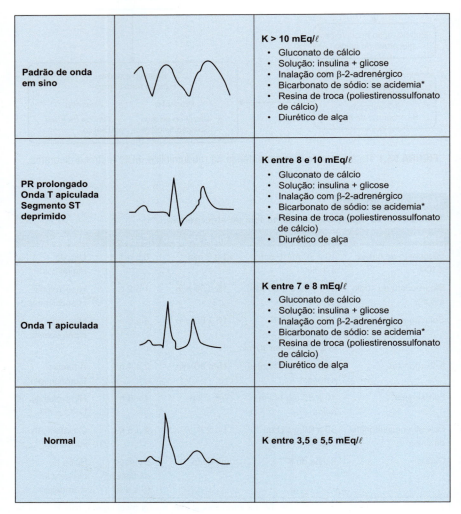

FIGURA 55.2 Alterações eletrocardiográficas da hiperpotassemia.

TABELA 55.5

Diferentes tipos de infusão de cálcio para correção eletrolítica.

Cloreto de cálcio	Gluconato de cálcio
Deverá ser administrado, de preferência em linha central	Pode ser administrado por via periférica (menor probabilidade de causar necrose tecidual em caso de extravasamento)
Não sofre metabolização hepática	Sofre metabolização hepática para liberação de cálcio. Em caso de comprometimento do fluxo sanguíneo hepático, não é uma boa escolha
Tem três vezes a quantidade de cálcio quando comparado ao gluconato em mesma quantidade	Menor quantidade disponível de cálcio por mℓ

Terapia renal substitutiva

- As indicações de terapia dialítica são:
  - Pacientes com hiperpotassemia ou acidose refratárias (K persistentemente > 6,5 mEq/ℓ e bicarbonato persistentemente < 10 mEq/ℓ com pH < 7,1)
  - Hipervolemia com edema agudo de pulmão
  - Oligúria (débito urinário < 0,5 mℓ/kg/h) por 12 horas
  - Sintomas urêmicos (encefalopatia, pericardite ou hemorragias)
- A metodologia nos casos de rabdomiólise com injúria renal aguda e emergências dialíticas deverá ser sempre a hemodiálise, podendo ser contínua ou intermitente (Tabela 55.6).

TABELA 55.6

Métodos dialíticos na rabdomiólise associada à injúria renal aguda.

Método dialítico	Vantagens	Desvantagens
Intermitente	Rápida remoção de solutos Maior capacidade de ultrafiltração Menor dose de anticoagulantes Baixo custo Fácil mobilização do paciente	Menor tolerância hemodinâmica Manejo limitado da volemia Atraso na recuperação renal Menor dose de diálise Necessidade de suporte de enfermagem especializado
Contínuo	Maior tolerância hemodinâmica Remoção gradual de solutos	Anticoagulação contínua Imobilização do paciente durante o procedimento

(continua)

TABELA 55.6

Métodos dialíticos na rabdomiólise associada à injúria renal aguda. (*Continuação*)

Método dialítico	Vantagens	Desvantagens
Contínuo (*continuação*)	Ideal para pacientes hipercatabólicos Recuperação mais rápida da função renal Remoção de mediadores inflamatórios Facilidade de suporte nutricional	Necessidade de ser realizada em UTI Doses subterapêuticas de fármacos Hipotermia Maior custo

UTI: unidade de terapia intensiva.

Bibliografia

Bagley WH, Yang H, Shah KH. Rhabdomyolysis. Intern Emerg Med. 2007; 2(3):210-8.

Crush-related acute kidney injury (acute renal failure). 2015. Disponível em: www.uptodate.com. Acesso em: 24/10/2020.

Miller ML. Causes of rhabdomyolysis. 2015. Disponível em: www.uptodate.com. Acesso em: 24/10/2020.

Miller ML. Clinical manifestations and diagnosis of rhabdomyolysis. 2015. Disponível em: www.uptodate.com. Acesso em: 24/10/2020.

Perazella MA, Rosner MH. Clinical features and diagnosis of heme pigment-induced acute kidney injury (acute renal failure). 2015. Disponível em: www.uptodate.com. Acesso em: 05/11/2020.

Perazella MA, Rosner MH. Prevention and treatment of heme pigment-induced acute kidney injury (acute renal failure). 2015. Disponível em: www.uptodate.com. Acesso em: 24/10/2020.

56

Injúria Renal Aguda e Emergências Dialíticas

Diego Ennes Gonzales e Renato Augusto Tambelli

Considerações importantes

- Injúria ou injúria renal aguda (IRA) é definida por:
  - Elevação da creatinina em 0,3 mg/dℓ do valor basal do paciente em 48 horas ou em 50% do valor basal em até 7 dias
  - Débito urinário < 0,5 mℓ/kg/h por 6 horas
- O estadiamento da gravidade da IRA deve ser estabelecido conforme a classificação da *Kidney Disease: Improving Global Outcomes* (KDIGO), apresentada mais adiante
- A IRA é uma síndrome com muitas etiologias, dentre elas:
  - Necrose tubular aguda (NTA): 45%
  - Pré-renal: 21%
  - Obstrução do trato urinário: 10%
  - Glomerulonefrite/vasculite: 4%
  - Nefrite intersticial aguda (NIA): 2%
  - Ateroembolismo: 1%
- O diagnóstico diferencial dessas condições necessita de minuciosa história clínica e correlação com dados laboratoriais, embora a biopsia renal seja eventualmente obrigatória em algumas condições
- O tratamento da IRA, além de direcionar para a possível etiologia, deve contemplar também as possíveis complicações do quadro, como manejo de volemia, hiperpotassemia e acidose metabólica
- A refratariedade ao tratamento clínico das complicações da IRA indica início à terapia dialítica
- São três as principais modalidades dialíticas na IRA: hemodiálise intermitente (convencional), hemodiálise contínua e diálise peritoneal
- Pacientes com obstrução urinária podem apresentar IRA grave com hiperpotassemia e acidose desproporcionais.

Como caracterizar a evolução de um quadro para injúria renal aguda?

- Os seguintes parâmetros definem IRA:
  - Elevação da creatinina em 0,3 mg/dℓ do valor basal do paciente em 48 horas ou em 50% do valor basal em até 7 dias
  - Débito urinário < 0,5 mℓ/kg/h em 6 horas
- A classificação de Kidney Disease: Improving Global Outcomes (KDIGO) estadia a IRA em três graus conforme a diurese e o valor da creatinina sérica (Tabela 56.1).

TABELA 56.1

Classificação da injúria renal aguda conforme a KDIGO.

	Diurese	Creatinina
KDIGO I	< 0,5 mℓ/kg/h por 6 a 12 h	1,5 a 1,9 vez o valor basal
KDIGO II	< 0,5 mℓ/kg/h por 12 a 24 h	2 a 2,9 vezes o valor basal
KDIGO III	< 0,3 mℓ/kg/h por mais de 24 h ou anúria por mais de 12 h	Acima de 3 vezes o valor basal ou creatinina acima de 4 mg/dℓ ou em terapia dialítica

KDIGO: *Kidney Disease: Improving Global Outcomes.*

Como abordar o paciente com injúria renal aguda na sala de emergência?

- Todo o paciente com IRA necessita de abordagem clínica e investigação complementar
- O primeiro passo é tentar identificar, de maneira sindrômica, o tipo de IRA (Figura 56.1).

Diferenciação entre injúria renal aguda e doença renal crônica

- Procurar saber a creatinina prévia do doente (se disponível)
- Realizar ultrassonografia (USG) do trato urinário: redução de tamanho dos rins (sobretudo < 9 cm) sugerem cronicidade
- Anemia e elevação do paratormônio (PTH) também sugerem doença renal crônica (DRC).

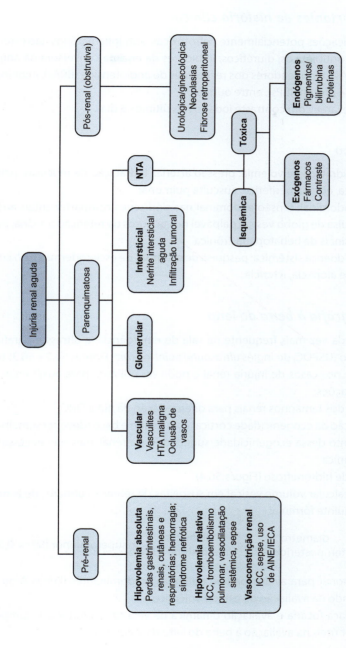

FIGURA 56.1 Diferenciação entre os tipos de injúria renal aguda (IRA). AINE: anti-inflamatório não esteroide; HTA: hipertensão arterial; ICC: insuficiência cardíaca congestiva; IECA: inibidor da enzima conversora da angiotensina; NTA: necrose tubular aguda.

Dados importantes de história clínica

- Uso de medicações potencialmente nefrotóxicas: anti-inflamatórios não esteroides (AINEs), antibióticos, diuréticos, inibidores da enzima conversora da angiotensina (IECAs), bloqueadores dos receptores de angiotensina (BRAs), inibidores da bomba de próton (IBPs), entre outros
- Se realizou exame com contraste iodado nos últimos 5 dias.

Exame físico

- Estado de hidratação e volemia: pressão arterial, hidratação de mucosas, perfusão periférica, edema periférico, ausculta pulmonar
- Palpação abdominal: tensão abdominal nas síndromes compartimentais abdominal, pesquisa de globo vesical palpável nos quadros de retenção urinária, ascite e outros sinais de hepatopatia crônica
- Pesquisa de doença sistêmica: pesquisa de estigmas de esclerodermia, *rash* cutâneo, áreas de alopecia, icterícia.

Ultrassonografia à beira do leito

- Com uso cada vez mais frequente na sala de emergência, a ultrassonografia à beira do leito (USPOC, do inglês *ultrasound point-of-care*; Figuras 56.2 e 56.3) tem amplo valor nos casos de injúria renal e pode ser utilizada para auxílio nas seguintes situações:
  - Avaliação dos tamanhos renais para diferenciação de IRA e DRC
  - Comparação da ecogenicidade cortical com fígado e baço (deve ser semelhante): aumento dessa ecogenicidade sugere doença renal, mas não necessariamente crônica
  - Pesquisa de hidronefrose (Figura 56.4)
  - Avaliar e calcular volume vesical em suspeitas de retenção urinária, de acordo com a seguinte fórmula:

$$\text{volume} = \frac{\text{diâmetro}}{\text{anteroposterior (AP)}} \times \frac{\text{diâmetro}}{\text{laterolateral (LL)}} \times \text{superoinferior (SI)} \times 0{,}52$$

  - USG pulmonar para avaliar padrão de linhas predominantes (linhas A ou B), contribuindo na avaliação do estado volêmico
  - USG cardíaca focada e avaliação dinâmica da veia cava inferior que também podem ser úteis na avaliação à beira do leito da volemia.

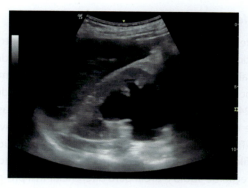

FIGURA 56.2 Ultrassonografia de abdome à beira do leito com janela esplenorrenal: rim esquerdo evidenciando hidronefrose grave.

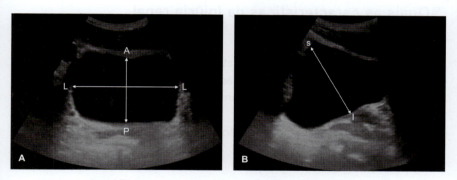

FIGURA 56.3 Cálculo ultrassonográfico do volume vesical.

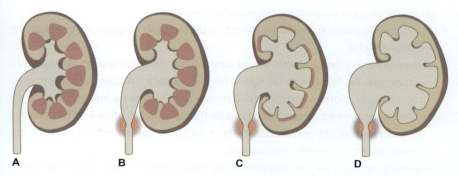

FIGURA 56.4 Graus de hidronefrose. **A.** Rim normal. **B.** Hidronefrose leve. **C.** Hidronefrose moderada. **D.** Hidronefrose grave.

Exames complementares iniciais

- Hemograma, ureia, creatinina, sódio, potássio, perfil gasométrico
- Ácido úrico, cálcio, fósforo, sobretudo se suspeita de síndrome de lise tumoral (SLT)
- Urina tipo I: avaliar proteinúria, leucocitúria, hematúria (com pesquisa de dismorfismo eritrocitário, quando constatado), além de análise de cristais
- Proteinúria de 24 horas se houver suspeita de glomerulopatias
- Em suspeita de doenças sistêmicas, principalmente para investigação de glomerulonefrites: frações C3 e C4 do complemento, fator antinúcleo (FAN), anticorpos antineutrófilos (ANCA), anticorpo antimembrana basal glomerular
- Frações de excreção de sódio e ureia para diferenciar IRA pré-renal de intrínseca
- USG do trato urinário.

◀Quais as características da injúria renal aguda pré-renal?

- Na IRA pré-renal, o mecanismo fisiopatológico predominante é a depleção de volume, com consequente hipoperfusão renal
- Suspeitar nas seguintes condições: diarreia, vômito, hemorragias, uso de diuréticos, inadequada ingestão hídrica
- Estenose de artéria renal e hipoperfusão por anti-inflamatórios também são causas relevantes
- Uma condição frequente na prática clínica é a insuficiência cardíaca descompensada que, embora seja classificada genericamente como IRA pré-renal, tem um mecanismo predominante relacionado com a congestão intrarrenal (síndrome cardiorrenal), com propostas terapêuticas diferentes
- A síndrome hepatorrenal é um diagnóstico de exclusão no paciente com cirrose hepática e ascite
  - Deve-se excluir causa hipovolêmica com infusão de albumina intravenosa (IV) (2 dias com 1 g/kg), descartar injúria renal intrínseca (choque circulatório, nefrotoxicidade, glomerulopatia) e rins normais em exame de imagem
  - Como o tratamento curativo por meio de transplante hepático é de difícil acesso, a alternativa são os vasoconstritores esplâncnicos, como terlipressina ou norepinefrina, associados à albumina
- Na prática clínica, o diagnóstico de IRA pré-renal é determinado pela história clínica, aliada à melhora de escórias nitrogenadas após 24 a 72 horas de reposição de fluidos

Capítulo 56 • Injúria Renal Aguda e Emergências Dialíticas

- Importante análise é realizada pelas frações de excreção de sódio e ureia, que devem ser dosadas em amostras isoladas de sangue e urina:

$$\text{Fração de excreção de sódio: } \frac{\text{sódio urinário} \times \text{creatinina plasmática}}{\text{sódio plasmático} \times \text{creatinina urinária}} \times 100$$

$$\text{Fração de excreção de ureia: } \frac{\text{ureia urinária} \times \text{creatinina plasmática}}{\text{ureia plasmática} \times \text{creatinina urinária}} \times 100$$

- Alguns achados laboratoriais podem ter valor diagnóstico, como apresentado na Tabela 56.2.

TABELA 56.2

Diagnóstico diferencial de injúria renal aguda (IRA) pré-renal e IRA intrínseca.

	IRA pré-renal	IRA intrínseca (renal)
Urinálise	Cilindros hialinos	Anormalidades variadas
Relação ureia/Cr séricas	> 40	< 20 a 30
FE de sódio (%)	< 1	> 2
FE de ureia (%)	< 35	> 35

Cr: creatininas; FE: função de excreção.

Lembrete de conduta

- ▶ Na maioria das vezes, há melhora da IRA pré-renal com a reposição de fluidos quando decorrente de depleção
- ▶ Nos casos de insuficiência cardíaca descompensada com perfil congesto, a diuretico-terapia é obrigatória (furosemida 1 mg/kg inicialmente).

◣Quais as características da injúria renal aguda (intrínseca)?

- As causas de IRA intrínseca são variadas e, para compreendê-las, devem-se conhecer os compartimentos renais (Figura 56.5).

Injúria tubular

- Todas as causas de IRA pré-renal podem evoluir para um quadro isquêmico, com consequente NTA e apresentar evolução mais desfavorável com terapia dialítica

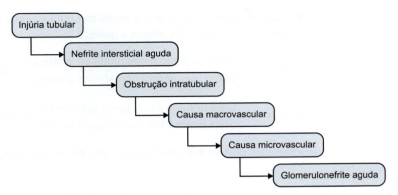

FIGURA 56.5 Possíveis lesões nos compartimentos renais.

- A sepse é um exemplo clássico, em que o estado relativo de depleção de volume, associada à liberação de citocinas inflamatórias, causa necrose tubular aguda, com consequente IRA intrínseca
- O contraste iodado merece particular atenção, uma vez que seu uso é muito frequente e associa-se à IRA (antigamente conhecida como nefropatia induzida por contraste)
  - Trata-se de uma complicação que ocorre após 24 a 48 horas da infusão do contraste iodado intravenoso, decorrente da ação vasoconstritora da medula renal e da ação citotóxica tubular (com NTA)
  - A IRA associada ao contraste é classicamente não oligúrica
  - Profilaxia para evitar lesão em pacientes de risco (DRC prévia):
    - Em geral, a hidratação deve ser realizada com 1 mℓ/kg/h de solução salina (SS) a 0,9% 12 horas antes e 12 horas depois do uso do contraste, embora outras variações de tempo também sejam aceitas
    - Solução de bicarbonato e uso de acetilcisteína não são tão recomendados nos últimos anos
    - Pacientes dialíticos podem receber contraste iodado intravenoso e não obrigatoriamente devem ser dialisados na sequência, a menos que haja sinais de congestão sintomática após o exame
- A rabdomiólise é caracterizada por necrose muscular esquelética com várias repercussões sistêmicas, principalmente renal e eletrolítica
  - Uma das primeiras, e principais, causas descritas foi a *crush syndrome* decorrente de compressão muscular secundária a evento traumático
    - Clinicamente, as manifestações incluem fraqueza e dor muscular, associadas à alteração da coloração da urina – desde a coloração rósea até a marrom-escura

Capítulo 56 • Injúria Renal Aguda e Emergências Dialíticas

- O diagnóstico é estabelecido laboratorialmente pela elevação da enzima creatinofosfoquinase (CPK), classicamente descrita com valores > 5.000 UI/ℓ
- A hidratação intravenosa, sem dúvidas, é um dos principais alicerces no tratamento, com o objetivo preventivo e terapêutico da IRA associada à rabdomiólise, sendo indicada nos casos com CPK > 5.000 UI/ℓ
- Quando realizada precocemente, reduz a mortalidade, dando-se preferência por cristaloides, considerando a possibilidade de piores desfechos quando utilizados coloides
- O volume de infusão inicial de SS a 0,9% deve ser de 1 a 2 ℓ/h, com ajuste para manter o débito urinário de 200 a 300 mℓ/h
- Não há ensaios randomizados sobre a eficácia definitiva no uso de bicarbonato de sódio na prevenção de IRA secundária à rabdomiólise.

Nefrite intersticial aguda

- A NIA é uma causa de IRA, que decorre, na maioria das vezes, do uso de fármacos, como antibióticos (destaque para betalactâmicos e ciprofloxacino), IBP e AINE em:
  - Infecções sistêmicas
  - Síndrome nefrite tubulointersticial e uveíte (TINU)
  - Doenças autoimunes (sarcoidose, síndrome de Sjögren, lúpus eritematoso sistêmico [LES], entre outras)
- As manifestações da NIA são variadas e envolvem, além do quadro de IRA (com proteinúria leve – 1 a 2 g em 24 horas), sinais e sintomas que remetem a um quadro alérgico
- Febre, *rash* cutâneo e eosinofilia, contudo, ocorrem conjuntamente em apenas 10% dos pacientes
- Outro achado muito descrito é a eosinofilúria, que também pode ocorrer em outras situações como NTA e pielonefrite
- O diagnóstico é confirmado por meio de biopsia renal
- O tratamento fundamental é interromper a medicação. Caso persista a disfunção renal, indica-se corticoterapia com prednisona 1 mg/kg, por 4 a 6 semanas.

Obstrução intratubular

- Situação em que há obstrução nos túbulos renais por diversas condições, como: ácido úrico, fosfato de cálcio, oxalato de cálcio, cadeias leves e fármacos (aciclovir, indinavir, metotrexato)

- A SLT é um exemplo clássico, em que há obstrução por cristais de urato e de fosfato de cálcio, decorrente de lesão celular em tumores de alto *turnover*, sobretudo as doenças linfoproliferativas
  - Grave condição, com diversos distúrbios hidreletrolíticos associados, como hiperpotassemia, hiperfosfatemia e hipocalcemia
- Intoxicação por etilenoglicol, embora não muito frequente em nosso meio, deve ser lembrado
  - A IRA acontece devido à precipitação de cristais de oxalato de cálcio. Além disso, a intoxicação por esse álcool causa importante acidose metabólica de ânion *gap* aumentado, sendo um dos principais achados desse quadro
- O mieloma múltiplo é um distúrbio proliferativo de plasmócitos que acarreta produção de proteínas monoclonais capazes de obstruir o lúmen tubular renal e causar IRA. Deve ser suspeitado em pacientes com os demais achados da doença: anemia, hipercalcemia e lesões ósseas líticas
  - Uma pista diagnóstica dessa doença é proteinúria de 24 horas aumentada, discrepante com aquela analisada na fita urinária.

Causas macrovasculares

- Em menor frequência, acometimento de grandes vasos renais deve ser lembrado como etiologia da IRA
- As principais etiologias são:
  - Trombose de artéria renal bilateral ou em rim único, ou infarto de artérias segmentares pode ocorrer em condições de hipercoagulabilidade (malignidade, síndrome nefrótica, síndrome do anticorpo antifosfolipídico)
  - Lesão arterial renal (dissecção, traumatismo, síndrome de Marfan, poliarterite nodosa)
  - Embolia de origem cardiogênica (fibrilação atrial, miocardiopatia, endocardite)
- Geralmente o quadro clínico é de dor em flanco, sendo o diagnóstico evidenciado em tomografia computadorizada (TC) convencional sem contraste (na maioria das vezes realizada para pesquisa de nefrolitíase, quando se encontram áreas isquêmicas em rim)
- Quando em segmento renal principal, angiotomografia arterial é indicada
- Nessas situações o tratamento intervencionista dependerá do segmento arterial envolvido, do tempo de instalação e de conversa com cirurgião vascular
- Além disso, a administração de anticoagulantes é preconizada por pelo menos 6 meses, com ou sem antiagregantes, dependendo da intervenção realizada

- Trombose de veia renal é classicamente associada a pacientes com síndrome nefrótica, particularmente em nefropatia membranosa ou naquelas com proteinúria maciça (> 10 g/dia ou grave hipoalbuminemia < 2 g/dℓ)
  - Clinicamente o paciente apresenta dor lombar, podendo ocorrer hematúria
  - O tratamento com anticoagulantes deve ser prescrito por no mínimo 6 meses e, se trombose bilateral ou em rim único, com disfunção renal, avaliar trombectomia ou trombólise local.

Causas microvasculares

- Doença renal ateroembólica ou simplesmente ateroembolismo é o principal diagnóstico diferencial da IRA associada ao contraste, porém pode-se diferenciá-la pelas seguintes características clínicas e laboratoriais:
  - Ocorre em situações de manipulação arterial (p. ex., angiografia) em pacientes de risco cardiovascular (diabéticos, tabagistas, hipertensos etc.), e a IRA tende a ocorrer mais tardiamente (semanas após o procedimento)
  - Há achados clínicos e dois laboratoriais clássicos dessa complicação: cianose de extremidades (*blue toe*), *livedo reticularis* com eosinofilia e hipocomplementenemia
  - Nessa situação, a hidratação intravenosa não tem função profilática e não há terapêutica específica
- As microangiopatias trombóticas (MAT) representam um amplo espectro de doenças, em que as mais marcantes são a anemia hemolítica microangiopática e a trombocitopenia
  - Variadas etiologias são descritas, dentre elas a principal é a síndrome hemolítico-urêmica típica, causada pela toxina shiga da *Escherichia coli*. Nessa situação, não há tratamento específico, sendo a terapia de suporte preconizada
  - Distúrbios hereditários da regulação do complemento causam as síndromes hemolítico-urêmicas atípicas, condições raras e que exigem estudo específico do sistema complemento do paciente
  - Outras causas de MAT envolvem: púrpura trombocitopênica trombótica e fármacos.

Glomerulonefrite rapidamente progressiva

- A glomerulonefrite rapidamente progressiva (GNRP) é uma síndrome caracterizada por disfunção renal rápida em dias ou semanas, em associação a componentes da síndrome nefrítica aguda

Parte 9 • Emergências Relacionadas com o Trato Urinário

- Por definição, há, na histologia, envolvimento de mais de 50% dos glomérulos. É uma síndrome grave, com evolução para rápida deterioração da função renal e DRC terminal
- A principal pista diagnóstica relaciona-se com o conjunto de achados: disfunção renal, hematúria (com dismorfismo eritrocitário, cilindros hemáticos) e proteinúria de graus variáveis (geralmente subnefrótica, < 3,5 g/dia)
  - Na GNRP tipo I, também conhecida como síndrome de Goodpasture, há o desenvolvimento de anticorpos antimembrana basal glomerular, que podem ser detectados na dosagem sérica. Além disso, pode ocorrer acometimento pulmonar, com hemoptise (uma das causas de síndrome pulmão–rim)
  - A GNRP tipo II envolve lesão mediada por imunocomplexos, como observado no LES (nefrite lúpica), nefropatia por imunoglobulina tipo A (IgA) e glomerulonefrite pós-estreptocócica
  - A GNRP tipo III provoca agressão no glomérulo em consequência da reação de hipersensibilidade celular. O exemplo típico são as vasculites associadas a ANCA, como granulomatose com poliangiite (antigamente denominada granulomatose de Wegener), poliangiite microscópica e granulomatose eosinofílica com poliangiite (antigamente denominada síndrome de Churg-Strauss)
- Na suspeita de GNRP, a biopsia renal deve ser realizada, porém o tratamento deve ser iniciado precipuamente, considerando-se a gravidade e a progressão rápida das lesões histológicas
- De maneira geral, o tratamento adota as seguintes etapas:
  - Indução: pulsoterapia com metilprednisolona por via intravenosa (1 g por 3 dias), seguida de corticoterapia por via oral (VO); ciclofosfamida intravenosa ou por via oral
  - Plasmaférese para os casos de hemorragia pulmonar e, principalmente, nos casos de anticorpo antimembrana basal glomerular
  - Profilaxia para estrongiloidíase com ivermectina 12 mg (2 comprimidos de 6 mg), por 2 dias deve preceder o tratamento imunossupressor
  - Manutenção: implementada após indução, podendo ser administrados ciclofosfamida, azatioprina ou micofenolato. A escolha dependerá da etiologia.

◢Quais as características da injúria renal aguda pós-renal/retenção urinária?

- A retenção urinária é uma das situações urológicas mais frequentes na sala de emergência, principalmente no sexo masculino e tem como principal causa a hiperplasia prostática benigna (HPB)

- Obstruções em qualquer área anatômica do trato urinário podem originar IRA pós-renal (Figura 56.6)
- Muitas etiologias relacionam-se com a redução da excreção urinária após a filtração glomerular (Tabela 56.3)

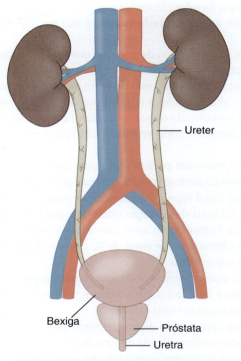

FIGURA 56.6 Pontos de obstrução do trato urinário.

TABELA 56.3
Causas de obstrução do trato urinário.

Localização	Causas
Rim	Carcinoma, litíase
Ureter	Litíase, fibrose retroperitoneal, tumores extrínsecos, carcinoma, infecção, traumatismo
Bexiga	Carcinoma, coágulos, edema/inflamação vesical

Parte 9 • Emergências Relacionadas com o Trato Urinário

- Algumas medicações comumente utilizadas também podem contribuir para retenção urinária, como: amitriptilina, escopolamina, levodopa, bromocriptina, haloperidol, clorpromazina, difenidramina, hidroxizina, hidralazina, nifedipino, carbamazepina e opioides
- Clinicamente, o paciente relata desconforto suprapúbico, e nota-se um globo vesical à palpação abdominal (bexigoma). Pode haver ou não disfunção renal, a depender do tempo da retenção urinária
- Em pacientes com anatomia desfavorável, o uso da USPOC é de extrema importância
- Cateterismo vesical (de alívio ou de demora) deve ser realizado de maneira diagnóstica e terapêutica
- Em pacientes com HPB, além de manutenção de cateter vesical por 14 dias, deve-se associar um alfabloqueador (tansulosina ou doxazosina). Após esse período, inicia-se uma tentativa de retirada de cateter e avaliam-se sinais de retenção
- A IRA pós-renal também pode englobar obstrução de qualquer via do trato urinário
- Pacientes com IRA pós-renal podem apresentar desproporção de creatinina em relação à ureia, além de acidose metabólica mais grave (por concomitância de acidose tubular renal distal hiperpotassêmica, por resistência mineralocorticoide). Isso reforça a importância da avaliação ultrassonográfica em pacientes com IRA
- Na persistência de hidronefrose após cateterismo vesical de demora, deve-se pesquisar o fator obstrutivo, por meio de TC e avaliação urológica para possível desobstrução ou nefrostomia
- No sexo feminino, quando ocorre obstrução urinária supravesical bilateral, a avaliação ginecológica é imperativa, uma vez que tumores de colo do útero podem evoluir com compressão ureteral extrínseca
- Nos pacientes que apresentem disfunção renal grave, a desobstrução do trato urinário pode trazer melhora rápida de função renal ou demorar até 7 a 10 dias
- Alguns têm melhora mais lenta, ou até mesmo evoluem para DRC devido a fibrose e atrofia tubulointersticial
- Vigilância do débito urinário deve acontecer após desobstrução, pois poliúria é frequente e ocorre por insensibilidade à ação do hormônio antidiurético.

Lembrete de conduta

▶ A USPOC e o cateter vesical de demora são ferramentas diagnósticas e terapêuticas na retenção urinária

▶ Obstrução do trato urinário supravesical deve ter avaliação urológica para possível desobstrução cirúrgica.

Capítulo 56 • Injúria Renal Aguda e Emergências Dialíticas

◤Qual o tratamento da injúria renal aguda na sala de emergência?

- O tratamento da IRA deve ser direcionado primeiramente à causa que originou essa lesão e concomitantemente:
  - Evitar novos danos renais: suspensão de IECA ou BRA, evitar novos nefrotóxicos, se contexto permitir (aminoglicosídeos, contraste iodado e quimioterápicos)
  - Descontinuar ou ajustar dose de medicações que podem acumular-se devido à redução pelo *clearance* renal e promover efeitos adversos sérios, como a metformina, a gabapentina, a morfina e a cefepima
  - Manutenção de euvolemia e pressão arterial média (PAM) de 65 mmHg com reposição de fluidos ou uso de vasopressores, se necessário
  - Tratar hipervolemia, se constatada: furosemida (80 mg IV, inicialmente) ou o dobro da dose utilizada ambulatorialmente. Avaliar resposta após 2 horas de sua administração. Doses maiores podem ser necessárias
  - Hiperpotassemia: seu manejo torna-se imperativo, visto o alto risco de arritmias cardíacas e consequente óbito
    - A primeira conduta deve ser a realização de um eletrocardiograma (ECG) para identificação de possíveis alterações. Estas, quando presentes, tornam a prescrição de gluconato de cálcio intravenoso para estabilização da membrana miocárdica a conduta inicial mais relevante
    - A seguir, medidas para redução do nível sérico de potássio devem ser instituídas, com preferência para a solução polarizante (glicoinsulinoterapia), bicarbonato de sódio (se houver acidose metabólica) e β-2-agonista inalatório (Tabela 56.4)
    - A clássica resina de troca por via oral (poliestirenossulfonato de cálcio) apresenta pouca validação e eficácia em hiperpotassemias agudas, uma vez que seu início de ação é superior a 6 horas
    - O zircônio de sódio glicosilicato (ZS-9), outra resina de troca, apresenta farmacocinética mais favorável, podendo ser uma opção para eliminação de potássio pelo trato gastrintestinal, porém ainda indisponível no Brasil
    - Convém ressaltar que hiperpotassemias graves (> 6,5 mEq/ℓ) em paciente com IRA oligoanúrica devem ser acompanhadas por nefrologista para definição do início de terapia dialítica, uma vez que medidas clínicas podem ser ineficazes
  - Acidose metabólica: em pacientes com acidemia, pH < 7,2, à custa de acidose metabólica (bicarbonato < 22), infusão de 1 a 2 mℓ/kg de bicarbonato de sódio a 8,4% pode ser realizada
    - Atentar para complicações da administração de bicarbonato: hipernatremia, hipocalcemia, sobrecarga de volume e acidose respiratória paradoxal

Parte 9 • Emergências Relacionadas com o Trato Urinário

TABELA 56.4
Medidas clínicas para correção da hiperpotassemia na injúria renal aguda (IRA).

Intervenção	Início/duração	Mecanismo de ação	Modo de prescrever	Comentários
Gluconato de cálcio a 10%	1 a 2 min/1 a 2 h	Estabilização da membrana miocárdica	10 mℓ IV durante 2 a 3 min	Muita cautela se o paciente usa digitálico O cálcio pode se acumular na musculatura lesionada e contribuir para hipercalcemia após recuperação da IRA
Bicarbonato de sódio a 8,4%	0,5 a 1 h/1 a 2 h	Corrige acidose Desloca potássio para o meio intracelular	50 mℓ puros ou diluídos em solução glicosada IV, em 1 h	Aplicar IV se constatada acidose metabólica Atentar para sobrecarga volêmica Pode precipitar ou piorar hipocalcemia na fase aguda da rabdomiólise
Solução polarizante	1 h/4 a 6 h	Desloca potássio para o meio intracelular	10 UI de insulina regular (ou 0,1 UI/kg; no máximo 10 UI), diluídos em 50 g de solução glicosada (p. ex., 100 mℓ de glicose a 50% ou 500 mℓ de glicose a 10%)	Pode ser ineficaz dependendo da proporção da injúria muscular Vigilância glicêmica é importante, sobretudo em pacientes idosos
β-2-agonistas inalatórios (salbutamol, fenoterol)	0,5 a 1 h/ 2 a 4 h	Desloca potássio para o meio intracelular	Salbutamol 10 mg	Atentar para angina e arritmias, sobretudo em pacientes já cardiopatas

IV: via intravenosa.

- A terapia renal substitutiva deve ser indicada de maneira absoluta quando:
  - Hiperpotassemia refratária
  - Acidemia refratária (acidose metabólica ou mista com pH < 7,15)

Capítulo 56 • Injúria Renal Aguda e Emergências Dialíticas

- □ Sinais e sintomas de uremia (discrasia sanguínea, pericardite, encefalopatia)
- □ Hipervolemia refratária
- □ Intoxicações exógenas por substâncias dialisáveis (p. ex., lítio, metformina)
- □ De maneira relativa, também pode ser indicação de início de diálise:
  - ◆ Débito urinário < 200 mℓ/24 horas
  - ◆ Hipermagnesemia em paciente anúrico com perda de reflexos tendíneos, geralmente magnésio sérico > 8 mg/dℓ
  - ◆ Antecipando distúrbios da IRA em situações específicas (rabdomiólise, SLT)
- Dentre as modalidades dialíticas na IRA, tem-se: a hemodiálise convencional, hemodiálise estendida (SLED), hemodiálise contínua e diálise peritoneal
- As terapias hemodialíticas devem ser realizadas por cateter de curta permanência com sítio de preferência por ordem decrescente: veia jugular interna direita, femoral direita, femoral esquerda, jugular interna esquerda, subclávias
- Nos pacientes dialíticos prévios, o uso de permcath pode ser mantido
- Naqueles que apresentam fístula arteriovenosa (FAV), se houver mudança de modalidade para terapia dialítica contínua, um cateter de curta permanência deve ser implantado
  - ○ A hemodiálise convencional é a modalidade mais utilizada, sobretudo nas situações de urgência dialítica. Com duração de geralmente 4 horas, é eficaz para resolver hiperpotassemias agudas graves e quadros de hipervolemia sintomáticas refratárias
  - ○ Em pacientes com certa instabilidade hemodinâmicas, a SLED pode ser utilizada (mesma aparelhagem, porém com tempo de duração de 6 a 12 horas)
  - ○ A hemodiálise contínua apresenta duas indicações principais: grave instabilidade hemodinâmica e hipertensão intracraniana
    - □ De maior custo e pouco disponível nos serviços públicos, possibilita a realização da terapia em pacientes críticos instáveis que necessitem de ultrafiltração para controle volêmico e metabólico decorrente da IRA
    - □ A troca lenta de solutos reduz alterações osmóticas intracelulares, causando menor impacto no volume intracelular, sobretudo cerebral, consequentemente diminuição da repercussão na pressão intracraniana, sendo a escolha em pacientes neurocríticos
  - ○ A diálise peritoneal, realizada com auxílio de um cateter de Tenckhoff intra-abdominal, também é uma terapia renal substitutiva aceita para a IRA
    - □ Utilizada em menor frequência, devido sobretudo à disponibilidade da técnica nos serviços hospitalares; pode ser indicada como alternativa terapêutica segura, inclusive para pacientes em estado críticos

Parte 9 • Emergências Relacionadas com o Trato Urinário

□ Não deve ser realizada em pacientes com cirurgia abdominal recente, síndrome do desconforto respiratório agudo grave em elevados parâmetros ventilatórios e alterações eletrolíticas que necessitem de rápida correção (p. ex., hiperpotassemia grave e refratária).

Bibliografia

Darmon M, Ostermann M, Cerda J, Dimopoulos MA, Forni L, Hoste E *et al*. Diagnostic work-up and specific causes of AKI. Intensive Care Med. 2017;43:829-40.

Erdbruegger MD, Okusa MD. Etiology and diagnosis of prerenal disease and acute tubular necrosis in acute kidney injury in adults. Disponível em: www.uptodate.com. Acesso em: 01/12/2020.

Gaudry S, Hajage D, Schortgen F, Martin-Lefevre L, Pons B, Boulet E *et al*. Initiation strategies for renal-replacement therapy in the intensive care unit. N Engl J Med. 2016;375:122-33.

Karakala N, Tolwani AJ. Timing of renal replacement therapy for acute kidney injury. J Intensive Care Med. 2019;34(2):94-103.

Kidney Disease: Improving Global Outcomes (KDIGO). Acute Kidney Injury Work Group. KDIGO Clinical Practice Guideline for Acute Kidney Injury. Kidney inter. 2012;2:1-138.

Moore KP, Hsu RK, Liu KD. Management of acute kidney injury: core curriculum 2018. Am J Kidney Dis. 2018;72(1):136-48.

Rosner MH, Okusa MD. Overview of the management of acute kidney injury (AKI) in adults. Disponível em: www.uptodate.com. Acesso em: 01/12/2020.

Zeidel ML, O'Neill WC. Clinical manifestations and diagnosis of urinary tract obstruction and hydronephrosis. Disponível em: www.uptodate.com. Acesso em: 01/12/2020.

Parte 10

Emergências com Manifestações Reumatológicas e Dermatológicas

57 Crise Aguda de Gota, 831

58 Artrite Séptica, 840

59 Reações Medicamentosas e Síndrome DRESS, 848

57

Crise Aguda de Gota

Rudimila Caroline dos Santos Viana, Tais Gaspar Ferreira e Ricardo Kriegler Azzolini

Considerações importantes

- Gota é a uma doença metabólica caracterizada por hiperuricemia, deposição de cristais de urato monossódico em articulações e tecidos, e artrite. É a forma mais comum de artrite inflamatória em todo o mundo, atingindo principalmente homens de meia-idade
- O quadro clínico habitual é de uma artrite monoarticular, com dor intensa, eritema importante, calor e edema, geralmente afetando a primeira articulação metatarsofalangiana. As crises frequentemente iniciam-se ao no período noturno e têm rápida evolução até o seu pico de sintomas (< 24 horas)
- O diagnóstico é confirmado por meio de artrocentese da articulação afetada, na qual a análise do líquido deve ser realizada em microscópio de luz polarizada, revelando cristais de urato monossódico em forma de agulha com birrefringência negativa
- Diante de um quadro clínico característico e na impossibilidade de realizar a coleta do líquido sinovial, o diagnóstico clínico presuntivo é possível. Um diagnóstico diferencial importante mesmo naqueles pacientes que já tenham diagnóstico prévio de gota é a artrite séptica
- Os valores séricos de ácido úrico dosados durante um episódio agudo de gota não são confiáveis para confirmar nem afastar seu diagnóstico, pois há grande variabilidade nesse parâmetro laboratorial durante o surto
- Quanto antes o tratamento for instituído, mais cedo ocorrerá a remissão completa dos sintomas
- O tratamento da crise pode ser realizado com anti-inflamatórios não esteroides (AINEs), colchicina ou corticosteroides (oral, intra-articular ou intramuscular). É válido destacar que a escolha do agente deve basear-se na avaliação do paciente, considerando comorbidades, contraindicações e possíveis interações medicamentosas
- Pacientes em terapia de redução de urato devem ser orientados a não interrompê-la durante a crise. Deve-se reforçar a indicação de mudanças no estilo de vida, com controle ponderal, redução no consumo de álcool, dieta sem excesso de purinas e prática de atividades físicas, e orientar o paciente sobre a necessidade de acompanhamento da doença mesmo após a resolução da crise, por se tratar de uma doença crônica.

Quais os mecanismos para surgimento da gota?

- A gota é a forma mais comum de artrite inflamatória em todo o mundo, com prevalência de 1 a 4% e incidência de 0,1 a 0,3% na população mundial
- Ocorre especialmente em homens de meia-idade, entre 40 e 50 anos, e mulheres na pós-menopausa
- A incidência mundial de gota eleva-se de modo gradual, possivelmente devido a aumento da longevidade da população, hábitos dietéticos, crescente prevalência da obesidade, síndrome metabólica e doença renal crônica (DRC), além do uso de fármacos hiperuricemiantes (diuréticos tiazídicos)
- A gênese da doença decorre de hiperuricemia sustentada, com valores séricos de ácido úrico acima de 6,8 mg/dℓ, em indivíduos suscetíveis
- A maioria dos indivíduos com hiperuricemia não apresentarão manifestações clínicas decorrentes da deposição dos cristais de urato
- O principal mecanismo desencadeador da hiperuricemia ocorre por hipoexcreção renal de ácido úrico, em 90% dos casos; os 10% restantes decorrem da produção excessiva desse ácido
- Os cristais formam-se devido à supersaturação sérica do urato nos tecidos envolvidos
- Todos os pacientes com gota apresentam hiperuricemia prolongada em alguma fase ao longo da doença
- A crise aguda de gota decorre da interação dos cristais com os macrófagos teciduais, além da participação de outros cofatores, desencadeando uma intensa resposta inflamatória
- Vários eventos podem desencadear as crises agudas de gota (Tabelas 57.1 e 57.2). Dentre eles, podem-se destacar: estresse metabólico, libação alcoólica, traumatismos, cirurgias e mudanças súbitas nos níveis séricos de ácido úrico, que ocorrem principalmente após o início de terapia para redução de urato.

TABELA 57.1

Principais causas de hipoexcreção renal de urato.

- Etilismo
- Injúria renal crônica
- Hiperparatireoidismo/hipotireoidismo
- Pré-eclâmpsia
- Obesidade
- Diuréticos (tiazídicos e diuréticos de alça)
- Cetoacidose diabética, acidose láctica
- Desidratação
- Fármacos: etambutol, pirazinamida, ciclosporina, levodopa, salicilatos em baixa dose
- Outras: sarcoidose, beriliose, intoxicação pelo chumbo

TABELA 57.2

Principais causas de hiperprodução de urato.

- Etilismo
- Ingestão excessiva de purinas
- Doenças mieloproliferativas e linfoproliferativas
- Distúrbios hemolíticos
- Obesidade
- Fármacos citotóxicos
- Psoríase
- Síndrome de Down
- Deficiência de B_{12}
- Doenças de armazenamento de glicogênio (tipos III, V e VII)
- Defeitos enzimáticos

G6 P: glicose-6-fosfatase.

Quais as manifestações clínicas da crise de gota?

- A mais comum são ataques de artrite aguda autolimitada com períodos de remissão (período intercrítico) de meses ou anos, que, sem tratamento hipouricemiante, evoluem com frequência crescente e mais prolongadas, até se tornarem um quadro crônico e progressivo, com ausência de período intercrítico, aliado a destruição e deformidade articular
- Ao longo dessa progressão, podem ocorrer os depósitos de urato denominados tofos, frequentemente localizados em torno das articulações, especialmente nas bursas olecranianas
- O quadro clínico clássico caracteriza-se por artrite aguda de rápida evolução, conhecida como podagra, extremamente dolorosa, na primeira articulação metatarsofalangiana (em mais da metade dos casos), podendo também afetar outras articulações, como tornozelos, tarso e joelhos, principalmente com a progressão da doença
- Ao exame físico, notam-se extrema sensibilidade ao toque, eritema local, calor e edema articular. Também se deve procurar por tofos
- Alguns pacientes apresentam pródromos, como dor leve e limitação de movimento que podem indicar a instalação de uma crise aguda
- Principalmente no início da doença, as crises têm resolução espontânea e completa em 3 a 10 dias
- Na doença avançada, pode haver acometimento poliarticular e de membros superiores, além da associação a manifestações sistêmicas, como febre, calafrios e adinamia

- Em situações de hiperuricemia intensa e de rápida evolução, como doenças linfo/mieloproliferativas, os ataques iniciais de gota podem apresentar-se de maneira atípica, com quadro oligo ou poliarticular.

◤Como é feito o diagnóstico? Quais os diagnósticos diferenciais?

- Havendo monoartrite, o ideal é sempre realizar a punção do líquido sinovial da articulação afetada para confirmar o diagnóstico
- O exame padrão-ouro para a confirmação de gota é a artrocentese, cujo líquido puncionado é analisado por microscopia de luz polarizada, que evidencia cristais em forma de agulha com birrefringência negativa, correspondentes ao urato monossódico
- Outras características do líquido devem ser avaliadas, como a citologia com diferencial, glicose, proteínas, cultura e coloração de Gram
- Na gota, os leucócitos podem exceder 50.000 células/mm³, mantendo predomínio de polimorfonucleares (PMN); já a glicose apresenta-se com valores normais
- Alterações nos exames de fase aguda, como leucocitose, elevação de proteína C reativa (PCR) e velocidade de hemossedimentação (VHS) são comuns
- A hiperuricemia tem valor limitado no diagnóstico das crises
- Na impossibilidade da coleta do líquido sinovial e diante de uma apresentação clínica típica, o diagnóstico clínico é aceitável, principalmente se for apoiado pelas seguintes manifestações: envolvimento monoarticular de membro inferior (especialmente metatarsofalangiana ou articulação do tornozelo), episódios anteriores de artrite aguda semelhante, início rápido da dor, edema e eritema, gênero masculino, hiperuricemia e em paciente com doenças cardiovasculares
- Quando não for possível a realização da artrocentese e a apresentação clínica for atípica, impossibilitando o diagnóstico, recomenda-se a realização de exames de imagem
- A ultrassonografia (USG) possibilita detectar, mais precocemente, alterações e características da deposição de cristais: o sinal do duplo contorno evidencia uma linha hiperecoica irregular na superfície da cartilagem examinada e é bastante sugestivo para o diagnóstico de gota
- A radiografia simples é o método mais utilizado na prática clínica, porém seus achados em fases iniciais são pouco úteis para o diagnóstico, as imagens podem ser normais ou mostrar apenas edema assimétrico dos tecidos moles próximos das articulações afetadas

Capítulo 57 • Crise Aguda de Gota

- Alterações são visualizadas apenas após a progressão da doença, podendo haver cistos subcondrais, erosões em saca-bocado com destruição da estrutura óssea e desvios
- Dentre os principais diagnósticos diferenciais, estão artrite séptica, traumatismo, doença por deposição de pirofosfato de cálcio e infecções tegumentares
- Pacientes com gota tofácea e poliatrite podem mimetizar outras formas de artrite inflamatória crônica, como artrite reumatoide, artrite psoriásica, outras formas de espondiloartrite e sarcoidose.

Lembrete de conduta

▶ Durante os ataques gotosos, os níveis séricos de ácido úrico podem apresentar valores normais devido ao efeito uricosúrico que as citocinas promovem. Desse modo, é indicado que, para valores orientadores, a dosagem do urato deva ser realizada no mínimo 2 semanas após a remissão da crise

▶ A artrite séptica pode coexistir em pacientes com diagnóstico de gota. Desse modo, é sempre importante a realização da artrocentese da articulação acometida para análise do líquido sinovial (bacteriologia) com o intuito de descartar o diagnóstico de infecção.

Qual o tratamento para a crise aguda de gota?

- A escolha do fármaco a ser usado na crise deve ser guiada com base em características do paciente, como: comorbidades, informações sobre exacerbação, número e tipo de articulações afetadas, custos, preferência do paciente, interações medicamentosas e contraindicações (Figura 57.1)
- A terapia pode ser iniciada tanto com AINEs quanto com colchicina ou glicocorticoides
- Quanto antes iniciado o tratamento, mais rápido obtém-se melhora clínica.

Anti-inflamatórios não esteroides

- Se não houver contraindicações, os AINEs podem ser empregados como primeira escolha
- A dose e a duração do tratamento devem basear-se na gravidade da crise, que normalmente dura por 5 dias
- Qualquer AINE pode ser administrado, incluindo os inibidores seletivos da COX-2 (Tabela 57.3).

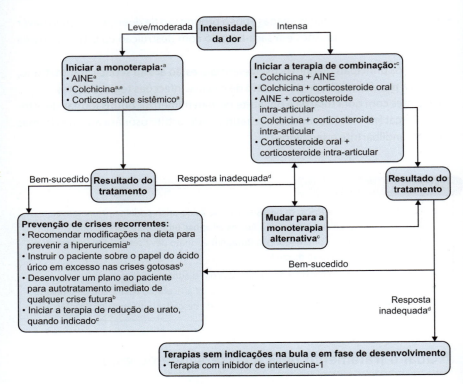

FIGURA 57.1 Tratamento da gota na sala de emergência. AINE: anti-inflamatório não esteroidal. [a]Nível de evidências grau A: corroboradas por múltiplos ensaios clínicos randomizados ou metanálises. [b]Nível de evidências grau B: derivadas de um único ensaio clínico randomizado ou de estudos não randomizados. [c]Nível de evidências grau C: opinião de consenso de especialistas, estudos de casos ou de padrão de cuidados. [d]A "resposta inadequada" é definida como uma melhora de < 20% no escore de dor dentro de 24 horas ou de < 50% em ≥ 24 horas. [e]A colchicina só é recomendada quando iniciada dentro de 36 horas após o aparecimento dos sintomas.

TABELA 57.3

Anti-inflamatórios não esteroides mais usados na crise de gota.

- Naproxeno 500 mg a cada 12 h
- Indometacina 50 mg a cada 8 h
- Diclofenaco 50 mg a cada 8 ou 12 h
- Meloxicam 15 mg 1 vez/dia
- Celecoxibe 200 mg a cada 12 h

Colchicina

- Se o paciente apresentar contraindicações ao uso de AINE, a colchicina pode ser utilizada
- É válido lembrar que deve ser utilizada com cautela em casos de injúria renal (especialmente se taxa de filtração glomerular (TFG) < 30 mℓ/min) e que seus efeitos apresentam maior efetividade se administrada nas primeiras 12 horas do início da dor
- Dose recomendada: 1 mg, seguido de 0,5 mg 1 hora depois, sendo repetida a dose a cada 12 horas até remissão do surto.

Glicocorticoides

- Os glicorticorticoides podem ser indicados quando houver falha no tratamento com colchicina e/ou AINE, ou quando essas medicações estiverem contraindicadas, podendo ser administrados pelas vias oral (VO), intravenosa (IV), intramuscular (IM) ou intra-articular
- A via de administração é escolhida após avaliação da quantidade de articulações envolvidas, da condição clínica do paciente e da experiência do médico com técnicas de infiltração articular (Tabela 57.4)
- A artrocentese com infiltração de glicocorticoide restringe-se aos casos de uma ou duas articulações inflamadas com acessibilidade e experiência do profissional para a realização do procedimento.

TABELA 57.4

Glicocorticoides mais usados na crise de gota.

- Prednisona 30 mg VO por 5 dias
- Triancinolona intra-articular:
  - 40 mg para uma grande articulação
  - 30 mg para uma articulação média
  - 10 mg para uma pequena articulação
- Betametasona 7 mg IM
- Metilprednisolona IV: 20 mg a cada 12 h com redução gradual pela metade de cada dose até melhora, mantendo-se 4 mg a cada 12 h por 5 dias

IM: via intramuscular; IV: via intravenosa; VO: via oral.

Lembrete de conduta

- ▶ O tratamento deve ser iniciado o mais cedo possível para obter melhora rápida e completa dos sintomas
- ▶ Pode-se recomendar o uso de gelo tópico e repouso articular como terapias adjuvantes.

Quais as principais orientações aos pacientes?

- Deve-se informar ao paciente que a deposição de cristais de urato monossódico persiste após a resolução da crise, ou seja, que a gota é uma doença crônica que requer terapia de longo prazo para controle dos sintomas
- Recomenda-se aos pacientes com gota que mantenham uma dieta saudável, evitando alimentos ricos em purinas, reduzam o consumo de álcool e controlem seu peso, além de encorajá-los à prática de exercícios físicos
- Doenças cardiovasculares, renais e síndrome metabólica devem ser rastreadas e tratadas nesses pacientes.

Lembrete de conduta

- ▶ Em pacientes hipertensos, priorizar o uso de losartana devido ao seu efeito uricosúrico
- ▶ Em usuários de hidroclorotiazida, deve-se considerar sua substituição.

Como realizar o acompanhamento do paciente após o controle da crise aguda?

- Os agentes hipouricemiantes não devem ser iniciados na vigência da crise; assim evitam-se maiores modificações no equilíbrio químico dinâmico entre os níveis séricos de ácido úrico e os microtofos depositados no tecido sinovial
- Deve-se iniciar a terapia de redução de urato quando o paciente apresentar crises de gota recorrentes (duas ou mais por ano), um ou mais tofos ou evidência de dano articular atribuível à doença
- Pode-se iniciar terapia de redução de urato quando o paciente apresentar urolitíase, concentração sérica de urato > 9 mg/dℓ e/ou doença renal avançada
- As três principais classes de fármacos para controle da hiperuricemia são:
  - Inibidores da produção de urato (inibidores da xantina oxidase), como alopurinol e febuxostate
  - Normalizadores da excreção renal de urato, como probenecida, benzobromarona e o lesinurad
  - Catalisadores da conversão de urato na alantoína, como pegloticase e rasburicase
- O alopurinol é o agente de primeira linha na redução de uratos e deve ser iniciado em doses baixas (100 mg/dia ou menor em casos de disfunção renal grave). O alvo de tratamento com a terapia hipouricemiante deve alcançar níveis de ácido úrico < 6 mg/dℓ

Capítulo 57 • Crise Aguda de Gota   839

- É aconselhável profilaxia anti-inflamatória para evitar novos ataques. Pode-se iniciar uma dose diária de 0,5 a 1 mg de colchicina caso o paciente não apresente contraindicações, por pelo menos 6 meses, ou baixas doses de AINE ou corticosteroides
- A gota não tratada ou mal controlada pode resultar em função musculoesquelética limitada, deformidades e consequente incapacidade.

Lembrete de conduta

Pacientes que já usam fármacos hipouricemiantes devem ser orientados a não interromper o uso durante o ataque agudo de gota.

Bibliografia

Azevedo VF, Lopes MP, Catholino NM, Paiva ES, Araújo VA, Pinheiro GRC. Revisão crítica do tratamento medicamentoso da gota no Brasil. Rev Bras Reumatol. 2017;57(4):346-55.

Fitzgerald JD, Dalbeth N, Mikuls T, Brignardello-Petersen R, Guyatt G, Abeles AM et al. 2020 American College of Rheumatology Guideline for the Management of Gout. Arthritis Rheumatol. 2020;72(6):879-95.

Gaffo AL. Treatment of gout flares; clinical manifestations and diagnosis of gout. Uptodate, 2020. Disponível em: www.uptodate.com. Acesso em: 30/10/2020.

Perez-Ruiz F, Dalbeth N. Gout. Rheum Dis Clin North Am. 2019;45(4):583-91.

Pillinger MH, Mandell BF. Therapeutic approaches in the treatment of gout. Semin Arthritis Rheum. 2020;50(3):S24-30.

Ragab G, Elshahaly M, Bardin T. Gout: an old disease in new perspective – a review. J Adv Res. 2017;8(5):495-511.

Richette P, Doherty M, Pascual E, Barskova V, Becce F, Castaneda J et al. 2018 updated European League against Rheumatism evidence-based recommendations for the diagnosis of gout. Ann Rheum Dis. 2019;79(1):31-8.

Vasconcelos JTS, Neto JFM, Shinjo SK, Radominski SC. Gota. Livro da Sociedade Brasileira de Reumatologia. Barueri: Manole; 2019.

58

Artrite Séptica

Tais Gaspar Ferreira, Rudimila Caroline dos Santos Viana e Ricardo Krieger Azzolini

Considerações importantes

- A artrite séptica é definida como infecção da articulação e considerada uma emergência clínica. O diagnóstico precoce e o início imediato de antibioticoterapia, além da drenagem articular, são fundamentais para impedir a má evolução do quadro e a perda da função articular
- A causa mais comum de artrite séptica (não gonocócica) em adultos é o *Staphylococcus aureus*
- A via mais comum de infecção de uma articulação é a hematogênica. Artrite reumatoide, artropatias por cristais, prótese articular, manipulação cirúrgica da articulação, injeção intra-articular de corticosteroide, doenças crônicas e idade avançada são fatores predisponentes para artrite séptica
- Na maioria dos casos, a artrite séptica apresenta-se como uma monoartrite aguda, acompanhada de febre, edema, rubor, calor, dor e redução da mobilidade articular, sendo o joelho a articulação mais afetada
- O diagnóstico baseia-se no quadro clínico e na identificação da bactéria por coloração de Gram e cultura, a partir da coleta de líquido sinovial por artrocentese. Além disso, a análise citológica do líquido sinovial com mais de 50.000 leucócitos/mm^3 é altamente sugestiva de infecção
- Exames laboratoriais e de imagem, como radiografia, tomografia computadorizada (TC) ou ressonância magnética (RM), não são úteis na definição do diagnóstico
- Após artrocentese para identificação do patógeno, o tratamento empírico deve ser iniciado imediatamente, associado à drenagem articular. O antibiótico de escolha é a vancomicina 15 mg/kg a cada 12 horas, por via intravenosa (IV), para locais com evidência de *S. aureus* resistente à meticilina (MRSA), e cefazolina 2 g a cada 8 horas, por via intravenosa para locais sem evidência de resistência ao *S. aureus*
- O tempo recomendado de antibioticoterapia intravenosa é de 2 semanas, seguidas por mais 4 semanas de terapia por via oral (VO).

Quais os mecanismos causadores de artrite séptica não gonocócica?

- A artrite séptica é uma infecção da articulação que tem incidência anual de 2 a 10 casos a cada 100 mil habitantes
- Apresenta maior prevalência em crianças, idosos e adultos do sexo masculino
- Essa infecção ocorre mais frequentemente por via hematogênica, seguida de inoculação direta, como traumatismos, mordeduras, injeção intra-articular ou artroscopia, contiguidade ou infecção de partes moles próximas à articulação
- Os principais fatores predisponentes de artrite séptica são extremos etários, doença articular preexistente, prótese articular, cirurgia ou injeção recente na articulação, doenças crônicas como diabetes melito, cirrose, doença renal crônica (DRC), uso de substâncias psicoativas intravenosas, imunossupressão, infecção de pele ou tecidos moles
- O fator de risco mais importante é a alteração da arquitetura articular, como ocorre na artrite reumatoide, que apresenta de 4 a 15 vezes mais risco de desenvolver artrite séptica, independentemente de seu tratamento.

Quais são os patógenos mais comuns na artrite séptica?

- A causa mais comum de artrite séptica não gonocócica em adultos é o *Staphylococcus aureus,* responsável por 60 a 70% dos casos (Tabela 58.1)
- Outros patógenos frequentemente encontrados são *Streptococcus* sp. (15 a 20%), sendo o *S. pyogenes* o mais comumente isolado, e bastonetes gram-negativos (5 a 25%)
- A *Neisseria gonorrhoeae* também figura nessa lista, apesar da queda de sua incidência nos últimos anos. Ela é responsável por 20% dos casos de artrite séptica monoarticular em adultos jovens, porém sua apresentação mais comum é como oligoartrite ou poliartrite
- Estima-se que a infecção gonocócica disseminada (IGD) ocorra em 0,5 a 3% dos pacientes infectados pelo gonococo
- Patógenos menos comuns, que geralmente cursam com manifestações sistêmicas e sob forma poliarticular, também podem ser causa de artrite séptica, como micobactérias e fungos relacionados principalmente a pacientes imunossuprimidos; e vírus, como enteroviroses, hepatite tipos B e C e vírus da imunodeficiência humana (HIV).

Parte 10 • Emergências com Manifestações Reumatológicas e Dermatológicas

TABELA 58.1

Patógenos responsáveis por artrite séptica e suas principais características.

Patógenos	Características clínicas
Staphylococcus aureus	Adultos saudáveis, lesões de pele, artrite prévia, prótese
MRSA	Usuários de substâncias psicoativas intravenosas, idosos institucionalizados ou internados em hospital recentemente
Streptococcus spp.	Adultos saudáveis, disfunção esplênica, infecção primária da pele ou de tecidos moles
Bastonetes gram-negativos	Imunossuprimidos, infecção gastrintestinal, crianças, idosos, usuários de substâncias psicoativas intravenosas
S. coagulase-negativo	Articulação com prótese
Neisseria gonorrhoeae	Adultos saudáveis sexualmente ativos (principalmente do sexo feminino), baixo nível socioeconômico
Pseudomonas aeruginosa	10% dos usuários de substâncias psicoativas intravenosas
Anaeróbios	Raros; associados a diabetes melito, prótese articular e traumatismo penetrante

MRSA: *Staphylococcus aureus* resistente à meticilina.

Quais as principais manifestações clínicas da artrite séptica não gonocócica?

- Uma monoartrite aguda deve ser considerada uma artrite séptica até que se prove o contrário
- A artrite séptica bacteriana não gonocócica é monoarticular em 80 a 90% dos casos
- As manifestações mais comuns associadas ao quadro de monoartrite são: febre, dor, rubor, calor, edema e redução da mobilidade articular
- Idosos são mais propensos a serem afebris nos quadros de artrite séptica em comparação a outros grupos de pacientes
- Nas articulações profundas, como quadris e ombros, dificilmente se observa flogismo articular
- Em torno de 10 a 20% dos quadros de artrite séptica podem ser manifestados de forma poliarticular, geralmente acometendo, em média, quatro articulações de maneira assimétrica (Tabela 58.2)
- Usuários de substâncias psicoativas intravenosas geralmente são acometidos por articulações não usuais, como sacroilíacas, esternoclaviculares e costocondrais

Capítulo 58 • Artrite Séptica   843

TABELA 58.2

Articulações mais acometidas pela artrite séptica não gonocócica em ordem de frequência.

Articulações mais acometidas	Porcentagem de acometimento (%)
Joelho	40 a 50
Quadril	13 a 20
Ombros	10 a 15
Tornozelos	6 a 8
Punhos	5 a 8
Cotovelos	3 a 7
Pequenas articulações das mãos ou pés	5

- É importante a investigação de sinais e sintomas de infecção de pele, via urinária ou respiratória associada ao quadro de artrite séptica, pois tais associações podem fornecer uma pista sobre o agente etiológico da infecção.

Lembrete de conduta

- ▶ A artrite gonocócica apresenta quadro clínico semelhante ao da artrite séptica não gonocócica, com suas peculiaridades
- ▶ Existem duas apresentações de artrite gonocócica:
  - ○ Forma bacterêmica: caracterizada por poliartralgia migratória ou aditiva, podendo estar associada a febre, lesões de pele e tenossinovite
  - ○ Forma supurativa: caracterizada por monoartrite, acometendo principalmente joelhos, punhos, tornozelos e dedos
- ▶ A artrite gonocócica é predominante em mulheres, sendo uma síndrome clínica de bom prognóstico. Em 72% dos casos, o acometimento é poliarticular, sendo o joelho a articulação mais acometida.

◥Quais os principais passos para o diagnóstico de artrite séptica?

- O diagnóstico baseia-se no quadro clínico do paciente, associado ou não a fatores de risco
- A confirmação definitiva de artrite séptica exige a identificação do patógeno causador, realizada por meio de coloração de Gram ou cultura do líquido sinovial,

Parte 10 • Emergências com Manifestações Reumatológicas e Dermatológicas

que é obtida a partir da realização de artrocentese antes do início da antibiotico-terapia (Tabelas 58.3 e 58.4). Além disso, a análise citológica do líquido também deve ser realizada

- A cultura do líquido sinovial é positiva em 60% dos casos de artrite séptica bacteriana não gonocócica
- Se necessário, a artrocentese pode ser guiada por radioscopia, ultrassonografia (USG) ou TC
- Esse procedimento é contraindicado em casos de bacteriemia ou quando a agulha precisa ultrapassar uma área de infecção cutânea, como celulite
- É essencial a coleta de dois pares de hemoculturas antes do início da antibiotico-terapia, que são positivas em 50 a 70% dos casos de artrite séptica não gonocócica e também podem auxiliar na terapia guiada
- Em relação aos exames laboratoriais, no hemograma pode-se observar leucocitose
- As provas de atividade inflamatória, como velocidade de hemossedimentação (VHS) e proteína C reativa (PCR), podem estar elevadas, mas valores normais não excluem o diagnóstico de artrite séptica. Essas provas de inflamação podem ser úteis para acompanhar a terapia

---

TABELA 58.3

Critérios definidores de artrite séptica segundo Newman,* 1976.

- Cultura do líquido sinovial positiva
- Hemocultura positiva quando a cultura do líquido sinovial for negativa
- Culturas negativas devido ao uso prévio de antibiótico, porém com drenagem articular apresentando líquido sinovial de aspecto purulento
- Diagnóstico radiológico ou necropsia que confirme diagnóstico de artrite séptica

*A confirmação de apenas um dos quatro critérios define artrite séptica.

TABELA 58.4

Características das principais categorias de líquido sinovial na prática clínica.

Características	Normal	Não inflamatório	Inflamatório	Séptico	Hemorrágico
Clareza	Transparente	Transparente	Opaco	Opaco	Sanguinolento
Cor	Clara	Amarela	Amarela	Amarela	Vermelha
Viscosidade	Alta	Alta	Baixa	Variável	Variável
Leucócitos (mm^3)	< 200	0 a 2.000	> 2.000	> 20.000	Variável
Cultura	Negativa	Negativa	Negativa	Frequentemente positiva	Negativa

Capítulo 58 • Artrite Séptica **845**

- Exames de imagem têm pouco valor no diagnóstico da artrite séptica
- Na maioria das vezes, a radiografia estará normal no início do processo infeccioso e pode evidenciar estreitamento articular no decorrer da infecção
- A USG pode ser útil para detectar derrames articulares e guiar a artrocentese
- A TC e a RM podem ser válidas na identificação de processos infecciosos de articulações profundas, que são mais difíceis de serem examinadas, como a esternoclavicular e as sacroilíacas.

Lembrete de conduta

▶ O joelho é a articulação mais acometida na artrite séptica. Para realizar a punção articular diagnóstica, é necessária uma agulha de, no mínimo, 40 × 8 mm e uma seringa

▶ A via de mais fácil acesso é a superolateral

▶ Para realizar a punção diagnóstica no joelho, devem-se adotar os seguintes passos:

1. Posicionar o paciente em decúbito dorsal
2. Localizar o ponto de entrada da agulha: 2 cm superolateralmente ao ângulo superolateral da patela em direção ao centro da articulação. A agulha deve passar sob a patela
3. Assepsia do joelho a ser puncionado
4. Analgesia local com lidocaína a 2% sem vasoconstritor
5. Puncionar articulação em local descrito no item 2.

◥Quais as principais opções terapêuticas na artrite séptica?

Artrite séptica não gonocócica

- A antibioticoterapia empírica deve ser iniciada imediatamente após a artrocentese e a análise e cultura do líquido sinovial (Tabela 58.5)
- O tratamento da artrite séptica baseia-se em terapia com antibiótico, associada à drenagem da secreção articular, que pode ser realizada por meio de punção por agulha ou artroscopia. Se esses métodos não forem eficientes, a drenagem cirúrgica é indicada
- Recomenda-se a internação do paciente para antibioticoterapia intravenosa por 2 semanas, seguida de terapia por via oral por 4 semanas
- Deve-se lembrar que cada caso deve ser avaliado individualmente quanto à necessidade de prolongamento do tempo de tratamento
- Na Figura 58.1 são apresentadas as alternativas farmacológicas na artrite séptica.

TABELA 58.5
Opções de tratamento empírico para artrite séptica bacteriana não gonocócica.

Ausência de fator de risco para microrganismo atípico
- Oxacilina 2 g IV a cada 4 h
- Cefazolina 2 g IV a cada 8 h

Risco de microrganismo MRSA
- Vancomicina 15 mg/kg IV a cada 12 h
- Linezolida 600 mg IV a cada 12 h

Risco de microrganismo gram-negativo
- Ceftriaxona 2 g IV 1 vez/dia
- Cefotaxima 2 g IV a cada 8 h
- Ceftazidima 2 g IV a cada 8 h
- Cefepima 2 g IV a cada 8 ou 12 h

Risco de infecção por *Pseudomonas aeruginosa*
- Ceftazidima 2 g IV a cada 8 h; ou cefepima 2 g IV a cada 8 ou 12 h, associada a ciprofloxacino 400 mg IV a cada 12 h; ou gentamicina 3 a 5 mg/kg IV a cada 8 ou 12 h

IV: via intravenosa; MRSA: *Staphylococcus aureus* resistente à meticilina.

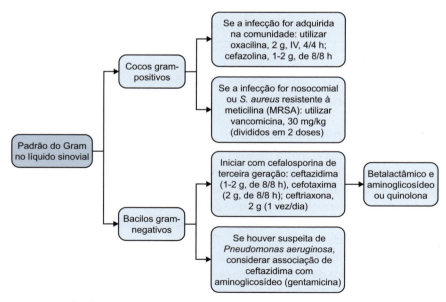

FIGURA 58.1 Opções de antibioticoterapia na artrite séptica. IV: via intravenosa; MRSA: *Staphylococcus aureus* resistente à meticilina.

Artrite séptica em articulações com prótese

- De modo geral, o tratamento consiste em procedimento cirúrgico e antibioticoterapia por tempo prolongado
- O tratamento difere em relação ao tempo em que o paciente tem a prótese articular (p. ex., maior ou menor do que 30 dias), assim como características da articulação e do implante protético, dados microbiológicos, qualidade dos tecidos adjacentes, condições clínicas e preferências do paciente
- Sempre que possível deve ser priorizada a coleta de culturas antes do início da antibioticoterapia
- Recomenda-se o manejo por especialista.

Artrite séptica gonocócica

- Quando a *Neisseria gonorrhoeae* é confirmada como causa de artrite infecciosa, indica-se o uso de cefalosporina de 3ª geração por 7 a 14 dias
- Geralmente administra-se ceftriaxona 1 a 2 g por via intravenosa ou intramuscular (IM)
- Devido à associação frequente de *Neisseria gonorrhoeae* à infecção por *Chlamydia trachomatis,* orienta-se o uso de azitromicina 1 g, dose única, ou doxiciclina 100 mg, 2 vezes/dia durante 7 dias, associada à cefalosporina de 3ª geração
- O parceiro sexual do paciente deve ser avaliado e tratado para evitar reinfecção e disseminação da bactéria.

Bibliografia

Furtado R, Natour J. Infiltrações apendiculares de membro inferior: joelho. Artmed; 2011. pp. 107-20.

Gandhi M, Jacobs RA, Keh CE. Artrite séptica. 3. ed. Porto Alegre: McGraw Hill Education; 2014. pp. 348-56.

García-Arias M, Balsa A, Mola EM. Septic arthritis. Best Pract Res Clin Rheumatol. 2011; (25):407-21.

Ghanem KG. Infecção gonocócica disseminada. 3. ed. Porto Alegre: McGraw Hill Education; 2014. pp. 345-7.

Goldenberg DL, Sexton DJ. Septic arthritis in adults; 2020. Disponível em: http://www.uptodate.com. Acesso em: 08/01/2021.

Roerdink RL, Huijbregts HJTAM, van Lieshout AWT, Dietvorst M, van der Zwaard BC. The difference between native septic arthritis and prosthetic joint infections: a review of literature. J Orthopaedic Surg. 2019;27(2):1-8.

Ross JJ. Septic arthritis of native joints. Infect Dis Clin North Am. 2017;(31):203-18.

Sharff KA, Richards EP, Townes JM. Clinical management of septic arthritis. Curr Rheumatol Rep. 2013;(15):332-42.

59

Reações Medicamentosas e Síndrome DRESS

Luana Rocco Pereira Copi e Rômulo Augusto dos Santos

Considerações importantes

- A retirada precoce do fármaco é obrigatória em todas as reações cutâneas graves adversas a droga (RCGAD)
- Em geral, os casos de RCGAD necessitam de internação hospitalar, por vezes em unidades de terapia intensiva (UTIs) ou unidades de tratamento de queimados (UTQs), com observação minuciosa dos sinais vitais e da função de órgãos internos
- Em casos de farmacodermias mais leves, o diagnóstico é clínico (anamnese e exame físico), sendo indicado tratamento de suporte antipruriginoso (com anti-histamínicos e corticosteroides tópicos)
- Os casos de farmacodermias mais graves exigem avaliações complementares, como biopsia cutânea e exames laboratoriais (hemograma, eletrólitos, funções renal e hepática)
- Diante de anafilaxia, o tratamento deve ser imediato com a manutenção da perviedade das vias aéreas e controle da pressão arterial
- Em casos de síndrome de Stevens-Johnson (SSJ)/necrólise epidérmica tóxica (NET), o manejo deve ser conduzido por equipe multiprofissional em UTI com medidas de cuidados com vias aéreas, peles, olhos e mucosas, controle de função renal e eletrólitos, suporte nutricional, contenção da dor e ações de prevenção de infecção. O tratamento farmacológico objetiva interromper ou amenizar a reação medicamentosa anterior, e os fármacos mais utilizados são glicocorticoides, imunoglobulina e ciclosporina
- Quando uma erupção exantemática associa-se a febre, linfadenopatia e/ou edema da face, a possibilidade de reação medicamentosa com eosinofilia e sintomas sistêmicos (DRESS) deve ser considerada e uma avaliação para verificação de envolvimento sistêmico deve ser conduzida
- Os corticosteroides são os fármacos de escolha para o tratamento da síndrome DRESS.

Quais as principais farmacodermias?

- A pele é um dos alvos mais comuns de reações medicamentosas adversas
- As farmacodermias representam 2% das consultas dermatológicas e quase 5% das internações em departamentos de Dermatologia
- Aproximadamente 2% de todas as reações cutâneas induzidas por fármacos são consideradas graves e potencialmente fatais
- São denominadas RCGAD (Figura 59.1):
  - Anafilaxia
  - SSJ ou NET (Figura 59.2)
  - Pustulose exantemática generalizada aguda (PEGA) (Figura 59.3)
  - Necrose cutânea induzida por anticoagulante (Figura 59.4)
  - Erupção medicamentosa fixa generalizada
  - Síndrome DRESS

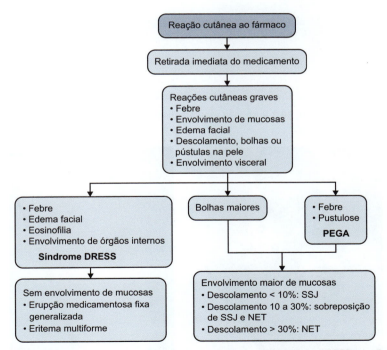

FIGURA 59.1 Identificação da reação cutânea grave adversa a medicamento. DRESS: reação a fármacos com eosinofilia e sintomas sistêmicos; EM: eritema multiforme; NET: necrólise epidérmica tóxica; PEGA: pustulose exantemática generalizada aguda; SSJ: síndrome de Stevens-Johnson.

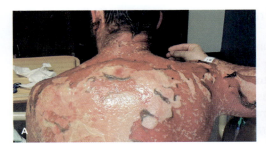 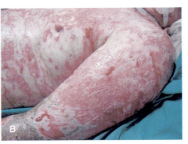

FIGURA 59.2 A. Síndrome de Stevens-Johnson. **B.** Necrólise epidérmica tóxica.

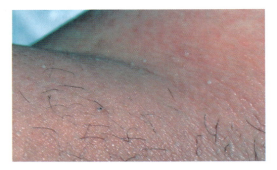

FIGURA 59.3 Pustulose exantemática generalizada aguda.

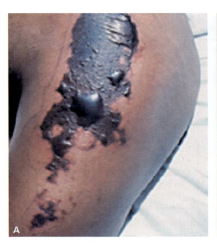 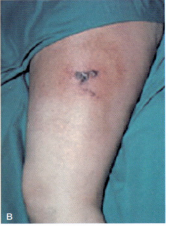

FIGURA 59.4 A e **B.** Necrose cutânea induzida por anticoagulante.

- Os fatores de risco para o desenvolvimento de uma reação medicamentosa adversa incluem:
  - Idade
  - Sexo feminino
  - Quantidade de fármacos utilizados pelo paciente
  - Estados de imunossupressão
- Na maioria dos casos, a hipersensibilidade medicamentosa apresenta-se como exantema maculopapular generalizado, leve e quase autolimitado depois da retirada dos agentes causadores
- Os tipos de farmacodermias mais comuns são:
  - Exantema induzido por fármacos (Figura 59.5)
  - Urticária e angioedema (Figura 59.6)
  - Eritema pigmentar fixo e eritema multiforme (EM) (Figura 59.7).

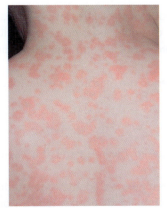

FIGURA 59.5 Exantema induzido por fármacos.

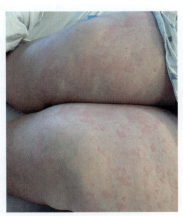

FIGURA 59.6 Lesão urticariforme.

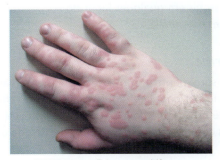

FIGURA 59.7 Eritema multiforme.

Exantema induzido por fármacos

- Reação adversa medicamentosa cutânea mais comum
- Inicia-se após 7 a 14 dias do início de uma nova medicação e pode ocorrer ainda que o medicamento tenha sido interrompido há poucos dias. Pode acontecer mais cedo se houver reexposição
- Caracteriza-se por máculas eritematosas com distribuição simétrica, iniciando-se em tronco e membros superiores, tornando-se confluentes, podendo apresentar-se ligeiramente palpáveis
- As membranas mucosas são em geral poupadas
- Prurido e febre baixa são frequentes
- Os exantemas virais devem ser considerados no diagnóstico diferencial.

Urticária e angioedema

- A urticária manifesta-se por pápulas e placas eritematosas e edematosas transitórias, em geral associadas a prurido, com pouca duração das lesões (horas)
- Essas lesões cutâneas podem aparecer em qualquer lugar do corpo, incluindo palmas das mãos, plantas dos pés ou couro cabeludo, em minutos a dias da administração do medicamento
- O angioedema pode ocorrer em mucosas, sendo um marcador de gravidade nas farmacodermias.

Eritema pigmentar fixo

- Na erupção fixa a medicamentos, as lesões desenvolvem-se após 1 a 2 semanas da primeira exposição ao fármaco
- Manifesta-se com uma ou poucas placas eritematosas e edematosas arredondadas, nitidamente demarcadas, às vezes com tonalidade acinzentada e violácea, bolha central ou epiderme destacada
- As lesões podem surgir em qualquer lugar do corpo, mas predominam em lábios, face, mãos, pés e genitália.

Eritema multiforme

- Caracteriza-se por surgimento abrupto de pápulas eritematosas fixas simétricas que evoluem para lesões papulares em alvo típicas e/ou atípicas
- No EM maior podem ocorrer lesões em mucosa tipo vesicobolhosas que evoluem para erosões dolorosas, afetando menos de 10% da pele, associadas a sintomas sistêmicos
- Infecção prévia por herpes-vírus simples é o principal fator desencadeante.

Capítulo 59 • Reações Medicamentosas e Síndrome DRESS

◤Quais os principais fármacos relacionados com farmacodermias e seus mecanismos?

- Os agentes mais associados às farmacodermias são:
  - Exantema induzido por fármacos: aminopenicilina, sulfonamidas, cefalosporina, anticonvulsivante e alopurinol
  - Urticária e anafilaxia: penicilina, cefalosporina, anti-inflamatórios, anticorpo monoclonal, contraste e, menos frequentemente, sulfonamidas e tetraciclinas (em particular a minociclina)
  - Eritema pigmentar fixo: sulfonamidas (sulfametoxazol–trimetoprima), anti-inflamatórios (em particular derivados da fenazona), tetraciclina, pseudoefedrina, barbitúricos e carbamazepina
  - EM: anti-inflamatórios, sulfonamidas, anticonvulsivantes, alopurinol e antibióticos como aminopenicilinas
  - PEGA: antibióticos betalactâmicos, macrolídeos, quinolonas, hidroxicloroquina, sulfonamidas, terbinafina e bloqueadores de canal de cálcio
  - SSJ/NET: sulfonamida, anticonvulsivante (aromático), alopurinol, anti-inflamatórios e lamotrigina
  - Síndrome DRESS: anticonvulsivantes (fenitoína, fenobarbital e carbamazepina), sulfonamidas, alopurinol, lamotrigina e minociclina
- Dependendo do tempo de início da manifestação após a exposição ao fármaco, as reações adversas são classificadas em:
  - Imediatas: ocorrem frequentemente até 1 hora após a exposição ao fármaco, podendo se estender por até 6 horas, e na maioria dos casos envolvem um mecanismo imune, com produção de anticorpos da classe de imunoglobulina E (IgE) antígeno-específicos
  - Não imediatas ou tardias: ocorrem após 1 hora até dias da exposição ao fármaco e são frequentemente associadas a mecanismos imunológicos envolvendo linfócitos T
- Os mecanismos imunes envolvidos nas farmacodermias alérgicas são:
  - Reação tipo 1 ou imediata (dependente de IgE): urticária, angioedema e anafilaxia
  - Reação tipo 2 ou citotoxicidade (anticorpo contra um antígeno fixo): petéquia secundária à trombocitopenia induzida por fármacos
  - Reação tipo 3 (imunocomplexos): medicamentosas dependentes do complexo imunológico e vasculites
  - Reação tipo 4 ou tardia (possíveis reações medicamentosas mediadas por células): erupções medicamentosas exantemáticas e fixas, bem como SSJ e NET

Parte 10 • Emergências com Manifestações Reumatológicas e Dermatológicas

- Os mecanismos não imunológicos envolvidos nas farmacodermias são:
  - Intolerância: toxicidade com doses normalmente não tóxicas
  - Idiossincrasia: os metabólitos reativos dos medicamentos podem ligar-se covalentemente a proteínas, e a proteína alterada, considerada estranha, em seguida induz uma resposta imunológica. DRESS, lúpus induzido por medicação, SSJ/NET, reação medicamentosa no contexto do vírus da imunodeficiência humana (HIV)
  - Superdosagem: potencialização das ações farmacológicas
  - Efeito colateral: evento indesejável ou tóxico decorrente das ações farmacológicas desejadas do medicamento
  - Interação medicamentosa: atividade de dois ou mais medicamentos administrados simultaneamente
  - Distúrbio ecológico: alteração da biota normal de microrganismos pelo uso de determinados medicamentos
  - Reação de Jarisch-Herxheimer: exacerbação de lesões já existentes, em geral acompanhada de sintomas comuns como febre, cefaleia e mal-estar
  - Degranulação da histamina: liberação de histamina dos mastócitos pela ação de substâncias como codeína e contrastes radiológicos.

Lembrete de conduta

- ▶ Os grupos de fármacos mais comumente envolvidos em reações de hipersensibilidade são os betalactâmicos e os anti-inflamatórios não esteroides (AINEs)
- ▶ As farmacodermias podem ser de natureza alérgica ou não alérgica
- ▶ As reações alérgicas são mediadas por mecanismo imune, não previsíveis, podendo ser graves e até fatais.

◥Como manejar as farmacodermias na sala de emergência?

- Para determinar a causa da farmacodermia, uma abordagem lógica com base nas características clínicas e nos fatores cronológicos e uma busca na literatura das reações descritas são necessárias
- As características clínicas devem especificar as lesões cutâneas, sua localização e distribuição, bem como os sintomas e sinais associados a elas
- Acometimento de mucosa ou edema labial, sinais sistêmicos, como febre e linfonodomegalias, e envolvimento visceral devem ser avaliados

Capítulo 59 • Reações Medicamentosas e Síndrome DRESS   855

- Devem ser elencados os fármacos utilizados pelos pacientes, seu tempo de administração e dose, composição, via e correlação entre o início de seu uso e o começo das manifestações cutâneas
- A tempo de desaparecimento da erupção cutânea após a remoção do medicamento pode ser útil no diagnóstico
- Biopsia de pele, incluindo imunofluorescência direta de erupções bolhosas, e testes biológicos para eliminar diagnósticos diferenciais são fortemente recomendados
- O fármaco suspeito deve ser suspenso o mais rápido possível
- A prática comum é interromper todos os medicamentos que não forem essenciais. Entretanto, em alguns casos, é necessário pesar os riscos e benefícios em cada caso e determinar se um fármaco de ação similar, sem reação cruzada, está disponível como um substituto
- Nos casos de exantema induzido por fármacos, urticária, EM e erupção medicamentosa fixa generalizada, o tratamento inclui, além da suspensão, suporte com medicação antipruriginosa (anti-histamínicos H1 e H2 orais) e corticosteroides tópicos
- Em reações graves, administram-se corticosteroides sistêmicos (prednisona 0,5 a 1 mg/kg/dia).

Lembrete de conduta

- ▶ Em casos de farmacodermias mais leves, o diagnóstico é clínico (anamnese e exame físico)
- ▶ Farmacodermias mais graves exigem exames complementares, como biopsia cutânea e exames laboratoriais (p. ex., hemograma, eletrólitos, funções renal e hepática)
- ▶ Os anti-histamínicos H1 ou de 1ª geração apresentam efeito sedativo e ação anticolinérgica, portanto se deve atentar para essas características durante sua prescrição.

Como manejar a anafilaxia na sala de emergência?

- A anafilaxia é uma reação sistêmica, rápida, que geralmente determina risco à vida, em consequência de hipersensibilidade imediata mediada pela IgE
- Em aproximadamente 13 a 20% dos casos, os fármacos são responsáveis pelos casos de anafilaxia
- Os sintomas de anafilaxia iniciam-se de minutos a poucas horas, em geral, de 5 a 30 minutos após a exposição ao agente etiológico

Parte 10 • Emergências com Manifestações Reumatológicas e Dermatológicas

- Deve-se atentar para as seguintes reações graves aos fármacos:
  - Lesões nas mucosas oral, conjuntiva ou genital
  - Lesões bolhosas, principalmente se o sinal de Nikolsky for positivo
  - Eritema confluente > 60%
  - Lesões cutâneas com dor ou ardência
  - Púrpuras palpáveis e necrose cutânea com sinais de vasculite
  - Angioedema e sinais de obstrução de vias aéreas
  - Febre, linfadenopatia, artralgia ou artrite, hipotensão e dispneia (sinais de choque anafilático)
- O aumento da permeabilidade vascular constitui uma importante característica, resultando em rápido colapso hemodinâmico, com poucas ou nenhuma manifestação cutânea ou respiratória, e choque anafilático
- O quadro clínico de anafilaxia caracteriza-se por:
  - Sintomas cutâneos: prurido, urticária ou angioedema, rubor, palidez, cianose labial e de extremidades
  - Sintomas cardiorrespiratórios: sinal de obstrução de vias aéreas superiores ou inferiores, dor torácica, taquicardia, hipotensão, síncope ou sintomas pré-sincopais
  - Sintomas gastrintestinais como dores abdominais, vômito, náuseas ou diarreia
  - Outros: zumbido, contrações uterinas, perda de visão, perda de controle de esfíncteres, alteração de estado mental
- A triptase sérica é o teste mais útil para confirmação diagnóstica
- Sinais de gravidade incluem estridor, edema de glote, disfonia, dispneia, sibilos, hipotensão, arritmia cardíaca, choque, convulsão, alteração do nível de consciência
- Fatores de risco para anafilaxia grave ou fatal são: idade, gravidez, comorbidades e uso de betabloqueador ou inibidores da enzima conversora da angiotensina (IECAs)
- O tratamento deve ser imediato com a manutenção da perviedade das vias aéreas e o controle da pressão arterial:
  - Monitoramento contínuo dos sinais vitais e considerar vaga em UTI
  - Estabelecer a passagem de ar pelas vias aéreas, se necessário por administração de oxigênio pela máscara facial unidirecional:
    - A intubação endotraqueal ou cricotomia pode ser considerada por médicos habilitados
    - Fornecer oxigênio com fluxo de 6 a 8 ℓ/min

Capítulo 59 • Reações Medicamentosas e Síndrome DRESS

- Acesso venoso:
  - Usar solução salina para reposição de fluidos na dose 5 a 10 mg/kg nos primeiros 5 minutos
  - Crianças: 30 mℓ/kg na primeira hora
- Epinefrina:
  - Via intramuscular (IM): apresentação aquosa diluída 1:1.000 (1 mg/mℓ), 0,2 a 0,5 mℓ (0,01 mg/kg nas crianças, máximo 0,3 g de dose total), aplicada na coxa anterolateral
  - Via intravenosa (IV): apresentação aquosa diluída 1:1.000 (1 mg/mℓ) em 250 mℓ de solução glicosada (SG) a 5%, determinando concentração de 4 μg/mℓ, infundida na taxa de 1 a 4 μg/min
  - Se houver broncospasmo resistente à epinefrina, considerar albuterol 2,5 a 5 mg em 3 mℓ de solução salina
  - Se ocorrer hipotensão refratária ao volume e à epinefrina, usar dopamina 50 mg/ampola, 5 ampolas em 250 mℓ de SG a 5%, que pode ser administrada por via intravenosa na dose 2 a 20 μg/kg/min
  - Se o paciente estiver em uso de betabloqueadores, considerar glucagon 1 a 5 mg IV por 5 minutos
- Difenidramina:
  - Na dose de 25 a 50 mg VI
  - Crianças: 1 a 2 mg/kg (dose máxima de 50 mg)
- Ranitidina: na dose de 1 mg/kg, que pode ser diluída em solução de solução glicosada a 5% com volume total de 20 mℓ, injetável intravenoso em 5 minutos
- Glicocorticoides: metilprednisolona 1 a 2 mg/kg/dia ou uso oral de prednisona 0,5 mg/kg para situações menos graves.

Lembrete de conduta

- ▶ A anafilaxia deve ser reconhecida o mais rápido possível e seu tratamento iniciado imediatamente, a fim de se diminuir a ocorrência de reações fatais
- ▶ Devem-se identificar os sinais de risco à vida e os fatores de risco para anafilaxia grave ou fatal
- ▶ O primeiro passo na conduta emergencial é a manutenção adequada dos sinais vitais
- ▶ A epinefrina atua na anafilaxia devido aos efeitos agonistas α-1-adrenérgicos que resultam em vasoconstrição
- ▶ O uso de glicocorticoide pode prevenir anafilaxia recorrente, tendo pouco impacto na fase aguda.

Como manejar a síndrome de Stevens-Johnson e a necrólise epidérmica tóxica na sala de emergência?

- SSJ e NET estão entre as mais importantes e conhecidas reações cutâneas adversas graves
- O risco aumentado de reações de hipersensibilidade a certos fármacos pode estar ligado a antígenos leucocitários humano (HLA)-específicos
- Após um período de 1 a 3 semanas da ingestão de agentes causadores, surgem manchas avermelhadas e dolorosas na pele, com bolhas e áreas de extensão variável de descolamento da pele
- Surgem erosões ou úlceras mucosas (olhos, boca, genitálias e vias aéreas)
- Febre é geralmente o primeiro sintoma
- Órgãos internos, como pulmões, fígado e rins, podem ser acometidos
- As complicações oculares, cutâneas ou renais são as mais frequentes
- Sequelas cicatriciais podem ocorrer em nasofaringe, esôfago e mucosa genital
- Na fase aguda, a septicemia é uma das principais causas de morbidade e fatalidade
- A diferença entre SSJ e NET é definida pelo grau de descolamento da pele (total de bolhas parcial ou completamente descoladas e sinal positivo de Nikolsky). Utilizando para o cálculo a área de superfície corporal envolvida, tem-se:
  - SSJ: envolvimento de pele < 10%
  - NET: envolvimento de pele > 30%
  - Sobreposição de SSJ/NET pelo envolvimento da pele entre 10 e 30%
- As taxas de mortalidade para SSJ e NET diminuíram nas últimas décadas
- Atualmente está disponível para definição de SST e NET o escore de gravidade da doença da necrólise epidérmica tóxica (SCORTEN)
- Uma pontuação maior desse escore correlaciona-se com uma taxa de mortalidade mais elevada (Tabela 59.1)
- Recomenda-se internação em UTI com cuidados de apoio para queimados e manejo com equipe multiprofissional
- A retirada imediata do fármaco é obrigatória
- Deve-se evitar a reexposição ao medicamento, por isso a importância de se descobrir o que desencadeou a reação
- As principais medidas de cuidado são:
  - Cuidado com as vias aéreas
  - Avaliação de função renal, equilíbrio de fluidos e eletrólitos (manter diurese de 0,5 a 1 mℓ/kg/h)
  - Suporte nutricional (sugere-se fornecer 20 a 25 kcal/kg/dia na fase inicial e até 25 a 30 kcal/kg/dia na fase de recuperação por ingestão oral ou alimentação nasogástrica)

Capítulo 59 • Reações Medicamentosas e Síndrome DRESS

TABELA 59.1

Escore de gravidade SCORTEN.*

Critérios

- Idade > 40 anos
- Descolamento da pele > 10%
- Frequência cardíaca > 120 bpm
- Malignidade
- Nível de ureia nitrogenada sanguínea > 28 mg/dℓ
- Nível de glicemia > 252 mg/dℓ
- Nível de bicarbonato de sangue < 20 mEq/ℓ

Escala de pontuação	Taxa de mortalidade (%)
0	1
1	4
2	12
3	32
4	62
5	85
6	95
7	99

*Cada critério confirmado recebe um ponto.

- Controle da dor
- Prevenção de infecção:
  - Recomenda-se o isolamento de paciente com métodos de barreira
  - Antibioticoterapias empíricas oral e tópica não são indicadas em estágios iniciais de SSJ/NET
- O tratamento inclui medicações com o objetivo de interromper ou amenizar a reação:
  - Imunoglobulina 1 a 2 g/kg/dia IV por 3 a 5 dias
    - O uso da imunoglobulina permanece controverso, embora um efeito positivo em determinados pacientes seja possível
  - Ciclosporina 3 a 5 mg/kg/dia, divididos em duas tomas, por 3 a 7 dias, seguidas de redução gradual
    - Parece ser uma terapia promissora, embora não seja uma opção para pacientes com injúria renal, doenças cardiovasculares, trombóticas e imunodeficiência

- Dexametasona 100 mg IV por 3 dias, ou metilprednisolona 1 g IV por 3 dias
  - Há controvérsias sobre o uso de corticosteroides
  - Preocupações foram principalmente relacionadas com o risco de aumento de infecção/sepse e com a lentidão de revitalização da pele afetada
  - No entanto, estudos sobre a terapia precoce com dexametasona em pulso não registraram alteração do tempo de estabilização da doença e de reepitelização, e não houve aumento na incidência de sepse
  - Diversos autores aconselham a não utilização de corticosteroides como único agente terapêutico para SSJ/NET
- Plasmaférese pode ser tentada em casos refratários
- Sobre as outras RCGAD que fazem diagnóstico diferencial com SSJ/NET:
  - PEGA:
    - Caracteriza-se pelo surgimento abrupto de pústulas estéreis não foliculares sobre área de edema e eritema, com predileção em área de dobras
    - Pode surgir edema facial, bolhas e lesões em alvo atípicas
    - Febre e leucocitose são comuns
    - Envolvimento sistêmico em menos de 20% dos casos, sendo o hepático mais comum, seguido pelo envolvimento de rim, pulmão e medula óssea
    - Hemograma revela neutrofilia na maioria dos pacientes e eosinofilia em mais de 1/3 dos casos
    - O prognóstico é bom
    - Seu tratamento inclui a suspensão do fármaco causador e, em casos de envolvimentos cutâneos extenso e sistêmico, internação
    - Os efeitos benéficos do uso de corticosteroides sistêmicos precisam de mais investigações
  - Erupção fixa generalizada:
    - Caracteriza-se por grandes áreas de eritema bem demarcado ou manchas hiperpigmentadas com bolhas ou erosões desenvolvidas logo após administração de fármacos
    - As lesões costumam regredir após a suspensão do medicamento
    - Corticosteroides sistêmicos podem ser usados como opção de tratamento
  - Necrose cutânea induzida por anticoagulante:
    - Efeito adverso raro e grave que ocorre pelo uso de varfarina, que envolve desde necrose cutânea secundária a trombose oclusiva nos vasos da pele e tecido celular subcutâneo
    - Inicia-se após 3 a 5 dias do início de uso do fármaco, com placas dolorosas eritematosas que evoluem para áreas de necrose com bolhas hemorrágicas em regiões de maior tecido adiposo como mamas, glúteos e quadris
    - O tecido necrótico requer desbridamento cirúrgico e enxerto.

Capítulo 59 • Reações Medicamentosas e Síndrome DRESS

Lembrete de conduta

▶ SSJ e NET são reações adversas raras e graves com alta mortalidade e representam verdadeiras emergências médicas. O diagnóstico e o tratamento precoces são decisivos para a sobrevivência do paciente

▶ A diferença entre SSJ e NET é definida pelo grau de descolamento da pele

▶ A escala SCORTEN correlaciona-se com a taxa de mortalidade

▶ A suspensão do fármaco causador da reação deve ser imediata

▶ Antibioticoprofilaxia empírica não é indicada para SSJ/NET.

Como manejar a síndrome DRESS na sala de emergência?

- A síndrome DRESS, também conhecida como síndrome da hipersensibilidade induzida por fármaco, é uma doença grave, que causa febre, erupções cutâneas e envolvimento interno de órgãos
- Sua taxa de mortalidade é de aproximadamente 10 a 20%, especialmente nos seguintes casos: idade avançada, injúria renal, icterícia e hepatite com reativação do citomegalovírus
- Os sintomas após uso do fármaco são mais tardios, podendo ocorrer entre 3 semanas e 3 meses, e há possível persistência ou piora mesmo após suspensão da medicação
- Caracteriza-se clinicamente por:
  - Erupção cutaneomucosa extensa:
    - Exantema morbiliforme que afeta inicialmente face, membros superiores e tronco, progredindo para membros inferiores (evolui para processo descamativo até sua remissão), associada a febre (geralmente alta), edema de face e região periorbital
    - Podem surgir vesículas, pequenas pústulas (simulando PEGA) e alvos atípicos
    - Caso o fármaco não seja suspenso, a erupção cutânea pode evoluir para dermatite esfoliativa ou eritrodermia
    - Lesões mucosas orais podem ser observadas em mais de 50% dos pacientes
  - Linfadenopatia: pode ser limitada ou generalizada e dolorosa
  - Hepatite:
    - A hepatomegalia é um achado comum
    - Aumento acentuado da alanina aminotransferase (ALT)

- Anormalidades hematológicas com eosinofilia e linfócitos atípicos: a leucocitose pode chegar a 50.000 leucócitos/mm³, e a eosinofilia atinge valores > 20.000/mm³
- Envolvimento possível de outros órgãos:
  - Injúria renal aguda (nefrite intersticial), infiltrado eosinofílico cardíaco e pulmonar, pancreatite, colite e tireoidite
  - Complicações neurológicas como meningite e encefalite podem ocorrer
- Reativações virais:
  - Herpes-vírus latentes, sendo o herpes-vírus tipo 6 o mais descrito
  - Outros também descritos foram vírus Epstein-Barr, herpes-vírus tipo 7, citomegalovírus e parvovírus B19
- Entre os critérios para o diagnóstico de DRESS, podem ser utilizados o do Comitê Japonês de Estudo em Reações Cutâneas Graves Adversas a Drogas (J-SCAR) (Tabela 59.2) e do Registro Europeu de Reações Cutâneas Graves Adversas a Drogas (RegiSCAR), sendo este último o mais usado (Tabela 59.3)
- Tratamento:
  - Reconhecimento precoce da síndrome DRESS e retirada do fármaco desencadeante
  - Para alívio sintomático podem ser utilizados anti-histamínicos H1 e corticosteroides tópicos de alta potência

---

TABELA 59.2

Critérios diagnósticos para DRESS estabelecidos pelo J-SCAR.

- Erupção maculopapular que ocorre mais do que 3 semanas após início da terapia com número limitado de fármacos
- Persistência dos achados clínicos após interrupção do fármaco
- Febre (> 38°C)
- Alterações hepáticas (AST > 100 UI/ℓ)*
- Alteração dos leucócitos**
  - Leucocitose (> 11.000/mm³)
  - Linfócitos atípicos (> 5%)
  - Eosinofilia (> 1.500/mm³)
- Linfadenopatia
- Reativação do HHV-6

O diagnóstico é confirmado se constatados os sete critérios (DRESS típico) ou pelo menos os cinco primeiros critérios (DRESS atípico). *Pode ser substituído pelo envolvimento de outro órgão, como o rim. **Tem que ocorrer pelo menos uma.

AST: aspartato aminotransferase; DRESS: reação medicamentosa com eosinofilia e sintomas sistêmicos; HHV-6: herpes-vírus humano tipo 6; J-SCAR: Comitê Japonês de Estudo em Reações Cutâneas Graves Adversas a Drogas.

Capítulo 59 • Reações Medicamentosas e Síndrome DRESS

TABELA 59.3
Critérios diagnósticos para DRESS estabelecidos pelo RegiSCAR.

Marcadores clínicos	Não	Sim	Desconhecido
Temperatura ≥ 38,5°C	−1	0	−1
Linfonodomegalia (≥ 2 sítios e ≥ 1 cm)	0	1	0
Linfonodomegalia atípica	0	1	0
Eosinofilia = 10 a 19,9%	0	1	0
Eosinofilia ≥ 20%	0	2	0
Rash cutâneo > 50%	0	1	0
Biopsia cutânea sugestiva de DRESS	−1	0	0
Envolvimento de um órgão interno	0	1	0
Envolvimento de dois ou mais órgãos internos	0	2	0
Resolução em mais de 15 dias	−1	0	−1
Exclusão de diagnósticos alternativos	0	1	0

Considerar para o diagnóstico: < 2 pontos – exclusão; 2 a 3 pontos – possível; 4 a 5 pontos – provável; ≥ 5 pontos – diagnóstico definitivo.
DRESS: reação medicamentosa com eosinofilia e sintomas sistêmicos; RegiSCAR: Registro Europeu de Reações Cutâneas Graves Adversas a Droga.

○ Os corticosteroides são as medicações de escolha para o tratamento da síndrome:
  □ Dose inicial de 0,5 a 1 mg/kg/dia de prednisona ou equivalente (dosagem usual é prednisolona 40 a 60 mg/dia)
  □ A redução deve ser lenta após controle clínico e laboratorial (por um período de 8 a 12 semanas para prevenir recorrência)
○ Pode-se associar imunoglobulina intravenosa (dose de 2 g/kg em 5 dias) em alguns casos selecionados
○ As terapias imunossupressoras podem aumentar o risco de complicações infecciosas e sepse.

Lembrete de conduta

▶ Quando uma erupção exantemática estiver associada a febre, linfadenopatia e/ou edema da face, deve-se aventar a possibilidade de DRESS
▶ O diagnóstico de DRESS baseia-se na combinação de características clínicas (história de exposição ao fármaco, achados cutâneos e/ou sistêmicos [como febre, linfadenopatia e envolvimento visceral]) e achados laboratoriais
▶ O tratamento empírico com antibióticos ou anti-inflamatórios não deve ser administrado durante a fase aguda dessa doença.

Bibliografia

Bolognia JL, Jorizzo JL, Schaffer JV, Schaffer JV. Dermatologia. 3. ed. Rio de Janeiro: Guanabara Koogan; 2015.

Cho YT, Chu CY. Treatments for severe cutaneous adverse reactions. J Immunol Res. 2017;2017:1503709.

Criado PR, Criado RFJ, Avancini JM, Santi CG. Drug reaction with eosinophilia and systemic symptoms (DRESS)/drug-induced hypersensitivity syndrome (DIHS): a review of current concepts. An Bras Dermatol. 2012;87(3):435-49.

Lerch M, Mainetti C, Terziroli Beretta-Piccoli B, Harr T. Current perspectives on Stevens-Johnson syndrome and toxic epidermal necrolysis. Clin Rev Allergy Immunol. 2018;54(1):147-76.

Schneider JA, Cohen PH. Stevens-Johnson syndrome and toxic epidermal necrolysis: a concise review with a comprehensive summary of therapeutic interventions emphasizing supportive measures. Adv Ther. 2017;34(6):1235-44.

Shiohara T, Kano Y. Drug reaction with eosinophilia and systemic symptoms (DRESS): incidence, pathogenesis and management. Expert Opin Drug Saf. 2017;16(2):139-47.

Worm M, Edenharter G, Ruëff F, Scherer K, Pföhler C, Mahler V et al. Symptom profile and risk factors of anaphylaxis in Central Europe. Allergy. 2012;67(5):691-8.

Zhang AJ, Rygaard RM, Endorf FW, Hylwa SA. Stevens-Johnson syndrome and toxic epidermal necrolysis: retrospective review of 10-year experience. Int J Dermatol. 2019;58(9):1069-77.

Parte 11

Emergências Endócrinas

60 Hipoglicemia, 867

61 Hiperglicemia na Emergência: Paciente em Estado Crítico, Cetoacidose Diabética e Estado Hiperosmolar Hiperglicêmico, 877

62 Crise Tireotóxica e Estado Mixedematoso, 897

63 Insuficiência Suprarrenal Aguda, 913

60

Hipoglicemia

Rômulo Augusto dos Santos

Considerações importantes

- Em pacientes sem diabetes, a hipoglicemia é uma síndrome clínica com diversas causas, em que as baixas concentrações de glicose no plasma provocam sinais e sintomas, havendo resolução deles quando sua concentração é elevada. A tarefa primária em um paciente sem diabetes é fazer um diagnóstico preciso para identificar a etiologia potencialmente curável da hipoglicemia
- Em contraste com os pacientes com diabetes, hipoglicemia é incomum nos indivíduos que não sofrem de diabetes melito
- Distúrbio hipoglicêmico em pessoa sem diabetes não deve ser suspeitado apenas com base em uma concentração baixa de glicose no plasma. A associação de sintomas reforça o significado biológico da hipoglicemia. Além disso, indivíduos saudáveis podem ter baixas concentrações de glicose sem sintomas após jejum prolongado
- A confirmação da tríade de Whipple é fundamental para estabelecer a condição de distúrbio hipoglicêmico em pacientes sem diabetes. Ela se caracteriza por níveis baixos de glicose sérica, associados a sintomas característicos que melhoram após terapêutica por via oral (VO) ou intravenosa (IV)
- Em pacientes nos quais a tríade de Whipple é confirmada, devem-se fazer as seguintes dosagens plasmáticas no momento da suspeita de hipoglicemia: glicose, insulina, peptídeo C, proinsulina, β-hidroxibutirato (BHOH) e sulfonilureias
- A interpretação dos dados somente terá valor diagnóstico se a dosagem de glicose for < 55 mg/dℓ na mesma amostra de sangue em que foram realizados os outros exames diagnósticos
- Para pacientes com qualquer alteração neurológica na emergência, mesmo com déficits focais, o emergencista deve priorizar a medida da glicemia capilar, como uma das condutas essenciais, para descartar primariamente hipoglicemia
- Em hepatopatas, etilistas e desnutridos, prescrever 300 mg de tiamina (por via intramuscular [IM] ou intravenosa) associada à glicose para evitar o desenvolvimento da encefalopatia aguda de Wernicke.

Parte 11 • Emergências Endócrinas

◣Como definir hipoglicemia na sala de emergência?

- A definição de hipoglicemia é diferente para pacientes diabéticos e não diabéticos em uso de insulinoterapia ou secretagogos, como sulfonilureias e glinidas
- Em pacientes não diabéticos, os níveis séricos de glicose provavelmente estarão reduzidos (geralmente < 55 mg/dℓ) e os principais sintomas serão palidez, sudorese e tremores que melhoram após administração de glicose
- Naqueles portadores de diabetes melito, a hipoglicemia é definida como uma concentração anormalmente baixa de glicose no plasma (com ou sem sintomas) em todas dosagens
- Geralmente níveis < 70 mg/dℓ já são considerados distúrbio hipoglicêmico
- Os níveis de glicose podem ser avaliados de acordo com sua concentração sérica associada à gravidade de sintomas neurológicos (Tabela 60.1)
- A distinção entre hipoglicemia de jejum (> 5 horas) e pós-prandial (até 5 horas após a refeição) pode ser feita para efeitos de investigação diagnóstica, visto que as etiologias são diferentes nesses dois grupos
- Apesar disso, algumas causas de hipoglicemia podem ocorrer tanto em jejum quanto no período pós-prandial, como é o caso dos insulinomas.

TABELA 60.1

Definição de hipoglicemia clinicamente relevante.

- Nível 1: glicemia ≤ 70 mg/dℓ
- Nível 2: glicemia ≤ 54 mg/dℓ, hipoglicemia clinicamente significativa
- Nível 3: hipoglicemia grave com perda cognitiva importante e necessidade de assistência para recuperação

---

◣Quais as principais etiologias das hipoglicemias hiperinsulinêmicas e não hiperinsulinêmicas?

- As hipoglicemias podem ser classificadas, de acordo com sua etiologia, em (Tabela 60.2):
  - De jejum (> 5 a 8 horas)
  - Pós-prandiais (até 5 horas após a refeição)
- Além disso, também podem ser agrupadas de acordo com a elevação da insulina (Tabela 60.3)
- Embora a divisão para investigação das etiologias seja entre jejum e pós-prandial, algumas patologias podem ocorrer nas duas formas, portanto não devem ser descartadas inicialmente apenas por essa metodologia meramente didática.

Capítulo 60 • Hipoglicemia

TABELA 60.2
Causas de hipoglicemia de jejum.

Hipoglicemia de jejum com hiperinsulinismo

- Insulinomas
- Factícia
- Autoimune
- Dismaturidade das ilhotas pancreáticas

- Hipoglicemia hiperinsulinêmica persistente familiar da infância
- Filhos de mães diabéticas
- Eritroblastose fetal

Hipoglicemia de jejum sem hiperinsulinismo

- Insuficiência cardíaca, hepática ou renal graves
- Choque, sepse, acidose láctica
- Inanição
- Tumores não pancreáticos
- Álcool e outras drogas ilícitas
- Exercício físico extenuante

- Insuficiência suprarrenal por GH
- Hipoglicemia cetótica na infância
- Erros inatos do metabolismo (p. ex., glicogenoses tipos I, III e IV)
- PIG, prematuros, asfixia
- Síndrome de Reye
- Pós-exérese de feocromocitoma

GH (do inglês *growth hormone*): hormônio do crescimento PIG (pequenos para a idade gestacional). (Adaptada de Bandeira *et al.*, 2009.)

TABELA 60.3
Causas de hipoglicemia hiperinsulinêmica em não diabéticos.

Hiperinsulinemia congênita (herança)

ABCC8 (autossômica recessiva e dominante)
KCNJ11 (autossômica recessiva e dominante)
GLUD1 (dominante)
GCK (dominante)
HADH (recessiva)
HNF4A (dominante)
SLC16A1 (induzida por exercício) (dominante)

Secundária (normalmente transitória)

Diabetes melito materno (gestacional ou insulinodependente)
Restrição de crescimento intrauterino
Asfixia perinatal
Isoimunização

Causas metabólicas

Doenças congênitas da glicosilação tipos 1ª/b/d
Tirosinemia tipo I

(*continua*)

Parte 11 • Emergências Endócrinas

TABELA 60.3

Causas de hipoglicemia hiperinsulinêmica em não diabéticos. (*Continuação*)

Associadas a síndromes

Beckwith-Wiedemann
Soto
Kabuki
Usher
Timothy
Costello
Trissomia do cromossomo 13
Turner mosaico

Outras

Síndrome de *Dumping*
Insulinoma (esporádico ou associado a MEN-1)
Mutações do gene do receptor da insulina
Síndrome de Munchausen

MEN-1: neoplasia endócrina múltipla tipo 1. (Adaptada de Kapoor *et al.*, 2015.)

Lembrete de conduta

Em pacientes diabéticos, sempre se deve suspeitar de hipoglicemia hiperinsulinêmica, geralmente associada ao uso de insulina e sulfonilureias.

◥A quais situações especiais envolvendo a hipoglicemia o médico deverá estar atento na sala de emergência?

Intoxicação por etanol

- O etanol inibe a gliconeogênese, mas não a glicogenólise
- Hipoglicemia induzida pelo álcool normalmente ocorre após consumo abusivo desse psicotrópico durante vários dias e ingestão limitada de alimentos, resultando em depleção de glicogênio hepático
- A dosagem de etanol pode não ser detectável no sangue no momento do quadro
- A gliconeogênese torna-se a única fonte de produção de glicose durante a hipoglicemia prolongada
- O álcool também pode contribuir para a progressão de hipoglicemia em pacientes com diabetes tratados com insulina
- A ingestão desse composto é muitas vezes a causa ou um fator contribuinte para a hipoglicemia na sala de emergência.

Sepse e pacientes em estado crítico

- Hipoglicemia grave pode ocorrer em doenças críticas
- Em um estudo retrospectivo de hipoglicemia em uma unidade de terapia intensiva (UTI), fatores de risco independentes para o desenvolvimento de hipoglicemia incluem diabetes, choque séptico, injúria renal, ventilação mecânica, gravidade da doença e tratamento com insulinoterapia intensiva para alcançar o controle glicêmico
- A sepse é uma causa relativamente comum de hipoglicemia
- A hipoglicemia desenvolve-se por desequilíbrio na liberação de cortisol, induzido por insuficiência suprarrenal relacionada com quadros sépticos. Além disso, a liberação de interleucina 1 (IL-1) e o fator de necrose tumoral (TNF) inibem a gliconeogênese hepática
- Em pacientes diabéticos usuários de insulinas e/ou sulfonilureias com disfunção renal pela sepse, o médico deverá monitorar a glicemia capilar a cada 2 horas, pois a redução da depuração renal pode predispor a hipoglicemias graves.

Lembrete de conduta

- ▶ A hipoglicemia é um marcador de mortalidade em pacientes diabéticos, portanto sua correção é mandatória
- ▶ Em pacientes em estado crítico, os níveis de glicose devem ser mantidos entre 140 e 180 mg/dℓ, justamente para prevenir episódios hipoglicêmicos.

Quando suspeitar de hipoglicemia na sala de emergência?

- Anamnese: o primeiro passo é rever a história do paciente detalhadamente, incluindo:
  - Início dos sintomas (particularmente em relação às refeições)
  - Coexistência de doenças
  - Medicamentos usados tanto pelo indivíduo quanto por membros da família. É relativamente comum, principalmente em idosos, a troca de medicações com outros membros da mesma casa ou instituição
- Os sintomas dividem-se em:
  - Adrenérgicos: tremores, palpitações, ansiedade e sudorese
  - Neuroglicopênicos: comprometimento cognitivo, alterações de comportamento e psicomotoras, crise convulsiva e coma

- No paciente não diabético, sintomas neuroglicopênicos fornecem evidência clinicamente convincente para investigação de patologia orgânica
- O reconhecimento dos sintomas neuroglicopênicos em pacientes com diabetes, no entanto, pode levar induzir o autotratamento imediato
- Embora a hipoglicemia grave prolongada possa causar a morte cerebral em pacientes não diabéticos, a maioria dos episódios é revertida após administração de glicose, e os raros casos fatais geralmente são resultado de arritmias ventriculares
- As hipoglicemias podem ser classificadas de acordo com a gravidade de seus sintomas, diretamente relacionados com os níveis séricos de glicose (Tabela 60.4)
- Hipoglicemia assintomática:
  - A baixa concentração de glicose plasmática na ausência de sintomas de hipoglicemia sugere a possibilidade de limiar glicêmico deslocado, como pode ocorrer em pacientes com episódios repetidos de hipoglicemia
  - Mais comum em pacientes diabéticos em insulinoterapia a longo prazo e/ou uso crônico de sulfonilureias
- Pseudo-hipoglicemia:
  - Pode ocorrer se um agente antiglicolítico (como o fluoreto) não estiver no tubo de coleta de sangue
  - Em amostras de sangue de pacientes com leucemia ou doença hemolítica grave, em que o grande número de células consome glicose

TABELA 60.4

Classificação das hipoglicemias.

Classificação	Glicemia	Sintomas neuroglicopênicos	Sintomas adrenérgicos
Hipoglicemia grave	Independentemente do nível sérico, há necessidade de assistência ao paciente	Sim	Provável
Hipoglicemia sintomática confirmada	< 70 mg/dℓ	Possível	Sim
Hipoglicemia assintomática	< 70 mg/dℓ	Não	Não
Hipoglicemia provável sintomática	Provavelmente < 70 mg/dℓ, porém sem confirmação	Possível	Sim
Pseudo-hipoglicemia	≥ 70 mg/dℓ, porém mais baixa que o habitual para o paciente	Não	Possível

Capítulo 60 • Hipoglicemia

- Esse problema tende a ser maior se a glicose no soro for medida e a amostra de sangue não for processada rapidamente
- A dosagem deve ser repetida utilizando-se um tubo de coleta que contenha um inibidor de glicólise.

Como conduzir a investigação de hipoglicemia em pacientes não diabéticos?

- A confirmação da tríade de Whipple é fundamental para estabelecer o diagnóstico de distúrbio hipoglicêmico
- Essa tríade inclui:
  - Sintomas compatíveis com hipoglicemia
  - Baixa concentração de glicose no plasma dosada por método preciso quando houver sintomas
  - Melhora dos sintomas após o nível de glicose no plasma ser elevado
- Em pacientes nos quais a tríade de Whipple é confirmada, devem-se fazer as seguintes dosagens plasmáticas:
  - Glicemia
  - Insulina: concentração plasmática > a 3 µU/ml por ensaio imunoquimioluminométrico (CIMA) e quantidade de glicose no plasma < 45 mg/dl indicam hiperinsulinemia
  - Peptídeo C:
    - Essencial para distinguir hiperinsulinemia endógena de exógena
    - Concentração plasmática > 0,2 nmol/l ou 0,6 ng/ml sugere hipoglicemia endógena, visto que o peptídeo C é secretado na proporção de 1:1 com a insulina
  - Proinsulina: o critério para diagnóstico de insulinoma considera os valores de insulina > 5 pmol/l
  - BHOH:
    - Em razão do efeito anticetogênico da insulina, as concentrações plasmáticas de BHOH são mais baixas em pacientes com insulinoma do que em indivíduos normais
    - Valores de BHOH < 2,7 mmol/l sugerem insulinoma
  - Dosagem de sulfonilureias
  - Cortisol: valores < 3 a 5 µg/dl na vigência de hipoglicemia sugerem insuficiência suprarrenal
- Interpretação de dados:
  - Somente haverá valor se a dosagem de glicose for < 45 mg/dl na mesma amostra de sangue.

Parte 11 • Emergências Endócrinas

> **Lembrete de conduta**
>
> ▶ Os sintomas podem não ser reconhecidos pelo paciente, mesmo que sejam evidentes para um observador
>
> ▶ Muitos pacientes não conseguem descrever seus episódios de hipoglicemia em detalhes por causa de amnésia, de modo que a informação deve ser obtida de um familiar próximo sempre que possível
>
> ▶ Em pacientes com hipoglicemia factícia pelo uso de secretagogos, o quadro laboratorial é semelhante ao do insulinoma, havendo a necessidade da dosagem de sulfonilureias e glinidas.

◀Qual a conduta na sala de emergência?

- Para o emergencista, muitas vezes o diagnóstico etiológico da hipoglicemia não é a prioridade, mas, sim, seu tratamento (Figura 60.1)
- Deve-se sempre ter em mente que, no momento da hipoglicemia sintomática, a realização de exames, já abordada neste capítulo, é fundamental para a elucidação da causa
- Em pacientes diabéticos em uso de insulina, sem causa aparente de hipoglicemia, deve-se investigar injúria renal, pois, se presente, a dose de insulina deverá ser ajustada
- Reposição de glicose após ser confirmada a hipoglicemia:
  - Infundir 60 a 100 mℓ de glicose a 50% IV
- Em pacientes sem acesso venoso:
  - Glucagon 1 a 2 mg por via intramuscular (IM) ou subcutânea (SC): efeito fugaz e ineficaz em segunda dose
- Se a hipoglicemia for pouco sintomática, pode-se tentar glicose pela via oral, por meio da ingestão de algum carboidrato de rápida absorção
- Em diabéticos que desenvolvam injúria renal por uso de sulfonilureias, podem ocorrer hipoglicemias graves de repetição. Nesses casos, deve-se manter o paciente em observação por 16 a 24 horas, com glicemia capilar a cada 1 hora
- Tiamina: importante em pacientes desnutridos, hepatopatas ou etilistas
  - Sua prescrição deverá ocorrer juntamente com a glicose para prevenir encefalopatia de Wernicke
  - Prescrição:
    - Dose inicial: 100 a 300 mg de tiamina (ampola contém 100 mg), IV ou IM, com a glicose (não é mais recomendado prescrever a tiamina e esperar alguns minutos até infundir a glicose)
    - Dose de manutenção: 100 mg IV a cada 8 horas

- Em pacientes hepatopatas ou etilistas, é de suma importância lembrar da reposição de tiamina concomitantemente à administração da glicose, para evitar o gatilho para encefalopatia de Wernicke, caracterizada pela tríade de confusão mental, oftalmoplegia e ataxia de marcha.

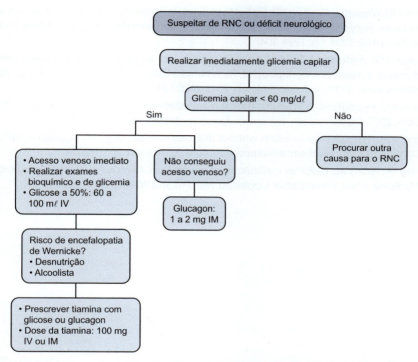

FIGURA 60.1 Tratamento da hipoglicemia na sala de emergência. IM: via intramuscular; IV: via intravenosa; RNC: rebaixamento do nível de consciência.

Bibliografia

Bandeira F, Graf H, Griz L, Faria M, Lazaretti-Castro M. Endocrinologia e diabetes. Medbook; 2009. pp. 919-28.

Cryer PE. Hypoglycemia in diabetes. In: Pathophysiology, Prevalence and Prevention. 2nd ed. Alexandria: American Diabetes Association; 2012.

Cryer PE, Axelrod L, Grossman AB, Heller SR, Montori VM, Seaquist ER et al. Evaluation and management of adult hypoglycemic disorders: an Endocrine Society Clinical Practice Guideline. J Clin Endocrinol Metab. 2009;94(3):709-28.

Goto A, Arah OA, Goto M, Terauchi Y, Noda M *et al*. Severe hypoglycaemia and cardiovascular disease: systematic review and meta-analysis with bias analysis. BMJ. 2013;347:f4533.

Kapoor P, Bao Y, Xiao J, Luo J, Shen J, Persinger J *et al*. Regulation of Mec1 kinase activity by the SWI/SNF chromatin remodeling complex. Genes Dev. 2015;29(6):591-602.

Rush MD, Winslett S, Wisdow KD. Diabetes mellitus. In: Tintinalli JE, Kelen GD, Stapczynski JS. Emergency Medicine – American College of Emergency Physicians. 6th ed. New York: McGraw-Hill; 2004. pp. 1294-304.

Seaquist ER, Anderson J, Childs B, Cryer P, Dagogo-Jack S, Fish L *et al*. Hypoglycemia and diabetes: a report of a workgroup of the American Diabetes Association and the Endocrine Society. J Clin Endocrinol Metab. 2013;98(5):1845-59.

Service FJ. Hypoglicemia in adults: clinical manifestations, definitions and causes. UpToDate; 2015. Disponível em: www.uptodate.com. Acesso em: 20/01/2021.

Service FJ. Hypoglicemia in adults without diabetes mellitus: diagostic approach. UpToDate; 2019. Disponível em: www.uptodate.com. Acesso em: 20/01/2021.

Votey SR, Peters AL. Diabetes mellitus. In: Harwood-Nuss. Clinical Practice of Emergency Medicine. 4th ed. Philadelphia: Lippincott Williams and Wilkins; 2005. pp. 842-5.

61

Hiperglicemia na Emergência: Paciente em Estado Crítico, Cetoacidose Diabética e Estado Hiperosmolar Hiperglicêmico

Rômulo Augusto dos Santos

Considerações importantes

- Várias patologias podem estar relacionadas com o descontrole da glicemia, como síndromes coronarianas agudas (SCAs), embolia pulmonar, sepse, pancreatites agudas, traumatismos graves, entre outras
- Ainda faltam melhores evidências sobre a meta glicêmica a ser alcançada em pacientes em estado grave, porém a manutenção da glicemia entre 140 e 180 mg/dℓ parece ser segura, e evita o desenvolvimento de hipoglicemias graves. Nos pacientes em estado crítico, primeiramente se deve descartar a possibilidade de cetoacidose diabética (CAD) e estado hiperosmolar hiperglicêmico (EHH); a via de administração da insulina deverá ser intravenosa (IV)
- Os critérios diagnósticos de CAD são: (1) pH < 7,3; (2) glicemia > 250 mg/dℓ; (3) cetonemia ou cetonúria positivas. Inicialmente, deve-se expandir volume plasmático do paciente com solução isotônica na dose de 15 a 20 mℓ/kg, durante 1 hora, independentemente dos valores de eletrólitos
- Em seguida, deve-se guiar a soroterapia de acordo com o sódio (Na) corrigido a uma velocidade de 250 a 500 mℓ/h: (1) Na corrigido ≤ 145 mEq/ℓ – administrar solução salina (SS) a 0,9%; (2) Na corrigido > 145 mEq/ℓ – administrar solução hipotônica (SS a 0,45% ou água destilada)
- Não se deve iniciar a insulinoterapia sem que os níveis séricos de potássio (K) sejam dosados. A CAD é uma patologia que tende a reduzir a calemia em função da desidratação intensa, e o uso incorreto de insulina pode piorar esse quadro, provocando arritmias cardíacas fatais
- A dose inicial de insulina regular intravenosa utilizada é 0,1 UI/kg/h e deverá ser iniciada de acordo com os níveis de potássio plasmático: (1) K entre 3,3 e 5 mEq/ℓ – insulinizar e repor K (20 mEq/ℓ IV, em 1 hora – 1 ampola de cloreto de potássio

(KCl) a 19,1% contém 27 mEq de K em 10 mℓ); (2) K > 5 mEq/ℓ – apenas insulinizar e monitorar K sérico; (3) K < 3,3 mEq/ℓ – repor K antes de iniciar insulinização. Estima-se queda dos níveis glicêmicos em torno de 25%/h, não ultrapassando 50 a 70 mg/dℓ, para evitar o desenvolvimento de edema cerebral

- O EHH é a mais grave complicação aguda do diabetes melito (DM), podendo ocorrer apenas no tipo 2 (DM2), e sua fisiopatologia se relaciona com a deficiência relativa de insulina
- Os principais fatores precipitantes do EHH são os quadros infecciosos, embora diversos eventos, como isquemia coronariana, embolia pulmonar, traumatismos, entre outros, também possam desencadear essa complicação. Os critérios diagnósticos de EHH são: (1) pH > 7,3; (2) glicemia > 600 mg/dℓ; (3) osmolalidade plasmática efetiva > 320 mOsm/kg.

◤Como definir hiperglicemia no paciente em estado crítico?

- Antigamente a hiperglicemia era considerada uma resposta adaptativa essencial para a sobrevivência e não foi rotineiramente controlada em unidades de terapia intensiva (UTIs)
- Evidências mais recentes indicam que a hiperglicemia não controlada associa-se a mau prognóstico, por isso demandam-se esforços para corrigi-la e preveni-la em pacientes criticamente enfermos
- Ela relaciona-se também com piores desfechos neurológicos e aumento da pressão intracraniana em pacientes com traumatismo cranioencefálico (TCE)
- Pacientes clínicos e cirúrgicos em estado crítico que estejam hiperglicêmicos parecem ter uma taxa de mortalidade maior do que os pacientes normoglicêmicos, embora o tema permaneça controverso
- Em estudos recentes, afirma-se que o rigoroso controle de glicose no sangue não é benéfico em pacientes clínicos e aumenta o risco de hipoglicemias
- A terapia intensiva com insulina para choque séptico (COIITSS, do inglês *Corticosteroids Treatment and Intensive Insulin Therapy for Septic Shock*) não mostrou diferenças em mortalidade, tempo de internação em UTI, dias livres de ventilador ou de vasopressores
- A manutenção de glicemias entre 140 e 180 mg/dℓ parece reduzir o risco de infecções e melhorar o prognóstico de pacientes com infarto agudo do miocárdio (IAM) e acidente vascular encefálico (AVE), bem como daqueles submetidos a procedimentos cirúrgicos

Capítulo 61 • Hiperglicemia na Emergência... **879**

- O estudo NICE-SUGAR conseguiu evidenciar melhora da sobrevida em pacientes em pós-operatório de cirurgia cardíaca, porém ainda faltam dados para sustentar essa evidência em pacientes clínicos:
  - Foram distribuídos aleatoriamente 6.104 pacientes de unidades de tratamento intensivo (UTIs) clínicas e cirúrgicas
  - Controle intensivo (objetivo de nível de glicose no sangue de 81 a 108 mg/dℓ)
  - Controle da glicose convencional (glicemia alvo < 180 mg/dℓ, porém com interrupção da terapia insulínica se o nível de glicose < 144 mg/dℓ)
  - O grupo intensivo teve maior mortalidade em 90 dias
  - O grupo intensivo teve incidência significativamente maior de hipoglicemia grave
- Embora os resultados dos estudos randomizados de insulinoterapia intensiva na UTI tenham sido inconsistentes, a maioria dos dados não sustenta uma hipótese de benefício de sobrevida com metas rígidas, e alguns fatos sugerem aumento da mortalidade
- Todos os estudos em que as metas de glicemia do grupo intensivo eram de 80 a 110 mg/dℓ mostraram aumento excessivo de episódios hipoglicêmicos. Por outro lado, a hiperglicemia, por si, associa-se a risco aumentado de eventos adversos
- Em face dessas evidências e na dependência de novos dados que estabeleçam níveis ótimos de glicemia, recomendam-se alvos entre 140 e 180 mg/dℓ (o que está de acordo com as diretrizes mais recentes), em conformidade com um protocolo preestabelecido de amplo conhecimento do *staff* da instituição, e com monitoramento frequente da glicemia.

Qual protocolo para condução da hiperglicemia do paciente em estado crítico?

- Inicialmente o emergencista deve descartar a possibilidade de CAD e EHH.

Fase 1 | Avaliação da glicemia capilar inicial

- Glicemia capilar > 180 mg/dℓ em duas medidas consecutivas em um intervalo de 1 hora: iniciar protocolo
- Primeira dose de infusão:
  - Montar bomba de infusão contínua (BIC) intravenosa:
    - Insulina regular 20 UI + 20 mℓ de SS a 0,9%: 1 UI/mℓ
    - Ajustar a dose inicial de acordo com o esquema a seguir (Tabela 61.1).

TABELA 61.1

Ajuste inicial da insulinoterapia em pacientes em estado crítico.

Glicemia capilar (mg/dℓ)	Infusão inicial (mℓ/h)
140 a 180	0,5
181 a 220	1
221 a 260	2
261 a 300	3
301 a 340	4
341 a 380	5
> 380	6

Fase 2 | Ajuste da insulinoterapia de acordo com a queda da glicemia

- A glicemia capilar deverá ser realizada a cada 1 a 2 horas
- O objetivo é a queda da glicemia entre 50 e 100 mg/dℓ a cada hora (Tabela 61.2)
  - Quando a glicemia decai para níveis < 180 mg/dℓ, inicia-se a próxima fase (Tabela 61.3).

TABELA 61.2

Ajuste da insulinoterapia de acordo com a variação da glicemia.

Comparação entre a última glicemia capilar e a atual	
Queda > 100 mg/dℓ	Diminuir infusão pela metade
Queda entre 50 e 100 mg/dℓ	Manter infusão
Queda < 50 mg/dℓ Glicemia capilar < 180 mg/dℓ	Seguir para a próxima fase (Tabela 61.3)

Fase 3 | Manutenção da insulinoterapia

Nesse momento o objetivo é evitar hipoglicemias e manter a glicemia capilar entre 140 e 180 mg/dℓ (Tabela 61.3).

Fase 4 | Transição para insulinoterapia subcutânea

- Assim que o paciente estiver estável, com o quadro crítico controlado e glicemia adequada, com dieta oral ou enteral
- Dose após desligar a BIC:
  - Calcular a dose total de insulina (DTI) utilizada nas últimas 6 horas e multiplicar por 4 (isso ocorre, pois nas últimas 6 horas haverá uma tendência a uso de

TABELA 61.3
Manutenção da insulinoterapia.

Glicemia (mg/dℓ)	Infusão
< 70	Para insulina → glicose a 50%, 4 ampolas IV, em *bolus* Retornar infusão após 1 h com metade da dose anterior, se glicemia capilar > 100 mg/dℓ
71 a 100	Diminuir 1 mℓ/h
101 a 140	Manter infusão e atentar para o risco de hipoglicemia
141 a 180	Manter infusão
181 a 220	Aumentar 1 mℓ/h
221 a 260	Aumentar 2 mℓ/h
261 a 300	Aumentar 2,5 mℓ/h
301 a 340	Aumentar 3 mℓ/h
341 a 380	Aumentar 3,5 mℓ/h
> 380	Aumentar 4 mℓ/h

IV: via intravenosa.

doses menores de insulina, já que a resposta contrarreguladora estará teoricamente controlada, reduzindo resistência insulínica e demanda por insulina
- Em seguida, multiplicar a DTI por 0,5 a 0,8 (evitar hipoglicemia)
- Utilizar a dose resultante do seguinte modo:
  - Pacientes com dieta oral devem usar a seguinte proporção: basal 50% (NPH, do inglês *neutral protamine Hagedorn*) e *bolus* (regular) 50% da dose total, dividir a dose de *bolus* em 3 partes iguais e infundir 30 minutos antes das refeições, caso esteja utilizando a insulina regular
  - Pacientes com dieta por sonda enteral devem utilizar a seguinte proporção: basal 40% e *bolus* 60% da DTI
  - Para pacientes em dieta zero ou parenteral, a recomendação é manter bomba de infusão intravenosa até resolução do quadro.

Lembrete de conduta

▶ A hiperglicemia do paciente em estado crítico deverá ser tratada para manter a taxa de glicose sérica entre 140 e 180 mg/dℓ

▶ A busca por fatores de descompensação é fundamental para o controle glicêmico, sendo a maioria dos casos relacionados com sepse.

Quais os principais conceitos que o emergencista deve saber sobre a cetoacidose diabética?

- A CAD é uma complicação metabólica aguda do DM caracterizada por hiperglicemia, acidose metabólica e cetose na vigência de deficiência absoluta ou relativa de insulina
- Condição potencialmente grave quando não conduzida corretamente
- Apesar de ser uma complicação mais frequente no diabetes melito tipo 1 (DM1), em situações extremas também ocorre no DM2
- Acomete principalmente um subgrupo de população mais jovem com média etária entre 20 e 29 anos, embora possa ocorrer nos dois extremos de idade
- Muitas vezes o início é abrupto, mas os pacientes podem apresentar pródromos com duração de dias, com poliúria, polidipsia, polifagia e mal-estar indefinido
- Em todo o mundo, o uso inadequado ou ausente da insulina em portadores de DM1 é a principal causa de CAD
- Principais etiologias de CAD:
  - Omissão da insulinoterapia
  - Infecções: pneumonias comunitárias e infecções do trato urinário (ITU)
    - Mesmo infecções aparentemente simples como otites e faringoamigdalites podem causar CAD em paciente com DM1, principalmente se houver uso inadequado da insulina
  - IAM
  - AVE
  - Traumatismos graves
  - Pancreatite aguda
  - Grandes cirurgias
  - Choque
  - Queimaduras extensas
  - Embolia pulmonar
  - Patologias endócrinas associadas:
    - Acromegalia
    - Feocromocitoma
    - Hipertireoidismo
    - Hipercortisolismo
  - Problemas com o uso da bomba de infusão de insulina subcutânea (SC)
  - Uso abusivo de substâncias como cocaína e álcool

Capítulo 61 • Hiperglicemia na Emergência... 883

- o Uso de medicamentos (raro): glicocorticoides, tiazídicos, antipsicóticos atípicos (olanzapina/clozapina/risperidona), agonistas adrenérgicos, betabloqueadores, inibidores de protease
- o Primodescompensação: a abertura do quadro com CAD ocorre em 5 a 10% dos casos
- Na maioria das vezes, o paciente apresenta-se desidratado podendo estar hipotenso e taquicárdico, apesar de eventualmente ter as extremidades quentes e bem perfundidas, por conta do efeito de prostaglandinas
- A CAD pode manifestar-se por taquipneia, respiração de Kussmaul (pH < 7,2) e hálito cetônico
- Geralmente o paciente está alerta, embora 10 a 20% dos casos de cetoacidose ocorram quando há alteração do nível de consciência
- Febre não é frequente nos pacientes com CAD, embora mesmo com sua ausência não se possa descartar que o fator precipitante seja infeccioso. Entretanto, se houver febre, em virtude de seu alto valor preditivo, pode-se afirmar que a descompensação deve-se a um quadro infeccioso
- No período que antecede a CAD, o paciente pode apresentar sinais de falência pancreática como poliúria, polidipsia, polifagia e perda de peso
- Durante a sua fase de instalação, são comuns anorexia, náuseas e vômito, que podem agravar a desidratação
- Na progressão, pode haver alteração do nível de consciência, embora coma só ocorra em cerca de 10% dos pacientes
- Hiperpneia
  - o Mais intensa quanto maior a gravidade da acidose metabólica
  - o Em casos graves, ocorre a respiração de Kussmaul
- Sonolência, torpor e coma são mais comuns no EHH
- Fatores de mau prognóstico na CAD:
  - o Extremos etários
  - o Hipotensão arterial
  - o Hiponatremia.

Exame físico

- Desidratação, pele seca e fria, hiperemia de face, hipotonia, taquicardia, pressão arterial normal ou choque (Tabela 61.4)
- Desconforto abdominal decorrente da intensa desidratação, tornando doloroso o deslizamento da pleura e do peritônio, sugerindo quadro de abdome agudo
- Pode haver dilatação, atonia e estase gástrica, acentuando vômito.

TABELA 61.4

Manifestações clínicas da cetoacidose diabética.

- Poliúria, polidipsia, polifagia
- Astenia, fraqueza, emagrecimento
- Desidratação
- Taquicardia
- Taquipneia
- Náuseas, vômito
- Dor abdominal
- Respiração profunda e suspirosa ou acidótica (ritmo de Kussmaul)
- Hálito cetônico
- Confusão mental e redução progressiva do nível de consciência (sonolência ou coma)

Diagnóstico de cetoacidose diabética

- Para confirmação do diagnóstico da CAD são necessários os três critérios a seguir (Tabela 61.5):
  - pH arterial < 7,3
    - CAD leve: pH entre 7,2 e 7,3
    - CAD moderada: pH entre 7 e 7,2
    - CAD grave: pH < 7
  - Glicemia > 250 mg/dℓ
  - Cetonemia (> 1,5 mg/dℓ) ou cetonúria (3+/4+) positivas.

TABELA 61.5

Critérios diagnósticos e estadiamento de gravidade da cetoacidose diabética (CAD).

	CAD Leve	CAD Moderada	CAD Grave
pH arterial	7,25 a 7,3	7 a 7,24	< 7
Bicarbonato sérico (mEq/ℓ)	15 a 18	10 a 14,9	< 7
Ânion gap	> 10	> 12	> 12
Nível sensorial	Alerta	Alerta/sonolento	Estupor/coma

Exames complementares

- Ureia e creatinina: a CAD associa-se a desidratação, podendo provocar alterações da função renal
- Sódio: fundamental para o cálculo do ânion *gap*, que deverá ser feito pelo sódio corrigido:
  - Sódio corrigido = Na medido + [1,6 × (glicemia − 100/100)]
  - Importante para a escolha da SS ou de soluções hipotônicas

Capítulo 61 • Hiperglicemia na Emergência... 885

- Potássio: fundamental para avaliação do início da insulinoterapia, visto que a terapia ocasiona invariavelmente a queda dos níveis séricos de potássio
  - O *pool* de potássio corporal apresenta-se sempre baixo na CAD em função da desidratação, porém pela acidose metabólica o potássio sérico poderá estar normal ou até elevado em alguns casos
- Fósforo: deverá ser reposto se estiver > 1 mg/dℓ
- Cloro: importante para o cálculo do ânion *gap*
- Hemograma: pode haver leucocitose sem necessariamente ocorrer quadro de infecção concomitante
  - Os leucócitos podem alcançar níveis de até 25.000/mm³ apenas pelo quadro de síndrome de resposta inflamatória sistêmica produzida pela CAD
  - Valores > 25.000/mm³ invariavelmente estão associados a infecção
- Urina I e radiografia de tórax: importantes no rastreamento de focos infecciosos
- Culturas: podem ser solicitadas em casos selecionados de sepse grave ou choque séptico
- Eletrocardiograma (ECG): útil na avaliação de alterações de condução por distúrbios da calemia.

Lembrete de conduta

- ▶ Embora a principal causa de CAD seja a omissão da insulinoterapia, devem-se sempre rastrear focos infecciosos minuciosamente, e, caso não sejam encontrados, a princípio não se deve iniciar antibioticoterapia de amplo espectro de maneira empírica
- ▶ Os critérios diagnósticos para CAD são (devem-se preencher todos):
  - pH arterial < 7,3
  - Glicemia > 250 mg/dℓ
  - Cetonemia (> 1,5 mg/dℓ) ou cetonúria (3+/4+) positivas
- ▶ Pode haver leucocitose na CAD de até 20.000 a 25.000/mm³ mesmo sem sinais clínicos de infecção
- ▶ Não se deve iniciar a insulinoterapia sem ter a dosagem dos níveis séricos de potássio.

◤Qual a conduta para cetoacidose diabética na sala de emergência?

Os princípios do tratamento da CAD são:

- Expansão do volume plasmático inicial com solução isotônica
- Hidratação de acordo com a natremia

Parte 11 • Emergências Endócrinas

- Insulinoterapia e controle dos níveis séricos de potássio
- Uso de bicarbonato de sódio em casos graves
- Controle de outros eletrólitos
- Investigação do fator desencadeante.

Hidratação

- O objetivo da hidratação é a expansão extracelular, restaurando o volume intravascular e a perfusão tecidual, com consequente diminuição dos níveis de hormônios contrarreguladores e da glicemia
- A preferência é por líquidos isotônicos no início do tratamento com 15 a 20 mℓ/kg de solução fisiológica na primeira hora
- O uso de soluções hipertônicas e isotônicas no início do tratamento é associado a complicações e não existem benefícios com uso de coloides nessa situação
- Reduz a retenção de glicose e de corpos cetônicos
- Diminui o estímulo adrenérgico, a resistência periférica à insulina e o estímulo à gliconeogênese hepática
- Torna as células mais responsivas à insulinoterapia no tratamento da CAD
- Estudos demonstraram que o retardo da insulinoterapia, na vigência de uma hidratação adequada, não altera significativamente a mortalidade na CAD
- A hidratação restaura rapidamente o fluxo urinário do paciente que desenvolveu um quadro de injúria renal aguda e, inicialmente, aumenta a glicosúria
- O período de hidratação apresenta as seguintes fases:
  - Fase 1 (expansão rápida): 15 a 20 mℓ/kg de SS a 0,9% IV em 1 hora, até estabilização volêmica
  - Fase 2 (avaliar o sódio):

    Fórmula do sódio corrigido = Na medido + [1,6 × (glicemia − 100/100)]:

    Na corrigido < 145 mEq/ℓ: 250 a 500 mℓ de SS a 0,9% IV a cada hora

    Na corigido > 145 mEq/ℓ: 250 a 500 mℓ de SS a 0,45% IV a cada hora

- Fase 3(prevenção da hipoglicemia):
  - Glicemia entre 200 e 250 mg/dℓ:
    - Soro em "Y": 250 mℓ de SS a 0,9% + SG a 5% a cada hora
    - Monitorar os pacientes, principalmente se evoluírem com falência cardíaca ou renal para prevenir sobrecarga hídrica.

Insulinoterapia e controle dos níveis séricos de potássio

- A via de escolha nos episódios graves é intravenosa em BIC de insulina regular com medida de 0,1 UI/kg/h

Capítulo 61 • Hiperglicemia na Emergência... **887**

- Sugestões de prescrição:
  - Montar a solução a ser infundida com uma concentração de 1 UI de insulina regular para cada 10 mℓ de SS a 0,9%. Por exemplo: 50 UI de insulina regular em 500 mℓ de SS a 0,9% em BIC. Desprezar os 30 a 50 mℓ iniciais, que permanecem ligados ao equipo de soro e não são realmente infundidos
  - Montar a solução com 20 UI de insulina regular em 20 mℓ de SS a 0,9% em bomba de infusão em seringa
    - A via de escolha nos episódios mais graves é a infusão intravenosa contínua de insulina regular
    - Apesar de muitos estudos demonstrarem a mesma eficácia e segurança das vias subcutânea e intramuscular (IM), estas são recomendadas apenas em casos mais leves ou moderados
- Por conta do risco de arritmias associado à hipopotassemia, deve-se seguir o esquema de insulinização de acordo com o potássio sérico (há baixa concordância com a dosagem da calemia na gasometria):
  - K entre 3,3 e 5 mEq/ℓ: insulinizar e repor potássio (20 mEq/ℓ IV em 1 hora – 1 ampola de cloreto de potássio a 19,1% contém 27 mEq de K em 10 mℓ)
  - K > 5 mEq/ℓ: apenas insulinizar e monitorar K sérico
  - K < 3,3 mEq/ℓ: repor K antes de iniciar insulinização
- O monitoramento da calemia deverá ser realizado a cada 2 horas
- O uso de *bolus* intravenoso de insulina regular no início do tratamento é desnecessário e contraindicado para crianças, em razão do risco de edema cerebral
- Dosagem de glicemia capilar a cada 1 hora: a meta é a queda da glicemia de 50 a 70 mg/dℓ/h. Quedas maiores podem aumentar risco de edema cerebral; e quedas menores podem estar associadas a subdoses de insulina.

Uso de bicarbonato de sódio a 8,4% (pH < 6,9)

- Prescrever 100 mℓ de bicarbonato de sódio a 8,4% em 500 mℓ de água destilada e infundir em 4 horas
- Essa solução terá 100 mEq de bicarbonato de sódio
- Riscos do uso de inapropriado:
  - Alcalose metabólica
  - Acidose liquórica paradoxal: o CO_2 cruza rapidamente a barreira hematencefálica; já o bicarbonato atravessa lentamente, com risco de piora neurológica pela queda do pH liquórico
  - Edema cerebral: bicarbonato causa redução da pressão parcial de oxigênio no liquor

- Hipopotassemia e anoxia tecidual
- Hipocalcemia: uma elevação do pH promove maior afinidade do cálcio com a albumina, reduzindo o cálcio livre
- Hipernatremia e hipervolemia.

Reposição de fosfato

- A hipofosfatemia leve é um achado comum e geralmente assintomático durante a terapia da CAD
- Não é indicada a reposição desse sal de rotina, em parte por risco de hipocalcemia
- Em raras situações de extrema depleção de fosfato (< 1 mg/dℓ) com manifestações clínicas graves, como insuficiência respiratória aguda, torna-se necessária a reposição de fósforo
- Dose: 20 a 30 mEq/ℓ de fosfato de potássio durante a reposição de fluidos – máximo 15 mEq/h.

Critérios para definir o controle da CAD (todos a seguir) e insulinização subcutânea

- Glicemia < 200 mg/dℓ
- Bicarbonato > 18 mEq/ℓ
- pH > 7,3
- Estabilidade hemodinâmica
- Ausência de náuseas ou vômito
- Quando o paciente conseguir se alimentar e estiver bem controlado do ponto de vista clínico e laboratorial, inicia-se o protocolo para retirada da bomba de infusão intravenosa
- Em seguida, o paciente poderá receber uma dose de insulina de ação intermediária ou prolongada por via subcutânea e, após 1 a 2 horas de observação, ser encaminhado à enfermaria
- Se já houver uso prévio de insulinoterapia, pode-se manter a dose utilizada ambulatorialmente
- Caso ainda não haja uso de insulina, pode-se iniciar uma dose de insulina basal de 0,3 a 0,5 UI/kg/dia, dividida em 2 a 3 aplicações no caso da insulina NPH ou 1 aplicação no caso do análogo de longa duração glargina
- Outra opção é utilizar o mesmo protocolo de hiperglicemia do paciente em estado crítico, já descrito neste capítulo.

⬛Quais os principais conceitos que o emergencista deve saber sobre o estado hiperosmolar hiperglicêmico?

- O EHH é a mais grave emergência hiperglicêmica aguda em pacientes com DM2
- Na década de 1880, Dreschfeld descreveu os primeiros casos de EHH em pacientes com um "coma diabético incomum" caracterizado por hiperglicemia grave e glicosúria, sem manifestação da respiração de Kussmaul
- Os atuais critérios diagnósticos de EHH incluem nível de glicose no plasma > 600 mg/dℓ e aumento da osmolalidade plasmática efetiva > 320 mOsm/kg, na ausência de cetoacidose
- O EHH é uma síndrome caracterizada por hiperglicemia grave, hiperosmolalidade e desidratação, sem ocorrência de cetoacidose
- A maioria dos casos de EHH é relatada em pacientes idosos com DM2, geralmente de longa data de descontrole e quadros infecciosos associados a um reduzido acesso à água (acamados por AVE, demências e patologias osteoarticulares)
- A incidência de EHH é estimada em < 1% das internações hospitalares de pacientes com diabetes
- A taxa de mortalidade da EHH situa-se entre 10 e 20%, cerca de 10 vezes mais elevada do que na CAD
- O prognóstico é determinado por gravidade da desidratação, comorbidades e idade avançada
- O tratamento do EHH é direcionado a reposição volêmica, correção da hiperosmolalidade, hiperglicemia e distúrbios hidreletrolíticos, bem como reversão da doença subjacente que precipitou a descompensação metabólica
- Protocolos que usam baixas doses de infusão de insulina no tratamento da CAD parecem ser eficazes no EHH; no entanto, não há estudos prospectivos randomizados que determinem melhores estratégias de tratamento para pacientes com EHH
- Como a fisiopatologia relaciona-se com a deficiência relativa de insulina, raramente o EHH é causado apenas por ausência de uso de insulina, sendo muito comum sua associação a infecções ou outras causas de síndrome de resposta inflamatória sistêmica
- A instalação do quadro demora dias a semanas e obrigatoriamente vai apresentar hiperglicemia associada à ingesta inadequada de líquidos
- Apesar da evolução um pouco mais lenta que na CAD, o EHH tem sinais/sintomas progressivos de DM descompensado semelhantes, com exceção da taquipneia em ritmo de Kussmaul, pois não há acidose metabólica importante.

Alterações de nível de consciência

- O rebaixamento do nível de consciência e a desidratação são mais evidentes nos casos de EHH e devem ser correlacionados com o aumento importante da osmolalidade sérica
- O grupo de maior risco para desenvolver EHH é o de pacientes idosos e/ou acamados com necessidade de ajuda para ingesta hídrica
- Na maioria dos pacientes, a ingestão de água é restrita em virtude de sua condição (acamados), sendo agravada pela resposta alterada à sede dos idosos.

Fator precipitante

- A causa de EHH em todos os grupos acometidos é essencialmente infecciosa, ocorrendo em 40 a 60% dos pacientes
- Os precipitantes mais comuns são pneumonia (40 a 60%) e ITU (5 a 16%)
- Outras doenças subjacentes, como AVE, IAM e traumatismo, que provoca a liberação de hormônios contrarreguladores e/ou compromete o acesso à água, podem resultar em desidratação grave e EHH.

Diagnóstico de EHH (necessários os três critérios)

1. pH arterial > 7,3
   - A acidose metabólica não costuma ser grave nesses pacientes
   - Importante lembrar que pode ocorrer acidose láctica concomitantemente, causando redução do pH sérico
2. Glicemia > 600 mg/dℓ
3. Osmolalidade plasmática > 320 mOsm/kg.

Critérios para definir o controle da CAD

1. Glicemia < 200 mg/dℓ
2. Osmolalidade < 315 mOsm/kg
3. Melhora do nível de consciência
4. Estabilidade hemodinâmica com controle do fator precipitante
5. Ausência de náuseas ou vômito

- O tratamento do EHH é semelhante ao protocolo utilizado na CAD, porém sem o uso de bicarbonato, visto que o pH plasmático estará acima de 7,3
- As diferenças entre CAD e EHH são descritas nas Tabelas 61.6 e 61.7
- A terapêutica para as hiperglicemias agudas já é muito bem definida há muitos anos e seu nível de evidência permanece relevante atualmente, sem grandes mudanças nos últimos anos (Figura 61.1)
- Um resumo de toda a condução de CAD e EHH pode ser analisado nas Figuras 61.2 e 61.3.

Capítulo 61 • Hiperglicemia na Emergência... 891

TABELA 61.6

Diferenças clínicas entre cetoacidose diabética (CAD) e estado hiperosmolar hiperglicêmico (EHH).

Variáveis	CAD	EHH
Faixa etária	Muito mais frequente em crianças e adultos jovens	Normalmente > 40 anos
Instalação	Rápida, muitas vezes em horas	Progressiva, durante vários dias
Sintomas	Poliúria, polidipsia e perda de peso Normalmente alerta (pode haver rebaixamento do nível de consciência)*	Poliúria, polidipsia, perda de peso Rebaixamento de nível de consciência é a regra
Sinais	Hálito cetônico, taquipneia, respiração de Kussmaul	Profunda desidratação
Peculiaridades	Náuseas, vômito e dor abdominal	Dificuldade de acesso à água

*Investigar doença associada ao sistema nervoso central.

TABELA 61.7

Diferenças laboratoriais entre cetoacidose diabética (CAD) e estado hiperosmolar hiperglicêmico (EHH).

Parâmetros	CAD	EHH
Glicemia	> 250	> 600
pH	< 7,3	> 7,3
HCO_3	< 15	> 20
Cetonúria	≥ 3+	≤ 2+
Cetonemia	Positiva	Negativa
Na^+ corrigido	130 a 140	145 a 155
K^+	5 a 6	4 a 5

Lembrete de conduta

▶ EHH ocorre com mais frequência em pacientes idosos com DM2

▶ Infecções representam o fator precipitante mais comum

▶ DM pode não ser relatado previamente e dificultar o diagnóstico nesses casos.

Conclusão	Classe de evidência	Nível de evidência
CAD/EHH grave: o uso de insulina regular IV contínua (BIC) é o tratamento de escolha	I	A
CAD/EHH leve ou moderado: pode-se utilizar insulina regular IM ou análogos SC a cada 1 h	I	A
CAD: o uso de bicarbonato de sódio com pH > 7 não melhora o prognóstico dos pacientes	I	A
CAD: indica-se o uso de fosfato apenas com hipofosfatemia grave ou em pacientes com anemia, ICC ou em condições clínicas associadas à hipoxia	I	A
CAD: deve-se tratar o edema cerebral prontamente com infusão IV demanitol a 20%	I	A
CAD: indica-se o uso de solução isotônica (NaCl a 0,9%) no tratamentoda desidratação	I	A
CAD: não se recomenda insulina regular em *bolus* no início do tratamento de crianças	I	A
CAD: é prudente o uso de bicarbonato de sódio em baixas doses de pH < 6,9	I	B
CAD: a correção gradual da glicemia e da osmolalidade pode prevenir o surgimento de edema cerebral clínico	II	C

FIGURA 61.1 Evidências clínicas do tratamento das emergências hiperglicêmicas. BIC: bomba de infusão contínua; CAD: cetoacidose diabética; EEH: estado hiperosmolar hiperglicêmico; ICC: insuficiência cardíaca congestiva; IM: via intramuscular; IV: via intravenosa; SC: via subcutânea.

Capítulo 61 • Hiperglicemia na Emergência... 893

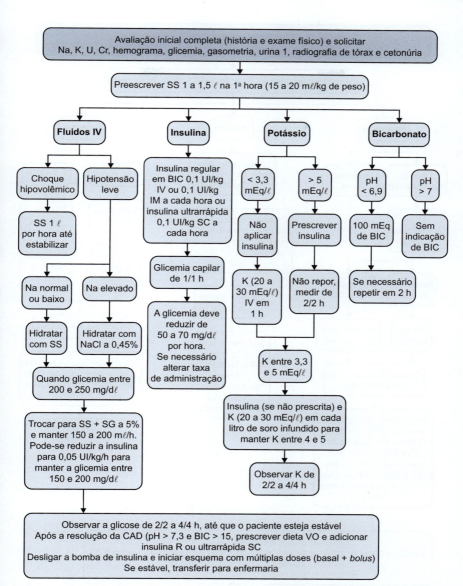

FIGURA 61.2 Terapêutica da cetoacidose diabética (CAD). BIC: bomba de infusão contínua; Cr: creatina; IV: via intravenosa; R: regular; SC: via subcutânea; SS: solução salina; SG: soro glicosado; U: ureia; VO: via oral.

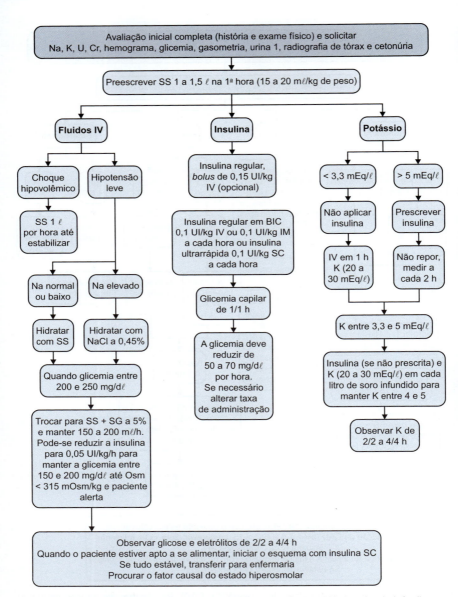

FIGURA 61.3 Terapêutica do estado hiperosmolar hiperglicêmico. BIC: bomba de infusão contínua; Cr: creatinina; IM: via intramuscular; IV: via intravenosa; SC: via subcutânea; SS: solução salina; SG: soro glicosado; U: ureia.

Capítulo 61 • Hiperglicemia na Emergência... **895**

▼Quais as principais complicações do tratamento das emergências hiperglicêmicas?

- Durante o tratamento das hiperglicemias agudas, o médico deverá estar atento para as possíveis complicações induzidas pela própria terapêutica, como:
  - ○ Hipoglicemia secundária ao uso inapropriado de insulina
  - ○ Hipopotassemia secundária ao uso inadequado de insulina e/ou de bicarbonato de sódio
  - ○ Hiperglicemia secundária à interrupção da infusão de insulina sem cobertura correta de insulina subcutânea
  - ○ Edema agudo de pulmão decorrente de infusão excessiva de fluidos
  - ○ Edema cerebral (Tabela 61.8):
    - ▫ Complicação mais temível da CAD, principalmente em crianças
    - ▫ Ocorre de forma bimodal, acometendo até 2/3 dos pacientes nas primeiras 6 horas e 1/3 dos casos ocorrendo após 24 horas do início do tratamento

TABELA 61.8
Abordagem do edema cerebral na cetoacidose diabética.
Critérios diagnósticos
Resposta motora ou verbal alterada à dor
Postura de decorticação ou descerebração
Paralisia de nervo craniano (especialmente III, IV e VI)
Padrão respiratório neurogênico anormal (gemência, Cheyne-Stokes, taquipneia, apneia)
Critérios maiores
Alteração/flutuação do nível de consciência
Bradicardia sustentada (queda > 20 bpm), não atribuível à reposição do volume intravascular ou a estado de sono
Incontinência inapropriada para a idade
Critérios menores
Vômito
Cefaleia
Letargia ou não facilmente despertável
PAD > 90 mmHg
Idade < 5 anos

Um critério diagnóstico ou dois critérios maiores ou um critério maior e dois critérios menores após o início do tratamento tem sensibilidade de 92% para o diagnóstico de edema cerebral, com apenas 4% de falso-positivo. PAD: pressão arterial diastólica.

- Manifestações clínicas: queda do nível de consciência, alterações de comportamento, letargia, cefaleia, convulsões, bradicardia e incontinência urinária
- Correção gradativa do déficit de sódio e de água e prevenção da rápida queda da glicemia são medidas protetivas contra essa complicação.

Bibliografia

American Diabetes Association Diabetes Care in the Hospital: Standards of Medical Care in Diabetes-2019. Diabetes Care2019;42(Suppl 1):S173-81.

Benoit SR, Zhang Y, Geiss LS, Gregg EW, Albright A. Trends in diabetic ketoacidosis hospitalizations and in-hospital mortality – United States, 2000-2014. MMWR Morb Mortal Wkly Rep. 2018;67(12):362-5.

Dhatariya KK, Umpierrez GE. Guidelines for management of diabetic ketoacidosis: time to revise? Lancet Diabetes Endocrinol. 2017;5:321-3.

Joint British Diabetes Societies Inpatient Care Group. The management of diabetic ketoacidosis in adults. 2nd ed. 2013. Disponível em: www.diabetologists-abcd.org.uk/JBDS/JBDS_IP_DKA_Adults_Revised.pdf. Acesso em: 10/10/2020.

Kitabchi AE, Umpierrez GE, Miles JM, Fisher JN. Hyperglycemic crises in adult patients with diabetes. Diabetes Care. 2009;32:1335-43.

Nyenwe EA, Kitabchi AE. Evidence-based management of hyperglycemic emergencies in diabetes mellitus. Diabetes Res Clin Pract. 2011;94(3):340-51.

Pasquel FJ, Umpierrez GE. Hyperosmolar hyperglycemic state: a historic review of the clinical presentation, diagnosis, and treatment. Diabetes Care. 2014;37(11):3124-31.

Scott AR, Joint British Diabetes Societies (JBDS) for Inpatient Care, JBDS hyperosmolar hyperglycaemic guidelines group. Management of hyperosmolar hyperglycaemic state in adults with diabetes. Diabet Med. 2015;32(6):714-24.

62

Crise Tireotóxica e Estado Mixedematoso

Rômulo Augusto dos Santos

Considerações importantes

- A crise tireotóxica (CT) ou tempestade tireoidiana é uma condição rara e com risco de morte. Caracteriza-se por manifestações clínicas graves ou exageradas de tireotoxicose

- Embora a CT possa se desenvolver em pacientes com hipertireoidismo não tratado de longa data (doença de Graves, bócio multinodular tóxico, adenoma tóxico solitário), muitas vezes é precipitada por um evento agudo, como cirurgia não tireoidiana, traumatismo, infecção, carga aguda de iodo ou parto

- Pacientes com CT normalmente têm exacerbação dos sintomas habituais de hipertireoidismo, que incluem taquicardia, hipertermia, alterações de sistema nervoso central (SNC) – agitação, psicose, estupor ou coma – e sintomas gastrintestinais (náuseas, vômito, dor abdominal)

- Os testes de função da tireoide mostram tireotoxicose (hormônio tireoestimulante [TSH]) suprimida, tiroxina livre (T4L) elevada e tri-iodotironina (T3) aumentada), geralmente comparável à de pacientes com hipertireoidismo habitual descomplicado. O diagnóstico de CT baseia-se em sintomas graves com risco de morte (hiperpirexia, disfunção cardiovascular) em paciente com evidência bioquímica de hipertireoidismo (elevação de T4L e/ou T3 e supressão de TSH). Não há critérios clínicos universalmente validados para o diagnóstico da CT

- Em um sistema chamado escore de Burch-Wartofsky, uma pontuação ≥ 45 é altamente sugestiva de tempestade tireoidiana, e pontuação < 25 torna o diagnóstico de CT improvável

- Para os pacientes com características clínicas de CT, deve-se iniciar o tratamento imediato com um betabloqueador (propranolol, em uma dose para alcançar o controle adequado da frequência cardíaca [FC], geralmente de 60 a 80 mg por via oral [VO], a cada 4 a 6 horas), um antitireoidiano, glicocorticoides (hidrocortisona, 100 mg por via intravenosa [IV], a cada 8 horas) e colestiramina (4 g VO 4 vezes/dia). Sugere-se como tionamida de escolha inicialmente a propiltiouracila (PTU) (200 mg VO a cada 4 horas), em vez de metimazol (MMI)

- Estado mixedematoso é definido como hipotireoidismo grave, geralmente de longa data e sem tratamento. Promove desaceleração da função orgânica. É uma emergência médica com uma alta taxa de mortalidade. As características do estado mixedematoso são diminuição do estado mental e hipotermia, porém hipotensão, bradicardia, hiponatremia, hipoglicemia e hipoventilação também podem ocorrer
- Pacientes com mixedema devem ser tratados agressivamente, já que a taxa de mortalidade se aproxima de 40%. Para os pacientes com coma mixedematoso, indica-se a terapia combinada com LT4 (levotiroxina) e T3 em vez de apenas T4 isoladamente. Sugere-se uma dose inicial de 200 a 400 µg IV, de T4, seguida por quantidades diárias de 50 a 100 µg IV, até que o paciente possa tomar T4 oralmente. A T3 é administrada por via intravenosa concomitantemente à T4 em uma dose inicial de 5 a 20 µg, seguida por 2,5 a 10 µg a cada 8 horas, dependendo da idade do paciente e das doenças cardiovasculares coexistentes. A terapêutica com T3 é continuada até a estabilidade clínica do paciente.

◀Qual a definição de crise tireotóxica?

- Crise tireotóxica (CT), também denominada "tempestade tireoidiana", é uma condição rara, porém com elevada mortalidade, que se caracteriza por manifestações clínicas graves de tireotoxicose
- A CT origina-se de patologias que promovem aumento periférico de hormônios tireoidianos, acarretando excesso de produção hormonal pela tireoide, denominado hipertireoidismo, ou sem excesso da liberação de T3 e T4 (Tabela 62.1)
- Um exemplo de tireotoxicose com hipertireoidismo é a doença de Graves, em que há excesso de função glandular por hiperativação autoimune da tireoide
- Tireotoxicose sem hipertireoidismo denomina-se "tireotoxicose factícia", em que há ingestão exógena acidental ou intencional de hormônios tireoidianos. Deve-se entender que, embora relacionados, tireotoxicose e hipertireoidismo são condições diferentes, mas ambos podem ser fatores predisponentes de CT
- Pode ser precipitada por um evento agudo, como cirurgia da tireoide ou não tireoidiana, traumatismo, infecção, carga aguda de iodo ou parto
- Além do tratamento específico, a terapia de suporte em uma unidade de terapia intensiva (UTI) e o reconhecimento e o tratamento de eventuais fatores precipitantes são essenciais, uma vez que a taxa de mortalidade é de 10 a 30%
- O grau de excesso de hormônios tireoidianos periféricos e de supressão do TSH normalmente não é mais intenso que o observado em pacientes com tireotoxicose descomplicada

Capítulo 62 • Crise Tireotóxica e Estado Mixedematoso

> ### TABELA 62.1
> **Causas de tireotoxicose associada ou não a hipertireoidismo.**
>
> **Hipertireoidismo**
>
> - Estimulação do tecido tireoidiano mediada por anticorpos: doença de Graves
> - Funcionamento autônomo do tecido tireoidiano: bócio multinodular tóxico, adenoma tóxico, exposição a iodo (efeito Jod-Basedow)
> - Funcionamento autônomo de tecido tireoidiano heterotópico: teratoma ovariano (*Struma ovarii*), câncer tireoidiano diferenciado metastático
> - Secreção excessiva de TSH: adenoma hipofisário secretor de TSH
> - Homologia com TSH: gonadotrofina coriônica humana (tumores secretores ou gestação)
>
> **Tireotoxicose não hipertireóidea**
>
> - Ingestão de hormônio tireoidiano exógeno: farmacológicos (LT4, liotironina, preparações combinadas), não farmacológicos (suplementos dietéticos), carnes mal processadas (com tecido tireoidiano)
> - Inflamação causando liberação de hormônio tireoidiano endógeno: tireoidite subaguda, tireoidite autoimune

LT4: levotiroxina; TSH: hormônio tireoestimulante.

- No entanto, em um estudo relatou-se que, enquanto os níveis de T4 e T3 totais foram semelhantes aos observados em pacientes sem complicações, as concentrações de T4 e T3 livres foram maiores nos pacientes com CT
- Não há ferramentas universalmente aceitas ou critérios clínicos validados para o diagnóstico da CT
- Em 1993, Burch e Wartofsky introduziram um sistema de pontuação com base em critérios clínicos precisos para a identificação da tempestade tireoidiana
- Embora a CT possa se desenvolver em pacientes com hipertireoidismo não tratado de longa data (doença de Graves, bócio multinodular tóxico, adenoma tóxico solitário), é muitas vezes precipitada por um evento agudo, como:
  - Cirurgias tireoidianas em pacientes com hipertireoidismo
  - Cirurgias não tireoidianas
  - Infecções agudas em pacientes com hipertireoidismo
  - Parto
  - Dose aguda de iodo radioativo para tratamento de hipertireoidismo ou neoplasia de tireoide
  - Uso irregular ou suspensão de medicamento antitireoidiano (fator precipitante comumente relatado na CT)
- O advento do pré-operatório adequado em pacientes com hipertireoidismo submetidos à cirurgia não tireoidiana ou tireoidectomia para o hipertireoidismo proporcionou redução drástica na prevalência da tempestade tireoidiana induzida cirurgicamente

- Não está claro por que alguns fatores resultam no desenvolvimento da CT. Hipóteses incluem rápido aumento dos níveis de hormônios tireoidianos, aumento da capacidade de resposta às catecolaminas ou respostas celulares exacerbadas ao hormônio da tireoide.

◤Como fazer o diagnóstico clínico de crise tireotóxica?

- Os pacientes com tireotoxicose grave e risco de morte normalmente apresentam exacerbação dos sintomas habituais de elevação dos hormônios tireoidianos
- A maioria dos pacientes manifesta taquicardia que pode ultrapassar 140 bpm
- Os principais sintomas são:
  - Cardiovasculares (predominantes – Tabela 62.2):
    - Insuficiência cardíaca congestiva (ICC)
    - Hipotensão
    - Arritmia cardíaca e morte por colapso cardiovascular pode ocorrer
    - Taquicardia grave e/ou fibrilação atrial
  - Sintomas neuropsiquiátricos:
    - Agitação
    - Ansiedade
    - Psicose
    - Estupor e coma
  - Outras manifestações:
    - Febre
    - Alterações gastrintestinais: náuseas, vômito, diarreia, dor abdominal e insuficiência hepática com icterícia também podem ocorrer
    - Bócio, oftalmopatia (doença de Graves), tremor das mãos e pele quente e úmida.

Diagnóstico clínico | Escore de Burch-Wartofsky

- O diagnóstico da CT baseia-se em sintomas graves e com risco de morte (hipertermia, disfunção cardiovascular, atividade mental alterada) em um paciente com evidências bioquímicas de hipertireoidismo (elevação de T4L e/ou T3 e supressão de TSH
- No escore de Burch-Wartofsky (Tabela 62.3), pontuação ≥ 45 é altamente sugestiva de CT, e < 25 torna o diagnóstico improvável; pontuação de 25 a 44 sugere tempestade iminente
- Embora esse sistema de pontuação seja sensível, não é muito específico.

TABELA 62.2

Manifestações clínicas do hipertireoidismo.

Sintomas	Percentual (%)
Nervosismo	99
Sudorese excessiva	91
Intolerância ao calor	89
Palpitação	89
Fadiga	88
Perda de peso	85
Dispneia	75
Astenia	70
Aumento do apetite	65
Queixas oculares	54
Edema de membros inferiores	35
Hiperdefecação	33
Diarreia	23
Distúrbios menstruais	20
Anorexia	9
Ganho ponderal	2
Sinais	**Percentual (%)**
Taquicardia	100
Bócio	97
Tremor	97
Pele quente e úmida	90
Sopro na tireoide	77
Alterações oculares	71
Fibrilação atrial	10
Ginecomastia	10
Eritema palmar	8

Lembrete de conduta

- ▶ O diagnóstico de CT é clínico
- ▶ Avaliam-se sinais e sintomas graves relacionados com a tireotoxicose laboratorial por supressão de TSH e aumento de T3 e T4 na periferia plasmática
- ▶ O escore de Burch-Wartofsky auxilia no diagnóstico de tempestade tireoidiana, apesar de apresentar baixa especificidade.

TABELA 62.3

Índice de Burch-Wartofsky.

Disfunção termorreguladora – Temperatura (°C)		Disfunção cardiovascular (taquicardia)	
37,2 a 37,7	5 pontos	100 a 109	5 pontos
37,8 a 38,3	10 pontos	110 a 119	10 pontos
38,4 a 38,8	15 pontos	120 a 129	15 pontos
38,8 a 39,4	20 pontos	130 a 139	20 pontos
39,5 a 39,9	25 pontos	> 140	25 pontos
> 40	30 pontos		
Disfunção do SNC		**Disfunção cardiovascular (ICC)**	
Ausente	5 pontos	Ausente	0 ponto
Leve: agitação	10 pontos	Leve: edema periférico	5 pontos
Moderado: *delirium*, psicose, letargia extrema	20 pontos	Moderada: estertores em bases pulmonares	10 pontos
Grave: crise convulsiva, coma	30 pontos	Grave: edema pulmonar	20 pontos
Disfunção gastrintestinal e hepática		**Disfunção cardiovascular (fibrilação atrial)**	
Ausente	0 ponto	Ausente	0 ponto
Leve: agitação	10 pontos	Leve: agitação	10 pontos
Moderada: diarreia, náuseas/vômito, dor abdominal	10 pontos	Presente	10 pontos
Grave: icterícia inexplicável	20 pontos	Fator desencadeante	
		Negativo	0 ponto
		Positivo	10 pontos

Escore (somatório dos pontos)

< 25 Baixa probabilidade de crise tireotóxica

25 a 44 Crise tireotóxica iminente

> 45 Altamente sugestivo de crise tireotóxica

ICC: insuficiência cardíaca congestiva; SNC: sistema nervoso central.

Qual a conduta para crise tireotóxica na sala de emergência?

- As opções terapêuticas para CT são as utilizadas para o hipertireoidismo simples, com fármacos adicionais frequentemente utilizados, como glicocorticoides e solução de iodo (Figura 62.1)
- Os fármacos padrão são administrados em doses mais elevadas e em intervalos menores
- Todo paciente com CT deverá ser conduzido em uma UTI, uma vez que a taxa de mortalidade desse quadro é substancial, podendo alcançar índices de 25% mesmo em grandes centros
- Os princípios de tratamento descritos a seguir baseiam-se na experiência clínica e em estudos de caso, uma vez que não existem pesquisas prospectivas. Aplicam-se também a pacientes com hipertireoidismo grave que não cumprem plenamente os critérios para a CT
- O regime terapêutico tipicamente consiste no uso de polifarmácia, e cada fármaco tem um mecanismo de ação diferente (Tabela 62.4).

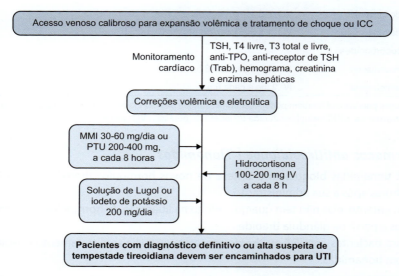

FIGURA 62.1 Terapêutica para tempestade tireoidiana. Anti-TPO: anticorpos antitireoperoxidase; ICC: insuficiência cardíaca congestiva; IV: via intravenosa; MMI: metimazol; PTU: propiltiouracila; T3: tri-iodotironina; T4: tiroxina; Trab: anticorpo anti-receptor de TSH; TSH: hormônio tireoestimulante; UTI: unidade de terapia intensiva.

TABELA 62.4
Fármacos administrados na crise tireotóxica.

Betabloqueadores

Propranolol	VO: 60 a 80 mg a cada 4 ou 6 h; IV: 0,5 a 1 mg em 10 min, seguido de 1 a 2 mg a cada 10 min
Esmolol	IV: dose de ataque de 250 a 500 mg/kg, seguida de infusão de 50 a 100 mg/kg/min
Atenolol	VO: 50 a 200 mg 1 vez/dia
Metoprolol	VO: 100 a 200 mg 1 vez/dia
Nadolol	VO: 40 a 80 mg 1 vez/dia
Tionamidas	
Propiltiouracila	VO: 200 a 400 mg a cada 4 ou 6 h
Metimazol	VO: 20 a 25 mg a cada 4 ou 6 h
Soluções de iodo	
Solução de Lugol	VO: 4 a 10 gotas a cada 6 ou 8 h
SSKI	VO: 5 gotas a cada 6 h
Contrastes iodados	
Ácido iopanoico	VO: 0,5 a 1 g 1 vez/dia
Ipodato de sódio	VO: 1 a 3 g 1 vez/dia
Glicocorticoides	
Hidrocortisona	IV: 100 mg a cada 8 h
Dexametasona	IV: 2 mg a cada 6 h

As doses pela via oral também podem ser administradas pela sonda nasoentérica ou nasogástrica. IV: via intravenosa; SSKI: solução saturada de iodeto de potássio; VO: via oral.

Fármacos antitireoidianos | Tionamidas

- As tionamidas bloqueiam a síntese de novos hormônios tireoidianos em 1 a 2 horas após a sua administração
- No entanto, elas não têm qualquer efeito na liberação de hormônios pré-formados a partir da glândula tireoide
- Para pacientes com CT ou tireotoxicose grave, inicia-se o tratamento imediato com tionamidas.

Propiltiouracila

- Dose recomendada: 200 mg, VO ou sonda nasoenteral (SNE), a cada 4 a 6 horas (comprimidos de 100 mg)

- Embora não existam dados que mostrem que os pacientes devam usar um antitireoidiano em detrimento de outro, sugere-se PTU para o tratamento agudo da CT com risco de morte
- Em doses elevadas, inibe a conversão de T4 para T3, e há alguma evidência de que, durante as primeiras horas após sua administração, reduza mais rapidamente a concentração sérica de T3 que o MMI
- Os pacientes que começaram com PTU na UTI devem passar a usar MMI antes da alta hospitalar.

Metimazol
- Dose recomendada: 20 mg, VO ou SNE, a cada 4 a 6 horas (comprimidos de 10 mg)
- Apresenta maior duração de ação e, após semanas de tratamento, resulta na normalização mais rápida dos níveis séricos de T3 em comparação com a PTU
- Menos hepatotóxico que a PTU e deverá ser a opção em caso de disfunção hepática.

Fluidoterapia e terapia antipirética
- Muitos pacientes necessitam de quantidades substanciais de fluido, enquanto outros podem exigir diuréticos em virtude da ICC
- Hiperpirexia deve ser corrigida agressivamente em paciente com CT
- O paracetamol ou a dipirona devem ser utilizados em detrimento do ácido acetilsalicílico, uma vez que este pode aumentar as concentrações de T4 e T3 livres de soro por interferirem na ligação com proteínas plasmáticas.

Betabloqueadores
- Controlam os sintomas e sinais induzidos pelo tônus adrenérgico aumentado; são necessários para todos os pacientes com CT
- Pacientes com características clínicas da CT ou com tireotoxicose grave que não cumpram plenamente os critérios para a tempestade tireoidiana devem ser betabloqueados.

Propranolol
- Em dose apropriada para alcançar o controle adequado da FC
- Tipicamente 60 a 80 mg VO a cada 4 a 6 horas, com ajuste para a FC e a pressão arterial (PA)
- Além do controle da FC, em doses altas esses fármacos inibem a conversão periférica de T4 em T3

- Em pacientes com doença que possa gerar broncospasmo, betabloqueadores cardiosseletivos, como metoprolol ou atenolol, podem ser considerados, mas isso deve ser feito com cuidado
- Em alguns pacientes com asma grave, para os quais betabloqueadores podem ser contraindicados, o controle da FC poderá ser feito com bloqueadores do canal de cálcio, como o diltiazem.

Terapias adicionais e alternativas

Glicocorticoides

- Além de prevenir o desenvolvimento de insuficiência suprarrenal aguda, também podem reduzir a conversão periférica de T4 em T3
- Dose recomendada: hidrocortisona, 100 mg IV a cada 8 horas
- Alternativa: dexametasona 2 mg IV a cada 6 horas.

Sequestrantes de ácidos biliares | Colestiramina

- Têm a função de reduzir a circulação êntero-hepática do hormônio da tireoide
- Os hormônios da tireoide são metabolizados no fígado, no qual são conjugados com glicuronida e sulfato e excretados na bílis
- Hormônios tireoidianos livres são liberados no intestino e reabsorvidos; sequestrantes dos ácidos biliares são uma terapia adjuvante útil para pacientes com CT, particularmente em pacientes com intolerância a tionamidas
- Dose: 4 g VO 4 vezes/dia.

Outras terapias

- Iodeto de potássio (Lugol):
  - Soluções contendo iodo têm sido tradicionalmente utilizadas para o tratamento da tempestade tireoidiana, uma vez que inibem a liberação de T4 e T3 da glândula em algumas horas
  - Deve-se administrar iodo cerca de 1 hora após a primeira dose do antitireoidiano para evitar que esse mineral seja utilizado como substrato para nova síntese de T4 e T3
  - Dose recomendada: solução de iodeto de potássio (8 mg/gota), 10 gotas VO 3 vezes/dia
  - Não é necessária nenhuma preparação padrão intravenosa, mas tem sido sugerido que 10 gotas da solução de lugol podem ser adicionadas diretamente a fluidos intravenosos, uma vez que é estéril
  - A solução de iodo também pode ser administrada por via retal

Capítulo 62 • Crise Tireotóxica e Estado Mixedematoso — 907

- Embora o iodo seja geralmente bem tolerado, lesões esofágicas locais ou da mucosa do duodeno têm sido relatadas após a administração oral da solução de Lugol para o tratamento da CT
- Essas soluções podem ser irritantes; orienta-se diluí-las em 240 mℓ ou mais de bebida e ingeri-las com alimentos.

Lembrete de conduta

O tratamento da tempestade tireoidiana baseia-se em 3 pilares:
- Antitireoidianos
- Betabloqueadores e glicocorticoides
- Suporte clínico e identificação do fator desencadeante.

Como suspeitar de estado mixedematoso?

- O reconhecimento precoce e a terapia do estado mixedematoso são essenciais
- O tratamento deve ser iniciado com base na suspeita clínica, sem a espera dos resultados de laboratório
- Pistas importantes de coma mixedematoso em um paciente pouco responsivo são cicatriz de tireoidectomia ou antecedente de radioiodoterapia ou hipotireoidismo
- A história obtida a partir de membros da família muitas vezes revela sintomas antecedentes de disfunção tireoidiana, seguidos de letargia progressiva, estupor e coma
- Coma mixedematoso pode ocorrer como fase final de hipotireoidismo grave de longa data ou ser precipitado por um evento agudo, como infecção, infarto agudo do miocárdio (IAM), exposição ao frio, ou administração de sedativos, especialmente opioides
- Mulheres idosas são mais frequentemente afetadas
- O coma mixedematoso pode ser resultado de qualquer uma das causas mais comuns de hipotireoidismo, particularmente a tireoidite autoimune crônica, por conta de seu curso muitas vezes insidioso em comparação com outras causas de hipotireoidismo, como período pós-cirúrgico ou pós-ablativo
- Também pode ocorrer em pacientes com hipotireoidismo secundário, e há relatos em pacientes com hipotireoidismo relacionado com o lítio ou induzido por amiodarona
- A função dos órgãos envolvidos e da atividade de muitas vias metabólicas é retardar o hipotireoidismo grave

- Deve-se lembrar da associação entre hipotireoidismo e insuficiência suprarrenal, seja por doença autoimune associada (doença de Addison) ou por lesões hipotalâmico-hipofisárias que causam deficiência secundária de glicocorticoides
- O diagnóstico de estado ou coma mixedematoso é meramente clínico e não depende necessariamente da dosagem reduzida de hormônios tireoidianos, visto que na maioria dos casos há sintomas leves ou inespecíficos, mesmo com grandes alterações laboratoriais
- Ao se deparar com um paciente com hipotireoidismo crônico, não tratado e com sintomas graves compatíveis, o diagnóstico deverá ser presumido.

Como fazer o diagnóstico clínico do estado mixedematoso?

- O diagnóstico deve ser considerado em qualquer paciente em coma ou com estado mental deprimido que também apresente hipotermia, hiponatremia e/ou hipercapnia como achado gasométrico
- Pistas adicionais em um paciente pouco responsivo são cicatriz de tireoidectomia ou história de radioiodoterapia ou hipotireoidismo
- Sinais característicos do estado mixedematoso são diminuição do estado mental e hipotermia, mas hipotensão, bradicardia, hiponatremia, hipoglicemia e hipoventilação muitas vezes também estão presentes (Figura 62.2)

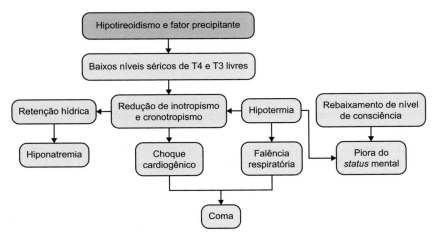

FIGURA 62.2 Mecanismos do coma mixedematoso. T4: tiroxina; T3: tri-iodotironina.

Capítulo 62 • Crise Tireotóxica e Estado Mixedematoso

- Edema em mãos e rosto, nariz engrossado, lábios inchados e macroglossia podem ocorrer secundariamente a depósitos anormais de mucina na pele e em outros tecidos (mixedema)
- A possibilidade de infecção como fator precipitante ou de outra doença aguda deve ser sempre considerada.

Manifestações neurológicas

- Alterações da consciência:
  - Apesar do termo "coma mixedematoso", os pacientes não se apresentam comatosos frequentemente, mas, sim, com baixo grau de alteração dos níveis de consciência
  - O quadro mais comum é o de confusão mental com letargia e obnubilação
  - Se não tratados, os pacientes evoluem para o coma
- Crise convulsiva:
  - Convulsões generalizadas ou focais podem ocorrer, por vezes, pela hiponatremia concomitante
  - Na ausência de convulsões, os achados do eletroencefalograma são inespecíficos, com diminuição da amplitude, e, raramente, ondas trifásicas.

Hiponatremia

- Ocorre em aproximadamente metade dos pacientes com estado mixedematoso
- Ela pode ser grave e contribuir para a diminuição do estado mental
- A maioria dos pacientes apresenta deficiência na excreção de água livre, por causa do excesso de secreção de vasopressina
- A baixa concentração de sódio sérico é reversível após o tratamento do hipotireoidismo.

Hipotermia

- Acomete muitos pacientes com mixedema
- Decorre da diminuição da termogênese que acompanha a redução das atividades do metabolismo
- A queda da temperatura corporal pode não ser reconhecida inicialmente, porque muitos termômetros automáticos não registram temperaturas francamente hipotérmicas
- A gravidade da hipotermia está diretamente relacionada com a mortalidade no hipotireoidismo grave.

Hipoventilação

- Hipoventilação com acidose respiratória ocorre principalmente pela depressão do SNC, com diminuição da capacidade de resposta à hipoxemia e à hipercapnia
- Outros fatores que contribuem incluem fraqueza muscular respiratória, obstrução mecânica por infiltração da língua (macroglossia) e apneia do sono.

Hipoglicemia

- A hipoglicemia pode ser causada por hipotireoidismo isoladamente ou, mais frequentemente, com insuficiência suprarrenal concomitante em decorrência de doença autoimune ou doença no eixo hipotalâmico-hipofisário
- O mecanismo presumido é a redução da gliconeogênese hepática.

Anomalias cardiovasculares

- O hormônio tireoidiano desempenha importante função na homeostase da PA
- Pacientes com hipotireoidismo apresentam hipertensão diastólica, embora o débito cardíaco seja reduzido, tendo como resultado um estreitamento da pressão de pulso, que é a diferença entre a PA sistólica e a PA diastólica
- Hipotireoidismo grave associa-se a bradicardia, diminuição da contratilidade miocárdica, baixo débito cardíaco e, às vezes, hipotensão
- Derrame pericárdico pode acontecer, suas manifestações clínicas incluem diminuição dos sons cardíacos, baixa voltagem ao eletrocardiograma e aumento da silhueta cardíaca na radiografia do tórax. No entanto, a função ventricular raramente é comprometida, e sinais de tamponamento cardíaco são pouco relatados
- Todas as anormalidades cardíacas são reversíveis por terapia com hormônio tireoidiano.

Alterações laboratoriais

- Se houver suspeita de coma mixedematoso, uma amostra de sangue deve ser coletada antes da terapia com glicocorticoide e hormônio da tireoide ser iniciada:
  - TSH: a maioria dos pacientes com coma mixedematoso apresenta hipotireoidismo primário, com TSH sérico elevado e baixos valores de T4L, porém, valor normal ou baixo de TSH em um paciente com um T4L diminuída indica que o hipotireoidismo é secundário à disfunção hipotalâmica ou hipofisária
  - T4L: níveis séricos sempre reduzidos
  - Cortisol: poderá estar reduzido nos casos em que haja concomitância entre o hipotireoidismo e a insuficiência suprarrenal.

Lembrete de conduta

Sempre que houver suspeita de coma mixedematoso, uma amostra de sangue deve ser coletada antes da terapia com glicocorticoide para avaliar o risco de deficiência de cortisol previamente ao tratamento.

Qual a conduta para estado mixedematoso na sala de emergência?

- O estado mixedematoso é uma emergência endócrina e deve ser tratado de forma agressiva
- A taxa de mortalidade é alta (30 a 40%), com risco mais elevado em pacientes mais velhos com complicações cardíacas, consciência reduzida, hipotermia persistente e sepse
- O tratamento consiste em hormônios tireoidianos, medidas de suporte e tratamento adequado dos problemas coexistentes, como infecção
- Até que tenha sido excluída a possibilidade de coexistir insuficiência suprarrenal, o paciente deve ser tratado com doses altas de glicocorticoides
- O modo ideal da terapêutica hormonal tireoidiana em pacientes com mixedema ainda é controverso, sobretudo porque essa doença é tão rara que não existem ensaios clínicos comparando a eficácia de diferentes tipos de tratamento
- A opção é por ambos os hormônios tireoidianos, já que a atividade biológica da T3 é maior e seu início de ação é mais rápido do que o da LT4
- É importante informar que a conversão de T4 em T3 é prejudicada pela associação entre o hipotireoidismo grave e uma doença não tireoidiana qualquer concorrente
- A diminuição da conversão de T4 para T3 pode ser uma adaptação de proteção diante de doença grave
- Reitera-se que a dosagem adequada de T3 é importante, visto que concentrações séricas elevadas durante o tratamento foram correlacionadas com aumento da mortalidade.

Tiroxina

- Deve ser administrada por via intravenosa, quando disponível, porque a absorção gastrintestinal pode estar prejudicada
- Dose de ataque de 200 a 400 µg IV, seguida por dose diária de 1,6 µg/kg, posteriormente
- No Brasil há grande dificuldade para obtenção de tiroxina intravenosa; a mesma dose poderá ser administrada por via oral ou sonda nasoenteral
- Ajuste da dose diária: dose oral = dose intravenosa/0,75.

Tri-iodotironina

- Deve ser administrada simultaneamente à T4 em uma dose de 5 a 20 μg, seguida por 2,5 a 10 μg a cada 8 horas, dependendo da idade do paciente e dos fatores de risco cardíaco coexistentes
- T3 é mantida até que não haja melhora clínica e o paciente esteja estável
- Embora o aumento das concentrações séricas de hormônio da tireoide possa precipitar algum risco de IAM ou arritmias atriais, esse risco deve ser relevado diante da alta mortalidade de coma mixedematoso.

Glicocorticoides

- Pacientes com hipotireoidismo secundário podem ter associados hipopituitarismo e insuficiência suprarrenal secundária. Além disso, pacientes com doença autoimune mediada por hipotireoidismo primário podem ter insuficiência suprarrenal primária concomitante
- Até que seja excluída a possibilidade de coexistir insuficiência suprarrenal, o paciente deve ser tratado com doses de glicocorticoides em estresse
- Dose recomendada: hidrocortisona 100 mg IV a cada 8 horas.

◥Bibliografia

Boucai L, Hollowell JG, Surks MI. An approach for development of age-, gender-, and ethnicity-specific thyrotropin reference limits. Thyroid. 2011;21(1):5-11.

Dutta P, Bhansali A, Masoodi SR, Bhadada S, Sharma N, Rajput R. Predictors of outcome in myxoedema coma: a study from a tertiary care centre. Crit Care. 2008;12(1):R1.

Helfand M. U.S. Preventive Services Task Force. Screening for subclinical thyroid dysfunction in nonpregnant adults: a summary of the evidence for the U.S. Preventive Services Task Force. Ann Intern Med. 2004;140(2):128-41.

Hollowell JG, Staehling NW, Flanders WD, Hannon WH, Gunter EW, Spencer CA et al. Serum TSH, T(4), and thyroid antibodies in the United States population (1988 to 1994): National Health and Nutrition Examination Survey (NHANES III). J Clin Endocrinol Metab. 2002;87(2):489-99.

Ladenson PW, Singer PA, Ain KB, Bagchi N, Bigos ST, Levy EG et al. American Thyroid Association guidelines for detection of thyroid dysfunction [published correction appears in Arch Intern Med. 2001;161(2):284]. Arch Intern Med. 2000;160(11):1573-75.

Ringel MD. Management of hypothyroidism and hyperthyroidism in the intensive care unit. Crit Care Clin. 2001;17:59-74.

Singer PA, Cooper DS, Levy EG, Ladenson PW, Braverman LE, Daniels G et al. Treatment guidelines for patients with hyperthyroidism and hypothyroidism. JAMA. 1995; 273(10):808-12.

Wall CR. Myxedema coma: diagnosis and treatment. Am Fam Physician. 2000;62(11): 2485-90.

63

Insuficiência Suprarrenal Aguda

Rômulo Augusto dos Santos

Considerações importantes

- A insuficiência suprarrenal – ou insuficiência adrenal (IA) – aguda ou crise addisoniana é uma patologia rara no departamento de emergência, porém, se não for diagnosticada precocemente, apresenta mortalidade elevada
- Deverá sempre ser suspeitada em pacientes com refratariedade hemodinâmica após reposição de cristaloides e vasopressores. Atentar-se a sinais de insuficiência suprarrenal crônica nesses pacientes, como hiperpigmentação de mucosas, história de astenia, vômito e anemia dos tipos normocítica e normocrômica
- Na maioria dos casos, existe um fator precipitante da crise adrenal, podendo ser desde um quadro séptico até a introdução ou aumento de dose de hormônios tireoidianos
- Reparar se pacientes usuários crônicos de glicocorticoides que tiveram sua dose reduzida ou suspensa recentemente. No ambiente de emergência, isso pode ser importante para se suspeitar de uma crise adrenal
- O quadro clínico tem predomínio de hipotensão refratária a volume, taquicardia, dor abdominal, vômito e alterações de eletrólitos (hiponatremia e hiperpotassemia), bem como hipoglicemia
- O início do tratamento deverá ser empírico e não atrasar pela dosagem plasmática do cortisol
- A principal medida é a administração de hidrocortisona 100 mg por via intravenosa (IV), a cada 6 a 8 horas, associada à hidratação adequada com solução cristaloide isotônica.

◤Quais conceitos sobre glico e mineralocorticoides o emergencista deve saber?

- O córtex da adrenal é composto por três zonas: fasciculada, glomerulosa e reticulada, produtoras principalmente de cortisol, aldosterona e estrogênios e androgênios, respectivamente

- A aldosterona, potente mineralocorticoide, tem grande importância no controle pressórico e volêmico do organismo, por meio do aumento da reabsorção tubular distal renal de sódio e secreção de potássio
- O cortisol é um glicocorticoide de grande relevância na resposta ao estresse corporal, atuando no aumento da glicemia, nas concentrações plasmáticas de proteínas e lipídios, e como agente anti-inflamatório; em grandes quantidades apresenta relevante efeito indutor de linfopenia e eosinopenia
- Observada a importância desses hormônios, é possível entender melhor o grau de gravidade da IA
- Essa patologia manifesta-se, clinicamente, em dois tipos: agudo (crise adrenal ou addisoniana) e crônico (Figura 63.1). Além dessa divisão, a IA também pode ser classificada em:
  - IA primária: conhecida como doença de Addison, resultado da destruição de 90% ou mais das glândulas adrenais ou de patologias que provoquem a diminuição da produção de esteroides adrenais, acarretando uma síntese subnormal de aldosterona, cortisol e androgênios
  - IA secundária e terciária: têm sua fisiopatologia ligada, respectivamente, à deficiência na secreção da corticotrofina (ACTH) ou do hormônio liberador de corticotrofina (CRH)

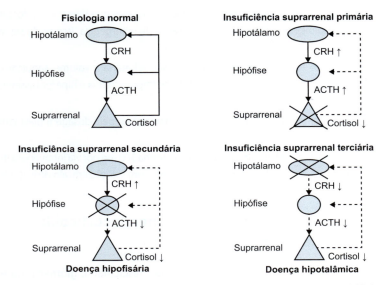

FIGURA 63.1 Alterações hormonais do eixo hipotalâmico–hipofisário–adrenal. ACTH: corticotrofina; CRH: hormônio liberador de corticotrofina.

Capítulo 63 • Insuficiência Suprarrenal Aguda   915

- A crise addisoniana é uma emergência endócrina relativamente incomum que representa sério risco à vida se não diagnosticada e tratada em tempo hábil
- Geralmente é descrita em pacientes com IA crônica, expostos a quadros de estresse agudo, como traumatismos, cirurgias, infecções e desidratação. O médico deve sempre estar alerta para qualquer alteração dos sinais vitais de um paciente portador de IA crônica
- Embora rara, a IA aguda é uma complicação grave que necessita de uma ação terapêutica rápida e específica, o que será fundamental no prognóstico do paciente; portanto, é essencial que todos os profissionais da saúde considerem sintomas inespecíficos, como hipotensão ortostática não responsiva a volume, anorexia, fraqueza muscular, palidez, náuseas e vômito, devendo no mínimo suspeitar de possível crise addisoniana. Havendo essa suspeita, devem-se iniciar prontamente a administração de glicocorticoides (hidrocortisona por efeito mineralocorticoide intrínseco adicional) e a reposição hídrica do paciente, deixando o diagnóstico final para quando o paciente estiver estabilizado
- Diversas patologias podem cursar com IA crônica (Tabela 63.1), que diante de um estresse agudo pode desencadear uma crise addisoniana.

TABELA 63.1
Causas de insuficiência suprarrenal primária.

- Destruição anatômica da glândula
  - Suprarrenalite autoimune
  - Síndrome periglandular tipo I ou tipo II
  - Infecções: tuberculose, micoses (paracoccidioidomicose, histoplasmose, criptococose), hanseníase, viral (SIDA, citomegalovírus)
  - Infiltrações neoplásicas: metástases (pulmão, mama, melanoma, rim), linfomas
  - Doenças infiltrativas: amiloidose, hemocromatose
  - Hemorragia da glândula adrenal: traumatismo, sepse (especialmente por meningococo), cirurgia, uso de anticoagulantes, síndrome do anticorpo antifosfolipídico

- Falência metabólica da produção hormonal
  - Adrenoleucodistrofia (acúmulo de ácidos graxos de cadeia muito longa)
  - Inibidores enzimáticos (cetoconazol, metirapona)
  - Agentes citotóxicos

- Anticorpos antirreceptores de ACTH ou mutação do gene do receptor do ACTH

- Hipoplasia congênita da glândula adrenal (mutações em *DAX-1* e *SF-1*)

- Hiperplasia da glândula adrenal congênita

ACTH: corticotrofina; SIDA: síndrome da imunodeficiência adquirida.

Quais sinais clínicos podem pressupor crise addisoniana?

- O emergencista deve estar atento e saber correlacionar alguns sinais e sintomas que sugiram IA aguda, por se tratar de uma patologia com sintomas inespecíficos e potencialmente graves (Tabela 63.2)
- Cerca de 30% dos pacientes com doença de Addison têm seu diagnóstico estabelecido na ocasião de uma crise adrenal, o que dificulta muitas vezes o raciocínio do diagnóstico
- Na maioria dos casos, o fator precipitante é um evento de estresse (cirurgia, infecções ou traumatismo)
- Os sinais mais comuns são:
  - Instabilidade hemodinâmica:
    - A crise adrenal deverá entrar no diagnóstico diferencial de um paciente que procura a emergência apresentando hipotensão e que não reaja à administração de volume ou de vasopressores
    - Geralmente há piora em posição ortostática
  - Sintomas constitucionais:
    - Febre
    - Perda de peso, apatia e astenia
  - Sintomas neurológicos: confusão mental e torpor que pode progredir para coma
  - Sintomas gastrintestinais:
    - Anorexia
    - Náuseas e vômito
    - Dor abdominal inexplicada, distensão abdominal e constipação intestinal
  - Sinais de IA crônica:
    - Um sinal sugestivo de doença de Addison pregressa, e que pode ajudar a fechar o diagnóstico, é a hiperpigmentação de mucosas e pele
    - Ocorre pela ação do α-MSH (hormônio estimulador de melanocortina) em excesso, derivado da mesma proteína precursora do ACTH
    - Essa alteração dermatológica acomete principalmente regiões expostas ao sol ou áreas de pressão como dedos, joelhos e tornozelos, além dos lábios e mamilos. Coexistem outras patologias autoimunes
  - Evidência de autoimunidade:
    - A principal causa de IA é autoimune
    - O emergencista deve investigar IA por doença de Addison em pacientes que apresentem outras patologias desse grupo, como vitiligo ou tireoidite de Hashimoto.

TABELA 63.2

Manifestações clínicas da insuficiência adrenal (IA).

Manifestações clínicas da IA primária

- Fraqueza, fadiga
- Anorexia
- Desidratação
- Redução do crescimento em crianças
- Sintomas gastrintestinais:
  - Náusea
  - Vômito
  - Constipação intestinal ou diarreia
  - Dor abdominal
- Fissura por sal
- Hipotensão postural
- Dor muscular e articular
- Emagrecimento
- Hiperpigmentação cutaneomucosa
- Vitiligo
- Febre
- Redução da libido
- Calcificação auricular
- Distúrbios hidreletrolíticos:
  - Hiponatremia
  - Hiperpotassemia
  - Hipercalcemia
  - Acidose metabólica
- Azotemia
- Anemia
- Linfocitose e eosinofilia

Manifestações clínicas

- Fraqueza
- Emagrecimento
- Ausência de hiperpigmentação cutânea
- Hiponatremia
- Hipoglicemia em crianças
- Sinais/sintomas de outras deficiências hormonais hipofisárias

Lembrete de conduta

- ▶ IA sempre deverá entrar no diagnóstico diferencial de pacientes com instabilidade hemodinâmica que não reajam à reposição volêmica adequada
- ▶ Atentar para pacientes em uso crônico de glicocorticoides que reduziram ou suspenderam a dose recentemente.

Como fazer o diagnóstico laboratorial de insuficiência adrenal aguda?

- Algumas alterações laboratoriais podem ser observadas de imediato com simples dosagens de eletrólitos, glicemia e função renal, mas o diagnóstico será confirmado principalmente pela dosagem do cortisol sérico (Figura 63.2)
- Se houver suspeita clínica e não puder ser feita a dosagem de cortisol, o emergencista deverá imediatamente proceder à terapêutica empírica com hidrocortisona, conforme será descrito mais adiante neste capítulo
- Os principais exames solicitados são:
  - Sódio e potássio séricos:
    - Hiponatremia e hiperpotassemia decorrem da diminuição de aldosterona e do seu efeito mineralocorticoide
    - A hiperpotassemia é o distúrbio mais relevante nesse contexto, podendo causar arritmias ventriculares
  - Hipoglicemia:
    - Há uma queda da glicemia decorrente da diminuição sérica de um importante hormônio contrarregulador da insulina – o cortisol
    - Pode ser refratária à correção com glicose hipertônica
  - Hemograma completo: a diminuição do cortisol provoca aumento de linfócitos e eosinófilos em decorrência da diminuição da ação imunomoduladora da hidrocortisona

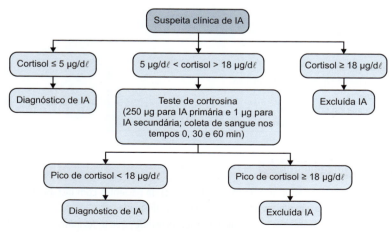

FIGURA 63.2 Investigação de insuficiência adrenal (IA).

Capítulo 63 • Insuficiência Suprarrenal Aguda **919**

- Outras alterações laboratoriais: em alguns casos, observam-se discreta hipercalcemia (raramente) e uremia
- Cortisol sérico:
  - Caso o valor < 5 μg/mℓ (alguns autores consideram < 3 μg/mℓ), o diagnóstico de IA é confirmado
  - Para valores > 18 μg/mℓ, o médico deve procurar diagnósticos alternativos
  - Em caso de dúvida diagnóstica, o teste da cosintropina pode ser realizado, mas não na emergência; nesse caso, a terapêutica empírica deverá prevalecer. Segue o protocolo:
    - Ele consiste na administração de um ACTH semissintético (cosintropina) que tem como finalidade estimular o córtex das glândulas adrenais
    - Uma dose de 250 μg é aplicada por via intramuscular (IM) ou intravenosa, e o cortisol é medido 30 minutos após a infusão (alguns autores recomendam a dosagem nos tempos 0, 30 e 60 minutos)
    - Valores ≥ 18 μg/dℓ indicam uma resposta normal, excluindo IA primária e secundária com atrofia adrenal; entretanto, não descartam deficiência leve ou recente de ACTH
    - Um pico de cortisol < 18 μg/dℓ confirma o diagnóstico de IA, sem, no entanto, diferi-la de primária ou secundária, o que, contudo, não muda a conduta terapêutica em um quadro de crise adrenal
- Dosagem de ACTH plasmática:
  - Em geral o valor normal situa-se entre 10 e 60 pg/mℓ na maioria dos métodos laboratoriais empregados
  - Em níveis > 100 pg/mℓ, o diagnóstico de síndrome de Addison invariavelmente é estabelecido, porém em IA secundária, valores < 10 pg/mℓ ou nos limites inferiores da normalidade são observáveis.

> **Lembrete de conduta**
>
> ▶ O resultado do cortisol sérico não deverá atrasar o tratamento empírico em pacientes com suspeita de crise adrenal
> ▶ O cortisol deverá ser dosado no momento da obtenção do acesso venoso.

◥Qual a conduta para pacientes com crise addisoniana confirmada ou presumida?

- Reiterando o que já foi explicado, a crise adrenal é composta por um quadro de sinais e sintomas inespecíficos, que carecem de uma conduta rápida se o paciente apresentar instabilidade clínico-hemodinâmica (Figura 63.3). Em todos os serviços emergenciais a orientação é tratar a hipotensão ou o choque, corrigir a hipoglicemia e os distúrbios hidreletrolíticos, antes mesmo de adotar medidas para obter um diagnóstico específico

- A crise adrenal deverá sempre ser uma das hipóteses diagnósticas quando o paciente chegar à emergência desidratado, hipotenso, pálido, com dores abdominais, hipoglicemia, fraqueza, anorexia e hiperpigmentação.

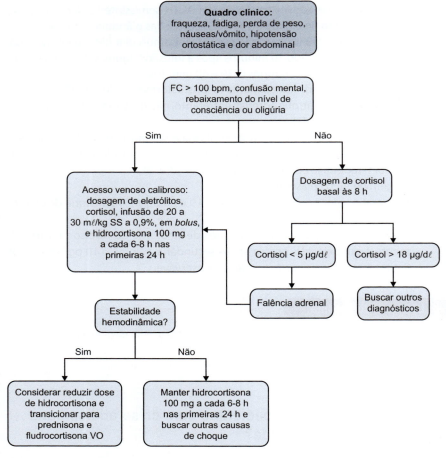

FIGURA 63.3 Tratamento da crise addisoniana na sala de emergência. FC: frequência cardíaca; SS: solução salina; VO: via oral.

Estabilização hemodinâmica

- Após aventar a hipótese de IA aguda, deve-se avaliar inicialmente o estado hemodinâmico do paciente
- Em pacientes hipotensos ou indevidamente perfundidos, pode-se, após obter o acesso venoso, coletar amostras de sangue e dosar ACTH, cortisol plasmático e eletrólitos, corrigindo imediatamente o desequilíbrio hídrico
- Deve-se infundir em *bolus* 20 a 30 mℓ/kg de solução cristaloide salina a 0,9% em 1 hora, observando possíveis comorbidades relacionadas com a sobrecarga de volume, mantendo-se após a correção da hipovolemia
- Deverá ser realizada por 24 a 48 horas hidratação intravenosa a um ritmo lento de velocidade de 125 a 250 mℓ/h
- É importante ressaltar a contraindicação da administração de soluções hipotônicas, já que elas implicarão diluição da natremia.

Glicocorticoides

- Deverão ser administrados por via intravenosa, preferindo-se aquele com maior efeito mineralocorticoide
- Hidrocortisona 100 mg IV a cada 6 horas, durante as primeiras 24 horas; no segundo dia, quando o paciente já estiver estabilizado, são administrados 50 mg a cada 6 horas
- Após isso, a dose pode ser gradualmente diminuída no 4º ou 5º dia, até se chegar na dose de manutenção oral.

◤Como deverão ser realizadas a terapia de manutenção e a prevenção de nova crise addisoniana?

Tratamento de manutenção

- Será o mesmo estabelecido para IA crônica
- No Brasil, a associação oral entre glicocorticoide e mineralocorticoide ocorre da seguinte maneira:
  - Prednisona 5 a 10 mg pela manhã (comprimidos de 5 mg)
  - Fludrocortisona 0,05 a 0,2 mg de manhã (comprimidos de 0,1 mg)
- Caso as doses sejam administradas em excesso, o paciente poderá apresentar hipertensão arterial sistêmica e hipopotassemia
- Deve-se orientar o paciente a carregar uma carteira ou pulseira de identificação

- É fundamental a lembrança de aumento da dose de glicocorticoide em duas a três vezes em períodos de estresse (infecções, sepse, cirurgias)
- Durante a reposição ambulatorial de glicocorticoides, outros fármacos podem ser escolhidos, considerando-se as dosagens equivalentes; entretanto, dexametasona ou betametasona devem ser evitadas por conta da maior probabilidade do desenvolvimento de síndrome de Cushing exógena e seu baixo efeito mineralocorticoide.

Prevenção

- Após a resolução de uma crise adrenal aguda, o paciente deve obrigatoriamente adotar algumas medidas simples com o intuito de evitar um novo quadro agudo; para isso ele deve ser informado da existência da IA (caso tenha sido descoberta somente durante a crise), da necessidade de manter um tratamento permanente durante sua vida e da gravidade da crise adrenal
- Como já citado, deve portar uma identificação (carteira ou pulseira) de sua doença de base
- Em casos de quadro de estresse leve (infecções), a dose de manutenção deve ser duplicada ou triplicada durante o período de tratamento, podendo retomar a dose de manutenção em seguida
- Em pacientes que serão submetidos a cirurgias de urgência, é fundamental a infusão de hidrocortisona durante o procedimento, na dose de 200 a 300 mg IV, para prevenção de crise adrenal aguda.

> **Lembrete de conduta**
>
> Após hidratação adequada, a principal conduta na IA aguda será a administração de hidrocortisona 100 mg, a cada 6 a 8 horas, visto que este é o glicocorticoide com maior efeito mineralocorticoide e, portanto, auxiliará no controle hemodinâmico do paciente.

Quais as equivalências dos glicocorticoides?

- É de fundamental importância que o médico na sala de emergência conheça a potência e as equivalências entre os glicocorticoides mais comuns
- Isso tem relevância para entender as doses previamente utilizadas pelo paciente usuário crônico de corticosteroide e não deixar de prescrever a dose correta durante a sua internação, justamente para não provocar uma IA aguda
- A Tabela 63.3 mostra as equivalências entre os principais componentes desse grupo.

TABELA 63.3

Equivalência de doses entre os glicocorticoides mais utilizados na sala de emergência.

Glicocorticoides	Potência anti-inflamatória relacionada com a hidrocortisona	Dose equivalente (mg)	Duração do efeito (horas)
Cortisol (ou hidrocortisona)	1	20	Curta (8 a 12)
Cortisona	0,8	25	Curta (8 a 12)
Triancinolona	5	4	Intermediária (12 a 36)
Metilprednisolona	5	4	Intermediária (12 a 36)
Prednisolona ou prednisona	4	5	Intermediária (12 a 36)
Dexametasona/betametasona	30	0,75/0,6	Longa (36 a 72)

Bibliografia

Allolio B. Extensive expertise in endocrinology. Adrenal crisis. Eur J Endocrinol. 2015;172(3):R115-24.

Carrol TB, Aron DC, Findling JW. Glicocorticoides e androgênios suprarrenais. In: Gardner DG, Shoback D. Endocrinologia básica e clínica de Greenspan. 9th ed. Lange; 2013. pp. 285-327.

Charmandari E, Nicolaides NC, Chrousos GP. Adrenal insufficiency. Lancet. 2014; 383(9935):2152-67.

Grossman A, Johannsson G, Quinkler M, Zelissen P. Perspectives on the management of adrenal insufficiency: clinical insights from across Europe. Eur J Endocrinol. 2013;169(6):R165-75.

Hahner S, Hemmelmann N, Quinkler M, Beuschlein F, Spinnler C, Allolio B. Timelines in the management of adrenal crisis – targets, limits and reality. Clin Endocrinol (Oxf). 2015;82(4):497-502.

Michels A, Michels N. Addison disease: early detection and treatment principles. Am Fam Physician. 2014;89(7):563-8.

Santos RA. Síndrome adrenal aguda. In: Manual de Condutas Práticas em Endocrinologia e Metabologia. THS Editora; 2013. pp. 245-6.

Tucci V, Sokari T. The clinical manifestations, diagnosis, and treatment of adrenal emergencies. Emerg Med Clin North Am. 2014;32(2):465-84.

Parte 12

Emergências na Síndrome da Imunodeficiência Adquirida

64 SIDA e Emergências Respiratórias, 927

65 SIDA e Emergências Neurológicas, 942

64

SIDA e Emergências Respiratórias

Renato Ferneda de Souza e Rômulo Augusto dos Santos

Considerações importantes

- O tratamento das suspeitas de infecções respiratórias deverá ser iniciado empiricamente, antes das confirmações de exames complementares, tanto no paciente imunocompetente quanto no imunocomprometido
- Portadores do vírus da imunodeficiência humana (HIV) apresentam risco aumentado para pneumonias causadas por *Pseudomonas aeruginosa* e *Staphylococcus aureus*, e necessitam de terapia antimicrobiana específica
- A pneumocistose pode manifestar-se sem alterações radiológicas e/ou ao exame físico. Será necessário o uso de corticosteroide sistêmico nos casos de pneumocistose com pressão parcial de oxigênio (pO_2) < 70 mmHg
- A ventilação não invasiva deverá ser tentada em todos os pacientes portadores de HIV com pneumonia que apresentem hipoxemia e/ou desconforto respiratório
- A tuberculose pulmonar é a maior causa de mortes em portadores de HIV
- Na criptococose pulmonar com linfócitos T CD4 < 200 células/mm³, deve-se puncionar o liquor
- A aspergilose pulmonar é uma doença rara e deve ser suspeitada nos casos de pacientes com fatores de risco específicos.

◥Quais as principais emergências respiratórias na síndrome da imunodeficiência adquirida?

- As emergências respiratórias na síndrome da imunodeficiência adquirida são extremamente comuns (Tabela 64.1) e suas gravidade e etiologia estão diretamente relacionadas com os níveis de linfócitos T CD4
- Preconizam-se os seguintes níveis desses linfócitos de acordo com a gravidade:
  - < 200 células/mm³: imunossupressão grave
  - Entre 200 e 300 células/mm³: imunossupressão moderada
  - Entre 300 e 500 células/mm³: imunossupressão leve

TABELA 64.1

Diagnóstico diferencial das emergências neurológicas no paciente portador do HIV.

Bactéria	Fungo	Parasita	Vírus	Causas não infecciosas
Streptococcus pneumoniae	Pneumocystis jirovecii	Toxoplasma gondii	Citomegalovirus	Sarcoma de Kaposi
Haemophilus influenzae	Cryptococcus neoformans	Strongyloides stercoralis	Adenovirus	Linfomas Hodgkin e não Hodgkin
Staphylococcus aureus	Histoplasma capsulatum		Influenza A virus	Câncer de pulmão
Pseudomonas aeruginosa	Penicillium marneffei		Sars-Cov-2	Enfisema
Escherichia coli	Aspergillus spp.			Síndrome da reconstituição imune
Mycobacterium avium – intracellulare complex	Coccidioides immitis			Hipertensão pulmonar
Mycobacterium kansasii	Blastomyces dermatitidis			Pneumonite linfoide intersticial
				Pneumonite intersticial não especificada
				Sarcoidose
				Doença tromboembólica pulmonar

- Devido às limitações de recursos locais que possam existir e aos riscos avaliados na anamnese inicial, o tratamento deve ser iniciado antes das confirmações diagnósticas laboratoriais
- Pneumonia recorrente (dois ou mais episódios em 1 ano) é condição definidora de SIDA, caso o paciente não tenha conhecimento de seu estado sorológico
- A etiologia da pneumonia adquirida na comunidade (PAC) por esses pacientes é semelhante à da população geral: *Streptococcus pneumoniae* e *Haemophilus influenzae*
- Há risco aumentado para portadores de HIV de pneumonia causada por *Staphylococcus aureus* e *Pseudomonas aeruginosa*
- Os patógenos atípicos (*Legionella pneumophila*, *Mycoplasma pneumoniae* e *Chlamydophila pneumoniae*) não são frequentes causadores de pneumonia nesse grupo
- Vírus respiratórios podem representar até 25% das pneumonias
- As características clínicas das pneumonias bacterianas são semelhantes aos casos em imunocompetentes
- Instalação aguda, leucocitose com desvio à esquerda, sinais consolidativos à radiografia de tórax, tosse produtiva e febre são sintomas comuns

- Critérios para internação e gravidade da pneumonia – escore de CURB-65 (Figura 64.1):
  - Cada critério configura 1 ponto no escore
  - A soma de pontos estima a chance de mortalidade e gravidade do caso e orienta a melhor decisão terapêutica e a necessidade de internação
- Fatores de risco para infecção por *Pseudomonas aeruginosa*
  - História de pneumonias prévias
  - Uso de antimicrobianos nos últimos 90 dias
  - Doença pulmonar obstrutiva crônica (DPOC) com exacerbações frequentes
  - Neutropenia febril (neutrófilos < 1.000)
  - Fibrose cística
  - Transplantes
  - Pacientes institucionalizados
  - Pacientes com internação nos últimos 7 dias
  - Uso crônico de corticosteroides ou imunossupressores
- Fatores de risco para infecção por *Staphylococcus aureus*:
  - Uso de antimicrobianos nos últimos 15 dias
  - Nutrição parenteral
  - Coinfecção por outros microrganismos
  - Acessos venosos profundos

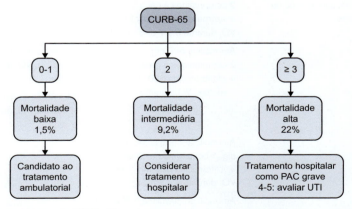

FIGURA 64.1 Escore de CURB-65 para pneumonias bacterianas. PAC: pneumonia adquirida na comunidade; UTI: unidade de terapia intensiva. CURB-65: **c**onfusão mental; **u**reia > 50 mg/dℓ; frequência **r**espiratória > 30 ciclos/min; ***b****lood pressure* (pressão arterial sistólica) < 90 mmHg ou diastólica < 60 mmHg; idade ≥ **65** anos. (Adaptada de Corrêa *et al.*, 2009.)

Parte 12 • Emergências na Síndrome da Imunodeficiência Adquirida

- Uso de sondas (vesical ou nasoenteral)
- Ventilação mecânica invasiva
- Uso de drenos
- A terapia antimicrobiana deverá seguir as mesmas diretrizes para PAC na população geral (Tabelas 64.2 a 64.5).

TABELA 64.2

Tratamento ambulatorial da pneumonia adquirida na comunidade.

Informações sobre o paciente	Primeira escolha (opções)	Tratamento alternativo (opções)
Sem comorbidades, sem uso recente de antibióticos, sem fator de risco para resistência, sem contraindicação ou história de alergia a esses fármacos	Amoxicilina 500 mg, 2 comprimidos a cada 8 h, VO, durante 7 dias	Levofloxacino 500 mg 1 vez/dia, VO, durante 7 dias
	Amoxicilina–clavulanato 875/125 mg, 1 comprimido a cada 12 h, VO, durante 7 dias	Levofloxacino 750 mg 1 vez/dia, VO, durante 5 dias
	Azitromicina 500 mg 1 vez/dia, VO, durante 5 dias	Moxifloxacino 400 mg 1 vez/dia, VO, durante 7 dias
	Claritromicina 500 mg a cada 12 h, VO, durante 7 dias	
Com fatores de risco, doença mais grave, uso recente de antibióticos	Amoxicilina 500 mg, 2 comprimidos a cada 8 h + azitromicina 500 mg 1 vez/dia, VO, durante 5 a 7 dias	Levofloxacino 500 mg 1 vez/dia, VO, durante 7 dias
	Amoxicilina 500 mg, 2 comprimidos a cada 8 h VO + claritromicina 500 mg 1 vez/dia, VO, durante 5 a 7 dias	Levofloxacino 750 mg 1 vez/dia, VO, durante 5 dias
		Moxifloxacino 400 mg 1 vez/dia, VO, durante 7 dias
	Amoxicilina–clavulanato 875/125 mg, 1 comprimido a cada 12 h + azitromicina 500 mg 1 vez/dia, VO, durante 5 a 7 dias	
	Amoxicilina–clavulanato 875/125 mg, 1 comprimido a cada 12 h, + claritromicina 500 mg 1 vez/dia, VO, durante 5 a 7 dias	

VO: via oral.

Capítulo 64 • SIDA e Emergências Respiratórias | 931

TABELA 64.3

Tratamento da pneumonia adquirida na comunidade em leito de enfermaria.

Primeira escolha (opções)	Tratamento alternativo (opções)
Ceftriaxona 2 g IV 1 vez/dia, durante 7 a 10 dias	Levofloxacino 500 mg IV 1 vez/dia, durante 7 dias
Ampicilina–sulbactam 2 g IV a cada 6 h + azitromicina 500 mg IV 1 vez/dia, durante 7 a 10 dias	Levofloxacino 750 mg IV 1 vez/dia, durante 5 dias
Ampicilina–sulbactam 2 g IV a cada 6 h + claritromicina 500 mg IV a cada 12 h, durante 7 a 10 dias	Moxifloxacino 400 mg IV 1 vez/dia, durante 5 a 7 dias
Amoxicilina-clavulanato 1 g IV a cada 12 h, durante 7 a 10 dias	

IV: via intravenosa.

TABELA 64.4

Tratamento da pneumonia adquirida na comunidade em UTI.

Primeira escolha (opções)	Tratamento alternativo (opções)
Ceftriaxona 2 g 1 vez/dia + azitromicina 500 mg 1 vez/dia, IV, durante 7 a 14 dias	Ceftriaxona 2 g 1 vez/dia + levofloxacino 500 mg 1 vez/dia, IV, durante 7 a 14 dias
Ceftriaxona 2 g 1 vez/dia + claritromicina 500 mg a cada 12 h, IV, durante 7 a 14 dias	Ceftriaxona 2 g 1 vez/dia + moxifloxacino 400 mg 1 vez/dia, IV, durante 7 a 14 dias
Ampicilina–sulbactam 2 g a cada 6 h + azitromicina 500 mg 1 vez/dia, IV, durante 7 a 14 dias	
Ampicilina–sulbactam 2 g a cada 6 h + claritromicina 500 mg a cada 12 h, IV, durante 7 a 14 dias	

IV: via intravenosa; UTI: unidade de terapia intensiva.

TABELA 64.5

Tratamento da pneumonia adquirida na comunidade para patógenos específicos.

Patógeno	Primeira escolha (opções)
Pneumococo resistente à penicilina	Ceftriaxona 2 g 1 vez/dia + azitromicina 500 mg 1 vez/dia, IV, durante 7 a 14 dias
	Cefepima 2 g IV a cada 12 h, durante 7 a 10 dias

(continua)

Parte 12 • Emergências na Síndrome da Imunodeficiência Adquirida

TABELA 64.5

Tratamento da pneumonia adquirida na comunidade para patógenos específicos. *(Continuação)*

Patógeno	Primeira escolha (opções)
Staphylococcus aureus adquirido na comunidade	Clindamicina 600 mg IV a cada 6 h, durante 7 a 21 dias
	Vancomicina 1 g IV a cada 12 h, durante 7 a 21 dias
	Linezolida 600 mg IV a cada 12 h, durante 7 a 21 dias
Staphylococcus aureus hospitalar	Vancomicina 1 g IV a cada 12 h, durante 7 a 21 dias
	Linezolida 600 mg IV a cada 12 h, durante 7 a 21 dias
Enterobactérias produtoras de betalactamase de espectro estendido	Ertapeném 1 g IV 1 vez/dia, durante 7 a 14 dias
Pseudomonas sp.	Levofloxacino 500 mg IV 1 vez/dia, durante 10 a 14 dias
	Piperacilina–tazobactam 4,5 g IV a cada 6 h, durante 10 a 14 dias
	Meropeném 1 g IV a cada 8 h, durante 10 a 14 dias
	Polimixina 25.000 UI/kg/dia (dose de ataque), seguida de 15.000 UI/kg/dia IV a cada 12 h, durante 10 a 14 dias

IV: via intravenosa.

◀Qual a conduta na pneumocistose na sala de emergência?

- Causa mais comum de doença oportunista pulmonar, em sua maioria em portadores com linfócitos T CD4 < 200 células/mm^3
- Causada pelo *Pneumocystis jirovecii* com mortalidade de 30 a 60%
- Sintomas mais comuns: febre (80% dos casos), dispneia e tosse seca
- Sintomas associados: fadiga, perda de peso, taquicardia
- Não há características clínicas ou radiológicas específicas, sendo o diagnóstico presuntivo, com base em variados fatores descritos na Tabela 64.6
- O diagnóstico definitivo pode ser confirmado pela identificação do *Pneumocystis jirovecii* por meio de coloração com azul de toluidina, Grocott ou Giemsa, obtidas por lavado broncoalveolar
- Exames a serem solicitados na avaliação:
  - Hemograma completo e proteína C reativa (PCR)
  - Glicemia e eletrólitos
  - Creatinina e ureia

- Desidrogenase láctica (DHL)
- Alanina aminotransferase (ALT) e aspartato aminotransferase (AST)
- Gasometria arterial
- Hemoculturas: 3 amostras
- Radiografia de tórax (Figura 64.2)
- Tomografia computadorizada (TC) de tórax (Figura 64.3)
    - Podem ser encontrados infiltrados intersticiais, pneumatoceles e pneumotórax
    - Até 25% dos pacientes apresentam exames imaginológicos normais
- Escarros e lavado broncoalveolar

TABELA 64.6

Achados clínicos sugestivos de pneumocistose.

- Contagem de linfócitos T CD4 < 200 células/mm^3 ou sinais clínicos de imunosupressão grave como candidíase oral
- Dispneia progressiva a esforços
- Febre, taquipneia e/ou taquicardia ao exame físico
- Radiografia de tórax normal ou infiltrado pulmonar difuso, peri-hilar, simétrico
- DHL sérica elevada
- Hipoxemia em repouso ou após esforço
- Ausência de uso ou utilização irregular de quimioprofilaxia para PCP

DHL: desidrogenase láctica; PCP: pneumonia por *pneumocystis*.

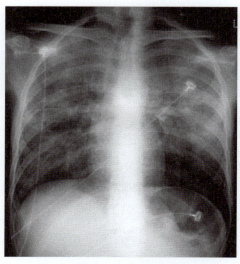

FIGURA 64.2 Radiografia de tórax com infiltrado intersticial difuso e simétrico.

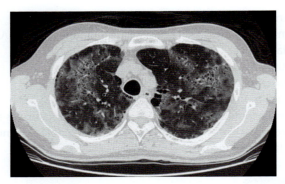

FIGURA 64.3 Tomografia computadorizada de tórax com infiltrado intersticial com padrão em "vidro fosco".

- Na pneumocistose a gravidade e sua terapêutica (Tabela 64.7) são definidas pela gasometria arterial em ar ambiente:
  - $pO_2 \geq 70$ mmHg: pneumonia leve
  - $pO_2 < 70$ mmHg: pneumonia moderada/grave com indicação de corticoterapia sistêmica (prednisona ou metilprednisolona)
- Suporte ventilatório não invasivo (BIPAP; do inglês *bilevel positive pressure airway*) ou invasivo (intubação orotraqueal [IOT] e ventilação mecânica) pode ser necessário em casos de insuficiência respiratória.

TABELA 64.7

Tratamento da pneumocistose de acordo com a gravidade.

Pneumocistose leve	
Primeira escolha	Tratamento alternativo (intolerância a sulfonamidas)
Sulfametoxazol + trimetroprima (400/80 mg): 100 mg/kg/dia de sulfametoxazol VO, divididos a cada 6 h, por 21 dias	Clindamicina 300 mg VO a cada 6 h, por 21 dias
Sulfametoxazol-trimetroprima (400/80 mg) 100 mg/kg/dia de sulfametoxazol IV, divididos a cada 6 h, por 21 dias	Clindamicina 600 mg IV a cada 6 h, por 21 dias
+	+
Prednisona 40 mg VO a cada 12 h, por 5 dias	Prednisona 40 mg VO a cada 12 h, por 5 dias
Ou	Ou
Metilprednisolona 65 mg IV a cada 12 h, por 5 dias	Metilprednisolona 65 mg IV a cada 12 h, por 5 dias

Capítulo 64 • SIDA e Emergências Respiratórias 935

> **Lembrete de conduta**
>
> ▶ Nos casos de pneumocistose, o exame físico pode ser inalterado em até 50% dos pacientes
> ▶ A ventilação não invasiva apresenta nível de evidência A para pneumonias em pacientes imunossuprimidos e deverá ser tentada em todos com suspeita de pneumocistose associada a hipoxemia e/ou desconforto respiratório.

Qual a conduta na tuberculose pulmonar na sala de emergência?

- Os carreadores de bacilos do *Mycobacterium tuberculosis*, assintomáticos e não transmissores, são classificados como portadores de tuberculose latente
- O risco anual de reativação da tuberculose latente em portadores de HIV sem tratamento antirretroviral é de 3 a 16%
- A tuberculose pulmonar pode ocorrer independentemente do nível de linfócitos T CD4, apesar de o risco ser maior na imunossupressão avançada
- Tuberculosos apresentam maior risco de progressão para SIDA, pelo aumento da replicação viral
- Nos portadores de HIV, há risco aumentado para as formas extrapulmonares de tuberculose e podem ser necessários procedimentos invasivos e de maior complexidade para o diagnóstico, como líquido pleural, liquor e broncoscopia
- O principal exame a ser realizado é a coleta de 3 amostras de escarro com baciloscopia e cultura para identificação do patógeno e teste de sensibilidade a antimicrobianos
- Recomenda-se a realização de hemoculturas para fungos e micobactérias e punção aspirativa ou biopsia de medula para os casos suspeitos de tuberculose disseminada
- Em pacientes com linfócitos T CD4 $\geq$ 350 células/mm^3, a radiografia de tórax apresenta imagens típicas como cavitação e derrame pleural
- Na imunossupressão avançada, a apresentação radiológica pode ser atípica, mostrando infiltrados intersticiais e/ou linfadenomegalias peri-hilares. Nesses casos, a TC de tórax pode fornecer imagens mais detalhadas
- Exames a serem solicitados na avaliação:
  - Hemograma completo e PCR
  - Glicemia e eletrólitos
  - Creatinina e ureia
  - DHL

- ALT e AST
- Gasometria arterial
- Hemoculturas: 3 amostras
- Escarro espontâneo ou por lavado broncoalveolar
- Radiografia de tórax (Figura 64.4)
- TC
• Geralmente o diagnóstico de tuberculose pulmonar não será definido no atendimento de emergência e, por isso, concomitantemente à suspeita deve-se iniciar tratamento para as causas mais comuns de pneumonia no portador de HIV: a pneumocistose e a pneumonia bacteriana
• Recomenda-se iniciar os antimicrobianos para pneumocistose e pneumonia bacteriana conforme diretrizes específicas citadas anteriormente
• O tratamento antimicrobiano para a tuberculose pulmonar (Tabela 64.8) utiliza os seguintes medicamentos: rifampicina, isoniazida, pirazinamida e etambutol em dose fixa combinada.

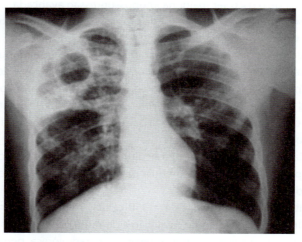

FIGURA 64.4 Radiografia de tórax com cavitação em ápice pulmonar direito e infiltrado intersticial em lobo direito e linfadenomegalias peri-hilares.

Lembrete de conduta

Na suspeita de tuberculose pulmonar, deve-se providenciar o isolamento respiratório do paciente.

TABELA 64.8

Poliquimioterapia para tuberculose pulmonar.

Antimicrobiano	Peso (kg)	Posologia
RHZE 150 mg/75 mg/400 mg/275 mg	20 a 35	2 comprimidos 1 vez/dia
	36 a 50	3 comprimidos 1 vez/dia
	> 50	4 comprimidos 1 vez/dia

R: rifampicina; H: isoniazida; Z: pirazinamida; E: etambutol.

◥Qual a conduta na criptococose pulmonar na sala de emergência?

- Pneumonia causada pelo *Cryptococcus neoformans*, geralmente indistinguível da pneumocistose no contexto da sala de emergência
- O diagnóstico é clinicorradiológico
- Os sintomas característicos são febre, tosse seca e dispneia de evolução subaguda com nódulos solitários, consolidações, infiltrados intersticiais, derrame pleural e até cavitações no exame de imagem torácica
- A cultura de escarro pode isolar o agente
- O antígeno criptocócico pode ser detectado no lavado broncoalveolar ou líquido pleural
- Hemocultura com sorologia é frequentemente positiva e sugere doença disseminada
- Em pacientes com imunossupressão grave, deve-se atentar para sintomas sistêmicos da forma disseminada da doença, com lesões cutâneas e sinais meníngeos
- Se linfócitos T CD4 $\leq$ 200 células/mm^3, deve-se puncionar o liquor para descartar meningite criptocócica associada
- Exames a serem solicitados na avaliação:
  - Hemograma completo e PCR
  - Glicemia e eletrólitos
  - Creatinina e ureia
  - DHL
  - ALT e AST
  - Gasometria arterial
  - Hemoculturas: três amostras
  - Radiografia de tórax
  - TC de tórax
- O tratamento dependerá da gravidade da situação (Tabela 64.9).

TABELA 64.9

Tratamento da criptococose pulmonar.

Formas leves a moderadas (ausência de insuficiência respiratória e bom estado geral)	Fluconazol 150 mg, 1 comprimido a cada 12 h, VO, por 7 a 14 dias
Formas moderadas a graves (insuficiência respiratória e mal estado geral)	Fluconazol 200 mg a cada 12 h, IV, por 7 a 14 dias
	Anfotericina B desoxicolato 1 mg/kg/dia (máximo 50 mg), 1 vez/dia, IV, por 7 a 14 dias
	Anfotericina B lipossomal 4 mg/kg/dia, 1 vez/dia, IV, por 7 a 14 dias

IV: via intravenosa.

◥Qual a conduta na aspergilose pulmonar na sala de emergência?

- O *Aspergillus* spp. coloniza o parênquima pulmonar, principalmente nos portadores de doenças respiratórias crônicas
- A aspergilose invasiva ocorre quando o fungo invade o parênquima pulmonar e dissemina-se para outros órgãos
- Doença rara em soropositivos na ausência de fatores de risco como neutropenia, transplantados ou uso de corticosteroides
- Requer a combinação de testes radiológicos e laboratoriais com a história clínica e os fatores de risco
- A TC de tórax promove melhor detalhamento de cavitações ou nódulos sugestivos (Figura 64.5)
- Exames a serem solicitados na avaliação:
  - Hemograma completo e PCR
  - Glicemia e eletrólitos
  - Creatinina e ureia
  - DHL
  - ALT e AST
  - Gasometria arterial
  - Hemoculturas: 3 amostras
  - Escarro espontâneo ou por lavado broncoalveolar
  - Radiografia de tórax (ver Figura 64.4)
  - TC de tórax
- Devem ser solicitados escarros ou lavado broncoalveolar para identificação do fungo por cultura ou material de biopsia com análise histopatológica
- O tratamento é realizado com antifúngicos sistêmicos (Tabela 64.10).

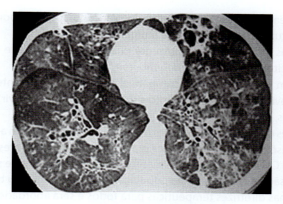

FIGURA 64.5 Tomografia computadorizada de tórax com áreas de cavitação, consolidação, bronquiectasia e opacidade "em vidro fosco" disseminadas.

TABELA 64.10
Tratamento da aspergilose pulmonar.

Primeira escolha	Tratamento alternativo
Voriconazol 6 mg/kg, VO ou IV, a cada 12 h nas primeiras 24 h; depois dessa dose de ataque, 3 mg/kg a cada 12 h	Anfotericina B Desoxicolato 1 mg/kg/dia (máximo 50 mg), IV, 1 vez/dia Anfotericina B lipossomal 5 mg/kg/dia, IV, 1 vez/dia

IV: via intravenosa; VO: via oral.

Qual a conduta na pneumonite por citomegalovírus na sala de emergência?

- Citomegalovírus (CMV) é um vírus da família do herpes-vírus que estabelece estado de latência e, nos indivíduos imunossuprimidos, pode desencadear doença grave pela sua reativação ou por primoinfecção
- Sua detecção na urina, sangue ou lavado broncoalveolar é frequente
- Na ausência de sintomas relacionados com os órgãos-alvo, trata-se somente de infecção sem doença
- O desafio diagnóstico do CMV é diferenciar a pneumonite da simples colonização das secreções pulmonares; portanto, baseia-se na associação de síndrome clínica compatível com a identificação do agente em material pulmonar
- Os testes laboratoriais positivos não diferenciam a pneumonite da colonização pelo CMV, porém o resultado negativo é de alto valor preditivo negativo e exclui a hipótese de pneumonia

- Devem ser realizados o lavado broncoalveolar ou biopsia pulmonar para realização de cultura, PCR e detecção de antígenos
- A maioria dos indivíduos não apresenta pneumonia e não deve receber tratamento para citomegalovirose
- Os casos com síndrome clínica compatível e detecção do agente em material pulmonar devem receber tratamento específico com ganciclovir 5 mg/kg IV a cada 12 horas, por 7 a 14 dias
- Os portadores de HIV não apresentam incidência aumentada para a gripe A H1N1, porém têm risco elevado para doença grave quando imunossupressão crítica
- Em relação à Covid-19, até este momento, pode-se presumir que sua incidência e gravidade são semelhantes à da população geral, portanto seu tratamento segue as mesmas diretrizes terapêuticas para todos e será abordado em capítulos específicos
- A Figura 64.6 apresenta um resumo do manejo geral das emergências respiratórias nos portadores do HIV.

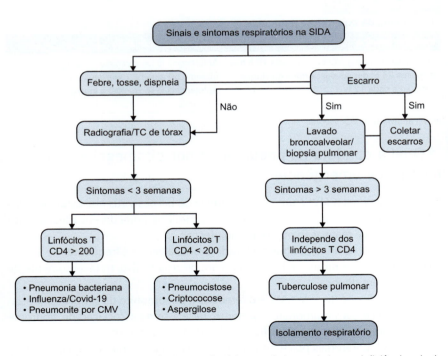

FIGURA 64.6 Manejo das emergências respiratórias na síndrome da imunodeficiência adquirida (SIDA). CMV: citomegalovírus; TC: tomografia computadorizada.

Capítulo 64 • SIDA e Emergências Respiratórias

Bibliografia

Brasil. Ministério da Saúde. Manual de recomendações para o controle da tuberculose no brasil. Ministério da saúde. Brasília/DF; 2011.

Brasil. Ministério da Saúde. Protocolo clínico e diretrizes terapêuticas para manejo da infecção pelo HIV em adultos. Departamento de Vigilância, Prevenção e Controle das Infecções sexualmente transmissíveis, do HIV/AIDS e das Hepatites Virais. Ministério da Saúde. Brasília/DF; 2017.

Corrêa RA, Lundgren FLC, Pereira-Silva JL, Silva RLF, Cardoso AP, Lemos ACM *et al.* Diretrizes brasileiras para pneumonia adquirida na comunidade em adultos imunocompetentes – 2009. Diretrizes da SBPT. J Bras Pneumol. 2009;35(6):574-601.

Guidelines for the prevention and treatment of opportunistic infections in adults and adolescents with HIV: recommendations from the Centers for Disease Control and Prevention, the National Institutes of Health, and the HIV Medicine Association of the Infectious Diseases Society of America; 2020.

Leng G, Boysen M, Cartwright E, Chrisp P, Gizbert J, Greaves F *et al.* Pneumonia (community-acquired): antimicrobial prescribing. National Institute for health and care excellence (NICE). Public health England; 2019.

Nahid P, Dorman SE, Alipanah N, Barry PM, Brozek JL, Cattamanchi A *et al.* Official American Thoracic Society/Centers for Disease Control and Prevention/Infectious Diseases Society of America Clinical Practice Guidelines: Treatment of Drug-Susceptible Tuberculosis. Clin Infect Dis. 2016; 63(7):e147-95.

Patterson TF, Thompson III GR, Denning DW, Fishman JA, Hadley S, Herbrecht R *et al.* Practice Guidelines for the Diagnosis and Management of Aspergillosis: 2016 Update by the Infectious Diseases Society of America. Clinical Infectious Diseases. 2016;63(4):e1-60.

Saag MS, Gandhi RT, Hoy JF, Landovitz RJ, Thompson MA, Sax PE *et al.* Antiretroviral drugs for treatment and prevention of HIV infection in adults. IAS, 2020. JAMA. 2018;320(4):379-96.

Severo CB, Gazzoni AF, Severo LC. Criptococose pulmonar. J Bras Pneumol. 2009; 35(11):1136-44.

65

SIDA e Emergências Neurológicas

Renato Ferneda de Souza e Rômulo Augusto dos Santos

Considerações importantes

- A principal ferramenta diagnóstica das infecções oportunistas neurológicas são os exames de imagem e do liquor
- A ressonância magnética (RM) e a reação em cadeia de polimerase (PCR) do liquor proporcionam uma abordagem mais específica para o diagnóstico etiológico das doenças neurológicas, o que reduz substancialmente a necessidade de biopsia cerebral
- O exame de manometria liquórica é essencial para diagnóstico e manejo da meningite criptocócica, cujo sintoma principal é a confusão mental
- No tratamento da meningite criptocócica é administrada anfotericina B e realizada punção lombar para alívio da hipertensão intracraniana (HIC) diariamente se pressão > 250 mmH$_2$O na manometria
- A neurotoxoplasmose é a maior causa de lesões focais em massa do sistema nervoso central (SNC) e os portadores do vírus da imunodeficiência humana (HIV) têm 25% de chance de desenvolvê-la ao longo da vida
- O tratamento da leucoencefalopatia multifocal progressiva (LEMP) é realizado com antirretrovirais
- A encefalite causada pelo HIV e citomegalovírus cursam com quadros clínicos indistinguíveis, déficit cognitivo, apatia e desorientação como sintomas principais
- O linfoma primário do SNC tem como característica única a evolução que dura meses.

◤Quais as principais emergências neurológicas na síndrome da imunodeficiência adquirida?

- As doenças do SNC no portador do HIV são muito prevalentes
- As manifestações clínicas variam desde lesões expansivas, encefalites, meningites e mielites até neuropatias

Capítulo 65 • SIDA e Emergências Neurológicas

- As doenças oportunistas do SNC têm alta morbimortalidade ocorrendo principalmente nos pacientes com linfócitos T CD4 ≤ 200 células/mm³
- Os exames mais específicos para o diagnóstico são a RM de crânio e a coleta do liquor
- As técnicas de reação em cadeia de polimerase (PCR) para definir os agentes etiológicos reduziram a necessidade de realização de biopsia cerebral
- As principais etiologias encontram-se na Tabela 65.1.

TABELA 65.1

Diagnóstico diferencial das emergências neurológicas na síndrome da imunodeficiência adquirida.

Manifestação clínica	Causas principais
Lesões expansivas	Neurotoxoplasmose, LEMP, linfoma não Hodgkin metastático, goma sifilítica
Encefalites	HIV, vírus varicela-zóster, herpes-vírus simples e sífilis
Meningites	Soroconversão do HIV, criptococose, tuberculose, sífilis e bacterianas
Paresias espásticas	Mielopatia do HIV, mielite transversa do vírus varicela-zóster, herpes-vírus simples, HTLV-1, toxoplasmose e sífilis
Polirradiculite	Citomegalovirose, linfoma não Hodgkin metastático

HIV: vírus da imunodeficiência humana; HTLV-1: vírus linfotrópico T humano tipo 1; LEMP: leucoencefalopatia multifocal progressiva.

Qual a conduta na neurotoxoplasmose na sala de emergência?

- A neurotoxoplasmose é a maior causa de lesões em massa do SNC nos portadores do HIV
- Seu agente etiológico é o *Toxoplasma gondii*
- A infecção é causada pela reativação da infecção crônica adquirida em outra fase da vida
- O risco de desenvolver a encefalite ao longo da vida é de 25%
- Os principais sintomas são: cefaleia, confusão mental, febre e astenia
- Os sinais e sintomas neurológicos focais desenvolvem-se em dias a semanas e, algumas vezes, associam-se a crises convulsivas:
  - Hemiparesia/hemiparestesia
  - Déficit de campo visual

- Disfasia
  - Síndromes cerebelares
  - Distúrbios do movimento
- Podem ocorrer cefaleia e vômito em casos de efeitos de massa com HIC
- Sinais de encefalite com alteração do nível de consciência progridem rapidamente para coma e morte
- Em raros casos, ocorre mielite transversa, com sintomas medulares
- A antitoxoplasmose imunoglobulina G (IgG) é geralmente positiva, porém um resultado negativo não é raro
- Em geral a imunoglobulina M (IgM) é negativa e suas titulações não são úteis
- Diagnóstico radiológico é confirmado pela RM de crânio (Figura 65.1), que é preferencial em relação à TC, pois apresenta maior sensibilidade na detecção de lesões em fossa posterior
- O liquor pode ser utilizado para a realização da PCR para o *Toxoplasma*, caso não haja HIC clinicamente manifesta ou efeitos de massa nos exames imaginológicos
- Os abscessos geralmente são múltiplos com halos em realce na substância cinzenta, nos núcleos da base e no tálamo e estão associados a edema e efeitos de massa

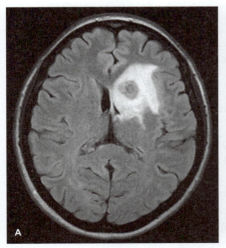
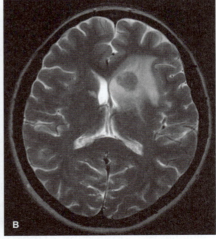

FIGURA 65.1 Lesão nucleocapsular à esquerda, associada a discreto efeito de massa detectada na ressonância magnética de crânio.

- O diagnóstico de linfoma primário independe da condição de portador do HIV
  - Manifestação clínica variada, como déficit motor, disfunção cognitiva progressiva e cefaleia, que dependem da localização da neoplasia
  - O diagnóstico diferencial com as outras doenças neurológicas descritas no capítulo difere na questão do tempo de evolução que, no caso do linfoma, é de meses
  - A confirmação diagnóstica é radiológica e, se possível, por meio de biopsia da massa cerebral (Figura 65.2)

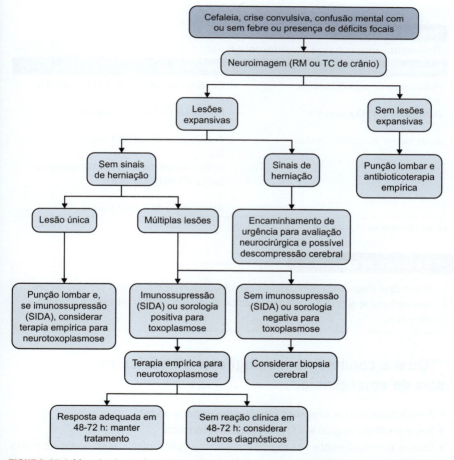

FIGURA 65.2 Manejo do paciente portador do vírus da imunodeficiência humana (HIV) com sintomas neurológicos. RM: ressonância magnética; TC: tomografia computadorizada; SIDA: síndrome da imunodeficiência adquirida.

- O tratamento associa antibióticos com o ácido folínico, para evitar megaloblastose induzida pela sulfadiazina (Tabela 65.2)
- O uso de corticosteroide é indicado para casos de edema cerebral difuso e/ou importante efeito de massa (desvio de linha média, compressão de estruturas adjacentes):
- Dexametasona 0,16 mg/kg/dia, 1 vez/dia, por via oral (VO) ou intravenosa (IV)
- Não são indicados anticonvulsivantes profiláticos, com exceção dos pacientes epilépticos.

TABELA 65.2

Tratamento empírico para neurotoxoplasmose.

Primeira linha	Alternativa
Pirimetamina 50 mg VO 1 vez/dia + Sulfadiazina 1 g VO a cada 6 h + Ácido folínico 10 mg VO 1 vez/dia	Clindamicina 600 mg, VO ou IV, a cada 6 h + Pirimetamina 50 mg VO 1 vez/dia + Ácido folínico 10 mg VO 1 vez/dia Ou Sulfametoxazol–trimetoprima 100 mg/kg/dia (sulfa), VO ou IV, a cada 8 h + Ácido folínico 10 mg VO 1 vez/dia

IV: via intravenosa; VO: via oral.

> **Lembrete de conduta**
>
> O principal diagnóstico diferencial da neurotoxoplasmose é o linfoma primário de SNC, que costuma se apresentar como lesão única, de localização periventricular e sem efeitos de massa.

◥Qual a conduta na meningite criptocócica na sala de emergência?

- A mais comum das infecções fúngicas secundária ao HIV
- Seu agente etiológico é o *Cryptococcus neoformans*
- Ocorre principalmente nas regiões tropicais e subtropicais, e apresentam como fatores de pior prognóstico hemoculturas positivas para fungos, celularidade liquórica < 20/mℓ e altos títulos de antígeno criptocócico no liquor ($\geq$ 1:1.024)
- Geralmente a infecção primária é pulmonar e ocorre disseminação sistêmica

- Os sintomas variam de acordo com o sítio de infecção e os principais são febre e cefaleia
- Pode haver sinais de meningismo ao exame físico
- Na HIC, os sintomas associados podem ser náuseas, vômito, confusão mental, diplopia e coma
- O diagnóstico é suspeitado em pacientes com sinais de HIC e análise do liquor com manometria:
  - Sorologia positiva para criptococose
  - Antígeno criptocócico no liquor é o método mais sensível
  - O diagnóstico definitivo é confirmado por avaliação da tinta da China e cultura do fungo
- O antígeno criptocócico sérico, na forma neurológica da doença, raramente é negativo
- Recomenda-se que, na cultura para fungos, seja realizado o antifungigrama para avaliação da sensibilidade dos antifúngicos
- A RM ou a TC de crânio servem para descartar outros diagnósticos diferenciais, principalmente a neurotoxoplasmose
- A terapêutica baseia-se em antifúngicos sistêmicos (Tabela 65.3) e manejo adequado da HIC
- Manejo da HIC
  - A manometria do liquor deve ser realizada em todos os pacientes com suspeita de criptococose
  - Punções lombares e procedimentos neurocirúrgicos seriados são indicados para pacientes com pressão inicial > 250 mmH$_2$O

TABELA 65.3

Tratamento empírico para meningite criptococócica.

Antifúngico	Alternativa
Anfotericina B desoxicolato (0,7 a 1 mg/kg/dia – máximo de 50 mg/dia) + 250 mℓ de SG a 5%, IV, em bomba de infusão a 125 mℓ/h 1 vez/dia	Fluconazol 400 a 800 mg, IV ou VO, 1 vez/dia
Ou	Ou
Anfotericina B lipossomal 4 mg/kg/dia + 250 mℓ de SG a 5%, IV, em bomba de infusão a 125 mℓ/h 1 vez/dia	Itraconazol 400 a 800 mg, IV ou VO, 1 vez/dia
+	
Flucitosina 100 mg/kg/dia, IV ou VO, 1 vez/dia	

IV: via intravenosa; SG: solução glicosada; VO: via oral.

- A pressão no liquor deve ser reduzida para 50% da inicial quando > 250 mmH$_2$O, e a punção lombar deve ser realizada diariamente até estabilização (< 200 mmH$_2$O)
- Pacientes com HIC persistente ou novos sinais neurológicos devem ser encaminhados para derivação ventriculoperitoneal.

> **Lembrete de conduta**
>
> Não se recomenda o uso de corticosteroides ou acetazolamida no tratamento da neurocriptococose.

Qual a conduta na leucoencefalopatia multifocal progressiva na sala de emergência?

- A leucoencefalopatia multifocal progressiva (LEMP) é causada pelo vírus John Cunningham (JCV) (70% da população é soroprevalente) e não costuma ser uma patologia de sala de emergência, tendo diagnóstico geralmente ambulatorial
- Antes do advento da terapia antirretroviral, 3 a 7% dos soropositivos desenvolviam essa doença
- Atualmente a LEMP reduz-se à 5% das lesões focais cerebrais
- O processo desencadeante da doença é a desmielinização irreversível da substância branca cerebral
- Apresenta um curso subagudo e sem sintomas constitucionais
- Caracteriza-se por sintomas focais progressivos, déficits motores, alterações de humor, ataxia e sintomas visuais
- Crises convulsivas raramente ocorrem
- O diagnóstico é radiológico, confirmado pela RM de crânio
- Avaliações do liquor com pesquisa de PCR para JCV raramente estão disponíveis
- As lesões geralmente são bilaterais, assimétricas, restritas à substância branca e sem edema (Figura 65.3)
- A única terapêutica existente é a otimização da terapia antirretroviral.

Qual a conduta na encefalite por citomegalovírus na sala de emergência?

- Membro da família dos herpes-vírus, o citomegalovírus estabelece infecção latente e persistente nos indivíduos após exposição primária

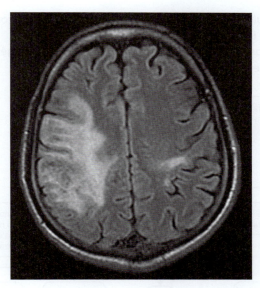

FIGURA 65.3 Lesões na substância branca detectadas na ressonância magnética do crânio.

- Em imunossuprimidos, pode estimular doenças clínicas por reativação
- Trata-se de doença pouco distinguível da encefalite causada pela ação direta do HIV no SNC e apresentava entre 20 e 40% de prevalência nos pacientes antes da implementação da terapia antirretroviral
- Manifesta-se predominantemente em portadores com linfócitos T CD4 ≤ 50 células/mm^3
- Sua manifestação clínica característica é desorientação progressiva, apatia e febre
- Pode causar paralisia de nervos cranianos, nistagmo, perdas cognitivas, transtornos depressivos e retinite
- Outros sintomas são paralisia flácida ascendente de rápida evolução, arreflexia, disfunção esfincteriana e retenção urinária
- O diagnóstico radiológico é confirmado pela RM de crânio, que mostra hipodensidade difusa da substância branca, realce ependimal, dilatação ventricular e realce meníngeo
- O exame do liquor com PCR para CMV apresenta sensibilidade > 80%
- Seu tratamento baseia-se no uso de antivirais sistêmicos, como o ganciclovir 5 mg/kg + 250 mℓ de solução glicosada (SG) a 5%, a cada 12 horas, em bomba de infusão a 125 mℓ/h

- Deve ser instituída terapia antirretroviral imediatamente de acordo com a interconsulta com a infectologia
- A Figura 65.4 apresenta um resumo do manejo geral das emergências neurológicas na síndrome da imunodeficiência adquirida.

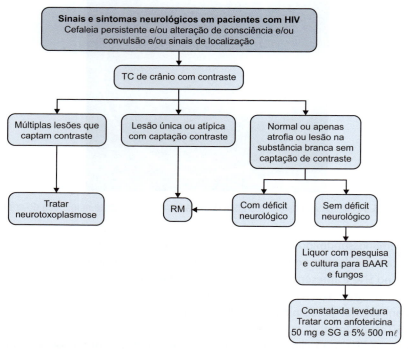

FIGURA 65.4 Manejo das emergências neurológicas no paciente portador do vírus da imunodeficiência humana (HIV). BAAR: bacilos álcool–acidorresistentes; RM: ressonância magnética; SG: solução glicosada; TC: tomografia computadorizada.

Bibliografia

Antinori S, Radice A, Galimberti L, Magni C, Fasan M, Parravicini C. The role of cryptococcal antigen assay in diagnosis and monitoring of cryptococcal meningitis. J Clin Microbiol. 2005;43(11):5828-9.

Brasil. Ministério da Saúde. Protocolo clínico e diretrizes terapêuticas para manejo da infecção pelo HIV em adultos. Departamento de Vigilância, Prevenção e Controle das Infecções sexualmente transmissíveis, do HIV/AIDS e das Hepatites Virais. Ministério da Saúde. Brasília, DF; 2017.

Engsig FN, Hansen AB, Omland LH, Gerstoft J, Laursen AL, Pedersen C *et al*. Incidence, clinical presentation, and outcome of progressive multifocal leukoencephalopathy in HIV-infected patients during the highly active antiretroviral therapy era: a nationwide cohort study. J Infect Dis. 2009;199(1):77-83.

Garvey L, Winston A, Walsh J, Post F, Porter K, Gazzard B *et al*. HIV-associated central nervous system diseases in the recent combination antiretroviral therapy era. Eur J Neurol. 2011;18(3):527-34.

Guidelines for the prevention and treatment of opportunistic infections in adults and adolescents with HIV: recommendations from the Centers for Disease Control and Prevention, the National Institutes of Health, and the HIV Medicine Association of the Infectious Diseases Society of America; 2020.

Kaplan JE, Benson C, Holmes KH, Brooks JT, Pau A, Masur H *et al*. Guidelines for prevention and treatment of opportunistic infections in HIV-infected adults and adolescents: recommendations from CDC, the National Institutes of Health, and the HIV Medicine Association of the Infectious Diseases Society of America. MMWR Recomm Rep. 2009;58(RR-4):1-207.

Pereira-Chioccola VL, Vidal JE, Su C. Toxoplasma gondii infection and cerebral toxoplasmosis in HIV-infected patients. Future Microbiol. 2009;4(10):1363-79.

Saag MS, Gandhi RT, Hoy JF, Landovitz RJ, Thompson MA, Sax PE *et al*. Antiretroviral drugs for treatment and prevention of HIV infection in adults. IAS, 2020. JAMA. 2020;324(16):1651-69.

Parte 13

Outras Emergências Infecciosas

66 Covid-19, 955

67 Erisipela e Celulite, 977

68 Endocardite Infecciosa, 990

69 Dengue, 999

66

Covid-19

Lucas Scrocaro Gracioli e Rômulo Augusto dos Santos

Considerações importantes

- Para definir infecção pelo coronavírus tipo 2 da síndrome respiratória aguda grave (SARS-CoV-2), o paciente deve apresentar sintomas respiratórios com história de febre na maioria das vezes, com início nos últimos 14 dias. Deve-se atentar também para sintomas menos comuns
- Exames complementares laboratoriais e de imagem são de grande importância prognóstica nessa doença
- Os casos leves são tratados apenas com medicações sintomáticas e orientações aos pacientes
- A condução de casos graves é semelhante à de qualquer paciente em estado crítico, porém deve-se lembrar que a corticoterapia tem efeito já comprovado, principalmente naqueles em ventilação mecânica
- Atentar para tromboprofilaxia adequada com doses usuais
- A ventilação mecânica não invasiva (VMNI) e o cateter nasal de alto fluxo (CNAF) têm sido ferramentas essenciais para condução dos pacientes com insuficiência respiratória, porém não devem postergar a intubação nos casos indicados
- Há variados medicamentos sendo testados, porém não existe um consenso em sua maioria
- Orientar a vacinação para os grupos preconizados.

◤Qual sua origem, epidemiologia, formas de transmissão e métodos preventivos?

Origem

- Em dezembro de 2019, pacientes de Wuhan, província de Hubei, na China, desenvolveram um quadro de síndrome respiratória aguda grave (SARS) semelhante ao da epidemia ocorrida em 2003

- No início de janeiro de 2020, um novo betacoronavírus foi isolado em amostras de líquidos broncoalveolares, posteriormente nomeado 2019-nCoV pela Organização Mundial da Saúde (OMS), sendo depois renomeado como SARS-CoV-2 e a doença provocada denominada Covid-19. O vírus espalhou-se primeiramente na China e depois expandiu-se para vários países da Ásia antes de chegar ao Irã e à Itália, onde causou grandes surtos, tornando-se uma pandemia.

Epidemiologia

- Mais de 150 milhões de pessoas foram diagnosticadas com infecção por SARS-CoV-2, e, até maio de 2021, quantidade superior a 3 milhões de óbitos foi registrada em decorrência dessa doença; porém, a verdadeira totalidade de casos e de mortes pode ter sido camuflada por falta de exames confirmatórios e casos assintomáticos
- No outono de 2020, novas variantes do SARS-CoV-2 surgiram com uma vantagem de transmissão substancial, contudo ainda sem uma definição clara sobre sua maior virulência ou resistência a anticorpos já produzidos em infecções prévias ou pela vacinação
- Tal como acontece com os surtos anteriores de SARS e da síndrome respiratória do Oriente Médio, a disseminação da SARS-CoV-2 caracteriza-se pela ocorrência de "eventos superespalhadores", em que uma fonte de infecção é responsável por muitos casos secundários
- Esse fenômeno foi bem descrito em um estudo sobre a transmissão do SARS-CoV-2 em Hong Kong, assim como seu rastreamento e início da quarentena precocemente foram eficazes em reduzir a cadeia de transmissão
- Estudos, dentre eles séries de casos e coorte, indicam que homens são mais acometidos (cerca de 60%), com média de idade de 45 anos, casos graves com média de 52 anos e em casos críticos, 62 anos. Logo, há maior taxa de mortalidade em idosos.

Transmissão

- Os vírus têm influenciado substancialmente em saúde humana, interações na história e estruturas sociais
- Em um mundo altamente conectado, a evolução microbiana é impulsionada, e os patógenos exploram o comportamento humano como observado em pandemias anteriores
- Com a Covid-19 não é diferente e sua transmissão ocorre principalmente por contato com partículas provenientes de secreções respiratórias

- As condições ambientais desempenham um papel muito importante na transmissibilidade da doença: lugares lotados e fechados onde as pessoas falam alto, gritam, cantam ou se exercitam, estando em maior risco, possivelmente por causa da maior produção e difusão de pequenas partículas provenientes de secreções respiratórias
- Também, pode ocorrer transmissão por aerossóis após procedimentos como nebulização ou intubação orotraqueal (IOT)
- Resumo das evidências da transmissão humana da SARS-CoV-2 publicado no *Annals of Internal Medicine:*
  - A transmissão por via aérea é o modo dominante
  - A transmissão vertical raramente ocorre, mas já foi documentado o contágio transplacentário
  - Contato direto e transmissão por fômites são possíveis; porém, são meios de transmissões incomuns
  - Embora o vírus vivo tenha sido isolado em saliva, fezes, sêmen e sangue, não há relatos de transmissão de SARS-CoV-2 por via fecal–oral, sexual ou sanguínea
  - Animais podem ser infectados e transmitir uns aos outros, mas não há registros até o momento de transmissão para humanos.

Prevenção

- A maioria das transmissões é por meio de gotículas, logo o uso de máscaras faciais e o distanciamento social tornam-se as principais ferramentas preventivas
- Para partículas menores, há a necessidade do uso de protetores faciais e de máscaras com capacidade de bloqueio de aerossóis – modelos N95 ou PFF2
- A OMS recomenda as máscaras cirúrgicas para partículas > 5 µm; quando não houver possibilidade do uso desses dispositivos, as máscaras de pano podem reduzir o risco de transmissão por reduzir gotículas quando as pessoas falam, tossem ou espirram
- A OMS e o Centro de Controle e Prevenção de Doenças (CDC) recomendam uma distância interpessoal mínima de 1 metro, embora outras agências e países sugiram 1,5 metro
- Vários estudos sugerem a possibilidade de transmissão por fômites de SARS-CoV-2, uma vez que o vírus pode permanecer viável e infectante em superfícies por muitos dias
- Embora a transmissão de SARS-CoV-2 de superfícies contaminadas não tenha sido claramente documentada, as medidas tradicionais de boa higiene doméstica, como limpeza de pisos e móveis, e boa ventilação e desinfecção geral de objetos usados com frequência, são recomendadas para evitar o contato com

esse vírus, particularmente quando há confirmações ou suspeitas de casos na localidade

- Quanto à quimioprofilaxia, no futuro fármacos antivirais poderão ser usados para reduzir a disseminação em casos suspeitos e como tratamento preventivo de contatos. Por enquanto esses medicamentos não estão disponíveis
- Até 8 de janeiro de 2021, três vacinas foram aprovadas na Europa e nos EUA: BioNTech/Pfizer e Moderna (com tecnologia que usa o RNA mensageiro), e o imunizante da Universidade de Oxford/AstraZeneca (tecnologia com base no vetor viral)
- No Brasil, o uso emergencial das vacinas do Instituto Butantan/Sinovac, da Universidade de Oxford/AstraZeneca e da Janssen. O imunizante BioNTech/Pfizer já apresenta aprovação definitiva
- Todas as vacinas parecem ter um perfil de segurança favorável e eficácias comprovadas em estudos de fase III
- Deve-ter cuidado com efeitos colaterais das vacinas que, muitas vezes, indicam quadros semelhantes ao da Covid-19
- É imprescindível ressaltar que até o momento nenhuma vacina apresentou 100% de eficácia contra o SARS-CoV-2. Mais detalhes não serão abordados neste livro; porém, reitera-se a importância da vacinação em massa para os grupos liberados em estudos para reduzir a cadeia de transmissão
- Os critérios atualizados da OMS para a liberação do isolamento de pacientes com Covid-19 foram publicados em junho de 2020, com base em dados que mostram menor carga viral após 9 dias do início dos sintomas, logo a recomendação é limitar o período de isolamento a:
  - Dez dias após o início dos sintomas, e pelo menos mais 3 dias sem sintomas para pacientes sintomáticos
  - Dez dias após resultado positivo para SARS-CoV-2 para casos assintomáticos
  - Quarentena recomendada para contatos e viajantes não mudou e permanece fixada em 14 dias, embora vários países tenham reduzido esse tempo para 10 dias (p. ex., Suíça)
  - Alguns protocolos institucionais brasileiros sugerem 10 a 14 dias para pessoas sintomáticas e 20 dias para pacientes hospitalizados ou que tenham utilizado corticosteroide devido ao risco de infectividade mais prolongada
- Considerando-se a pandemia da Covid-19 e com o objetivo de garantir a segurança no atendimento aos pacientes, a integridade de acompanhantes, visitantes e trabalhadores do serviço de saúde, assim como a prevenção de infecções, segundo cartilha do Ministério da Saúde:
  - Em serviços de saúde estabelecidos como referência ou retaguarda para atendimento aos pacientes com Covid-19, suspender as visitas sociais a esses

pacientes. Caso o serviço não possua fluxo diferenciado para circulação dos demais pacientes e acompanhantes, recomenda-se a suspensão de todas as visitas
- ○ Caso o serviço de saúde opte por manter uma rotina de visitas, deve-se reduzir a circulação das pessoas, o número de visitantes e estabelecer horários para sua realização, além de designar sala de espera ampla e ventilada separada dos demais atendimentos
- ○ Proibir acompanhantes para os pacientes com síndrome gripal (exceto em condições previstas por lei: crianças, idosos e portadores de necessidades especiais)
- ○ Evitar a entrada de acompanhantes/visitantes com sintomas respiratórios
- ○ Recomenda-se evitar visitas e acompanhantes de pacientes em unidade de terapia intensiva (UTI). Revezamentos de acompanhantes somente se necessário
- Importante: cada serviço de saúde tem autonomia para orientações específicas e de isolamento, considerando suas características próprias e as recomendações supracitadas, de acordo com as orientações da Comissão de Controle de Infecção de cada centro hospitalar ou secretarias de saúde de estados e municípios.

◥Qual quadro clínico, fatores de risco, exames laboratoriais devem ser solicitados e como estratificar esses pacientes?

Quadro clínico

- Ao receber um paciente com tosse, coriza, odinofagia, insuficiência respiratória, diarreia, febre, anosmia, entre outros sintomas, o diagnóstico clínico deverá ter sensibilidade muito alta, porém não se deve esquecer dos diferenciais, que necessitam de tratamentos específicos
- Após um tempo médio de incubação de cerca de 5 dias (variação: 2 a 14 dias), o quadro clínico tem início com tosse seca e febre baixa, geralmente acompanhada por anosmia e/ou ageusia
- Na maioria dos pacientes, o quadro permanece leve ou moderado e os sintomas remitem em 1 semana
- Em algumas séries de casos foi constatada "hipoxia silenciosa", em que indivíduos não apresentavam sintomas relacionados
- Cerca de 10% dos pacientes permanecerão sintomáticos durante a segunda semana

Parte 13 • Outras Emergências Infecciosas

- Quanto mais tempo os sintomas persistirem, maior o risco de desenvolver um quadro mais grave, que em sua maioria ocorrem entre o 7º e o 14º dia de infecção aguda
- A gravidade da Covid-19 é frequentemente imprevisível, sobretudo em pacientes idosos com comorbidades. O quadro clínico varia de completamente assintomático a cursos devastadores
- Dentre os assintomáticos, sua prevalência ainda não está definida. Alguns estudos indicam 17 a 19% (navio Diamond Princess), outros cerca de 40%; e há aqueles que registram um percentual de 70% de pacientes assintomáticos. Uma difícil avaliação devido à existência de quadros pré-sintomáticos, assintomáticos verdadeiros e exames com baixa validação, logo alto número de resultados falso-positivos e falso-negativos
- O quadro clínico é variável, porém existem sintomas mais comuns que outros e graus de associação a quadros mais graves, como apresentado na Tabela 66.1. Estes baseiam-se em estudos principalmente provenientes da China e na classificação da American Thoracic Society
- Vale ressaltar que um importante diferencial entre a Covid-19 e a Influenza são os sintomas de vias aéreas superiores, principalmente coriza e odinofagia, mais comuns nos quadros de Influenza
- O acometimento sistêmico é variável, incluindo afecção ocular associada a quadros de conjuntivites
- A lesão renal parece estar mais relacionada com o glomérulo, algo visto em um estudo alemão *post mortem* de casos de Covid-19; além disso, dados recentes indicam que o envolvimento renal é mais frequente que aquele descrito nos primeiros estudos
- Dos primeiros mil pacientes que se apresentaram no New York-Presbyterian, na Universidade de Columbia, 236 foram admitidos ou transferidos para UTI; destes, 184 desenvolveram injúria renal aguda e 83 necessitaram de diálise
- Muitos estudos relatam manifestações cutâneas relacionadas com a Covid-19. O fenômeno mais observado é o *Covid toes*: lesões semelhantes à tíneas que ocorrem principalmente nas áreas acrais, como mostrado na Figura 66.1
- Também há séries de casos demonstrando lesões urticariformes, livedo, área de eritemas com vesículas ou pústulas, entre outras lesões
- Anormalidades cardiovasculares são comuns e denotam maior gravidade, principalmente pelo risco tromboembólico associado à Covid-19
- Doenças neurológicas, principalmente acidentes vasculares encefálicos e transtornos psiquiátricos precoces e tardios, como depressão, ansiedade e déficits de atenção, têm sido relatados com frequência.

TABELA 66.1
Sintomas e classificação de sua gravidade em percentuais.

Sintoma clínico	Todos	Doença grave	Doença não grave
Febre	89	91	88
Tosse	67	70	67
Fadiga	38	40	37
Expectoração	33	35	33
Dispneia	18	37	15
Mialgia ou artralgia	14	17	14
Odinofagia	13	13	14
Cefaleia	13	15	13
Calafrios	11	15	10
Náuseas ou vômito	5	7	4
Coriza	4	3	5
Diarreia	3	5	3

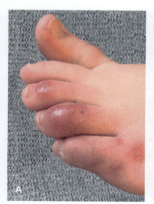 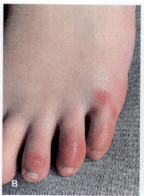 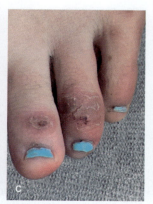

FIGURA 66.1 A a C. Representação da *Covid toes*.

Fatores de risco

- Dentre os fatores de risco para casos mais graves estão pacientes idosos e aqueles com morbidades, como diabetes, hipertensão, obesidade, demência, história de malignidades, entre outras

- Além disso, na Itália e na Inglaterra observou-se que pacientes do sexo masculino internados em UTI eram um fator de risco independente associado à mortalidade
- A Tabela 66.2 mostra um grande registro publicado na *British Medical Journal* de cerca de 20 mil pacientes do Reino Unido com características clínicas associadas a piores desfechos. Nesse registro, a faixa etária relacionou-se com maior letalidade, e o sexo feminino foi um fator protetor
- Em alguns casos, jovens aparentemente saudáveis são afetados e evoluem para quadros graves
- A notável heterogeneidade dos padrões da doença, do um ponto de vista clínico, radiológico e histopatológico, propiciou a especulação de que existem respostas idiossincráticas individuais que podem estar em parte relacionadas com variações genéticas subjacentes.

TABELA 66.2

Taxas de risco de mortalidade com relação à morbidade e à idade.

Idade e morbidades	Hazard Ratio (IC 95%) n = 15.194 mortes
50 a 59 *vs.* < 50	2,63 (2,06 a 3,35)
60 a 69 *vs.* < 50	4,99 (3,99 a 6,25)
70 a 70 *vs.* < 50	8,51 (6,85 a 10,57)
> 80 *vs.* < 50	11,09 (8,93 a 13,77)
Sexo feminino	0,81 (0,75 a 0,86)
Doença cardíaca	1,16 (1,08 a 1,24)
DPOC	1,17 (1,09 a 1,27)
DRC	1,28 (1,18 a 1,39)
Diabetes e HAS	1,06 (0,99 a 1,14)
Obesidade	1,33 (1,19 a 1,49)
Doença neurológica	1,18 (1,06 a 1,29)
Demência	1,40 (1,28 a 1,52)

CI: intervalo de confiança; DPOC: doença pulmonar obstrutiva crônica; DRC: doença renal crônica; HAS: hipertensão arterial sistêmica; *n*: número.

Exames complementares que auxiliam no diagnóstico e no prognóstico

Exames laboratoriais

- Os achados laboratoriais mais evidentes no primeiro grande estudo de coorte da China são apresentados na Tabela 66.3

TABELA 66.3

Achados laboratoriais típicos nas infecções por Covid-19 em percentuais.

Achados	Doença grave	Doença não grave
Leucócitos < 4.000/mm³	61	28
Linfócitos < 1.500/mm³	96	80
Plaquetas < 150.000/mm³	57	31
Proteína C reativa < 10 mg/ℓ	81	56
DHL ≥ 250 U/ℓ	58	37
AST > 40 U/ℓ	39	18
D-dímero ≥ 0,5 mg/ℓ	59	43

AST: aspartato aminotransferase; DHL: desidrogenase láctica.

- Dentre as provas inflamatórias, por exemplo, em uma análise multivariada de uma coorte retrospectiva de 1.590 indivíduos hospitalizados com Covid-19 em toda a China, a procalcitonina > 0,5 ng/mℓ na admissão teve um *Hazard Ratio* para mortalidade de 8,7 (IC 95%: 3,4 a 22,3)
- No mesmo estudo citado anteriormente com 359 pacientes, a proteína C reativa teve um papel mais importante do que outros parâmetros (idade, contagem de neutrófilos, contagem de plaquetas) na sinalização de possíveis quadros mais graves. Logo, esses valores não apenas isolados, mas seus deltas, auxiliam na avaliação da gravidade dos quadros
- A linfopenia foi um importante fator prognóstico nesses pacientes, como apresentado no estudo de Guan, na China, em que quase 100% dos casos graves evidenciavam contagem de linfócitos < 1.500/μℓ
- Entre os fatores de maior importância nos quadros graves da Covid-19 estão os fenômenos tromboembólicos. Dos 3.334 pacientes admitidos em quatro hospitais da cidade de Nova York, pelo menos um evento tromboembólico ocorreu em 16% dos casos. Dentre eles citam-se eventos macrovasculares como acidente vascular encefálico (AVE), tromboembolismo pulmonar (TEP), infarto agudo do miocárdio (IAM), entre outros
- A manifestação tromboembólica microvascular apresenta um quadro semelhante ao da coagulação intravascular disseminada (CIVD), em que se observam

níveis de D-dímeros elevados com alargamento do tempo de tromboplastina parcial ativada (TTPa), tais alterações também conferem pior prognóstico
- Não está claro como um único parâmetro pode ter valor clínico, já que quase todos os estudos foram retrospectivos e não controlados, no entanto existem alguns padrões que podem ser úteis na prática clínica com repercussão prognóstica. São eles:
  - PCR, procalcitonina, interleucina-6 (IL-6) e ferritina elevados
  - Linfopenia, depleção de linfócitos T CD4 e T CD8
  - D-dímero, peptídeo natriurético (BNP) e troponina aumentados
  - Desidrogenase láctica (DHL) elevada.

Exames de imagem
- A tomografia computadorizada (TC) pode auxiliar tanto no diagnóstico quanto na avaliação da extensão da doença e no acompanhamento, com sensibilidade e especificidade relativamente altas e superior à radiografia de tórax. No entanto, registrou-se em grandes estudos provenientes da China que, em cerca de metade dos pacientes, a TC pode estar normal durante os 2 primeiros dias dos sintomas
- De acordo com uma revisão sistemática de 45 estudos compreendendo 4.410 pacientes, opacidades em "vidro fosco", isoladas (50%) ou coexistindo com consolidações (44%) em distribuição bilateral e subpleural, foram os achados de TC de tórax mais prevalentes (Figuras 66.2 e 66.3)
- Outra revisão sistemática compilou achados de imagens de 919 pacientes que continham imagem inicial atípica com consolidações e opacidades em "vidro fosco" sobrepostas em um número menor de casos, porém mais prevalentes na população idosa
- Espessamento septal, bronquiectasia,e envolvimento subpleural foram menos comuns, contudo, mais prevalentes em estágios tardios da doença. Derrame pleural, derrame pericárdico, linfadenopatia, cavitações, sinal do halo e pneumotórax são incomuns
- Alguns especialistas postulam que a ultrassonografia pulmonar (POCUS) pode ser útil, uma vez que possibilita a execução concomitante de exame clínico e pulmonar à beira do leito
- Especialmente na Itália, a experiência com a POCUS apresentou benefícios: melhorou a avaliação do envolvimento pulmonar e reduziu o uso da radiação (Figuras 66.4 e 66.5).

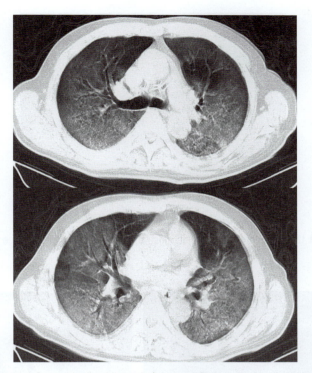

FIGURA 66.2 Consolidações bilaterais à tomografia computadorizada de tórax.

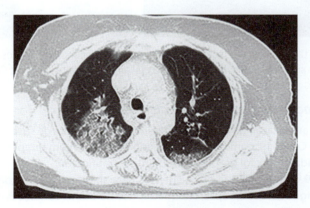

FIGURA 66.3 Consolidações bilaterais com acometimento subpleural à tomografia computadorizada de tórax.

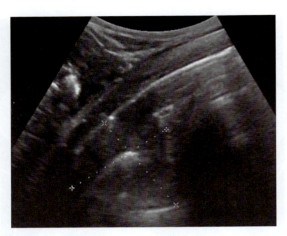

FIGURA 66.4 Ultrassonografia pulmonar mostrando espessamento pleural e consolidação subpleural.

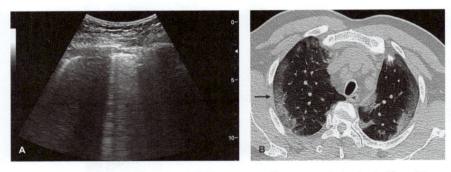

FIGURA 66.5 Ultrassonografia pulmonar (**A**) e tomografia computadorizada de tórax (**B**) em paciente com síndrome do desconforto respiratório agudo relacionado com a Covid-19.

Estratificação do paciente na emergência

- Na última atualização da OMS em fevereiro de 2021, diante de suspeita ou confirmação de Covid-19, com base em indicadores clínicos com terapêutica adequada para cada grupo, foi proposta a seguinte estratificação:
  - Covid-19 crítica: definida pelos critérios para síndrome do desconforto respiratório agudo (SDRA), sepse, choque séptico ou outras condições que normalmente exigiriam o fornecimento de terapias de suporte à vida, como ventilação mecânica (invasiva [VMI] ou VMNI) ou uso de vasopressores

- Covid-19 grave: definida por qualquer um dos seguintes:
  - Saturação de oxigênio ($SatO_2$) < 90% em ar ambiente
  - Frequência respiratória (FR) > 30 irpm em adultos e crianças > 5 anos
  - Sinais de dificuldade respiratória grave (uso de musculatura acessória, incapacidade de completar frases)
  - Cianose ou quaisquer outros sinais gerais de perigo
- Covid-19 não grave: definida como ausência de qualquer critério para Covid-19 grave ou crítica.

Diagnóstico laboratorial específico

- O teste realizado é a reação da transcriptase reversa seguida pela reação em cadeia da polimerase (RT-PCR), por meio de amostras do sistema respiratório superior ou inferior, que depende substancialmente de técnica adequada e janela entre o 3º e o 7º dia de sintomas para melhor validação do seu resultado
- A sensibilidade e a especificidade desse teste para SARS-CoV-2 não foram avaliadas sistematicamente, mas observaram-se variações de 30 até 60% da sensibilidade
- Há vários ensaios de RT-PCR disponíveis comercialmente e a cada dia testes mais rápidos e eficazes
- Testes sorológicos não são de suma importância para o atendimento do paciente suspeito na sala de emergência, uma vez que não necessariamente indicam doença ativa.

Lembrete de conduta

▶ Devido ao quadro clínico variável, deve-se atentar para manifestações extrapulmonares e principalmente tromboembólicas nesses pacientes

▶ As manifestações típicas como tosse seca e febre baixa geralmente cursam com anosmia e/ou ageusia. Normalmente quadros de Influenza têm sintomas de vias aéreas superiores mais evidentes

▶ Solicite sempre que disponíveis e de acordo com a gravidade do quadro exames laboratoriais que auxiliem no prognóstico do paciente, como hemograma, proteína C reativa, procalcitonina, D-dímero, DHL, troponina, creatinina, entre outros

▶ Sempre que necessário realize um exame de imagem, porém este se torna obrigatório em pacientes com necessidade de oxigênio ou que serão internados (preferencialmente TC de tórax)

▶ POCUS à beira do leito pode ser útil para condução e verificação de resposta às medidas ventilatórias.

Qual a conduta ante o paciente portador de Covid-19 na sala de emergência?

Medidas iniciais

- Definição de síndrome gripal, o que torna o paciente suspeito: deve apresentar sintomas respiratórios e história de febre ou temperatura medida $\geq$ 38°C, além de tosse, com início nos últimos 14 dias; no entanto, a ausência de febre não exclui a infecção viral
- O vínculo epidemiológico não é mais tão importante desde a transmissão comunitária da doença
- A avaliação começa na definição do caso como:
  - Suspeito ou sob investigação
  - Provável, em que o teste para SARS-CoV-2 é inconclusivo ou não acessível
  - Confirmado por exame laboratorial (idealmente RT-PCR) de infecção para SARS-CoV-2
- Pessoas com infecção suspeita, provável ou confirmada para SARS-CoV-2 devem ser imediatamente isoladas para conter a transmissão do vírus
- Atentar para diagnósticos diferenciais como exacerbação de asma e doença pulmonar obstrutiva crônica (DPOC), além do quadro de edema agudo pulmonar, abordados nos Capítulos 38 e 30, respectivamente. Nesses casos, recomendam-se a coleta de *swab* para pesquisa de Influenza e a aplicação de medicações direcionadas a essa patologia até resultado do exame ou baixa probabilidade clínica
- Sempre utilizar equipamentos de proteção individuais, o que inclui avental, luvas, protetores faciais e máscaras N95 preferencialmente
- Iniciar o atendimento em pacientes com doença aguda, com enfoque na estabilização clínica e identificação rápida dos quadros críticos e graves que deverão ser tratados com terapia intensiva ou ter os pacientes encaminhados à UTI, dependendo de cada caso ou resposta às medidas iniciais
- Recomenda-se utilizar oxigenoterapia suplementar imediatamente em pacientes com SDRA e dificuldade respiratória, hipoxemia ou choque, com alvo de $SatO_2 \geq$ 90% em adultos e mulheres não grávidas, e $\geq$ 92 a 95% em pacientes grávidas
- Crianças com sinais de doença grave (dificuldade respiratória grave, cianose central, choque, coma ou convulsões) devem receber oxigenoterapia durante a ressuscitação para atingir $SatO_2 \geq$ 94%
- Reposição volêmica deve ser conservadora e avaliada a cada caso
- Iniciar antibioticoterapia conforme Capítulo 39, *Pneumonia Adquirida na Comunidade.*

Quadro não grave

- Classificar a doença em:
  - Leve: pacientes com infecção viral do trato respiratório superior sem complicações, mas com sintomas inespecíficos, como febre, tosse, odinofagia, congestão nasal, mal-estar, cefaleia, mialgias. Idosos e imunossuprimidos podem apresentar sintomas atípicos
  - Moderada: pacientes com pneumonia e sem sinais de pneumonia grave
- Pacientes com doença leve ou moderada podem não requerer intervenções de emergência ou hospitalização; no entanto, o isolamento é necessário para todos os casos
- A decisão de monitorar um caso suspeito deve ser decidida a cada caso, porém seria a medida ideal. Esse acompanhamento dependerá da manifestação clínica da doença, da necessidade de cuidados de suporte, dos fatores de risco potenciais para doença grave, das condições sociais e contactantes familiares de risco
- Não existe nenhuma medicação com eficácia comprovada em estudos de maior impacto que justifiquem seu uso nesse grupo de pacientes
- A OMS recomenda que os pacientes com Covid-19 leve e moderada recebam tratamento sintomático, como antipiréticos para febre e dor, nutrição e hidratação adequados
- Indica-se o uso de oseltamivir para os grupos de risco
- A OMS recomenda que a antibioticoterapia não deva ser empregada em pacientes com Covid-19 leve e moderada de modo rotineiro, mas apenas em suspeita de quadros bacterianos, já que o uso generalizado de antibióticos deve ser desencorajado, devido aos índices cada vez mais altos de resistência bacteriana
- Atentar sempre para a orientação de sinais de piora clínica, que acontece em mais de 50% dos pacientes com necessidade de internação hospitalar entre o 7º e o 14º dia do início dos sintomas
- Quanto aos sintomas de alarme, atentar para os seguintes:
  - Manutenção da febre
  - Dispneia ou astenia excessiva
  - Tontura ou desidratação
  - Dor torácica
  - Confusão mental
  - Diminuição do nível de consciência
  - Dificuldade para respirar/respiração rápida ou superficial em crianças (para bebês: grunhido, incapacidade de mamar), lábios ou rosto azuis, dor ou pressão no peito e sonolência

Parte 13 • Outras Emergências Infecciosas

- Grupos de risco:
  - Em caso de realização de TC de tórax, considerar internação se houver alteração em > 50% dos campos pulmonares ou achado de imagem em grupo de risco
  - Idade < 5 anos ou ≥ 60 anos
  - Doenças crônicas (p. ex., cardiopatias, diabetes melito [DM], neoplasias, HAS etc.)
  - Imunossupressão
  - Paciente com tuberculose pulmonar
  - Gestantes e puérperas
  - Obesidade.

Abordagem do quadro grave ou crítico

Grave

- Inclui sinais e sintomas de pneumonia grave em adolescentes ou adultos: febre mantida ou suspeita de infecção respiratória associada, além de FR > 30 irpm, dificuldade respiratória ou $SatO_2$ < 90% em ar ambiente. Em crianças, pelo menos um dos seguintes sintomas: cianose central ou $SatO_2$ < 90%; dificuldade respiratória (p. ex., grunhidos, retrações intercostais torácicas ao respirar); incapacidade de se alimentar; letargia, inconsciência ou convulsões
- Internação hospitalar é indicada
- Poucos pacientes com Covid-19 apresentam infecção bacteriana secundária. Em uma recente revisão sistemática de pacientes hospitalizados com essa doença, relatou-se que apenas 8% dos enfermos apresentaram coinfecção de bactérias ou fungos. Logo, deve-se considerar principalmente em populações com maior prevalência para infecções coexistentes, como idosos e crianças < 5 anos
- A oxigenoterapia pode ser realizada por cânula nasal, máscara de Venturi e máscara com não reinalante (menor aerossolização que a máscara de Venturi), portanto toda a área onde esses pacientes são tratados deve ser equipada com oxímetros
- Monitorar de perto os pacientes em busca de sinais de deterioração clínica para que haja rápido início de suporte avançado de vida
- A utilização precoce de escalas de pontuações de alerta médico (p. ex., NEWS2), inclusive por equipe de enfermagem, além da oximetria para identificar previamente pacientes em estado mais grave são medidas indicadas
- Testes laboratoriais de hematologia, bioquímica, eletrocardiograma (ECG) e imagens do tórax devem ser realizados na admissão e conforme clinicamente indicado para controlar complicações, como SDRA, lesão hepática aguda, injúria renal aguda, lesão cardíaca aguda e CIVD
- Acompanhar sinais ou sintomas sugestivos de tromboembolismo, como AVE, trombose venosa profunda, embolia pulmonar ou eventos coronarianos

A OMS sugere a posição prona para pacientes acordados hospitalizados com Covid-19 que necessitam de oxigênio suplementar, o que inclui CNAF ou VMNI. Tal medida com evidência de baixa certeza pelos estudos até maio de 2021.

Crítico

- Definição de pacientes com SDRA:
  - SDRA leve: 200 mmHg < pressão parcial de oxigênio (pO_2)/fração inspirada de oxigênio (FiO_2) ≤ 300 mmHg com pressão expiratória final positiva (PEEP) ou pressão positiva contínua nas vias aéreas (CPAP) ≥ 5 cmH_2O, 7 ou sem suporte ventilatório
  - SDRA moderada: 100 mmHg < pO_2/FiO_2 ≤ 200 mmHg com PEEP ≥ 5 cmH_2O, 7 ou sem suporte ventilatório
  - SDRA grave: pO_2/FiO_2 ≤ 100 mmHg com PEEP ≥ 5 cmH_2O
- Identificar pacientes com sepse e choque séptico: definidos conforme critérios da literatura utilizados em outras situações e discutidos no Capítulo 8, *Sepse e Choque Séptico*
- Pacientes com insuficiência respiratória hipoxêmica e instabilidade hemodinâmica, disfunção de múltiplos órgãos ou estado mental anormal não devem receber VMNI ou usar CNAF
- Os pacientes que receberem VMNI ou usar CNAF devem estar em um ambiente monitorado por equipe experiente e capacitada para realizar IOT em caso de piora ou não melhora clínica. Para avaliação de resposta tem sido utilizado a ROX Index, mais estudada com o uso de CNAF que pode ajudar a determinar falha e necessidade de VMI precoce
- Atentar para realização de culturas e acompanhamento do paciente já com conhecimentos bem estabelecidos para tratamento de SDRA, sepse e choque séptico
- A intubação em sequência rápida é a escolha após avaliação das vias aéreas sem sinais de dificuldade para realização desse procedimento
- Recomenda-se a implementação de ventilação mecânica com volumes correntes mais baixos (4 a 6 mℓ/kg de peso predito) e menores pressões inspiratórias (pressão de platô < 30 cmH_2O, além de *driving pressure* < 15). Tais parâmetros já fundamentados como ventilação protetora na SDRA
- Em casos de assincronias e pH < 7,5, volumes de até 8 mℓ/kg podem ser utilizados, desde que respeitados os limites pressóricos
- Sedação e bloqueio neuromuscular podem ser necessários para controlar o impulso respiratório e atingir as metas de volume corrente, principalmente bloqueio neuromuscular contínuo em pacientes com relação pO_2/FiO_2 < 150
- Para pacientes adultos com SDRA grave ou relação pO_2/FiO_2 < 150, indica-se ventilação em posição prona por 12 a 16 horas/dia, podendo ser repetida. Durante

a realização da ventilação em posição prona, deve-se avaliar relação pO_2/FiO_2 e mecânica respiratória de modo rotineiro

- Titulação de PEEP não é fundamentada
- Evite desconectar o paciente do ventilador, o que resulta em perda de PEEP, atelectasias e aumento do risco de infecção dos profissionais da saúde
- Oxigenação por membrana extracorpórea (ECMO) pode ser indicada para aquele paciente com relação pO_2/FiO_2 < 50 por 3 horas ou < 80 por 6 horas apesar de ventilação protetora aplicada, corrigidos distúrbios hemodinâmicos, bloqueio neuromuscular adequado e em posição prona.

Lembrete de conduta

▶ Ao exame clínico, atente-se para seus conhecimentos e sua sensibilidade médica para suspeitar de Covid-19, classifique o paciente e solicite exames específicos para o diagnóstico da doença. Cuidado com pacientes do grupo de risco devido a maior probabilidade de piores desfechos

▶ Lembre-se de sempre orientar bem o paciente em quadros leves ou moderados quantos aos cuidados, ao isolamento e aos sintomas de alerta

▶ Inicie oxigenoterapia precocemente se necessário

▶ Não postergue IOT como proposto em outras condições clínicas

▶ A condução do paciente em estado crítico com Covid-19 é a mesma de outro paciente em estado grave. Medidas como ventilação protetora, posição prona e suporte hemodinâmico devem ser utilizadas com técnicas já bem fundamentadas

▶ Uso de corticosteroides, indicação consciente de antibioticoterapia, pesquisa rotineira de fenômenos tromboembólicos são o marco da condução em terapia intensiva desses pacientes.

◀ Quais outras medidas terapêuticas já foram estudadas?

Tromboprofilaxia

- Indicada para todos os pacientes, caso não existam contraindicações
- Segundo diretriz publicada recentemente no *British Medical Journal*, deve-se manter doses habituais de tromboprofilaxia, conforme protocolos habituais. Doses elevadas ainda têm evidência científica questionável
- A dosagem sugerida para tromboprofilaxia padrão é a seguinte:
  - Enoxaparina 40 mg, por injeção subcutânea (SC), a cada 24 horas. Doses reduzidas devem ser utilizadas em pacientes com baixo peso corporal (mulheres < 45 kg e homens < 57 kg)

- Se índice de massa corporal (IMC) > 40 kg/m² ou peso > 120 kg: enoxaparina 40 mg SC a cada 12 horas
  - Heparina não fracionada (HNF) 5.000 UI SC a cada 8 ou 12 horas
- Se IMC > 40 kg/m² ou peso > 120 kg: 7.500 UI a cada 12 horas ou 5.000 UI a cada 8 horas
  - Fondaparinux 2,5 mg SC a cada 24 horas.

Corticosteroides

- Muitos estudos (o principal deles o estudo RECOVERY) têm demonstrado que o uso de corticosteroides é recomendado para todo paciente com necessidade de suporte de oxigênio, principalmente para aqueles com suporte de ventilação mecânica (grupo de pacientes com maior benefício da terapia)
- A OMS recomenda corticosteroides na doença grave e crítica
- Sociedade Brasileira de Infectologia (SBI) recomenda dexametasona 6 mg, por via intravenosa (IV), 1 vez/dia, por 10 dias, em pacientes com necessidade de oxigenoterapia e/ou ventilação mecânica
- Instituto Nacional de Saúde Norte-Americano (National Institute of Health [NIH]) recomenda dexametasona (6 mg por via oral [VO] ou intravenosa) ou os seguintes corticosteroides alternativos:
  - Prednisona 40 mg
  - Metilprednisolona 32 mg
  - Hidrocortisona 160 mg
- Não há recomendação para uso de corticosteroides em pacientes não hospitalizados ou sem hipoxemia.

Remdesivir

- Estudos de porte médio relataram que pacientes apresentaram alguma melhora clínica e redução do tempo de internação com remdesivir, sem benefício em mortalidade. A agência reguladora americana de medicamentos (Food and Drug Administration [FDA]), a Sociedade Americana de Infectologia (Infectious Diseases Society of America [IDSA]) e o NIH recomendam o uso do remdesivir em pacientes com apresentação crítica da doença
- Medicamento não disponível no Brasil.

Ivermectina e nitazoxanida

- Estudos *in vitro* demonstraram possível efeito antiviral da ivermectina e da nitazoxanida

- Dados preliminares de estudo com nitazoxanida sugerem que não houve melhora clínica evidente, mas foi descrita redução da carga viral
- Não há recomendação para seu uso.

Tocilizumabe
- Há 3 estudos randomizados até o momento sobre esse fármaco
- Em geral, não há redução de mortalidade, porém recentemente foi publicado no *The New England Journal of Medicine* novos dados de um estudo randomizado que demonstrou menor probabilidade de progressão de pacientes com Covid-19 para ventilação mecânica ou morte, porém sem redução de mortalidade por todas as causas, logo seu benefício ainda é incerto.

Hidroxicloroquina e cloroquina
- Estudos retrospectivos observacionais apresentaram resultados discrepantes e inconclusivos
- Diversos estudos randomizados (inclusive COALIZÃO/COVID-19 e *Solidarity*) demonstraram ineficácias terapêutica e profilática da cloroquina, e alguns ainda sugeriram possibilidade de risco de eventos adversos cardiovasculares
- OMS, FDA, IDSA, NIH e SBI não recomendam o uso da hidroxicloroquina/cloroquina
- Ministério da Saúde do Brasil sugere o uso da hidroxicloroquina, mediante consentimento esclarecido do paciente.

Azitromicina
- Publicado recentemente no *Lancet*, o estudo COALIZÃO II (Brasil) confirmou que não houve nenhum benefício no uso da azitromicina em resultados clínicos ou na mortalidade, quando comparado aos cuidados padrão, e nenhuma evidência de aumento nas reações adversas com a adição de azitromicina
- Sem evidência robusta para seu uso rotineiro.

Casirivimabe e imdevimabe (REGN-CoV-2)
- Estudo publicado no *New England Journal of Medicine* em 21 de janeiro de 2021 visou avaliar a eficácia de um "coquetel" denominado REGN-CoV-2, que contém 2 anticorpos neutralizantes do SARS-CoV-2 – casirivimabe e imdevimabe –, no tratamento precoce de pacientes não internados com Covid-19. Esses anticorpos da classe das imunoglogulinas G (IgG) 1 se ligam à proteína spike viral, impedindo sua entrada nas células humanas pelo receptor da enzima conversora de angiotensina (ECA) 2
- Esse coquetel acelerou o *clearance* viral, principalmente em pacientes que ainda não tinham desenvolvido resposta imune endógena ao vírus, com uma profunda queda da carga viral em 48 horas. A fase 3 desse estudo ainda está sendo avaliada e dados em maiores escalas são necessários para confirmar esses achados

- A Anvisa autorizou o uso emergencial de REGN-CoV-2 em pacientes a partir de 12 anos, que tenham mais de 40 kg, que não necessitem de suplementação de oxigênio e não apresentem o quadro grave da doença. A aplicação é intravenosa e deve ser administrada logo após a confirmação, por meio de teste viral, até 10 dias após o início dos sintomas
- Medicação de uso hospitalar e pouco disponível.

> **Lembrete de conduta**
>
> ▸ Até o momento o único fármaco que reduz mortalidade com evidência consensual entre as sociedades especializadas na Covid-19, principalmente nos pacientes em ventilação mecânica, é o corticosteroide, dentre eles o mais estudado é a dexametasona
> ▸ Atentar para tromboprofilaxia adequada com doses usuais
> ▸ O resumo de toda a orientação para os pacientes infectados por Covid-19 encontra-se na Figura 66.6.

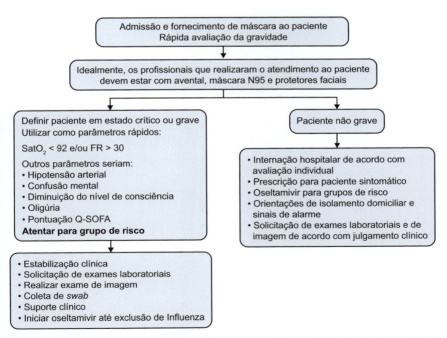

FIGURA 66.6 Conduta no tratamento da Covid-19. FR: frequência respiratória; SatO$_2$: saturação de oxigênio.

Bibliografia

Brasil. Ministério da Saúde. Cartilha de Manejo Clínico da Covid-19 na Atenção Especializada – Ministério da Saúde; 2021.

Centers for Disease Control and Prevention. Covid reference eng | 2021.6. covidreference.com. Disponível em: https://www.cdc.gov/coronavirus/2019-ncov/index.html. Acesso em: 03/02/2021.

Hosseiny M, Kooraki S, Gholamrezanezhad A, Reddy S, Myers L. Radiology perspective of coronavirus disease 2019 (COVID-19): lessons from severe acute respiratory syndrome and middle east respiratory syndrome. AJR Am J Roentgenol. 2020;214(5):1078-82.

McIntosh K. Covid-19: epidemiology, virology, and prevention. 2021. Disponível em: www.uptodate.com/contents/coronavirus-disease-2019-covid-19-epidemiology-virology-and-prevention. Acesso em: 14/02/2021.

World Health Organization (WHO). Corticosteroids for Covid-19 Living Guideline – 2 setember 2020.

World Health Organization (WHO). Covid-19 Clinical Management Living Guideline – 25 january 2021.

World Health Organization (WHO). Therapeutics and Covid-19 Living Guideline – 17 december 2020.

67

Erisipela e Celulite

Luana Rocco Pereira Copi e Rômulo Augusto dos Santos

Considerações importantes

- O tratamento para erisipela e celulite deve ser instituído rapidamente e inclui antibioticoterapia, repouso e elevação do membro afetado
- A antibioticoterapia empírica deve ser iniciada no momento da suspeita diagnóstica
- A decisão para iniciar a terapia com antibiótico por via parenteral deve basear-se em circunstâncias clínicas individuais, como gravidade da manifestação clínica e comorbidades do paciente
- Pacientes com sinais de toxicidade sistêmica ou progressão rápida de eritema devem ser tratados inicialmente com antibióticos por via parenteral
- Pacientes com erisipela devem ser gerenciados com terapia empírica para infecção por *Streptococcus* β-hemolítico
- Em pacientes com celulite não purulenta, a terapia deve ser empírica para infecção por *Streptococcus* β-hemolítico e *Staphylococcus aureus* sensível à meticilina (MSSA)
- Para casos de celulite purulenta, a antibioticoterapia deve cobrir *Staphylococcus aureus* resistente à meticilina (MRSA)
- Recorrência é a principal complicação da erisipela, podendo ser administrada penicilina G benzatina 1.200.000 UI a cada 21 dias por via intramuscular (IM).

◤Quais as principais etiologias das infecções bacterianas de pele?

- Erisipela e celulite são infecções agudas que acometem tecidos de partes moles
- Estima-se que ocorram 200 casos a cada 100 mil pessoas por ano, correspondendo a até 10% das internações hospitalares
- As infecções cutâneas são causadas predominantemente por *Streptococcus*
- Em adultos o principal agente é o *Streptococcus* β-hemolítico do grupo A

Parte 13 • Outras Emergências Infecciosas

- Aproximadamente 10% dos casos de celulite são causados por *Staphylococcus aureus*. Apesar disso, outros microrganismos também podem causar celulite e erisipela em situações específicas (Tabela 67.1)
- A penetração do agente ocorre por solução de continuidade na pele. As principais portas de entrada são:
  - Intertrigo digital e ulcerações
  - Ferimento traumático ou cirúrgico
- A celulite também pode ocorrer pela disseminação de infecção de sítio distante, bacteriemia generalizada e mordedura de animais
- Doenças hematológicas, diabetes, imunodeficiências, doenças cardiorrespiratórias e doenças vasculares predispõem a infecção
- Obesidade, etilismo e uso de drogas ilícitas injetáveis também são fatores de risco.

TABELA 67.1

Agentes etiológicos em condições especiais.

Diabéticos com úlceras crônicas	Microrganismos gram-negativos, anaeróbios (*Clostridium perfringens*, *Bacteroides fragilis*, *Peptostreptococcus* spp. e *Prevotella* spp.)
Crepitações ou secreção acinzentada	Anaeróbios
Imunocomprometidos, doenças reumatológicas, danos hepáticos crônicos, síndrome nefrótica	Microrganismos gram-negativos, *Streptococcus pneumoniae* e *Cryptococcus neoformans*
Mordedura de cães e gatos	*Capnocytophaga canimorsus* e *Pasteurella multocida*
Mordedura de humanos	*Eikenella corrodens*
Crianças com celulite periorbital	Recém-nascidos e menores de 3 meses de vida – *Streptococcus* β-hemolítico do grupo B; menores de 5 anos – *Streptococcus pneumoniae* e *Haemophilus influenzae* B
Crianças com celulite perianal	*Streptococcus* β-hemolítico do grupo A

◥Como diferenciar clinicamente as principais infecções cutâneas?

- O diagnóstico baseia-se no quadro clínico (Figuras 67.1 e 67.2), independentemente de exames complementares
- Os exames laboratoriais normalmente são desnecessários e evidenciam leucocitose com desvio à esquerda, velocidade de sedimentação globular e proteína C reativa aumentados

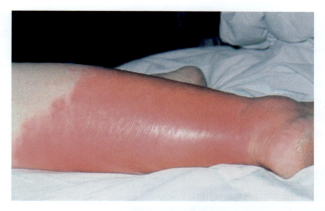

FIGURA 67.1 Erisipela.

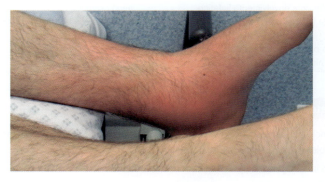

FIGURA 67.2 Celulite.

- O período de incubação é de 2 a 5 dias e depois desse período podem surgir sintomas abruptos sistêmicos como febre, calafrios, mal-estar, vômito ou náuseas
- Eritema, edema com discreto aumento da temperatura são observados
- Infecções graves podem evoluir com surgimento de vesículas, bolhas, pústulas, tecido necrótico e ulceração
- Uma minoria desenvolve sepse, gangrena local ou fascite necrosante
- Os membros inferiores são comumente acometidos por condições de estase venosa e edema
- Em pacientes com celulite recorrente, testes sorológicos para *Streptococus* β-hemolíticos podem ser ferramentas úteis (detecção de anticorpos antiestreptolisina O, desoxiribonuclease B e anti-hialuronidase)

980 — Parte 13 • Outras Emergências Infecciosas

- A hemocultura é positiva em menos de 5% dos casos, sendo necessária se houver imunossupressão, sinais de infecção sistêmica ou grave, história de recorrência ou falência da terapia inicial
- A punção aspirativa de material obtido para cultura e coloração de Gram pode ser utilizada para detectar agentes em casos resistentes à terapêutica
- Exames radiológicos são úteis para excluir diagnóstico de abscesso e osteomielite
- Apesar de erisipela e celulite serem condições distintas (Tabela 67.2), na prática clínica é difícil diferenciá-las, e ambas podem coexistir.

TABELA 67.2

Diferenças entre erisipela e celulite.

Erisipela	Celulite
Afeta tecidos cutâneos mais superficiais atingindo a derme papilar com envolvimento linfático	Afeta derme reticular e tecidos subcutâneos profundos
Proeminente linfadenopatia regional, com ou sem linfangite	Observam-se bordas mal definidas e não palpáveis
Observa-se placa eritematosa mais bem demarcada, com borda nítida	

Lembrete de conduta

▶ Os principais diagnósticos diferenciais são outras formas de infecção cutâneas e de tecidos moles (herpes-zóster, fascite necrosante)

▶ Causas inflamatórias devem ser lembradas (dermatite de contato, paniculite, angioedema, gota, entre outras)

▶ Etiologias vasculares podem ocorrer (insuficiência venosa, tromboflebite e trombose venosa profunda).

◥Quais os critérios para internação de paciente com infecções cutâneas?

Os critérios para avaliar a necessidade de internação do paciente para realização de terapia parenteral incluem:

- Idade > 60 anos
- Localização facial ou associação a patógeno incomum (lesão penetrante)
- Progressão clínica após 48 horas de terapia com antibióticos orais

Capítulo 67 • Erisipela e Celulite **981**

- Intolerância ou impossibilidade de realizar antibioticoterapia oral
- Sinais de gravidade local, como bolhas e necrose
- Sintomas sistêmicos de sepse como confusão mental e hipotensão
- Comorbidades como imunossupressão, insuficiência cardíaca ou renal.

> **Lembrete de conduta**
>
> A decisão de iniciar a terapia parenteral deve basear-se em circunstâncias clínicas individuais como gravidade da manifestação clínica e comorbidades do paciente.

◤Qual a antibioticoterapia empírica para infecções cutâneas?

- O tratamento deve ser instituído rapidamente e inclui antibioticoterapia, repouso e elevação do membro afetado
- Na escolha da antibioticoterapia considere:
  - Gravidade dos sintomas
  - Localização da infecção (p. ex., região periorbital, nariz)
  - Risco de patógenos incomuns (p. ex., lesão penetrante, mordedura animal)
  - Suspeita de infecção por MRSA.

Erisipela

- O tratamento da erisipela (Figura 67.3) deve ser direcionado ao seu principal agente etiológico, o *Streptococcus* β-hemolítico do grupo A
- O antibiótico de escolha é a penicilina por via oral ou parenteral (Tabela 67.3)
- Pacientes sem sinais de gravidade local ou geral podem ser tratados em regime ambulatorial, por via oral, por 10 a 14 dias com amoxicilina/clavulanato ou cefalexina
- Em caso de alergia à β-lactamase, podem ser administradas clindamicina e eritromicina; porém, algumas cepas de *Streptococcus pyogenes* são resistentes a macrolídeos
- Formas graves necessitam de antibióticos por via intravenosa (IV), como penicilina G cristalina, ceftriaxona ou oxacilina
- Após 48 horas do início da antibioticoterapia por via parenteral, realizar a revisão do caso e avaliar a substituição para via oral, se possível.

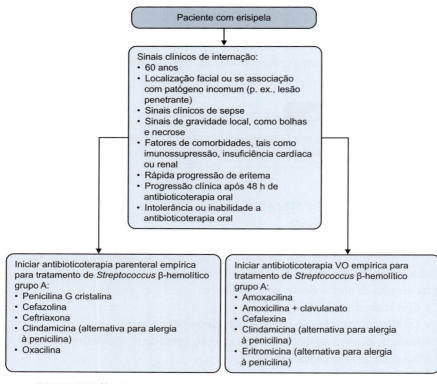

FIGURA 67.3 Algoritmo de tratamento para paciente com erisipela. VO: via oral.

Celulite

- O tratamento de celulite não complicada (Figura 67.4) também é realizado empiricamente, sendo o *Staphylococcus aureus* e o *Streptococcus pyogenes* os agentes mais prevalentes
- Recomenda-se antibioticoterapia por 7 a 10 dias ou até a redução significativa dos sinais clínicos (Tabelas 67.4 e 67.5) com cefalosporina de 1ª geração (cefalexina), clindamicina ou oxacilina
- Nos casos de piora clínica ou gravidade instituir tratamento com vancomicina ou linezolida
- Para casos de celulite purulenta (Figura 67.5), a antibioticoterapia deve cobrir infecções por MRSA
- Clindamicina pode ser usada empiricamente para tratar infecções por MRSA leves a moderadas adquiridas na comunidade

TABELA 67.3

Tratamento empírico para erisipela.

Antibiótico	ClCr > 50	ClCr 10 a 50	ClCr < 10
Amoxicilina	500 mg VO 3 vezes/dia	500 mg VO 2 vezes/dia	500 mg VO 1 vez/dia
Amoxicilina + clavulanato de potássio	500 mg + 125 mg VO 3 vezes/dia	500 mg + 125 mg VO 2 vezes/dia	Não recomendados
Cefalexina	500 mg VO 4 vezes/dia	500 mg VO 2 ou 3 vezes/dia	250 mg VO 1 a 2 vezes/dia
Cefazolina	1 a 2 g IV 3 vezes/dia	1 a 2 g IV 2 vezes/dia	1 a 2 g IV 1 vez/dia 500 mg a 1 g IV, após diálise
Ceftriaxona	2 g IV 1 vez/dia	1 a 2 g IV 1 vez/dia	1 a 2 g IV 1 vez/dia
Clindamicina	150 a 300 mg VO 4 vezes/dia (pode ser aumentado para 450 mg) 600 mg IV 3 a 4 vezes/dia	150 a 300 mg VO 4 vezes/dia (pode ser aumentado para 450 mg) 600 mg IV 3 a 4 vezes/dia	150 a 300 mg VO 4 vezes/dia (pode ser aumentado para 450 mg) 600 mg IV 3 a 4 vezes/dia
Eritromicina	500 mg VO 4 vezes/dia	500 mg VO 4 vezes/dia	500 mg VO 2 vezes/dia
Oxacilina	1 a 2 g IV a cada 4 h	Não necessita de ajuste	Não necessita de ajuste
Penicilina G cristalina	4 milhões UI, IV, 6 vezes/dia	4 milhões UI, IV, 3 vezes/dia	4 milhões UI, IV, 2 vezes/dia
Penicilina G procaína	0,3 a 0,6 milhão UI, IM, 2 vezes/dia	0,3 a 0,6 milhão UI, IM, 2 vezes/dia	0,3 a 0,6 milhão UI, IM, 2 vezes/dia

ClCr: *clearance* de creatinina; IM: via intramuscular; IV: via intravenosa; VO: via oral.

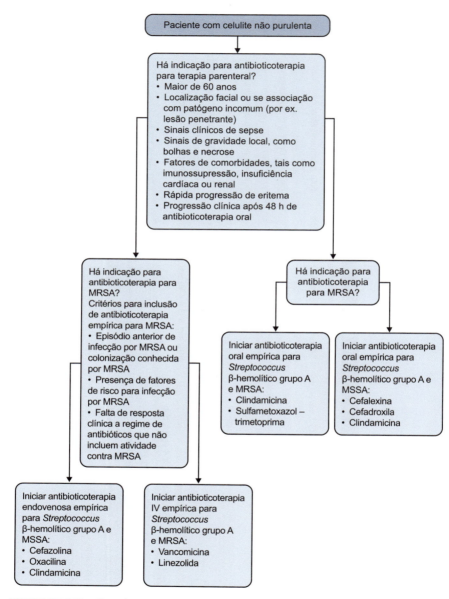

FIGURA 67.4 Algoritmo de tratamento para paciente com celulite não purulenta. IV: via intravenosa; MRSA: *Staphylococcus aureus* resistente à meticilina; MSSA: *Staphylococcus aureus* sensível à meticilina.

Capítulo 67 • Erisipela e Celulite 985

TABELA 67.4

Tratamento empírico para celulite não purulenta.

Antibiótico	ClCr > 50	ClCr 10 a 50	ClCr < 10
Cefadroxila	500 mg VO 2 vezes/dia	500 mg VO 1 a 2 vezes/dia	500 mg a cada 36 h 500 mg 48 h antes de iniciar a diálise e 500 mg ao terminá-la
Cefalexina	500 mg VO 4 vezes/dia	500 mg VO 2 a 3 vezes/dia	250 mg VO 1 a 2 vezes/dia
Cefazolina	1 a 2 g IV 3 vezes/dia	1 a 2 g IV 2 vezes/dia	1 a 2 g IV 1 vez/dia 500 mg a 1 g IV, após diálise
Clindamicina	150 a 300 mg VO 4 vezes/dia (pode ser aumentada para 450 mg) 600 mg IV 3 a 4 vezes/dia	Não necessita de ajuste	Não necessita de ajuste
Oxacilina	500 mg IV 4 a 6 vezes/dia	Não necessita de ajuste	Não necessita de ajuste

ClCr: *clearance* de creatinina; IV: via intravenosa; VO: via oral.

TABELA 67.5

Tratamento empírico para celulite purulenta.

Antibiótico	ClCr > 50	ClCr 10 a 50	ClCr < 10
Clindamicina	150 a 300 mg VO 4 vezes/dia (pode ser aumentada para 450 mg) 600 mg IV 3 a 4 vezes/dia	150 a 300 mg VO 4 vezes/dia (pode ser aumentada para 450 mg) 600 mg IV 3 a 4 vezes/dia	150 a 300 mg VO 4 vezes/dia (pode ser aumentada para 450 mg) 600 mg IV 3 a 4 vezes/dia
Linezolida	600 mg IV 2 vezes/dia	600 mg IV 2 vezes/dia	600 mg IV 2 vezes/dia Administrar uma das doses após diálise
Vancomicina	15 a 20 mg/kg IV 2 a 3 vezes/dia (máximo de 2 g por dose)	15 mg/kg IV 1 vez/dia Ajuste com vancocinemia	7,5 mg/kg IV a cada 2 a 3 dias Administrar dose após diálise Vancocinemia imediatamente antes da diálise

ClCr: *clearance* de creatinina; IV: via intravenosa; VO: via oral.

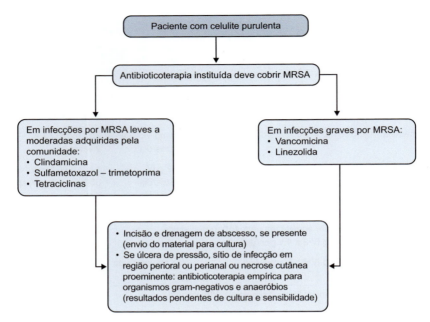

FIGURA 67.5 Algoritmo de tratamento para paciente com celulite purulenta. MRSA: *Staphylococcus aureus* resistente à meticilina.

- Para pacientes em estado grave, permanece como terapia de primeira linha o uso de vancomicina ou linezolida por via intravenosa
- Para pacientes com abscesso, são indicadas incisão e drenagem
- As cepas que causam infecção por MRSA são caracterizadas por:
  - Aumento da virulência
  - Duplicação e disseminação rápidas
  - Produção frequente de superfoliatinas e enterotoxinas
  - Não são multirresistentes (apenas resistentes a β-lactâmicos)
- Fatores de risco para colonização por MRSA:
  - Internação ou cirurgia recente
  - Diabetes melito
  - Pacientes institucionalizados
  - Tratamento recente com antibiótico
  - Infecção pelo vírus da imunodeficiência humana (HIV)
  - Uso de drogas ilícitas injetáveis
  - Pacientes em hemodiálise

- Presidiários ou indivíduos em serviço militar
- História de compartilhamento de agulhas, lâminas de barbear ou outros objetos pontiagudos, equipamentos esportivos
- Se houver recorrência (principal complicação), deve-se optar pelo uso de β-lactâmicos. Uma escolha adequada é o uso de penicilina G benzatina 1.500.000 UI IM a cada 21 dias por 6 a 8 semanas.

Situações especiais

- Em imunocomprometidos ou pacientes com doenças crônicas adjacentes, o quadro clínico é mais grave e rapidamente progressivo, por isso estes devem ser tratados em ambiente hospitalar, com penicilina resistentes à penicilase e/ou antimicóticos adequados (Tabela 67.6)
- O uso clindamicina é indicado para infecção por *Clostridium difficile*
- As úlceras diabéticas ou de decúbito complicadas pela celulite exigem a cobertura de amplo espectro (p. ex., piperacilina–tazobactam ou, para pacientes alérgicos à penicilina, metronidazol associado a ciprofloxacino)
- Celulite periorbital:
  - A TC com contraste é importante para distinguir celulite periorbital de orbital
  - A conduta para celulite orbital inclui internação hospitalar para monitoramento, antibiótico intravenoso com cobertura empírica para estafilococos e estreptococos e consulta cirúrgica com oftalmologia e/ou otorrinolaringologista
  - No caso de celulite periorbital, casos ambulatoriais devem ser tratados com penicilina resistente à β-lactamase por via oral
- Em casos de infecções com crepitação e secreção acinzentada com mau odor, indica-se avaliação de desbridamento cirúrgico
- Em celulite causada por *Haemophilus influenzae*, recomenda-se tratamento com cefalosporina de 3ª geração
- Em pacientes com celulite purulenta em associação a úlcera de pressão, infecção de sítio perioral ou perianal ou necrose cutânea proeminente, indica-se terapia antimicrobiana com cobertura empírica para organismos gram-negativos e anaeróbios (resultados pendentes de cultura e sensibilidade).
- Em casos de evolução favorável à antibioticoterapia intravenosa inicial, a via oral pode ser instituída para completar o tratamento de 10 a 20 dias
- O tecido cutâneo apresenta tempo para cicatrização e recuperação que pode se estender além do término do antibiótico
- O uso sistemático de anticoagulação profilática não é indicado no tratamento da erisipela. Somente a existência de contexto clínico com risco tromboembólico moderado a alto justifica a sua utilização.

Parte 13 • Outras Emergências Infecciosas

TABELA 67.6
Tratamento empírico para casos especiais.

Antibiótico	ClCr > 50	ClCr10 a 50	ClCr< 10
Ceftriaxona	2 g IV 1 vez/dia	Não necessita de ajuste	Não necessita de ajuste
Ciprofloxacino	400 mg IV 2 vezes/dia	400 mg IV 1 vez/dia	400 mg IV 1 vez/dia Administrar dose após diálise
Clindamicina	150 a 300 mg VO 4 vezes/dia (pode ser aumentado para 450 mg) 600 mg IV 3 a 4 vezes/dia	Não necessita de ajuste	Não necessita de ajuste
Metronidazol	30 mg/kg/dia IV 4 vezes/dia	30 mg/kg/dia IV 4 vezes/dia	15 mg/kg/dia IV 2 vezes/dia
Piperacilina–tazobactam	4,5 g IV 4 vezes/dia	2,25 g IV 4 vezes/dia	2,25 g IV 3 vezes/dia Administrar 0,75 g após diálise

ClCr: *clearance* de creatinina; IV: via intravenosa.

Lembrete de conduta

▶ A celulite deve ser classificada em não purulenta e purulenta para adequação da antibioticoterapia

▶ Para pacientes com celulite não purulenta, a terapia deve ser empírica para infecção por *Streptococcus* β-hemolítico e MSSA

▶ Para casos de celulite purulenta, a antibioticoterapia instituída deve cobrir infecção por MRSA

▶ Os sinais inflamatórios podem persistir por mais de 10 dias, apesar do tratamento antimicrobiano eficaz

▶ Cuidado com a utilização de anti-inflamatórios não esteroides, pois podem mascarar sintomas de gravidade.

Bibliografia

Bolognia JL, Jorizzo JL, Schaffer JV, Schaffer JV. Dermatologia. 3. ed. Guanabara Koogan; 2015.

Caetano M, Amorim I. Erysipelas. Acta Med Port. 2005;18(5):385-93.

Clebak KT, Malone MA. Skin infections. Prim Care. 2018;45(3):433-54.

Empinotti JC, Uyeda H, Ruaro RT, Galhardo AP, Bonatto DC. Pyodermitis. An Bras Dermatol. 2012;87(2):277-84.

NICE guideline. Cellulitis and erysipelas: antimicrobial prescribing. 2019. Disponível em: www.nice.org.uk/guidance/ng141. Acesso em: 20/02/2021.

Ortiz-Lazo E, Arriagada-Egnen C, Poehls C, Concha-Rogazy M. Actualización en el abordaje y manejo de celulitis. Actas Dermo-Sifiliográficas. 2019;110(2):124-30.

Sampaio SAP, Rivitti EA. Dermatologia de Sampaio e Rivitti. 4. ed. Artes Médicas; 2018.

Spelman D, Baddour LM. Cellulitis and skin abscess in adults: Treatment. Up to date. 2021. Disponível em: www.uptodate.com. Acesso em: 20/02/2021.

68

Endocardite Infecciosa

Rômulo Augusto dos Santos e Fabio Guirado Dias

Considerações importantes

- A evolução da endocardite infecciosa (EI) é bastante variável, sintomas clássicos muitas vezes não são observados e a história clínica pode ser bastante inespecífica para o emergencista, que deve atentar para quadros febris em portadores de doença cardíaca preexistente, de prótese valvar ou dispositivos intracardíacos
- Trata-se de doença com altas taxas de morbimortalidade, mesmo após tratamento antimicrobiano correto e intervenção cirúrgica apropriada, portanto o diagnóstico precoce é crucial
- O diagnóstico diferencial deve ser investigado ainda na sala de emergência com solicitação de hemoculturas e ecocardiograma transtorácico (ETT)
- Os principais patógenos causadores de EI são: *Streptococcus, Staphylococcus* e *Enterococcus*
- Pacientes com prótese valvar e dispositivos intracardíacos são mais suscetíveis à EI quando comparados a pacientes com valva nativa
- Idosos, pacientes em terapia dialítica e aqueles com antecedentes de tratamento antibiótico prévio podem não apresentar febre, dificultando o diagnóstico
- O risco de embolia mostra-se elevado ainda nos primeiros dias após o início da antibioticoterapia, reduzindo-se significativamente após 2 semanas
- O eletrocardiograma (ECG) é fundamental para acompanhamento de qualquer paciente com suspeita ou diagnóstico confirmado de EI, visto que alterações do ritmo cardíaco como bradiarritmias e bloqueios podem significar abscessos de anel valvar, indicando tratamento cirúrgico de urgência.

◥Quais conceitos sobre endocardite infecciosa devem ser conhecidos?

- EI é definida como uma inflamação da superfície endocárdica, podendo envolver valvas, endocárdio parietal ou endocárdio que recobre próteses valvares, cabos de marca-passo e cateteres

Capítulo 68 • Endocardite Infecciosa 991

- Apresenta incidência de cerca de 100 casos/1 milhão paciente–ano com taxas de mortalidade intra-hospitalar entre 15 e 20%
- Há elevada morbidade, e até 40% dos casos apresentam novas complicações já no primeiro ano
- Na maioria das vezes o processo inflamatório é causado por infecção bacteriana (*Streptococcus*, *Staphylococcus* e *Enterococcus*) ou fúngica, raramente relaciona-da com etiologia neoplásica ou imunológica
- Após a instalação de lesão endotelial, ocorre depósito de plaquetas e fibrina, propiciando a formação de trombos não infectados
- Se houver bacteriemia, os organismos podem aderir-se ao complexo fibrinopla-quetário, propiciando a formação de vegetações
- Pacientes com prótese valvar ou dispositivos intracardíacos apresentam 50 vezes mais chances de evoluir para EI comparados à população geral
- Pacientes portadores de dispositivos implantáveis, em terapia dialítica e trans-plantados renais com infecção ativa são grupos de alto risco para EI.

Etiologias

- Em valvas nativas, microrganismos gram-positivos constituem a principal causa, destacando-se: *Streptococcus* (43%), *Staphylococcus* (30%) e *Enterococcus* (5%)
- Os agentes gram-negativos (grupo Hacek, *Escherichia coli* e *Pseudomonas aerugi-nosa*) são responsáveis por cerca de 10% dos casos
- O grupo HACEK (*Haemophilus* sp., *Actinobacillus actinomycetemcomitans*, *Cardio-bacterium hominis*, *Eikenella corrodens* e *Kingella kingae*) é responsável por cerca de 2% dos casos de EI
- Em próteses valvares, os *Staphylococcus* coagulase-negativos são os principais agentes
- Em usuários de drogas ilícitas injetáveis, a valva tricúspide é a mais comprome-tida, tendo como principal agente causador os *Staphylococcus* (31%), seguidos por *Streptococcus* (17%) e *Staphylococcus* coagulase-negativo (11%)
- EI fúngica representa menos de 2% dos casos e está relacionada com o uso de heroína, imunossupressão, cateteres venosos, próteses valvares e cirurgias cardíacas recentes. *Candida albicans* (48%) constitui a espécie mais comum, se-guida por *C. parapsilosis* (21%), *C. glabrata* (15%) e *C. tropicalis* (9%).

Manifestações clínicas e suspeita diagnóstica

- Febre:
  - Em pacientes portadores de doença valvar, dispositivos intracardíacos e doença cardíaca congênita, é a manifestação clínica inicial mais frequente

(Tabela 68.1); no entanto, pacientes idosos, imunossuprimidos e aqueles em uso prévio de antibióticos podem não apresentar esse sintoma

- Outros sintomas: calafrios, fraqueza, artralgia e inapetência
- História clínica:
  - Usuários de drogas ilícitas injetáveis
  - Portadores de dispositivos intracardíacos
  - Pacientes com cateteres vasculares
  - Imunossuprimidos
  - Pacientes em terapia dialítica crônica
- Exame físico:
  - Sopro cardíaco desconhecido ou mudança no padrão anterior
  - Equimoses ou sinais de vasculite em membros inferiores
  - Lesões embólicas de origem desconhecida e abscesso em órgãos periféricos
- Laboratório: hemoculturas positivas para os principais agentes etiológicos.

TABELA 68.1

Manifestação clínica da endocardite infecciosa (EI).

Indicações para investigação:
- Sopro cardíaco novo
- Evento embólico de origem desconhecida
- Sepse com foco de origem desconhecida (especialmente se associada a agentes causadores de EI)
- Febre de origem indeterminada

Deve-se suspeitar de EI se febre associar-se a:
- Material intracardíaco (prótese valvar, marca-passo/desfibrilador)
- História prévia de EI
- Doença cardíaca congênita ou valvar prévia
- Situações predisponentes à EI (imunossupressão e usuários de drogas ilícitas injetáveis)
- Predisposição e intervenção recente associada à bacteriemia
- ICC
- Novo distúrbio de condução
- Hemoculturas positivas para agentes causadores da EI
- Fenômenos imunológicos ou vasculares: evento embólico, manchas de Roth, hemorragias subungueais (de Splinter), lesões de Janeway, nódulos de Osler
- Sinais e sintomas neurológicos focais ou não específicos
- Evidência de embolia pulmonar/infiltrado (EI câmara direita)
- Abscesso periférico (renal, esplênico, cerebral) de causa desconhecida

ICC: insuficiência cardíaca congestiva.

Capítulo 68 • Endocardite Infecciosa

◤Como fazer o diagnóstico de endocardite infecciosa?

- Não há exames laboratoriais específicos para o diagnóstico de EI
- Recomenda-se a realização de hemograma, análise da função hepática e exames bioquímicos de rotina
- O diagnóstico clínico fundamenta-se nos critérios modificados de Duke e requer dois critérios maiores ou um maior e três menores ou cinco menores (Tabela 68.2)
- EI pode ser classificada como aguda e subaguda, com base em tempo da doença, tipo de sintomas e progressão clínica (Tabela 68.3).

TABELA 68.2

Critérios modificados de Duke para diagnóstico da endocardite infecciosa (EI).

Critérios maiores	Critérios menores
Isolamento dos agentes comuns de EI em duas hemoculturas distintas, sem foco primário (*S. viridans*, *S. bovis*, *S. aureus*, grupo HACEK)	Fator predisponente para EI (doença cardíaca prévia ou uso de drogas ilícitas injetáveis)
Microrganismo compatível com EI isolado em hemocultura persistentemente positiva (hemocultura realizada com intervalo > 12 h entre as amostras)	Temperatura axilar $\geq$ 38°C
Única cultura ou sorologia positiva para *Coxiella burnetii*	Fenômenos vasculares: embolia arterial, infarto pulmonar séptico, hemorragia intracraniana, hemorragia subconjuntival, lesões de Janeway (exceto petéquias e outras hemorragias)
Sopro ou mudança de sopro preexistente	Fenômenos imunológicos (fator reumatoide, glomerulonefrite, nódulos de Osler ou manchas de Roth)
Ecocardiograma com evidências de EI	Hemocultura positiva

TABELA 68.3

Classificação da endocardite infecciosa (EI) quanto ao tempo da doença.

	EI aguda	EI subaguda
Tempo de doença	< 6 semanas	> 6 semanas
Bacteriemia transitória	Não	Sim
Foco infeccioso atual ou recente	Sim	Não
Cardiopatia prévia	Sim ou não	Sim
Nódulos de Osler	Sim ou não	Sim
Manchas de Janeway	Sim	Não
Manifestação clínica	Toxemia	Insidiosa

Diagnóstico diferencial

- Na ausência de vegetação valvar, pacientes com bacteriemia devem ser investigados para causas alternativas (Tabela 68.4).

TABELA 68.4

Diagnóstico diferencial de endocardite infecciosa (EI).

- Infecção de pele: celulite e erisipela, por exemplo, devem ser investigadas ao exame físico
- Infecção de dispositivos cardíacos: deve-se suspeitar de infecção no sítio cirúrgico após implante de marca-passo/desfibrilador; ecocardiograma deve ser utilizado para excluir EI
- Infecção de prótese articular: hiperemia e hipertermia local podem ser indícios de infecção; artrocentese pode ser necessária para o diagnóstico
- Infecção de cateter intravascular: bacteriemia sem outro foco aparente e na vigência de cateterização venosa central. A cultura da ponta do cateter associada à amostra de sangue periférico para hemocultura deve ser realizada
- Osteomielite: biopsia óssea no sítio envolvido pode ser necessária
- Síndrome do anticorpo antifosfolipídio: suspeitada em culturas negativas associadas a eventos causadores de trombose venosa ou arterial
- Meningite: cefaleia e/ou alteração do estado mental requer investigação com exame de imagem e punção lombar para análise do liquor
- Pneumonia: dispneia ou hipoxemia implica realização de radiografia do tórax

---

Lembrete de conduta

- ▶ Deve-se suspeitar de EI em pacientes em estado crítico, com febre de origem indeterminada
- ▶ A realização de hemocultura não deve atrasar o início da antibioticoterapia em pacientes sépticos, mesmo na suspeita clínica de EI.

◤Quais exames complementares devem ser solicitados?

Radiografia de tórax

- Pode sugerir êmbolos pulmonares sépticos ou infiltrados focais, com ou sem cavitações
- Raramente evidencia calcificação valvar, mas, quando é visualizada, mediante história clínica e achados ao exame físico, sugere EI.

Eletrocardiograma

- Deve ser realizado como exame inicial na avaliação de todos os pacientes com suspeita clínica de EI, mesmo que raramente apresente alterações indicativas dessa doença
- Distúrbio de condução atrioventricular ou intraventricular pode sugerir abscesso perivalvar ou adjacente ao septo (Figura 68.1)
- Alterações consistentes com isquemia ou infarto podem sugerir embolia na circulação arterial coronariana.

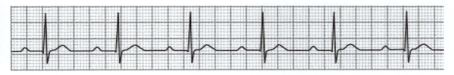

FIGURA 68.1 Bloqueio atrioventricular de 1º grau em portador de abscesso de anel mitral.

Ecocardiograma

- Método acurado de imagem
- Deve ser realizado rapidamente assim que a EI for suspeitada (Figura 68.2)
- A identificação de vegetações, abscessos, perfuração valvar ou deiscência de prótese valvar confirmará o diagnóstico na maioria dos casos
- ETT: opção inicial como método rápido e não invasivo, apresenta sensibilidade aproximada de 75%
- Ecocardiograma transesofágico (ETE): método superior ao ETT para avaliação hemodinâmica da disfunção valvar e investigação de abscesso perivalvar
  - Apresenta sensibilidade de 85 a 90% e especificidade superior a 90%
  - ETE é recomendado para os seguintes casos:
    - ETT negativo com alta suspeita clínica
    - ETT prejudicado por dificuldade técnica
    - Prótese valvar ou dispositivo intracardíaco associado a ETT suspeito.

Tomografia computadorizada multislice de tórax

- Opção diagnóstica para investigação de EI com sensibilidade (97%) e especificidade (88%) elevadas quando comparada ao ETE
- Exame com melhor acurácia que o ETE quanto à extensão do abscesso perivalvar
- Possibilita identificar complicações extracardíacas, como eventos embólicos, aneurisma infectado, hemorragias, embolias sépticas, as quais podem alterar a estratégia terapêutica

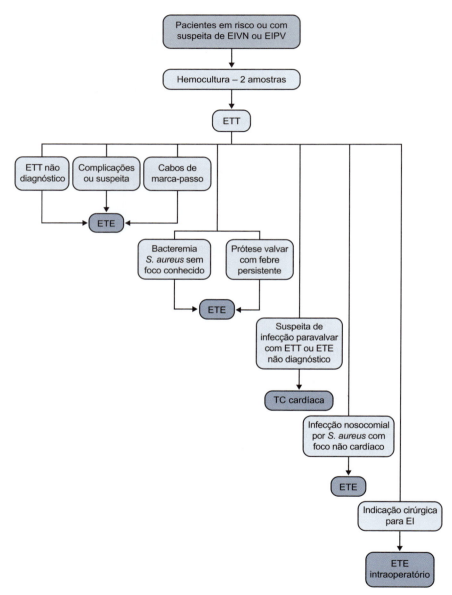

FIGURA 68.2 Investigação de endocardite infecciosa (EI). EIPV: endocardite infecciosa em prótese valvar; EIVC: endocardite infecciosa em valva nativa; ETE: ecocardiograma transesofágico; ETT: ecocardiograma transtorácico; TC: tomografia computadorizada.

Em pacientes com injúria renal ou instabilidade hemodinâmica, a indicação da TC exige cautela
- Os efeitos nefrotóxicos do contraste associados aos dos antibióticos podem acentuar a injúria renal.

Ressonância magnética encefálica

- A capacidade de detectar complicações cerebrais subclínicas constitui sua principal utilidade, seja contribuindo para o diagnóstico da EI ou alterando seu planejamento terapêutico
- Ainda tem papel controverso como exame de rotina na investigação da EI.

Lembrete de conduta

O ecocardiograma transtorácico é o exame de escolha inicial para suspeita de EI; porém, em casos de prótese valvar ou alta suspeita clínica, o ETE é a melhor opção diagnóstica pois evidencia melhor o folheto posterior da valva mitral.

Qual o tratamento empírico da endocardite infecciosa?

- Pelo menos duas amostras de hemocultura devem ser obtidas por acessos venosos periféricos diferentes antes de se iniciar a terapia antibiótica
- Amostras de cateter venoso central devem ser evitadas
- Em pacientes com suspeita de EI e que não apresentam sintomas de início recente, a terapia antibiótica empírica nem sempre é mandatória, podendo-se aguardar o resultado das hemoculturas caso haja estabilidade clínica e ausência de sinais de sepse
- A terapia antibiótica inicial é empírica e intravenosa e deve ser direcionada para *Staphylococcus* (sensível ou resistente à meticilina), *Streptococcus* e *Enterococcus*
- Uma vez identificado o agente responsável, a terapia antibiótica deve ser reavaliada
- A duração do tratamento da EI em pacientes com valva nativa é de, no mínimo, 4 a 6 semanas, dependendo do agente e do sítio da infecção valvar
- A Sociedade Europeia de Cardiologia propõe o algoritmo para tratamento empírico da EI apresentado na Tabela 68.5.

TABELA 68.5
Terapia inicial empírica para endocardite infecciosa (EI).

Antibiótico	Posologia	Comentários
Infecção comunitária em valva nativa ou EI tardia em prótese valvar (pós-operatório ≥ 12 meses)		
Ampicilina + Oxacilina + Gentamicina	12 g/dia IV, 4 a 6 doses 12 g/dia IV, 4 a 6 doses 3 mg/kg/dia IV	Paciente com EI e hemocultura negativa devem ser submetidos à avaliação do infectologista responsável
Vancomicina + Gentamicina	30 a 60 mg/kg/dia IV, 2 a 3 doses 3 mg/kg/dia IV	Pacientes alérgicos à penicilina
Endocardite recente em prótese valvar (≤ 12 meses de pós-operatório) ou infecção nosocomial/não nosocomial em dispositivos intracardíacos		
Vancomicina + Gentamicina + Rifampicina	30 mg/kg/dia IV, 1 a 2 doses 3 mg/kg/dia IV 900 a 1.200 mg, IV ou VO, 2 a 3 vezes/dia	Rifampicina é recomendada para EI em prótese valvar e deve ser iniciada em 3 a 5 dias após início do tratamento com vancomicina e gentamicina

IV: via intravenosa; VO: via oral.

Bibliografia

Abdulhak AAB, Baddour LM, Erwin PJ, Hoen B, Chu VH, Mensah GA et al. Global and regional burden of infective endocarditis, 1990-2010. Glob Heart. 2014; 9(1):131-43.

Habib G, Lancellotti P, Antunes P, Bongiorni MG, Dulgheru R, Erba PA et al. 2015 ESC guidelines for the management of infective endocarditis. Eur Heart J. 2015;36(44):3075-128.

Keynan Y, Singal R, Kumar K, Arora RC, Rubinstein E. Infective endocarditis in the intensive care unit. Cri Care Clin. 2013; 29(4):923-51.

Luk A, Kim ML, Ross HJ, Rao V, David TE, Butany J. Native and prosthetic valve infective endocarditis: clinicopathologic correlation and review of the literature. Malaysian J Pathol. 2014; 36(2):71-81.

Pettersson GB, Hussain ST, Shrestha NK, Gordon S, Fraser TG, Ibrahim KS et al. Infective endocarditis: an Atlas of disease progression for describing, stangin, coding, and understanding the pathology. J Thorac Cardiovasc Surg. 2014;147(4): 1142-9.

Tattevin P, Revest M, Lefort A, Michelet C, Lortholary O. Fungal endocarditis: current challenges. Int J Antimicrob Agents. 2014; 44(4):290-4.

Thanavaro KL, Nixon JV. Endocarditis 2014: an update. Heart and Lung 2014; 43(4):334-7.

Thuny F, Grisoli D, Cautela J, Riberi A, Raoult D, Habib G. Infective endocarditis: prevention, diagnosis, and management. Can J Cardiol. 2014;30(9):1046-57.

69

Dengue

Ingrid E. Alencar Bento e Rômulo Augusto dos Santos

Considerações importantes

- Dengue é uma arbovirose transmitida principalmente pelo mosquito *Aedes aegypti*, que se manifesta por febre aguda e pode evoluir de maneira branda e autolimitada a casos graves com choque e óbito
- O diagnóstico é laboratorial, porém os critérios clínico e epidemiológico são essenciais e suficientes para o manejo adequado do paciente
- A doença é dinâmica e segue um curso dividido em 3 fases: febril, crítica e de recuperação. A fase crítica inicia-se na defervescência e é o momento em que podem ocorrer complicações relacionadas com o extravasamento de líquido
- Na suspeita de dengue, sempre verificar a existência de sinais de alarme e acompanhar o caso, de acordo com a classificação (com ou sem sinais de alarme e dengue grave), e conduzi-lo conforme estadiamento clínico (grupos A, B, C e D)
- O tratamento da dengue consiste no suporte clínico, com base em fluidoterapia devidamente calculada pelo peso, podendo ser administrada por via oral (VO) ou parenteral, dependendo da gravidade dos sintomas
- O hemograma é o exame laboratorial fundamental para avaliação e controle clínico do paciente, pois informa se há hemoconcentração, marcador que sugere extravasamento plasmático
- Casos com hemorragia volumosa são raros, e a transfusão de plaquetas só é indicada para níveis < 10.000 mm^3, se associados a sangramento ativo
- O principal objetivo no manejo clínico da dengue é reconhecer precocemente a doença, estadiá-la corretamente, entender as alterações clínicas nas suas fases e hidratar o paciente adequadamente em tempo hábil.

◤Qual a definição de dengue?

- Dengue é uma arbovirose causada por um flavivírus e transmitida principalmente pelo mosquito *Aedes aegypti*

Parte 13 • Outras Emergências Infecciosas

- O período de incubação dessa infecção varia de 3 a 14 dias; seus sintomas normalmente se desenvolvem entre 4 e 7 dias após a picada de um mosquito infectado
- Atualmente existem quatro sorotipos de vírus da dengue (DENV): DENV-1, DENV-2, DENV-3 e DENV-4
- De maneira geral, todos os sorotipos manifestam-se por uma síndrome febril aguda, podendo evoluir para formas graves.

Quando suspeitar de dengue na sala de emergência?

- Ainda que haja exames sorológicos e moleculares para o diagnóstico específico de dengue, no dia a dia da maioria das emergências nem sempre os resultados estão disponíveis a tempo, para o manejo inicial. Por isso, o diagnóstico de dengue é geralmente estabelecido por meio de dados clínicos e epidemiológicos
- O diagnóstico presuntivo de dengue pode ser confirmado por alguns critérios, como procedência do paciente de área endêmica ou com história de viagem recente para tal região, nos últimos 14 dias, apresentando febre e dois ou mais dos seguintes sinais e sintomas:
  - Cefaleia
  - Mialgia
  - Dor retro-orbitária
  - Artralgia
  - Náuseas e/ou vômito
  - *Rash* cutâneo.

Quais as fases clínicas da doença?

- Por se tratar de uma doença dinâmica, a dengue segue um curso evolutivo dividido nas seguintes fases:
  - Fase febril: início abrupto de febre ≥ 38,5°C, com duração de 2 a 7 dias, associada a mal-estar geral, mialgia e demais sintomas sistêmicos, conforme citado anteriormente
  - Fase crítica:
    - Coincide com o período de defervescência, geralmente entre o 3º e o 7º dia de doença
    - A maioria dos pacientes se recupera quando a febre cede, porém alguns pioram clinicamente, refletindo o período de extravasamento de plasma, característico dessa fase

Capítulo 69 • Dengue — 1001

- ❑ A duração desse período situa-se entre 24 e 48 horas, momento em que podem surgir os sinais de alarme, que prenunciam o choque (dengue grave)
- ○ Fase de recuperação ou convalescênica: caracteriza-se principalmente por astenia/fadiga residual; pode durar dias a semanas.

Lembrete de conduta

A fase crítica é o período em que pode ocorrer deterioração clínica, por isso sempre se deve atentar para o momento em que a febre ceder.

Como reconhecer a gravidade da dengue?

- Pacientes com suspeita de dengue devem ser avaliados quanto ao risco aumentado de evoluir para doença grave. Isso definirá o local de atendimento mais adequado, para promover tratamento imediato mais agressivo, caso necessário
- A classificação da Organização Mundial da Saúde (OMS) de 2009 tem alta sensibilidade para identificar dengue grave e é de fácil aplicação como método de triagem
- Conforme mostra a Figura 69.1, a dengue apresenta-se sem sinais de alarme, com sinais de alarme e como dengue grave
- Os sinais de alarme são:
  - ○ Dores abdominais intensas e persistentes
  - ○ Episódios refratários de vômito
  - ○ Derrames cavitários
  - ○ Alterações do sistema nervoso central (SNC), como letargia e confusão mental
  - ○ Oligúria
  - ○ Sangramentos de mucosa
  - ○ Hepatomegalia > 2 cm
  - ○ Aumento de hematócrito com plaquetopenia.

Lembrete de conduta

A gravidade da dengue associa-se às consequências da fisiopatologia de extravasamento plasmático, não necessariamente acompanhada de eventos hemorrágicos evidentes; portanto, não se devem subestimar situações clínicas sem hemorragia.

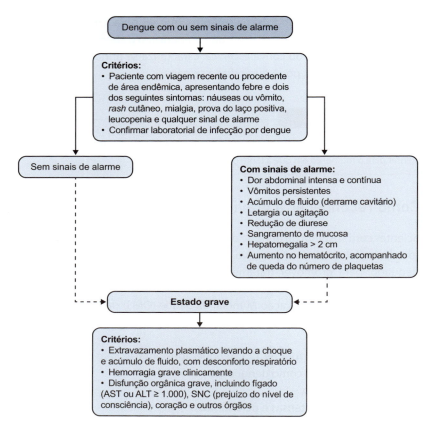

FIGURA 69.1 Algoritmo de gravidade da dengue – as *setas tracejadas* indicam que nem todos os pacientes evoluem para estado grave. ALT: alanina aminotransferase; AST: aspartato aminotransferase; SNC: sistema nervoso central.

◥Quais os critérios de internação hospitalar?

- Como forma de operacionalizar o atendimento do paciente com dengue, o Ministério da Saúde elaborou uma classificação de estadiamento da doença, separando-a em 4 grupos: A, B, C e D, em ordem progressiva de gravidade
- Em resumo, os grupos A e B são monitorados ambulatorialmente, e os grupos C e D requerem internação, conforme detalhado a seguir:
  - Grupo A (todos os critérios a seguir):
    - Pacientes sem comorbidades

Capítulo 69 • Dengue 1003

- □ Sem sangramento espontâneo, com prova do laço negativa
- □ Ausência de sinais de alarme
- ○ Grupo B (qualquer um dos critérios a seguir):
  - □ Pacientes com comorbidades ou condição especial (p. ex., gestante, idoso) ou risco social
  - □ Sangramento espontâneo
  - □ Prova do laço positiva
  - □ Sem de sinais de alarme
- ○ Grupo C: algum sinal de alarme, com ou sem sangramento
- ○ Grupo D: hipotensão ou choque (disfunção orgânica) com ou sem sangramento.

◤Como deverá ser o manejo clínico do paciente com dengue na sala de emergência?

- Como não há um tratamento antiviral específico, o manejo clínico da dengue é totalmente de suporte, com base na fluidoterapia e no tratamento de sintomas
- Aqueles com sinais de alarme e dengue grave precisam de soluções isotônicas intravenosas cuidadosamente tituladas e, em alguns casos, o uso oportuno de coloides
- O atendimento deverá ser padronizado e adotar o seguinte fluxo:
  - ○ Obter história clínica, com caracterização da febre e detalhamento dos dados epidemiológicos
  - ○ Realizar exame físico: atenção para pressão arterial (PA), avaliação de pele (petéquias) e mucosas (p. ex., gengivorragia e/ou epistaxe)
  - ○ Pesquisar sangramento de pele induzido, por meio da prova do laço:
    - □ Aferir PA e calcular valor médio entre pressão arterial sistólica (PAS) e pressão arterial diastólica (PAD)
    - □ Insuflar o manguito no valor médio pressórico durante 5 minutos (em adultos)
    - □ Desinsuflá-lo após 5 minutos e observar se há petéquias em uma área equivalente a um polegar (2,5 cm × 2,5 cm), desenhada no antebraço
    - □ Resultado positivo em adultos: 20 ou mais petéquias na área delimitada
  - ○ Avaliar comorbidades, situações clínicas especiais ou condição social de risco
  - ○ Pesquisar sinais de alarme
  - ○ Solicitar exames laboratoriais, de acordo com a Figura 69.2
  - ○ Iniciar manejo de hidratação, de acordo com estadiamento
  - ○ Solicitar exame específico diagnóstico (sorologia/isolamento viral), se disponível

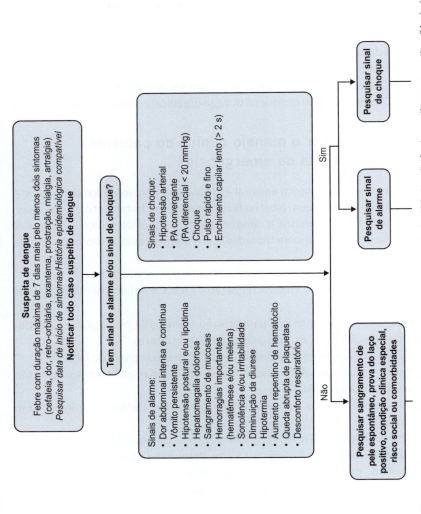

FIGURA 69.2 Algoritmo de tratamento da dengue de acordo com a gravidade. ICC: insuficiência cardíaca congestiva; IV: via intravenosa; PA: pressão arterial; USG: ultrassonografia. (*Continua*)

Capítulo 69 • Dengue 1005

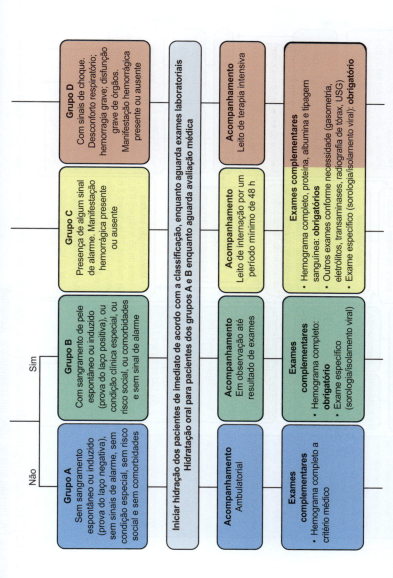

FIGURA 69.2 (*Continuação*) Algoritmo de tratamento da dengue de acordo com a gravidade. ICC: insuficiência cardíaca congestiva; IV: via intravenosa; PA: pressão arterial; USG: ultrassonografia. (*Continua*)

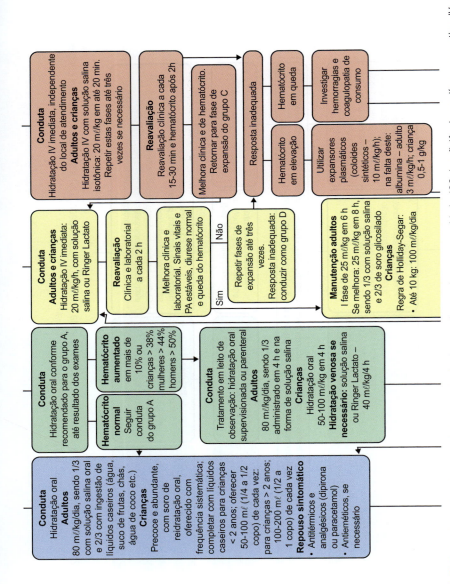

FIGURA 69.2 (Continuação) Algoritmo de tratamento da dengue de acordo com a gravidade. ICC: insuficiência cardíaca congestiva; IV: via intravenosa; PA: pressão arterial; USG: ultrassonografia. (Continua)

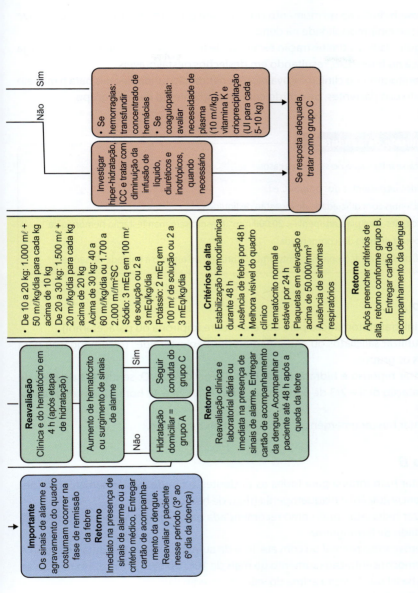

FIGURA 69.2 (*Continuação*) Algoritmo de tratamento da dengue de acordo com a gravidade. ICC: insuficiência cardíaca congestiva; IV: via intravenosa; PA: pressão arterial; USG: ultrassonografia.

- Realizar hidratação no momento correto e em quantidades adequadas é a chave para prevenir mortalidade na dengue
- Por outro lado, a administração excessiva de fluidos pode resultar em sobrecarga hídrica no interstício, resultando em desfechos desfavoráveis
- O monitoramento clínico e a avaliação repetida são fundamentais para o manejo correto dos pacientes, de acordo com o estadiamento de cada grupo.

Lembrete de conduta

Indica-se internação no seguintes casos:

▸ Todos os pacientes dos grupos C e D
▸ Pacientes com dificuldade de ingestão de líquidos
▸ Pacientes com plaquetopenia < 20.000 mm³, mesmo sem manifestação hemorrágica
▸ Doença de base descompensada
▸ Dificuldade de acompanhamento ambulatorial ou de retorno à unidade de saúde.

Grupo A

- Administrar sintomáticos para dor e/ou febre (dipirona ou paracetamol)
- Não utilizar salicilatos ou anti-inflamatórios não esteroides (recomendação para todos os grupos)
- Orientar repouso e hidratação de 60 a 80 mℓ/kg/dia VO, sendo 1/3 de soro de reidratação oral e 2/3 de água, sucos, chás – até 24 a 48 horas após cessação da febre
- Orientar buscar emergência, se houver sinais de alarme.

Grupo B

- Solicitar hemograma para todos os pacientes, a fim de avaliar hematócrito (hemoconcentração) e plaquetopenia (risco de hemorragias)
- Realizar hidratação oral, como recomendada para o grupo A, enquanto aguarda resultado de hemograma
- Se hematócrito normal ou com até 10% de aumento, seguir conduta do grupo A
- Se hemoconcentração (aumento de mais de 10% do hematócrito, em relação ao valor basal ou elevação acima do valor de referência):
  - Realizar hidratação oral ou parenteral (60 a 80 mℓ/kg/dia, sendo 1/3 de solução salina [SS] a 0,9%, ao longo de 4 horas)
  - Realizar hemograma de controle

Capítulo 69 • Dengue

- Se mantida hemoconcentração ou sintomas/sinais de alarme se desenvolverem, conduzir como grupos C ou D
- Se melhora do hematócrito e ausência de sintomas/sinais de alarme, conduzir ambulatorialmente, com reavaliação clínica diária.

Lembrete de conduta

▶ Anti-inflamatórios não esteroides e produtos à base de ácido acetilsalicílico **não** devem ser usados em pacientes com dengue (suspeitos ou confirmados), devido aos efeitos na função plaquetária e ao potencial risco aumentado de hemorragia, além da chance de desenvolvimento de síndrome de Reye em crianças

▶ Cuidado na hidratação venosa de populações específicas. Atenção para idosos, cardiopatas ou outras comorbidades que requeiram restrição hídrica: iniciá-la com volumes menores e monitorar atentamente a tolerância do organismo

▶ Em pacientes obesos, a reposição volêmica deverá ser calculada com base no peso ideal para a faixa etária e a altura do paciente, e não no peso corpóreo.

Grupo C

- Internar o paciente em leito de urgência ou hospitalar, por no mínimo 24 a 48 horas
- Realizar hidratação intravenosa na dose de 20 mℓ/kg, ao longo de 2 horas
- Reavaliá-lo clinicamente a cada hora, monitorando diurese e balanço hídrico, enquanto executa expansão volêmica e solicita hemograma após seu término
- Repetir esse procedimento até 3 vezes se não houver melhora do hematócrito ou dos sinais hemodinâmicos
- Se houver melhora clínica e laboratorial após fase de expansão, iniciar fase de manutenção com SS a 0,9% no volume de 1/3 do total calculado e soro glicosado (SG) a 5% em 2/3 do total:
  - Primeira etapa: 25 mℓ/kg, em 6 horas
  - Segunda etapa: 25 mℓ/kg, em 8 horas
- Realizar exames de imagem, na suspeita de derrames cavitários (radiografia de tórax e/ou ultrassonografia [USG] de abdome)
- Realizar exames laboratoriais complementares, além do hemograma: albumina sérica, transaminases, função renal, coagulograma, glicemia e eletrólitos
- Manter avaliação clínica frequente, pelo menos a cada 2 horas
- Repetir hematócrito a cada 4 a 6 horas e plaquetas a cada 12 horas
- Se ausência de melhora clínica e laboratorial, conduzir como grupo D.

Grupo D

- Iniciar imediatamente expansão rápida intravenosa com 20 mℓ/kg de SS a 0,9%, em 20 minutos
- Reavaliar continuamente, a cada 15 a 30 minutos e repetir hematócrito em 2 horas
- Repetir fase de expansão até 3 vezes
- Monitorar em leito de unidade de terapia intensiva (UTI), nas primeiras 24 a 48 horas no mínimo e, após estabilização, permanecer em leito de internação
- Realizar exames de imagem e laboratoriais complementares, como no grupo C
- Se houver melhora clínica e laboratorial, conduzir como grupo C
- Se resposta for inadequada, com persistência do choque, proceder conforme Figura 69.2.

◥Quais os critérios para alta hospitalar?

O paciente preenche critérios para ter alta hospitalar com segurança, quando está:

- Há mais de 24 horas sem febre
- Hemodinamicamente estável
- Com hematócrito normal
- Com contagem de plaquetas $\geq$ 50.000 mm^3 e em ascensão.

Lembrete de conduta

- ▶ Não há recomendação de transfusão de plaquetas de rotina em pacientes com plaquetopenia, secundária a dengue, pois não há eficácia na prevenção ou no controle da hemorragia
- ▶ A transfusão de plaquetas apresenta respaldo nos casos de pacientes com plaquetopenia grave (< 10.000 mm^3), associada a sangramento ativo volumoso
- ▶ A administração de vitamina K intravenosa pode ser indicada para pacientes com disfunção hepática grave ou tempo de protrombina prolongado.

◥Bibliografia

Brasil. Ministério da Saúde. Departamento de Vigilância das Doenças Transmissíveis. Dengue: diagnóstico e manejo clínico: adulto e criança [recurso eletrônico]/Ministério da Saúde, Secretaria de Vigilância em Saúde, Departamento de Vigilância das Doenças Transmissíveis. – 5. ed. – Brasília: Ministério da Saúde; 2016.

Centers for Disease Control and Prevention (CDC). Dengue Case Management. Disponível em: http://www.cdc.gov/dengue/resources/DENGUE-clinician-guide_508.pdf. Acesso em: 25/03/2021.

Guzman M, Gubler D, Izquierdo A, Martinez E, Halstead SB. Dengue infection. Nat Rev Dis Primers. 2016;2:16055.

Hasan S, Jamdar SF, Alalowi M, Beaiji SMAA. Dengue virus: a global human threat: review of literature. J Int Soc Prev Community Dent. 2016;6(1):1-6.

Messina JP, Brady OJ, Golding N *et al.* The current and future global distribution and population at risk of dengue. Nat Microbiol. 2019;4:1508-15.

World Health Organization (WHO). Dengue: guidelines for diagnosis, treatment, prevention and control; 2009.

World Health Organization (WHO). Dengue and severe dengue fact sheet. 2021. Disponível em: http://www.who.int/mediacentre/factsheets/fs117/en/. Acesso: 25/03/2021.

Parte 14

Direito Médico Relacionado com a Emergência

70 Prevenção de Erro Médico na Sala de Emergência, 1015

70

Prevenção de Erro Médico na Sala de Emergência

Homaile Mascarin do Vale

Considerações importantes

Este capítulo tem por objetivos:

- Definir legal e coloquialmente o erro médico e seus reflexos na vida desse profissional
- Discutir sobre questões éticas e legais no tocante à troca de plantões e à responsabilidade de fim de turno
- Analisar reflexos jurídicos e éticos no abandono do plantão ou em sua falta injustificada
- Dissecar a relação médico–paciente quanto à recusa de tratamento no plano eletivo e de emergência
- Ensinar conceitos sobre prevenção e gestão de riscos na relação médico–paciente no caso de agressão física (ou tentativa) e/ou verbal no atendimento de emergência
- Prevenir risco de fraude *interna corporis* (hospital) ou tentada pelo paciente em prontuário médico ou receitas
- Conceituar a imperícia na sala de emergência. Medidas de proteção e prevenção as culpabilidades (negligência, imperícia e imprudência)
- Esclarecer inadimplência por parte do contratante (serviço de saúde) e arcabouço legal favorável ao médico.

O que é erro médico do ponto de vista jurídico?

- Erro médico pode ser conceituado como resultado diverso do pretendido no tratamento instituído pelo médico ou por membros da sua equipe, em virtude de dolo ou culpa

- Esse conceito é o atualmente utilizado pelos tribunais brasileiros e merece ser mais bem explicado, assim como os outros termos envolvidos, para sedimentar seu entendimento (Tabela 70.1)
- Tão importante quanto o conceito de erro médico no plano legal, deve-se pautar em um manual prático, o erro médico que dá ensejo ao processo
- A maioria dos processos julgados pelo Superior Tribunal de Justiça (STJ) contra médicos são improcedentes (57%), o que significa que o médico não é condenado

TABELA 70.1

Conceituação de erro médico.

Expressão	Conceito
Resultado diverso do pretendido	É a finalidade não alcançada pelo médico, no tratamento destinado ao paciente, por circunstância alheia a sua vontade. Para que seja condenável perante o Poder Judiciário, o resultado contrário ao planejado deve ser aquele que o médico praticou em desacordo com as melhores práticas médicas, normalmente tuteladas pela literatura (diretrizes). O médico não se compromete com a cura, mas com a busca da cura e com a redução da dor e a melhoria na qualidade de vida do paciente, desde que haja como preconizado pela literatura
Dolo	*Dolus* (do latim "artifício") é a condição de agir ou de deixar de agir conscientemente (de maneira volitiva) com o objetivo de causar dano. Dificilmente verificável na prática médica, porém, a falta de atuação, principalmente na sala de emergência, pode ocasionar problemas jurídicos no âmbito criminal ao médico
Culpa	Na prática, o médico não objetivava o resultado, mas este ocorreu pela distração na observância das normas de conduta e desatenção à literatura médica. Habitualmente nos processos por erro médico, a culpa vem encampada por negligência, imperícia e imprudência
Membros da sua equipe	Apesar da obviedade do termo, denota-se a maior fragilidade da conceituação de erro médico, ao passo que os membros da equipe, mesmo não sendo médicos, podem imputar ao médico culpa na espécie e responsabilizá-lo por condutas inadequadas no exercício da medicina. A acepção da culpabilidade do médico por fatos ocorridos por membros da sua equipe é admitida não só pela jurisprudência com base no CDC, mas também pelo Código de Ética Médica

CDC: Código de Defesa do Consumidor.

- Tal premissa aborda que o real erro médico não guarda relação com o processo por erro médico, ou seja, erro médico, para o senso comum, é aquele que causa insatisfação ao paciente e, por isso, este instaura um processo contra o médico
- A questão de ser ou não condenado está mais relacionada com a *expertise* do advogado defensor ou acusador do que a conduta médica em si, desde que o erro não seja grosseiro e inescusável
- Sabe-se que o médico pratica medicina defensiva, a qual se caracteriza pelo emprego de procedimentos diagnóstico-terapêuticos com o propósito explícito de evitar litígios por má prática da medicina e em recente pesquisa apurou-se que o médico a pratica, inclusive alterando sua conduta clínica, não só por medo de ser processado como também por saber que um colega médico foi processado ou pelo aumento dos processos noticiados na imprensa. Percebe-se com isso que o receio de ser processado influencia diretamente a vida do médico
- A título de exemplo, Carvalho *et al.* constataram que um paciente em unidade de terapia intensiva (UTI) recebe em média 178 intervenções por dia e o risco de erro ou evento adverso aumenta em 6% a cada dia de internação
- O erro médico foi materializado no esquema apresentado na Figura 70.1. A fórmula caracteriza-se por:

Ocorrências indesejáveis × capacidade ou potencial de dano × tempo = erro médico

- Em que pese a apreciação dessa fórmula linear, deve-se ter em mente que muitos outros fatores complexos e não lineares costumam fazer parte do complexo contexto em questão
- Os sistemas de avaliação não lineares têm uma correlação aparentemente superior, visto que englobam fatores como comportamentos oscilantes ou até mesmo caóticos dos envolvidos; portanto, buscam entender de maneira mais dinâmica o cenário por meio de sua evolução no tempo.

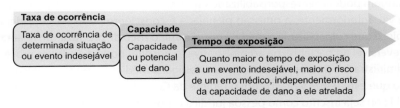

FIGURA 70.1 Fatores associados ao possível erro médico.

Como proceder em caso de falta de membro da equipe em troca de turno em plantão?

- Inicialmente o médico deve informar o administrativo do hospital ou entidade por escrito sobre o fato e aguardar as medidas cabíveis. Importante salientar que o Capítulo III do Código de Ética Médica, em seu artigo 9º assim preconiza:

> Art. 9º É proibido ao médico: Deixar de comparecer a plantão em horário pre-estabelecido ou abandoná-lo sem a presença de substituto, salvo por justo impedimento.
>
> Parágrafo único. Na ausência de médico plantonista substituto, a direção técnica do estabelecimento de saúde deve providenciar a substituição.

- De acordo com a Resolução do Conselho Federal de Medicina (CFM) nº 2.152/2016, "todos os estabelecimentos de assistência à saúde e outras pessoas jurídicas onde se exerça a medicina [...], devem eleger, entre os membros de seu corpo clínico, Comissões de Ética Médica"
- Essa Comissão é responsável por assumir e apurar a falta do colega médico e liberar o seu substituto ao fim daquele turno. Todavia, sabe-se que em um país de geografia continental nem sempre existe tal setor e o médico não pode abandonar seu plantão até que outro o assuma
- Caso o médico atue em entidades que utilizem prontuário eletrônico, importante manter o *login* até o último momento para assegurar a higidez das condutas médicas por ele praticadas e organizadas, bem como por toda a equipe.

Quais as implicações jurídicas em caso de abandono de plantão?

- O abandono de plantão tem risco multifacetado dado que o médico pode responder pela conduta no plano civil, que se relaciona com a indenização financeira ao paciente, caso qualquer deles sofra dano em razão dessa conduta
- Também poderá ser responsabilizado em outras esferas: na criminal, pois, como se viu anteriormente, a omissão planejada e consciente pode ser considerada dolo, o que culpabilizaria o médico por assumir o risco de produzir um resultado irreversível ao paciente; na administrativa, o hospital poderá abrir um processo administrativo para apurar a conduta e desligar o médico do quadro clínico mesmo que este tenha vínculo com o regime da Consolidação das Leis de Trabalho (CLT) ou seja inscrito como pessoa jurídica e, por último, mas não menos importante, na ética

Capítulo 70 • Prevenção de Erro Médico na Sala de Emergência   1019

- O processo ético tramita perante os Conselhos de Medicina e, de acordo com o resultado do processo, o médico terá sua conduta averbada nos anais do Conselho Regional de Medicina (CRM)/CFM e tal registro jamais será anulado
- É importante atentar-se aos prazos para instituir processos jurídicos, que são elencados na Tabela 70.2
- Na Tabela 70.2, os fundamentos jurídicos foram pormenorizados, assim como objeto da demanda, prazo para reclamação (prescrição), forma de agir (procedimento), local de trâmite do processo (jurisdição) e, caso seja necessário recorrer da decisão, a instância de recurso.

Lembrete de conduta

O prazo prescricional tem seu início com o conhecimento, pelo paciente, do dano sofrido.

◥Qual a orientação técnica em caso de paciente com risco iminente à vida se recusar a um tratamento de emergência?

- De difícil manejo prático em especial na unidade de emergência, mas o único instrumento que pode salvaguardar o médico nesse aspecto é o Termo de Consentimento (ou assentimento, se menor ou incapaz) Livre e Esclarecido (TCLE), consubstanciado por todos os riscos que o paciente está assumindo naquele momento
- Caso não seja possível a confecção do TCLE em razão da urgência perpetrada, é importante que haja, de modo verbal, a informação de todos os riscos e consequências da decisão do paciente. O médico deve explicar que, no momento da proposição e diante da recusa terapêutica, o paciente está capaz, lúcido, orientado, consciente e é maior de idade ou, no caso de menor, está apoiado em sua decisão com o maior diretamente responsável
- Após o episódio, o médico deverá comunicar o Conselho Ético ou Administrativo do Hospital, o Conselho de Medicina e, se houver óbito, o Ministério Público e, se menor de idade, o Conselho Tutelar
- Importante norma que apoia a relação médico–paciente foi editada em setembro de 2019 (Resolução CFM 2.232/2019) em questões de recusa terapêutica e objeção de consciência do médico em tratamentos eletivos, mas que pode essencialmente ser utilizada no caráter do atendimento de emergência

TABELA 70.2

Tipos de responsabilidade e suas peculiaridades processuais.

Natureza da responsabilidade	Responsabilidade civil	Responsabilidade administrativa	Responsabilidade penal	Responsabilidade disciplinar
Médicos (tipo)	Todos os médicos	Médicos de hospitais	Todos os médicos	Todos os médicos
Fundamento jurídico	Contrato entre médico–paciente e hospital–paciente	Paciente como usuário de serviço público	Crimes: homicídio, lesão corporal, omissão de socorro e prescrição de fármaco desnecessário	Transgressão ao Código de Ética Médica
Objeto da demanda	Perdas e danos	Punição disciplinar/reparação de danos	Sanções penais/perdas e danos	Advertência confidencial, censura confidencial, censura pública, suspensão por 30 dias e cassação
Prescrição	5 anos a contar do conhecimento do fato e da autoria (art. 27 CDC)	1 ano (Decreto nº 20.910/32)	3 a 20 anos (art. 109 CP)	5 anos a contar do conhecimento do fato (art. 1º da Lei nº 6.838/80)
Procedimento	Ação de reparação de danos	Requerimento ao diretor do hospital	Ação penal	Denúncia para instauração de sindicância
Jurisdição de 1ª Instância	Vara Cível	Direção ou setor do hospital	Vara Criminal	CRM
Jurisdição recursal	Tribunal de Justiça	Secretaria da Saúde	Tribunal de Justiça	CFM

CDC: Código de Defesa do Consumidor; CFM: Conselho Federal de Medicina; CRM: Conselho Regional de Medicina; CP: Código Penal. (Adaptada de Vale, 2020.)

Capítulo 70 • Prevenção de Erro Médico na Sala de Emergência — 1021

- Na continuidade de todas as medidas adotadas, o médico assistente em estabelecimento de saúde, ao discordar da recusa terapêutica do paciente, deverá registrar o fato no prontuário e comunicá-lo ao diretor técnico para que este tome as providências necessárias perante as autoridades competentes, visando assegurar o tratamento proposto
- Essa comunicação, por si só, já é uma medida de proteção e orienta-se que o médico a acompanhe até os trâmites finais do processo, arquivando-a em sua integralidade.

Lembrete de conduta

O médico deve arquivar esses prontuários, dado que, em razão do prazo prescricional, ele pode ser processado em tempo futuro e não ter mais vínculo com o hospital/a entidade e ainda não ter mais acesso a documentos que comprovam a higidez de sua conduta.

Como proceder em caso de ameaça física ou moral durante um atendimento de emergência?

- Nesses casos, o médico deve recorrer à organização operacional do hospital (segurança) para obstar a ocorrência de tais atos
- A integridade física é tutelada pela Constituição Federal (CF) e pelo Código Penal (CP), e o médico pode, utilizando-se de meio moderado, repelir injusta, ilícita e iminente agressão física
- Tanto na condição de agredido fisicamente quanto moralmente (verbal), o médico deverá relatar o caso à administração do hospital e ao Conselho de Medicina que tem como obrigação precípua defender a classe médica no exercício de sua profissão
- O médico ainda poderá requerer desagravo público, instrumento de defesa de seus direitos, junto ao estabelecimento de saúde, Conselho Regional de Medicina ou órgão sindical local quando ofendido no exercício da profissão ou em razão dela
- Tomadas essas medidas, ao médico também subjaz o direito de processar o ofensor tanto na esfera civil (indenização em dinheiro) quanto na criminal, a depender da ofensa postulada
- No plano criminal, por:
  - Calúnia: falsa atribuição de autoria de crime (art. 138 do CP). Exemplo: "Esse médico é um ladrão", "ele matou meu familiar"

- Difamação: imputação de fato ofensivo à reputação (art. 139 do CP). Exemplo: "Esse médico está trabalhando alcoolizado e não sabe o que está fazendo"
- Injúria: ofensa direta à dignidade, o conhecido xingamento (art. 140 do CO). Exemplo: "Esse médico é um imbecil" ou outros xingamentos que não precisam ser escritos nesta sublime obra
- Esses são os crimes contra a honra; tanto para esses casos quanto para a agressão física, o médico deverá registrar o boletim de ocorrência, de acordo com o art. 129 do CP, que tutela a integridade corporal e a saúde da vítima
- Para todos os crimes já mencionados cabe a ação indenizatória no âmbito civil a favor do médico
- A jurisdição civil não se confunde com a criminal, ambas têm seus trâmites independentes uma da outra
- Enquanto no processo civil busca-se indenização financeira ou cumprimento de obrigação, no criminal protege-se a vida com peculiar sanção ao transgressor da norma.

O que fazer para prevenir falsificações ou fraudes em atestados médicos de atendimentos emergenciais?

- Sabe-se que o carimbo do médico é um instrumento da profissão fisicamente indissociável dele no exercício de sua profissão. Para os serviços de saúde com respaldo de prontuário eletrônico, dificilmente haverá a prática de falsificações e fraude; no entanto, nos serviços de saúde em que o prontuário e os atestados são emitidos manualmente, percebe-se uma maior prática de ilícitos variados
- Ao redigir a prescrição de forma manual, o médico deve minimizar espaços entre os dizeres obstando assim a falsificação do documento
- Importante aclarar que, em suma, existem dois tipos de falsificação: a material, ligada ao objeto material, ao papel; e a ideológica, essa mais recorrente, que ocorre quando da inserção de informações falsas no documento (receituário) legitimamente preenchido pelo médico
- Na maioria das vezes o receituário, que fica em cima da mesa, é subtraído pelo acompanhante no momento em que o médico examina o paciente; sendo assim, ao reservar o receituário em uma gaveta já haverá uma improbabilidade da subtração
- Ciente dessa possível subtração (furto), o médico deverá comunicar o hospital e fazer um boletim de ocorrência
- O médico jamais deverá deixar receitas carimbadas para "facilitar" o seu trabalho, pois, caso haja prescrição e consequente óbito de alguém sem que este

Capítulo 70 • Prevenção de Erro Médico na Sala de Emergência 1023

tenha sido atendido e tratado por ele, poderá o médico ser responsabilizado, e a negativa será de dificílima comprovação e com enorme dispêndio de esforço prático–jurídico.

◤Quais medidas preventivas o médico deverá adotar a fim de evitar punições relacionadas com imperícia na sala de emergência?

- Os primeiros requisitos a serem cumpridos são os cursos obrigatórios e facultativos que são preconizados para o atendimento de emergência
- A aptidão técnica, além de lhe causar mais segurança em atendimentos que necessitam de rapidez e conhecimento, ainda pode influenciar na conduta de toda a equipe
- Cursos como *Advanced Cardiovascular Life Support* (ACLS), *Pediatric Advanced Life Support* (PALS), *Basic Life Support* (BLS) e de emergências clínicas capacitam tecnicamente o profissional para bem desenvolver sua prática médica
- Alguns conceitos estão ligados à sala de emergência, por isso são apresentados na Tabela 70.3
- Qualquer dos institutos praticados durante o atendimento de emergência poderá resultar em óbito e dificilmente o médico conseguirá provar sua boa conduta (já que ela não ocorreu), principalmente porque no processo civil, tipo de processo que emoldura as indenizações contra médicos no judiciário, tem-se a inversão do ônus da prova
- A inversão do ônus da prova obriga a inversão do ônus de provar a alegação que é feita no processo civil, o que significa dizer que o acusado do dano (médico) é quem terá que provar que não obrou com culpa, negligência ou imprudência
- Ao autor da demanda (paciente) caberá provar apenas a ocorrência do dano e o nexo causal (relação de causa e efeito) entre o ato e esse dano.

TABELA 70.3

Conceitos sobre aptidão médica.

Negligência	Imprudência	Imperícia
Falta de cuidado e diligência no agir. Desleixo proposital ensejador de dano em determinada situação	Precipitação irresponsável ao agir. Atitude dissonante das esperadas segundo diretrizes e/ou técnica mínima necessária	Inabilidade ou falta de conhecimento específico no desenvolvimento de função de natureza especializada

Quais medidas jurídicas o médico deve adotar em caso de não cumprimento do pagamento acordado com o serviço de saúde?

- A priori, o médico deve se valer do maior número possível de documentos que comprovem sua prestação de serviço, tais como, recibos, notas fiscais (caso a prestação de serviço tenha se dado via pessoa jurídica do médico), evoluções de pacientes que constem sua designação, nomeação em escala, convocação para assunção de plantão etc.
- Munido desse arcabouço documental, o médico deve procurar um advogado para que este inicialmente tente a resolução do caso e o recebimento do pagamento de modo harmônico e, caso ela desdobre-se infrutífera, sejam realizados os procedimentos cabíveis para recebimento judicial dos honorários médicos
- Normalmente esse tipo de ação de cobrança pode ocorrer de duas maneiras:
  - Caso o médico tenha prestado serviço como pessoa física, com emissão de recibo ou pagamento ao autônomo, ele poderá apelar para a Justiça do Trabalho, incluindo ainda na cobrança dos seus honorários todos os consectários celetistas (13º salário, férias, Instituto Nacional do Seguro Social [INSS], Fundo de Garantia por Tempo de Serviço [FGTS], 1/3 constitucional de férias, descanso semanal remunerado etc.). O que caracteriza, na prática, o vínculo trabalhista é a subordinação, a pessoalidade, a onerosidade, a não eventualidade e o cumprimento de carga horária obrigatória
  - Na hipótese de a prestação de serviço ocorrer por meio da pessoa jurídica do médico, o vínculo estabelecido se dá pelo Direito Civil e a busca pelo recebimento do produto inadimplido por ação de cobrança ou execução contra o contratante (hospital). Importante mencionar que desde o primeiro inadimplemento há a contabilização de juros, correção monetária e, em alguns casos, multa contratual em favor do médico, que serão demonstradas em cálculo descritivo específico quando do início do processo perante a jurisdição cível
- É peculiar ao médico o medo, receio ou temor de iniciar um processo, mesmo que esteja certo e que tenha sofrido prejuízos de ordem financeira ou moral
- Precisa ficar claro que a jurisdição é a forma pela qual o Estado soluciona conflitos de modo a proporcionar paz ao seio social
- Atualmente, não são raras as afrontas e ignomínias que o médico sofre por descrédito ou problemas culturais da população, e o único meio de tentar equilibrar essa balança é o uso da jurisdição contra aquele que perpetra atos de inegável gravidade alçando o médico a abusos na relação, seja ela com o paciente, com o Estado, com o tomador/empregador

- Somente haverá um reequilíbrio com a justa posição do médico mediante seu caráter, o de prestador de um serviço garantido como direito universal constitucional: a saúde, após o restabelecimento do respeito e do prestígio a que faz jus esse profissional.

Bibliografia

Brasil. Decreto-Lei nº 2.848, de 7 de dezembro de 1940. Código Penal. Rio de Janeiro, 7 dez. 1940. Disponível em: http://www.planalto.gov.br/ccivil_03/decreto-lei/del2848.htm. Acesso em: 09/10/2021.

Brasil. Lei nº 10.406, de 10 de janeiro de 2002. Institui o Código Civil. Brasília, 10 jan. 2002. Disponível em: http://www.planalto.gov.br/ccivil_03/leis/2002/L10406compilada.htm. Acesso em: 09/10/2021.

Campos RAC, Camargo RAE, Neves LR. The judicialization of the medical act. Braz J Otorhinol. 2016;82(1):1-2.

Conselho Federal de Medicina. Resolução CFM nº 2.232/2019. Normas éticas para a recusa terapêutica por pacientes e objeção de consciência na relação médico–paciente.

Grinover AP, Benjamin AHdV, Fink DR, Filomeno JGB, Nery Junior N, Denari Z. Código Brasileiro de Defesa do Consumidor; 2011.

Ramírez-Alcántara YL, Parra-Melgar LA, Balcázar-Rincón LE. Medicina defensiva: evaluación de su práctica en unidades de medicina familiar de Tuxtla Gutiérrez, Chiapas, México. Aten Fam. 2017;24(2):62-6. Disponível em: https://bit.ly/2ZqpPw7. Acesso em: 20/11/2020.

Vale HM, Godoy MF, Freitas MA. A não linearidade da relação médico paciente (teoria do caos). 2019. Artigo premiado no Congresso Brasileiro de Direito Médico 2019. Brasília – Revista Bioética – CFM (aceito para publicação).

Vale HM, Miyazaki MCOS. Medicina defensiva: uma prática em defesa de quem? Rev Bioética. 2019;27(4):747-55. Disponível em: http://www.scielo.br/scielo.php?script=sci_arttext&pid=S1983-80422019000400747&lng=en&nrm=iso. Acesso em: 03/10/2020.

Vale HM. Erro médico em saúde mental – atuação médica e dificuldade probatória em processos no judiciário brasileiro. 2020. Tese (Doutorado em Ciências da Saúde) – Faculdade de Medicina de São José do Rio Preto – FAMERP; 2020.

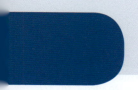

Índice Alfabético

A

Abandono de plantão, 1018
Abertura da artéria coronária, 584
Abscessos cerebrais, 340, 349
Acesso venoso central, 93
Acidente vascular encefálico, 350
- de acordo com a região arterial acometida, 347
- hemorrágico, 419
- isquêmico, 345, 354, 419, 777
Ácido
- acetilsalicílico, 563, 581
- tranexâmico, 102
Acidose(s)
- graves, 204
- láctica, 209, 212
- metabólica, 206, 207, 209, 210, 212
- respiratória, 206, 214
Adenosina, 469
AESP, 7
Agente(s)
- analgésico na emergência, 24
- de bloqueio neuromuscular, 28
- de reversão, 29
- infecciosos da neutropenia febril, 733
- paralítico, 40
Alcalinização urinária, 805
Alcalose(s)
- graves, 205
- metabólica, 206, 213
- respiratória, 206, 215
Álcool, 285
Aldosterona, 914
Alopurinol, 749
Alteplase, 587
Alteração do nível de consciência, 74, 127, 890

Ameaça física ou moral durante um atendimento de emergência, 1021
Amebíase, 670
Amilase sérica, 685
Amilorida, 291
Aminofilina, 457
Amiodarona, 14
Amnésia global transitória, 349
Anafilaxia, 855
Analgesia, 19, 151, 691, 774
Analgésicos, 158
Análogos de somatostatina, 720
Angioedema, 852
Angiografia
- de crânio, 369
- por tomografia computadorizada de crânio, 368, 376
Angiotomografia computadorizada de tórax, 528
- *multislice*, 522
Anomalias cardiovasculares, 910
Antagonista(s)
- de aldosterona, 446
- dopaminérgicos, 657
- serotoninérgico, 659
Anti-histamínico, 659
Anti-inflamatórios, 158
- não esteroides, 835
- - não seletivos, 159
- - não seletivos parenterais, 160
- orais, 159
Antiarrítmicos, 14
Antibioticoterapia, 607
- de amplo espectro, 114
- otimizada, 115
Anticoagulação, 490, 531, 583
Anticoagulantes orais, 534
Anticolinérgico de curta duração, 601, 606

Anticonvulsivantes, 161
Antidepressivos, 161
Antipsicótico, 660
Antitrombínicos, 565
Apixabana, 534
Aptidão médica, 1023
Arritmias, 75, 294
- instáveis, 83
Arteriografia
- com subtração digital de crânio, 376
- pulmonar, 524
Arterite de células gigantes, 325
Artrite
- reumatoide, 635
- séptica, 840, 841
- - em articulações com prótese, 847
- - gonocócica, 847
- - não gonocócica, 841, 842, 845
Asma, 598
Aspergilose pulmonar, 938
Assistolia, 8, 10
Ataques recorrentes de vertigem, 386
Atividade
- deflagrada (pós-potenciais), 463
- elétrica sem pulso, 10
Atropina, 455
Automatismo, 463
Avaliação secundária no manejo da parada cardiorrespiratória, 16
Azitromicina, 974

B

Balão
- de Sengstaken-Blakemore, 725
- intra-aórtico, 444
Barbitúricos, 153
Benzodiazepínicos, 188, 190, 194

Índice Alfabético

Betabloqueadores, 444, 561, 589, 905
Bicarbonato de sódio, 123, 254, 887
Biomarcadores de necrose miocárdica, 550
Bisfosfonatos, 278
Bloqueadores
- da P2Y12, 563
- neuromusculares, 28
Bloqueio(s)
- atrioventricular(s), 450
- - 2:1, 453
- - de 1º grau, 452
- - de 2º grau
- - - avançado, 454
- - - Mobitz I, 453
- - - Mobitz II, 453
- - de 3º grau, 454
- neuromuscular, 151
Boca, 129
Bradiarritmia(s), 449, 455
- benignas, 452
- malignas, 453
Bradicardia, 128
- juncional, 452
- sinusal, 452
Broncodilatadores de curta duração, 600, 606

C

Cabeça e pescoço, 129
Calcimiméticos, 280
Cálcio
- e potássio séricos, 102
- intravenoso, 252, 265
Calcitonina, 279
Cálculo de Lund-Browder para determinação de superfície corporal queimada, 97
Cardiomiopatias, 75
Cardioversão
- elétrica, 22, 462, 493
- - sincronizada, 475
- química, 492
Casirivimabe e imdevimabe (REGN-cov-2), 974
Cefaleia(s), 147
- cervicogênica, 320
- em salvas, 318
- primária, 314, 316
- secundária, 314, 322
- tipo tensional, 319

Celulite, 977, 982
- periorbital, 987
Cetoacidose diabética, 209, 212, 295, 877, 882, 884, 885
Choque, 72, 73
- anafilático, 75, 83
- cardiogênico, 75, 84
- distributivo, 75
- endócrino, 75
- hemorrágico, 75, 95
- hipovolêmico, 75, 88, 90
- - de acordo com sua etiologia, 95
- - hemorrágico, 89, 90
- - não hemorrágico, 90
- induzido por fármacos ou toxinas, 75
- mecânico, 75
- não hemorrágico, 75
- não séptico, 75
- neurogênico, 75
- obstrutivo, 75
- séptico, 75, 83, 104, 105, 106, 111
- vascular pulmonar, 75
Ciclagem, 60
Cintilografia pulmonar V/Q, 522
Classificação
- de Mallampati, 49
- preditora de via aérea difícil, 49
Clopidogrel, 564, 581
Clorpromazina, 660
Colangite, 689
Colchicina, 837
Colecistite aguda, 689
Coledocolitíase, 689
Colestiramina, 906
Coma, 131, 137
- barbitúrico, 153
Complacência, 144
Complicações
- agudas da doença falciforme, 771
- agudas relacionadas com o álcool, 171
- relacionadas com a anticoagulação, 765
Componentes do ciclo respiratório, 59
Concentrado
- de complexo protrombínico, 768
- de plaquetas, 760
Consciência, 130

Controle
- da frequência cardíaca, 486
- da pressão arterial, 370, 377
- de glicemia e temperatura, 372, 379
- do ritmo sinusal (cardioversão), 486
- glicêmico, 123
Correção eletrolítica, 806
Corticosteroides, 973
Cortisol, 914
Covid-19, 955, 968
- epidemiologia, 956
- fatores de risco, 961
- origem, 955
- prevenção, 957
- quadro clínico, 959
- transmissão, 956
Craniectomia descompressiva, 153
Creatinina, 484
Criptococose pulmonar, 937
Crise(s)
- addisoniana, 915, 916, 919, 921
- aguda, 838
- - de gota, 831, 835
- - sintomática, 302
- asmática, 600
- convulsiva, 264, 301, 348
- de gota, 833
- epiléptica, 303, 305
- - não provocada, 302
- suprarrenal, 84
- tireotóxica, 897, 898, 900, 903
- vasoclusivas, 772
Critérios de Brugada, 473
Culturas dos sítios de infecção, 113

D

Dabigatrana, 534
Dalteparina, 769
Débito urinário, 101
Decorticação, 132
Delirium, 126
- da abstinência alcoólica, 197
Dengue, 999, 1000
Denosumabe, 280
Depleção renal, 285
Derrame pleural, 625, 626, 634
- maligno, 635
- parapneumônico, 634, 636

Índice Alfabético 1029

Descerebração, 132
Desconforto torácico, 511
Desequilíbrio, 392
Desfibrilação, 5
Desidratação, 217, 773
Desmielinização osmótica, 225
Dexametasona, 660
Dexmedetomidina, 25
Diarreia(s), 284, 664
- agudas, 664, 665
- bacteriana, 670
- parasitária, 670
- viral, 669
Digitálicos, 447
Dimenidrinato, 659
Dímero-D, 521
Dinâmica de ST, 548
Dipirona sódica, 159
Direito médico relacionado com
    a emergência, 1013
Disfunção hematológica, 295
Dispneia, 684
Dispositivos
- de assistência circulatória, 444
- extraglóticos, 54
Dissecção
- aguda de aorta, 412
- arterial cervical, 324
- venosa, 93
Distúrbios
- acidobásicos, 199, 201
- - primários, 204, 206
- do cálcio, 286
- do equilíbrio acidobásico, 204
- do potássio, 287
- do ritmo cardíaco, 449
- hidreletrolíticos, 194, 199
- metabólicos, 209, 348
- psicossomáticos, 350
- respiratórios, 214
- tóxicos, 348
Diuréticos de alça, 255, 280, 285
Diureticoterapia, 435
Dobutamina, 78, 121, 442
Doença(s)
- da transmissão
    neuromuscular, 397
- do corno anterior da
    medula, 397
- falciforme, 771
- muscular, 397
- pulmonar obstrutiva crônica, 602
- renal crônica, 812

Domperidona e bromoprida, 659
Dopamina, 78, 455
Doppler venoso dos membros
    inferiores, 525
Dor
- abdominal, 655, 684
- neuropática, 157, 165
- nociceptiva, 158, 166
- refratária, 156
- torácica, 546
- - sugestiva de infarto agudo do
    miocárdio, 571
Drenagem de líquido
    cefalorraquidiano, 151

E

Ecocardiograma, 484, 995
- transtorácico, 430, 524, 528
Edema cerebral, 146
- na cetoacidose diabética, 895
Edoxabana, 534
Efeitos cardiovasculares, 264
Eletrocardiograma, 482, 517, 995
- com supradesnivelamento
    de ST, 572
- de 12 derivações, 430
- na hipercalcemia grave, 275
- na hipomagnesemia
    grave, 287
- nas síndromes coronarianas
    agudas sem
    supradesnivelamento do
    segmento ST, 548
Eletroencefalograma, 138, 308
Elevação da cabeceira do
    leito a 30°, 151
Embolectomia, 537
Embolia pulmonar, 511, 512,
    514, 515, 526
- de grande carga embólica, 84
- na gestação, 539
Emergências
- cardiovasculares, 405
- com manifestações
- - gastrintestinais, 649
- - reumatológicas e
    dermatológicas, 829
- dialíticas, 811
- endócrinas, 865
- hiperglicêmicas, 895
- hipertensivas, 407, 412
- infecciosas, 953

- na síndrome da
    imunodeficiência
    adquirida, 925
- nas hemofilias A e B, 779
- neurológicas, 299
- - na síndrome da
    imunodeficiência
    adquirida, 942
- onco-hematológicas, 729
- relacionadas com o
- - álcool, 169
- - trato urinário, 787
- respiratórias, 595
Encefalite(s)
- herpética, 338
- por citomegalovírus, 948
- virais não herpéticas, 340
Encefalopatia
- de Wernicke, 179, 349
- hepática, 705, 709, 710, 712
- hipertensiva, 349, 419
- metabólica, 294
Endocardite
    infecciosa, 990, 993, 997
Endoscopia digestiva
    alta, 656, 725
- e terapia com inibidor da
    bomba de prótons, 721
Enoxaparina, 769
Enzimas pancreáticas, 684
Epilepsia, 301, 309
Epinefrina, 78, 457
Epistaxe, 782
Equilíbrio acidobásico, 202
Erisipela, 977, 981
Eritema
- multiforme, 852
- pigmentar fixo, 852
Eritromicina, 659
Erro médico, 1015, 1016
Escala
- de Coma de Glasgow, 131
- de Hunt e Hess, 379
- de Sedação de Ramsay, 21
- subjetiva de dor, 157
- verbal numérica, 157
- visual numérica, 157
Escore
- clínico de Framingham, 426
- CRUSADE, 555
- de Burch-Wartofsky, 900
- de EGSYS, 506
- de Genebra, 519

Índice Alfabético

- de gravidade SCORTEN, 859
- de OESIL, 505
- de risco GRACE, 552
- de Wells ou Wells modificado, 518
- HEART, 553
- PERC, 520
- PESI, 526
- PHES, 708
- PORT, 618
- qSofa, 110
- TIMI Risk, 552

Estabilização hemodinâmica, 921

Estado(s)
- confusional agudo, 349
- de alcalose, 262
- de mal epiléptico, 302
- hiperosmolar hiperglicêmico, 877, 889
- ictal, 302
- mixedematoso, 897, 907, 911
- pós-ictal, 302, 348, 302

Estatinas, 592
Estreptoquinase, 586
Estrongiloidíase, 671
Etomidato, 26, 41

Exacerbação
- da asma brônquica, 597, 598
- de doença pulmonar obstrutiva crônica, 597, 604

Exame(s)
- de imagem, 86
- físico
- - cefaliátrico, 316
- - neurológico, 355
- neurológico, 377
- - de pacientes com rebaixamento dos níveis de consciência, 130

Exantema induzido por fármacos, 852

Excreção
- intestinal, 237
- renal, 237

Expansão volêmica criteriosa, 530
Extremidades frias e cianóticas, 74

F

Falsificações ou fraudes em atestados médicos de atendimentos emergenciais, 1022

Farmacodermias, 849, 854

Fármacos
- antiarrítmicos, 469
- antiepilépticos, 372, 379
- antitireoidianos, 904
- e substância psicoativa, 653
- relacionados com farmacodermias, 853
- utilizados na parada cardiorrespiratória, 14
- vasoativos, 72, 77, 79
- - no choque hipovolêmico, 102

Fases do ciclo respiratório, 59

Fator estimulador de colônias de granulócitos, 738

Febre, 739
Fenobarbital, 196
Fenotiazina, 660
Fentanila, 24, 39, 164

Fibrilação
- atrial, 479, 480, 481
- - com baixa resposta ventricular, 454
- - de alta resposta, 464
- ventricular, 6, 9

Fibrinogênio e crioprecipitado, 102
Filtro de veia cava, 538
Fitomenadiona, 768
Fluidoterapia, 690, 905
Flumazenil, 30
Flutter atrial, 464
Fluxo inspiratório, 60
Fondaparinux, 584
Fração inspiratória de oxigênio, 62

Frequência
- cardíaca, 128
- respiratória, 61

Furosemida, 440

G

Gabapentina, 161, 191
Gasometria, 201
Gastrenterite aguda, 653
Gastroparesia, 654
Gestação, 654
Giardíase, 671
Glicemia capilar inicial, 879
Glicocorticoides, 122, 279, 601, 606, 660, 837, 906, 912, 921, 922
Glicoinsulinoterapia, 254

Glomerulonefrite rapidamente progressiva, 821
Gota, 831, 832
Grandes queimados, 95
Gravidade das pneumonias, 617

H

Haloperidol, 660
Hemartrose, 781
Hematologia, 755

Hematoma
- pós-traumático, 326
- subdural, 350

Hematúria, 783
Hemoculturas, 113
Hemodiálise, 256, 280

Hemofilia(s), 780
- A, 780

Hemograma completo, 484

Hemorragia(s)
- cerebelar, 385
- digestiva, 719
- - alta, 704, 715, 716
- - - varicosa, 723
- em tórax na região cervical, assoalho de língua ou face, 783
- graves, 83
- intraparenquimatosa, 364, 365, 367, 369
- muscular, 782
- subaracnóidea, 324, 364, 373, 375

Heparina(s)
- de baixo peso molecular, 583, 769
- - e fondaparinux, 531
- não fracionada, 532, 583, 769

Hérnia(s)
- cerebral, 225
- intracranianas, 148

Herniação
- central, 149
- do úncus do lobo temporal, 149

Hidralazina e nitrato, 447

Hidratação, 886
- oral, 672
- parenteral e sintomáticos, 672

Hidroxicloroquina e cloroquina, 974
HINTS, 390

Hipercalcemia, 270, 271
- humoral maligna, 272
- osteolítica local, 272

Índice Alfabético 1031

Hiperglicemia, 877
- com diurese osmótica, 217
- no paciente em estado crítico, 878
Hiperlactatemia, 73
- e acidose metabólica de ânion *gap* elevado, 74
Hipernatremia, 228, 229
- aguda, 230, 231
- crônica, 230, 231
Hiperpotassemia, 40, 246, 247, 251
Hipertensão, 128, 411
- intracraniana, 143, 144, 147, 150, 151, 371
Hipertermia, 129
Hiperventilação, 128, 153, 263
Hipoalbuminemia, 262
Hipocalcemia, 259, 260
- com paratormônio
- - aumentado, 261
- - reduzido, 260
Hipoexcreção renal de urato, 832
Hipofosfatemia, 292, 293, 295
Hipoglicemia, 867, 868, 871, 910
- de jejum, 869
- em pacientes não diabéticos, 873
- hiperinsulinêmicas, 868
- - em não diabéticos, 869
- não hiperinsulinêmicas, 868
Hipolipemiantes, 566
Hipomagnesemia, 262, 283
Hiponatremia, 216, 220, 225, 909
- euvolêmica, 217
- hipervolêmica, 218
- hipovolêmica, 217
- isotônica, 218
Hipopotassemia, 236, 237, 239, 241
Hipotensão, 72, 73, 89, 128
- ortostática, 502
- pós-intubação, 45
- postural, 502, 510
Hipotermia, 129, 909
Hipótese de Monro-Kellie, 144
Hipotireoidismo, 217
Hipoventilação, 128, 910
- alveolar, 294
Hipoxia, 73
Holiday heart syndrome, 287
Hormônio tireoestimulante, 484

I

Ibuprofeno, 159
Imperícia, 1023
Imprudência, 1023
Infarto agudo do miocárdio, 544
- com supradesnivelamento do segmento ST, 580
- em parede
- - anterior, 577
- - inferior, 578
- - lateral, 578
Infarto
- cerebelar, 385
- de ventrículo direito, 573
Infecção(ões)
- agudas do sistema nervoso central, 327, 328
- bacterianas de pele, 977
- cutâneas, 978
- do sistema nervoso central, 329
- do trato urinário, 789, 791, 794
Inibidor(es)
- da enzima conversora da angiotensina, 591
- - e bloqueadores de receptor da angiotensina, 445
- - - II, 568
- da glicoproteína IIb-IIIa, 566
- da P2Y12, 581
- de bomba de prótons, 285, 720
- do fator Xa, 584
- seletivos da COX-2, 160
Injúria
- renal, 212
- - aguda, 811, 812, 825
- - - pós-renal/retenção urinária, 822
- - - pré-renal, 816
- - - renal intrínseca, 817
- tubular, 817
Inotrópicos, 118, 442, 530
Instabilidade hemodinâmica, 526
Insuficiência
- adrenal, 917
- - aguda, 918
- cardíaca, 294, 421, 423
- - aguda, 421
- - congestiva, 634
- suprarrenal, 217
- - aguda, 913
- - primária, 915

Insulinização subcutânea, 888
Insulinoterapia, 880, 886
- de acordo com a queda da glicemia, 880
- subcutânea, 880
Intervenção coronariana percutânea, 585
- de resgate, 586
- primária, 586
Intoxicação
- alcoólica aguda, 173
- digitálica, 454
- por etanol, 870
- por etilenoglicol, 212
- por metanol, 212
- por salicilato, 212
Intubação orotraqueal, 16, 21
- na via aérea difícil, 52
Iodeto de potássio, 906
Isquemia mesentérica, 689
Ivermectina, 973

L

Labirintopatia, 349
Lactato sérico, 112
Leucoencefalopatia multifocal progressiva, 948
Levosimendana, 78, 443
Lidocaína, 14, 39
Lipase sérica, 686
Líquido
- cefalorraquidiano, 308, 376
- pleural, 632

M

Macrolídeo, 659
Manejo inicial do paciente crítico, 1
Manitol, 152
Manobra(s)
- de Sellick, 42
- de Valsalva, 468
- vagais, 468
Marca-passo, 449
- provisório, 458
- transcutâneo, 458
- transvenoso, 458
Massagem do seio carotídeo, 468
Medidas iniciais em uma parada cardiorrespiratória, 4

Índice Alfabético

Meningite
- criptocócica, 946
- viral, 335
Meningoencefalite bacteriana, 335
Meperidina, 165
Metástases osteoblásticas, 262
Metimazol, 905
Metoclopramida, 657
Miastenia *gravis*, 400
Midazolam, 27
Migrânea, 317
- com aura, 349
Milrinona, 78, 443
Modalidade(s), 60
- PCV, 64
- VCV, 63
- ventilatórias, 63
Modo
- assistido, 60
- controlado, 60
- espontâneo, 60
Monitoramento
- dos parâmetros após início da ventilação mecânica, 67
- invasivo, 431
Morfina, 164, 560, 580
Motricidade ocular, 133

N

Naloxona, 30
National Institute of Health Stroke Scale (NIHSS), 357
Náuseas e vômito, 651, 652, 653, 655, 657, 660, 684
Necrólise epidérmica tóxica, 858
Nefrite intersticial aguda, 819
Negligência, 1023
Neoplasia intracraniana, 325, 348
Neurite vestibular, 653
Neuroinfecção, 348
Neurotoxoplasmose, 943
Neutropenia febril, 731, 732, 735
Nistagmo, 389, 390
Nitazoxanida, 973
Nitratos, 561, 581
Nitroglicerina, 78, 441
Nitroprussiato de sódio, 78, 442
Nível(is)
- de consciência, 130
- de magnésio, 290

- de sedação durante intubação orotraqueal e cardioversão elétrica, 20
- séricos de potássio, 886
Norepinefrina, 78, 121, 444
Novos anticoagulantes orais inibidores diretos da trombina e do fator Xa, 533
Nutrição, 692
- enteral, 693
- parenteral, 694

O

Obnubilação, 131
Obstrução
- da saída gástrica, 654
- intratubular, 819
Olho, 129
Oligúria, 74
Ondansetrona, 659
Opioides
- fortes, 163
- fracos, 162
- parenterais, 163
Ouvido, 129
Oxigenação por membrana extracorpórea, 531
Oxigenoterapia, 530, 560, 580, 600, 605, 774

P

Paciente imunocomprometido, 343
Padrão(ões)
- de motricidade, 132
- - ocular no rebaixamento do nível de consciência, 136
- eletrocardiográficos específicos, 548
- respiratório, 132
- - no rebaixamento do nível de consciência, 133
Pancreatite, 284
- aguda, 262, 679, 680, 681, 684, 688
- edematosa intersticial, 680
- necrosante aguda, 680
Papiledema, 147
Paracentese, 699
Paracetamol, 158
Parada cardiorrespiratória, 3

Paralisia
- com indução, 38, 40
- do nervo oculomotor, 135
- flácida aguda, 396, 397, 399
Pausa inspiratória, 62
PEEP, 62
Pele, 130
Peptídeos natriuréticos, 427
Perdas gastrintestinais, 284
Perfil clínico-hemodinâmico da insuficiência cardíaca, 431
Perfuração de víscera abdominal, 689
Peritonite bacteriana espontânea, 697, 699, 702, 724
Peso predito, 62
Plaquetas, 102
Plasma fresco congelado, 768
Pneumocistose, 932
Pneumonia adquirida na comunidade, 613, 614, 621, 930
- em leito de enfermaria, 931
- em UTI, 931
- para patógenos específicos, 931
Pneumonite por citomegalovírus, 939
Pneumotórax, 640
- espontâneo
- - primário, 641, 645
- - secundário, 642, 646
- hipertensivo, 83, 642, 646
- no traumatismo torácico
- - aberto, 642, 646
- - fechado, 642, 646
Polidipsia primária, 217
Poliestirenossulfonato de cálcio, 255
Polineuropatias, 397
Porfiria, 400
Posicionamento do paciente, 42
Potássio, 236
Prasugrel, 564, 582
Pré-oxigenação, 37
Pré-síncope, 392
Preditores clínicos de via aérea difícil, 51
Pregabalina, 161
Pressão
- arterial, 128, 377
- - invasiva, 101

Índice Alfabético

- - sistêmica, 144
- de perfusão cerebral, 144
- de pico, 62
- de platô, 62
- venosa central, 101
Prevenção de erro médico na
sala de emergência, 1015
Priapismo, 778
Primeira crise convulsiva, 306
Princípios básicos da ventilação
mecânica invasiva, 58
Pró-peptídeo natriurético
tipo B, 484
Procinéticos, 720
Propiltiouracila, 904
Propofol, 26
Propranolol, 905
Prova de checagem do
posicionamento do tubo
orotraqueal, 44
Pseudo-hipocalcemia, 262
Pseudo-hiponatremia, 218
Punção
- liquórica, 138
- lombar, 376
Punições relacionadas com
imperícia, 1023
Pupila(s), 132
- de Adie, 135
- isocóricas e um olho cego, 135
- pequenas e irregulares, 135
- tônica, 135

Q

Quetamina, 24
Quimioprofilaxia nas meningites
bacterianas, 341
Quimioterapia, 653

R

Rabdomiólise, 802, 803, 804
Radiografia
- de abdome, 656, 686
- de tórax, 430, 515, 686, 994
Rasburicase, 749
Reações medicamentosas, 848
Rebaixamento de nível de
consciência, 126, 138, 147
- e coma, 125
Redução do potássio sérico, 236
Redutores de amônia, 711
Reentrada, 463

Refluxo gastresofágico, 654
Regulagem inicial do ventilador
mecânico, 65
Remdesivir, 973
Reperfusão no infarto
agudo do miocárdio com
supradesnivelamento do
segmento ST, 589
Reposição
- de albumina, 704
- de cálcio intravenoso, 266, 267
- de fosfato, 296, 888
- de magnésio, 267
- de vitamina D, 267
- do fator de coagulação, 780
- volêmica, 116, 805
Respiração, 128
Resposta do sistema
tampão, 204
Ressonância magnética
- de crânio, 368
- encefálica, 308, 353, 376, 997
Ressuscitação
- cardiopulmonar, 5
- volêmica, 101
Retenção urinária, 822
Reversão da anticoagulação, 371
Ritmos
- chocáveis ao
eletrocardiograma, 6
- de uma parada
cardiorrespiratória, 6
- não chocáveis ao ECG, 7
Rivaroxabana, 534
Rocurônio, 29, 40

S

Sangramento(s)
- agudo com inibidor em
portadores de hemofilia, 784
- em hemofílicos, 781
- em pacientes com hemofilia
submetidos a procedimentos
invasivos, 784
- gastrintestinal, 783
- relacionados com
- - anticoagulantes orais, 765
- - heparinas, 768
Sedação, 19, 151
Sedativos em situações
específicas na emergência, 24
Sensibilidade, 62

Sepse, 104, 105, 106, 111, 871
Sequência
- de ressuscitação
cardiopulmonar, 9
- rápida de intubação
orotraqueal, 33
Sequestrantes de ácidos
biliares, 906
SIDA e emergências
- neurológicas, 942
- respiratórias, 927
Sinal(is)
- de alerta da cefaleia, 314
- de Chvostek, 263
- de Trousseau, 263
Síncope, 349, 498
- cardíaca, 501
- por hipersensibilidade do seio
carotídeo, 501
- reflexa, 507
- vasovagal, 501, 507
Síndrome(s)
- coronarianas agudas, 511, 653
- - com supradesnivelamento do
segmento ST, 570
- - sem supradesnivelamento do
segmento ST, 541
- da abstinência alcoólica, 182, 189
- da imunodeficiência
adquirida, 927
- da ruminação, 654
- de Fahr, 268
- de Guillain-Barré, 399
- de herniação intracraniana, 148
- de Horner, 135
- de lise tumoral, 743, 744, 747, 750
- de QT longo, 288
- de secreção inapropriada
do hormônio
antidiurético, 217, 218
- de Stevens-Johnson, 858
- de Wallenberg ou dorsolateral
do bulbo, 385
- de Wellens, 548
- do vômito cíclico, 654
- DRESS, 848, 861
- torácica aguda, 776
- vertiginosas agudas, 382, 383
Sinusopatia aguda, 324
Sistema
- cardiopulmonar, 294
- nervoso central, 294

Índice Alfabético

Solução salina
- hipertônica, 152, 222
- para corrigir a hiponatremia, 221
Status epilepticus, 301, 302
Succinilcolina, 29, 40
Sulfato de magnésio, 14, 601
Suporte
- avançado de vida, 1
- respiratório, 435
- ventilatório, 530
Supradesnivelamento de ST em derivação AVR, 548
Surto de esclerose múltipla, 349

T

Tamponamento cardíaco, 83
Taquiarritmia(s), 462
- de QRS largo, 471
Taquicardia, 73, 128
- atrial, 464
- - multifocal, 466
- de QRS estreito, 468
- - e R-R regular, 468
- juncional, 466
- por reentrada
- - atrioventricular ortodrômica, 465
- - nodal, 465
- sinusal, 464
- supraventriculares (QRS estreito), 464
- ventriculares (QRS largo), 466
- - monomórfica, 472
- - polimórfica, 472
- - sem pulso, 6, 9
Taquipneia, 74
Temperatura, 129
Tempestade tireoidiana, 898
Tenecteplase, 588
Terapia(s)
- adjuvantes podem ser utilizadas na sepse, 122
- antipirética, 905
- antirreabsortiva (bisfosfonatos e calcitonina), 278
- de reperfusão miocárdica, 584
- de suporte adicional, 101
- fibrinolítica, 586
- osmótica, 152

- renal substitutiva, 809
- transfusional, 755, 756
- trombolítica, 359, 361, 535
Termo de consentimento livre e esclarecido, 1019
Teste de impulso cefálico, 390
Tetania, 263
Tiamina, 181
- e folato, 194
Ticagrelor, 564, 582
Tionamidas, 904
Tireotoxicose
- factícia, 898
- sem hipertireoidismo, 898
Tiroxina, 911
Tocilizumabe, 974
Tomografia computadorizada
- abdominal, 687
- de crânio, 138, 150, 308, 351, 367, 375
- *multislice* de tórax, 995
Tontura, 390, 392
Toracocentese, 630
Torpor, 131
Tramadol, 163
Transfusão
- de concentrado
- - de granulócitos, 763
- - de hemácias, 122, 757
- - de plaquetas, 760
- - de plasma fresco congelado, 761
- de crioprecipitado, 762
- de hemácias, 775, 777
- de hemocomponentes na hemorragia digestiva alta, 718
Transtornos psicóticos induzidos pelo álcool, 197
Traumatismo craniano, 782
Tri-iodotironina, 912
Triagem de sepse, 109
Troca iônica entre compartimentos celulares, 239
Tromboelastograma, 101
Tromboprofilaxia, 972
Trombose de seio venoso, 325
Troponina, 484, 528

Tuberculose
- pleural, 635
- pulmonar, 935

U

Úlcera péptica, 688
Ultrafiltração, 439
Ultrassonografia
- à beira do leito, 814
- abdominal, 687, 700
- da bainha do nervo óptico, 150
- de tórax, 431
Urticária, 852
Uso abusivo de álcool, 172

V

Vancomicina, 737
Varfarina, 534, 766
- sódica, 535
Vasodilatadores, 441
Vasopressina, 78, 121
Vasopressores, 14, 118, 443, 530
Vasospasmo, 379, 548
Ventilação
- mecânica
- - invasiva, 57, 60, 609
- - não invasiva, 608
- - protetora, 122
- não sincronizada, 16
Vertigem, 392
- central, 394
- periférica, 393
- posicional recorrente, 385
Via(s)
- aérea(s), 369, 377
- - difícil, 48, 49
- de acesso na ressuscitação cardiopulmonar, 13
- intraóssea, 14, 92
- intravenosa, 13
Vitamina K1, 768
Volume corrente, 60
Volume-minuto, 62
Vômito, 147

X

Xantinas, 602